"나는 오래 전부터 통증유발점 치료에 확신을 갖고 있는 전문가이다. 나는 일반 독자와 건강관리 전문가들에게 확신을 갖고 이 책을 추천한다. 이 책은 정말로 훌륭한 자료이며 자가-치료와 동기부여를 이끄는 도구들을 제공한다"

—**Bernie S. Siegel, MD,** 〈사랑, 의학, 그리고 기적과 삶의 처방〉의 저자이며, Travell과 Simons의 근막통증과 기능장애: 통증유발점 매뉴얼의 공동저자인 Janet Travell의 옛 제자

"이 책은… 잘 편집되고 사용하기 쉬운 핸드북으로, 근막통증을 겪고 있는 사람들이 효과적인 자가-마사지 테크닉으로 그들 자신을 치료하는 법을 배우는데 진정으로 도움이 될 것이다. 상세하고 명확한 이 책의 구성은 환자들에게 연부조직 통증 문제를 다루는데 유용하고 간단한 치료방법을 가르치기를 원하는 통증 의사들에게 최고의 가치를 갖는다."

—**Joseph F. Audette, MD,** 하버드 의대에서 강사 그리고 MA, 메디포드에 있는 스폴딩 재활병원에서 외래환자 통증 관리 국장.

"이 책은 만성 통증이 있는 누구에도 도움이 된다. 이 책처럼 독자에게 문제를 이해하고 그것을 다룰 도구들을 제공하게 힘을 주는 자원들은 거의 없다. 이 책에서 서술된 통증을 다루기 위한 접근법은 그들 건강의 상당한 부분을 조절하게 도와서 평생 동안 유용한 도움을 줄 것이다."

—**Scott M. Fishman, MD,** 캘리포니아 대학에서 마취와 통증의학부에서 통증의학 분야의 대표. Davis와 〈통증 전쟁〉의 저자

"섬유근육통으로 장기간 고통을 받는 사람들을 포함해서 만성통증을 겪고 있는 환자들을 다루는 의사로서 나는 그들의 문제에 안전한 해결책이 있는 것에 감사를 드린다. 나는 통증유발점 치료가 만성 통증을 안전하게 경감시키고, 이 책이 모든 의사들의 손에 있게 될 것이라고 믿는다."

—**Terry Shepherd Friedmann, MD,** 〈건강을 통한 자유〉의 저자

"통증유발점 마사지는 섬유근육통과 근막통증 증후군을 포함한 여러 통증 문제를 위해서 가장 효과적이라고 알려진 치료일 것이다."

—**C. Norman Shealy, MD, PhD,** 미국 전체관적 의학협회의 초대회장이자 〈치유 치료 그림 백과사전〉의 저자

"반드시 소장해야 할 이 책은 사용하기 쉬운 형식으로 만성통증을 다루기 위한 실질적인 방식을 주며,
효과가 있다. 나는 신봉자이다"

—**Jo Ann Gillaspy, MS, RN,** 〈콩팥학 디렉토리〉의 편집자

"이 책에 있는 정보가 적절히 사용될 때, 근막통증유발점 장애를 갖고 있는 많은 사람들이 그들의 상태를 효과적으로 치료하게 될 것이다. 이 책은 일반적인 근육 문제들의 진단과 치료에 익숙하게 접근하지 못했던 치료사에게 특히 유용할 것이다."

—**Michael D. Reynold, MD,** 류머티즘 전문가

"통증유발점 치료의 이론과 실제는 개인의 건강, 통증 이완, 및 자가-관리의 세계에 적절하게 맞추고 있다. 저자는 누구나 배울 수 있는 매우 효과적인 형태의 통증 치료를 만들었다. 이 책은 자가-적용 도수치료에 중요한 기여를 할 것이다."

**—Robert K. King,** 시카고 마사지 치료 학교 설립자이자 교장

"나는 개인적으로 통증유발점 마사지의 치료 효과로부터 도움을 받아왔기 때문에 의료계에서 공식적인 인정을 할 가치가 있다고 믿는다. 나는 의사들이 자가-치료 테크닉을 공부해서 그들의 환자에게 추천하기를 바란다."

**—Rose Marie Hackett, DO,** 정골의사이자 방사선과의사

"나는 12년간의 카이로프랙터 그리고 10년 동안 유타대학 마사지 치료학과에서 통증유발점 치료 강사로 일해왔기 때문에, 이 책이 매우 정확하고 완전하다는 것을 안다. 그림과 도해는 환자나 고객에게 삶의 질을 개선시킬 방식을 쉽게 알려준다. 나는 이 책이 통증유발점 치료를 사용하는 모든 건강 관리 전문가들에게 유용한 자산이 될 거라 믿는다."

**—David B. Thomson, DC,** 유타대학 마사지 치료학과 교수

"전문 도수치료사들은 자신의 기술을 연마하고 고객의 치료를 개선하는 것을 돕기 위해서 이 책을 사용할 수 있다. 이 자가-치료 방법은 어느 정도 동기 유발된 사람을 자신의 건강을 위해서 개인적인 책임을 새로운 수준으로 이끌 것이다."

**—Stephen Yates, NCTMB**

"잘 쓰여진 이 책은 통증유발점과 근육을 찾기 쉽게 만들어 준다. 마사지치료사와 물리치료사는 통증의 근원을 치료하는 동안 손의 불편함이나 부상을 예방하기 위해서 저자가 고안한 독창적인 테크닉의 진가를 알아 볼 것이다."

**—Ann Luray Hatton,** 신경근 치료사

"문자 그대로 수 백만의 사람들이 도움을 받게 될 것이다- 그리고 수 천만 달러가 불필요한 치료와 투약에서 절약될 것이다 ? 사람들과 전문가들이 통증을 없애는데 있어서 마침내 근육, 연관통, 및 통증유발점의 역할을 이해하기 시작했기 때문이다. 데이비스는 통증을 가진 사람들을 다루는 많은 전문가들과 그들의 환자 사이에 중요한 다리를 제공한다."

**—Robert Uppgaard, DDS,** 〈악관절 조절〉의 저자

"근막통증유발점들은 근골격통증을 가진 사람들을 다루는 임상가들에게 주요한 관심을 받고 있다. 〈통증유발점 이론과 실제〉 3판에서, 앰버 데이비스는 이론적인 개념과 실질적인 적용을 명확하고 간결한 방식으로 다루고 있는 멋진 자원으로 편집했다. 어떤 임상적 지표 가이드의 특질은 개개인이 정보에 쉽게 접근하고 성공적인 결과를 위해서 그것을 직접 치료할 수 있느냐 없느냐에 관한 것이다. Davies는 임상적 경험으로 얻어진 멋진 예들과 도움을 주는 도해들을 제공하는데, 그것이 이 책을 매우 유용한 자원으로 만든다. 그것은 딱딱한 학술적인 교과서와 거리가 멀며, 사실상 효율적으로 근막 통증을 치료하는 것에 관한 더 많은 것을 알기 원하는 어떠한 임상가 또는 개인을 위한 유용한 정보로 채워져 있다."

**—Whitney Lowe,** 기형교정 마사지 교육 연구소 교수

"나는 〈통증유발점 이론과 실제〉를 나이 배경과 상관이 없이 내 고객들 모두에게 추천한다. 그것은 근육통에서 벗어나기를 원하는 누구에게라도 강력한 도구이다. 클레어와 앰버는 약간의 매우 복잡한 과학을 사용자가 친숙하게 만들었다. 약간 읽고 실습함으로써, 당신은 자신의 최고 치료사가 될 것이다."

**—Elliott Bell,** 개인 트레이너이자 코치

"이 세 번째 판에서, 앰버 데이비스는 그것 자체로 훌륭한 아버지의 책을 갖고서 그것을 개선하는 멋진 일을 했다. 그녀는 통증유발점 치료에 관한 더 많은 과학과 전반적인 가이드라인을 채워 넣어서 독자들이 그들의 상태를 더 잘 이해하게 만들었다. 그러나 내가 특별히 좋아하는 것은 텍스트 상자의 추가로, 독자들이 내용을 더 잘 이해하게 도와준다. 자신의 통증유발점을 다루는 법을 알기 원하는 모든 이들에게, 나는 이 책을 강력히 추천한다.

**—Joseph E. Muscolino, DC**

"아버지의 업적을 따라서, 앰버 데이비스는 시기에 적절한 〈통증유발점 이론과 실제〉의 개정판을 준비했다. 이 책은 자가-치료 전략에 대한 가장 종합적인 검토를 했을 뿐만 아니라, 저자는 통증유발점, 연관통, 및 근막 통증의 여러 중요한 양상들의 원인과 기전에 관한 가장 최신의 과학적인 이해를 알려준다. 의사, 물리치료사, 카이로프랙터, 마사지 치료사, 및 기타 건강관리 제공자들은 근막통증을 겪고 있는 그들의 모든 환자들에게 이 책을 추천해야만 한다. 이 책 안에서 기술된 방식은 급성, 아급성, 및 만성 통증 문제에 사용될 수 있다. 〈통증유발점 이론과 실제〉는 내가 환자들에게 추천하는 책이다."

**—Jan Dommerholt, PT,DPT, MPS, DAAPM**

"앰버 데이비스는 실제로 그것을 해냈다. 그녀는 근육 통증 세상에서 그녀의 아버지 그리고 전문가들의 머리 위에 우뚝 서서 보통 사람들을 위한 참고서를 만들어 냈다…. 이 셋째 판은 새로운 자료를 갖고 독자에게 치료 테크닉을 이해하고 실행하기 쉬운 최근의 새로운 정보를 알려 준다. 당신은 통증을 일으킬 수 있는 것과 그것에 관해서 할 수 있는 것에 대해서 배울 것이다. 이 책을 강력히 보증한다. 나는 내 것을 계속해서 나눠주고 있다."

**—Richard Finn, LMT, CMTPT, MCSTT, PA.** 피츠버그의 의학경력 연구소의 수석 강사이자 치료사

"앰버는 통증유발점에 관한 정보를 전달하는 아버지의 유산을 계속해서 숙련된 전문가와 비전문가가 똑같이 이해하고 적용할 수 있게 해 준다. 이것은 만성 통증과 긴장 문제를 다루는 모두에게 필독서이다. 나는 고객과 친구들에게 재활과 건강 유지를 위한 하나의 사용자 안내서로서 이 책을 계속 추천할 것이다."

**—Ann E. Boone, LMT, KY.** 렉싱턴에서 통증유발점 치료사이자 강사

# 통증유발점 치료의 이론과 실제

## 통증 경감을 위한 자가치료 안내

개정3판

옮긴이 이 민규 외

# The Trigger Point Therapy Workbook

THIRD EDITION

Clair Davies, NCTMB
Amber Davies, CMTPT, LMT

영 문 출 판 사

■ **옮긴이**

**이민규** 서울대학교 치과대학원 석사/박사
현) 이천 현대치과 원장

**성기석** 경희대학교 체육대학원 겸임교수

**김효철** 원광디지털대학교 한방미용예술학과 교수

**The Trigger Point Therapy Workbook, 3rd edition**
by Clair Davies & Amber Davies



**출판자의 말**

정보의 정확성을 확인하고 일반적으로 인정되는 기술을 설명하기 위해 주의를 기울였습니다. 그러나, 저자, 다른 판권 소유자들, 편집자, 및 출판자들은 이 책 안에 있는 정보의 적용에서 오는 어떤 결과에 그리고 실수 또는 누락에 대한 책임이 없으며, 출판의 내용과 관련해서 어떤 명시적 또는 묵시적 보증을 하지 않습니다.
이 책 안의 정보는 전문적 의학적 조언, 진단, 또는 치료를 위한 대체물로서 의도되지 않는다. 본문, 그림, 도해, 및 정보를 포함한 이 책 전체에 들어 있거나 이용 가능한 모든 내용은 오로지 일반적인 정보 목적이다. 다른 자원들과 함께 이 책에서 얻은 어떠한 정보, 그리고 어떤 의학적 상태 또는 치료와 관련된 모든 정보는 의사의 확인을 받기를 권한다.

이 책을 통해서 읽거나 접근한 어떤 것을 이유로 전문 의학적 조언을 무시하거나 치료를 절대로 늦추지 말아라.
이 책의 2장은 〈동결견 워크북, 2006〉의 2장과 3장의 내용을 옮겨서 늘린 것이다. 3장에서 5장까지에 있는 몇몇 그림들은 원래 〈동결견 워크북〉에 있었다.

그림 2.6, "수축된 근육원섬유마디들의 매듭,"과 그림 2.10, "통합된 가설"은 Simons D.G., J.G. Travell, 과 L. S. Simons의 〈근막통증과 기능장애: 통증유발점 매뉴얼. 1권 상체, 1999〉에서 인용했다.

"다섯 가지 내장 문제들"은 Gray, J.C., 〈어깨의 물리치료, 2004〉에 있는 "어깨로 전이되는 내장 연관통"에서 인용했다.

테이블 2.1, "유용한 실험실 검사치"는 Sauer, S.와 M. Biancalana의 〈요통을 위한 통증유발점 치료: 자가-치료 워크북, 2010〉에서 인용했다.

그림 7.1, "내부 장기들의 연관통 양상"은 Roy, S.H., S.L. Wolf, 와 D.A. Scalzitti의 〈재활 전문의 핸드북, 4판, 2013〉에서 수정되었다.



**통증유발점 치료의 이론과 실제** 개정3판

2018년 11월 23일 초판인쇄
2018년 11월 30일 초판발행

지은이 : Clair Davies & Amber Davies
옮긴이 : 이민규 외
발행인 : 박병조
발행처 : 도서출판 영문출판사
등　록 : 1987년 12월 21일 제2-419호
주　소 : 서울시 강남구 삼성동 69-1
전　화 : (02) 514-5590, 776-5590
팩　스 : (02) 756-8943
홈페이지 : www.ymsbook.net
E-mail : yeongmunsa@empal.com
정　가 : 25,000원
ISBN 978-89-7224-439-4 93510

※ 파본은 교환해 드립니다.

이 책을 내 딸 앰버 데이비스에게 바친다. 딸의 지속적인 믿음이 없었다면 이 책을 쓰지 못했을 것이다. 그녀의 통증유발점 치료에 대한 끊임없는 격려, 요령 있는 비평, 그리고 영원한 열정은 지속적으로 내 자신에 대한 믿음과 이 프로젝트의 가치를 새롭게 했다.

앰버는 나의 최고의 제자가 되었다. 오랜 시간 체력을 저하시키는 만성 통증을 겪고 있는 그녀는 자가-치료에 관해서 모든 새로운 아이디어를 시험하고 입증하는데 동기를 부여했다. 나의 가장 큰 보상은 우리의 결합된 노력으로 비교적 통증이 없고 자립된 상태가 되는 그녀를 보는 것이었다. 앰버는 숙련된 마사지 치료사가 되어 갔고 지금은 다른 사람들에게 통증유발점 치료의 이점을 나눠주는데 전념을 다하고 있다.

— 클레어 데이비스, 2판에서

나의 아버지에게 바침

— 앰버

# 목 차

Contents

# 2판의 머리말

## Foreword to the Second Edition

David G. Simons, M.D.

Clair Davies는 많은 재능을 갖고 태어난 사람이다: 그는 숙련된 전문가이며, 멋진 글 솜씨를 가졌고, 인류의 불필요한 고통을 더는데 도움이 될 놀라운 해답을 보여 준다. 이 책의 메시지는 버려진 황무지에서의 구원의 목소리와 같다. 근육은 버림받은 기관이다(orphan organ). 그것을 다루는 전문 의학분야는 없다. 그 결과로, 어떤 의료 전문분야도 통증에 대한 근육 원인 연구에 기금을 마련하는 것에 관심이 없으며, 의학도와 물리치료사들은 근막 통증유발점(Trigger Point: 통증유발점)에 관하여 어떻게 알고 치료하는 가의 적절한 교육을 거의 받지 못했다. 다행스럽게도, 마사지 치료사들은, 비록 의학적인 수련은 잘 받지 못했지만, 근막 통증유발점을 찾는 법을 배웠고 그래서 종종 그들의 치료에서 두각을 나타낸다.

이 주제에 관한 잘 정립된 인체 연구가 없기 때문에, 잘 알려진 원인론이 없다. 그럼에도 불구하고, 견고한 과학적 연구에 기초를 둔 믿을만한 가설이 근막 통증유발점들의 성질을 명백히 하기 위한 차후 연구의 모델로 유용하게 사용된다. 이 버려진 분야를 위하여 보다 많은 연구가 필요하다.

거의 모든 섬유근육통 환자들이 그들의 전체 통증 문제들에 심각한 영향을 미치는 근막 통증유발점을 갖고 있다. 어떤 환자들은 실제로는 보다 잘 치료가 될 수 있는 다수의 통증유발점들을 갖고 있는데도, 섬유근육통을 갖고 있다고 잘못 진단된다. 섬유근육통 환자들의 통증유발점들의 비활성화는 특별히 예민하고 숙련된 치료가 요구 된다.

숙련된 임상가들은 도처의 불가해한 근골격계 통증의 가장 흔한 원인으로 근막 통증유발점들을 알고 있으나, 진정으로 숙련된 전문가를 찾기는 매우 힘들다. 이 책의 안내는 전문가들에게 그들 자신의 근골격 통증의 성질을 이해시키고, 환자들이 이 버려진 주제를 잘 알고 있는 전문가를 찾는데 도움을 줄 것이다.

자신의 근골격 통증을 조절하는 법을 배우는 것 이외의 대안은 없다. 자신의 근막 통증유발점들을 치료하는 것은 그런 종류의 흔한 통증의 기원을 다루는 것이며, 단지 통증을 잠정적으로 경감시키는 방법은 아니다.

# 감사의 글

## Acknowledgments

고인이 되신 나의 아버지, Clair Davies에게 깊은 감사를 드린다. 그의 원래 통찰력은 여전히 이 책 안에서 빛나고 있다. 그는 그 자신의 모든 것을 처음 두 판 안에 쏟아 부었다. 그리고 나는 그 일을 계속할 기회를 갖게 된 것을 감사하게 생각한다. 그의 길을 가는데 함께한 많은 사람들께도 감사를 드린다.

또한 나는 사랑과 지원을 아끼지 않고 이 책에 대해 일할 자유를 준 내 남편인 James, 내 아이들인, Sophia와 Nora에게 감사를 드린다. 냉철한 눈을 가진 내 동생과 사촌인 Maria와 Wayne에게; 나를 응원한 내 동생인 Clay; 들어주고 조언을 해 주신 할아버지, Ruth Smith; 열정을 갖고 아이들을 돌보아 준 이모, Jeanne Melchior 들에게 감사를 드린다. 사랑과 포용과 부드러운 안내를 해 주신 고인이 된 나의 엄마, Jan Lipuma에게도 감사를 드린다.

새로운 도해의 모델이 되어 준 Nancy Fuller에게; 열심히 교정을 본 내 친구인 Keen Martin; 보잘 것 없는 분별력을 유지하게 도와 준 내 좋은 친구들인 Rebecca Elliott, Jenny Claire Hoffman, Myra Evans, Faye Houser, 및 많은 다른 이들; 그리고 나에게 많은 격려와 학습 경험을 준 수 많은 고객들에게 감사를 드린다.

Judith DeLany, Jan Dommerholt, Stew Wild, Sharon Saur, Debbie Brodzick, Bjorn과 Malady Svae, Rebecca Cohen, Katherine Marmor, 그리고, Martha Graziano들에게 그들의 전문 지식을 제공하고 내용을 제대로 잡게 도와준 것에 감사한다. 직관과 지식을 언제나 이용 가능하게 해 준 Bear Decatur과 Julie Harper에게 감사를 드린다. 감사하게도 나의 실수를 교정해주고 의문점들을 명확히 해 준 멋진 일을 하신 교열 담당자인 Jean Blomquist에게 감사를 드린다. 뉴 하빙어 출판사에서 원고 검토 편집자인 Jess O'Brien에게 그의 일관된 격려, 빈틈없음, 그리고 안내에 심심한 감사를 드린다. 이 프로젝트에 매우 열심히 일하고 나에게 인내심을 보여준 뉴 하빙어의 모든 사람들께 감사를 드린다.

# 역자 서문

Preface

이 책은 사용하기 쉽고 비용이 거의 들지 않는 자가-치료 접근법이라서 언제 어디서라도 자신의 통증을 고치기 위해서 사용할 수 있다.

성인들 열명이 있을 때 그들 중 상당 수가 근골격계 질환으로 인한 근막통증을 갖고 있다. 그들이 갖고 있는 통증은 조금만 관심을 갖고자기 몸을 돌 볼 수 있을 때 그들 자신이 관리할 수 있다. 이 책은 그러한 통증 문제를 다루는데 유용하고 간단한 치료방법을 일반 대중과 건강관리 전문가들에게 가르쳐준다.

일반 대중이라도 이 책에 나와있는 예들과 도움을 주는 도해를 보고 주위에 간단히 구할 수 있는 도구를 사용해서 근막 통증을 즉각적으로 다룰 수 있게 하고, 또한 병원에서의 치료 기간을 줄여줄 수 있다.

전문 치료사들은 이 책을 통해서 자신의 기술을 연마 증진 시켜서 고객의 치료를 개선시킬 수 있다. 그러나 무엇보다도 이 책은 통증을 다루는 전문가들과 그들의 환자들 사이에 중요한 다리를 제공해 준다.

이 책이 이전 판과 다른 많은 개선 사항들을 보여준다. 어떤 통증 유발점을 치료하는 가를 정하는데 보다 많은 중점이 맞춰져 있다. 치료 섹션들은 보다 자세해지고, 통증유발점을 찾는 것을 돕기 위한 치료 팁들을 전체에서 볼 수 있다. 여러 기존 그림들이 통증유발점을 찾는 것을 돕기위해서 개선되었으며,많은 그림들이 다양한 자가-치료 옵션들을 묘사하기 위해서 추가되었다. 또한 많은 새로운 자가-치료 아이디어들이 보태졌다.

이 책이 발행되는데 힘을 써주신 영문출판사 박병조 사장님 외 여러 분들께 감사를 드립니다.

역자대표

**이 민규**

# 서문

Preface

2001년 〈통증유발점 치료의 이론과 실제〉의 첫 판의 발행은 통증유발점 치료를 위한 자가-마사지 도구들, 책들, 및 웹사이트들의 폭발적인 증가를 이끌었다. 통증을 짊어지고 가는 삶을 살 필요가 없다. 그것은 필연적인 일이 아니다. 그것은 관절염이 아니다. 늙어서가 아니다. 그것은 근육 통증이다.

어디서나 사람들은 통증을 갖고 있으며, 근육 통증을 치료하는 현재의 개념에 좌절감을 느끼고 있다. 전세계 사람들은 모두가 비싸지 않고, 그들이 조절할 수 있는 효과적인 치료에 관심을 갖고 있다. 그것이 이 책이 인기가 있어온 이유를 설명한다- 사실상, 너무 인기가 있어서 10개국 이상의 언어로 번역되었다. 이 치료는 효과가 있다. 이 책은 사용하기 쉽고, 비싸지 않은 자가-치료 접근법이라서 언제 어디서라도 자신의 통증을 고치기 위해서 사용할 수 있다. 진통제, 치료비, 진료 약속 없이 아픔을 줄일 수 있다.

나의 아버지이신 클레어 데이비스가 〈통증유발점 이론과 실제〉를 쓰기 시작했을 때, 그는 단순한 목표를 갖고 있었다? Janet Travell과 David Simons의 업적을 그와 같은 보통 사람들에게 전하는 것이었다. 그는 연관통 양상 또는 통증유발점 위치에 관한 연구를 하지 않았다- Travell, Simons와 많은 다른 이들이 그것을 했다. 클레어 데이비스는 단지 확성기였다. 나는 이 새롭게 개정된 세 번째 판으로 그 봉사활동을 계속하고 있다.

만약 첫째 또는 두 번째 판을 읽었다면, 나의 아버지의 이야기와 나에 관한 약간에 대해서 익숙할 것이다. 우리는 둘 다 만성 통증을 겪었다. 그는 동결견이 있었고 나는 허리가 아팠었다. 우리는 함께 이 책 안에서 세밀한 많은 자가-치료 아이디어를 개발했다. 아버지는 주된 저자이자 삽화가였고, 나를 그의 보조자, 견습생, 첫 번째 편집자, 사진사, 테스트의 대상으로 삼았다. 아버지는 진정한 작가이자 외로운 늑대였다. 처음 두 판에 있는 모든 그림은 그가 그린 그림이었다. 그는 전체 시리즈의 도해를 세 번 그렸는데 그 이유는 그 과정을 통해서 기술이 아주 많이 늘었기 때문이다. 세 번째 판을 내 자신이 할 기회를 가진 유일한 이유는 그가 더 크고 더 좋은 일을 하러 갔기 때문이다. 아버지의 삶의 여행은 결장암과의 싸움으로 인해서, 2006년 12월 29일, 69세로 너무 빨리 끝나버렸다. 내 가족의 슬픔은 그의 책이 다른 사람들의 삶에 끼친 심오한 영향으로 인해서 어느 정도 달래졌었다. 다른 이들을 도와온 우리의 노력을 아는 것보다 더 좋은 기분은 아무 것도 없다. 나는 근막통증을 탐색하고 통증유발점에 대한 세계를 널리 퍼뜨리는 나의 아버지의 노력을 계속하는 것을 자랑스럽게 생각한다. 나는 그의 업적을 충분히 발휘할 수 있기를 바란다.

> 이 책은 사용하기 쉽고, 비싸지 않은 자가-치료 접근법이라서 언제 어디서라도 자신의 통증을 고치기 위해서 사용할 수 있다.

이 세 번째 판은 많은 변화가 있다. 이전에, 일인칭 관점은 나의 아버지였다. 12장, '근육긴장과 만성 통증' 을 제외하고, 나는 지금 그것을 나로 바꿨다. 원래 첫 장과 서문은 합쳐졌고 그의 이야기는 생략되었다. 그러나, 우리는 아버지 자신의 글로 쓴 그의 이야기를 우리 웹사이트에 보존하고 있으니, 관심이 있으신 분은 참조를 바란다 (www.TriggerPointBook.com).

이 판은 지난 9년 동안 성장한 많은 개선사항들을 보여 준다. 어떤 통증유발점을 치료하느냐를 정하는 것을 돕는 데 보다 많은 중점이 맞춰져 있다. 치료 섹션들은 보다 자세해지고, 당신이 그 점들을 찾게 돕기 위한 치료 팁들을 전체에 널려 놓았다. 수 많은 자원들이 통증유발점들을 보여주고 있지만, 이 교활한 작은 결절들을 찾는 법을 당신에게 말해주고 있는 유일한 것이다. 결국, 모든 결절들이 다 통증유발점은 아니다. 여러 기존 그림들은 통증유발점들을 찾는 것을 돕기 위해서 개선되어 왔다. 많은 그림들이 다양한 자가-치료 옵션들을 묘사하기 위해서 추가되었다. 많은 새로운 자가-치료 아이디어들이 내 자신의 마사지 고객들 그리고 다른 통증유발점 자가-치료 열광자들에게서 유래되었다. 다른 발행물들에서, 나는 당신과 나눌 "최고의 정보들을" 모아왔는데, 특히 작은 근육 염좌를 마사지로 자가-치료하는 방법이다. 대부분의 경우에서, 비싼 도구나 장비들을 살 필요가 없다. 이 책에서, 나는 살 값어치가 있는 것들과 당신에게 말해주며, 그리고 테니스공 또는 고무공 같은 비싸지 않은 도구가 좋게 쓰일 때를 알려준다.

근막 통증유발점들의 치료와 과학의 연구는 계속 발전하고 있다. 지금까지, Travell과 Simons의 〈근육근막 통증과 기능이상: 통증유발점 매뉴얼〉은 여전히 의학계와 도수치료 분야에서 일차적인 자원으로 쓰이고 있다. 전부는 아니더라도 대부분의 근막 통증의 주제로 발행된 책들은 그 기초에 그들의 아이디어를 기본으로 하고 있는데, 여기서 우리도 그렇다. 말했듯이, Travell과 Simons는 근막 통증에 관한 마지막 말을 하지 않았는데, 통증유발점들로 기록되어질 많은 골격근들이 있기 때문이다. 근막 통증유발점에 대한 현재의 이해에 핵심적인 많은 연구자들이 있다는 것을 아는 것이 중요하다고 느끼며, 이 책의 참고문헌 항목에서 그들의 약간을 인용한다. 의학 저널들은 정기적으로 새로운 통증유발점과 근육 통증에 관한 새로운 연구들을 발행하고 있다. 물리치료사, 마사지 치료사 및 근막 통증유발점 치료사들을 위한 많은 전문적인 통증유발점 치료 코스가 현재 존재한다. 마사지 학교들은 통증유발점 치료, 신경근 치료, 의료 마사지, 구조 통합, 기형교정 마사지 치료, 및 결과에 기반을 둔 여러 마사지 방식들과 같은 고급 치료 테크닉들을 가르치기 위해서 번창하고 있다.

> "자신의 통증유발점들에 대한 자가-치료를 더 잘할수록, 삶은 더 기능적이고 즐겁게 될 것이다."

자가-적용 통증유발점 마사지의 오랜 사용자로서, 나는 마사지를 하기 위한 하나의 올바른 방식은 없다고 주장할 수 있다. 목적은 가장 쉬운 길을 찾는 것이다 ? 가장 효율적이며 더 이상의 문제를 만들지 않는 방식이다. 일부 사람들에게, 스트레칭은 유용한 정도이다; 나의 아버지 경우처럼, 다른 이들에게, 너무 빠른 스트레칭은 통증을 악화시킨다. 많은 저자들과 강사들은 다양한 아이디어들과 방식들을 논의한다. 전체 움직임이 회복될 수 있도록 통증을 줄이는 것이 모든 치료 접근법들에서 공통적인 방식이다. Travell이 말했듯이, 할 일은 거기로 가서 통증유발점에게 직접 어떤 것을 하는 것이다. 당신은 자신을 위해서 그것을 할 수 있다. 치료사가 당신에게 마사지를 하듯이 당신이 모든 근육을 마사지할 수 있다. 그렇다 하더라도, 그것은 동일한 이완 경험은 아닐 수 있지만, 그러나 당신이 이 테크닉에 정통할 경우, 통증 경감에 훨씬 더 만족할 수도 있다. 나는 자가-치료가 삶의 기술이라고 생각한다. 그래서 Simons박사가 했었다. 그가 81세에 말했다, "자신의 통증유발점들에 대한 자가-치료를 더 잘할수록, 삶은 더 기능적이고 즐겁게 될 것이다."

# 제1장

# 통증유발점 치료를 하는 이유?

## Why Try Trigger Point Therapy?

*28세의 제니퍼는 건강을 위하여 매일 신선한 아침 공기를 마시며 달리기를 즐겼는데, 이제 그녀는 달리기를 그만 두었고 심지어 조금이라도 걷는 것조차 게을러 졌는데, 이는 무릎과 발꿈치의 참을 수 없는 통증 때문이었다.*

*52세의 래리는 계속된 등 통증으로 아무 것도 생각할 수가 없었다. 침대에 눕고 일어나는 것도 힘들었다. 앉아있던지, 서있던지 혹은 누워있을 때도 등이 아팠다. 그 때문에 일도 싫어지고 성 생활도 힘들어졌다.*

*36세의 멜라니는 낮에는 컴퓨터 앞에서 살고, 밤에는 팔과 손의 끊임없는 통증과 저림 때문에 장래를 적정했다. 그러나 싱글 맘(mom)이기 때문에 어쨌던지 일을 계속 해야 한다.*

*45세의 잭은 어깨 통증 때문에 밤에 잠에서 깼다. 머리를 빗지도 못했다. 등을 긁지도 못했다. 갑작스런 움직임은 통증이 찌르르한 전기 쇼크처럼 느꼈고, 몸을 움츠리며 얼굴을 찡그리며 숨 조차 못 쉬었다. 이것은 나이가 먹은 불가피한 노쇠일까, 장애일까?*

*23세의 하워드는 재능 있는 바이올린 전공의 학생이다. 최고의 몇몇 지도자 아래에서 힘든 연습 후에, 손가락에 지속적인 통증과 설명할 수 없는 뻣뻣함이 심해져서 더 이상 전문적인 연주자가 되기는 힘들 것 같다고 걱정했다.*

당신은 위와 같은 종류의 사람들을 아는가? 그들은 어디서나 볼 수 있다- 모든 일에서, 모든 사무실에서, 모든 도시에서. 모든 이들이 공통적으로 갖고 있는 것은, 만성적인 통증 외에, 그들이 필요로 하는 도움을 받지 못한다는 것이다. 그들이 찾지 못한 것이 아니다. 그들은 여러 곳을 돌아 다녔다. 그것들은 의사를 찾아가고, 검사를 받고, 물리치료를 받고 보험 회사 양식을 채웠고, 상심하면서, 엄청난 비용을 써 왔다.

그들은 카이로프랙틱, 침술, 자석, 통증 식이요법, 및 한방 치료를 시도했었다. 그들은 진통제를 먹고 의무적으로 스트레칭 운동을 했다. 때때로 잠시 동안 좋아지는 느낌도 가졌으나, 통증은 언제나 다시 돌아 왔다. 아무 것도 문제의 기본으로 간 것은 없었다. 수술이 성공을 보장하지 못한다는 말을 들었음에도 불구하고 수술이 단 하나의 해결책이 되지 않을까 걱정했다. 그것들은 어느 누가 진정으로 통증에 관한 어떤 것을 알고 있지 않을까 생각해보기 시작한다.

수 많은 마사지 치료사들, 물리 치료사들 그리고 의사들의 매일의 임상 경험이 말해주는 가장 흔한 아픔과 통증의 대부분은 -그리고 많은 다른 혼란스러운 신체적인 호소들- 실제로는 인체 내 근육의 통증유발점들(trigger points) 또는 작은 수축된 결절로 기인한다. 통증유발점들

> 이 모든 설명이 당신 자신의 모습이나, 아니면 당신이 마음을 쓰는 어떤 이를 말하고 있다면, 이 책은 당신이 찾고 있었던 도움이 될 것이다. 그것 안에서, 나는 무엇이 잘못되었는지 이해할 만할 설명을 주고 통증의 진정한 원인을 찾는 것을 돕는다. 더 좋은 것은, 당신에게 손에서 손으로 전수하는 당신 자신이 통증을 없앨 수 있는 방법을 잘 보여 줄 것이다. 약도 비용도 필요 없다. 치료를 받으러 가지 않아도 된다.

을 찾고 치료하는 데에 일가견이 있는 통증 클리닉 의사들은 통증유발점들이 진료 시간의 대략 75% 정도를 차지하는 통증의 일차적인 원인이며, 모든 통증 문제의 최소한의 일부분이라는 것을 알고 있다. 심지어 수백만의 사람들을 괴롭히는 섬유근육통도 많은 경우에서 근육근막(myofascial) 통증과 통증유발점에서 시작한다. Myo는 근육을 뜻하고 fascia는 근육을 덮고 근육조직 속에도 존재하는 결합조직이다. 근육근막 통증은 근육들 안에 있는 통증유발점들에서 생겨난다. 또한 섬유근육통으로 진단을 받아 온 많은 사람들은 근육근막 통증 증후군과 통증유발점들을 갖고 있으며, 일부 경우에서 오진이 있기도 한다. 근육근막통증을 섬유근육통으로 잘못 보는 일이 흔하다 (Simons, Travell과 Simons 1999; Gerwin 1995; Fishbain 등 1986).

통증유발점들은 두통, 목과 턱 통증, 허리 통증, 손목터널증후군의 원인이 되고 또한 관절염, 힘줄염, 건병증, 낭염 및 인대 손상이라고 잘못 기술되는 여러 종류의 관절 통증의 원인으로 알고 있다. 통증유발점들이 일으키는 문제들은 이통(귀 통증), 현기증, 메스꺼움, 가슴앓이, 위(거짓)심장통, 심부정맥, 테니스 엘보 및 생식기 통증 들이다. 또한 통증유발점들은 어린 아기의 복통(colic)과 큰 애들의 이불에 오줌 싸기 및 척추만곡에 기여를 한다. 그들은 동(sinus) 통증과 충혈(congestion)을 일으킨다. 그들은 만성 피로에 한 부분을 차지하며 감염의 저항성을 낮춘다. 그리고 통증유발점들이 오랜 기간의 통증에 책임이 있고 경감의 수단이 없는 것처럼 보이는 장애 때문에, 그들은 우울증의 원인이 될 수 있다.

통증유발점들이 일으킨 문제들은 놀라울 정도로 고치기 쉽다; 실제로, 올바른 정보를 갖고 있으면 대부분의 사람들도 혼자서도 그 것을 할 수 있다. 그것은 좋은 일인데, 보통 사람들이 무엇을 자기 손 안으로 가질 수 있는 때가 왔기 때문이다. 이것의 이유는 통증유발점들이 의학 저널에 70년이 넘도록 쓰여져 왔는데도, 섬뜩할 정도의 많은 퍼센트의 의사들과 다른 전문가들이 통증유발점들에 관한 고리 바깥쪽에 꽤 멀리 있기 때문이다. 왜 의학 전문가들이 통증유발점들의 개념을 받아들이지 못할까? 부분적으로 그들은 MRI, X-ray, 또는 CT 스캔에서 볼 수 없기 때문이다. 그들은 사체 실습에서도 볼 수가 없다. 그러나, 거기에는 훨씬 더 기본적인 이유가 있다. 통증에 관한 근육성 원인을 연구하는 커다란 학습 및 연구소들에서 지원을 받는 근육 의사들이 없다. 당신은 근육 의사가 되기 위해서 학교로 갈 수 없다. 인체에서 가장 큰 기관을 돌볼 사람이 없다. 의사이자 연구가인 David Simons박사는 이 책의 서문에 다음과 같이 썼다; "근육은 버림받은 기관이다(orphan organ). 그것을 다루는 전문 의학분야는 없다. 그 결과로, 어떤 의료 전문분야도 통증에 대한 근육 원인 연구에 기금을 마련하는 것에 관심이 없으며, 의학도와 물리치료사들은 근육근막 통증유발점에 관하여 어떻게 알고 치료하는 가의 적절한 교육을 거의 받지 못했다."

"근육은 버림받은 기관이다. 그것을 다루는 전문 의학분야는 없다. 그 결과로, 어떤 의료 전문분야도 통증에 대한 근육 원인 연구에 기금을 마련하는 것에 관심이 없으며, 의학도와 물리치료사들은 근육근막 통증유발점에 관하여 어떻게 알고 치료하는 가의 적절한 교육을 거의 받지 못했다."

사실, 근육, 근막, 신경, 통증유발점, 및 연관통에 관해서 가르치고 있는 많은 것들이 있다. 그러나 우리가 꼭 알아야 할 많은 것들이 있다: 통증유발점은 실재한다. 그들은 손가락으로 느낄 수 있다. 그들은 분명한 전기적 신호를 내보내서 민감한 전기 장치로 측정할 수 있다. 전자 현미경의 도움으로 생체 근육 조직 안에 있는 통증유발점 사진을 찍었다 (Simons, Travell과 Simons 1999). 또한 2D 흑백 초음파, 진동 초음파탄성검사기, 및 도플러 초음파 들로 통증유발점들을 볼 수 있다 (Sikdar 등 2009). 새로운 미세투석법 바늘들을 사용해서 활동성과 잠복성 통증유발점들의 생화학적 환경이 표본조사되었다. 통증, 감각, 세포내 교류, 및 염증에 관련되어 있다고 알려진 생화학물질들의 수준이 통증유발점과 정상 조직들 사이의 특징을 파악하기 위해서 측정되었다 (Shah와 Gilliams 2008).

통증유발점들에 관해서 알려진 것들의 많은 것이 Travell과 Simons가 지은 의학서인 〈근육근막 통증과 기능이상: 통증유발점 매뉴얼〉 두 권에 잘 기술되어 있다. 이 기초적인 교과서 안의 정보의 대부분은 까다로운 과학적 용어들로 표현되어 있으나, 그러나 기본적인 통증유발점 과학은 일상의 용어로 쓰여진다면 파악하기 어렵지 않다.

Travell과 Simons는 통증유발점을 근육 조직 속에 있는 작은 수축성 결절로 간단하게 서술한다. 그것은 종종 주위의 근육 조직보다 더 조밀하거나 팽팽하게 느껴진다. 통증유발점을 품고 있는 근육 섬유 안에 오직 기타줄 같은 것을 느낄 수 있다. 통증유발점 자체 섬유들 내의 계속된 장력은 그 인접 부위의 혈액 순환을 제한한다. 그 결과로의 대사 부산물뿐만 아니라, 대사에 필요한 산소와 영양분을 빼앗아서, 어떤 조치를 취하지 않을 경우, 몇 달 또는 몇 년간 통증유발점들을 영속하게 만들 수 있다. 그것은 깨짐을 필요로 하는 자기-유지의 악순환이다 (Simons, Travell과 Simons 1999; McParland와 Simons 2011).

통증유발점을 치료하는 데 있어서 어려움은 그들이 일반적으로 통증을 다른 곳으로 보내기 때문이다. 대부분의 통증 치료는 통증의 원인이 통증 부위에 있다는 가정에 기초를 두고 있다. 그러나 통증유발점들은 거의 항상 그들의 통증을 다른 곳으로 보낸다. 이 연관통은 항상 모든 사람을 좌절 시킨다. Travell과 Simons에 따르면, 통증의 통상적인 치료가 자주 실패하는데 그 이유는 어느 정도 거리에 떨어져 있는 원인을 간과해서 치료하지 않고 통증 자체에 초점을 맞추고 통증 부위를 치료하기 때문이다.

통증 부위를 일상적으로 치료하는 것보다 더 나쁜 것은 보통 국소적인 문제에 전체 신체를 약으로 치료하는 것이다. 오늘날 증가일로의 고비용 치료 선택인 진통제는 어떤 좋은 일이 생기겠지 하는 환상을 주는데, 실상은 오직 문제를 감추는 것이다. 두통, 관절통, 근육통 같은 가장 흔한 통증은 하나의 경고이다 – 근육의 과사용이나 외상에 대한 어떤 방어적인 반응이다. 무엇인가가 잘못되었고 주의가 필요하다는 어떤 것을 통증이 말해준다. 전달자를 죽이고 메시지를 무시하는 것은 좋은 약이 아니다. 통증이 그것의 진정한 역할인 메신저로 보여지고, 고통 자체가 아닌 것으로 보여질 때, 치료는 통증의 원인으로 직접 향할 수 있다.

> 통증이 그것의 진정한 역할인 메신저로 보여지고, 고통 자체가 아닌 것으로 보여질 때, 치료는 통증의 원인으로 향할 수 있다.

통증의 오진은 중요한 문제로서 Travell과 Simons에 의해서 다뤄졌다. 통증유발점들에서 온 연관통은 매우 긴 흔한 질병들 목록의 증상들을 닮았는데, 그러나 의사들은 근육의 병리와 기능이상에 대한 어떤 교육을 거의 받지 않고 있다. Travell과 Simons 박사들이 믿었던 것은 흔한 매일의 통증의 대부분이 근육근막 통증유발점들에 기인하기 때문에, 그 기본적인 개념을 무시할 경우 오진으로 이끌며 궁극적으로 통증을 효과적으로 다루지 못한다는 것이다 (Simons, Travell과 Simons 1999).

다행하게도, 연관통은 이제 예측할 수 있는 양상으로 알려졌다. Travell과 Simons와 그들의 훌륭한 도해가인 Barbara Cummings에 의하여 만들어진 유용한 의학 발전은 이러한 바로 그 양상을 그림으로 보여 준다. 일단 살필 곳을 안다면, 통증유발점들은 쉽게 촉각으로 찾아지며 여러 방법들 중의 어떤 것으로 비활성화 된다.

불행스럽게도, 통증유발점 매뉴얼에서 다룬 임상 지향적 목적으로 기술한 두 가지의 방법인 스프레이 및 스트레칭과 주사는 자가-치료에는 쓰이지 못한다. 이 책의 목적은 Travell과 Simons의 업적에 바탕을 두고 만들어졌으며, 통증 치료에 보다 실용적이고 비용이 덜 드는 접근법이다: 전문가를 여러 차례 찾아가지 않고, 손수 하는 고전적인 접근법이다. 이 새로운 접근법은 특별히 통증유발점들을 향한 자가-적용 마사지 시스템이다. 종종 수 분 내에 증상이 상당히 줄어든다. 대부분의 문제들은 삼 일에서 십일 내에 없어 진다. 오래된 만성 컨디션 조차도 적어도 6주에 없어질 수 있다. 섬유근육통, 또는 넓게 퍼진 근육근막 통증 증후군을 겪는 사람들은 조금 더 걸리지만, 그들 조차도 계속된 진전을 경험할 수 있으며 그들의 컨디션에서 상당한 개선을 진정으로 바랄 수 있다.

통증유발점 마사지는 다음의 세 가지를 통해서 효과를 본다: (1) 그것은 근육 수축을 유지하고 있는 화학적/신경학적 피드백 고리를 깨부순다. (2) 그것은 수축된 조직에 의한 제한되었던 순환을 증진시킨다. (3) 그것은 직접적으로 통증유발점으로 매듭 진 근육 섬유들을 스트레칭 시킨다. 이 책의 그림들은 특수한 문제들을 일으키는 통증유발점들을 어떻게 찾는지를 보여주는 동시에 그것들을 비활성화 시키는 정확한 손으로 전해지는 테크닉을 보여 준다. 과사용으로 벌써 문제가 있을 지 모르는 손에 손상을 주지 않도록 고안된 마사지 방법들에 특별한 고려가 있었다.

> 자가-관리에서, 당신이 어디 있든지 매일 여러 번의 치료로 이득을 볼 수 있다? 치료를 받으러 가거나, 비싼 장비를 갖추거나, 조퇴를 함이 없이.

자가-적용 마사지는 여러 가지 추가적인 이점이 있다. 자신의 통증을 치료할 경우, 마사지를 하는 시간과 장소 양을 정할 수 있다. 만약 통증으로 밤에 잠에서 깨어날 경우, 거기에 당신이 있다; 그 문제를 푸는 일을 할 수 있을 것이다. 자가-적용 마사지로서, 압력 강도를 조절할 수 있다.

이것은 당신이 오직 아주 약한 압력만을 견딜 수 있을 경우 특히 중요하다. 무엇보다도, 자가-관리에서, 당신이 어디 있든지 매일 여러 번의 치료로 이득을 볼 수 있다? 치료를 받으러 가거나, 비싼 장비를 갖추거나, 조퇴를 함이 없이.

이 책의 우선적인 용도는 자가 교습 매뉴얼이지만, 교실 용도로의 교과서로도 사용될 수 있다. 이 자가-적용 마사지를 사용한 통증 치료에의 간단하고 직접적인 접근법은 어떠한 전문가 교육 커리큘럼에서도 통증유발점 치료의 기초적인 코스를 제공해 줄 수 있다. 카이로프랙틱 학생, 물리 치료, 마사지 학교들을 다니는 학생들은 특별히 이득을 볼 것이다. 11장, "임상 통증유발점 마사지"는 전문적 도수치료사들이 이 책의 기술적인 내용들을 다른 사람의 치료에 적용하게 하는데 도움이 된다. 부가적으로, 만약 치료사들이 자기 자신의 연관통을 해석하는 법을 배우고, 자기 자신의 통증유발점들을 발견하고 치료하는 법을 배운다면, 그들이 고객이나 환자들의 비슷한 문제들을 만나게 되었을 때 무엇을 해야 할 지를 정확하게 알 것이다.

자가-적용 통증유발점 마사지 클래스는 정확히 같은 이유로 의과대학에 요긴한 것이 될 것이다. 신참 의사들이 자기자신의 통증을 자가-적용 마사지로 고치는 법을 배울 수 있을 때, 그들은 통증의 실체를 잘 파악하고 또 통증유발점들의 치료에서의 큰 잠재력을 잘 가질 수 있을 것이다. 그러한 의학 교육에의 추가가 통증 치료를 심오하게 증진시키며 의료비를 상당히 낮추게 만들 수 있다.

그리고 이미 개업 중인 의사들이 통증유발점들과 근육근막 통증에 관하여 배우고 그 지식을 좋은 용도에 쓰기 위하여 지금 통증유발점 공부를 시작해도 늦지 않았다. 그들은 이 책을 Travell과 Simons의 역작을 위한 빠르고 실용적인 서문이라고 느낄 것이다. 희망을 주는 것은, 많은 사람들이 고무되어 다음 책들을 공부할 것이다; Travell과 Simons의 두 권의 역작인, 〈근육근막 통증과 기능이상: 통증유발점 매뉴얼, 1983, 1992〉; 〈근육근막 통증유발점들: 병리생리 및 증거 정보에 근거한 진단 및 치료, 2011〉, Jan Dommerholt와 Peter Huijbrecht 편집; 〈근육 통증: 기전의 이해, 2010〉와 〈근육 통증: 진단과 치료, 2010〉, Siegfreid Mense와 Robert D. Gerwin. Journal of Bodywork and Movement Therapies, Journal of Manual and Manipulative Therapy, Journal of Musculoskeletal Pain, Pain, 및 Archives of Physical Medicine and Rehabilitation을 포함한 여러 저널들이 근육근막 통증에 관한 연구를 게재하고 있다. 의학 및 동종 건강 전문가들을 위한 코스 제공자들의 목록을 위해서 이 책 뒤에 있는 자원 항목을 보아라. 대중의 상당수가 통증유발점으로 인한 통증을 다루는 방법을 배움에 있어서 도움과 격려를 필요로 한다. 이러한 역할을 하는데 의료계가 앞장을 서야 한다.

의료 전문가들은 통증을 치료하는 현재의 방법의 결함을 알고 있다. 의사들 역시 아프다. 그들의 상당수는 남은 우리들처럼 어쩔 수 없는 약물 의존에 걱정하고 있으며, 대부분이 그들의 환자들에게 보다 낳은 해결책을 제공해주지 못하는 무능함에 대하여 좌절을 느낀다. 자가-적용 치료나 전문가에 의하여 시행되건 가에 상관 없이, 통증유발점 치료는 전세계의 통증 치료에 진정으로 혁신시킬 잠재력을 갖고 있다.

## 새로운 날 *A new Day*

어떤 의사가 이 책을 썼음에 틀림없다. 오랫동안의 경험을 갖고 의학 저널에 많은 논문을 낸 하얀 가운을 입은 자격증을 가진 성실한 전문가가 그것을 틀림없이 썼을 것이다. 그것이 아니라, 통증에 대한 현재의 의학적 접근법에 좌절한 보통 육체 노동자인, 나의 아버지, 클레어 데이비스가 이 책을 썼다.

〈통증유발점 치료의 이론과 실제〉의 처음 두 권의 판들 안에서, 나의 아버지는 어떻게 통증유발점 열광자, 마사지 치료사, 및 저자가 된 이야기를 말했다. 간단히, 통증이 원인이었다. 그는 1990년 중반에 동결견을 겪었었는데, 그것으로 인해 8개월간 장애를 입었었다. 삽으로 눈을 치운 다음, 어깨가 약간 아팠던 것에서 시작했다. 결과적으로, 그는 어깨 위로 팔을 올릴 수가 없었고, 몸을 가로질러 자동차 안전벨트를 매거나, 병 뚜껑을 열거나, 닫히는 문을 잡으려고 팔을 뻗지 못했다. 한 의사는 그가 낭염이라는 진단을 했고 6개월 동안 팔걸이에 팔을 매달고 다니라고 추천했다.

피아노 조립 자영업자에게, 그것을 받아 들일 수 없었다. 두 번째 의사는 그것을 유착성 피막염이라고 진단했다. 그의 처방은 아버지를 마취한 다음 관절낭 안의 유착을 끊어 버리기 위해 어깨를 강제적으로 힘을 주어 다루는 것이었다. 나의 아버지는 둘 다 정상이 아니라고 생각해서 물리 치료를 선택했다. 그의 상태가 더 악화된 한 회의 치료 이후, 그는 그 물리치료사 역시 동결견으로 고통을 겪고 있다는 것을 알았다. 그녀의 치료는 그녀를 고칠 수 없었고 그것은 그를 고칠 수 없었다. 그럼에도 불구하고, 그녀는 치료비를 원했다. 말할 필요도 없이, 아버지는 화가 났다. 나중에, 그는 마사지 치료를 시도했는데, 거기서 그는 그 치료사가 어깨 통증을 풀어 주기 위해서 통증유발점에 관한 의학서적을 참고하는 것을 보았다. 나의 아버지는 그의 치료에 관한 조절을 할 기회를 잡았고, 그것에 얼른 덤벼 들었다. 그는 Travell과 Simons의 책을 구입해서 공부를 하기 시작했다.

그의 이야기가 놀라운 것은 그가 그 자신의 동결견을 테니스공, 쎄라케인, 그리고 Travell과 Simons의 두 권의 책인 〈근육근막 통증과 기능장애: 통증유발점 매뉴얼〉을 갖고서 고친 것이다. 4주간 공부와 치료를 열심히 해서 23개의 이환된 근육들 안에 있는 모든 통증유발점들을 풀었다. 통증유발점들이 없어진 이후, 원래 물리치료사가 그에게 시킨 2주간의 스트레칭이 그의 완전한 동작 범위를 회복시켰다. 그는 매우 놀랐다. 그는 자신의 어깨 통증을 해결한 것이다.

그 다음 그는 나에게로 왔다. 나는 18살 때 지역 극장에서 장면을 바꾸던 중 어떤 것을 들어올리다가 허리를 다친 이후로 만성 허리 통증을 갖고 살아왔었다. 6년 동안, 나는 통증과 함께 살았다. 나는 주먹결절을 허리에 찔러 넣지 않고서는 30분 이상 앉아 있을 수 없었다. 나는 12kg 정도의 물건을 들어 올리면 3일간은 끙끙 하고 지냈었다. 젊은 이들이 당연히 여기고 있는 정상적인 것들을 하는 데에 내 허리를 믿지 못했다. 마사지 치료 그리고, 보다 특별하게, 정기적인 치료가 내 모든 것을 바꿔 놓았다. 나는 어느 날 4시간의 보석 세공일을 마친 다음 위를 올려다 보고, 내가 더 이상 아프지 않은 것을 깨달았다. 내가 많이 안 좋을 때 그러지 않았었다. 내 오랜 친구인, 통증이 사라졌다; 내 몸이 되돌아 왔다. 그러한 오래된 통증은 두 달 후 한 번 더 찾아와서, 나는 전통적인 자가-치료 실수를 했었는데, 나는 맹렬히 그 통증유발점들을 짓뭉개버렸다. 다행히, 내 몸은 한 두 개 정도의 멍만으로 그 공격적인 자가-치료를 받아들일 수 있었다. 나는 수 년 간 다른 통증 상태로 여러 번 병치레를 했었으나, 거의 모든 것들이 자가-적용 통증유발점  마사지로 풀어 졌었다.

나의 아버지와 나는 모두 마사지 학교에 가서 근육근막 통증유발점에서 자가-교습 전문 마사지 치료사가 되었다. 〈통증유발점 이론과 실제; 2001〉의 첫 째 판 발행 이후, 미국 전역을 다니면서 마사지 치료사들 그리고 건강관리 전문가들에게 주말 연속 교육 세미나를 열었었다. 우리는 2년 반 동안 수백 명의 치료사들을 만났었다. 나의 아버지는 여러 방식에서 외로운 늑대였기 때문에 협업은 그에게 하나의 도전이었다. 내가 나의 멘토와 어깨를 나란히 할 준비가 되었을 때, 우리의 "데이비스와 딸" 사업을 끝내고 아버지와 딸로 되돌아갈 시간이 왔다. 나는 세미나 사업을 계속해 와서, 전문 치료사들뿐만 아니라 통증을 가진 대중에게 워크숍을 제공해 왔다. 당신은 더 많은 정보를 나의 웹사이트인 www.TriggerPointBook.com에서 찾을 수 있다.

많은 도수치료사들은 이제 통증유발점들을 치료한다. 통증 경감을 위해 탐구를 도와 줄 수 있는 유능한 치료사들을 찾는 것은 힘들지 않다. 그러나 기다릴 필요가 없다. 당신은 오늘 자가-적용 마사지를 시작할 수 있다. 4장에서 10장까지에서 처음에 있는 〈통증과 기타 증상 가이드〉를 보고 시작해라. 그들은 통증을 일으키는 통증유발점을 찾기 시작할 곳을 보여 줄 것이다. 많은 근육들과 통증유발점들이 관여될 수 있다. 3장, 치료 가이드라인을 읽어서, 제일 효과적으로 마사지 테크닉을 하는 법을 배워라. 통증에 원인이 될 수 있는 각각의 근육을 신경을 써서 읽어라. 무엇보다도, 그것을 시도해 보는 것을 겁내지 말아라. 상당한 경감이 코 앞에 와있다.

다음 장인 통증유발점의 모든 것은 근육근막 통증유발점들의 역사와 과학을 서술한다. 깊은 과학적 이해 없이 즉각적인 도움을 필요할 경우, '3장; 치료 가이드라인' 으로 건너뛰어라.

# 제2장
# 통증유발점의 모든 것
## All About Trigger Points

근육근막 통증과 기능 이상; 통증유발점 매뉴얼(Myofascial Pain and Dysfunction: The Trigger Point Manual)(1999)의 소개하는 네 장들에서, Travell과 Simons은 통증유발점과 연관통의 과학에 관해서 알려진 모든 것들을 자세히 서술한다. 그들은 주제에 관한 수 백 편의 과학적 논문들로 그들의 주장을 증명하였다. Janet Travell과 David Simons의 개인적인 권위는 그 자체로도 인상적이다.

## Janet G. Travell, M.D. (1901-1997)

Janet Travell은 여성이 의료계에 거의 받아들여지지 않았을 때 심장학과 약학을 전공했다. 그녀 자신의 어깨 통증 여정이 뉴욕 시에 있는 그녀의 심장병 환자들을 대상으로 근육근막 통증 치료를 탐구하게 이끌었다. 근육근막 통증을 연구한 사람들 중에서 Janet Travell이 진단과 치료에서 선두 개척자로 일반적으로 알려졌다. 물론 그녀 단독으로 한 것은 아니다. 진정한 혁신은 한 사람만의 산물일 경우는 거의 없다. 새로운 문제를 풀기 위해서는 이전 지식의 부분 부분을 재결합하는 것이 종종 더 중요하다. Travell 박사는 그녀의 관심사를 돌봐 줄 수 있는 다른 사람들의 업적에서 얻을 수 있는 어떤 것을 찾기 위해서, 폭 넓게 공부했다. 그녀는 세계 도처에 있는 많은 연구가들이 근육 안에 있는 유발(trigger) 부위들에서 온 연관 통증이라는 이상한 현상을 실험적으로 탐구하기 시작하고 있다는 것을 알았다. 그러나, 그들은 모두 독단적으로 연구하고 다른 사람들의 생각을 알고 있지 못하는 듯이 여겨졌다. 비상한 고집과 끈기로서, 그녀는 그것 모두를 함께 모으는데 전념을 했다.

1983년에 그녀의 첫 번째 책인 〈근육근막 통증과 기능 이상; 통증유발점 매뉴얼〉이 인쇄될 즈음에, 그녀는 통증유발점들과 연관통을 40년 넘게 치료하고 연구해 왔다. 그녀는 의학 저널에 40편이 넘는 논문을 이미 발표해 왔는데, 처음 것은 1942년 이었다. 그녀의 통증에 관한 혁명적인 개념은 수백만 명의 삶을 개선해왔다. 전세계에 걸쳐서 의사, 물리 치료사, 그리고 여러 의료제공자들에 의하여 사용되는 근육근막 통증 치료를 위한 혁신적인 임상 테크닉들은 Travell 박사의 헌신적인 정열과 지식이 없이는 존재하지 않았을 것이다.

Travell박사의 어떤 특별한 환자에의 특별한 성공이 역사에 큰 파급효과를 만들었다. Janet Travell이 케네디와 존슨 정부에서 백악관 주치의였다는 것을 아는 사람은 많지 않다. 케네디 대통령은 그의 정치 생명을 중도에 그만두게 할 수도 있었던 쇠약하게 하는 근육근막 통증과 다른 병을 치료해 준 것에 감사하여 그 자리를 만들어 주었다. 그것은 통증유발점 치료가 한 사람의 삶과 운명을 어떻게 바꿀 있는지를 보여주는 멋진 예다.

비록 백악관의 근무의 막바지인 그녀 나이 60대에도, Travell 박사는 은퇴하거나 연구를 늦출 마음이 없었다. 그 후로 30년 동안, 열과 성의를 다해서 그녀의 방법을 개발하고 가르쳤다. 〈근육근막 통증과 기능 이상; 통증유발점 매뉴얼〉의 첫 판이 발행했을 때 그녀는 80을 넘었고 두 번째 판이 나타났을 때 90을 넘었다. 그녀는 발행을 서두르는 것을 거절했다: 그녀는 그것이 올바르게 나오기를 원했다.

1997년 8월 1일, Janet Travel은 95세로 고인이 되었다. 그녀는 뉴욕, 알바니 외곽 묘지에 그녀의 아버지, 엄마, 그리고 남편인 John Powell과 함께 묻혔다. 그녀의 간단한 묘비명은 그녀의 전문적인 이름, 그녀의 업적, 또는 그녀의 역사상의 위치에 관한 아무런 표시 없이, 그녀의 결혼 후의 성인, Janet Graeme Powell만 적혀있다. 그녀의 유산은 그녀가 깨우침과 통증에서의 유예를 가져다 준 사람들의 마음 속에 보다 잘 각인되어 있을 것이다.

## David G. Simons, M.D. (1922-2010)

David Simons는 연구 과학자로서의 그의 오랜 경험을 근육근막 통증의 연구에 권위를 더한다. 그의 연구자로서의 초기에, Simons 박사는 항공우주 전문의로 일을 했는데, 무중력 상태에서의 스트레스에 대한 생리적 반응을 측정하는 개선된 방법을 개발하고 있었다. 그의 경력 중의 흥미로운 것은 1957년에 젊은 공군 의무장교로 있을 때 비행선으로 최고 고도를 올라간 기록을 갖고 있는 것이다. 실제로, 그는 스푸트니크를 압도했다. 그는 시각적으로 지구가 정말 둥글다는 것을 확인한 첫 인간이었다. 그는 그 해의 라이프 잡지의 표지에 나왔으며 그의 모험에 관한 책을 썼는데 '높은 곳의 남자(Man High, 1960)' 였다.

David Simons는 Travell 박사가 백악관 주치의로 있을 1963년 그녀를 처음 만났다. 그녀는 텍사스, 샌 안토니오에 있는 브룩스 공군기지의 항공우주 의과 학교에서 통증유발점들과 근육근막 통증에 관한 프로그램을 개설하기 위해서 그곳에 갔다. 1965년, Simons박사는 공군에서 전역한 다음 지금 재향 군인 업무부서의 연구소장이 되었다. 같은 해 그는 통증 의학의 비정규 견습직을 시작했는데, Travell박사의 휘하에 있었다. 이어진 20년간 둘 사이에서 만들어진 강력한 시너지 효과가 정점에 이르러 마침내 절정에 달해서 〈근육근막 통증과 기능 이상; 통증유발점 매뉴얼, 1983, 1992, 1999〉을 발행하기에 이르렀다. 그것은 비상한 지식 둘이 함께 했을 때 초월적 힘이 만들어진 증거이다.

Simons박사의 세밀한 것에 대한 엄격한 집중 그리고 과학적 방식에 대한 고수가 그를 도와 철저한 객관성을 갖고서 근육근막 통증에 대한 기록을 하게 했다. 그는 그 매뉴얼을 쓰는데 있어서 추진력이었고, 실제 저작의 대부분을 그 자신이 했지만, Travell박사의 광범위한 지식과 경험이 그의 주된 원천이었다.

David Simons는 2010년 4월 5일, 87세로 서거하셨다. 그는 돌아가실 때까지 근육근막 통증 분야에서 계속 활동을 했다. 그는 논문들을 썼고, 새로운 연구를 했으며, 근육근막 통증유발점들에 대한 연구와 확장을 하고 있는 세계 도처의 셀 수 없는 임상가들과 연구가들에게 통찰력 있는 질문을 했다. 스위스 빈터투어에 있는 David G. Simons 학회는 유럽에서 의사들과 물리치료사들에게 근육근막 통증을 가르치는 여러 연구소들 중의 하나다.

## 통증유발점 매뉴얼 *The Trigger Point Manual*

〈근육근막 통증과 기능이상〉에서 매우 긴 네 장들이 통증유발점과 근육근막 통증의 과학에 할애되었다. 그러한 처음 네 장들 만으로도 하나의 상당한 크기의 매우 기술적인 책이 될 것이다. 여기서의 목적은 그 내용에 새로운 연구를 더해서, 보통 독자들에게 보다 친숙하게 만드는 것이다.

### *골칫거리로서의 통증유발점들 Trigger Points as Scourge*

Travell박사는 통증유발점은 "인류의 골칫거리"라고 말했다. 통증유발점에서 전이된 통증은 심근경색, 신석증, 또는 골절된 뼈에 의한 통증만큼 혹독하다. 또한, 매우 작은 근육에서 온 통증일지라도 커다란 근육에서 온 통증만큼 나쁘거나 더 심할 수 있다. 통증유발점은 생명에는 큰 지장이 없지만, 그것이 일으키는 고통은 의기소침하게 만들며 삶의 질을 극도로 황폐시킨다.

### 통증유발점의 만연 *Pervasiveness of Trigger Points*

통증유발점은 극도로 흔한 자연적인 현상이다. 누구라도 그것들을 피하거나 그들에 면역인 것을 생각하기 어렵다. 대부분의 사람들에게서, 통증유발점은 그들의 근육 안 어느 곳에서나 존재하며, 적어도 잠복 형태라도 있다.

통증유발점이 근육 조직에서 발견되므로, 그들은 매우 커다란 영역에서 피해를 입힌다. 근육은 인체에서 커다란 용적을 가진 기관으로, 체중의 42~47%를 차지한다. 근육근막 통증 치료를 전문한 의사들은 근육통이 통증의 75%를 차지한다는 것을 알았다. 통증유발점은 거의 항상 통증 문제의 원인이 되는데, 그 통증이 질병 또는 외상의 결과일 때 조차도 그렇다. 근육통은 어느 작업장, 어느 프로 또는 아마추어 스포츠, 또는 매일의 삶 속에서 장애와 시간 손실의 가장 큰 원인일 수 있다(Simons, Travell과 Simons 1999; Mense와 Gerwin 2010).

통증유발점의 진단과 치료에 있어서 힘든 일 중의 하나는 그들의 증상이 다른 많은 상태를 닮을 수 있다는 것이다. 통증유발점들은 두통, 목 및 턱 통증, 허리통증, 손목터널증후군의 증상들, 그리고 때때로 관절염, 힘줄염, 낭염, 또는 인대손상을 포함한, 여러 종류의 관절통의 원인 일 수 있다고 알려져 있다.

통증유발점의 과소평가된 특질은 그들이 잠복 상태로 무기한으로 존재할 수 있다는 것이다. 당신이 잠복성 통증유발점을 갖고 있는 지 의심할 수 없는 이유는 그들이 활동적으로 감지할 만한 증상들을 만들지 않기 때문이다. 그러나 그것들을 찾기가 매우 쉬운데, 그것들을 눌렀을 때 아프기 때문이다. 많은 다른 자극들은 재빨리 잠복성 통증유발점을 활동성 통증유발점으로 되돌려서 자발적인 통증을 만든다.

### 의료계의 소홀 *Medical Neglect*

흔한 통증의 일차적인 원천으로서 근육의 중요성에도 불구하고, 의과생들은 그들에 관해서 매우 조금만 배우는데, 그 조차도 인체 해부학의 일부로서이다. 근육 질환에 관한 진단과 치료를 전담하는 의료 전문 분야는 없다. 그 대신, 의학 실습에서, 관심이 주어지는 분야는 관절, 뼈, 낭, 혈관 및 신경 들이다. 이 잘못된 관심은 매우 큰 오진과 부적절한 치료의 원인이 된다(Travell과 Simons 1999). 연구 기금은 수익을 덜 내는 도수치료 대신, 약학, 의료 장비, 및 수술에 집중되어 있다. 또한 치료를 위한 가장 논리적인 방안인, 물리치료는 임상적 통증 기전과 통증 관리 전략에서 적절한 훈련 코스가 부족하다(Dommerholt 2011). 많은 회의론자들은 통증유발점에 대한 연구 부족을 예로 들었지만, 그러나 그들의 관점은 이제 구식이다. 그 연구는 유행이다. 통증유발점은 실재하며, 그리고 그들의 생화학은 특수한 바늘로 샘플이 얻어질 수 있으며 과학적으로 증명된 방식으로 볼 수 있다(Shah와 Gilliams 2008; Sikdar 등. 2009).

## 통증유발점이란 무엇인가? *What Is a Trigger Point?*

근육근막 통증유발점의 엄청난 중요성과 만연을 고려할 때, 그들이 미스터리로 남아 있다는 것은 믿기가 어렵다. "통증유발점"이라는 용어는 일반 대중에게 대체로 여전히 알려져 있지 않아서, 일반 사전에서 "통증유발점"을 찾지 못할 수도 있다. 의학사전들과 기타 의학 참고서들은 마침내 통증유발점들을 약간 인지하기 시작했지만, 그러나 일반적으로 기껏해야 한 두 구절에 불과하다. 좋은 소식은 미국 통증 협회 멤버들인 통증의사들 사이에서, 통증유발점의 개념을 위해서 엄청난 지원이 있다는 것이다(Harden 등. 2000).

Travell과 Simons에 따르면, 통증유발점은 "골격근에 있는 과잉자극 감수성 점으로 팽팽한 밴드 안에 있는 촉진할 수 있는 과민성 결절과 관련이 있다. 이 점은 누르면 아프며 특징적인 연관통, 연관된 압통, 운동성 기능장애, 및 자율신경성 현상을 일으킬 수 있다"(Simons, Travell과 Simons 1999). 해석해보면, 그것은 누르면 아픈 근육 조직의 팽팽한 밴드 안에 있는 심술궂은 작은 점이 통증유발점이다. 압력을 가할 경우, 그것은 증상들을 다시 만들어서 그것을 확인시켜 준다.

누르면 아픈 근육 조직의 팽팽한 밴드 안에 있는 심술궂은 작은 점이 통증유발점이다. 압력을 가할 경우, 그것은 증상들을 다시 만들어서 그것을 확인시켜 준다.

촉진에 의해서 통증유발점보다 감지하기 쉬운 팽팽한 밴드는 근육 조직 안 깊숙이 살짝 요리한 스파게티의 작은 부분처럼 느껴진다고 서술되어왔다. 이 팽팽한 밴드 안에 있는 통증유발점 혹을 느끼기 위해서는 좋은 터치감을 필요로 하는데, 모든 사람들이 그 능력을 갖고 있지는 않다. Simons박사는 다음과 같이 말하면서 그것을 명확하게 설명했었다: "근육 속에 있는 명확하게 구분할 수 있는 덩어리를 찾는데 너무 집착할 필요는 없다. 아주 작은 개개의 구분할 수 없는 근육원섬유마디들(근육 안에 있는 수축성 구조들)이 수축되어 정지한 상태로 있는 것으로 생각하는 것이 더 좋다. 명확하게 구분된 혹(통증유발점 또는 매듭)은 이러한 문제를 만드는 근육원섬유마디들의 상당히 촘촘하게 무리 지어 모여있는 것이다. 실제로, 이 근육원섬유마디들의 무리는 종종 작은 동전만한 크기의 한 부위에 걸쳐서 약간 느슨하게 퍼져있다 〈후자는 좀더 드물게 발견된다〉. 근육 안에 있는 이러한 종류의 점은 어느 정도 조밀하게 느낄 수 있지만, 그러나 반드시 '매듭과 비슷' 하지는 않다. 이 경우, 통증유발점을 유발 '부위' 로 생각하는데 그 특징적 규정은 점의 압통일 것이며, 반드시 실제 '매듭' 을 느낄 필요는 없을 것이다" (Simons, Davies와의 개인적인 의사소통, 2006).

다음을 아는 것이 도움이 될 것이다: 통증유발점들은 특정 부위에 형성되는데, 그 곳은 운동신경이 근육에게 그것의 일을 하라고 전하기 위해서 근육 속으로 들어가는 곳이다. 이 위치는 누르면 항상 아프지는 않다. 오로지 통증유발점이 존재할 때만 아프다. 그러므로, 자가-적용 통증유발점 마사지를 연습할 때, 손가락이 촉진하는 것으로 갈 필요는 없다-아픈 곳을 느껴라.

자가-적용 통증유발점 마사지를 연습할 때, 손가락이 촉진하는 것으로 갈 필요는 없다-아픈 곳을 느껴라.

촉진할 수 있는 팽팽한 밴드는 근육 안에 있는 팽팽한 섬유들의 줄로, 코드 또는 작은 케이블처럼 느껴지며 나중에 통증유발점을 형성한다(그림 2.1). 그것은 통증유발점에서 양 방향으로 뻗어가며 작은 힘줄로 오인될 수 있다. 팽팽한 밴드는 그 문제의 가장 말썽을 부리는 부분일 수 있는데, 그것이 근육의 늘어나는 능력을 제한시켜서 동작 범위를 억제하기 때문이다. 팽팽한 밴드는 통증유발점이 아닐 때 조차 종종 촉진된다.

통증유발점이 근육 경련이 아니라는 것을 파악하는 것이 중요하기는 하지만, 당신은 그들이 그렇게 서술되어 있는 것을 종종 볼 것인데, 의학 서적조차도 그렇다. 경련은 전체 근육의 갑작스럽고, 단단한 수축이다. 통증유발점과 그것과 연관된 팽팽한 밴드는 근육 내의 오직 작은 부위의 구축(contracture)이다. 통증유발점들은 전체 근육 경련을 유도할 수 있지만, 통증유발점과 경련은 같은 것이 아니다.

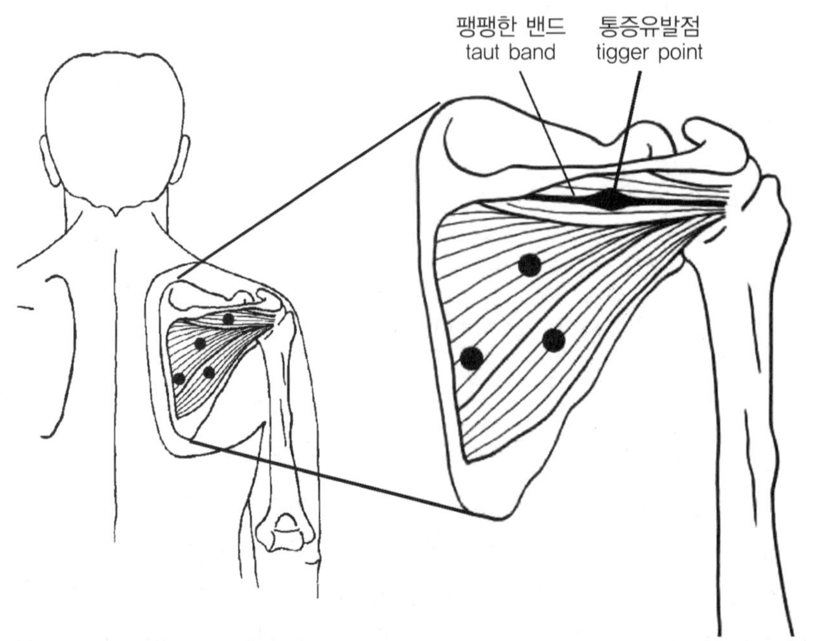


**그림 2.1 가시아래근에서 통증유발점 그리고 그것과 연관된 근육섬유들의 팽팽한 밴드를 확대한 그림. 모든 흑색 점들은 통증유발점들이다.**

### 얼굴 또는 근막? *Facial or Fascial?*

사람들이 근육근막 통증유발점들에 관해서 처음 들을 때, 종종 그들이 오로지 얼굴에만 통증을 일으킨다고 생각하는데, 근막(fascial)과 얼굴(facial)의 영어 철자를 혼동해서 그렇다. 통증유발점들은 확실히 얼굴 통증을 일으킬 수 있으나, 근육근막 통증은 인체 내 어느 곳에서든지 나타난다. Myofascial(근육근막)의 접두사 "myo"는 근육을 나타낸다. Fascia(막)은 "비닐 진공 포장"처럼 근육들을 싸면서 분리시키는 결합조직이다. 근막의 얕은 층은 피부 바로 밑에서 전체 인체를 덮으며 지방, 신경, 혈관, 및 다른 결합조직을 품고 있다. 깊은 근막은 전체 근육들, 근육 부분들(머리들), 섬유들, 그리고 개개 근육 세포들 조차 둘러싸고 있다.(얕은 근막을 볼 수 있는 좋은 예는 껍질이 벗겨진 생닭다리이다.) 근막은 팽팽해지고 두꺼워질 수 있어서 문제의 일부가 된다.

## 통증유발점 및 다른 점들: 그것들은 같은 것인가?

*Trigger Points and Other Points: Are They the Same Thing?*

Janet Travell 등은 나중에 통증유발점이라고 불린 것을 나타내기 위해서 "유발 부위(trigger area)"이라는 용어를 원래 사용했다(Edeiken과 Wolferth 1936). 처음 용어가 타당했던 이유는 문제 점이 종종 근육 매우 깊숙이 묻혀 있어서 그것의 경계들이 명확히 감지되지 않기 때문이다. 통증유발점을 찾으려고 노력할 때, 한 점이라기 보다는 종종 작은 부위처럼 보일 것이다.

### 경혈점 *Acupuncture Points*

침술은 질병, 기능이상, 스트레스, 및 통증을 치료하는 방식으로 4천년 이상 있어왔다. 수백 개의 경혈점들이 있으며, 그것의 일부는 인체의 12 에너지 경락 상에 있으며, 많은 다른 것들은 그렇지 않다. 침술사들은 아시점(ah shi point; 또는 "바로 그" 점)이라 불리는 것을 사용해서 근골격계 통증과 기능이상을 치료한다. 선두적 연구가들은 이 점들이 〈근육근막 통증과 기능이상〉에서 연구되고 기록된 통증유발점들과 일치하는 가에 동의하지 않는다(Dorsher 2006; Birch 2003, 2008). 니들링(needling) 통증유발점들과 아시점들은 통증을 경감시키는 효과적인 방법이라고 알려진다. 여러 치료원칙을 갖고 있는 많은 전문가들은 바늘, 딱딱한 필라멘트, 및 시린지를 사용해서 통증유발점이라 불리는 것을 치료한다. 그러나 침술이 통증유발점 치료와 같은 것이라고 가정하는 것은 잘못이다. 침술은 서구식으로 훈련 받은 도수치료사보다 훨씬 더 넓고 다른 관점에서 인체를 다룰 수 있다. 중요한 것은 당신이 통증유발점을 치료하는 전문가를 찾고 있는 것이며, Janet Travell과 David Simons의 책에 기록된 연관통 양상들을 연구하는 것을 포함한 다양한 훈련을 받은 누군가를 찾는 것이다.

### 압력점 *Pressure Points*

사람들은 "통증유발점"을 기억할 수 없을 때, 종종 "압력점"이라고 말한다. 둘 다에 압력을 가하므로 이러한 혼동은 이해할 만하다. 그러나 압력점 또는 박동점은 동맥 위에 있는 곳으로 당신이 상처로부터 혈액의 흐름을 멈추게 하려고 누르는 곳이다. 압력점과 통증유발점은 서로가 가깝게 있을 수 있지만, 그러나 그들은 결코 같지 않다. "압력점"이라는 용어는 일본 침술과 반사요법에서도 사용되는데, 그러나 그것은 "통증유발점"과 같은 것을 뜻하지는 않는다.

### 급소 *Martial Arts Points*

압력점들은 무술에서도 사용된다. 이 경우에서, 그들은 명백히 치료를 위해서 쓰이지는 않더라도, 치명적인 압력점 싸움의 세션 이후 당신은 어떤 종류의 치료 필요성을 느낄 수 있다. 가라데, 쿵푸, 태권도 및 주짓수 같은 무술 시스템의 수련자들은 자기-방어를 목적으로 상대방의 압력점을 때리는 기술을 개발한다. 압력점 싸움에서, 상대방의 가장 취약한 부위에 가해진 가격은 심하게, 움직일 수 없는 통증의 여러 순간들을 만들 수 있어서, 때린 사람이 빨리 도망갈 시간을 주거나 상대방에게 다른 테크닉으로 기동을 못하게 만든다.

## 섬유근육통 압통점 *Fibromyalgia Tender Points*

통증유발점들은 종종 "압통점(tender spots)"이라는 용어와 혼동되는데, 이 용어는 섬유근육통을 찾기 위해서 미국 류머티즘학회에서 개발된 원래 판단 기준들 중의 하나이다. 압통점들의 촉진에 선택된 18개의 지정된 부위들이 있는데, 인체 양쪽에 9개씩 있다(그림 2.2). 우선, 섬유근육통의 진단을 위한 자격을 주기 위해서, 어떤 사람은 3개월 간 이 점들이 적어도 11개가 있고 인체의 모든 네 사분면에 압통점을 갖고 있어야만 한다. 이러한 기준은 미국 류머티즘학회에서 1990년 만들어졌다.

섬유근육통의 진단에 있어서 압통점들의 사용을 최소로 하기 위한 새로운 판단기준이 미국 류머티즘학회에서 잠정적으로 승인되었다. Wolfe 등에 의한 〈관절염 관리와 연구〉에서 발행된 2010년 5월 연구에 따르면, "(이 연구에서 섬유근육통을 진단하는데 있어서) 가장 중요한 진단학적 변수들은 널리 퍼진 통증 지수(통증이 있는 인체 부위들의 수 측정), 그리고 인지적 증상들, 기력을 회복하지 못한 수면, 피로, 및 체성 증상들의 수를 위한 단정적인 척도들이다"(600). 단정적인 척도들이 증상 심각성 척도를 만들기 위해서 더해진다. 이것은 섬유근육통이 단지 압통점들에 의해서만이 아니라, 중등도에서 고도까지 넓게 퍼진 인체 통증, 인지적 곤란, 회복할 수 없는 수면, 피로, 및 기타 신체 증상들 같은 증상들로서 특징지어진다는 것을 뜻한다. 임의적으로 선택된 압통점들을 사용한 섬유근육통 진단의 문제들 중의 하나는 18 압통점들의 일부가 근육근막 통증유발점들의 위치들과 같거나 가깝다는 것이다(Ge 등. 2010). 많은 섬유근육통 환자들은 그들의 증상들에 기여를 할 수도 있는 근육근막 통증과 통증유발점들을 갖고 있다. 많은 섬유근육통 압통점들은 중추신경계의 과도반응의 증상들일 수 있다. 또는 그들은 실제로 중추신경계의 과도자극에 기여를 하는 활동과잉성 통증유발점들일 수도 있다.

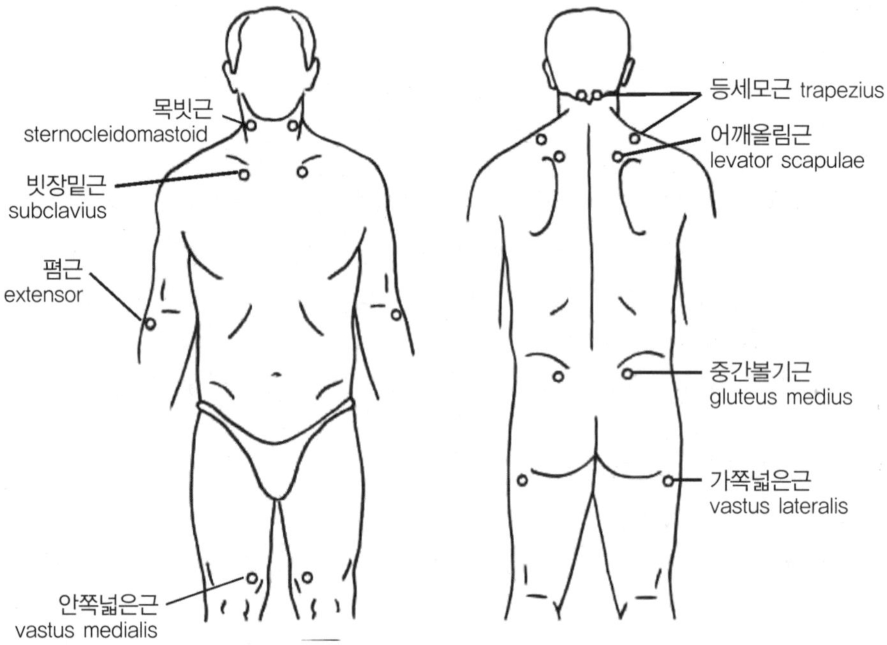

그림 2.2 섬유근육통의 18 압통점들

최근 연구에서 도출될 수 있는 하나의 결론은 섬유근육통 환자들과 치료사들은 근육근막 통증을 줄이기 위해서 통증유발점들을 보수적으로 치료해야만 한다는 것이다. 증상들을 악화시키지 않고서 편안하게 참을 수 있는 것에 기반을 두고서 치료의 강도와 시간을 제한해라. 시카고, MYO 통증 경감 센터에서 공인 근육근막 통증유발점 치료사이자 마사지치료사 면허를 갖고 있는 Sharon Sauer는 섬유근육통으로 진단을 받은 사람들이 완전한 회복을 하게 돕는 전문가다. 2000년에, Sauer는 섬유근육통 증후군 환자들을 돕는데 초점을 두기 위해서 파라곤 클리닉과 미국 섬유근육통 치료 센터를 개발했다. 철저한 근육근막 평가와 내재한 영속인자들의 교정을 한 다음, Sauer는 그것들을 집에서 과민성 조직들을 둔감화시키기 시작했다. 그 방식은 통증유발점과 연관통 부위에 따듯한 샤워를 하는 동안 부드러운 빗으로 가벼운 빗질을 하는 것이다. 이 부드러운 긁어내기는 따듯한 물로 근육을 부드럽게 늘리면서 행해진다. 결과적으로, 가벼운 마사지를 견딜 수 있을 때, Sauer는 통증유발점들에 매우 부드러운 깃털 같은 압력으로 시작한 다음, 깃털 같은 마사지를 하라고 제안한다. "철저한 근육근막 통증유발점 평가, 특수한 자가-관리 훈련, 자가-치료, 스트레칭, 움직임, 및 내재 영속인자들의 교정 들이 섬유근육통의 통증과 민감성을 극복하기 위한 매우 중요한 부분으로, 그래서 그것들을 완전한 회복을 길로 인도한다."(Sauer, 저자와의 개인적인 의사소통, 2012)

## 통증유발점의 생리학 *The Physiology of a Trigger Point*

통증유발점들에 대한 물리적 및 화학적 구성뿐만 아니라 그들의 위치, 증상, 및 원인에 대한 연구가 전 세계에서 계속되어지고 있다. 새로운 연구 논문들이 계속해서 발행되고 있다. 이 항목은 통증유발점들에 관해서 오늘날 알려진 것들의 일부에 대한 개요다. 그러나, 실용적인 목적으로, 보통 사람들 모두가 실제로 알 필요가 있는 것은 통증유발점들은 근육 속에 있는 극도로 아픈 점들로 다른 곳으로 통증을 보낸다는 것이다. 이 복잡하지 않은 개념을 머릿속에 넣고 통증유발점 차트를 가까이 두고서, 전념하는 개개인은 일반적으로 통증유발점들을 찾아서 성공적으로 치료하는데 어려움이 없다.

그러나 통증유발점들에 관한 가장 최근의 연구에 대해서 더 알기를 원할 경우, 우리가 가장 최근의 소견들을 탐색하는 동안 계속 읽어 보아라. 또한, 이러한 진화하는 과학의 분지에 특별한 흥미를 갖고 있을 경우, 웹사이트 www.myopainseminars.com과 www.dgs.eu.com을 찾아 보아라.

### *통증유발점의 과학적 증거 Scientific Evidence of Trigger Points*

과학자들은 통증유발점을 다양한 방법으로 연구한다. 기술적인 발전이 통증유발점의 전자 및 생화학적 활동을 모니터할뿐만 아니라 그것들을 실제로 볼 수 있게 만들었다. 예를 들어, 활동성 통증유발점과 그들의 팽팽한 밴드들에서 자발적 전자 활동이라고 알려진, 고주파, 자발적, 저-증폭 전자 활동이 근전도를 사용해서 감지되어 왔다. 자발적 전자 활동은 근육의 운동 단판과 연관된다고 생각된다; 운동 단판(motor endplate)은 운동신경이 근육과 교류하는 곳이다. David Simons는 이 현상을 "단판 소음"이라는 별명을 붙였다. 운동 단판은 오직 근육 섬유의 중심점에서만 발견된다고 한 때 생각되었으나, 지금은 운동 단판 부위들은 근육 전체에 보다 넓게 분포되어 있다고 알려졌다(Mense와 Gerwin 2010). 이러한 전자 신호들을 연구함으로써 많은 다른 것들이 밝혀졌다. 통증유발점의 정확한 위치를 알아낼 수 있다. 또한 통증유발점을 누르면 그것의 전자 활동을 증가시킨다는 것이 발견되었다. 근육을 스트레칭 하는 것은 수축 화학물질인 아세칠콜린을 분비해서 아주 빨리 같은 것을 한다(Dommerholt, Bron, 및 Franssen 2011). 또한 운동 단판 부위에 증가된 대사 활동으로 인해서 미세하게 측정할 수 있는 온도 차이가 있다(Simons, Travell과 Simons 1999)

연부조직이기 때문에, 통증유발점들은 X-ray 상으로 볼 수가 없는데, 그러나 그들의 팽팽한 밴드들은 자기공명탄성영상을 사용해서 볼 수 있으며, 새로운 연구는 진동 탄성초음파영상으로 자극할 때 색 도플러 초음파로 통증유발점들을 볼 수 있다는 것을 보여 준다(Sikdar 등. 2009). 그렇기는 하지만, 이러한 방식들의 어느 것도 진단적 도구로서 매우 효율적이지는 않다. 훈련 받은 전문가의 터치에 의해서 통증유발점들을 찾는 것이 여전히 최고이다. 또한 통증유발점들은 전자 및 광학 현미경으로 오래되지 않은 인체 사체와 살아있는 동물 생검들에서 볼 수 있다(그러나 환자 진단에 좋은 선택은 아니다). 〈근육근막 통증과 기능 이상; 통증유발점 매뉴얼, 1999〉 두 번째 판 권1에서, Travell과 Simons는 개 다리 근육에 있는 한 통증유발점에 대한 설명하기 쉬운 현미경 사진을 실었다(그림 2.6). 이 사진은 다음 항목에서 자세히 논의할 것이다.

통증유발점 부위는 생검될 수 있으며 화학물질들을 측정할 수 있다. 국립건강연구소에 있는 연구가들은 산 사람에게서 통증유발점 환경을 샘플 채취해서 그것을 정상 근육 조직과 비교하는 신기한 테크닉을 개발했다. 최근 연구들은 활동성 통증유발점들에 특이한 생화학물질들이 섞여 있는 것을 밝혀냈다. 이 산성 "환경" 또는 수프는 많은 전-염증성, 수축성, 그리고 통증-유도성 물질들의 증가를 포함한다(Shah와 Gilliams 2008; Dommerholt, Bron, 과 Franssen 2011).

자신의 통증유발점을 치료할 수 있기 위해서 그 과학을 이해할 필요는 없다. 지금 충분한과학적 지식이 있다면, 이 장의 나중에 나오는 "통증유발점 종류" 항목으로 건너 뛰어라. 근육근막 통증 과학으로 더 깊이 들어가기를 원할 경우, 그것은 즐거운 도전일 것이다. 통증유발점의 생리학은 마음을 사로잡기는 하지만 복잡하다. 그렇지만, 그것을 두 개의 분리된 방식으로 관찰할 때 통증유발점 연구를 간략화 할 수 있다: 현미경적으로 그리고 전자화학적으로.

## 통증유발점의 현미경적 견해 *The Microscopic View of Trigger Points*

근육을 더욱 더 잘 이해하는 공부를 시작하자. 그림 2.3에서 보듯이, 한 근육은 작은다발들이 근막에 의해서 서로 묶여있는데, 위팔세갈래근의 긴머리에서 볼 수 있다. 각각의 작은다발은 섬유들로 구성된다. 이 섬유들은 실제로 근원섬유라고 불리는 수백 개의 더 작은 섬유들의 다발로 구성된다. 한 작은다발에는 대략 백 개의 섬유들이 있으며, 각 근육섬유는 천 개에서 이천 개의 근원섬유들을 갖고 있다. 흥미롭게도, 한 근원섬유는 실제 근육 세포인데, 그것의 특이한 길이 때문이며, 한 개 이상의 핵을 갖고 있다.

현미경적 수준에서 볼 수 있는 가장 작은 근육 수축 단위는 근육원섬유마디로 불리는 근원섬유의 아주 작은 부분에 있다(그림 2.3과 2.4). 그림 2.4는 수축되고 이완된 근육원섬유마디를 보여준다. 수축된 근육원섬유마디가 상당히 짧아진 것을 주목해라.

각 근원섬유는 끝과 끝이 연결된 근육원섬유마디

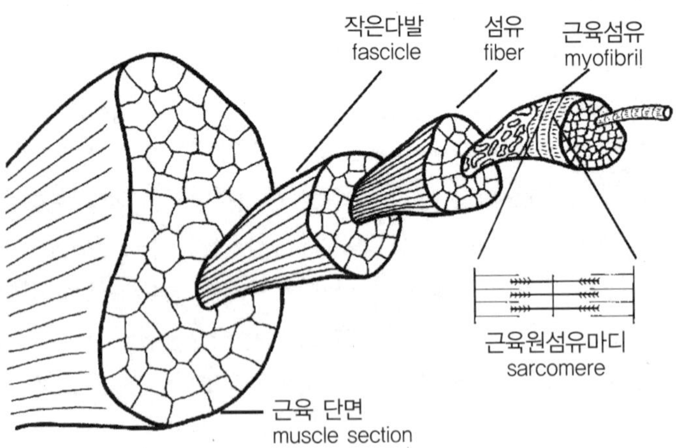


그림 2.3 근육 조직의 단계별 해부로, 근육 단면, 작은다발, 근육섬유, 근원섬유, 및 근육원섬유마디를 보여준다.

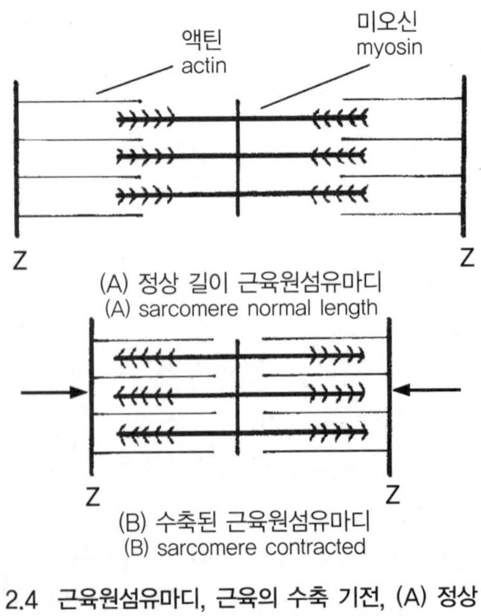


그림 2.4 근육원섬유마디, 근육의 수축 기전, (A) 정상 길이 (B) 수축된 길이

들의 체인으로 구성된다. Z 밴드라고 불리는 한 성분은 각 근육원섬유마디를 얇은 벽처럼 나눈다. 그림 2.4에서, 수축된 근육원섬유마디 안에 있는 Z 밴드들이 서로 가깝게 움직인 것을 주목해라. 완전히 수축된 근육원섬유마디의 길이는 완전히 이완된 근육원섬유마디 길이의 반에 육박할 수 있다. 수축되지 않은 인간 근육원섬유마디의 평균 길이는 약 2.5마이크론이라고 추정된다(Mense와 Gerwin 2010). 그것은 너무 작아서 근육원섬유마디를 중요하지 않게 만들 수 있지만, 그러나 그것은 실제로 모든 동작이 있는 곳이다.

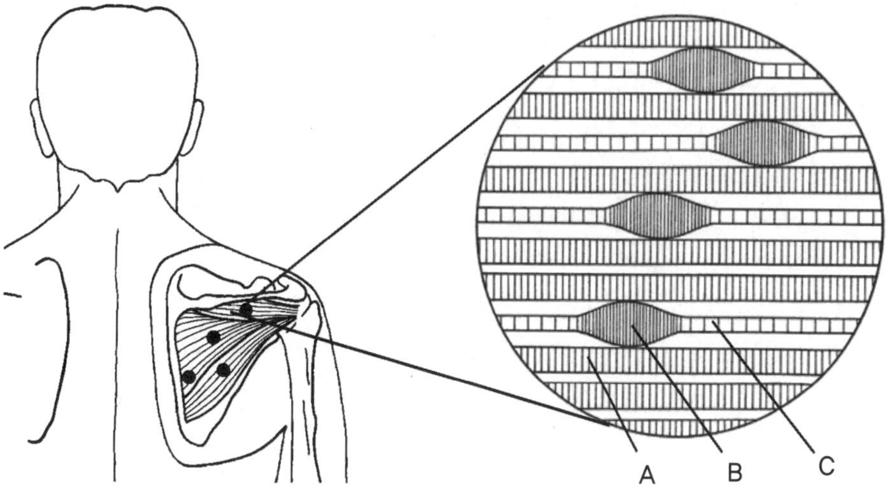


**그림 2.5 수축된 근육원섬유마디들의 현미경적 도해 · 실제 통증유발점은 이러한 아주 작은 매듭들을 갖고 있을 수 있다.**

각 근육원섬유마디의 필수적인 부분은 두 개의 필라멘트 같은 단백질 분자들이다: 액틴과 미오신. 액틴과 미오신 분자들이 서로 당겨져서 붙을 때 근육원섬유마디 안에서 수축이 생기는데, 손가락으로 깍지를 껴서 주먹을 만드는 것과 약간 비슷하다. 이 동작은 근육원섬유마디를 짧게 만들어서, 그것은 차례로 근육의 작은 부분을 짧게 만든다. 근육원섬유마디들의 단축은 근육 수축의 핵심이다. 상상할 수 있듯이, 아주 작은 움직임 조차도 만들려면, 수백 만개의 근육원섬유마디들이 수축돼야만 한다.

근육원섬유마디의 이완은 액틴과 미오신이 서로가 떨어져서, 멀리 당겨질 때 일어난다. 그들은 신경계에서부터 오는 하나의 자극에 의한 최소한의 재촉에도 다시 합칠 준비를 하고 있다. 과사용이 액틴과 미오신을 서로 맞물린 상태로 붙게 만들 때 통증유발점이 나타나게 된다(Simons, Travell과 Simons 1999).

그림 2.5는 어깨의 가시아래근 통증유발점 안에 있는 여러 근원섬유들을 보여준다. 그림2.6 안의 확대된 사진은 살아있는 개의 생검된 다리 근육의 현미경적 사진을 나타내는데, 하나의 통증유발점을 구성하는 실제 근육원섬유마디 구축을 보여준다(그림 2.6). 그림 2.5의 검사는 그림 2.6에서 보여지는 것을 명확히 해 준다(Simons, Travell과 Simons 1999).

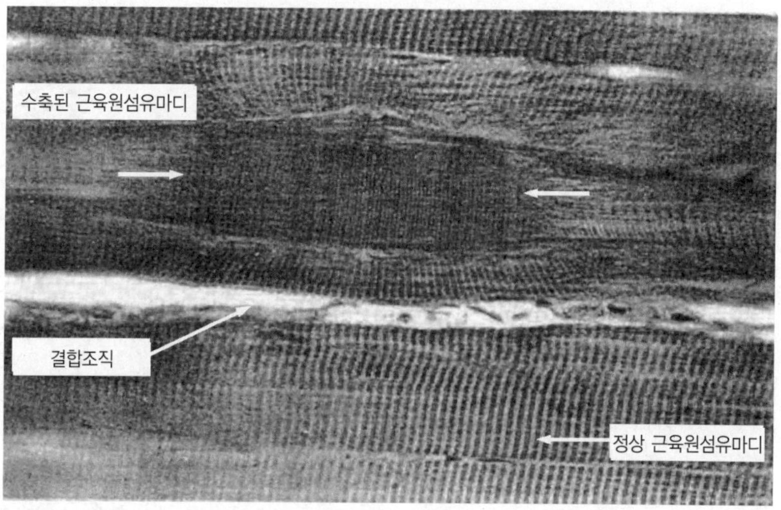


**그림 2.6 개 다리 근육의 근원섬유에 있는 수축된 근육원섬유마디들의 매듭, 240배율. Simons와 Stolov의 허락을 받아 게재.**

그림 2.5 안의 문자 A는 당겨지거나 수축되지 않고, 정상적인 휴지 상태에 있는 근육의 근원섬유다. 섬유 안에 있는 아주 작은 수직 Z 밴드들은 개개 근육원섬유마디 끝들을 나타낸다. 근육원섬유마디들은 넓다기보다 키가 더 크며 근원섬유 안에서 길게 달린다.

문자 B는 근원섬유 안의 한 매듭으로 최대 연속적 수축 상태로 있는 한 덩어리의 근육원섬유마디들로 통증유발점 구축을 특징짓는다. 구축된 매듭의 원형 외형은 근원섬유의 그 부분이 수축된 방식을 나타내는데, 각 근육원섬유마디들의 Z 밴드들이 이제 서로 가깝게 당겨져 있다.

문자 C는 근원섬유의 일부로 구축 매듭에서부터 근육의 부착부(이 경우에서 위팔뼈 머리)로 늘어나 있다. 수직 Z 밴드들 사이의 더 커진 간격을 보라, 그것은 근원섬유의 이 부분에 있는 근육원섬유마디들이 구축 매듭 안의 장력으로 당겨진 방식을 보여준다. 이 당겨진 부분들은 팽팽한 밴드에 팽팽함과 단단함을 주는 것이다.

정상적으로, 펌프처럼 수축과 이완을 반복하는 근육들의 동작은 근육들 자신의 대사 필요성을 공급하는 아주 작은 모세혈관들을 통해서 심장이 혈액을 순환 시키는 것을 돕는다. 구축 매듭들은 모세혈관들을 짜서 막아서, 본질적으로 그 부위의 혈액 흐름을 차단시킨다. 그 결과로의 산소 고갈과 대사 산물들의 축적이 근육 섬유들을 더욱 더 수축하게 만든다(Sikdar 등. 2009). 또한 이것은 통증유발점들의 치료에 있어서 비스테로이드성 소염제가 효과가 없는 이유를 보여준다(Mense와 Gerwin 2010). 아주 많은 구축 매듭들이 만들어졌을 때, 그들은 근육근막 통증유발점의 그룹 성향을 띄게 된다(Simons, Travell과 Simons 1999).

## *통증유발점의 전기화학적 견해* *The Electrochemical View of Trigger Points*

이 항목은 당신이 약간의 화학을 다룰 수 있을 때 재미있을 것이다. 놀랍게도, 고등학교 교과서들이 이제 이 수준의 근육 생리학을 아주 철저히 다루고 있는데 실제로는 더 깊이 들어가기도 한다.

### 근육 대사 *Muscle Metabolism*

인체 근육에서 일어나는 전기화학적 과정은 모두가 근육 대사의 일부로, 수축과 이완의 기본적인 기능을 망라한다. 한 근육의 수축 동작과 그 결과로의 동작은 근육 대사 없이는 생길 수 없으며, 대사는 에너지 원천(음식)이 없으면 생길 수 없다. 대사는 음식 안의 포도당이 글리코겐과 지방 분자로 전환함으로써 진행되며, 그것은 에너지 저장을 위해서 사용된다. 세포가 에너지를 필요로 할 때, 글리코겐과 지방이 아데노신3인산(ATP)으로 전환되는데, 그것은 에너지 운반자로서의 책무를 포함해서 많은 세포 과정을 보조한다. 근육 수축에서 ATP의 역할은 더 자세하게 설명할 것이다.

### 근육 수축 *Muscle Contraction*

근육 수축은 일반적으로 뇌에서 온 전기 신호로서 시작하지만, 반사 근육 동작은 오직 척수에서 온 자극만을 필요로 한다(예를 들어, 의사가 반사 망치로 무릎을 두드릴 때). 두 경우에서, 신호는 운동신경에 의해서 근육으로 전해지는데, 그것은 실제로 축삭돌기라 불리는 개개 신경 섬유들 수천 개를 포함한 복잡한 종류의 케이블이다.

하나의 축삭돌기는 그것의 신경세포(뉴런)를 개개 근육 섬유들에 연결한다. 축삭돌기가 여러 부분으로 나뉘어져서 근육 섬유 바로 못 미쳐서 끝이 나는 것을 주목해라. 그 부위에 혈액을 공급하는 모세혈관들은 보통 그 신경과 비슷하다(그림 2.7). 중추신경계에서 온 메시지가 운동신경 축삭돌기를 따라 여행하면서, 그것은 칼슘 이온을 위한 문들을 열어 분비되게 한다. 칼슘의 유입은 운동신경 축삭돌기와 그 근육의

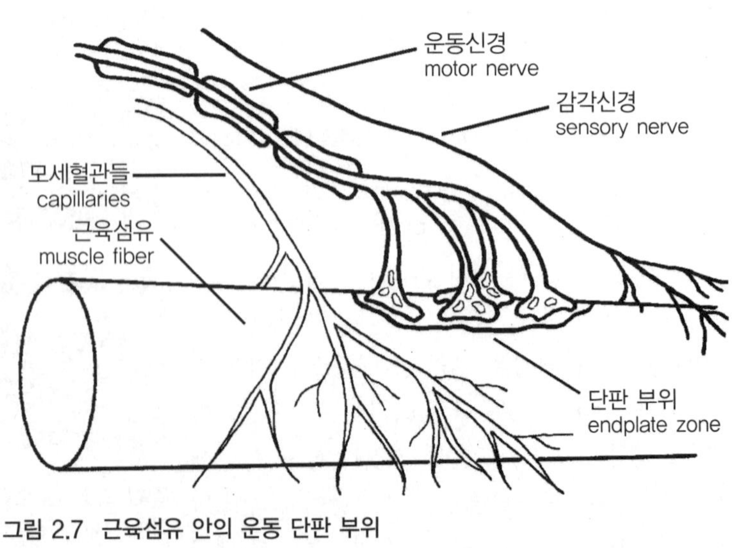

**그림 2.7 근육섬유 안의 운동 단판 부위**

운동 단판 사이의 시냅스 틈이라 불리는 아주 작은 공간 속으로 아세칠콜린을 분비시킨다. 아세칠콜린은 신경근 연결부의 전달물질이다. 아세칠콜린은 근육 끝에서 니코틴 아세칠콜린 수용기들을 활성화 시켜서, 활동 전위(action potential)를 이끄는 이온 채널들을(즉, $Na^+$) 연다. 이 활동전위는 근육섬유로 운반되어서, 거기서 그것은 근소포체에서 칼슘 저장물을 분비시킨다. 이 칼슘 이온들은 액틴에 있는 결합 부들을 노출시켜, 미오신 머리들이 그것에 결합하게 해 준다. 이것이 근육원섬유마디를 수축시킨다.

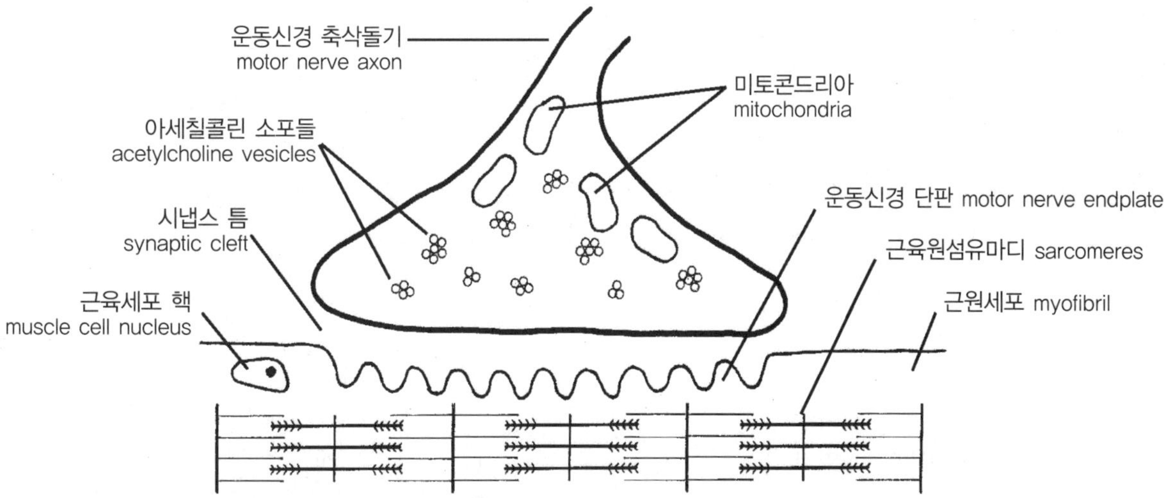


**그림 2.8 근육원섬유마디들과 이완된 근육의 신경근 연결부**

그림 2.8은 아세칠콜린이 분비되기 전 근육의 개개 운동 단판을 보여주는데, 근육원섬유마디가 이완되어 있을 때다. 그림 2.9는 아세칠콜린의 공급이 근육원섬유마디들에 영향을 주는 방식을 보여 주는데, 그것들을 수축시켜 짧아지게 만든다. 근육원섬유마디 수축은 미오신 머리와 액틴 필라멘트 사이의 결합이 ATP에 의해서 떨어질 때까지 계속된다. 또한 ATP는 칼슘을 근소포체로 다시 재흡수하기 위한 행동을 해서, 수축을 만드는 자극을 줄인다.

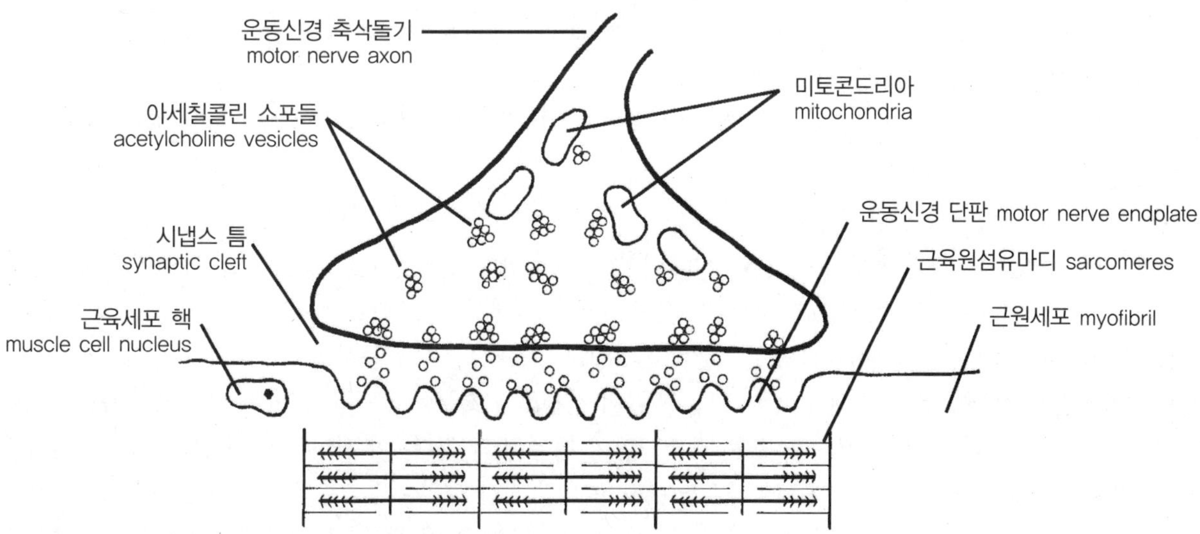


**그림 2.9 근육원섬유마디들과 수축된 근육의 신경근 연결부**

## 통합된 통증유발점 가설 *The Integrated Trigger Point Hypothesis*

통증유발점 문제는 근육의 갑작스러운 과부하, 지속적인 낮은 수준의 등척성 수축, 편심수축(한 근육이 동시에 수축하고 신장할 때), 만성 근육 장력, 중대한 외상, 과사용, 또는 지속적인 빠른 움직임 들로서 시작한다.

통증유발점 문제는 근육의 갑작스러운 과부하, 지속적인 낮은 수준의 등척성 수축, 편심수축 (한 근육이 동시에 수축하고 신장할 때), 만성 근육 장력, 중대한 외상, 과사용, 또는 지속적인 빠른 움직임 들로서 시작한다.

이 모든 인자들은 아세칠콜린(ACh)의 분비를 활성화 시킨다. ACh는 근육원섬유마디를 수축시키고 근육의 대사 요구를 공급하는 모세혈관들을 조인다. 실패한 순환 또는 허혈은 그 다음에 미토콘드리아를 악화시키는데, 미토콘드리아는 에너지 분자인 ATP의 생산과 분비를 못한다. 액틴 필라멘트에서 미오신 머리를 떨어뜨리기 위해서 에너지가 필요하므로, ATP 부재는 근육원섬유마디들을 단축되고 수축된 상태로 남겨둔다(Simons, Travell과 Simons 1999). 이 에너지 위기는 근육 운동 단판에서 해로운 사이클을 만드는데, 그것이 근육근막 통증유발점 형성을 위한 기초라고 생각된다. 통합된 통증유발점 가설은 다음을 제시함으로써 이 에너지 위기 가설을 약간 더 받아들인다; ACh가 작동하지 못하게 방해할 수 있는 여러 부가적인 인자들 때문에 운동 단판에 과도한 ACh가 존재하게 된다(그림 2.10).

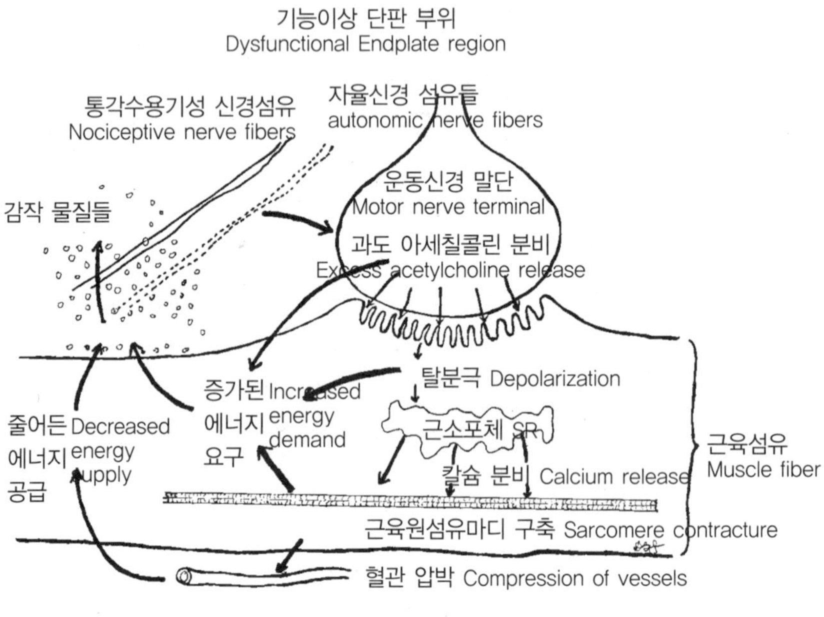


**그림 2.10 통합된 가설. Simons, Travell과 Simons 1999의 허락을 받아 재인쇄.**

에너지 위기에서 주요한 과정은 감소된 ATP가 근육 세포 안에 있는 근소포체로 칼슘의 재흡수를 중단할 때 생긴다. 이것이 중요한 이유는 칼슘이 존재하는 한 근육원섬유마디들이 이완되어 늘어날 수 없기 때문이다. 축삭돌기 안의 과도한 칼슘 농도는 ACh 분비를 시작하게 하는데, 그것은 시냅스를 건너 근육 섬유로 가며, 거기서 칼슘 이온 분비를 더욱 활성화 시킨다. 칼슘 이온들은 수축의 즉각적인 매개체들로, 액틴이 미오신과 연결되는 것을 직접 자극하는 물질이다. 운동신경의 자극에 의해서 만들어진 증가된 전기적 활동전위에 더해서, 여러 화학적 반응 또한 아세칠콜린의 분비를 더 많게 한다. 최근의 연구는 보다 복잡하게 확장된 가설로 이끄는데, 그림 2.10 안에서는 포함되어 있지 않다. 이 연구들이 밝힌 것은 증가된 부하와 그 결과로의 산소 부족에 의해서 세포의 pH가 4-4.5로 낮아지면(정상은 pH가 6.5-7), 그것은 차례로 칼시토닌-유전자-관련-펩타이드(CGRP)를 분비하고, 그것은 아세칠콜린의 분비를 증진시킨다. 또한 CGRP는 동시에 아세칠콜린을 파괴시키는 화학물인 아세틸콜린가수분해효소를 억제한다. 이 모든 것들이 신경근 연결부에서 근육원섬유마디들의 수축을 영속화시키는 해로운 피드백 고리를 만드는데, CD 또는 레코드판이 튀는 것과 같다. 이 사이클이 계속되는 동안, 분비된 통증-생산 물질들의 농도가 올라간다. 이 화학물질들은 자유 신경 말단에 있는 통각수용기들을(잠재적으로 손상을 주는 자극에 반응하는 감각 수용체들) 자극시켜서 민감성을 만들며, 그런 다음 통증유발점에서 국소적으로 통증을 만들어서 문제가 있다고, 통증 메시지를 중추신경계에 보내는 교류를 한다(Simons, Travell과 Simons 1999; Shah와

Gilliams 2008; Dommerholt, Bron과 Franssen 2011).

### 사이클 파괴 *Breaking the Cycle*

통증유발점은 미오신 머리에서 액틴 필라멘트를 놓아주게 만드는 어떠한 테크닉에 의해서 비활성화 될 수 있는데, 그래서 근육원섬유마디들을 늘어나게 해 주는 것이다. 그러나, 근육은 억지로 이완될 수는 없으며, 아세칠콜린의 분비를 더 자극하는 위험 없이 강제적으로 늘어날 수도 없다. 통증유발점을 유지하고 있는 해로운 사이클을 부수는 가장 안전하고 가장 효율적인 방식은 혈액 순환을 개선시키는 것으로, 그것은 근육 조직으로 산소와 에너지 공급을 매우 빨리 증가시킨다. 에너지 공급이 재개되고, 칼슘의 재흡수가 다시 시작해서, 근육원섬유마디가 늘어나게 해 줄 것이다. 이환된 부위 안에 있는 모세혈관들을 통해서 새로워진 순환을 설립함에 있어서 통증유발점에 대한 마사지가 아마도 가장 비침습성이며 위험성이 없는 수단일 것이다(Simons, Travell과 Simons 1999). 통증유발점 사이클을 중단시키기 위해서 단단한 필라멘트 니들들을 사용한 드라이 니들링 통증유발점이 매우 직접적이며 효율적인 방식이라는 것을 최근의 연구들이 보여주고 있다(Dommerholt, Bron과 Franssen 2011).

이 책에 있는 도해들은 통증유발점들이 생긴다고 알려진 부위로 안내해 줄 것이지만, 그러나 다른 팽팽한 밴드들과 누르면 굉장히 아픈 통증유발점들을 찾기 위해서 전체 근육을 천천히 찾아보는 것이 중요하다.

## 통증유발점 종류 *Trigger Point Types*

통증유발점들은 그들의 중요성 관점으로 볼 때 매우 다를 수 있다. 치료를 시작하기 전에 그 차이를 아는 것이 좋은데, 그것에 따라서 성공이 좌우되기 때문이다. 통증유발점들의 모든 종류들이 –일차, 위성, 활동성, 잠복성– 공통적으로 중요한 진단학적 특성을 갖고 있다는 것을 아는 것이 중요하다: 그들은 모두 누르면 아프다. 통증유발점들의 종류를 논의하기 전에, 근육 섬유들을 보다 자세히 살펴보자.

### 근육 섬유들 *Muscle Fibers*

이 장에서 일찍 논의한 것처럼, 통증유발점들은 운동신경이 근육에게 그것의 일을 하라고 말하는 곳인 신경근 연결부에서 나타난다. 이것은 한 때 매우 정확한 위치라고 생각되었지만, 그러나 지금 우리는 이 부위가 약간 퍼져 있어서 운동신경들이 여러 부위에서 근육을 자극한다고 알고 있다. 어떠한 근육이라도 다수의 통증유발점들과 팽팽한 밴드들을 갖고 있을 가능성이 있다. 또한 우리는 통증유발점들을 "중심" 또는 "부착" 점들의 어느 것의 관점에서 보아왔었다. 중심 통증유발점들은 운동신경이 섬유로 들어가는 곳인 근육 섬유의 복부에서 나타나는 것으로 규정된다. 부착 점들은 근육의 힘줄이 뼈에 부착하는 곳에서 나타나는 것으로 규정된다. 연구가 부착 점들의 존재를 밝히지 못했기 때문에, 위치에 따른 분류는 최근에는 쓰이지 않는다(Dommerholt, 저자와의 개인적인 의사소통, 2012). 통증유발점들은 운동신경이 근육

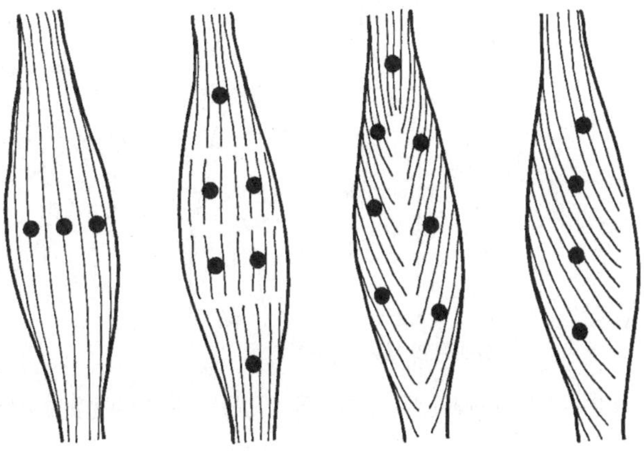


그림 2.11 근육섬유들의 배열: (A) 평행; (B) 힘줄선들과 함께 평행; (C) 양날개; (D) 단날개

을 지배하는 어느 곳에서라도 생긴다고 알려진다. 이 책에 있는 도해들은 통증유발점들이 생긴다고 알려진 부위로 당신을 안내해 줄 것이지만, 그러나 다른 팽팽한 밴드들과 누르면 굉장히 아픈 통증유발점들을 찾기 위해서 전체 근육을 천천히 찾아보는 것이 중요하다.

근육을 자세히 찾아보려면, 근육 속에서 섬유들이 어떻게 달리는 지를 아는 것이 도움이 된다. 근육 섬유들의 배열은 그들이 하려 하는 일에 따라 매우 다르다(그림 2.11). 속도를 낼 때 쓰이는 근육에서, 섬유들은 (A)에서처럼 평행하다. 그러나, 힘을 요하는 근육에서, 섬유들이 그 길이와 어떤 각을 이뤄 주행한다. 그러한 섬유 배열의 그림은 깃털(C) 모양이거나 때로는 반쯤 깃털(D)이다. 중간 어깨세모근은 이런 방식으로 구성되어 있다. 흥미롭게도, 이런 종류의 섬유 배열을 가진 근육에서, 모든 섬유들은 길이가 같다(Simons, Travell과 Simons 1999). 한 근육이 여러 구획들, 또는 머리들로 만들어 졌을 때 또 다른 변형이 있다. 종종 근육의 이름은 그것이 얼마나 많은 머리들을 갖고 있는 가를 당신에게 말해준다: 두갈래근, 세갈래근, 네갈래근들은 2, 3, 4개의 머리를 갖고 있다. 각각의 머리는 다른 것과 아주 다른 섬유배열을 갖고 있을 수 있다. 근육들을 잘 그려놓은 훌륭한 해부학 그림들은 섬유들의 방향을 명확히 보여 준다. 어떤 근육들은 힘줄선들, 또는 결합조직의 횡단 밴드들에 의해서 구획들로 나뉘어 진다 (B). 이것은 그 근육을 소시지 줄처럼 만들어서, 각각은 그 자신의 복부를 갖고 있다. 그 결과, 통증유발점들은 근육 길이를 따라 여러 부위에서 나타날 수 있다. 만약 한 근육 안에서 한 개 이상의 구획들이 존재하는 것을 알지 못한다면, 중요한 통증유발점들을 쉽게 놓칠 수 있다. 이런 종류 근육의 예는 배곧은근, 두덩정강근, 넙다리빗근, 및 넙다리에 있는 반힘줄모양근들로, 모두는 큰 힘을 내려고 만들어진 긴 근육들이다(Simons, Travell과 Simons 1999).

## 일차와 위성 통증유발점 *Primary and Satellite Trigger Points*

한 통증유발점은 매우 종종 그것의 통증 연관 부위에 있는 다른 근육 안에 통증유발점들을 만든다(그림 2.12). 이들은 위성 통증유발점들이라고 알려져 있다(이 용어는 더 이상 사용되지 않는 용어인 "이차(secondary) 통증유발점"을 포함한다). 위성을 지원하는 통증유발점은 일차(primary) 통증유발점 또는 중요(key) 통증유발점이다. 그 둘 사이의 차이는 그것이 다른 근육들에 위성 통증유발점들을 갖고 있지 않을 경우, 그 통증유발점은 일차 통증유발점이 아니다.

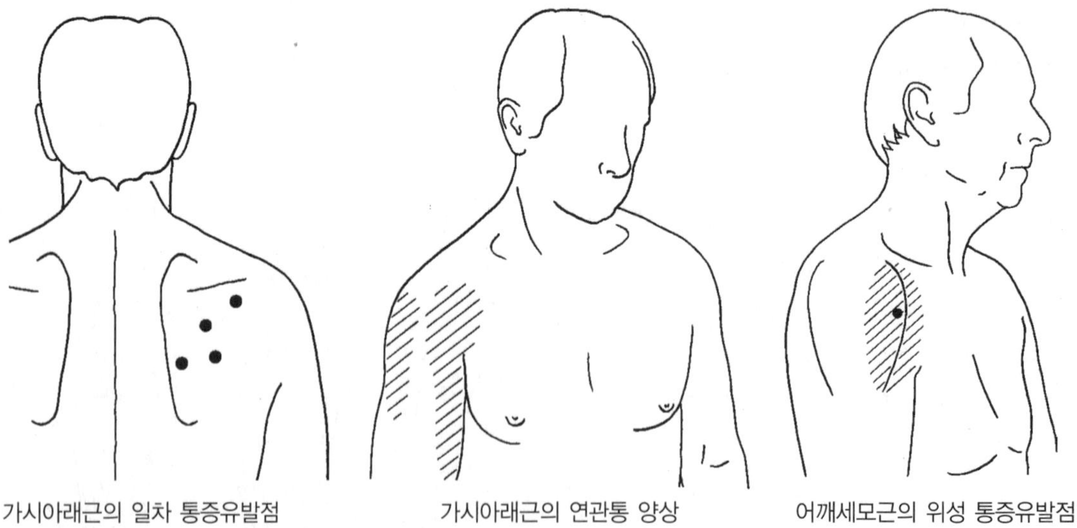


**그림 2.12 가시아래근 통증유발점들의 연관통 부위 안에 만들어진 어깨세모근 통증유발점**

오랜 기간 끈질긴 통증은 종종 위성 통증유발점들의 체인에서 온 복합적인 영향으로, 고전적인 도미노 효과인 근육에서 근육으로 가는 일종의 폭포에서 만들어진다. 인체의 전체의 한 쪽이 이환되는 것은 특이한 일이 아니다.

위성 통증유발점들은 종종 치료 없이 해결되기도 하는데, 일차 통증유발점이 비활성화 될 때다. 같은 방식으로, 만약 일차 통증유발점이 간과될 경우, 위성 통증유발점들을 비활성화 시키기가 어려울 수 있다.

질환이 있는 내장 기관들에서 온 연관통 또한 위성 통증유발점들을 조장할 수 있는데, 보통 가슴, 어깨, 등, 골반바닥, 및 복부 근육들에서 생긴다. 이 덜 알려진 역학은 외견상으로 효과적인 통증유발점 치료에도 불구하고, 이 부위들에 계속적으로 나타나는 통증유발점들을 만들 수 있다. 그러한 경우, 내장 문제는 일차 유발점으로 기능을 할 것이고, 재발하는 통증유발점들은 위성점들로 간주될 수 있다. 이러한 환경은 당신에게 있음직한 내장 문제를 틀림없이 경고하고 있다(Simons, Travell과 Simons 1999). 보다 자세한 정보를 위해 아래의 내장 연관 항목을 보아라. 일차적 질환과 문제가 해결된 후 조차도 통증유발점들이 계속 존재해서 통증을 일으킬 수도 있다.

## 활동성과 잠복성 통증유발점 *Active and Latent Trigger Points*

> 길고, 과도신장된 근육들은 실제 문제아들인, 단축되고 팽팽한 근육들의 "희생양들"이다. 울부짖고 있는 통증유발점들만을 치료하는 것은 그 문제를 풀지 못할 것이라는 것을 알게 될 것이다. 단축되고 팽팽한 맞서는 근육들과 그것들의 통증유발점들을 마사지 하는 것이 실제로 더욱 더 생산적일 것이다.

또한 통증유발점들은 그들의 활동성과 비활동성에 따라 분류된다. 활동성 통증유발점들은 동작 유무에 상관이 없이 자발적인 통증을 일으킨다. 잠복성 통증유발점들은 비활동성이라서 자발적인 통증을 일으키지 않는다. 활동성과 잠복성 통증유발점 둘 다 관절의 뻣뻣함과 동작 범위 제한과 관련이 있다. 잠복성 통증유발점이 활동성 통증유발점 보다 훨씬 더 흔하다. Travell과 Simons는 축적된 잠복성 통증유발점이 노인들에서 특징적인 유연하지 못함과 관절 뻣뻣함에서 하나의 일차적인 인자라고 믿고 있다. 잠복성 통증유발점들은 관련 근육의 스트레스, 염좌, 또는 과사용에 의해서 활동성 통증유발점으로 쉽게 전환된다(Simons, Travell과 Simons 1999).

### "희생자들은 외친다, 영속인자는 안 된다" - 길항 (antagonist) 통증유발점

한 세트의 근육들이 단축되고 팽팽하며, 그것과 맞서는 근육들이 길고 과도신장되어 있는 곳에서 근육 불균형이라는 역학적인 현상이 있다. 항상 그렇지는 않지만 가끔, 길고, 과도신장된 근육들은 방어 전략으로 통증유발점들을 발달시킨다. 때때로 이 길항 또는 반대쪽 통증유발점들이 활성화 되어서 모든 증상들을 일으킨다. 길고, 과도신장된 근육들은 실제 문제아들인, 단축되고 팽팽한 근육들의 "희생양들"이다. 울부짖고 있는 통증유발점들 만을 치료하는 것은 그 문제를 풀지 못할 것이라는 것을 알게 될 것이다. 단축되고 팽팽한 맞서는 근육들과 그것들의 통증유발점들을 마사지 하는 것이 실제로 더욱 더 생산적일 것이다.

문제를 풀고 있지 못하는 것을 알 경우, 어떤 행동이 "울부짖고 있는" 근육들을 당기고 있는 가를 생각해라? 즉, 통증유발점들에게 연관통을 일으키게 하는 것들. 종종 활동성 통증유발점들을 만든 길고 과도신장된 근육들이 그 관절의 각도를 줄게 하는 근육의 동작에 의해서 짧아진다. 굽힘(flexion)은 한 관절 각도의 감소를 기술하기 위해서 사용되는 용어다. 예를 들어, 위팔 앞쪽에 있는 두갈래근은 팔꿈치를 굽혀서, 관절 각도를 180°에서 40°로 줄인다. 위팔 뒤쪽에 있는 세갈래근은 그 각도를 펴서 크게 만든다. 일단 어떤 근육들이 그 각도를 줄이고 있고, 증상이 있는 근육들을 당기고 있는 지를 알았을 경우, 단축을 하고 있는 근육들을 마사지 해라; 이것들이 역학적 "영속인자"이다. 일반적인 지름길은 몸 앞면에 초점을 두는 것인

> 짧고, 팽팽한 근육들과 조화하지 못하는 길고, 과도신장된 근육들의 예:
>
> 마름근 대 큰가슴근
>
> 가시아래근과 작은원근 대 어깨밑근과 큰가슴근
>
> 얕은척추근육 대 복부근육
>
> 햄스트링 대 넙다리곧은근
>
> 위팔세갈래근 대 위팔두갈래근
>
> 뒤침근 대 원엎침근

데 그 이유는 우리들 상당 수가 굽히고 있는 삶을 살기 때문이다. 일부는 이것을 〈굽힘 중독〉이라 부르고 있으며, 그것은 너무 많은 앉아있기, 구부정한 자세 그리고 몸 앞으로 팔을 둔 작업에서 온다. 굽힘에 의해서 단축된 근육들의 가장 흔한 부위의 일부는 힙 앞쪽, 복부, 가슴('전인' 또는 어깨를 앞쪽으로 당김), 어깨('내회전' 또는 위팔뼈를 정중선 쪽으로 안쪽으로 돌림), 및 앞팔(엎침, 또는 손바닥을 밑으로 돌림) 들이다. 상급 마사지 치료사 또는 물리치료사의 도움으로, 활동성 통증유발점을 일으키는 자세성 또는 역학적 기능이상을 찾아 보아라. 일반적으로, 누군가가 한 근육을 스트레칭 하기를 원할 경우, 그것의 통증유발점을 먼저 마사지하는 것이 좋은 생각이다.

## 통증유발점 증상 *Trigger Point Symptoms*

통증유발점들로 만들어진 증상들은 실제로 매우 다양하며 통증 감각에만 국한되지 않는다. 다른 비정상적 감각들은 마비, 저림, 과민반응, 및 화끈거림 들이다. 통증유발점들로 인한 신체 문제들은 허약, 조화 부족, 뻣뻣함, 부종, 및 동작 범위 감소 들이다.

> 통증유발점들로 만들어진 통증은 약한 아픔부터 아주 심한 통증까지 다양하며 완전히 기능을 못할 수도 있다.

통증유발점들로 만들어진 통증은 약한 아픔부터 아주 심한 통증까지 다양하며 완전히 기능을 못할 수도 있다. 또한 통증유발점 통증은 급성이거나 만성일 수 있다. 정의에 의하면, 급성 통증은 최근에 생긴 것으로, 단지 몇 시간 또는 몇 일을 지닌 증상들이다. 대조적으로, 만성 통증은 몇 주 몇 달, 또는 몇 년 동안 있어 온 상태다. 통증유발점이 만성 통증을 일으킬 정도로 오래 지속될 경우, 일찍 치료했던 것보다 없애기가 훨씬 더 까다롭다.

### 연관통 *Referred Pain*

비록 통증유발점들의 증상들이 다양하더라도, 그들의 가장 특징적인 영향은 연관통 또는 감각으로, 통증 또는 감각이 그것의 원천에서 인체의 약간 다른 곳으로 전이된 것이다. 그 개념은 새롭지 않다. 내장 기관에서 근골격계로 보내진 통증은 많은 세대 동안 의사들에게 익숙해 온 것이다.

#### 내장 연관 *Visceral Referral*

내장 기관에서의 통증 연관을 위한 기술적 용어는 내장-체성 연관통이며, 그리고 그것은 매우 흔히 나타난다 (Simons, Travell과 Simons 1999). 내장 질환의 증상들은 종종 외부 통증으로 나타난다. 여러 기관에서 온 연관통은 그림 7.1을 보라.

또한, 통증 연관은 반대 방향으로 나타날 수 있는데, 근육에서 내장 기관으로 보내진다. 이것은 체성-내장 연관통이라고 불린다. 등 또는 복부 근육들의 통증유발점들에서 연관된 내장 통증은 궤양, 담석, 심장 문제, 결장염, 간질성 방광염, 또는 암의 증상들과 비슷할 수 있다 (Simons, Travell과 Simons 1999). 때때로 어떤 상태가 그것을 일으키고 있는 지를 말하기가 어렵다. 만약 통증유발점들의 치료가 하루 이틀 또는 이 주 안에 증상들을 상당히 줄이지 않을 경우, 지나치다 싶을 정도로 주의를 하고 어떤 다른 비근육성 의학적 상태를 배제시키는 것이 현명할 것이다. 심각한 증상은 즉각적인 의학적 치료를 경고하고 있다. 또한 당신의 창자가 어떤 것이 잘못이라고 말할 경우 당신의 직관에 귀를 기울이는 것이 중요하다.

### 근골격 연관 *Musculoskeletal Referral*

근골격계 안에서, 통증유발점에서의 통증 연관 방향은 거의 항상 몸의 중심에서 멀어진다 – 실제로 85% 정도. 나머지 경우, 그 통증은 보다 몸의 중심으로 이동되거나 통증유발점 부위 주위에서 생긴다. 대부분의 경우에서, 연관통은 깊숙이, 압박하는 아픔으로 느껴지지만, 그러나 종종 움직임으로 인해서 통증이 불빛처럼 찌르듯이 날카로워 지는 것도 있다. 연관된 근육근막 통증은 다른 어떤 원인의 통증만큼 강렬하고 참을 수 없기도 한다. 통증 수준은 근육의 크기보다는 말초 및 중심 감작 정도에 더 달려있다. 아주 작은 근육에 있는 통증유발점이라도 당신을 통증으로 불구로 만들 수 있다(Simons, Travell과 Simons 1999).

근육근막 통증의 흔한 예는 목 근육들에 있는 통증유발점들에 의한 긴장성 두통(그림 4.3), 복부 통증유발점들로 인한 등 통증(그림 7.23), 및 네갈래근들에 있는 통증유발점들에서 연관된 무릎 통증(그림 9.9)를 포함한다. 한 관절의 뻣뻣함과 통증은 관절염을 생각하게 하지 않고 관련 근육들 안의 통증유발점 가능성을 생각하게 해야만 한다. 주먹결절, 팔꿈치, 손목, 어깨, 무릎, 및 엉덩관절 같은 관절들 안의 통증은 고전적인 통증유발점 증상들이다.

연관통에 관한 일반적인 법칙은 한 근육 안의 아픈 점은 당신이 그것을 눌렀을 때 그것이 통증을 연관하지 않을 경우 통증유발점이 아니다. 연관 감각이 생길 때 까지 10–15초가 걸릴 수도 있다. 압박을 하면, 일부 사람들은 도해에 있는 것과 똑같이 모든 통증유발점들에서 온 연관을 느낀다. 다른 이들은 가장 강력한 활동성 통증유발점에서 조차도 오로지 약한 얼얼함 또는 감각만을 느낀다. 통증유발점들을 마사지할 때, 진단적 판단 기준으로 강력한 연관통 양상들의 재생에 의존할 수 없다. 훈련 받은 임상의 통증유발점 직접 니들링이 연관 양상을 일으킬 가능성이 훨씬 높다(Dommerholt, 저자와의 개인적인 의사소통, 2012). 특정 통증유발점이 특정한 통증을 일으키는지 확실히 증명하는 유일한 방법은 그 통증유발점을 비활성화시킨 다음 그 통증이 남아 있는 가를 보는 것이다.

> 내장 문제가 당신 통증의 일부 또는 전부를 일으킬 수 있다고 경고를 하는 다섯 가지 것들 (Gray 2004, 361에서 인용):
>
> 1. 통증이 변함없고 인체 자세 또는 활동 변화에 바뀌지 않는다.
> 2. 통증 부위에 스트레스를 주지 않는 격렬한 활동으로 통증이 심해진다. 예: 걸을 때 심해지는 어깨 통증.
> 3. 식사 후, 배변 활동 동안 또는 기침 또는 심호흡 동안 통증이 심해진다.
> 4. 소화불량, 메스꺼움, 구토, 설사, 변비, 또는 직장 출혈 같은 위장관 증상들과 동반한 통증
> 5. 열, 식은땀, 창백한 피부, 현기, 피로, 또는 원인을 모르는 체중 감소 같은 증상이 있을 때. 그러나 통증유발점들은 메스꺼움, 현기, 및 피로를 일으킬 수 있는 것과 통증유발점과 내장 연관통을 동시에 갖고 있는 일이 흔하다는 것을 알아라.

### 연관통의 기전 *How Referred Pain Works*

최근, 연관통을 설명하는 것을 돕는 여러 적절한 이론들이 있다. 이해하기 가장 쉬운 이론은 신호들이 간단히 병합되어져서 당신의 신경학적 배선 안에서 잘못 해석된다는 것이다. 이러한 아이디어는 Theodore Ruch에 의해 시작되어 생리학자들에 의해서 '집중–투사 이론'이라고 알려졌다(Fulton 1947). Ruch박사는 주장하는 것은 척수에 있는 2차 뉴런들은(신경세포들) 내장, 피부, 관절들, 및 근육들 같은 여러 원천들에 있는 1차 감각 뉴런들로부터 실제로 자극들을 받는다. 이러한 전기 신호들은 뇌로 전달되기 전에 척수 수준에서 통합되어 변형된다. 다양한 신호들이 같은 척수 수준에서 동시에 처리될 수 있기 때문에, 이러한 신호들은 본질적으로 하나가 된다. 연구가이자 임상의인 Jan Dom-

> 대부분의 경우에서, 연관통은 깊숙이, 압박하는 아픔으로 느껴지지만, 그러나 종종 움직임으로 인해서 통증이 번개가 찌르듯이 날카로워 지는 것도 있다.

merholt는 그것을 이와 같이 설명한다: "그것은 산에서 내려 온 여러 개울들이 합쳐져서 하나의 강이 되는 것과 같은 것이다. 일단 각 개울물이 강으로 흘러가면… 그들은 하나가 되며 동일하다"(Dommerholt, 저자와의 개인적인 의사소통, 2012).

중심 과잉민감성 이론은 말한다; 조직-손상을 주거나 또는 잠재적으로 손상을 주는 사건들은 특정 근육과 관련된 척수의 원래 배각(dorsal horn)에 있는 수용 분야들을 자극하며 그리고 또한 다른 먼 잠복 배각 뉴런들에 있는 수용 분야들을 일깨운다. 이 멀지만 한데 모이는 배각 뉴런들의 감작이 연관통을 유도한다는 이론이 제시되었다(Dommerholt와 Fernandez de las Penas, 2013). 그 신호들이 뇌에서 해석되기 전에 병합되어 섞이기 때문에, 그 결과적인 연관통은 특정 척수신경에 의해서 지배를 받는 전체 신경 경로를 따라 투사되는데, 원래 자극에 걸릴 수 없는 조직의 부위들에게 조차도 투사된다. 연관통은 보통, 그러나 항상은 아니지만, 분절(segmental)이며, 동일한 척수 운동 신경 뿌리에 의해 지배를 받는 근육분절들 안에서 일어난다. 이것 역시, 동일한 운동신경에 의해서 지배를 받는 근육들 그룹들은 그들의 연관통 양상들에 연계되어 있다는 것을 뜻한다.

> 이 책에서, 일차적 연관통 양상이 그림으로 기록되어있다. 이것은 종종 가장 강렬하고 가장 흔한 통증 양상이다. 덜 나타나는 이차적 통증 양상은 교과서에 기술되어 있다. 각 장 앞 부분에 있는 통증 가이드는 특정 부위에 통증을 흔히 일으킨다고 알려진 모든 근육을 나열한다. 여러 자세한 것을 빨리 참조하려면 각 장 안에 있는 기타 증상 가이드를 찾아 보아라.

중심 감작은 중추신경계의 과잉민감성으로 통증 및 정상적으로 아프지 않은 자극에 과민성을 특징으로 한다. 연구는 잠복성 및 활동성 통증유발점들이 척수의 배각 뉴런들에 아픈 자극에 반응하는 입력신호를 보내는 것을 보여 준다(Dommerholt와 Fernandez de las Penas, 2013). 침해수용(nociception)은 "말초 및 중추신경계 안의 사건들로 조직-위협 자극에 의해 야기된 전기 신호들의 처리과정과 관련되어 있다"라로 규정된다(Mense와 Gerwin 2010). 이것은 통증유발점들이 신경계에 의해서 하나의 위협으로 해석되는 것을 뜻한다. Jan Dommerholt가 그것을 제기했듯이, 잠복성 및 활동성 통증유발점들에서 온 끊임 없는 침해수용성 입력신호들은 근육을 과부하 또는 심지어 폐기까지도 이끌 수 있어서 궁극적으로 말초 및 중심 감작의 국면으로 간다(Dommerholt, 2011).

다행스럽게도, 통증유발점들의 치료에 관한 실용적인 목적을 위해서, 연관통의 신경학을 이해할 필요는 없다. 연관통이 실재하며, 극도로 흔하며, 그리고 상당히 예측 가능하다는 것만을 알아야만 한다.

Janet Travell의 위대한 발견은 연관통이 오직 작은 차이만을 갖고서 누구에게서라도 예측할 수 있는 양상으로 생긴다는 것이다. 연관통은 가장 자주 관절 안 또는 가까이 생기는데, 그 곳은 통증이 당신에게 문제를 만드는 행동들이나 상태를 변경하게 만들 가능성이 있는 위치라는 것을 주목해라(Simons, Travell과 Simons 1999).

연관통 양상들은 때때로 사람마다 아주 약간 변한다. 전에 이야기한 것처럼, 부가적인 통증유발점들이 근육 전체에 나타날 수 있지만, 그러나 오직 가장 흔한 통증유발점들을 위한 연관통 양상만이 기록되어 왔다. 게다가, 인체의 모든 골격근들의 통증유발점들이 기록되어진 것은 아니지만, 이론적으로, 모든 근육들이 그것들을 갖고 있을 가능성이 있다. 근육근막 통증의 과학은 계속 진화하고 있다.

## 신경학적 및 혈관성 증상 *Neurological and Vascular Symptoms*

근육은 통증유발점들에 이환되었을 때 약간의 장력을 받고 있게 된다. 이러한 근육들 안의 팽팽함은 근육 사이로 지나가거나 가까이 있는 신경을 압박할 수 있다. 신경 압박은 일반적으로 비정상 감각들을 만든다; 신경 지배를 받는 부위들 안에 마비, 저림, 화끈거림, 과민성, 또는 찌릿한 통증 들이다. 예를 들어, 목에 있는 어깨와 위팔 통증을 일으키는 목갈비근들 내의 팽팽한 밴드들은 마비, 저림, 및 화끈거리는 감각을 위팔, 손 및 손가락에 만드는 원천일 수 있다(그림 5.2와 5.3).

또한 팽팽한 밴드들은 근육이 정맥을 조이게 만들어서, 그 정맥의 지배를 받는 부위의 혈액 흐름은 방해한다. 예를 들어, 목에 있는 사각근들이 팽팽해지면, 그것들은 첫 번째 갈비뼈를 위로 당길 수 있어서 빗장밑정맥을 압박하는데, 그것은 손에 혈액이 고이게 만들며, 차례로 잠정적으로 따듯해지고 붓게 된다. 손을 공중으로 위로 들어 올리는 것은 혈액이 팔로 다시 차게 가속시켜 주어 부종을 해결해 준다. 어떤 부위에 통증, 부종, 열, 및 붉어짐을 유도하는 급성 증상들이 있을 경우, 치료를 시작하기 전에 의사를 찾는 것이 현명하다. 이러한 증상이 장딴지에 있을 경우, 의사를 즉시 찾아라: 혈전이 있기가 쉽다.

또한 신경에 대한 지속적인 압박은 그 신경에 의해 지배를 받는 부위에 있는 통증유발점들의 형성을 부추길 수 있다. 예를 들어, 탈루된 요추 디스크가 엉덩이와 다리 근육들의 운동신경 뿌리를 누르고 있을 때 통증유발점들을 만들어서, 엉덩이와 다리의 특징적인 궁둥(좌골)신경통에 부분적으로 책임이 있다. 이 경우, 엉덩이와 다리의 통증유발점들은 닿는 것에 매우 아파서, 신경 압박이 완전히 해결될 때까지 치료로 해결되지 않을 것이다.

## *신체적 기능이상의 증상 Symptoms of Physical Dysfunction*

통증 및 기타 감각 증상들에 더해서, 통증유발점들은 일반적으로 근육들의 신체적 기능을 방해한다. 이것은 허약으로 나타날 수 있다; 예를 들어, 무릎으로 통증을 보내는 안쪽넓은근 통증유발점들은, 그림 9.15에서 보는 것처럼, 예기치 않게 무릎이 무너지게 만들 수 있다. 앞정강근 안에 있는 통증유발점들에 의해서 기인한 허약은 발이 걸려 비틀거리게 할 수 있다(그림 10.2). 이런 종류의 근육 허약은 진정한 위축이 아니므로, 운동은 적절한 치료가 아니다. 통증유발점들이 비활성화될 때 체력은 빨리 되돌아 올 것이다.

또한 통증유발점들은 근육을 늘어나지 못하게 해서 뻣뻣하게 만든다. 관절과 관련된 근육의 그러한 팽팽함은 동작 범위를 줄일 수 있다. 뻣뻣한 목, 굽혀지지 않는 등, 및 동결견은 근육근막 통증유발점들에 기인될 수 있는 뻣뻣한 관절의 예들이다. 관절을 조절하는 근육들이 근육들의 일부의 팽팽함과 다른 것들의 허약과 역설적인 조합을 이룰 때, 불균형을 만들 수 있어서 관절 기능이상을 만든다. 그 다음 그 관절은 부드럽게 작동하지 못하는데, 뼈들이 비정상적으로 서로 긁히거나 걸리기 때문이다. 근육 불균형은 관절 안의 딸각거림 또는 염발음의 원인일 수 있다. 걸리는 엄지 관절, 턱의 딸각거림, 또는 팔을 움직일 때 어깨의 염발음은 관절 기능이상의 결과일 수 있다.

통증유발점 때문에 만성적으로 단축되어 있는 근육들은 나쁜 자세의 원천일 수 있다. 팽팽한 가슴근육들은 어깨를 앞으로 말려있게 그리고 습관적으로 구부정한 것과 관련된 혹 모양의 상부 등에 책임이 있다. 오랜 습관으로 굳어진 자세는 자기-훈련 만으로 교정될 수 없다. 영구적인 자세 변화는 통증유발점 마사지, 스트레칭, 그런 다음 과도스트레칭된 맞선 근육들을 강화시키기 위한 타겟 운동 들의 도움과 함께 해서 이룰 수 있다(Mense와 Simons 2001; Waslaski 2012).

또한 통증유발점들은 근육들이 분투한 이후 회복하는 것을 힘들게 만든다. 통증유발점들로 이환된 근육들은 절대로 쉴 기회를 갖지 못하는데, 그것이 그것들을 불필요하게 지치게 만든다. 운동선수들은 지연된 회복, 지연된 이완, 및 줄어든 내구력의 영향을 덜 활동적인 사람들보다 더 빨리 볼 수 있다. 통증유발점 마사지를 한 다음, 야구공을 더 빨리 던지고, 더 큰 중량으로 벤치프레스를 하고, 아기를 더 오래 안고 다니고, 일상의 과업을 더 잘할 수 있게 만드는 것을 볼 것이다.

## *자율신경계 혼란 Autonomic Disturbances*

통증유발점들은 많은 부가적인 신체증상들에 책임이 있을 수 있는데, 그들이 원인이 된다고 생각하지 않았던 것들이다. 이 증상들은 서로 서로가 매우 다르며 통증과 거의 관련이 없어서, 그들이 통증유발점들에 기인한다고 믿기가 어려울 것이다. 이것들의 일부를 자신이 경험하지 않는 한 의구심을 떨칠 수 없을 것이다.

이러한 이상한 증상들은 선들(glands), 소화계의 평활근, 혈관들, 심장, 호흡계, 및 피부의 활동을 조절하는 자율 신경계의 특이한 활동 표현들이다. Travell과 Simons는 통증유발점들의 알려진 영향들의 일부를 눈의 발적 및 과도한 눈물, 흐릿한 시야, 늘어진 눈꺼풀, 과도한 타액 분비, 및 계속 흐르는 콧물들을 열거한다. 목에 있는 통증유발점들은 현기, 안 좋은 균형감, 만성 기침, 동 충혈, 및 만성 동 배농 들을 만들 수 있다. 귀 답답함과 귀가 들썩들썩한 감각은 턱의 안쪽날개근에 있는 통증유발점에서 올 수 있다. 근처에 있는 깨물근의 또 다른 통증유발점은 도저히 긁을 수 없는 몹시 짜증나게 하는 깊숙한 귀 가려움을 만들 수 있다. 놀랍게도 큰가슴근 안에 있는 통증유발점은 부정기적인 심박동을 일으킬 수 있다. 가시아래근의 통증유발점들은 손에 과도한 땀이 나게 할 수도 있다(Simons, Travell과 Simons 1999).

# 통증유발점의 원인: 근육 오용의 종류

*Causes of Trigger Points: Types of Muscle Abuse*

근육근막 통증유발점을 만드는 많은 활동과 사건들은 분명하고 이해할 만하다: 사건들, 낙상,근육 염좌, 및 각양각색의 근육 오용. 컴퓨터 작업, 책상 앞에서 구부정하게 공부하는 것, 또는 누워서 책을 보는 것 모두가 여러 근육 그룹들에게 낮은 수준의 끊임없는 수축을 일으킨다. 이 준최대의 등척성 근육 수축은(수축하지만 짧아지지 않은), 많은 통증유발점들의 주된 원인이다. 근육들은 단시간 동안 일한 다음 완전히 이완되는 것을 좋아한다.

예를 들어, 한 차례의 무리한 일은 그 활동보다 오래 가게 하는 쇠약하게 만드는 통증으로 악명이 높다. 아마도 가끔 너무 많이 또는 부당한 하중을 들어 올렸거나, 아니면 몸 상태가 안 좋을 때 야심 차게 과도한 운동을 했을 것이다. 어떤 익숙하지 않은 종류의 일에서 망치질을 너무 오래 너무 세게 해 본 적이 있을 것이다.

편심 근육 수축 또한 당신을 문제에 빠뜨릴 수 있다. 위에서 언급했듯이, 한 근육이 동시에 늘어나면서 수축할 때 편심 근육 수축이 생긴다. 이것의 완벽한 예는 네갈래근 근육 그룹의 한 부분인 안쪽넓은근에서 생긴다. 근육들은 이런 식으로 일을 하는데 – 즉, 길어지면서 수축– 모든 종류의 일 또는 운동을 하는 동안 관절을 손상으로부터 보호하기 위해서 관여된 억제력으로 인해서 그렇다. 편심(길어지는) 수축은 동심(또는 짧아지는) 수축과 맞선다. 무리한 편심 수축은 통증유발점 발달과 지연되어 생기는 근육통의 발달을 포함하는 근육 스트레스를 일으킨다.

## *예방할 수 있는 근육 오용* *Preventable Muscle Abuse*

이것들 중의 어떤 것이라도 당신을 문제로 빠뜨릴 잠재력을 갖고 있다. 비록 문제가 시작되는 방식을 정확하게 알고 있더라도, 재발을 막기 위해서 당신의 활동들을 보다 면밀하게 살펴보는 것이 좋은 생각이다. 통증유발점을 비활성화 시키기 위해서 우선적으로 할 일은 통증유발점을 먹여 살리는 행동을 멈추거나 제한하는 것이다. 때때로, 일과 관련한 반복적인 염좌 부상들 경우에서처럼(아래에 있는 '직장에서의 근육 오용' 을 보라), 통증유발점을 만들어 온 활동을 멈추는 것이 힘들지만 불가능하지는 않다. 인체공학을 개선하고 정기적으로 휴식을 취하는 작은 변화들이 아주 많이 도움이 될 것이다.

또한, 당신을 문제로 빠뜨린 행동 또는 스포츠를 반드시 피할 필요는 없다는 것을 아는 것이 중요하다. 당신이 그냥 간과해 온 요인이 있을 수 있다. 아이디어는 어떤 근육이 특정 활동을 하는데 위험에 있는 것을 알고 그들 안에 있는 통증유발점들을 치료할 준비를 하는 것이다. 자가–적용 통증유발점 마사지는 살아있는 내내 놀라운 이점을 주는 기술이다. 그것은 그것들을 다룰 수 없는 상태로 빠지기 전에 그 문제가 싹일 때 잘라버리도록 도울 것이다.

## 직장에서의 근육 오용 *Muscle Abuse at Work*

통증을 일으키는 근무 환경을 비판적으로 살펴보는 것이 중요하다. 통증유발점들을 이해했을 때 그것들을 다루기가 실제로 쉽다 하더라도, 그들을 만든 상태를 바꾸지 않을 경우 그들은 매우 빨리 다시 돌아온다. 많은 업무 스타일 문제들이 조사될 수 있는데, 그러나 그들 모두는 경제적인 동작, 에너지의 효율적인 사용, 및 이완 문제에 이른다. 당신의 작업 환경에서, 관리와 환경이 당신에게 무엇을 부과한 것에 상관이 없이, 당신 자신에게 좋은 많은 것을 할 수 있다. 당신의 도구들을 사용할 수 있는 방식을 잘 살펴라, 그리고 불필요한 부하와 노력을 줄여 줄 보급품과 물자를 준비해라. 마음챙김은 근육의 과사용을 예방하는데 막대한 차이를 만들 수 있다. 근육들이 덜 활용되거나 몇 시간 동안 낮은-수준의 수축을 끝까지 유지하는 경우에서, 당신의 활동들을 다양하게 하거나 완전히 수축시키며 그리고 난 다음 근육들을 늘리는 것이 통증유발점들이 형성되는 것을 막을 수 있다. 근무 일 동안 5-10파운드 덤벨을 짧은 세션 동안 들어올리는 것이 하루 종일 약간 수축된 상태로 있어야만 할 근육들의 순환 움직임을 계속하게 돕는다.

> 자가 – 적용 통증유발점 마사지는 살아있는 내내 놀라운 이점을 주는 기술이다. 그것은 그것들을 다룰 수 없는 상태로 빠지기 전에 그 문제가 싹일 때 잘라버리도록 도울 것이다.

문제 부위의 가장 큰 예는 컴퓨터인데, 반복적인 부하의 주된 원인으로 흔히 알려져 있다. 과사용에 의한 문제는 당신도 모르는 사이에 만들어 지는데, 특히 컴퓨터 키보드 같은 어떤 것에서, 당신이 그것을 하고 있을 때 그것이 힘이 들지 않기 때문에 해가 없는 듯이 보여질 수 있다. 도랑을 파는 것은 좀처럼 근육들에게 더 큰 해를 주지 않을 것이다.

팔꿈치와 손목 받침대를 사용해서 팔, 목, 상부 등, 및 어깨를 편하게 만들어라. 팔 무게를 몸 앞에서 바깥쪽에 두지 않게 키보드를 위치시켜라. 머리가 목 위에 균형을 잡고 있도록 모니터를 충분히 위로 높이 자리잡아서, 목을 구부리거나 머리를 앞쪽으로 매달려 있게 하지 말아라. 목이 중립으로 있을 수 있게 책 또는 서류를 각이 지게 받혀라.

마우스는 서서히 나타나는 문제의 한 원인으로, 손가락뿐만 아니라, 놀랍게도, 어깨에도 좋지 않다. 마우스가 키보드의 많이 우측 또는 좌측에 있을 때, 그것은 팔을 외회전으로 가게 만든다. 이것은 마우스를 사용할 때마다 가시아래근과 작은원근을 수축하게 만들어서, 몇 일 내에 상당한 양의 과사용을 더하게 된다.

터치패드 마우스는 좋은 인체공학적 해결책으로, 손과 앞팔 근육들을 수축하지 않고서 클릭을 하기 위해서 패드를 가볍게 두드리면 된다. 만약 데스크톱 컴퓨터를 쓰고 있다면, 각이 진 인체공학적 키보드를 고려해라. 일부 사람들은 오랜 시간 동안 앉아 있는 것이 그들의 가장 나쁜 부분이라는 것을 안다. 서거나 앉아서 일하는 근무자에 맞추기 위해서 쉽게 올릴 수 있는 책상들도 있다; 더 많은 정보는 www.ergotron.com을 보라. 일부 사람들은 러닝머신에 장착된 책상에서 천천히 걷는 것이 해답이라고 생각한다. 시간을 내어 당신의 작업환경을 인체공학적으로 바꿀 수 있는 가를 생각해 보아라. 필요할 경우, 자신의 사무실 장비에 투자를 해라. 자신의 몸을 위해 돈을 쓸 가치가 있다.

랩톱 컴퓨터, 타블렛, 그리고 모바일 장비들은 모두가 근육통을 일으킬 수 있다. 좋은 인체공학을 해치는 장비를 사용할 때 스마트하게 일을 해라. 이러한 활동들을 하고 있는 다른 사람들을 관찰해 보는 것이 자신의 자세를 개선시킬 많은 아이디어를 줄 것이다. 킨들 그리고 다른 독서 장비들은 목 굽힘을 막기 위해서 각이 지게 받혀서 사용해라. 랩톱을 쓸 때 가급적 분리된 키보드를 이용해서 스크린을 눈 높이로 맞춰라. 부엌 카운터에서 서서 일하는 작업환경을 만들기 위해서 랩톱 밑에 두꺼운 책 몇 권을 깔아라. 스마트폰으로 문자를 자주 보낼 경우, 작은 고탄성공으로 팔과 엄지를 마사지하는 방법을 배워라.

어떤 자세로 너무 오래 있는 것은, 아무리 편안한 자세라도 근육들에게 해가 된다. 정적인 자세는 순환에 지장을 주므로 통증유발점들을 형성하기 좋게 만든다. 근육들은 건강히 지내려면 어느 정도의 수축과 이완을 필요로 한다. 많은 직업들은 성격상 정적으로, 특히 책상에서 하는 어떤 것이다. 불행스럽게도, 좌식 또는 비활동적인 일은 그 일이 쉽고, 아무런 부하를 주지 않는 것처럼 보이기 쉽다. 정반대로, 상당한 신체적 부하를 받고 있으며 그것을 인지하지 못하고 있다. 일하는 동안 일어나서 움직일 기회를 가져라. 오랜 시간 동안 앉아 있은 다음에, 엉덩관절 굽힘근들을 스트레칭 하기 위해서 발걸음 크게 걷고 런지를 해라.

그 반대편에, 강도가 좌식 과업만큼 문제가 될 수도 있다. 느슨하게 일하도록 훈련을 쌓아라. 일하는 동안 근육들에 조화를 맞추고 불필요한 긴장과 그것을 조장하는 직업의 어떤 부분을 대한 자각을 연마해라. 당신이 자신에 몰두할 경우, 직면한 과업에 실제로 사용하지 않는 근육들을 선택적으로 이완시키는 법을 배워라. 어떤 것을 멈추고 그것에 대해서 생각할 경우 그것을 하기 위한 궁극적으로 보다 효율적인 방식이 있다. 그 변화는 커다란 것일 필요는 없다. 작은 변화들이 커다란 차이를 만든다.

반복적인 움직임은 근육들에게 과부하를 주는데, 그것이 오로지 아주 작은 노력을 요할 때조차도 그렇다. 몹시 힘이 드는 종류의 일에서 반복적인 움직임은 당신이 근육들이 피로해지는 때를 더 알기 쉽기 때문에 실제로 더 건강할 수 있다. 그렇다 하더라도, 산업에서 반복적인 성격의 많은 일은 근육근막 문제들을 영구적으로 억누르기 매우 어렵게 만든다. 통증을 저지하기 위해 정기적으로 자가-적용 마사지를 사용할 필요가 있다. 만약 근로자들의 건강이 공동의 기준치에 가치가 있는 어떤 것일 경우, 그것은 더욱 더 비용적으로 효율적이며 생산적이어서 사람들이 그 날 동안 그들의 과업들을 여러 번 바꾸게 해 준다(Simons, Travell과 Simons 1999).

Janet Travell은 거의 모든 종류의 일에 적용할 수 있는 집안 일을 위한 아주 좋은 팁을 갖고 있었다. 그녀는 어떤 한 가지 일에 긴 시간을 쓰지 않는 여러 가지 집안일을 추천했다. 한 가지 일을 조금 한 다음, 그 밖의 다른 것을 조금 한 다음 다시 그 일로 돌아가라. 이것은 적절하지 못하게 오랜 기간 동안 묶여진 자세로 고정되어 있는 것이 아니라 약간 쉰 다음 각각의 일을 새로운 기분으로 다시 하게 만들어 준다. 이러한 작업 스타일의 작은 변화가 생명을 구하는 일일 수 있다.

### 스포츠에서의 근육 오용 *Muscle Abuse in Sports*

통증유발점들이 처음 시작할 때, 그것들을 알아차린다면, 당신은 그것들을 치료하고, 게임을 뛰고, 스포츠 부상 클리닉에 가지 않을 수 있다. 스포츠 이름을 들어보자- 야구, 농구, 골프, 축구, 테니스, 볼링, 원반던지기, 레슬링, 또는 러닝- 모두가 특정 근육 그룹들에 잠재적인 위험을 갖고 있다. 당신의 스포츠가 무엇이건 간에, 어떤 근육들이 가장 힘들게 일을 하는 가를 파악하는 것이 좋을 것이다. 그 다음 당신이 너무 강하게 운동을 했을 때 통증유발점들을 마사지 하는 방법을 배워라. 특히 다치기 쉬운 근육들을 플레이 하기 전과 후에 치료해야만 한다. 많은 전념하는 운동선수들은 예방적 치료로서 스트레칭 루틴을 한다. 통증유발점들을 가진 근육들은 염좌와 찢김을 당하기가 쉬운데, 그들이 늘어나는 것에 능동적으로 저항하기 때문이라는 것을 잊지 말아라. 치료와 부상 예방 둘 다를 위해서 정기적인 통증유발점들 마사지 루틴을 실행할 경우 스트레칭을 더 잘 이용하게 만들 수 있다.

운동을 과하게 하거나 무식하게 할 경우가 통증유발점들의 고전적인 원천이다. 운동이 잠정적으로 통증에서 벗어나게 하는 것을 알 수도 있지만, 그러나 멈추자마자 그것은 다시 되돌아 온다. 이것은 활동성 통증유발점들이 통증을 일으키고 있다는 징후다. 통증유발점들을 낫게 한다는 희망에서, 통증을 이겨내면서, 훨씬 더한 운동을 하는 것은 좋은 생각이 아니다. 통증유발점 통증과 운동-후 쑤심과 차이를 구분하기 위해서, 통증유발점들을 찾아라. 통증유발점 아픔은 그 근육의 특정 점에서 생긴다. 운동-후 아픔에서는, 전체 근육이 아프다.

### 피할 수 있는 여러 근육 오용 종류 *Other Avoidable Kinds of Muscle Abuse*

일과 운동에서 무리하는 것과 함께, 근육을 오용하고 통증유발점들을 만드는 덜 분명하지만 제한이 없는 여러 가지 방식들이 있다. 첫째로, 체형이 틀어지고 과체중인 것이 근육의 과사용과 통증유발점들의 발현을 위한 시작이 된다. 그리고, 당신이 이미 통증이 있었을 경우, 광범위한 운동으로 들어가기 전에, 통증유발점들을 시작하게 한다.

통증유발점들을 조장하는 다른 교활한 것들은 어색한 수면 자세들을 포함하는데, 특히 한 근육 또는 근육들 그룹을 단축된 상태로 몇 시간 동안 끝까지 두게 하는 것들이다. 배를 대고 자는 것은 허리통증의 원인이라고 알려져 있다. 수면으로 인한 통증을 풀기 시작하려면, 매트리스나 베개를 바꾸는 것으로 시작하지 말아라; 우선 근육들을 마사지해라. 당신은 약간의 좋아하는 수면 습관들을 바꿀 필요가 있는데, 그러나 오래된 습관을 멈추고 새로운 것을 도입하는 데는 오직 일주일이면 된다. 저녁에 오랫동안 TV 앞에 앉아있거나 먼 거리를 운전하는 것 둘 다 내재된 위험을 갖고 있는데, 그 이유는 주로 특정한 근육들을 움직이지 않고 있어야 하기 때문이다. 일과 골프 게임에서 인체공학을 조사한 것처럼, 취미, 집안의 잡일, 그리고 여러 하루 활동들을 조사해라.

## 피할 수 없는 근육 오용 Unavoidable Muscle Abuse

낙상이나 자동차 충돌 같은 사고를 겪은 근육들은 그 후에 통증유발점들로 이환될 운명에 처한다. 통증유발점들은 과도 수축되거나 과도 스트레칭의 결과일 수 있다. 통증유발점들은 경추염좌 통증의 주된 원인인데도 불구하고, 종종 의심받지 않고 치료되지 않는다. 또한, 골절, 근육 찢김, 인대 염좌, 및 관절 변위를 수반하는 어떤 물리적 부상은 관여된 근육들에 수반된 손상을 만들기 쉽다. 비록 그 근육들이 보이는 손상을 갖고 있지 않더라도, 그들은 분명히 통증유발점들을 갖고 있다(Simons, Travell과 Simons 1999). 부상이 치유되고 의사가 마사지를 받으러 가도 좋다고 한 이후, 모든 이환된 근육들 안에서 통증유발점들을 찾아 보아라.

## 예상치 못한 근육 오용 Unsuspected Muscle Abuse

Travell과 Simons에 의하면, 많은 종류의 의료 처치들이 통증유발점들과 근육근막 통증의 자각되지 못한 원인이 될 수 있다고 한다(Simons, Travell과 Simons 1999). 이것은 의원성 통증이라 불리는데, 의료 치료에 의해서 생겼다는 말이다. 예를 들어, 통증유발점들은 고정을 위한 보호대, 줄, 및 깁스(cast)에서 만들어진 부동에 의해서 흔히 시작된다. 다친 팔을 움직이지 못하게 만드는 보호대는 동결견 발달의 잘 알려진 출발점이다. 워킹 캐스트로 인한 다리 길이 불일치는 허리와 엉덩관절에 통증유발점들을 시작하게 할 것이다.

외과적 수술이 장기간의 잔여 통증을 남길 때, 잘려지거나, 당겨지거나, 멍들거나 또는 어떤 손상을 입은 근육들에서 통증유발점들을 의심해야만 한다. 이러한 통증유발점들이 수술 부위에서 훨씬 먼 곳들로 통증을 보내기 때문에, 의사들은 그것이 전이된 근육근막 통증이라는 것을 알지 못하고, 통증이 있는 부위만을 치료하려고 고집한다. 그래서 그들은 진정한 원인인, 통증유발점들 그리고 수술관 연관된 흉터조직을 돌보는 것을 간과해서 실패할 수 있다. 유착들이 흉터조직 안에 발달할 수 있다. 일단 절개가 완전히 치유된 이후, 흉터조직을 마사지 할 수 있다. 또한 오래된 흉터들을 마사지 하는 것이 절대로 늦은 일이 아니다.

엉덩이에 일반적으로 놓는 주사도 통증유발점들을 만들어서, 좌골신경통 증례를 가진 환자를 남길 수 있다. 중간볼기근으로의 주사로 기인한 통증유발점들은 전에 없었던 허리 통증을 남길 수 있다. 어깨 주사는 어깨세모근 통증유발점들을 남길 수 있다.

> 유착들이 흉터조직 안에 발달할 수 있다. 일단 절개가 완전히 치유된 이후, 흉터조직을 마사지 할 수 있다. 또한 오래된 흉터들을 마사지 하는 것이 절대로 늦은 일이 아니다.

진통제는 통증 치료에서 우선적으로 선택되는데, 통증에 대한 자각을 줄이는데 잘 작용하기 때문이다. 그러나, 통증은 어떤 것이 잘못되고 도움을 필요로 한다는 경고로 계속 보여져야 한다. 진통제로 전달자를 죽이거나 메시지를 무시해서는 안 된다는 말이다.

> 만약 통증유발점을 탐색하는 동안 진통제를 먹어야만 할 경우, 낮은 수준의 불쾌감으로 마사지를 해라, 아마도 1–10 척도에서 3 또는 4일 것이다. 진통제는 마사지에 대한 반응을 감출 수 있어서, 아픈 통증유발점들을 과도하게 치료하게 만들 수 있기 때문이다.

한 예로, Travell과 Simons은 고혈압치료에 쓰이는 칼슘 채널 브로커가 통증유발점들을 자극하고 영속화시킨다는 것을 보여주는 연구에 관해서 말한다. 다른 말로 하면, 고혈압 치료약이 당신의 통증을 악화시킬 수 있다는 것이다(Simons, Travell과 Simons 1999). Lipitor를 포함한 콜레스테롤을 줄이는데 사용되는 스타틴계 약물은 환자들의 15%에서 근육통과 허약을 일으킨다고 알려졌다(Dommerholt, Bron, 및 Franssen 2011; Sirvent, Mercier와 Lacampagne 2008). 〈가장 나쁜 약, 가장 좋은 약; Worst Pills, Best

Pills. 2005〉에서 의사인 Sidney Wolfe와 그 동료들은 부작용으로 잠재적 근육통을 일으키는 약들의 순위를 나열하였다. 당신이 어떤 이유로 처방약을 먹고 있다면, 이 유용한 책을 사서 처방약의 부작용을 공부하는 것도 가치가 있는 일이다. 만약 최근에 진통제를 먹고 있다면, 통증유발점에 관한 자가-치료를 배우는 것으로 그들 없이 할 수 있을 것이다. 만약 통증유발점을 탐색하는 동안 진통제를 먹어야만 할 경우, 낮은 수준의 불쾌감으로 마사지를 해라, 아마도 1-10 척도에서 3 또는 4일 것이다. 진통제는 마사지에 대한 반응을 감출 수 있어서, 아픈 통증유발점들을 과도하게 치료하게 만들 수 있기 때문이다.

# 통증유발점 영속인자들 *Trigger Point Perpetuators*

통증유발점들은 때때로 가라앉히기가 힘들 수 있다. 당신이 성공적으로 그것들을 물리쳤다고 생각이 된 이후에도 그것들은 바로 다시 생긴다. 또한, 근육근막 통증에의 영속 인자들의 영향이 과소평가되기 쉬운데, 당신이 그것들에 관해서 알았을 때조차도 그렇다. 감춰진 영향들은 성질이 화학적일 수 있으므로 당신의 시스템 전체에 미묘하게 전반적일 수 있어서, 그것들을 집어내기 어렵게 만든다.

영속 인자들의 관리는 만성 통증유발점 통증의 치료에서 가장 중요한 국면이다. 그것은 통증유발점 치료가 성공할 것인지 아닌지 그리고 그것의 이점이 지속할 것인지의 중요한 차이를 만든다. 영속 인자들은 때때로 매우 중요해서 그것의 제거가 어떤 통증유발점을 자체로 비활성화 시키거나 적어도 재발을 막아주기도 한다. 비타민 부족 같은 어떤 전신적인 요인들은 통증유발점들의 생성을 시작시키는 실제적인 환경일 수 있다(Simons, Travell과 Simons 1999). 대사, 유전, 및 선의 장애들이 통증유발점들을 영속 시킬 수 있는 것과 똑 같이 심리학적 문제들 그리고 수 많은 신체 고려사항들이 있다.

영속 인자들의 관리는 만성 통증유발점 통증의 치료에서 가장 중요한 국면이다. 그것은 통증유발점 치료가 성공할 것인지 아닌지 그리고 그것의 이점이 지속할 것인지의 중요한 차이를 만든다.

## *신체적 인자들* *Physical factors*

자세 스트레스, 정상보다 더 많이 신장되는 과다운동성 관절 ,척추측만증, 나쁜 작업 습관, 반복적인 염좌, 운동부족, 커다란 유방, 근육 불균형, 및 뼈 구조의 선천적 기형 들이 통증유발점들을  영속시키는데 기여할 수 있는 신체적 인자들의 일부다.

### 비정상적 뼈 구조 *Abnormal Bone Structure*

일부 사람들은 통증유발점 영속 인자가 될 수 있는 골격 기형을 갖고서 태어난다. 짧은 다리, 비대칭 골반, 짧은 위팔, 및 발의 긴 둘째 발허리뼈 들이 재발성 근육근막 통증으로 끈질긴 문제들의 원천으로 알려져 있다. 비정상적인 골격 구조는 인체가 끊임없이 보상을 만들게 하여, 근육들의 특정 군들에 영속적인 부하를 받게 만든다. 틀린 다리 길이는 다리, 엉덩이, 등, 및 목에 통증유발점들을 만들고 유지시킨다. 발꿈치를 들어올려서 교정하지 않으면, 이들 부위에 통증이 지속되고 재발되게 만든다; 적절한 발꿈치 들어올림이 고질적인 두통을 멈추게 한다고 알려졌다(Simons, Travell과 Simons 1999). 불행스럽게도, 다리 길이는 X-ray를 사용하지 않을 경우 정확하게 재기가 어렵다. 만성적으로 뭉친 근육들이 짧은 다리 모양을 만들어서 곤란함에 더해질 수 있다. 워킹 캐스트로 인해서 잠정적으로 길어진 다리는 등을 사정없이 파괴시킨다. 이 경우, 워킹 캐스트 높이 만한 깔창을 이환되지 않은 신발에 까는 것이 좋다.

때때로, 인체의 한 쪽 전체가 다른 쪽 보다 작다. 그런 경우에서, 골반의 한 쪽도 작기 쉬우며, 그것은 앉을 때 골반을 기울어지게 만든다. 이렇게 되면, 척추는 비정상적인 곡선이 되며, 허리네모근과 등의 다른 근육들에 추가된 부하를 만든다. 그 영향은 멀리까지 가서 목의 목갈비근과 목빗근에 미친다. 항상 같은 다리를 꼬고 앉는 것은 비대칭 골반을 보상하는 것을 나타낸다. 작은 쪽 골반 밑에 패드나 잡지, 또는 얇은 쿠션을 깔고 앉는 것이 이 상태의 치유를 도울 수 있다(Simons, Travell과 Simons 1999).

짧은 위팔은 생각하는 것 보다 흔한데, 근육근막 통증을 질질 끌게 하는 강력한 원인인 줄 모르는 경우가 많다(Simons, Travell과 Simons 1999). 짧은 위팔일 때, 더 높은 팔 받침이 있는 의자를 써야 한다. 팔꿈치를 받히지 않는다면 목, 상부 등, 및 허리에 있는 근육들에 계속적인 부하를 주게 된다. 책상과 좋아하는 팔 의자 그리고 차의 팔 받침에 한 두 층의 고무폼을 더해라.

쉽게 교정될 수 있는, 발의 첫 번째와 두 번째 발허리뼈의 길이가 다른 모톤의 발은 여러 쑤심과 통증의 원인으로 알려졌다. 이 상태는 발과 발목을 불안정하게 만들어서, 전신에 실질적인 영향을 줄 수 있으며, 종종 아킬레스 힘줄염의 내재적 원인일 수 있다(Simons, Travell과 Simons 1999). 모톤의 발은 10장에서 자세히 다룬다.

자격을 갖춘 근육근막 통증유발점 치료사들 그리고 약간의 신경근 치료사들은 이러한 구조적 영속인자들을 찾는 훈련을 받았다. 주위에 많지는 않겠지만, 가까이 있는 누군가를 찾을 가치가 있다. 훈련된 치료사들을 나열하고 있는 많은 웹사이트는 자원 항목을 찾아보아라.

### 자세성 스트레스 *Postural Stress*

작업 환경에서 당겨지거나 어색한 자세는 통증유발점들을 영속화 시킬 수 있어서, 그것들을 없애기 어렵게 만든다. 편안하고 익숙하게 지내 온 오랜 습관이 근육에 영향을 주는 것을 모르게 만들 수 있다. 무엇을 하는데 어떻게 앉고, 서며, 일하는지를 검사하는 것이 현명한데, 거기에 어떤 근육이 계속 당겨지고 긴장하게 되는 것을 찾는 것이다. 머리를 오랫동안 돌리고 있는지, 어떤 각도로 구부리고 있는지를 살펴라. 어깨와 귀 사이에 전화기를 끼고 있는 것은 상부 등과 목에 커다란 스트레스를 준다. 헤드셋 또는 핸즈프리 장비를 가급적 사용해라. 자세의 불균형을 표시하는 근육의 이상한 뭉침을 아는 것을 배워라.

소파, 의자 및 자동차의 버켓 시트 같은 잘 맞지 않는 가구에 의해서 통증유발점들이 만들어지고 영속하게 될 수 있는데, 그들 모두는 인체의 근육을 적절히 받혀주지 못해서 근육들에 부하를 준다. 당신은 이와 같은 긴장에 익숙해져서 그것과 함께 살아가도록 길들어졌다.

의식 수준을 높이지 않고서 통증유발점들을 영속시킬 수 있는 또 다른 인자는 근육들의 조임으로 브라, 넥타이, 지갑 끈, 백팩, 모자, 벨트, 신발, 또는 심지어 양말 들이다. 혈액과 산소의 자유로운 흐름을 빼앗아 가는 어떤 근육일지라도 통증유발점들을 만들기 쉽고, 연속적인 제한은 통증유발점들이 계속 있게 만들 것이다. 뒷주머니에 두꺼운 지갑을 넣고 다니는 것에 기인한 좌골신경통을 들어 보았을 것이다. 이것은 어떤 엉덩이 근육들의 순환을 제한시켜서 통증유발점들을 영속시키는데 그것은 그 근육들이 궁둥(좌골)신경을 조이게 만들어서, 다리에 통증과 마비를 만든다. 백팩, 팽팽한 브라끈, 또는 어깨에 건 무거운 가방에 의한 등세모근에서 만들어진 통증유발점들은 만성적인 목 통증과 두통의 의심받지 않은 원인일 수 있다(Simons, Travell과 Simons 1999).

좌식 생활 스타일은 통증유발점들의 원인이자 영속인자다. 건강을 유지하려면 근육은 일을 할 필요가 있다. 그것들을 움직이지 않게 유지하는 것은 그것들을 뻣뻣하고 짧게 만들어서 통증유발점들을 치료하기 힘들게 만든다. 머리, 목, 및 어깨를 앞으로 구부정하게 한 전반적으로 좋지 않은 자세 또한 하나의 영속인자로, 이 부위의 근육근막 통증을 풀기 힘들게 만든다(Simons, Travell과 Simons 1999).

## 비타민과 미네랄 부족 *Vitamin and Mineral Insufficiencies*

통증유발점들은 근육에 에너지를 공급하지 못하게 하는 어떤 것에 의해서 악화되는데, 필수 비타민과 미네랄의 부족 및 결핍을 포함한다. Travell과 Simons은 만성 통증으로 치료한 환자들의 거의 반이 균형 잡힌 근육 대사에 필요한 어떤 비타민이나 미네랄이 부족하다고 확신했다(Simons, Travell과 Simons 1999). '부족' 이라는 용어는 정상 보다 낮은 수준을 나타내는데 사용되지만, 그것들은 근육근막 통증에 익숙하지 않은 의사들에게 그것들은 임상적으로 중요하다고 간주되지 않을 것이다. 이 중요한 영양소들은 비타민$B_1$, $B_6$, 및 $B_{12}$, 비타민C, 및 엽산 들이다. 미네랄들인 칼슘, 철분, 마그네슘, 아연 및 칼륨 또한 매우 중요하다. 이 미네랄들이 특히 부족한 그룹들은 노인, 임산부, 다이어트 중인 사람, 빈곤층, 정서적으로 우울한 사람, 및 매우 중병인 환자 들이다.

많은 경우에서 문제는 비타민 또는 미네랄의 섭취 부족이 아니라 그것들의 고갈을 만드는 어떤 물질들의 섭취 때문이다. 흡연이 비타민C를 파괴한다. 알코올, 제산제, 및 차 속의 탄닌이 비타민B1의 흡수를 저해한다. 제산제는 또한 엽산과 칼슘의 흡수에 영향을 끼친다. 구강 피임약이 결핵 약이나 스테로이드처럼 비타민$B_6$의 부족을 초래 한다. 카페인 복용은 통증유발점들을 영속시킨다. 좋은 것을 너무 많이 하는 것 또한 경계해야만 한다. 비타민C 또는 엽산의 과다 복용은 비타민$B_{12}$를 고갈 시킨다.

미네랄들인 칼슘, 철분, 마그네슘 및 칼륨의 레벨은 근육의 정상 기능을 위하여 적절해야 한다. 칼슘 이온의 교환은 근육 섬유들의 수축과 이완에 직접 관여 한다. 마그네슘은 인체의 칼슘의 쓰임과 함께 요구 된다. 마그네슘이 부족한 것은 근육의 이상흥분상태와(실룩거림, 경련, 긴장, 및 통증을 포함한) 허약함과 관련이 있다. 철분은 혈액에 의하여 운반된 영양분과 산소를 근육 조직이 쓸 수 있게 만든다. 또한 철분은 인체 온도를 조절하는 역할을 한다. 철분이 부족하면 하루 종일 추위를 느낀다. 그러나 너무 많은 철분은 너무 적은 것과 같이 나쁜데, 종종 피부의 색 변화, 심장병, 및 뇌졸중 후 늦은 회복을 보인다. 칼륨 부족은 심장근육과 다른 평활근의 기능에 영향을 준다(Mense와 Gerwin 2010).

통증유발점이 지속되거나 근육통이 재발할 경우, 부족을 확인하기 위해서 혈액 검사를 받는 것이 좋은 생각이다. 중요한 비타민과 미네랄들의 수준을 위해서 아래의 테이블 2.1을 보라.

| 테이블 2.1 유용한 실험실 검사치 | | |
|---|---|---|
| | **남성** | **여성** |
| | 임상 실험 결과는 이 수치이거나 이보다 커야만 한다. | |
| 페리틴(철의 저장 형태) | 50 ng/ml | 50 ng/ml |
| 비타민 $B_1$ (티아민) | 4.0 mcg/l | 4.0 mcg/l |
| 비타민 $B_6$ | 5.4-6.7 mcg/l | 2.0-2.8 mcg/l |
| 비타민 $B_{12}$ | 350 pg/ml | 350 pg/ml |
| 비타민 D | 32 ng/ml | 32 ng/ml |
| 혈장 엽산 | 5.4 mg/ml | 5.4 mg/ml |
| | 임상 실험 결과는 이 범위 내에 있어야만 한다. | |
| 혈장 칼슘 | 8.5-10.6 mg/dl | 8.5-10.6 mg/dl |
| 혈장 마그네슘 | 1.8-3.0 mg/dl | 1.8-3.0 mg/dl |
| 혈장 칼륨 | 3.5-5.2 mmol/l | 3.5-5.2 mmol/l |
| 비타민 C | 0.4-2.0 mg/dl | 0.4-2.0 mg/dl |

Sauer와 Biancalana 2010의 허락으로 재인쇄 그리고 Jan Dommerholt 2012의 도움으로 채택

## 대사 장애 *Metabolic Disorders*

어떤 화학적 또는 선(gland)의 불균형이 근육들의 대사를 방해할 때 통증유발점들을 없애는데 문제가 생기기 쉽다. 경계해야 할 어떤 조건들은 갑상선 기능저하, 저혈당, 낮은 에스트로겐, 낮은 테스토스테론, 빈혈, 오랜 수유,

및 혈액 속에 요산 증가(요산증) 들이다. 니코틴, 카페인, 및 알코올이 불규칙한 대사를 만들어서 통증유발점들을 비활성화 시키는데 어려움을 초래 한다(Simons, Travell과 Simons 1999).

갑상선에서 낮아진 생산성이(갑상선기능저하증) 근육의 흥분성을 증가시키며, 통증유발점들을 쉽게 발달시키며, 통증유발점 처치의 경감을 매우 짧게 만든다. 갑상선 기능저하의 특징적인 사인들은 근육 경련, 허약, 뻣뻣함, 및 통증 들이다. 다른 증상들은 만성 피로, 추위를 참지 못함, 건성 피부, 활동항진, 월경 장애, 및 체중감소 들이다. 리튬이 타이로이드 분비를 낮추는 것처럼 보이는데, 반면에 에스트로겐의 치환은 그것을 증가시킨다. 이것은, 간접적으로, 리튬은 통증유발점들을 더 악화시키고, 에스트로겐은 그것들을 좋게 만드는 것을 뜻한다(Simons, Travell과 Simons 1999; Sonkin 1994; Bochetta et al. 1991).

저혈당이 재발한 기간은 통증유발점들을 악화시키고, 통증유발점 치료의 효율성을 감소 시키는 경향이 있다 저혈당의 증상은 빠른 심박동, 발한, 흔들림, 및 불안 증가 들이다. 더 심한 기간에서는 시각 장애, 안절부절, 사고와 발음 문제, 및 기절 조차도 만든다. 정서적 장애는 저혈당으로 빠지기 쉽게 만든다. 카페인과 니코틴 모두 아드레날린의 분비를 촉진시켜서, 이러한 상태를 나쁘게 할 수 있다. 또한 알코올은, 적당한 양 조차도, 간이 포도당을 만드는 것을 방해해서 알코올이 당신의 시스템에 있는 동안 그리고 간혹 그 이후 하루 이틀 더 저혈당으로 만든다(Simons, Travell과 Simons 1999; Foster와 Rubenstein 1980).

요산증(uricemia)은 통증유발점을 더욱 문제가 되게 만들 수 있다. 관절에 요산 결정체가 쌓이는 통풍은 이 문제의 결정판이다. 너무 많은 육류와 너무 적은 수분의 섭취는 요산증을 조장하는 경향이 있다. 비타민C는 이 문제들에 도움이 된다(Simons, Travell과 Simons 1999; Kelly 1980).

## 심리학적 인자들 *Psychological Factors*

긴장, 불안, 만성 우울, 및 매일의 초조들이 통증유발점 처치를 효과 없게 만든다. 그래서 "좋은 스포츠 증후군"은 할 수 있다, 거기서 당신은 통증을 이기면서 일하거나 플레이 하는 것을 고집한다. 반면에, 심기증 또는 희망이 없다는 생각은 면역계에 장애를 주고, 저항을 낮추고, 통증유발점 치료에 반응이 없게 만든다(Simons, Travell과 Simons 1999).

당신이 언제 굳은 자세를 하고 있고 이것이 어떻게 정서 상태와 연관이 되는 가에 관한 자각을 개발해라. 아마도 일이 잘 풀리지 않을 때 숨을 얕게 쉴 것이다. 어떤 때는 숨을 쉬지 않기도 한다. 당신이 긴장된 순간에 마음을 가다듬으면, 몸 안에서 뭉친 곳을 알아 차릴 것이다. 단지 필요 없고 과도한 근육 긴장을 이완시켜서 정서적인 고통을 종종 덜 하게할 수 있다. 습관적인 근육 긴장을 효과적으로 극복하기 위해서, 조직화된 접근법을 따르는 것이 유용하다. 체계적으로 몸을 한 번에 한 부분씩 이완시키는 점진적 이완을 배워라. 12장, 근육 긴장과 만성 통증에서 점진적 이완을 다룬 독특한 시스템에 관해서 자세히 찾을 수 있다.

## 기타 인자들 *Other Factors*

여러 다른 요인들이 통증유발점 치료의 성공 여부에 관여를 한다. 화농된 치아, 동염, 및 요도 감염 같은 만성적 박테리아 감염들이 인플루엔자와 헤르페스 바이러스 같은 바이러스 질환처럼 통증유발점들을 계속되게 만들 수 있다. 수면 부족 또는 편안하지 않은 수면 또한 통증유발점들의 영속인자들일 수 있다.

공기 중의 자극물질에 의한 알러지는 호흡기 질환을 일으켜서 목, 가슴 및 복부의 통증유발점들을 처치하기 어렵게 만든다. 음식물 알러지는 신체의 모든 근육들이 스트레스를 쉽게 받게 만든다. 창자의 기생충들은 필수 영양분을 고갈시켜서 통증유발점에 간접적인 영향을 준다. 기생충은 당신이 생각하는 것보다 음흉하고 아주 흔하다는 것을 알아야 한다(Simons, Travell과 Simons 1999).

통증유발점과 근막 통증을 없애기 위하여 영속인자들만을 조절하는 것에 의존해서는 안 된다. 자가-적용 마사지를 여전히 해 야할 것이다. 현재 통증 문제를 풀고 장래의 것들을 예방하는데 있어서, 우연히 모든 것을 변화시키는 한 요인을 발견할 수도 있을 것이다.

## 행동 취하기 *Taking Action*

통증유발점의 많은 원인들은 제거하거나 바뀌기가 쉽지 않다. 작업 환경에서 피할 수 없는 반복적인 동작이 완벽한 예가 된다. 정기적인 통증유발점에 대한 자가-치료는 반복적인 동작의 해로운 영향을 막아줄 것이다. 다음 장은 자가-적용 통증유발점 마사지 테크닉을 당신에게 소개할 것이다. 통증유발점 마사지가 얼마나 간단하고 효과적인 것을 보고 매우 놀랄 것이다.

# 제3장

# 치료 가이드 라인

## Treatment Guidelines

비록 전문적 치료가 통증유발점 치료에 있어서 의심할 바 없는 최상의 방법이지만, 자가 -적용 마사지도 많은 장점이 있다. 자가 - 치료에서는, 약속을 기다릴 필요가 없고, 필요할 때마다 도움이 되며, 금전적으로 한 푼도 들지 않는다. 그들 중의 최상은, 무엇이 당신의 통증을 일으켰는지 그리고 그것에 관하여 무엇을 할 것인가를 다른 사람에게 의존하지 않아도 된다는 것이다. 당신은 전문가가 될 수 있다.

다른 사람들은 당신의 통증과 아무런 관련이 없다. 어디가 아프며 얼마나 아픈지를 당신만 안다. 치료가 제대로 됐는지 아닌지를 다른 사람보다 당신이 더 잘 안다. 자가 - 적용 통증유발점 처치로, 당신은 직접적으로 치료를 조절한다. 대부분의 사람들은 그들 자신의 통증을 어떻게 없애는지를 알았을 때 만족스러운 힘을 가졌다고 느낀다.

자가 - 치료가 모든 것을 가라앉히지는 못한다는 것을 깨닫는 것이 중요하다. 극복하기에 어려운 것들이 있을 수 있다. 어떤 종류의 통증은 매우 빠르게 없앨 수 있지만, 오래된 만성적인 문제들은 없애는데 한두 달이 걸릴 수 있다. 이것은 오랜 시간 동안 자리잡은 통증유발점들이 그것들을 강화시키고 영속화하는 경향이 있는 신경 시스템 속에 통로를 만들었기 때문이다(Travell and Simons 1999; Yaksh와 Abram 1993). 또한 오랜 시간의 기능이상, 구조적 변형, 또는 영양 부족들이 통증유발점들을 영속화 시킬 수 있다. (자세성 기능이상은 컴퓨터 앞에서 구부정하게 앉아 있는 것 같은 습관이 근육들의 한 그룹을 만성적으로 단축시키고, 척추를 포함한 관절들을 정상적으로 균형 잡힌 배열에서 벗어나게 만들 때다. 이 단축된 근육들은 이러한 짧아진 자세에 적응해서 당신이 습관적인 자세를 잡지 않을 때조차도 근육 불균형이 지속된다.)

다른 현실은 통증유발점 마사지가 아플 수 있다는 것이다 것이다. 올바르게 시행된다면 그것은 즐거운 종류의 통증이며, 당신이 이완될 만한 수준의 통증이 될 것이다. 사용하는 압력 수준을 "치료상 달콤한" 또는 "절묘한 압통"으로 만드는 것이 목표이다. 너무 아플 경우, 그것을 하는 것을 피할 수 있다. 마사지 효과를 보기 위하여 너무 세게 하고 자가 - 치료를 너무 많이 할 경우, 당신의 신체는 그것에 맞서서 반응해서, 통증을 하루나 이틀 동안 더 심하게 만든다. 마사지를 위하여 딱딱한 도구를 열정적으로 사용하는 것은 피부에 상처를 주고, 근육이나 신경 같은 깊은 조직을 다치게 할 수도 있다. 아주 많은 활동성 통증유발점들이 있어서 너무 오래 치료를 하면, 기운이 없고 메스꺼운 상태가 될 수도 있다. 통증이 매우 넓게 퍼져 있을 때에는, 한 번에 모든 것을 다루려고 하지 말아라. 처음에는 가장 심한 것을 먼저 치료하고 신중하게 노력하도록 하여라. 이 치료에 2주를 바칠 결단을 갖고 시작해라. 처음 세 장들을 읽어라 그리고 4장에서부터 계속해서 10장까지에서 가장 가능성이 있고 중요한 2~4개의 근육들을 찾아라.그런 다음 하루에 3번 매일 자가 - 치료를 시작해라. 시간이 많이 걸리지는 않을 것이다. 2주 말미에, 재평가해라. 만약 약간의 진전이 있을 경우, 계속해라. 그렇지 않을 경우, 이 장에 있는 "효과가 없을 때: 왜?" 항목을 다시 읽어라.

또한, 어떤 통증유발점들은 가장 심한 스트레스와 연관이 있어서 재발하는 경향이 있다는 것을 알아라. 다시는 통증이 결코 없을 것이라고 기대하는 것은 비현실적이다. 그럼에도 불구하고, 통증유발점 마사지 처치 기술을 발전시켜서, 전보다 통증에 잘 대처할 수 있을 것이다. 통증유발점 자가 - 치료에 정통할 계획을 세워라 그러면 그것은 새로운 삶의 기술이 될 것이다.

# 문제 해결: 통증의 원인을 찾는 방법
*Troubleshooting: How to Find the Source of Pain*

통증유발점 마사지의 성공은 궁극적으로 통증은 전이된 것이며, 원인이 된 통증유발점을 거꾸로 추적하는 것을 아는 능력에 달려있다. 통증 자체를 공격하고 그것의 원인에 얽매이기가 매우 쉽다. 비록 일부의 통증유발점들은 국소적인 통증을 만들지만, 아픈 곳에 문제가 있다고 생각하는 것은 잘못이다. 연관된 통증 양상에 사려 깊은 주의를 해야 통증을 극복할 수 있다.

아픈 곳에 문제가 있다고 생각하는 것은 잘못이다.

4장부터 10장의 앞에, 통증 가이드와 기타 증상 가이드가 있다. 이 가이드는 특정 부위로 통증을 보내는 근육들의 목록이다. 특정 부위에 통증을 일으키는 특정한 통증유발점을 찾기 위해서는, 해당 목록에서 한 번에 하나씩 근육을 확인해야 한다. 각 근육 장의 앞에 있는 통증 도해 가이드는 어떤 근육을 더 자세히 배울 것인가를 빨리 알게 도울 것이다. 어떤 통증 양상이 당신의 것과 맞는 지를 보기 위해서 그림을 자세히 보고 증상에 대한 설명을 읽어보아라. 가장 강렬하고 가장 흔한 양상의 부분들에 맞게 연관통 그림들을 간략화 시키기로 정했다 – 다른 말로, 일차적 통증 양상. "파급" 통증, 또는 덜 흔한 통증은 본문에 기술되었다. 통증 가이드에서 굵은 글씨체로 된 단어들은 일차적 통증 양상들을 가진 근육들을 보여준다. 보통 글씨체로 된 근육 이름들은 그 부위에 파급 통증 양상을 갖고 있다. 목록의 제일 아래의 근육이 범인일 수도 있다는 가능성을 항상 갖고 있어야 한다. 여러 근육들에 있는 통증유발점들이 문제에 포함되는 일이 흔하다. 근육 이름 뒤에 페이지 숫자가 온다. 통증 가이드, 기타 증상 가이드, 그리고 통증 도해 가이드 (연관통 그림) 들은 〈근육근막 통증과 기능이상; 통증유발점 매뉴얼〉 (Travell과 Simons 1992; Simons, Travell과 Simons 1999)에서 개작되었다. 근육들의 올바른 이름을 아는 것이 유용하다. 그것은 근육들이 어디에 있다는 개념을 명확히 해 주기 때문에 찾기 쉽게 만들어 준다. 한 근육의 통증유발점들을 찾을 수 있기 전에 그 근육을 찾을 수 있어야만 한다.

## *인체 메커니즘에 대한 학습* *Learning about Body Mechanics*

근육을 다룬 장들에서, 각각의 근육이 하는 일에 관하여 배울 것이다. 근육의 기능을 이해하는 것이 문제를 만든 통증유발점들을 찾는 것을 도와줄 것이다. 인체 메카닉스의 통찰력이 문제들이 재발되는 것을 막기 위해서는 무엇을 해야 한다는 것을 알게 할 것이다. 단지 통증을 없애는 것만으로는 불충분하다. 무엇보다도 먼저, 다시 생기지 않게 하려면 무엇을 해야 하는지 알 필요가 있다.

당신이 근육을 알고 그들의 통증유발점들을 찾는 약간의 경험을 쌓아감에 따라, 차트들을 찾아봄이 없이 당신의 손은 바로 그 자리로 가고 있는 것을 볼 것이다. 근육들이 어떻게 일하는지를 안다는 것은 문제들이 일어났을 때 그것들을 인지하는 것을 증가시켜 준다. 이것이 통증유발점들이 싹일 때 잘라버리게 만들어 준다.

## *통증유발점 찾기* *Finding Trigger Points*

통증의 원천에 관한 잘못된 가정이 통증을 없애려는 노력을 물거품으로 만든다. 통증유발점들에 관해서는 통증의 전이가 본질적인 사실이다. 잘못된 곳을 마사지하면 전혀 좋아지지 않는다. 그것은 통증을 더 악화시키기조차 한다. 연관통 원인에 대한 추적을 잘하지 못한다면 그것을 정복할 수가 없을 것이다. 각 근육의 연관통 양상의 도해들이 통증유발점들을 찾는 열쇠다. 그림 3.1은 근육들, 통증유발점들 및 연관통이 그림에 어떻게 그려지는 가를 보여 준다. 연관통 부위는 좌하에서 우상으로 가는 평행 사선들로 그려진다. 평행선들은 또한 근육을 나타내는데, 그러나 선들은 근육의 외형 속에 싸여있다. 까만 점은 통증유발점의 위치를 묘사하며 그 부위의 여러 통증유발점들을 나타낼 수도 있다. 그림을 간단히 하기 위하여, 통증유발점들이 인체의 한 쪽에만 표시되었으나, 그것들은 다른 쪽에서나 양쪽에서도 나타날 수도 있다. 통증유발점들은 일반적으로 몸에서 그것들과 같은 쪽에서 통증을 일으킨다. 반대쪽으로는 거의 통증을 보내지 않는다. 통증유발점들이 이러한 통증을 몸 중앙에서 멀어지게 보내는 경향을 알아차릴 것인데, 그러나 그 반대 상황도 간혹 생긴다.

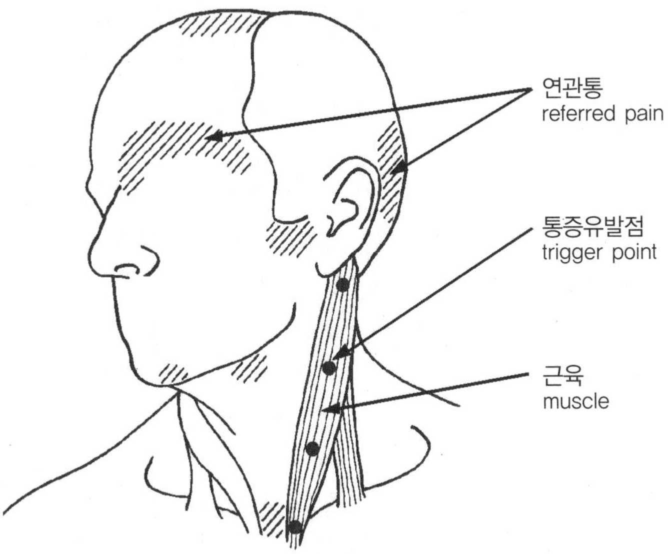


**그림 3.1 도해 설명. 연관양상의 오직 일부만을 갖기도 한다. 부가적으로, 덜 흔한 연관 양상들은 통증 가이드, 기타 증상 가이드, 및 책에 기록되어 있다.**

종종 어떤 그림은 당신을 정확히 목표로 가게하며, 때로는 근처로 가게 한다. 궁극적으로 감각에 의하여 통증유발점들에 목표를 맞춰야 한다. 목표는 올바른 부위를 찾는 것이며, 그런 다음 만져서 굉장히 아픈 점을 찾아라. 근육에 작은 혹들을 찾지 못했다고 낙담하지 말아라. 일반적으로, 통증유발점들은 3차원적인 매듭이라기보다 팽팽한 근육 부위처럼 느껴진다. 그것들은 한 부위 안에 있는 가장 심한 압통 부위로 마사지에 기분 좋게 느껴진다. 때때로 증상이 경감될 때까지 올바른 점을 찾았는지 모를 수도 있다. 통증유발점을 찾는 가장 믿을 수 있는 판단기준은 만지면 매우 아픈 것이다. 그냥 당신이 그것을 누를 때 가장 아픈 점을 찾아라. 명백히, 여러 의학적 상태들이 근육들과 연부조직 안에 압통을 일으킨다. 첫 번째 열쇠는 부드러운 마사지로 불편함을 적당한 수준으로 유지할 수 있는가를 보는 것이다. 통증유발점은 성공적인 치료에 반드시 덜 아프게 된다. 증상이 개선되지 않고 그 점의 압통이 줄어들지 않을 경우, 의사의 진찰을 받아야만 하는데, 더 좋은 것은 통증유발점들과 근육근막 통증을 잘 아는 의사를 찾는 것이다.

## 금기증: 조심해야 할 이유 Contraindications: Reasons to Be Cautious

깊은 스트로크 마사지에서 조심해야 할 몇 가지 이유가 있다. 여기에 명심해야 할 법칙이 있다: 절대로 박동을 마사지 하지 말아라. 동맥은 인체의 여러 기관들과 부분들로 신선한 혈액을 공급한다. 또한 그것들은 플라크를 축적시키는 경향이 있다. 플라크를 느슨하게 해서 뇌 같은, 가기를 원치 않는 곳으로 그것을 보내는 것을 피하려면, 커다란 동맥들의 마사지를 피해라. 목 앞에 있는 경동맥, 복부 안에 있는 하행대동맥, 그리고 넙다리 사타구니 가까이 있는 넙다리동맥들에서가 아닌 그것 가까이 통증유발점들을 찾을 것이다. 이러한 부위들에서 근육들을 돌보려면, 손가락 끝의 부드러운 터치로 간단히 우선 박동을 찾은 다음, 동맥을 피하기 위해서 그 박동 옆으로 옮겨라. 각각의 위험을 주는 부위을 위한 특정 설명들이 필요 시 각 근육에 포함된다. 만약 동맥경화증이라는 진단을 받았을 경우, 어떤 종류의 마사지를 시행하기 전에 의사의 허락을 얻는 것이 추천된다.

> 통증유발점들은 일반적으로 인체의 오직 한 쪽에서만 보여지지만, 그러나 어느 한쪽 또는 양쪽 모두에 나타날 수 있다.

또 다른 흔한 문제는 림프계다. 마사지를 하는 동안, 부어 오른 림프절들을 찾을 수도 있다. 그것들이 건강할 때, 그것들은 강낭콩보다 훨씬 작다. 그것들을 전혀 느끼지 못할 수도 있다. 그것들은 단단하거나 딱딱하게 느껴지고 염증이나 커져있을 때 누르면 아프다. 만약 그것들을 느낄 경우, 그것들을 누르거나 꼬집지 말아라. 그것들은 근육 조직 안에 싸여있지 않아서 두 손가락으로 꼬집기가 거의 불가능하다. 림프절들 자체를 피하며, 치료하고자 하는 근처에 있는 근육들에 보수적인 마사지를 적용해라. 림프계는 감염, 균류, 바이러스, 박테리아, 및 암과 싸운다. 한 림프절이 이틀 이상 부어있다는 생각이 들면, 의사를 찾아라. 예를 들어, 유방암 수술로 인해서 면역반응이 손상을 받은 림프계일 경우, 광범위한 마사지 치료를 시작하기 전에 림프 배액 전문가 또는 림프 배액을 훈련 받은 마사지 치료사의 자문을 구할 필요가 있다. 그것들은 당신에게 깊은 통증유발점 마사지를 하기 전과 후에 사용할 자가 - 관리 테크닉을 가르쳐 줄 수 있다.

통증유발점 마사지를 포함해서, 마사지 치료에 금기시되는 많은 다른 상황들이 있다. 이 목록은 명백한 피부 감염 또는 접촉성 피부염, 바이러스 또는 신부전증 같은 급성 전신 감염을 포함한다. 마사지를 하기 전에 의사의 진찰을 요하는 많은 심각한 건강 상태들이 있다. 예들의 짧은 목록들: 동맥류, 동맥경화증, 암, 울혈성심부전증, 관상동맥 질환, 복막염, 또는 다낭성 신장질환 들이다. 마사지 치료에 금기시되는 다른 상황들: 열, 간경변, 부종, 혈전, 골절된 뼈, 깊숙한 정맥 혈전증, 색전증, 졸도, 조절되지 않은 고혈압, 장폐쇄, 임파선염, 심근염, 류마티스성관절염, 결핵, 발작 (Werner 2013).

이 상황들의 일부는 몸을 통한 액체와 물질들의 움직임과 관련이 있다. 마사지는 순환을 증진시킨다; 통증유발점 마사지도 작은 규모에서 똑 같은 것을 한다. 인체가 깊은 조직 마사지를 견딜 수 있는 지를 의사와 함께 확인하는 것이 항상 현명한 일이다. 부가적인 정보를 위해서 몇 권의 책과 웹사이트들이 자원 항목에서 제공된다.

## 마사지 테크닉 *Massage Technique*

마사지를 올바른 방법으로 하는 것에는 두 가지 문제가 있다: 안전성과 효율성. 앞팔과 손의 근육들을 당기거나 피로하지 않게 마사지를 할 수 있어야 하며 어떤 통증유발점에 실제적인 효과를 주어야 한다.

테이블 3.1은 안전하고 효율적인 자가 - 적용 통증유발점 마사지의 9개의 원칙들을 적었다. 이 가이드라인들은 몸 전체에 사용되는 기본 마사지 스트로크를 규정한 것이다. 각각의 통증유발점 마사지는 1분 이내로 비교적 짧은 것이어야만 한다. 그것이 한 치료를 구성한다. 더 이상 할 필요는 없다. 다음 멈추고 다른 곳으로 가라. 그것이 치료를 구성한다. 더 이상 할 필요가 없다. 다음 통증유발점으로 옮겨가는 것이 최선이다. 과도한 치료는 역효과를 본다. 약의 기본 원칙은 오직 치유를 조장하는 조건을 만드는 것이다. 몸 자체가 치유자이다. 당신의 몸이 그들의 일을 하며 반응하는 그것의 자연스러운 과정을 믿어야만 한다.

절대로 힘을 주어 없애려고 하지 말아라. 통증유발점들은 아래의 가이드라인을 따라서 매일 잦은 치료를 받을 때 자신이 풀어진다. 참을성을 가져라- 이러한 간단한 반복적인 치료가 얼마나 잘 듣는지에 놀랄 것이다.

> 치료의 실패는 보통 너무 공격적이거나 또는 간단히 틀린 점을 치료한 결과로 온다.

여기 있는 가이드라인은 많이 아는 치료사의 안내 없이 자가 - 치료를 하는 사람들에게 특히 유용하다. 치료를 보수적으로 하고 일관되고 점진적인 발전을 보는 것이 너무 공격적이어서 잠정적인 통증 위기를 만드는 것보다 좋다. 우리는 www.newharbinger.com/24946에서 다운로드를 할 수 있게 만들었으므로 그것들을 당신과 함께 갖고 다녀라 (이 책 뒤에 더 많은 정보가 있다.)

| 테이블 3.1 자가 - 마사지 가이드 라인 |
|---|
| 1. 가급적 도구를 사용해서 손을 아껴라. |
| 2. 깊게 스트로크를 하는 마사지를 하라. |
| 3. 짧고 반복적인 스트로크로 아픈 점 한 쪽에서 다른 쪽으로 마사지를 해라. |
| 4. 최고의 인체공학을 위해서 한 방향으로 마사지 스트로크를 해라. |
| 5. 마사지 스트로크는 천천히 한다. |
| 6. 하나에서 열의 척도에서 다섯의 통증 수준으로 해라. |
| 7. 통증유발점 마다 10-12회 스트로크로 한정해라. |
| 8. 한 통증유발점을 하루에 3에서 6회를 한다. |
| 9. 경감이 없다면, 아마도 틀린 점을 하고 있는 것이다. |

## 깊은 스트로크 마사지 *Deep Stroking Massage*

도수 통증유발점 치료로 가는 기존의 접근법은 허혈 압박(ischemic compression)이라고 불리는데, 어느 정도의 시간 동안, 또는 그것들이 풀어질 때까지 통증유발점들을 누르고 잡고 있는 것이다. 문자 그대로 그 조직에서 혈액을 짜내는 것이다. 통증유발점을 눌러 잡고 있는 것의 문제는 목적이 그것을 풀어버리려는 것일 때, 그것은 불필요하게 고통스러울 수 있다는 것이다. 또한 치료를 하는 사람의 어깨, 팔, 및 손들이 계속된 수축을 요구해서, 단 시간 내에 극도로 피곤하게 만든다. 다행히도, 통증유발점들을 비활성화시키기 위한 보다 안전하며 보다 효율적인 방법이 있다.

허혈 압박의 정적인 압력 대신, 통증유발점 결절을 가로지르는 일련의 스트로크를 만들어라. 이것은 통증유발점에 자극을 덜 주면서 좋은 결과를 얻으며, 손에 손상을 덜 주며 피부와 근육에 멍이 생기게 하는 위험성을 줄여 준다. 통증유발점을 압박하는 것은 올바른 생각이나 반복적으로 젖을 짜는(milking) 동작이 혈액과 림프액을 보다 효율적으로 빼낸다. 림프는 계속적으로 수축한 근육 섬유들이 만든 쌓여진 찌꺼기를 포함하고 있다. 얼룩진 옷을 헹구는 것을 머리에 그려라. 오직 한 번 물에 담그고 짜는 것은, 당신이 오래 그리고 세게 그것을 짜더라도 옷을 깨끗이 할 수가 없다. 물이 옷을 깨끗이 할 때까지 반복해서 깨끗한 물이 흐르게 해야 한다. 유사한 과정이 통증유발점에서도 적용된다.

정적인 압력보다 짧고 반복된 스트로크를 쓰는 다른 장점은 계속된 통증보다 간헐적인 것이 참기 쉽기 때문이다. 간헐적으로 움직이는 압력은 조금 더 깊게 들어갈 수 있게 하고, 당신이 지금 눌러서 참을만한 통증 보다 약간 더 아픈 통증을 만들기 때문이다. 깊고 천천히, 매우 짧은 스트로크로 일 초에 한 스트로크 이상을 하지 말아라. 아픈 점의 한 쪽에서 다른 쪽으로 움직일 필요가 있다. 손가락으로 피부를 가로질러 미끄러지지 말고 손가락과 함께 피부를 움직여라. 이렇게 하는 것이 근육을 싸고 있는 근막의 굳음이 종종 문제의 부분이 되는 밑에 놓인 근막을 풀어지게 한다. 참을 수 있는 수준으로 치료하며, 통증유발점을 아래의 뼈에 대고 그 쪽으로 눌러라. 스트로크의 마지막에는 압력을 풀어라, 그리고 스트로크를 시작한 곳으로 다시 가라, 그리고 반복하라. 압력을 풀 때마다 신선한 혈액이 차 올라와서 신선한 산소와 영양소를 옮겨준다. 근육 섬유들로 이러한 필수적인 물질들을 공급하는 모세혈관들을 매듭지어진 근육 섬유들에서 온 압력이 조이고 있기 때문에 통증유발점들은 그것들이 고갈되어 있다. 체액은 항상 심장을 향하여 흘러야 된다는 말을 들었을 지도 모르나, 여기서는 중요한 문제가 되지 않는데, 왜냐하면 아주 적은 액체가 움직이기 때문이다. 어떤 방향이던지 스트로크가 최선이다. 당신이 원할 경우 치료 중간에 방향을 바꾸며, 인체공학에 신경을 써라. 쉬운 방법을 찾아라, 그렇지 않을 경우, 그것은 당신은 지쳐 빠지게 만들어서 그것을 하기를 원하지 않을 것이다.

쉬운 방법을 찾아라

깊은 스트로크 마사지의 또 다른 이점은 그것이 당김을 통증유발점 안에서 근육 섬유들 내로 되돌리는 것을 돕는다. 어떤 모델용 점토 덩어리에 깊은 스트로크의 마사지를 한다고 생각해보자. 그것은 미는 방향으로 퍼져 늘어날 것이다. 근육 섬유로의 영향도 명백히 볼 수 있을 만큼은 아니지만 똑 같다. 당신이 전체 근육에 하는 통상적인 스트레칭인 커다란 당김(macrostretch)에 맞서는 이것을 미세 당김(microstretch)이라고 생각하자. 미세 당김은 바로 가장 필요한 곳인 통증유발점으로 직접 가해 진다. 이런 식으로 하면, 근육 섬유들의 팽팽한 밴드들이 과도신장(over-stretching)될 기회를 주지 않으며, 통증유발점의 각각의 쪽에서 뼈의 근육 부착들로 이끌어 간다. 이 팽팽한 밴드를 과도신장 시키면 통증유발점을 자극하는 위험성이 있으며 그것을 계속 수축되어 있게 한다.

통증유발점을 치료는 방법에 관한 많은 다른 아이디어들이 있다. 치료를 받는 사람에게 최고라는 느낌을 주는 것을 하는 것이 올바른 아이디어라고 여겨진다. 올바르다고 느껴지는 것은 세션마다 다르거나 또는 심지어 근육마다 다를 수 있다. 개개인을 하나의 개개인으로서 치료해라. 통증을 줄이고 기능을 회복시키는 것을 해라, 그리고 더 많은 문제를 만들지 말아라, 그렇지 못할 경우 치료를 하는 사람에게 부담을 준다. 여러 방법들을 시도해라. 우리의 가이드 라인은 당신의 시작을 도울 것이다.

통증유발점을 치료는 방법에 관한 많은 다른 아이디어들이 있다. 올바른 아이디어는… 개개인을 하나의 개개인으로서 치료해라. 통증을 줄이고 기능을 회복시키는 것을 해라, 그리고 더 많은 문제를 만들지 말아라, 그렇지 못할 경우 치료를 하는 사람에게 부담을 준다.

## 치료상 달콤한: 얼마만큼의 압력을 사용하는가
*Therapeutically Delicious: A Guide to How Much Pressure to Use*

통증유발점들은 누르면 아프므로, 그것이 당신을 아프게 하고 통증을 심하게 만드는 것을 두려워해서 그것들을 치료하는 것이 내키지 않게 만든다. 자기가 관리한 통증은 보통 자기가 억제한다는 것을 휴식이 확증한다. 자연스러운 방어 기전은 참을 수 있는 것을 넘어서는 통증을 일으키지 않으려고 한다. 딱딱한 도구들로 너무 깊게, 너무 오래 마사지하지 않는 한 자신이 하는 것은 실제로 해가 되지 않는다(Simons, Travell과 Simons 1999). 위에 있는 "금기증"에서 마사지를 피해야 할 이유에 관한 항목을 확실히 읽어보아라.

마사지로 기인한 불쾌 수준은 효율성의 척도로서 유용하다. 최대한의 이익을 얻으려면, "치료상 달콤한" 것을 만드는 충분한 압력을 가해야 한다. 그것은 기분 좋은 종류의 아픔이어야 한다. 그렇다고 너무 약하게 하지 말아라. 가벼운 압력은 아무 일도 못한다. 1-10 척도에서 5의 통증 수준에 목표를 두어라. 여기에서 1은 아무런 통증이 없는 것이고 10은 참을 수 없는 것이다. 이 책의 초기에 발행본에서는, 우리는 통증 척도에서 더 높은 수준을 추천했었다. 치료 동안 이완될 수 있는 효율성을 알게 되었다. 얼굴을 찌푸리거나 숨을 멈출 경우, 너무 세게 누르는 것이다. 때때로 덜하는 게 더 좋다.

숫자 척도를 사용해서, 하루에 여러 번 통증유발점 치료를 계속하는데, 통증유발점을 눌러서 생기는 통증의 수준이 오직 2-3이 될 때까지 한다. 일 회의 치료로 이 목표로 가려고 하지 말아라. 짧고, 반복적인 세션을 사용하며, 그 사이 인체가 그것의 일을 하게 해라. 절대 힘을 주어서 통증유발점을 없애려 하지 말아라. 통증유발점이 연관통을 활동적으로 내보내는 것을 멈춘 후에라도 여러 횟수로 마사지를 계속해야만 한다. 잠복성 통증유발점들이 그 근육을 단축하고 다치기 쉽게 계속 유지하고 있다.

## 손과 손가락을 아껴라: 사용할 도구들 *Saving Your Hands and Fingers: Tools to Use*

자가 - 적용 마사지를 하는 동안에 손과 손가락이 피로해질 수 있는 위험을 고려할 때, 가능하다면 그것들을 사용하는 것을 피하는 것이 좋다. 당신의 주먹결절, 무릎, 발꿈치 또는 팔꿈치를 마사지 도구로 쓰는 것을 생각하지 못했을 수도 있으나, 그것들은 좋은 도구가 될 수 있다. 그림 6.7, 10.7, 및 10.27을 보아라.

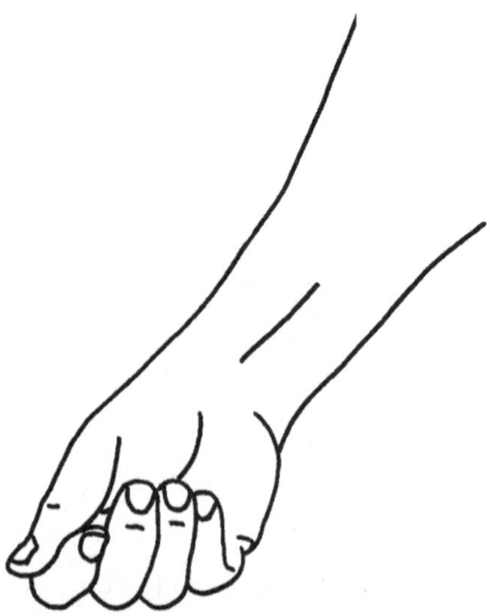
그림 3.2 받힌 엄지

안전과 효율을 증대하기 위하여 인체공학적으로 고안된 많은 마사지 도구들을 살 수가 있다. 그러나 이 도구들은 목 앞 같은 민감한 부분에는 적절하지 않다. 손가락 이외에는 선택의 여지가 없을 때에는 그것들을 다치지 않도록 할 수 있는 모든 것을 해야만 한다.

마사지로 손을 쓸 때의 기본 원칙은 최소한의 노력으로 최대의 힘을 내는 것이다. 엄지를 마사지 도구로 쓸 때에는, 손가락들로 그것을 받혀야 한다(그림 3.2); 이것을 받힌 엄지(supported thumb)라고 부른다. 엄지와 손가락들을 반드시 맞대서 사용해야만 하는 경우 외에는 쓰지 말아라. 집는 것 또는 주무르는 것은 무엇을 하는데 가장 자연스러운 동작이지만, 실제로는 매우 지치게 하는 동작이다. 다른 것들을 전혀 쓸 수 없는 곳을 위해서 손을 아껴라.

손을 마사지 도구로 쓸 때에는, 가능하다면 손을 겹쳐서 쓰는데, 다른 손으로 마사지하는데 쓰이는 손가락들을 받쳐야 한다(그림 3.3). 이 도구를 받힌 손가락(supported fingers)이라고 부른다. 도해에 있는 한 손은 손목, 손 및 손가락을 직선으로 만들며 가능한 이완되게 있어야 하는 방식을 보여준다. 이렇게 하는 것이 손과 앞팔 근육을 쓰지 않고 어깨, 가슴 및 상부 등의 큰 근육들에서 오는 힘을 쓰게 만들어 준다. 이것이 매

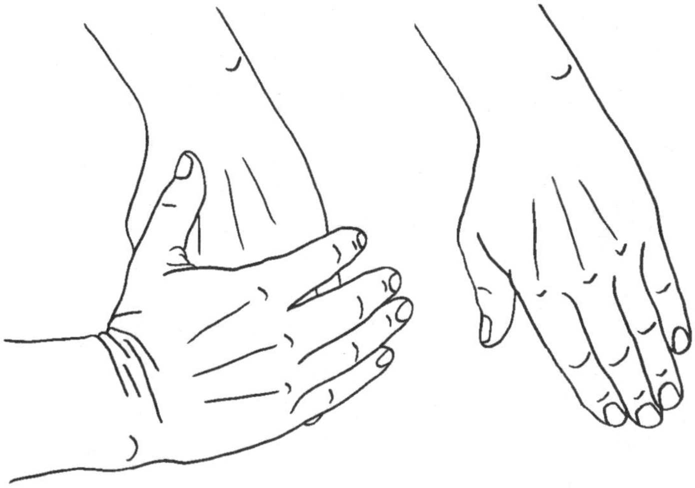

그림 3.3 받힌 손가락. (받히는 손이 마사지하는 손가락의 손톱을 완전히 덮는 것을 주시하라. 마사지 스트로크에 양 손이 함께 일한다.)

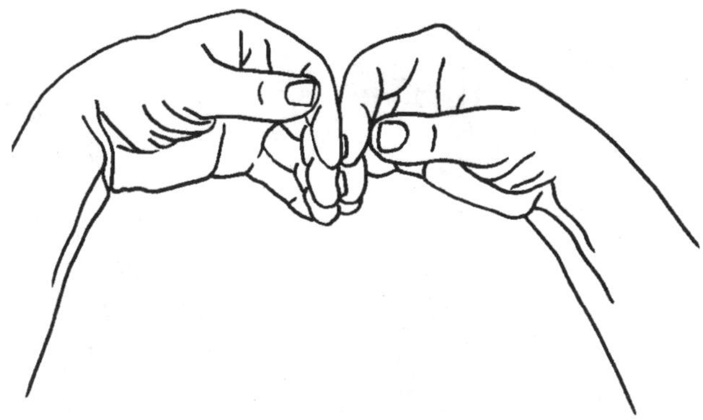

그림 3.4 맞대서 받힌 손가락들

우 뾰족한 도구를 만들어서 손쉽게 침투할 수가 있다. 받히는 손이 손톱을 완전히 덮는 것을 보아라. 손의 바닥 쪽 아래가 치료하는 피부와 닿아야만 한다. 받히는 손이 작업 손의 손가락 끝들을 움직이는 것을 주시하라.

그림 3.4는 자가 - 적용 복부 마사지를 위한 받힌 손가락들을 맞댄 방식이다. 받힌 손가락들의 다른 방식들은 그림 7.7, 7.24 및 10.25에서 보여 준다.

손으로 꼬집거나 짜거나 또는 주무르는 대신, 엄지 또는 손가락들을 막대기 끝이라 생각해서 살 속으로 밀어 넣는 것이 좋다. 기계적인 장점을 최대한으로 얻기 위해서, 손가락 또는 엄지를 신체의 표면에 거의 수직으로 두어야만 한다(그림 3.5). 이것은 팔꿈치에서 온 힘을 팔, 손목, 및 손을 거쳐서 손가락이나 엄지의 끝으로 힘을 직선으로 전달한다. 이러한 방식으로 손가락을 쓸 때에는 손톱을 적당하게 잘라야 한다는 것은 말 할 것도 없다.

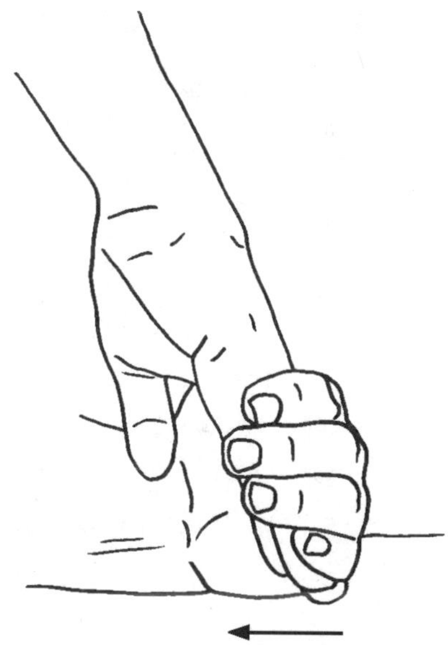

그림 3.5 피부에 거의 수직인 받힌 손가락들

손가락 끝의 바닥으로 마사지를 하는 것은 인체공학적으로 좋지 않아서, 큰 효과를 얻기 전에 손과 손가락이 금방 피로해질 것이다. 치료에서, 비효율적인 긴 손톱으로 치료를 하게 되면 어색함을 극복하려고 근육들이 일을 더 많이 하게 되어 앞팔과 손에 통증유발점을 심각하게 만들게 된다. 전문 마사지사들은 그들의 손톱을 손가락 끝에 딱 맞게 깎아야 한다. 당신 또한 통증유발점이 없어질 때까지라도 손톱을 짧게 깎아야 한다.

손톱을 자를 마음이 없다면 받힌 주먹결절을 사용해야 한다(그림 3.6). "문을 노크하는 마디"인 셋째와 넷째 마디가 사용되는 도구다. 손목 그리고 "싸우는 주먹결절"은 어깨에서 힘이 효율적으로 전달되기 위하여 직선으로 만들어야 한다. 받힌 주먹결절들은 실제로 힘이 있는 약간 뭉뚝한 도구인데, 이에 반하여 받힌 손가락들은 깊은 침투에 요구되는 매우 정확한 마사지에 최상이다.

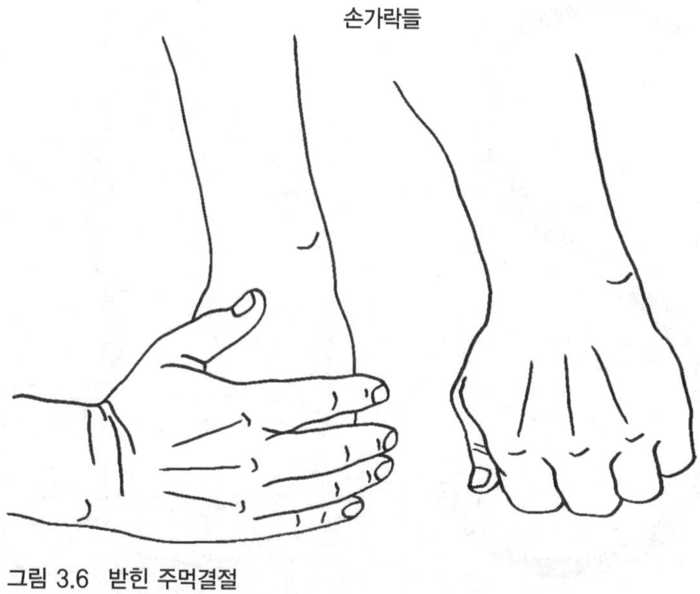

그림 3.6 받힌 주먹결절

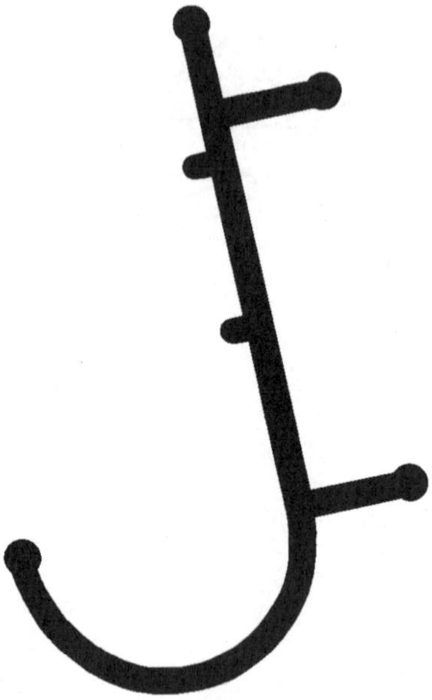

그림 3.7 쎄라케인

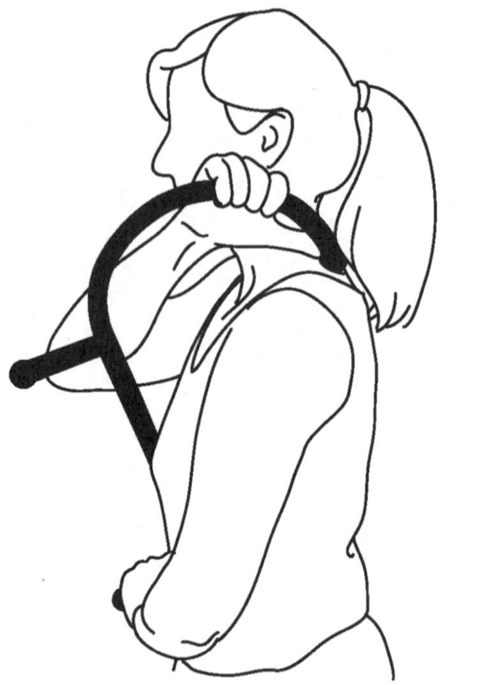

그림 3.8 반대 손으로 활을 잡고 쎄라케인을 사용하는 마사지

손을 아끼고 힘을 증가시키며, 닿기 어려운 부위에 쓰이는 좋은 마사지 도구들이 많다. 잘 디자인 된 도구들은 쎄라케인 (그림 3.7과 3.8), 백노버 (그림 3.9와 3.10), 바디백버디 (그림 3.11), 노블러 (그림 3.12), 및 쉬말라 도구(그림 3.13) 들이다. 다른 많은 유용한 도구들과 함께 이들 모두는 많은 마사지 치료사들을 통해서 온-라인으로 구입할 수 있다. 이 책 뒤 자원 항목에 판매자들의 웹 주소와 전화번호를 적어 두었다. 고리 달린 도구들은 많은 변형들이 있다. 쎄라케인이 가장 다양하게 쓸 수 있는 반면, 백노버는 뚫고 들어가는 작은 돌기를 갖고 있으며 여행 가방에 갖고 다니기 좋다. 쎄라케인의 여행용 판도 나왔다. 그림 3.11에 있는 바디백버디 종류는 다른 둘 보다 약간 크며 더 깊은 침투를 위해서 두 개의 뾰족한 혹들을 갖고 있다. 백노버 제작사인 Pressure Positive는 빅벤드백노버라고 불리는 더 큰 몸체를 가진 것도 판매한다. 이 책에 있는 대부분의 도해들에서, 쎄라케인을 볼 것이지만, 그러나 이러한 도구들 모두가 효과가 좋다. 많은 그림들에서, 쎄라케인이 맨 살 위에 쓰이는 것을 볼 것이다. 이는 보기 쉽게 하려는 목적이다; 맨 살에서 해서는 안될 것이다. 편안함과 상처나 멍이 들지 않도록, 마사지 도구들은 옷을 통하여 사용해야만 한다.

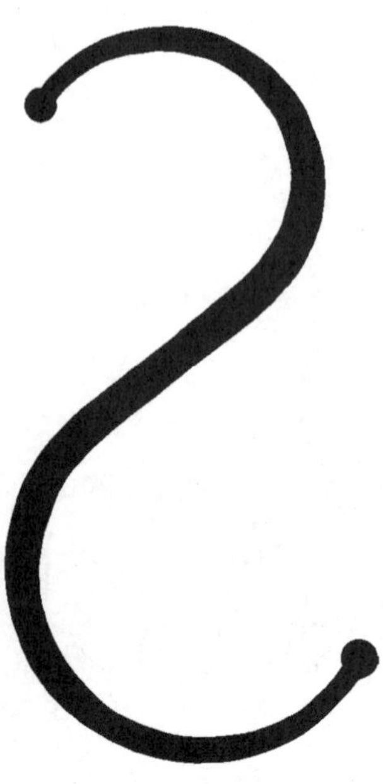

그림 3.9 백노버

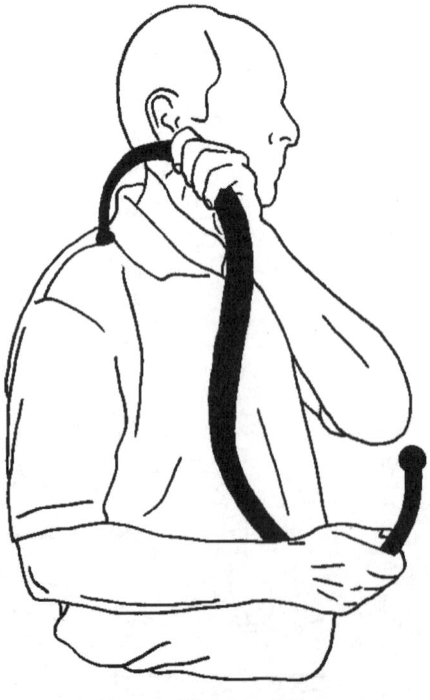

그림 3.10 백노버의 사용

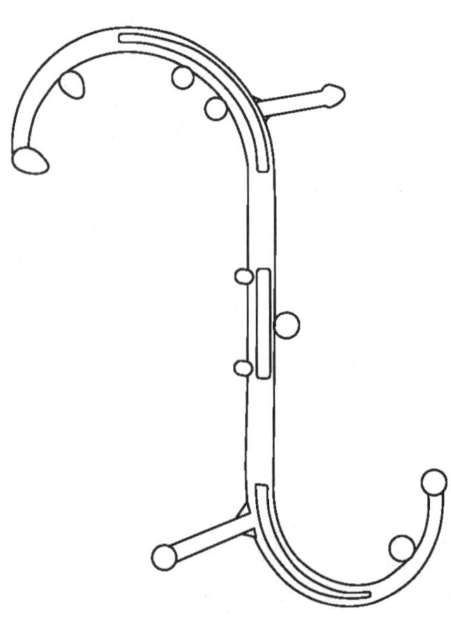

그림 3.11 바디 백 버디

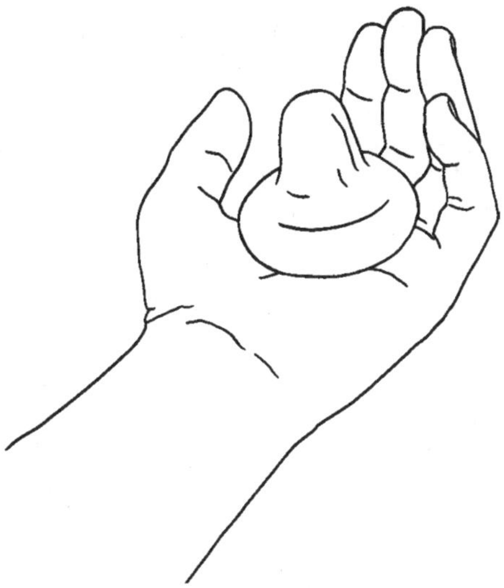

그림 3.12 노블 (knobble)

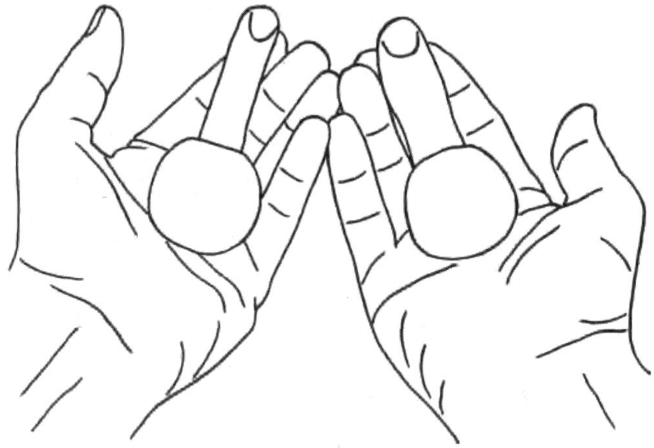

그림 3.13 쉬말라 핑거- 좌측은 검지, 우측은 엄지

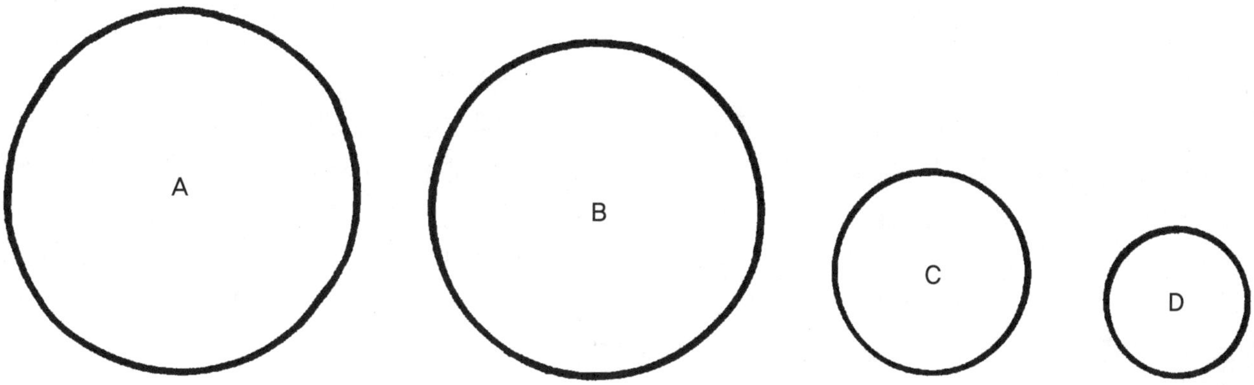


그림 3.14 벽에 대고 사용하는 마사지 공: (A) 테니스공, 고탄성공, 또는 라크로스공 (60-64mm); (B) 고탄성공(45mm); (C) 고탄성공 (35mm); (D) 고탄성공 (24mm). 실제 크기와 다름.

상당히 많은 근육들을 위한 가장 좋은 마사지 도구는 아마도 간단히 몸과 벽 사이에서 공을 누르는 것이다(그림 3.15). 테니스공이나 같은 크기의 딱딱한 고무공을 사용할 수가 있다; 조금 작은 고무공은 깊게 들어갈 필요가 있는 곳에서 쓸 수가 있다. 양말 또는 스타킹에 테니스공을 넣고 등 뒤의 벽에 매다는 것은, 떨어뜨려서 방을 찾아서 헤매게 하지 않게 한다(그림 8.6). 양말은 공을 제 자리에서 다루기 쉽게 해 준다. "고탄성" 고무공은 스포츠 용품점, 디스카운트 스토어 들에서 살 수가 있다. 그것들은 너무 딱딱하지 않으며 훌륭한 마사지 도구가 될 수 있다. 그림 3.14에서는 여러 부위에 쓸 수 있는 여러 크기의 공을 보여 준다. 테니스공, 라크로스공, 및 고탄성공 들은 크기가 60-64mm 정도다(문자 A). 이들은 공을 벽에 대서 팔, 어깨, 가슴, 엉덩관절, 다리, 등, 및 엉덩이 들에 쓸 수가 있다. 45mm 고탄성공은 (문자 B) 벽에 대서 엉덩이와 골반 바닥을 마사지 하거나 또는 작은 앞팔 근육들을 마사지 하는데 유용하다. 35mm 공은 (문자 C) 바닥에 놓고 발바닥을 하거나 벽에 대고 척추 옆에 쓴다. 24mm 공은(문자 D) 벽에 대고 손과 엄지 뿌리에 사용한다.

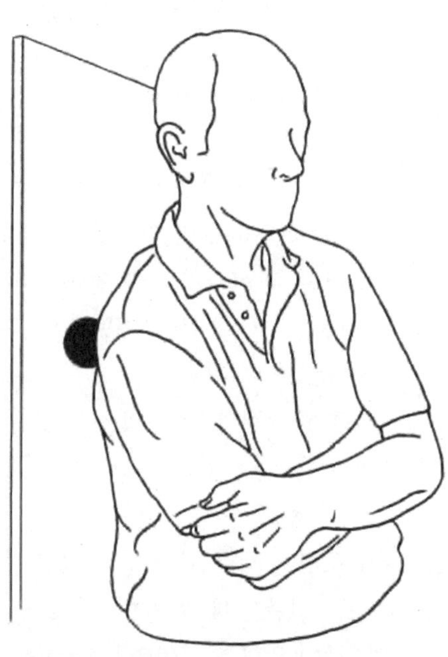

그림 3.15 벽에 댄 고무공으로 마사지

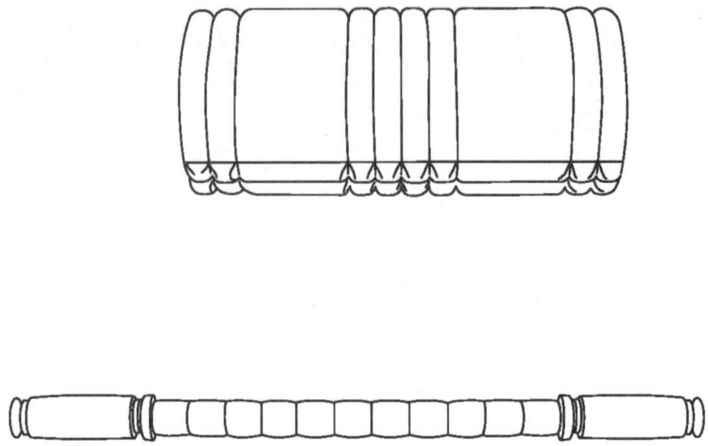

그림 3.16 폼롤러와 스틱

(벽에 댄 공을 사용하는 테크닉에 관한 자세한 기술은 8장에 있는 치료 항목인 "얕은척추근육들"에 포함되어 있다.) 고탄성공은 계절적인 장난감이라서 종종 가을이나 겨울에는 파는 곳이 없다는 것이 문제다. 간혹 애완 용품점에서 단단한 고무로 된 개 공을 찾을 수 있다. 커다란 고탄성공은 온라인에서 살수 있을 것이다. 고탄성핑키는 조밀한 폼 공으로 고무 고탄성공보다는 약간 부드럽지만 테니스공보다는 단단하다. 그것은 고무로 입혀져 있어서 미끌거리는 테니스공처럼 양말이 필요하지 않다. 그것은 많은 웹사이트에서 찾을 수 있다. 벽에 댄 마사지를 위한 가장 강렬한 도구는 라크로스공인데, 그것은 매우 단단하며 오래 쓸 수 있으며, 계절을 가리지 않고 커다란 스포츠 용품점에서 구할 수 있다. 당신은 테니스공보다 라크로스공이나 고탄성공을 더 좋아할 수도 있는데 그 이유는 힘을 덜 들이고도 잘 침투하며 벽에서 미끄러지지 않기 때문이다. 여기서 말한 모든 마사지 공들의 패키지를 살려면 이 책 뒤 자원 항목 또는 www.triggerpointbook.com을 보아라.

벽에 댄 공을 사용하는 테크닉에 관한 자세한 기술은 8장에 있는 치료 항목인 "얕은척추근육들"에 포함되어 있다.

유용하다고 여길 수 있는 다른 마사지 도구들은 두꺼운 폼롤러와 스틱이라고 불리는 것이다(그림 3.16). 이 도구들 둘 다 다양한 용도를 갖고 있으나 다리에 특히 좋다. 스틱-종류 도구에는 여러 변형들이 있는데, Pressure Positive에서 파는, 패드가 대져 있고 구부러지지 않는 Tiger Tail을 포함한다. 간단한 장부 막대기 또는 오래된 빗자루도 좋다. 밀방망이 조차 마사지 도구만큼 좋은 느낌이다. 통증을 없애려고 많은 돈을 들일 필요가 없다. 고리-종류 도구, 약간의 고무공, 그리고 매끄럽게 닳은 나무막대기도 당신이 필요할 것들이다.

## 과도긴장(strain) 또는 점-특성 통증을 치료해라 *Treating a Strain, or Spot-Specific Pain*

종종 근육들의 부착부에 점-특성 통증이 있다; 한 손가락으로 집어 낼 수 있는 통증. 힘줄은 근육을 뼈에 부착시킨다는 것을 기억해라. 인대는 뼈를 뼈에 붙인다. 힘줄 안에 과도긴장(strain) 또는 인대 안에 염좌(sprain)가 있을 수 있다. 이 항목에서, 힘줄 또는 근육-힘줄 연결부 과도긴장을 치료하는 방법을 배울 것이다. 과도긴장(strain)은 1-2도 정도의 찢김과 같은 것이다. 특정 근육들을 수축하고 늘리는 동작들에 면밀한 주의를 기울일 필요가 있다. 이 책이 충분한 정보를 주지 않을 경우, 훌륭한 기능적 해부학 책이 도움이 될 것이다. 찾아보려면 이 책 뒤에 있는 자원 항목을 보아라.

종종 통증은 염증이라고 진단을 받거나 아니면 힘줄염 또는 가쪽위관절융기염 같은 -염이라는 것으로 진단된다. 염증이 실제로 있을 경우, 국소적인 열, 발적, 부종, 통증, 및 때때로 기능 손실 같은 증상들이 있을 것이다. 힘줄염이라는 진단은 매우 흔하지만, 그러나 그 개념이 모두 잘못되어 있을 수 있다. 힘줄염에 관한 연구가 보여주는 것은 종종 염증이 없다는 것이다(Khan 등 2000). 최근에, 이 상태를 힘줄증(tendinosis; 건증)으로 다시 부르는 움직임이 있다.

이 새로운 용어는 근육이 힘줄이 되는 곳인 연결부에 또는 힘줄이 뼈에 부착하는 곳에 통증이 있다는 것을 뜻한다.

활동적이거나 저항하는 동작에서 점-특성 통증이 일반적으로 뜻하는 것은 너무 커다란 장력이 힘줄을 당기고 있는다는 것이다. 근육은 수축성 조직 단위이고, 힘줄은 수축성이 없는데도, 그러나 치료의 상당 수가 증상이 있는 곳에 (부착) 집중되고 있다는 것을 기억해라. 힘줄증 경우에서, 부착 부위에 과도긴장을 만들고 있는 단축되고, 팽팽한 근육들의 부하를 줄이는 것이 더 좋은 처치다. 이것은 전체 근육 그리고 통증유발점이 생긴 곳인 근육 섬유의 복부를 마사지 하는 것을 포함한다. 그 근육을 철저히 마사지를 한 다음, 20-30초 동안 점-특성 부위를 여러 방향으로 마찰을 만들면서 마사지 해라. 기본적으로, 그 점을 누르고, 좌우로 가고, 그 다음 위 아래로, 그런 다음 잠시 사선으로 가는 것을 뜻한다. 조금씩, 연달아서 더 깊숙이 치료해라. 오직 약간 불편한 느낌일 것이다. 다음 단계는 그 근육을 그것의 전체 동작 범위로 능동적으로 움직이는 것이다. 여전히 아픈가? 그렇지 않다면, 그 움직임에 약간의 저항을 더해보는데, 손으로 몇 파운드의 압력을 주는 것이다. 그것이 괜찮으면, 약간의 저항을 더 더해라. 그것이 아플 경우, 20~30초 동안 여러 방향 마찰을 반복해라. 한 세션에서 마찰을 3차례까지 반복해라. 만약 통증 부위가 약간 변했을 경우, 새로운 부위를 마사지 해라. 통증을 다시 테스트해라 (Waslaski 2012).

일단 통증 없는 동작 범위를 얻었다면, 그 근육을 동시에 매우 부드럽게 늘리고 수축할 시간이다. 이것은 편심(eccentric) 수축으로 불린다. 마사지를 받고 있는 근육-힘줄 단위체는 그것이 능동적으로 신장되는 동안 약간 수축한다. 테니스 엘보의 예를 사용해보자; 앞팔의 폄근들은(털 있는 쪽) 팔꿈치의 일부인 가쪽위관절융기에 과도긴장을 만들 수 있다. 바깥쪽 팔꿈치에 있는 점-특성 통증을 치료하기 위해서, 당신은 손목을 펴고, 손바닥을 밑으로, 그런 다음 반대쪽 손으로 손등을 부드럽게 눌러서 손목이 팔의 털 없는, 굽힘근 쪽으로 굽혀지게 한다. 단지 약간의 저항을 주면서 이것을 천천히 해라. 반대쪽 손이 앞팔 (털 있는) 폄근들을 부드럽게 늘리는 동안, 그 움직임에 단지 약간의 저항을 해라. 그것은 일종의 싸움이다: 수축과 신장을 동시에 하는 동안, 신장이 서서히 이기게 하는 것이다. 편심 수축을 여러 번 반복하면서 매 번 저항을 약간 더 늘려라. 이것은 통증이 없어야만 한다. 만약 능동적 동작 또는 저항을 준 움직임에 점-특성 통증을 다시 느낄 경우, 통증 없는 동작 범위가 회복될 때까지 여러 방향으로 마찰 치료를 다시 해라. 그 부위가 아프지 않을 때까지, 마찰 절차, 능동적 또는 저항 움직임, 그리고 편심 수축을 반복해라. 잊지 말아라, 과도긴장 부위를 치료하기 전에 통증유발점 뿐만 아니라 그 근육 또는 근육 그룹을 마사지해야 한다. 단축된 근육들을 신장시키는 것 그리고 맞서고 있는 길고 약한 근육들을 강화시키는 프로토콜은 아마도 처치를 성공시키고 재발을 막을 것이다(Waslaski 2012). 이 프로토콜은 어떠한 근육 또는 힘줄 과도긴장에도 적용될 수 있다. 편심 수축을 시키고 수축을 늘리는 방법을 이해하려면, 간단히 근육의 동작들을 공부해라.

## *스트레칭 Stretching*

스트레칭은 근육근막 통증을 치료하는 가장 흔한 접근법들 중의 하나다. 그러나, 치료 스트레칭이 부정적인 결과를 가질 수 있는데, 특히 만성 통증 상태에서 그렇다. 만약 물리치료가 통증을 없애지 못했거나 악화시켰을 경우, 물리치료사가 통증유발점들을 치료하지 못했기 때문일 수 있다. 많은 의원들은 열을 가한 다음, 팽팽하고, 단축된 근육들을 스트레칭 시키고, 약하고 과도신장된 근육들을 강화시킨다. 이것은 올바른 아이디어지만, 그러나 만약 단축되고, 팽팽한 근육이 통증유발점들을 갖고 있을 경우, 그것은 효율적으로 스트레칭 되지 않을 것이다. 스트레칭 전에 통증유발점들에 대한 특수 마사지는 그 결과를 크게 증진시킨다. 정기적인 요가, 운동 활동, 또는 운동으로 자주 스트레칭을 해 왔을 경우, 스트레칭 치료에 더 잘 반응하기 쉽다.

통증유발점들에 대해서 직접 해 보는 원래 접근법인, 허혈 압박 또한 통증유발점이 부드러워지거나 풀어진 이후 그 근육들을 부드럽게 늘리는 방식을 사용한다. 이 책의 이전 판에서, 움직이는 마사지 스트로크를 한 다음 스트레칭을 하지 않는, 보다 보수적인 접근법이 옹호되었었다. 전에 말했듯이, 이 방식은 전문적 치료 또는 관리 감독의 이점이 없이 독립적으로 일을 하

스트레칭 전에 통증유발점들에 대한 특수 마사지는 그 결과를 크게 증진시킨다.

는 사람들에게 매우 잘 듣는다. 많은 사람들은 모든 스트레칭이 역효과를 낳는다는 인상을 갖고 있다. 이것은 사실이 아니다. 스트레칭은 중요하다 그러나 그것만으로 얘기가 아직 불충분하다. 이 책은 통증 치료의 사라진 조각인 통증유발점에 초점을 맞추고 만들어졌다. 통증유발점이 적절하게 치료될 경우, 늘리는 것을 시작해도 좋다. 세 가지 유용한 스트레칭을 간략히 기술하겠다.

### 스트레칭을 위한 일반적인 가이드라인 *General Guidelines for Stretching*

스트레칭에는 여러 많은 방식들이 있다. 어떤 것을 따르고 어떤 원리를 믿어야 할지 알기 어렵지만,
따라야 할 약간의 일반적인 가이드라인이 있다:

- 스트레칭은 아프면 안되며 좋은 느낌이어야만 한다.
- 자유롭고, 느리고, 물 흐르는 듯한 스트레칭을 유지하는 것이 중요하다.
- 늘어난 동작 범위와 더 커지고 편안한 느낌이 만들어져야만 한다.

스트레칭은 아프면 안되며 좋은 느낌이어야만 한다.

만약 통증이 생길 경우, 그 스트레칭은 너무 세거나 너무 조급하거나, 아니면 너무 오래 유지했을 것이다. 관절낭 내의 근막으로 인해서 제한을 보이는 관절들은 뼈와 뼈가 붙어 있는 듯한 성질을 갖고 있을 수가 있는데, 스트레칭 동안 갑작스럽게 동작 범위 끝으로 가는 것을 뜻한다. 더 이상 가지 않으려고 하며 관절 자체 내에서 통증을 만들 수 있다. 대부분의 관절은 동작 범위 끝에서 '가죽처럼' 느껴져야만 하는데, 그것들이 약간 더 늘어날 수 있다는 뜻이다. 이러한 갑작스러운 뼈와 뼈 끝느낌을 지나가게 스트레칭을 하는 것은 현명하지 못하다. 그것은 시간이 가면서 어느 곳이라도 보내지 못하며, 관절에 더 큰 제한을 만들기조차 할 것이다. 똑바로 편 팔꿈치는 정상적인 뼈와 뼈 끝느낌을 느끼기 좋은 곳이다. 관절이 더 큰 동작 범위를 얻을 수 있기 전에 전문 치료사는 관절 안쪽에 깊게 매몰된 근막을 이완시킬 필요가 있다(Waslaski 2011). 일부 접골 마사지 치료사들과 물리치료사들은 이 테크닉을 한다.

### 정적 스트레칭 *Static Stretching*

수동적(passive) 스트레칭이라고도 알려진 정적 스트레칭은 간단히 다른 몸 부분의 체중 중력을 사용해서 연부조직의 지속적 늘림을 만든다. 얼마나 오래 정적 스트레칭을 유지하고 있는 지에 관해서 많은 논란이 있다- Hatha 요가의 예에서, 몇 초에서 몇 분까지의 어느 사이. 스트레칭의 이상적인 길이는 치료될 근육의 종류에 관계가 있을 수 있다. 걷는 동안 몸을 똑바로 유지하게 하기 위해서 사용되는 자세성(postural) 근육들은 긴 스트레칭을 견딜 수 있는 반면에, 파워 움직임에 관련된 상동성 근육들은 그것들의 결합조직을 늘리기 위해서 시간이 덜 요구될 수 있다.
15-20초 동안 스트레칭을 유지하는 것은 일반적으로 최상의 결과를 얻는다고 생각된다(Lowe 2009).

### 탄도 스트레칭 *Ballistic Stretching*

탄도 스트레칭은 스트레칭을 증진시키기 위해 반동을 사용한다. 많은 이들은 이 스트레칭이 위험한 방식이라고 믿고 있어서 그것을 옹호하지 않는 반면, 다른 이들은 운동 활동 경우에서 그것이 독특한 이점을 제공한다고 입증한다. 많은 스포츠에서 생기는, 갑작스럽게 늘리는 움직임을 연습하는 것이 근육 조직에 이득이 될 수 있다. 탄도 스트레칭은 아마도 근육, 힘줄, 및 근막 탄성을 늘려서 이 목표를 이룰 것이다. 탄도 스트레칭 한 가지 보다 훨씬 더 좋은 것은 정적 스트레칭 또는 여러 능동적-보조 방법들 중의 하나와 병합해서 사용하는 것일 것이다(Lowe 2009).

### 능동적 보조 스트레칭 *Active Assisted Stretching*

능동적 보조 스트레칭의 분류 구분은 등척성-후 이완(post-isometric relaxation; PIR)과 상호억제(Reciprocal inhibition)에 관한 신경학적 원칙들에 기반을 둔 스트레칭 방법들을 기술하기 위해서 사용되는 포괄적 용어다. PIR

은 한 근육이 스트레칭으로 늘려지기 전에 3-10초간 수축할 것을 요구한다. 등척성(isometric)은 근육이 길이가 짧아지지 않지만, 그냥 팽팽해지고 장력이 늘어나는 것을 뜻한다. 이러한 수축은 저항 하에서 행해질 수 있는데, 앉아서 발가락을 바닥으로 밀어서 장딴지 근육들을 팽팽하게 할 때와 같다. 이러한 원칙을 사용하는 방법들은 고유수용성 신경근 촉진법(proprioceptive neuromuscular facilitation; PNF), 근에너지테크닉(muscle energy technique; MET), 수축-이완, 및 촉진 스트레칭 들로 불린다(Lowe 2009).

능동적 고립 스트레칭(active isolated stretching)은 상호억제라고 불리는 인체 자신의 이완 기전을 활성화 시키기 위해서 길항 근육들을 수축시킨다. 이것은 길항 근육들을 수축하게 하기 위해서, 근육들의 한 그룹을 완전히 이완시켜주는 기전이다. 이런 종류의 스트레칭은 수축과 스트레칭을 단지 2초간 유지한 다음 이완시키며, 여러 차례 반복한다. 예를 들어, 가슴을 스트레칭 하려면, 당신은 어깨판들을 함께 당기기 위해서 마름근들과 중간 등세모근들을 수축할 것이다. 그런 다음 팔을 훨씬 더 뒤로 밀기 위해서 문틀에 몸을 기울여서 약간 더 스트레칭을 더할 것이다.

### 통증유발점 마사지 이후 스트레칭 *Stretching after Trigger Point Massage*

위에서 서술한 것처럼, 스트레칭 방법에는 여러 많은 아이디어들이 있다. 또한 언제 스트레칭을 하는 가에 관한 논란도 있다. 스트레칭의 가장 중요한 양상은 그것이 아프면 안 된다는 것이다. 만약 어떤 근육이 늘어날 준비가 되어 있지 않을 경우, 그것은 통증 반응을 보낼 것이다. 만약 스트레칭 치료에 아팠던 경험이 있을 경우, 스트레칭을 힘을 줘서 스트레칭을 한다기 보다는 그냥 늘리는 것이라고 생각하는 것이 도움이 되는 것을 알 것이다. 이 책에서 논의된 스트레칭으로의 접근은 보수적인 것이다. 어떻게 스트레칭을 하는 것에 상관이 없이, 통증유발점을 먼저 치료하는 것이 중요하다. 스트레칭은 특정 근육과 그것의 통증유발점들을 치료한 이후 또는 자가 - 치료 또는 치료 세션의 끝에 체계적으로 행해질 수 있다.

다음 프로토콜은 "스트레칭을 위한 가이드라인" 항목에서 서술한 등척성-후 이완과 능동적 고립 스트레칭을 병합한 것을 사용한다. 그것은 대부분의 사람들에게 매우 잘 듣는다. 가슴에 있는 큰가슴근을 스트레칭 예로 들어보겠다.

한 근육에 있는 통증유발점들 모두를 탐색하고 치료하는 것으로 시작하는데, 그것이 더 이상 통증을 연관하지 않는지 그리고 그 통증유발점이 국소적으로 상당히 덜 아픈지를 보아라.위에 있는 "마사지 테크닉"을 건너 뛰었을 경우, 그 항목을 다시 보아라.

1. 그 근육과 해당 관절을 그것의 전체 동작 범위로 세 차례 능동적으로 움직인다. 큰가슴근에서, 전체 동작 범위는 팔을 몸 앞을 가로질러 움직이고, 그 다음 옆으로 뻗고, 머리 위로 올리고 내리는 것이다.
2. 통증 없이 이것을 할 수 있을 때, 늘리는 것을 시도할 준비가 된 것이다. 만약 통증이 있다면, 같은 근육 또는 다른 근육들 안에 있는 다른 통증유발점을 계속 찾아라. 일부 경우에서, 통증 없는 동작 범위를 얻기 위해서 몇 일 간에 걸친 (몇 주가 걸리기도 한다) 수 차례의 치료를 해야 할 수도 있다. 몸에 귀를 기울여라. 점-특성 통증이 있을 때, 위에 있는 "과도긴장, 또는 점-특성 통증을 치료해라" 항목을 보아라. 그 근육을 7-10초간 약 20%의 근육 힘으로 등척성으로 수축시켜라- 즉, 근육을 단축시키지 않고서 그것을 긴장시켜라. 종종 이것은 벽, 바닥, 또는 또 다른 인체 부분에 저항을 만들어서 행해진다. 만약 당신이 그 근육의 동작에 확신이 없을 경우, 그 근육을 다시 찾아보고 그 근육의 이름 밑에 있는 본문의 첫 항목을 읽어라. 문틀 스트레칭은 우리의 샘플 근육인 큰가슴근을 스트레칭 하기 좋은 방법이다. 열린 문틀 중간에 서서 시작한다. 한 팔을 팔꿈치에서 굽히고 (학급에서 손을 올리듯이), 손바닥과 전체 앞팔을 문틀의 바깥 프레임에 대라. 큰가슴근을 등척성으로 수축하기 위해서, 전체 앞팔을 문틀로 미는데, 당신 앞에 있는 그것을 넘어뜨리듯이 해라 (그러나 근육 능력의 오직 20%만으로 해라). 이 수축을 7-10초간 유지해라.
3. 자세를 바꾸지 않고서, 그 수축을 풀고 심호흡을 해라.
4. 숨을 내쉬는 동안, 그 근육의 길항근을 완전히 수축시키면서 근육을 늘려라. 이것은 그냥 맞서는 동작을 하는 것을 뜻한다. 그렇게, 문틀 스트레칭을 할 경우, 이제 전체 팔과 어깨를 뒤로 당기는데 마치 공을 던질 준비를

하는 것과 같다. 맞서는 근육들의 (이 경우에서, 마름근들과 중간 및 하부 등세모근) 이러한 수축을 계속하는 동안, 한 물체에 대고 (이 경우에서, 문틀) 스트레칭을 더 밀어서 약간 더 큰 길이를 스트레칭에 더해라. 이 스트레칭을 딱 2초 동안 유지해라 – 불쾌감이 없다. 다른 맞서는 (또는 길항근) 근육들의 수축을 이해하려면, 인체를 하나의 지레와 도르래 시스템으로 생각하는 것이 도움이 될 것이다. 스트레칭 하기를 원하는 근육이 한 관절을 굽힐 경우, 그 근육을 스트레칭 하기 위해서 관절을 펴라, 또는 그 근육이 몸 앞을 향해서 관절을 안쪽으로 돌릴 경우, 그것을 스트레칭 하기 위해서, 다른 쪽으로 가라, 즉, 몸 바깥쪽을 향해서 가라.

5. 전체 동작 범위가 얻어질 때까지, 그 절차를 3-4 차례 반복해라.

이 프로토콜은 어떤 근육에서도 사용될 수 있다. 우리 책은 스트레칭에 완전히 전념한 다른 원천들의 훌륭한 업적을 복제하려고 시도하지 않을 것이다. 당신이 스트레칭을 할 준비가 되었을 때, 물리치료사, 개인 트레이너, 고급 마사지 치료사, 또는 스트레칭에 관한 많은 책들이나 웹사이트들 중의 하나를 참조해라.

## 치료가 잘 되게 하려면 *Making the Method Work*

비록 통증유발점 마사지가 통증유발점들과 연관통을 없애는데 잘 작용하겠지만, 약간의 난관을 만나더라도 놀라지 말아라. 근육들의 현재 건강과 전체로서의 몸은 당신의 삶의 축적이다. 모든 것들은 당신이 오늘 신체적으로 어떤 상태 안에서 역할을 한다: 사고, 부상, 임신, 수술, 습관, 신체 피트니스 수준, 음식, 비타민, 스트레스를 극복하는 방식. 그 목록은 계속된다, 그렇지 않은가? 우리는 이러한 것들을 안다. 우리는 이것을 알고, 그리고 새로운 치료법 또는 새로운 다이어트를 시작할 때, 우리는 즉각적인 결과를 바란다. 그렇지만 때때로 다음의 것들을 밝혀내는데 시간이 약간 걸린다 ? 무엇이 몸에 효과가 있는지, 어떻게 치료를 하는지고, 하루에 얼마나 많이 하고, 어떻게 스트레칭을 하고 그리고 마지막으로 당신을 문제로 빠뜨리는 습관들을 어떻게 바꾸는지. 자신을 덜 몰아 붙여라. 로마는 하루 만에 건설되지 않았으며 당신의 현재 건강 상태도 마찬가지이다. 그 처치가 작용할 기회를 줘라, 그러나 그 방식에서 약간의 레슨들을 배우기 위해서 눈을 크게 뜨고 있어라.

### *우려되는 결과: 멍 그리고 새롭거나 악화된 통증 Worrisome Results: Bruising and New or Worsening Pain*

간혹 깊은 마사지가 아픈 부위에 멍을 만들기도 한다. 이것에 걱정을 할 필요가 없으나 사용하는 압력을 약간 줄일 필요가 있다. 멍은 너무 세게 했다는 뜻이다. 또한 그것은 틀린 곳을 처치했다고도 볼 수 있는데, 특히 많이 했지만 진전이 거의 없을 때 그렇다. 혈액 응고 방지제들 (아스피린, 이부프로펜, 플라빅스, 및 코우마딘을 포함) 그리고 코티코스테로이드들 (코티손, 하이드로코티손, 및 프레드니손을 포함) 같은 특정 약들이 깊은 마사지에서 멍을 만들 위험성을 증가시킬 수 있다. 생선 기름, 은행잎, 생강, 당귀, 및 마늘 따위의 식이 보충제들 또한 멍의 원인이 될 수 있다. 진통제와 소염제들은 감각 자각을 줄일 수 있어서, 아픈 근육을 과도하게 치료하기 쉽다(Smith와 Lal 2009).

> 치료할 필요가 있는 통증유발점들을 찾는 것을 돕기 위해서 각 근육 장 앞에 있는 통증 가이드와 기타 증상 가이드를 사용해라. 손, 어깨, 및 허리 같은 일부 부위의 통증은 여러 근육들에서 연관된 복합적인 것일 수 있다.

새로운 통증이 나타나거나 통증이 악화될 경우, 이환 부위에 얼음찜질을 하는데 하루에 수 차례 10~15분 정도를 해라. 얼음을 구하지 못할 경우, 그냥 매우 부드러운 마사지를 아픈 통증유발점에 하는데, 마치 아기를 마사지 해 주듯이 해라. 얼음찜질과 부드러운 마사지는 그 통증을 상당히 빨리 진정시킬 것이다. 개입하지 않을 경우, 생길 수 있는 최악은 활성화된 통증유발점들이 2일에서 3일까지 계속 자극을 줄 것이다. 그 다음 자신에게 다음 질문을 해라: 무엇이 잘못인가? 너무 오래, 너무 강하게, 또는 너무 자주 마사지를 했는가? 틀린 곳을 마사지를 했는가? 그것이 다른 통증유발점들이 흔히 통증을 연관하는 위성 부위인가? (당신이 치료하는 부위를 위해서 기타 증상 가이드, 통증 가이드, 및 통증 도해 가이드 들을 보아라.) 과도신장된 길항근 또는 맞서는 근육을 마사지 했는가? 종종 과도신장된 근육들은 약해져서 방어 목적으로 통증유발점들을 만든다. 이것의 좋은 예는 단축되고, 팽팽한 큰가슴근과 작은가슴근 그리고 종종 과도신장된, 약한 마름근과 상부 등 등세모근 사이의 관계다. 과도신장된 상부 등 근육들은 통증유발점들과 국소 통증을 갖고 있을 것이고, 반면에 가슴 근육들은 통증 증상들을 갖고 있지 않을 것이다. 이 경우에서, 단축되고, 팽팽한 가슴근육들이 문제고 그리고 과도신장된 근육들은 증상이다. 당신은 등의 통증을 줄이기 위해서 가슴근들을 마사지하고 스트레칭 해야 한다. 과도신장된 길항근들에 관한 더 많은 정보는 2장에 있는 "일차와 위성 통증유발점"과 "희생자들은 외친다, 영속인자는 안 된다-길항 통증유발점" 항목을 보아라.

## *효과가 없을 때: 왜? No Results: Why?*

자기치료에 열성이 없으면 오래가지 못할 것이다. 단지 1~2주일에 한두 번은 안 된다. 생각한 만큼의 결과를 얻지 못했다면, 충분한 마사지를 했는 지를 생각해 보아라. 아주 나쁜 통증유발점은 하루에 최소한 3회를 요한다. 치료는 1분 미만으로 해야 한다는 것을 기억해라. 당신의 하루를 늦추거나 방해를 하지 않을 자투리 시간들이 아주 많이 있다. 당신이 조금만 했다면 결과에 실망을 할 것이다. 유용한 효과를 얻기 위해서는 한 통증유발점 마다 오직 10-12회의 스트로크를 해야 할 필요가 있다. 하루에 여러 번 해야만 하는 것에 더하여 아주 까다로운 통증유발점들은 잠자기 전과 아침에 일어나서 꼭 해야 한다. 통증으로 밤에 깨게 되면, 일어나서 한 번 치료를 해라. 일반적인 법칙은, 마사지를 너무 세게 하거나 너무 오래하는 것보다 자주하는 것이 훨씬 좋다. 통증유발점을 잘 아는 전문 마사지사를 찾아서 몇 회의 치료를 받아 보는 것이 좋을 것이다. 자세성 기능이상 양상을 빼먹고 있을 수 있는데, 그것은 근육 불균형 또는 구조적 비대칭 궁극적으로 통증에 책임이 있다. 2장의, "통증유발점 영속인자" 항목을 보아라.

통증유발점 마사지는 근육 통증에 아주 잘 듣는다. 올바르게 시행한다면, 보통 일 주일 내에 좋은 결과를 볼 수 있으며, 때로는 오직 하루나 이틀 밖에 안 걸린다. 만성 통증은 해결하기가 더 오래 걸릴 것이지만, 그러나 치료를 하는 것과 증상 경감 사이의 관계를 보아야만 한다. 지속적인 통증은 장기(내장 기관) 또는 전신 원인일 수 있다는 것을 알아야 한다. 만약 사고 또는 낙상들로 인하여 통증이 시작되었다면, 의학적 처치를 필요로 하는 뼈나 조직의 손상이 있을 수 있다. 당신이 곳곳이 다치고 마사지가 전혀 도움이 안 되거나 통증이 더 악화되는 것처럼 보일 경우 (깃털같이 가벼운 터치 조차도), 아마 어떤 전신적인 문제를 갖고 있을 것이어서 다른 처치를 찾아야만 할 것이다.

## *다른 건강 인자들의 영향 The Effect of Other Health Factors*

만약 통증유발점을 성공적으로 비활성화 시켰으나, 얼마 되지 않아서 통증이 다시 나타난다면, 근육들에게 통증유발점을 만들고 영속화시키기 쉽게 하는 건강 요인들이 있을 것이다. 이러한 것들은 2장에서 자세히 다뤘다. 이러한 영속 요인들을 더욱 더 잘 알고 싶다면 Travell과 Simons의 〈근육근막 통증과 기능이상; 통증유발점 매뉴얼〉(Simons, Travell과 Simons 1999)의 1권 4장을 찾아 보아라.

비타민 B 또는 C, 또는 D, 칼슘, 마그네슘, 엽산, 철 및 칼륨의 부족인지를 고려해 보아라. 흡연, 과도한 음주, 피임약 들이 이들 영양소를 고갈 시킨다. 요드 부족일 수도 있다. 저혈당이 통증유발점을 악화시킨다. 충분한 물을 섭취하는지 살펴보아라. 수분을 충분히 섭취하지 않거나 신장이 일을 잘하지 못할 때 생기는 고요산혈증(hyperuricemia)이 통증유발점을 지속시킨다. 내부 장기의 질환 또는 기능이상이 외부 근육들의 통증유발점을 없애기 어렵게 만든다. 만성 감염, 암, 또는 알러지도 통증유발점을 영속화시킨다. 음식물 알러지가 근육근막통증증후군과 섬유근육통 모두에 어떤 역할을 한다는 것에 주목하여라.

척추측만, 다리-길이 불일치, 짧은 위팔, 작은 반골반, 또는 모톤의 발을 포함한 자세 틀어짐이 기능이상과 근육근막 통증을 일으킬 수 있다. 때때로 이러한 기능이상들은 영구적으로 구조적이 아니라 역학적이다. 골반 한 쪽이 엉덩허리근, 넙다리곧은근, 및 넙다리근막긴장근 들에 의해서 당겨지고 있을 때 한쪽 다리가 길게 보일 수 있다. 그 결과로의 척추측만증은 마사지 치료 테크닉으로 치료될 수도 있다. 당신이 할 수 있는 이 처치의 상당 수는 자신의 관리에서 협력적인 참가자로서 있을 것이다. 자신을 도울 수 있는 부위에 있는 유능한 치료사를 찾는 것이 가장 중요할 수 있다.

## 기대치: 현실적인 것? Expectations: What' s Realistic?

당신은 통증유발점 마사지에서 무엇을 기대해야 하는지 궁금할 것이다. 통증을 없애기 위해서는 얼마나 많이 마사지를 받아야 하는지 알기 원할 것이다. 통증유발점들은 재발되는가? 진짜 통증이 없이 지낼 수 있는가? 이 모든 것들은 당신의 노력에 지식과 헌신을 얼마나 많이 쏟아 부었나에 달렸다.

통증유발점 치료의 성공에 대한 기대에 현실감을 가져야 한다. 비록 통증유발점 마사지로 많이 고대하던 한 방에 낫는 것을 간혹 경험할 수도 있으나, 그것을 염두에 두어서는 안 된다. 신체는 올바른 자극에 자신이 좋게 치유될 수도 있다. 이것은 통증이 새로 시작했을 때 아주 자주 있다. 오래된 통증유발점들은 신중한 주의를 요구한다; 이것은 당신이 혼자 마사지를 하거나 전문가를 찾아가더라도 마찬가지다.

사람들은 너무 빨리 중단하는 경향이 있다. 당신은 통증유발점이 활동성 연관통을 멈추게 한 순간에 마사지를 그만두는 경향이 있다. 통증유발점을 눌렀을 때 아프다면, 당신은 오직 그것을 잠복된 상태로 달래놓은 것뿐이다. 어떤 통증유발점을 잠복 상태로 놓아둔 것은 과사용, 부상, 또는 스트레스들에 의해서 빨리 재활성화되게 만들 수 있다. 통증유발점을 눌러서 더 이상 아프지 않을 때까지 마사지를 계속해야만 한다. 마사지는 통증유발점들과 그것들에 의한 통증에 잘 듣지만, 올바르고 완전하게 했을 경우에 한한다.

## 학습 곡선 The Learning Curve

비록 근막 통증에 관한 가장 유용한 발견을 했다지만 당신은 그것을 빨리 잃어버릴 것이다. 당신이 날을 거듭해가면서 배운 것들에 관한 통증 일기를 적는 것이 유용한데, 그것은 제일 잘 듣는 기술과 도구들을 적어 놓는 것이다. 그러면, 문제가 다시 발생했을 때, 통증 일기의 모든 것들이 도움이 될 것이고 쓸데없는 시간 낭비를 하지 않게 된다.

이 방법이 당신에게 잘 듣도록 하기 위해서는 법칙이 있다: 그냥 노력을 계속해라. 어려운 문제들을 만나면 이 책을 읽고 또 읽어 적용할 수 있는 어떤 구절을 찾아야 한다. 여백에 노트를 하고 밑줄을 그어라. 모든 해부학적인 세세함과 근막 통증에 관한 파생된 문제들은 너무 새로워서 당신을 어리둥절하게 하고 당황하게 할 수 있다. 그러나, 통증의 자가 - 치료는 처음에 생각했던 것 보다는 간단하고 궁극적으로 당신과 함께 할 것이다. 절대 포기하지 말아라. 노력을 계속하여라.

> 통증유발점 마사지는 진정한 삶의 기술이다.

이 책의 모든 것을 마스터하려면 긴 학습 곡선이 있으나, 당신은 처음부터 긍정적인 결과를 기대할 수 있다. 통증유발점 마사지는 진정한 삶의 기술이다. 근육과 뼈를 공부해라. 피부 아래에 있는 어떤 것을 이해하는 것이 중요하다. 근육과 뼈는 당신의 일부다. 이 책에서 당신이 본 것을 더 배우려면 Frank Netter의 인체 해부학 아틀라스(Atlas of Human Anatomy)를 사서 그의 훌륭한 도해들을 공부해라. 절개된 인체를 배울 욕망이 있다면 6편으로 된 Robert Acland의 인체 해부학 비디오 아틀라스(Video Atlas of Human Anatomy)를 보아라. Acland 박사는 3차원 뷰를 얻기 위하여 움직이는 카메라 기술을 이용했으며, 그것은 인체 해부의 구조를 잘 나타내준다. 스마트폰에 쓸 수 있는 훌륭하고, 비싸지 않은 어플들이 많다. 통증유발점에 관한 많은 다른 자원들이 있다. 다른 방식으로 여러 것들을 설명하고 있는 다른 책들을 찾아 보아라. (이 책 뒤에 있는 자원을 보아라.) 당신이 할 수 있는 어떤 방법일지라도, 탐구와 학습을 계속해라. 당신은 통증이 없이 지낼 자격이 있다.

## 긴장 해소: 마사지의 다른 이점 *Reducing Tension: Other Benefits of Massage*

전문가에게서 받은 마사지는 몸이 상당히 이완되며, 심박, 혈압, 및 호흡을 낮추고 근육 긴장을 감소 시켜 준다. 당신 자신이 마사지를 했을 때 그와 똑 같은 결과를 얻지 못하겠지만, 이완 효과는 여전히 상당할 것이다. 자가 - 치료 세션들을 마음을 진정시키는 데에 쓸 수가 있다. 당신이 치료하는 어떤 근육일지라도 의식적으로 이완을 만들려고 노력을 해라. 당신이 한 근육을 이완시킬 수 있을 때, 당신의 전신 역시 이완되는 경향이 있다.

근육들의 긴장을 의도적으로 감소시킬 때, 통증유발점에 의한 통증 역시 감소 시켜 준다. 당신이 그것을 잘 한다면, 통증 감소는 처방된 진통제의 그것과 같을 것이다. 이완에 관한 자세한 정보는 12장, 근육 긴장과 만성 통증을 읽어 보아라. 근육 이완은 통증유발점을 없앨 수는 없으나, 당신의 통증유발점 자가 - 적용 통증유발점 마사지가 커다란 결과를 갖기 시작할 때까지 통증을 참을 만하게 만들어 준다.

# 제4장

# 머리, 얼굴 및 목 통증

## Head, Face, and Neck Pain

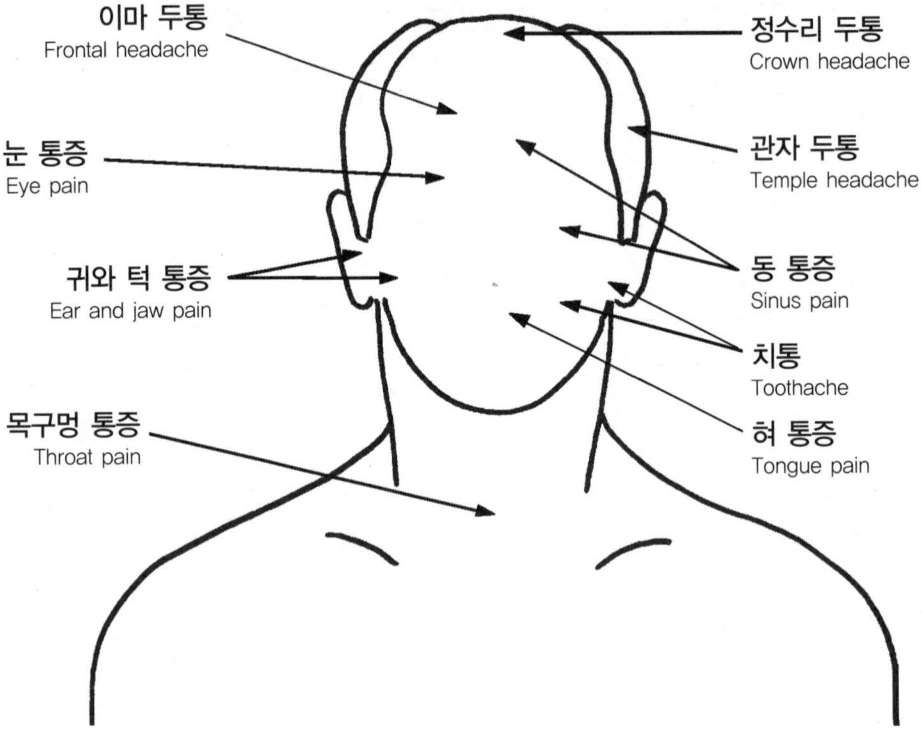
이마 두통
Frontal headache
정수리 두통
Crown headache
눈 통증
Eye pain
관자 두통
Temple headache
귀와 턱 통증
Ear and jaw pain
동 통증
Sinus pain
치통
Toothache
목구멍 통증
Throat pain
혀 통증
Tongue pain

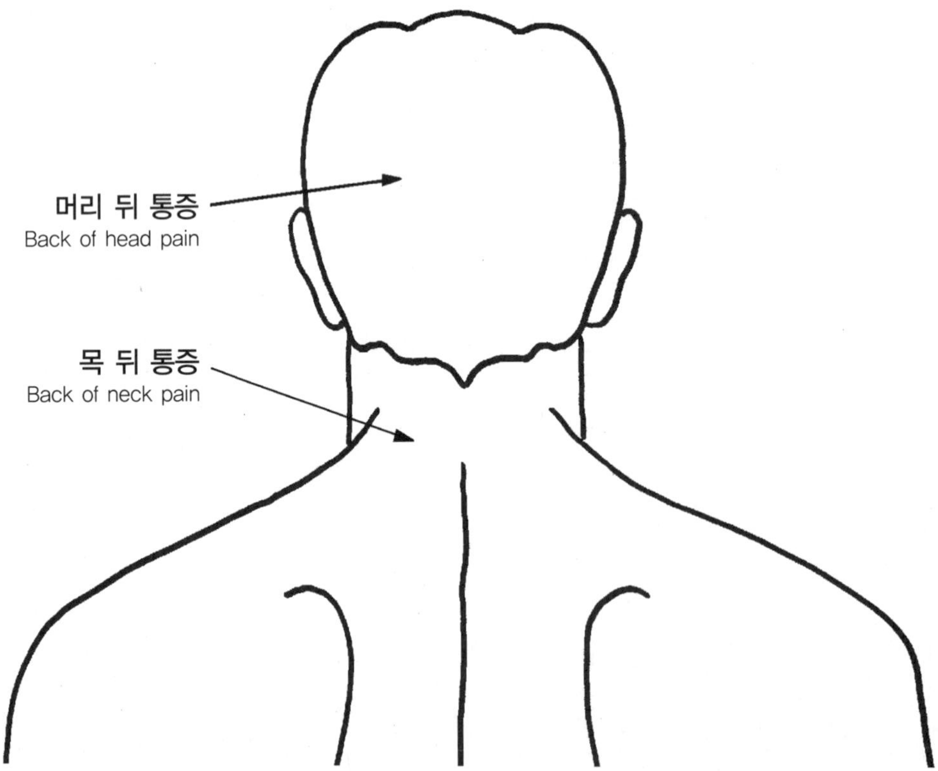
머리 뒤 통증
Back of head pain
목 뒤 통증
Back of neck pain

## 통증 가이드 *Pain Guide*

# 머리, 얼굴 및 목
## Head, Face, and Neck

**굵은 글씨체는 주된 통증 양상을 나타낸다.** 보통 글씨체는 덜 흔하거나 위성 통증유발점 양상을 나타낸다. 문제와 연관된 가능성이 큰 순서로 근육들이 나열된다. 또한 *기타 증상 가이드*를 보아라. www.newharbinger.com/24946 에서 다운로드를 위한 유용한 가이드를 준비했다. 이 책 뒤에 더 많은 정보가 있다.

**머리 뒤쪽** *Back of Head*
- **등세모근** (66)
- **목빗근** (62)
- **반가시근** (74)
- 목널판근 (75)
- 뒤통수밑근 (78)
- 뒤통수근 (88)
- 두힘살근 (85)
- 관자근 (81)

**목 뒤쪽** *Back of Neck*
- **등세모근** (66)
- **뭇갈래근** (78)
- 어깨올림근 (59)
- 목널판근 (75)
- 가시아래근 (94)
- 두힘살근 (85)

**정수리 두통** *Crown Headache*
- **목빗근** (62)
- 머리널판근 (74)

**귀/ 턱** *Ear and Jaw*
- **가쪽날개근** (83)
- **깨물근** (82)
- **안쪽날개근** (83)
- **목빗근** (62)
- **등세모근** (66)
- **가자미근** (270)

**귀/눈썹** *Eye and Eyebrow*
- **목빗근** (62)
- **관자근** (81)
- **목널판근** (75)
- **깨물근** (82)
- 뒤통수밑근 (78)
- **뒤통수근** (88)
- **눈둘레근** (87)
- 등세모근 (66)

**앞이마 두통** *Frontal Headache*
- **목빗근** (62)
- 머리반가시근 (74)
- **이마근** (88)
- **큰광대근** (87)

**동** *Sinus*
- **목빗근** (62)
- **깨물근** (82)
- **가쪽날개근** (83)
- **눈둘레근** (87)
- **큰광대근** (87)

**옆머리 두통** *Temple Headache*
- **등세모근** (66)
- **목빗근** (62)
- **관자근** (81)
- 목널판근 (75)
- 뒤통수밑근 (78)
- **머리반가시근** (74)

**인후** *Throat*
- **목빗근** (62)
- **두힘살근** (85)
- 안쪽날개근 (83)
- **긴목근** (86)
- **넓은목근** (88)

**혀** *Tongue*
- **목빗근** (62)
- **안쪽날개근** (83)
- **턱목뿔근** (86)

**치통** *Toothache*
- **관자근** (81)
- **깨물근** (82)
- **두힘살근** (85)

# 기타 증상 가이드 *Other Symptoms Guide*

## 머리, 얼굴 및 목
## Head, Face, and Neck

**흐릿한 시야** *Blurred Vision*
- 목널판근 (75)
- 뒤통수밑근 (78)
- 목빗근 (62)

**기침** *Cough*
- 목빗근 (62)

**현기** *Dizziness*
- 목빗근 (62)

**귀 가려움** *Ear Itch*
- 깨물근 (82)

**귀 답답함** *Ear Stuffiness*
- 깨물근 (82)
- 안쪽날개근 (83)

**과도한 점액 또는 가래**
*Excess Mucus or Phlegm*
- 목빗근 (62)
- 가쪽날개근 (83)
- 광대근 (87)
- 입술올림근 (87)

**눈꺼풀 처짐** *Eyelid Droop*
- 목빗근 (62)
- 눈둘레근 (87)

**눈 충혈** *Eye Redness*
- 목빗근 (62)

**눈 실룩거림** *Eye Twitch*
- 목빗근 (62)
- 눈둘레근 (87)

**청력 손실** *Hearing Loss*
- 목빗근 (62)

**불균형** *Imbalance*
- 목빗근 (62)

**치아 부정교합** *Malocclusion of Teeth*
**(치아가 잘 맞지 않음)**
*(teeth do not fit together)*
- 관자근 (81)
- 가쪽날개근 (83)
- 두힘살근 (85)

**편두통** *Migraine Headache*
- 등세모근 (66)
- 목빗근 (62)
- 목널판근 (75)
- 뒤통수밑근 (78)
- 관자근 (81)

**메스꺼움** *Nausea*
- 목빗근 (62)

**무감각** *Numbness*

**머리** *Head*
- 목널판근 (75)
- 머리반가시근 (74)

**움직일 때 통증 또는 불편함**
*Pain or Trouble with Motion*

**머리: 누울 때** *Head: Lying Down*
- 머리반가시근 (74)

**치아: 깨물 때** *Teeth: Biting Down*
- 안쪽날개근 (83)

**인후: 삼킬 때** *Throat: Swallowing*
- 안쪽날개근 (83)
- 두힘살근 (85)
- 턱목뿔근 (86)

**감소된 동작 범위**
*Reduced Range of Motion*

**턱** *Jaw*
- 깨물근 (82)
- 관자근 (81)
- 가쪽날개근 (83)
- 안쪽날개근 (83)
- 두힘살근 (85)

**목: 굽힘/폄** *Neck: Flexion/Extension*
- 반가시근 (74)
- 목널판근 (75)
- 뒤통수밑근 (78)

**목: 회전** *Neck: Rotation*
- 어깨올림근 (59)
- 목널판근 (75)
- 뒤통수밑근 (78)
- 목빗근 (62)
- 등세모근 (66)

**목: 옆 굽힘** *Neck: Sideways Flexion*
- 등세모근 (66)
- 목빗근 (62)
- 목널판근 (75)
- 목갈비근 (96)
- 뒤통수밑근 (78)

**동 배출** *Sinus Drainage*
- 깨물근 (82)

**인후통** *Sore Throat*
- 목빗근 (62)
- 긴목근 (88)

**목 뻣뻣함** *Stiffness, Neck*
- 등세모근 (66)
- 어깨올림근 (59)
- 반가시근 (74)
- 목널판근 (75)
- 목빗근 (62)
- 뒤통수밑근 (78)

**삼킴 곤란** *Swallowing Difficulty*
- 가쪽날개근 (83)
- 안쪽날개근 (83)
- 긴목근 (88)

**눈물** *Tearing*
- 목빗근 (62)

**측두하악관절 기능장애** *Temporomandibular Joint (TMJ) Dysfunction*



**압통** *Tenderness*

**머리 뒤쪽** *Back of the Head*



**두피** *Scalp*



**이명** *Tinnitus (ringing in the ears)*



**치아과민** *Tooth Sensitivity*



**삼차신경통** *Trigeminal Neuralgia*



**어지럼증** *Vertigo*



**시각장애** *Visual Disturbances*



**목소리 경직** *Vocal Tension*

# 통증 도해 가이드 *Pain Illustrations Guide*

## 머리, 얼굴 및 목
## Head, Face, and Neck

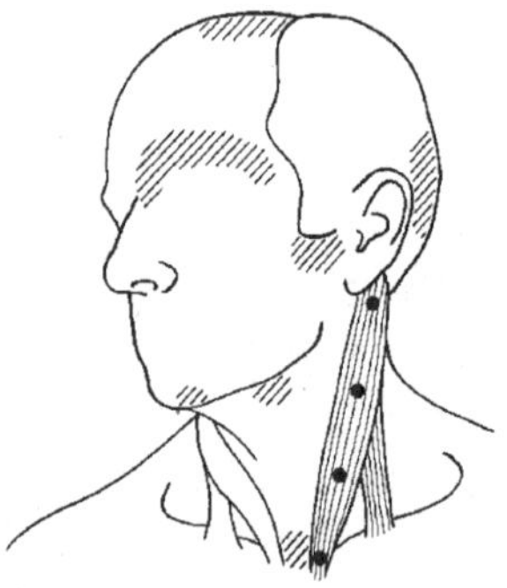

목빗근, 복장가지: 통증유발점들과 연관통 양상 (p.63)

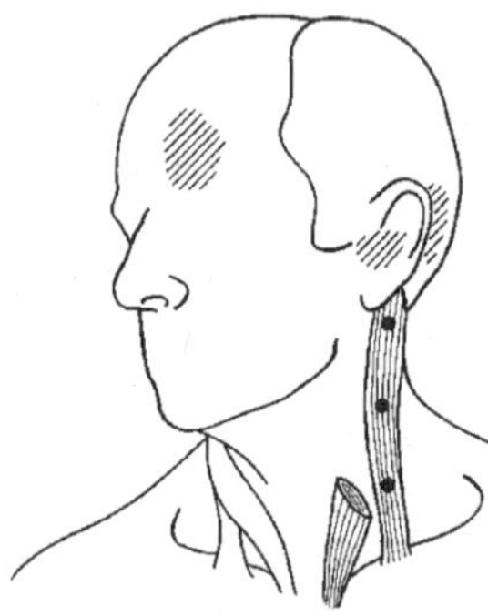

목빗근, 빗장가지: 통증유발점들과 연관통 양상 (p.63)

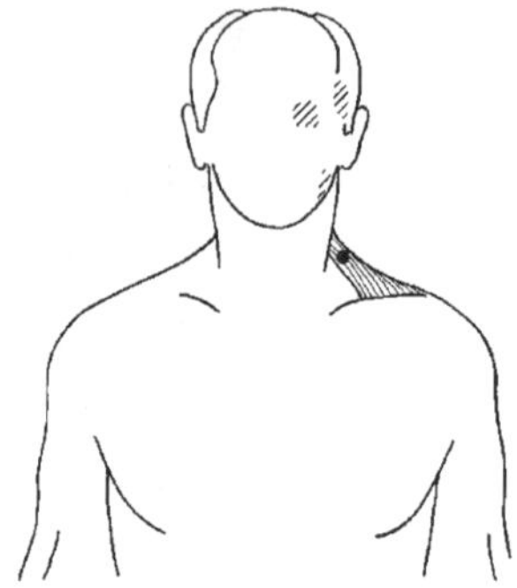

등세모근 #1 통증유발점과 연관통 양상: 정면 (p.67)

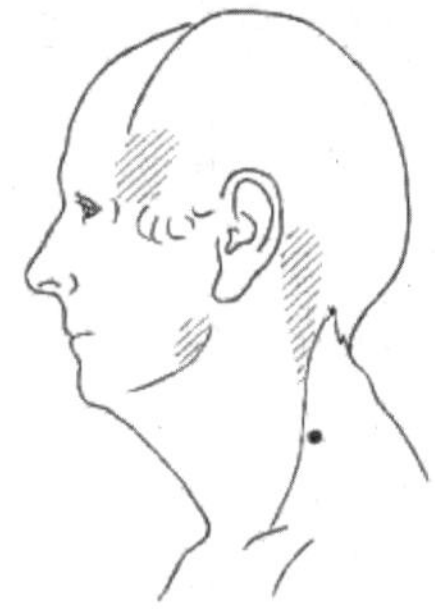

상부 등세모근 #1 통증유발점과 연관통 양상: 측면 (p.73)

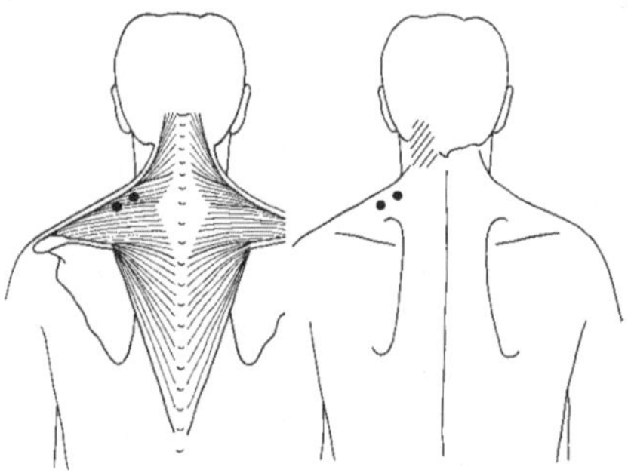

상부 등세모근 #2 통증유발점과 연관통 양상: 측면 (p.67)

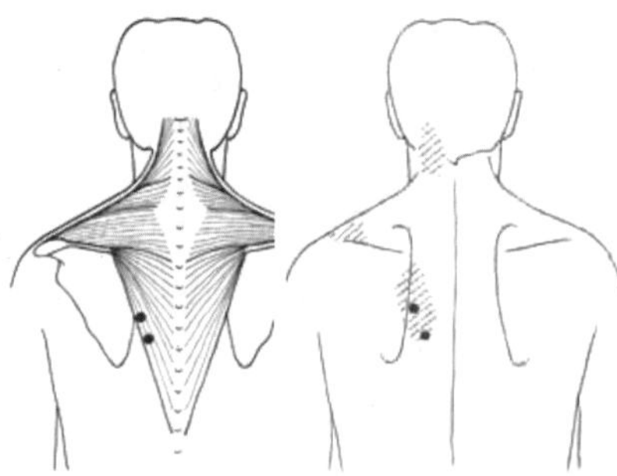

하부 등세모근 #3 통증유발점과 연관통 양상: 측면 (p.68)

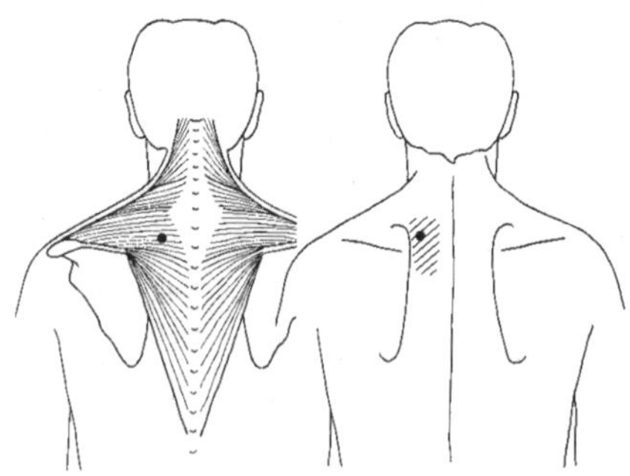

등세모근 #4 통증유발점과 연관통 양상: 측면 (p.68)

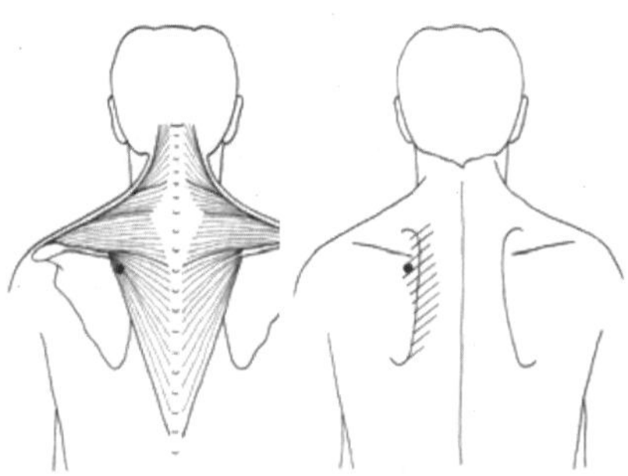

중간 등세모근 #5 통증유발점과 연관통 양상: 측면 (p.68)

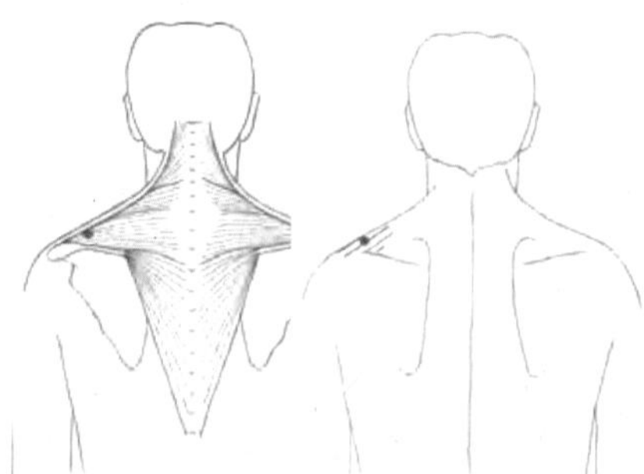

상부 등세모근 #6 통증유발점과 연관통 양상: 측면 (p.69)

www.newharbinger.com/24946에서 다운로드를 위한 유용한 가이드를 준비했다. 자세한 것은 이 책 뒤에 있다.
주의: 시작하기 전에 각각의 근육에 대한 전체 치료 교습을 읽어보아라.

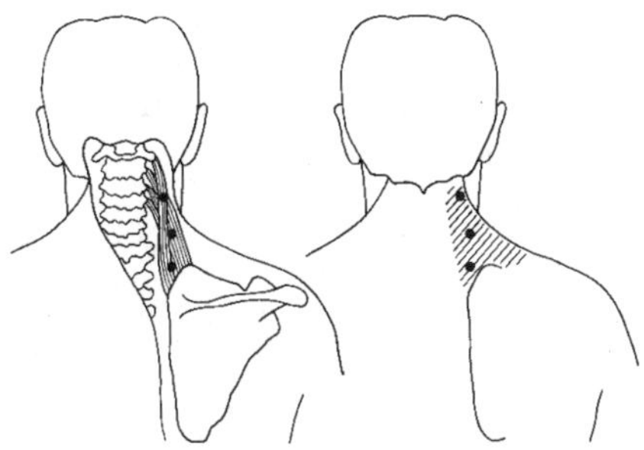

어깨올림근 통증유발점과 연관통 양상 (p.72)

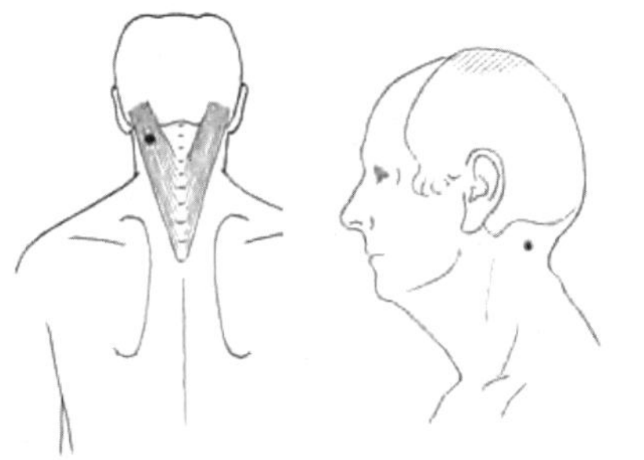

머리널판근 통증유발점과 연관통 양상 (p.75)

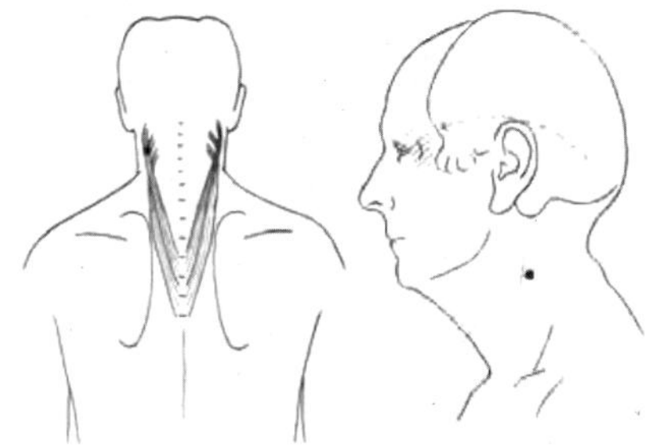

목널판근 #1 통증유발점과 연관통 양상: 눈 뒤까지 창처럼 머리를 관통한다 (p.75)

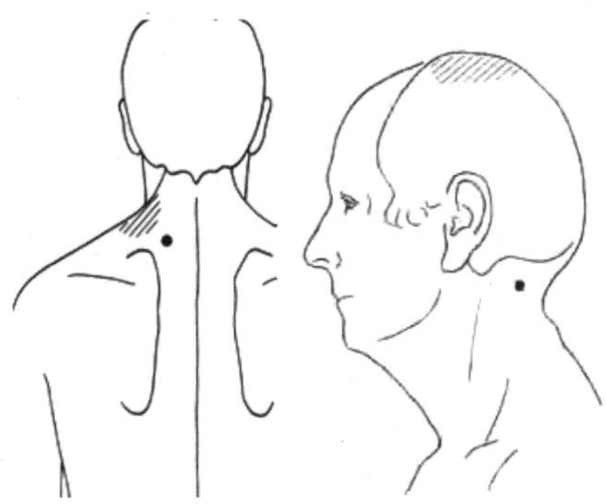

목널판근 #2 통증유발점과 연관통 양상 (p.76)

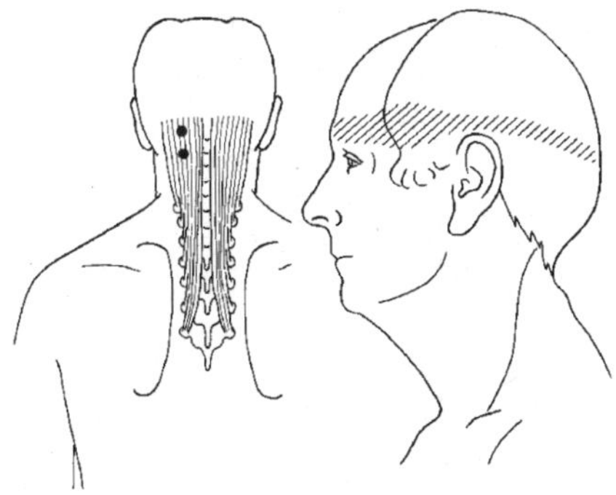

머리반가시근 #1 통증유발점 샘플과 연관통 양상 (p.77)

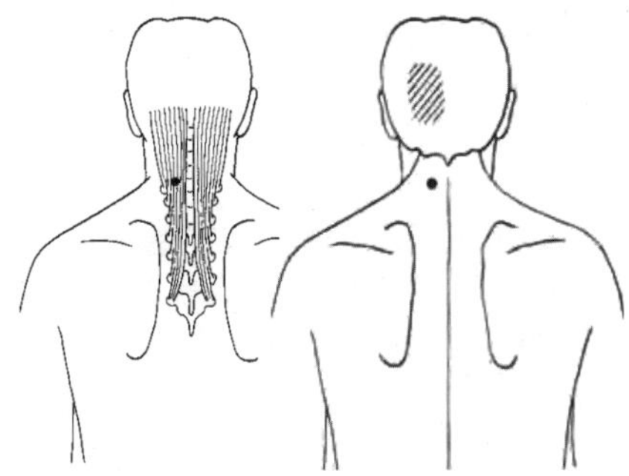

머리반가시근 #2 통증유발점 샘플과 연관통 양상 (p.77)

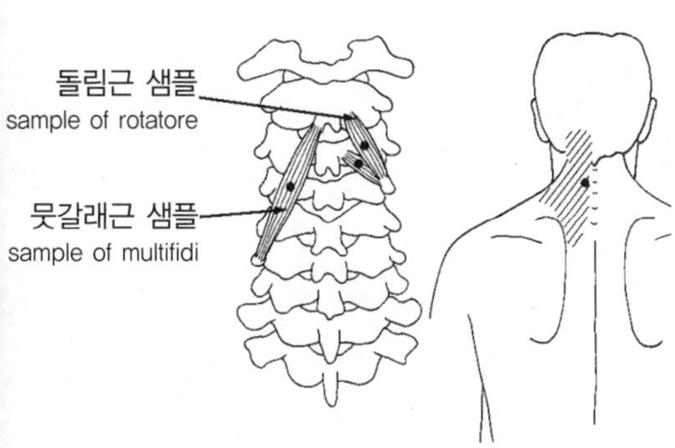


뭇갈래근과 돌림근들의 통증유발점과 연관통 양상 (p.78)

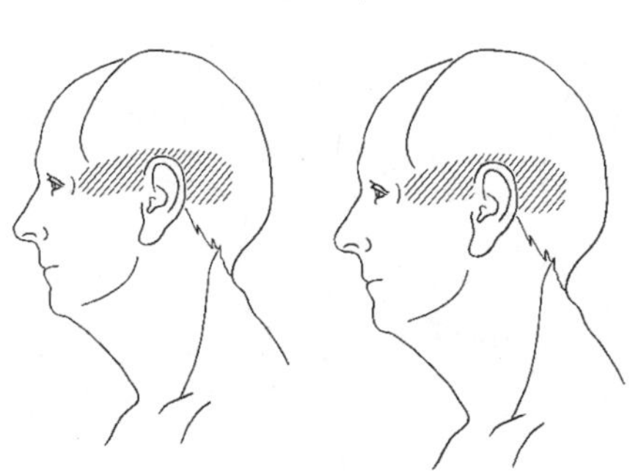

뒤통수밑근 연관통 양상 (p.79)

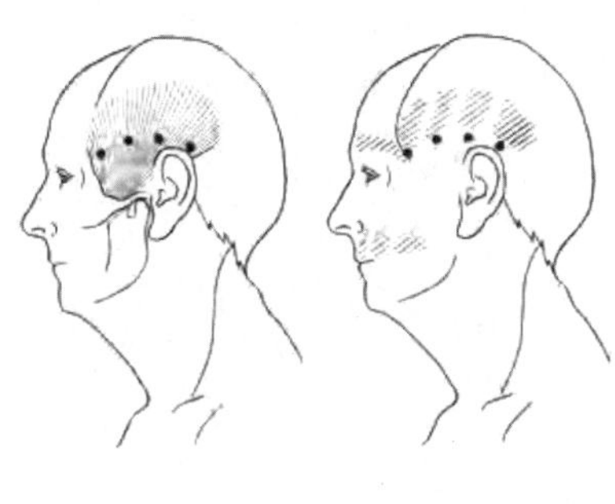

관자근 통증유발점과 연관통 양상 (p.81)

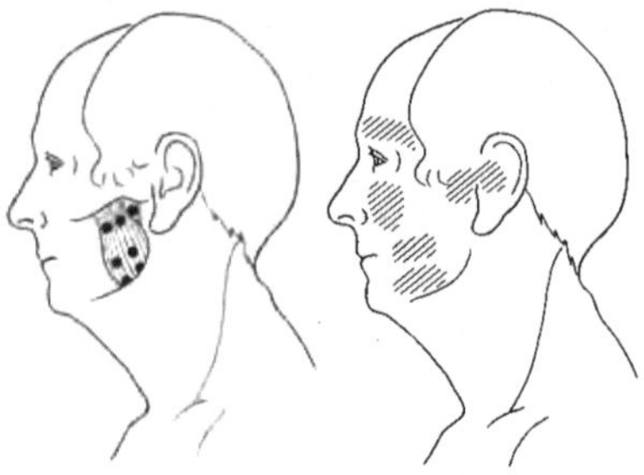

깨물근 통증유발점과 연관통 양상 (p.82)

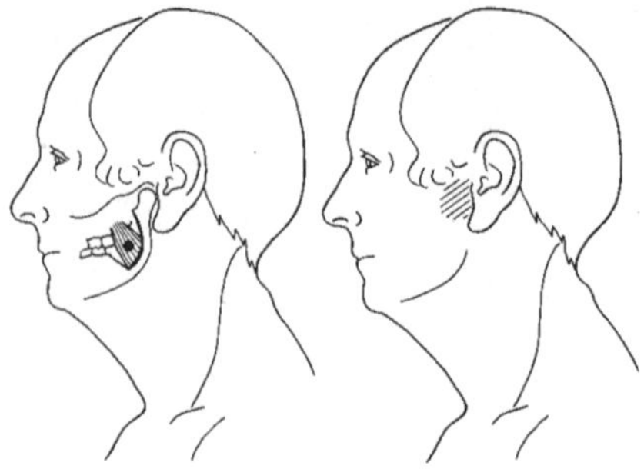

안쪽날개근 통증유발점과 연관통 양상: (뼈 안에 있는 이 근육을 보여주기 위해 뼈가 잘린 것을 유의.) (p.83)

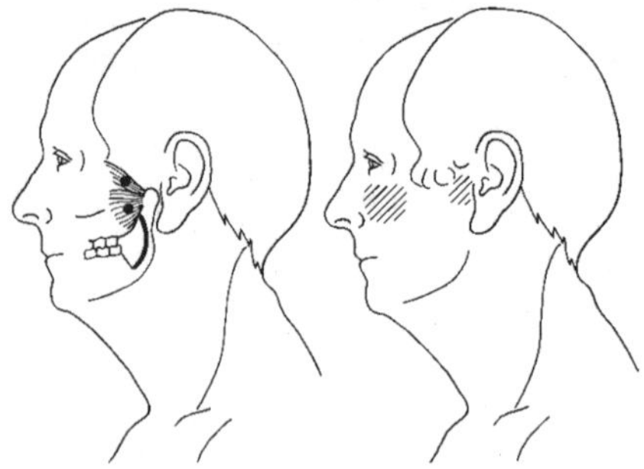

가쪽날개근 통증유발점과 연관통 양상 (p.84)

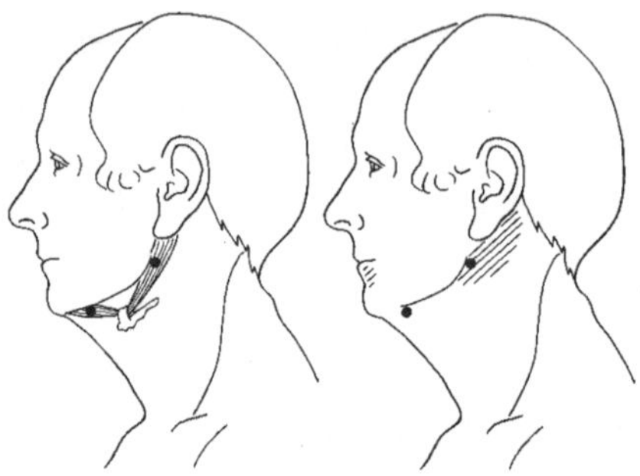

두힘살근 통증유발점과 연관통 양상: 아래 입술 밑에 있는 통증은 실제로 아래 치아에서 느껴진다. (p.85)

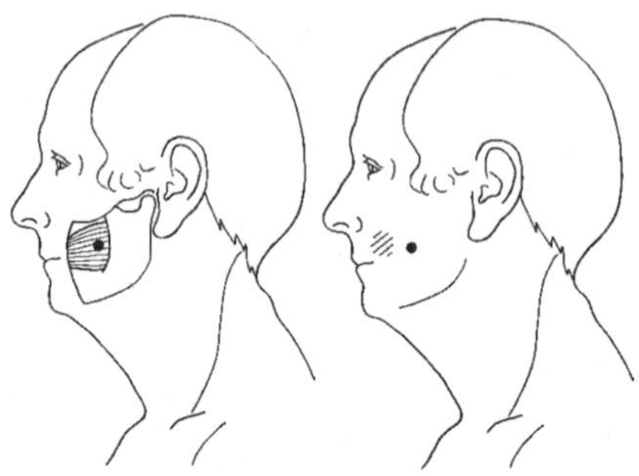

볼근 통증유발점과 연관통 양상 (p.86)

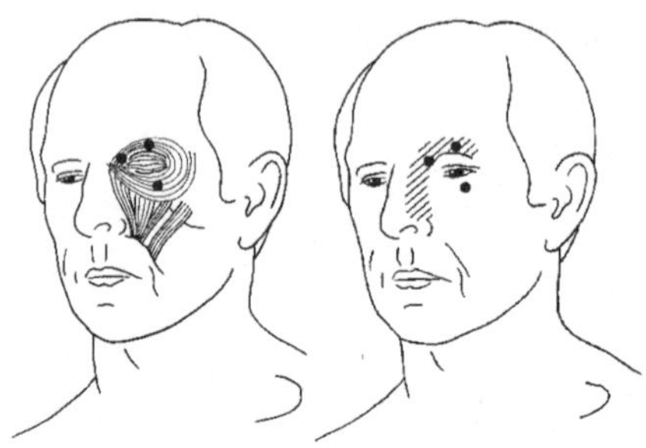

눈둘레근 통증유발점과 연관통 양상 (p.87)

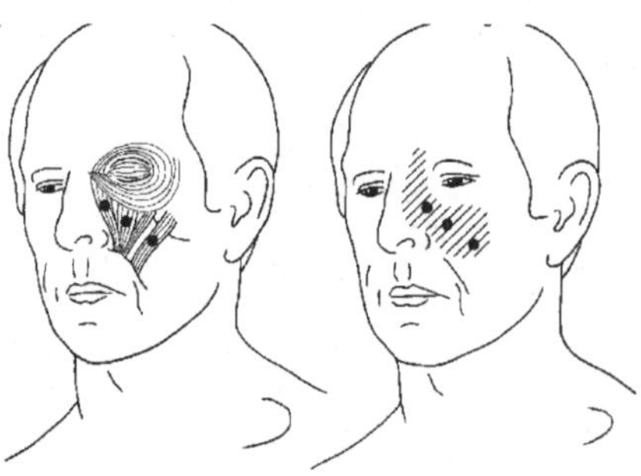

광대근과 입술올림근 통증유발점과 연관통 양상 (p.87)

# 머리와 목 통증 *Head and Neck Pain*

통증유발점들은 머리와 목 부위에 놀라울 정도로 다양한 증상을 일으킨다. 그것들이 끼치는 영향의 일부는 항상 믿고 있었던 많은 것들과 상반된다. 통증유발점들은 치아의 통증과 과민성, 귀의 통증과 막힘, 눈의 통증과 붉어짐, 부비동 통증과 배농, 뻣뻣한 목, 만성 기침 및 인후통을 일으킨다고 알려졌다. 통증유발점들은 어지러움, 균형 문제를 만들 수 있다. 그것들은 시력을 흐릿하게 할 수 있고 독서를 할 때 단어들이 페이지 위를 떠돌아다니게 한다. 그것들은 입술의 마비, 혀의 통증, 또는 눈꺼풀을 늘어뜨린다(Simons, Travell과 Simons 1999).

이에 더해서, 통증유발점들은 측두하악관절(temporomandibular joint; TMJ) 증후군과 연관된 많은 통증에 관련이 있고 이러한 잘못된 컨디션의 다른 증상과 긴밀하게 연관이 있는데, 그것들은 턱의 딸각거림과 염발음, 턱의 탈구(dislocation), 입을 벌리기 어려움, 치아의 부정교합 들이다(Simons, Travell과 Simons 1999).

이것이 충분하지 않다면, 자주 두통들이 무엇이라고 이름이 지워졌던 간에 Travell과 Simons의 연구에서 통증유발점이 많은 두통의 감춰지고 의심받지 않은 대부분의 원인이 된다: 긴장성 두통, 경추성(cervicogenic) 두통, 군발성(cluster) 두통, 혈관성 두통 또는 편두통 들이다(Simons, Travell과 Simons 1999). 많은 알려진 "두통 유발인자"들은 잠복성 통증유발점에 의하여 실제로 그것들의 영향력을 발휘한다. 악성 기침이 그렇게 할 수 있다; 바이러스 감염, 약의 부작용, 과로, 진통제 반작용, 및 너무 많은 당분 섭취들이다. 통증유발점들은 알러지 반응, 약물 금단증상, 신체 손상 및 정서적 긴장들에 의하여 시동이 걸려서 두통의 작동 요인들 중의 하나로 작용한다. 심지어는 섬유근육통과 동반된 좌절스럽고 설명할 수 없는 두통도 통증유발점들의 존재에 기인한 것으로 보여질 수 있다(Simons, Travell과 Simons 1999).

> 상부 등 근육은 목 통증을 일으키고, 목 근육은 두통을 일으킨다.

두통에 관한 파라독스는 원인이 아픈 부위인 머리에 거의 있지 않다는 것이다. 대부분의 두통이 턱, 목 및 등 상부 근육들의 통증유발점들에서부터 기인한다. 상부 등 근육은 목 통증을 일으키고, 목 근육은 두통을 일으킨다. 이러한 원인과 결과 사이의 신체적인 거리 때문에 두통이 그렇게도 신비하고 다루기 어려운 이유가 된다.

목의 통증이 혼란스러운 이유는 대부분이 등 상부와 어깨의 통증유발점에서 연관되기 때문이다. 목의 마사지를 잘해도 별로 나아지는 것이 없는데 어깨 상부나 등 상부의 마사지가 목의 통증을 치료한다. 목의 마사지는 두통을 고친다. 목 후방 근육들의 통증유발점은 목 통증을 만드는데 관여를 할 수 있으나, 그것들은 통상적으로 등세모근에 있는 중심 통증유발점의 오로지 위성으로 존재 한다. 이러한 위성 현상 때문에, 만성 두통의 궁극적인 원인의 추적은 당신을 바로 그 근육인 등세모근으로 이끌 것이다.

명백히, 두경부의 통증과 기타 증상들은 근막 통증유발점 보다 다른 원인을 가질 수 있으나, 통증유발점은 항상 고려되어야 할 첫 번째 것들 중의 하나인데, 그것들은 빨리 확인할 수 있기 때문이다. 당신이 필요한 것은 어디를 살펴야 할 것인가를 아는 것이다. 이 장의 처음에 있는 통증 가이드, 기타 증상 가이드, 및 통증 도해 가이드가 그 점에 관한 가이드를 해 줄 것이다.

## *채찍질손상 (경추염좌)* Whiplash

*46세의 간호사인 니콜은 대형화물차에 뒤를 받혔다. 경추염좌를 제외하고는 다른 심각한 부상은 없었다. 그러나 경추염좌는 한쪽 눈 뒤에 통증과 눈썹 위쪽과 두개의 기저부에 집중된 두통을 계속 느꼈다. 의사는 하이드로코돈을 처방했고 통증은 잘 멈췄다. 그러나 간호사이기 때문에 니콜은 그 약이 중독성임을 알아서 통증으로 잠을 못 들 때만 그 약을 복용하였다. 그녀의 목과 등 상부에의 어떤 점들에 압력을 가하면 여러 증상이 정확히 재현되었다. 치료사는 그녀 자신이 마사지 할 수 있는 여러 점들을 가르쳐 주었다. 이것과 함께한 일주일에 한 번의 마사지 세션들은 6주 안에 증상을 거의 없애주었다.*

비록 작은 자동차 사고가 경추염좌를 일으킬 수 있지만, 그것은 특히 가슴과 등 상부 및 목의 앞 뒤의 근육들에의 갑작스럽고 심한 과도스트레칭의 결과이다. 경추염좌는 머리, 목, 가슴, 및 등 상부에 광범위한 통증뿐만 아니라 손과 손가락에 마비, 따끔거림 및 부종을 만들 수 있다. 손상된 근육들의 근막 통증유발점에 적절한 치료를 못한다면, 경추염좌의 영향은 종종 몇 달간 지속되거나 몇 년 동안 가게 된다.

목의 전방에 있는 두 종류의 근육들인, 목빗근과 목갈비근이 경추염좌의 상당 수의 증상에 관여될 수 있다. 종종 관여되는 다른 근육들은 등세모근, 어깨올림근, 큰/작은 가슴근, 어떤 턱 근육, 전방 척추의 깊은 목 근육들, 그리고 목 후방과 등 상부의 척추 근육들이다.

## 목의 3개의 특수한 근육들 *Three Special Muscles of the Neck*

등세모근, 어깨올림근 및 목빗근은 부위에 따른 분류를 하기가 어렵다. 등세모근은 아주 커서 등 상부와, 목의 뒤 및 양 쪽 어깨 일부를 덮는다. 어깨올림근은 등 상부에서 시작하나 목의 옆 부분들을 싸기 시작한다. 목빗근은 목 주위를 감쌀 분만 아니라 목의 옆 및 앞 모두의 부분이 된다. 거기에 더하여, 이들 세 근육들의 독특한 다양한 기능들이 각각을 자체에 의하여 한 분야에 놓이게 한다.

### *목빗근 (흉쇄유돌근) Sternocleidomastoid; SCM*

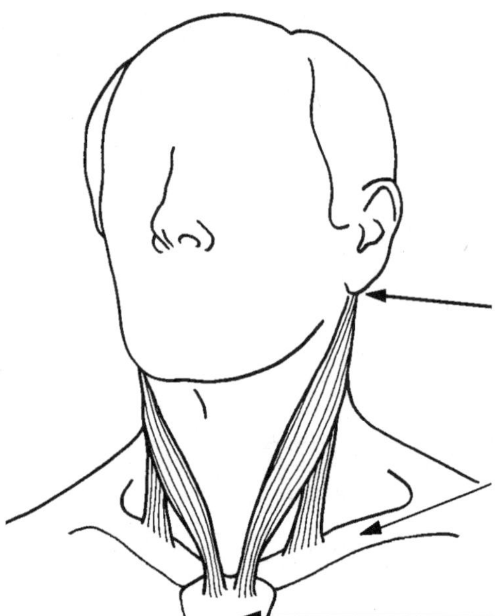

그림 4.1 목빗근들과 그것들의 부착들

목빗근은 그것이 부착되는 뼈에 의하여 이름이 붙여졌다(그림 4.1). 흉(sterno)은 흉골(sternum). 쇄(cleido)는 빗장뼈(clavicle). 유돌(mastoid)는 유돌기(mastoid process)로, 귀 뒤에 있는 뼈 돌기다. 이 길고, 신비로운 세계에 의하여 협박당하지 말아라. 그것은 당신이 사랑하는 것을 배울 전염병과 같은 리듬을 갖고 있다. 당신은 목빗근과 절친한 사이가 되어야 하는데, 이는 그것들이 상상하는 것보다 훨씬 많은 문제를 갖고 있기 때문이다.

목빗근이 목 앞과 옆에 있기 때문에, 아마도 그것에 관한 생각을 한 적이 없거나 그것을 알아채지 못했을 것이다. 보통 목 앞에서 통증을 느끼지 못한다. 목 뒤에서 통증을 느낀다. 목빗근의 통증유발점들은 실제로 무시무시한 양의 통증을 만드는데, 통증을 모두 다른 곳으로 보낸다. 비록 목빗근이 얼마나 많은 문제에 포함되고 또는 얼마나 많은 문제를 일으키더라도 목빗근 자체는 그것들을 건드리지 않는 경우 거의 아프지 않다. 그러나 이들 근육의 딱딱함 또는 뻣뻣함이 통증유발점들의 존재를 나타낸다(Simons, Travell과 Simons 1999).

*51세의 케이트는 목빗근의 통증유발점들이 가질 수 있는 예기치 못하는 영향과 적절한 치료로 드라마틱하고 빠른 경감을 일으킬 수 있는 것을 설명하는 증례다. 그녀는 9살부터 양쪽 턱에 측두하악관절 통증을 갖고 살아왔다. 9세 때에 작은 턱을 교정하려고 치아 몇 개를 빼어 냈었다. 그녀는 또한 두통이 자주 왔고 왼쪽 귀 깊숙한 곳에 통증이 있었다. 어떤 날, 목 근육들이 많은 미스터리 한 증상들의 원인이라는 것을 말하는 근막 통증에 관한 책을 읽으*

*면서, 목 근육을 손으로 만지기 시작했다. 그녀는 전에 알지 못했던 목 좌측에 커다란 멍울을 발견하고 깜짝 놀랐다. 근육을 마사지하는 동안, 그녀의 좌측 턱이 편해지는 것을 경험했는데 그것은 너무나 급작스럽고 강력해서 그녀를 놀라게 했다. 목 옆이 풍선처럼 팽창하는 것 같았다. 그녀는 목욕탕 거울로 달려가서 보았으나 아무런 부종이나 다른 잘못된 것이 없었다. 그리고 귀와 턱의 통증이 사라졌고 무는 것이 다르게 느껴졌다. 턱이 돌아간 것처럼 느꼈었다. 그녀의 치과의사는 그녀의 변화를 보고 케이트에게 그녀의 측두하악관절 기능이상이 어느 정도 자체적으로 해결이 되었다고 말을 했고 그녀는 이제 적절한 교합을 갖게 되었다.*

근막 관점에서 볼 때, 케이트의 목빗근에서 심한 만성 통증유발점들이 두통과 귀 통증에 직접적으로 관여하고 있다. 그것들은 또한 턱 근육들에 이차적인 통증유발점들을 갖게 되어 턱의 통증과 측두하악관절의 위치가 틀어지게 만들었다. 그녀는 증상이 다시 나타날 때 몇 분간의 목빗근의 마사지가 증상을 없애주는 것을 알았다.

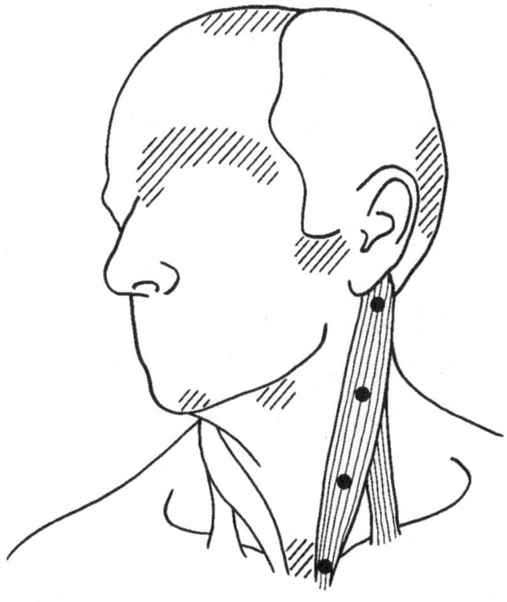

그림 4.2 목빗근, 복장가지: 통증유발점들과 연관통 양상

## 증상 *Symptoms*

사람들은 목빗근 통증유발점들이 놀라울 정도로 광범위한 영향을 줌에도 불구하고 그것을 좀처럼 모르고 있다. 통증유발점들은 누르면 매우 아파서 붓거나 과민한 림프절들로 오해할 수 있다. 그러나, 부은 림프절들은 피부 바로 밑에서 떠돌아다니는 까지 않은 작은 땅콩처럼 느껴진다; 그것들은 두 손가락으로 집을 수 없을 정도로 매우 미끄럽다. 목빗근 통증유발점들에 의한 증상들은 여섯 군으로 나뉘어 진다: 연관통–복장가지, 연관통–빗장가지, 균형 문제, 청각 장애, 시각 장애, 및 전신 증상들. 비록 둘 다 일반적으로 증상을 위쪽 방향인 두개, 얼굴, 및 턱으로 보내고 있더라도, 목빗근의 두 개의 가지들에 보이는 연관통 양상들에 중요한 차이가 있다(그림 4.2와 4.3).

**연관통–복장가지(그림 4.2).** 복장가지에 있는 통증유발점들은 눈 깊숙이 통증, 삼킬 때 혀 통증, 그리고 눈 위, 귀 뒤 및 머리 꼭대기에 두통을 일으킬 수 있다. 그것들은 측두하악관절 통증 및 턱 근육들에 위성 통증유발점들 생성에 기여한다. 또한 통증은 종종 목 뒤로 그리고 복장뼈 꼭대기로 보내진다. 그림 4.2에는 보이지 않지만 이따금 통증의 부작용이 얼굴 옆에서 나타나는데, 그것은 삼차 신경의 자극에 의한 짧은 통증의 공격으로 특징 지워지는 장애인 삼차 신경통을 닮아있다. 뺨에 이 통증이 나타나면 상악동염(sinusitis)로 오인될 수 있다.

**연관통–빗장가지(그림 4.3).** 깊숙이 있는 빗장가지에서 온 통증은 반대쪽 이마에 전두통, 깊숙한 귀통, 및 어금니에 치통을 만들 수 있다. 머리를 한 쪽으로 기울게 만드는 통증 없는 뻣뻣한 목 또한 생길 수 있다 (Simons, Travell과 Simons 1999).

**균형 문제–빗장가지(그림 4.3).** 빗장가지의 다른 이상한 기미는 어지럽고, 메스껍고, 비틀거리거나 넘어지기 쉽게 되는 것이다. 예기치 않게 졸도(fainting)도 일어난다. 이 현기증은 수 분, 수 시간, 또는 몇 일을 지속

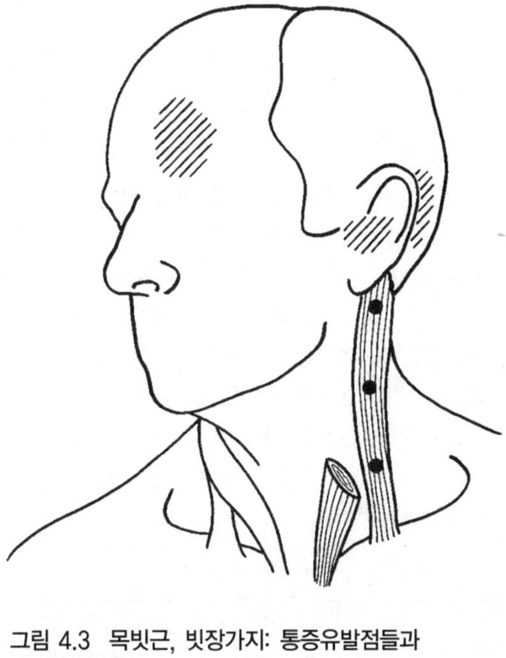

그림 4.3 목빗근, 빗장가지: 통증유발점들과 연관통 양상

할 수 있다. 종종 버티고(vertigo; 현기증) 또는 메니에르병(미로의 비화농성 병에서 오는 난청, 이명, 현기)의 진단이 내려 지는데, 그것은 모든 치료와 의학적 설명을 거부하는 평생의 재발성 상태가 될 수 있다.

목빗근 빗장가지의 장력의 차이가 당신의 공간 확인을 도와서 머리의 위치를 제대로 유지한다는 것이 근막적인 설명이다. 통증유발점들에 기인한 근육의 장력이 틀어지면, 혼동을 주는 신호가 뇌로 보내 진다. Travell 박사는 목빗근 통증유발점들에 기인한 틀어진 인식이 넘어지는 것과 자동차 사고의 감춰진 원인이라고 믿었다.

**청각 장애-빗장가지(그림 4.3).** 빗장 통증유발점들은 통증유발점들이 존재하는 쪽에 편측성 청각소실의 원인이 될 수 있다. 이것은 중이(middle ear)의 같은 길이의 작은 뼈에 붙어있는 작은 등자근(stapedius)과 고막 긴장근(tensor timpani)으로의 연관 장력에 의한 것이라고 생각된다. 이러한 작은 근육들에서의 장력은 내이(inner ear)의 떨림을 방해한다. 통증유발점들이 문제를 일으켰을 경우 턱 근육과 목빗근의 마사지가 정상 청력을 회복시킨다고 알려졌다(Simons, Travell과 Simons 1999). 또한 이명이 목빗근, 가쪽날개근 또는 깨물근의 통증유발점들에 의해서 기인될 수 있다.

**시각 장애-복장가지(그림 4.2).** 복장가지 통증유발점들은 어둠침침하고, 흐릿하고 겹쳐진 시각을 만들 수 있다. 눈이 빨개지거나 눈물이 과다할 수 있으며, 코가 많이 흐를 수 있다. 이러한 통증유발점들은 눈을 싸고 있는 눈둘레근에 연관 경련을 일으켜서 눈꺼풀이 쳐지는 원인이 될 수 있다. 눈둘레근의 연관 영향은 눈 또는 눈꺼풀의 실룩거림(twitching)의 원인이 된다. 독서를 할 때, 페이지의 인쇄된 글자가 이리저리 돌아 다닐 수 있다.

**전신 증상-양 가지(그림 4.2와 4.3).** 목빗근 통증유발점들에서 오는 증상의 여섯 번째 그룹은 손의 잘못된 무게감지, 앞 이마에 식은 땀, 및 부비동, 비강(콧속) 및 인후(목)에 과다한 점액이 나오는 것 들이다. 그들은 또한 부비동 막힘, 부비동 배농, 인후의 점액, 만성 기침 및 계속적인 건초열(hay fever) 또는 감기 증상 들이다. 끈질긴 마른 기침은 복장뼈 부착부에 가까운 복장가지의 마사지에 의하여 종종 멈춰질 수 있다(Simons, Travell과 Simons 1999).

## 원인 *Causes*

목빗근의 주요 기능은 머리를 옆으로 돌리고 목을 가슴 쪽인 밑으로 굽히는 것이다. 좌측 목빗근은 두개 좌측에 있는 그것의 부착을 앞쪽 주위로 옮겨서 머리를 우측으로 돌린다. 또한 목빗근은 몸이 움직이는 동안 머리를 안정된 포지션으로 있게 하는 것을 돕는다. 그러므로 머리를 제 위치에 유지시키려고 목빗근을 수축시켜 유지하는 자세들에 의하여 통증유발점들이 생길 수 있다– 예를 들어, 컴퓨터 스크린을 보거나 운전을 하는 자세. 머리 위쪽의 일을 하느라고 머리를 뒤로 고정하고 있는 자세가 특히 나쁘다. 어떤 이유로 머리를 한 쪽으로 돌리고 있는 것은 문제를 확실하게 일으킨다. 신체 아래쪽 반의 통증유발점들, 근육 불균형 및 자세 기능이상은 종종 자세를 틀어지게 만들어서 목 근육들이 보상하려는 끊임없는 노력으로 자신을 지치게 만든다(Simons, Travell과 Simons 1999). 종종 목과 등 상부의 근육들을 손 보기 전에 하체를 먼저 돌볼 필요가 있다. 만약 등 상부와 목의 치료로 형편없는 결과를 얻을 경우, 뒤로 물러나서 전신을 살펴 보아라. 잘-훈련된 전문 치료사는 이렇게 하는 것을 도울 수 있다.

단 한번의 무거운 것을 들어올리는 일도 목빗근에 부하를 줄 수 있다. 낙상과 경추염좌 사고가 목빗근을 포함한 목의 모든 근육들의 과도 스트레칭

### *편두통*

편두통은 간단할 수도 있고 통증유발점들에 한정되지 않은 다양한 요인들과 함께해서 복잡할 수도 있다. 편두통을 진정시키기 위해서 더 많은 정보를 원할 경우, C.M. Shifflett가 쓴 〈*편두통과 몸: 편두통 미스터리를 풀기 위한 포괄적인 안내서*〉를 찾아 보아라. 그것은 신경학적, 혈관성, 근육성, 구조적, 및 생화학적인 모든 관점에서 편두통의 다루고 있다. 그것은 임상가와 통증을 겪고 있는 모든 사람들에게 좋은 자원이다.

과 과도 수축을 일으킨다. 자동차 사고로 인한 경추염좌에서 온 근막 증상은 수 년간 지속할 수 있다. 통증유발점들을 조장시키는 다른 조건들은 큰가슴근에 있는 다른 통증유발점들, 목을 조이는 옷, 짧은 다리, 척추의 만곡, 폐기종, 천식, 만성 기침, 과호흡, 정서적 스트레스, 및 습관성 근육 긴장 들이다. 목빗근의 보조적인 기능은 숨을 들이마실 때 복장뼈를 들어 올리는 것이다. 흉식 호흡이 목빗근을 과로하게 만든다. 복식 호흡(가로막 호흡)이 보조 호흡 근육인 목빗근과 목갈비근을 과도 사용하지 않게 해서 그것들을 보호해 준다.

목빗근으로 가는 불필요한 스트레스를 피하기 위해서는, 머리를 한 쪽으로 돌린 채로 오래 앉아 있지 말고, 침대에서 책을 읽지 말고, 배를 대고 잠을 자지 말아야 한다. 소파나 의자에 앉아 있을 때 몸을 웅크리지 말아라. 귀와 어깨 사이에 전화기를 끼지 말아라. 가로막으로 숨 쉬는 것을 배워라, 가슴이 아니다. 정상 호흡을 하면, 배가 나왔다가 들어 간다; 위쪽 가슴은 팽창과 수축을 많이 해서는 안 된다.

### 치료 팁

첫째, 책에서 지시한 대로, 부드럽게 찾으며 목의 박동을 피해라.

엄지와 손가락들로 이 근육을 쥐는데, 손가락을 "V" 모양으로 펴지 말고 "C" 모양으로 손가락을 말아라.

짧고, 반복적인 위-아래 스트로크를 만들면서 목빗근을 짜라. 근육이 빠져나가거나 튕길 경우 압력을 줄여라.

앞을 쳐다보고 있으면서 목빗근을 마사지하고 있는 쪽으로 머리를 살짝 내리면서 기울여라.

## 치료 *Treatment*

목빗근 통증유발점들에서 생긴 혼란스러운 증상의 덩어리들에 관한 좋은 소식은 가장 간단한 방법으로 그것들을 당신 자신이 고칠 수 있는 것이다.

마사지 치료의 첫 번째 법칙 중의 하나는 "절대 박동을 마사지하지 말아라"는 것이다. 그러한 간단한 법칙은 곤란에 빠지지 않게 해 줄 것이다. 첫째, 목동맥을 찾아라 그러면 그것을 마사지하는 것을 피할 수 있다. 앉거나 누워서, 턱 바로 밑의 목 한 쪽과 기도 가쪽을 손가락 끝으로 부드럽게 박동을 느껴보아라. 부드럽게만 할 경우 이 자리도 좋다, 그러나 깊숙한 압력은 잠재적으로 커다란 문제를 만들 수 있다. 기도 양쪽에는 목동맥과 목동맥동이 있다. 목동맥동은 압수용기들을 갖고 있어서 혈압을 감지하고 조절한다. 목동맥동들을 마사지하거나 누를 경우, 혈압이 갑작스럽게 조절되지 않고 떨어져서 현기, 졸도, 및 낙상을 만들 수 있다. 목동맥의 다른 부위에 대한 공격적인 압력은 플라크를 느슨하게 만들어서 뇌졸중을 이끌 수 있다. 또한 동맥 하나가 플라크로 막혀 있는데(동맥경화증) 다른 쪽 또는 문제 없는 동맥을 마사지할 경우, 뇌로 가는 혈류를 차단시킬 수 있으며, 또한 갑작스런 현기, 졸도 및 낙상을 만들 수 있다. 인체에는 한 혈관이 막히거나 손상을 입었을 때, 혈액을 뇌로 보내는 여러 혈관들을 갖고 있지만, 그러나 언제나 그것들을 누르지 않는 것이 현명하다. 만약 박동을 확인하거나 이 근육을 마사지하는 동안 현기를 느낀다면, 즉시 중단하고 의사의 진찰을 받아라. 손가락 감각이 둔해서 자신의 박동을 느낄 수 없을 경우(굳은살, 당뇨, 감각 부족으로 인한), 목 전면을 하지 않는 것이 좋다.

동맥에 계속 유의하면서 이 중요한 근육을 안전하게 마사지할 수 있다. 목동맥을 찾은 다음, 간단히 손가락들을 엄지로 바꾸고, 엄지를 약간 바깥쪽으로 움직인 다음, 그 조직 모두를 박동의 바깥쪽으로 잡아라. 만약 목빗근을 집었다면, 그것을 목 옆으로 누르지 않을 경우, 동맥을 피할 수 있다. 한 번에 한쪽씩만 치료를 하며 박동을 피해야 한다는 경각심을 계속 지니고 있어라.

거울을 보면서 머리를 반대쪽으로 돌려라, 그러면 복장가지가 수축하는 것을 볼 것이다.그것을 손가락과 엄지로 집고 나서 마사지를 위해서 그 근육을 이완시키기 위해 머리를 다시 중립 자세로 되돌려라. 근육의 두 가지들 사이를 구별하려고 하는 동안 그것이 편안하게 느껴질 정도로만 꽉 눌러라. 복장가지는 빗장가지보다 얕게 위치해 있다. 각각은 대략 집게 둘레만큼 크다. 세심히 주의를 기울일 경우, 그것들을 각각 느낄 것이다. 깊숙이 있는 빗장가지를 짜기 위해서는, 목 옆면을 더 넓게 잡아라. 많은 사람들은 너무 뒤쪽으로 움직여서 목 뒤까지 가는 잘못을 저지른다.

마사지의 첫 번째 법칙은 "절대로 박동을 마사지하지 말아라"다.

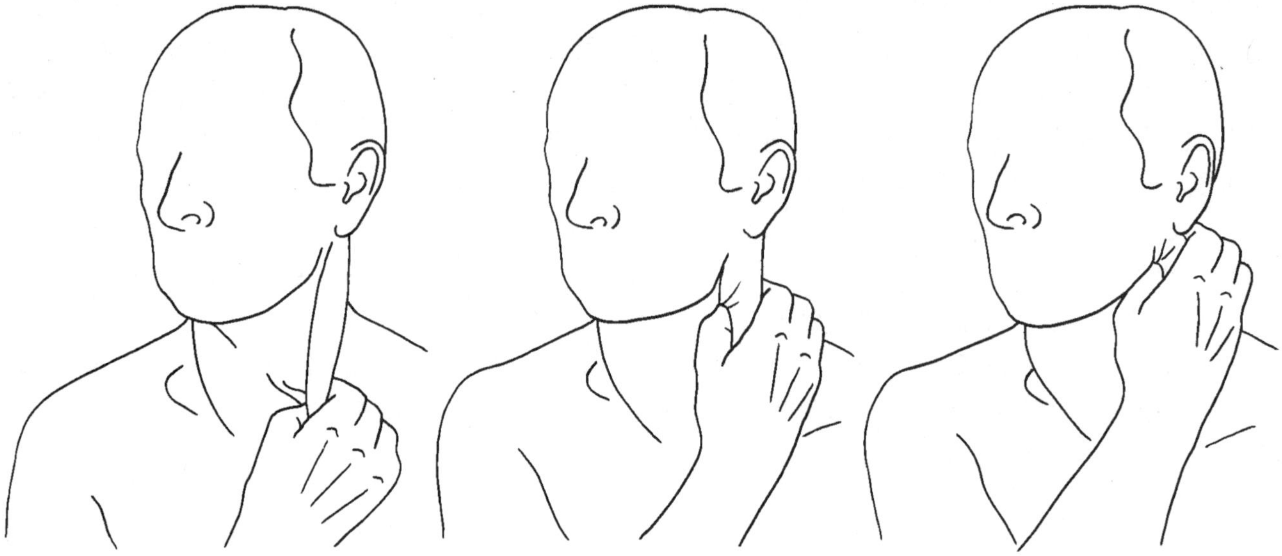

그림 4.4　　그림 4.5　　그림 4.6

**엄지와 손가락 사이로 목빗근 마사지 (중요. "치료" 항목을 먼저 읽어라)**

빗장 머리를 복장가지의 "뒤"가 아닌 "깊숙이" 있다고 생각해라. 당신이 여전히 목빗근을 잡고 있는 지를 확실히 하기 위해서, 머리를 다시 반대쪽으로 돌려라. 목빗근은 목 옆에서 집을 수 있는 거의 모든 것이다. 집은 것을 앞쪽으로 당기는 동안, 깊은 가지를 말을 것이다. 이것을 하는 동안 그것 그리고 얕은, 또는 복장 가지 사이에 약간의 홈을 느낄 수 있다. 복장가지를 벗겨낸 다음, 오직 피부와 넓은목근만을 느낄 것이다. 각각의 가지에서 통증유발점들을 찾아 보아라, 중간에서 시작해서 귓불 뒤로 올라가 보아라, 그런 다음 빗장뼈까지 아래로 쭉 살펴라(그림 4.4, 4.5와 4.6). 깊숙이 있는 빗장가지에 접근을 제일 잘하기 위해서 같은쪽 손을 사용해라. 치료하는 동안, 다른 팔은 팔꿈치를 받힐 수 있어서 이 테크닉을 쉽고 편안하게 만든다.

만약 쥐어 짤 때 목빗근이 아프면, 그것들은 만성 두통이나 머리, 얼굴, 및 턱에 다른 어떤 증상을 갖고 있음에 거의 확실하다. 목빗근 통증유발점들이 아주 나쁘면, 조금 쥐어 짜도 실제로 전두통을 재발시키거나 더 아프게 할 것이며, 이것이 통증유발점들이 무엇을 하는지를 당신에게 매우 확신을 주는 시연일 것이다.

이 근육들을 무서워하지 말아라. 그것들은 처음에 마사지에 매우 아플 것이지만, 어떤 해가 되지 않는다. 반대로, 그것들을 쥐어 짤 때 마다 이익이 될 것이다. 그렇게 아픈 부위들을 마사지하는 것이 바보 같다는 생각이 들 수도 있다. 처음에는 살짝 만 하며, 기분 좋게 느껴지는 압력 수준으로 치료해라. 증상들은 매우 짧은 시간 내에 없어질 것이지만, 며칠간에 걸쳐서 끈질기게 반복적으로 통증유발점들을 계속 치료해라, 더 이상 아픈 곳을 찾을 수 없을 때까지. 목빗근의 마사지는 종종 거의 즉각적으로 두통을 낫게 만든다. 현기증 또는 많은 다른 목빗근 증상들도 마찬가지다.

## 등세모근(승모근) *Trapezius*

등세모근이라는 단어는 "작은 테이블"이라는 그리스 문자에서 왔는데, 근육의 비교적 편평함과 네 모퉁이를 나타낸다. 비록 등세모근이 등 상부에 있고 주로 어깨를 움직이는 기능을 하지만, 그것의 통증유발점들이 두통과 목 통증의 주된 원인이기 때문에 이 장에서 다룬다.

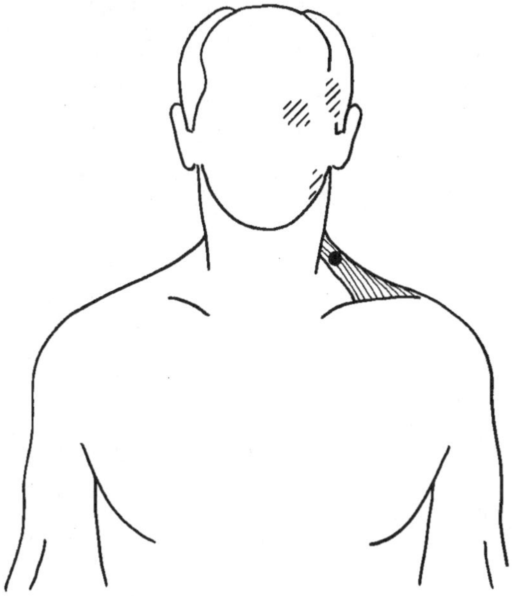

그림 4.7 등세모근 #1 통증유발점과 연관통 양상: 전면

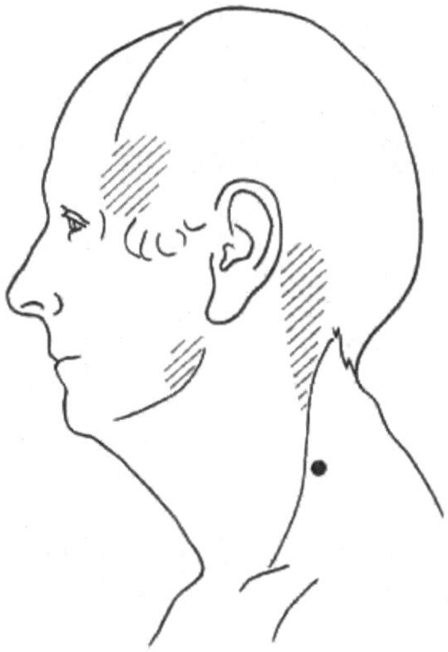

그림 4.8 등세모근 #1 통증유발점과 연관통 양상: 옆면

## 증상 *Symptoms*

**등세모근 #1(그림 4.7과 4.8)**은 어깨 위 부분의 두꺼운 롤의 제일 위쪽 섬유들에 위치한다. 그러나 그것은 근육의 몸체 깊숙이 있지 않다. 대부분의 사람들은 그것을 어깨가 목과 만나는 (목이 꺾인 곳) 바로 그 곳의 작은 피부 롤을 꼬집어서만이 발견할 수 있다. 몸집이 크거나 근육이 많은 사람들에게서는, 이 근육 롤은 매직 마커만큼 클 수가 있다. 거의 모든 사람들이 등세모근 #1 통증유발점을 갖고 있다. 그것은 옆머리 두통(측두통)의 일차적인 원인이지만 턱 각진 곳에 있는 깨물근, 귀 뒤 목 옆 위로, 그리고 눈 뒤쪽 깊은 곳에 통증을 보낸다. 때때로, 머리 뒤와 귀 위쪽 아치에 통증이 생긴다(그림에 없음). 그들의 영향은 보다 자주 긴장성 목 통증으로 나타난다. 이 지점은 반대쪽으로 머리의 옆 굽힘과 회전을 제한할 수 있다. 게다가, 그것은 측두와 턱의 근육에 위성 통증유발점들을 유발시켜 턱 통증과 치통의 간접적인 원인이 된다(Simons, Travell과 Simons 1999).

**등세모근 #2(그림 4.9)**는 실제로 어깨 위 부분 근육 롤 깊숙이 일 이 인치 떨어져 짝을 이룬 통증유발점들이다. 당신은 하나 또는 둘 다를 가질 수 있다. 이 둘은 두통 또는 아픈 목으로 느낄 수 있는 두개골 기저와 목 뒤에서 통증의 주된 원인이다. 이 연관통은 매우 자주 목 뒤의 근육들에 위성 통증유발점들을 만든다. 목 마사지가 기분은 좋으나 통증을 없애지 못하는 경우에는, 문제가 목이 아니라 등세모근에 있을 것이다. 이 점은 머리를 반대쪽으로 돌리거나 옆으로 굽히는 것을 제한할 수도 있다.

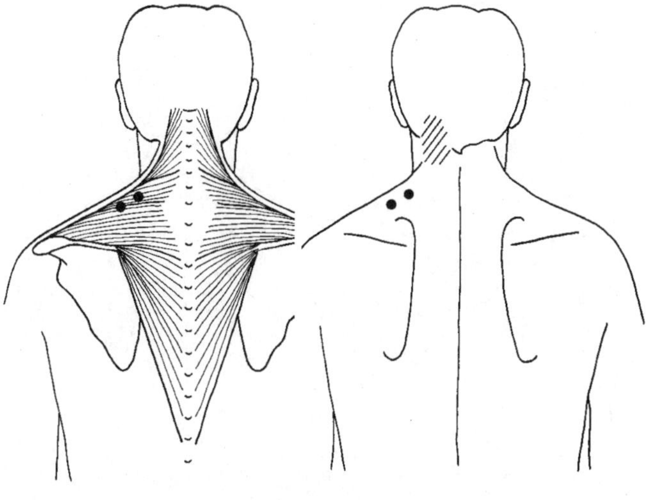

그림 4.9 등세모근 #2 통증유발점들과 연관통 양상

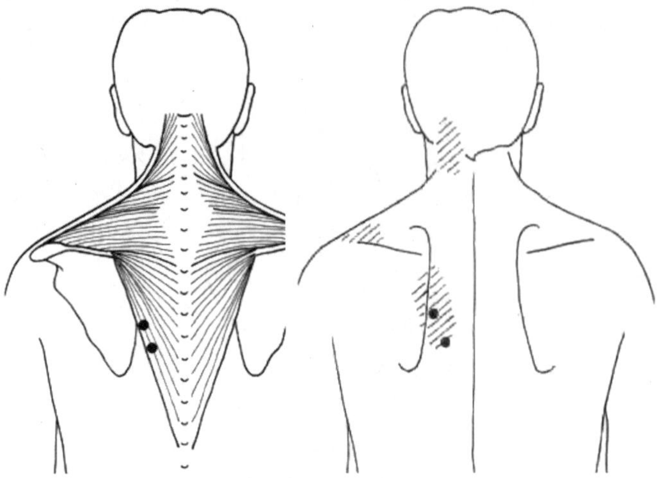

그림 4.10 하부등세모근 #3 통증유발점들과 연관통 양상

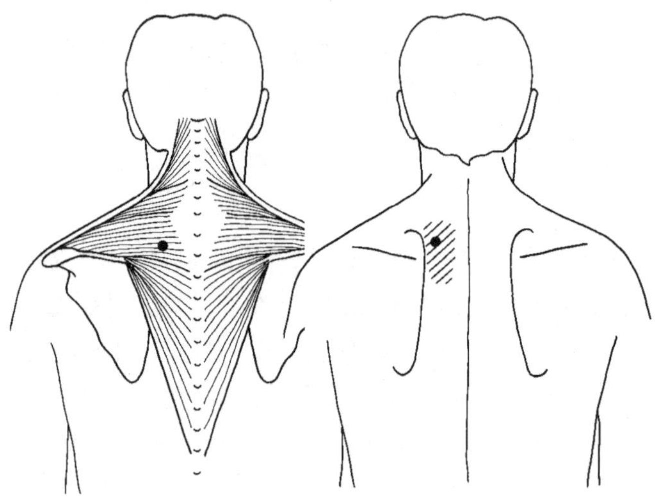

그림 4.11 등세모근 #4 통증유발점과 연관통 양상

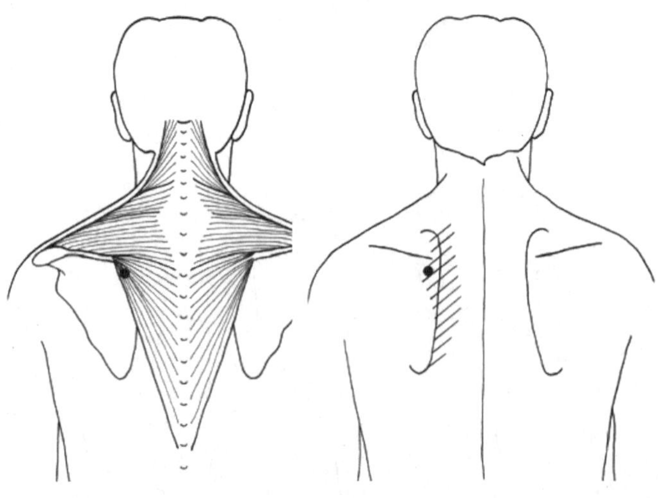

그림 4.12 중간 등세모근 #5 통증유발점과 연관통 양상

**등세모근 #3(그림 4.10)** 통증유발점들은 어깨 판 안쪽 가장자리를 따라서, 어깨판 위를 가로지르는 근육의 가장자리 바로 밑에서, 아래각(하각)에서 반 정도 위에서 찾을 수 있다.

위쪽 통증유발점은 극도로 흔한 일차 통증유발점이다. 그것은 상부 등세모근에 있는 통증유발점들처럼 머리의 기저부와 목 뒤에 통증을 전이한다. 그것은 뻣뻣한 목의 많은 원인들 중의 하나다. 그것은 또한 상부 등세모근 자체에 연관통을 보낸다. 이들 두 부위에 생긴 위성 통증유발점들은 차례로 두통의 원인이 된다. 이러한 근막 통증유발점들의 폭포 또는 도미노 효과는 두통이 그렇게도 이해하기가 어렵고 효과적으로 치료되기가 어려운 하나의 이유가 된다. 또한 아래쪽 점은 등 중앙부에 압박하는 통증 또는 화끈거리는 통증 그리고 어깨 꼭대기에 쑤시는 통증을 만들 수 있다. 또한 이 어깨 꼭대기 통증은 국소 통증유발점 #6에서 올 수도 있다(그림 4.13). 통증유발점들이 아래쪽 등세모근들을 약화시킬 때, 그것들은 어깨판들을 뒤로 튀어나오게 만든다–"날개(winging)" 모양이라 불리는 상태 (Simons, Travell과 Simons 1999).

**등세모근 #4(그림 4.11)** 통증유발점은 어깨판 자체에 위치하며, 가시아래근을 덮는다. 이 통증유발점은 어깨판 안쪽 가장자리 바로 옆에서 쑤시는 통증을 만들 수 있다.

**등세모근 #5(그림 4.12)** 통증유발점은 등세모근의 넓은 중간부에서 어깨판의 안쪽 가장자리 옆에서 나타난다. 그것은 척추를 따라서, 척추 화끈거리는 종류의 통증을 만든다. 이 부위의 얕은 통증유발점들은 위팔의 뒤쪽에 소름(goose bumps)을 끼치게 하며 그리고 때때로, 이상하게도, 넙다리에도 만든다(Simons, Travell과 Simons 1999).

결국 몸 상태가 좋다고 느껴져서 자가 치료하는 것을 잊게 될 것이다. 이것은 좋은 징후지만 주의를 해야 한다. 풀어지지 않은 잠복성 통증유발점들로 인해서 통증은 다시 나타날 수 있다.

**등세모근 #6(그림 4.13)** 통증유발점은 어깨 가쪽 어깨봉우리가 있는 상부 어깨에 위치한다. 이 점은 가시위근의 통증유발점 #1 위에 있을 수 있고 또는 독립적으로 나타날 수 있다. 이 통증유발점들이 국소 통증을 일으키고 그리고 하부 등세모근 #3 점의 위성일 수 있다는 것에 유의해라.

등세모근 통증유발점들에 의하여 생기는 증상들은 광범위하게 오인되어서, 오진으로 전체 카탈로그를 만들며 오도된 치료를 만들어 낸다. 당신은 아마도 척추 디스크 압박, 척추 협착(stenosis), 어깨 낭염(bursitis), 및 신경통(neuralgia)에서 온 증상들이라는 말을 들을 수 있다. 등세모근 통증유발점들에 의한 두통은 진정한 원인을 찾지 못한 채, 긴장성, 경추성(cervicogenic), 혈관성(vascular), 군발성(cluster), 및 편두통(migraine)이라고 이름 붙여 진다. 비록 두통의 심각한 의학적 원인이 있겠지만, 통증유발점들의 검사가 의사의 리스트의 꼭대기 가까이 있어야 한다(Simons, Travell과 Simons 1999).

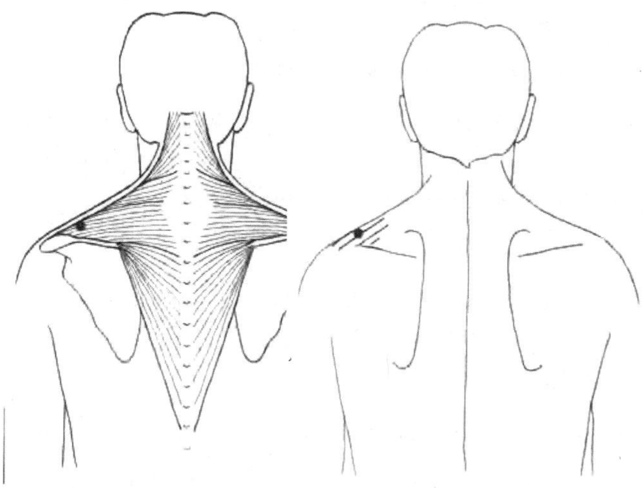

그림 4.13 상부 등세모근 #6 통증유발점과 연관통 양상

## 원인 *Causes*

등세모근은 등의 위쪽 반을 거의 덮는데, 위쪽으로 뻗어가서는 목뒤의 중앙부를 덮는다. 이러한 등세모근의 제일 위쪽 부분이 목 뒤의 모양을 만든다. 그 근육은 두개의 기저부, 척추, 빗장뼈 및 어깨판에 붙어 있다. 등세모근은 어깨의 무게를 지탱하고 어깨 위로 팔을 올릴 때마다 어깨판을 회전시키기 위하여 강력하게 수축한다. 다른 주요 기능은 팔과 손의 세밀한 작업을 위한 지지대 역할로서 어깨판을 견고하게 붙잡고 있는 것이다.

등세모근의 제일 위쪽 부위는 머리를 앞으로나 옆으로 굽힐 때, 머리와 목의 무게를 지탱하는 것을 돕는다. 또한 그것은 어깨를 귀 쪽으로 올리거나 귀를 어깨로 내릴 때, 반대쪽으로 누울 때 수축한다. 잘못된 자세- 앉아 있을 때 웅크리고 앉아 있거나 머리를 습관적으로 앞으로 내밀고 있는 것 같은 잘못된 자세는 등세모근에 불필요한 하중을 주게 되며, 통증유발점들을 만들어 낸다. 어깨가 둥글게 된 자세가 나타내는 짧아진 가슴근은 어깨를 계속 당기고 있어서 등세모근도 끊임없이 대항하여야만 한다. 이것은 과도하게 당겨지고 약해진 등세모근을 영속화 시킬 수 있어서 짧고, 팽팽한 가슴근들에 의해서 만들어진 기계적인 부하에 기인한 위성 통증유발점들을 만들기가 쉽다. 단축된 복근 또한 몸통을 밑으로 당겨서 둥근-어깨, 앞쪽-머리 자세를 만든다. 배가로근 안에 있는 통증유발점들은 그처럼 두통을 일으키는 일차적인 점들일 수 있다. 미친 소리처럼 들리는가? 등세모근 마사지가 두통에 오래가는 경감을 주지 않을 경우 두통을 치료하기 위해서 복근과 가슴근을 마사지하고 스트레칭 해라.

팔을 오랫동안 몸 앞으로 뻗고 있어야 하는 일을 요구하는 직업에 의하여 등세모근의 모든 부위에 통증유발점들이 생기게 된다. 팔꿈치 받침이 없이 앉아 있을 때 등세모근은 계속적인 부하를 받게 된다. 컴퓨터나 다른 어떤 책상 작업을 할 때에는 가능한 한 팔받침이 있는 의자를 사용해야 한다. 팔을 책상 위에 대고 쉬는 것은 충분하지 않다. 가슴이 유난히 큰 여자는 특히 많은 등세모근 증상의 어떤 것에 빠지기 쉽다. 무거운 유방을 지탱하는 부하 때문에 등세모근의 통증유발점들을 없애기가 어렵게 된다. 무거운 백팩이나 어깨 끈에 매달린 무거운 핸드백이 재발성 편두통 또는 만성적으로 뻣뻣한 목의 간단한 이유가 될 수 있다(Simons, Travell과 Simons 1999).

등세모근 통증유발점들의 다른 흔한 원인은 어깨를 올리고 있게 하는 정서적인 긴장이다. 하루 동안 수 차례 어깨를 의도적으로 밑으로 떨구게 하는 것은 좋은 운동이 된다. 잊어버리지 않도록 볼 수 있는 곳에 메모를 적어 놓아라. 근육 긴장과 만성 통증을 다룬 12장에서 일상 생활에 쓸 수 있는 의식적인 이완으로 가는 체계적인 접근법이 있다.

### 치료 *Treatment*

**등세모근 #1.** 목이 꺾인 부위에 있는 등세모근 #1은 종종 바로 피부 밑에서 발견된다는 것을 이해하는 것이 중요하다. 통증유발점을 갖고 있는 팽팽한 밴드는 손가락 사이에서 뜨게 바늘처럼 느껴진다. 대부분의 사람들은 그것을 잡기 위해서는 오로지 얕게 꼬집는 것이다. 근육량이 많고 균형이 잘 잡혀있는 사람들은 같은 위치에서 매직 마커만큼 크고 단단한 근육 롤 안에서 이 통증유발점을 발견할 것이다. 반대쪽 손을 사용해서, 엄지와 집게 중지 사이로 등세모근을 마는 듯이 마사지를 한다(그림 4.14). 등세모근 #1을 강력하게 제대로 짠다면 측두통을 재발시키거나 더 아프게 하는데, 그것이 원인이라는 것을 증명한다. 실제로 모든 사람들이 이 통증유발점을 갖고 있으며 그것은 무지막지한 슬픔의 원인이 된다. 만약 이 테크닉이 손으로 하기에 너무 힘들 경우, 공을 벽에다가 대고 하는 변형된 죄기를 사용해 보도록 해라(그림 4.15).

> **치료 팁**
>
> 상부 등세모근을 쉽게 잡기 위해서, 한 손을 호주머니나 허리띠에 둬서 그것을 느슨하게 만들어라.
>
> 이 근육을 풀기 위해서 마사지하는 동안 머리를 같은쪽으로 기울여라.
>
> 옷 위로 쎄라케인을 사용해라.
>
> 등세모근을 마사지하기 위해서 팔꿈치를 책상 또는 테이블 위에 두고 몸을 가로질러 뻗어라.

**등세모근 #2.** 이 두 개의 통증유발점들은(그림 4.9) 반대쪽 손을 사용해서 죌 수 있다. 어깨 꼭대기에 있는 근육의 커다란 롤의 앞쪽 밑에 엄지를 확실히 두어라. 다른 말로, 빗장뼈의 대략 일 인치 위를 바로 앞에서 세게 조이는 것이다. 보다 몸 쪽에 있는 첫 번째 점은 바로 중간에 있는 반면에, 가쪽에 있는 두 번째 점은 가쪽으로 일-이 인치에 있다. 몸 쪽 점은 몸 속 깊숙이 있어서 등세모근 #1 점보다 더 세게 조일 필요가 있다. 가쪽 통증유발점을 찾아서 치료하기 위해서, 죄는 동작을 사용해서 어깨 쪽인 더 가쪽으로 찾아보아라. 엄지가 빗장뼈와 만날 때까지 등세모근을 가로질러 가라. 엄지를 빗장뼈 바로 안쪽인 거기에 두고서, 등세모근의 롤 밑에서 위로, 가쪽으로 파라. 손가락들은 가쪽에서 엄지와 만날 것이다. 당신은 등세모근이 빗장뼈와 가쪽에서 부착하기 바로 전에 그것의 앞쪽을 마사지할 것이다. 그 근육은 여기서 두껍고 단단하게 느껴질 것이다.

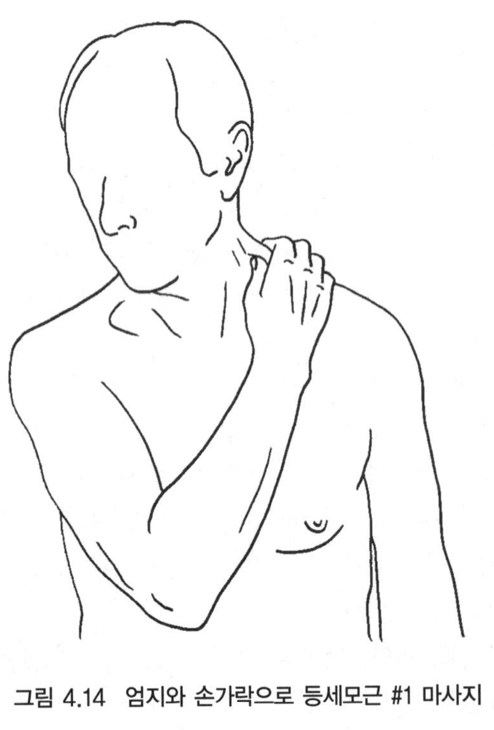

그림 4.14 엄지와 손가락으로 등세모근 #1 마사지

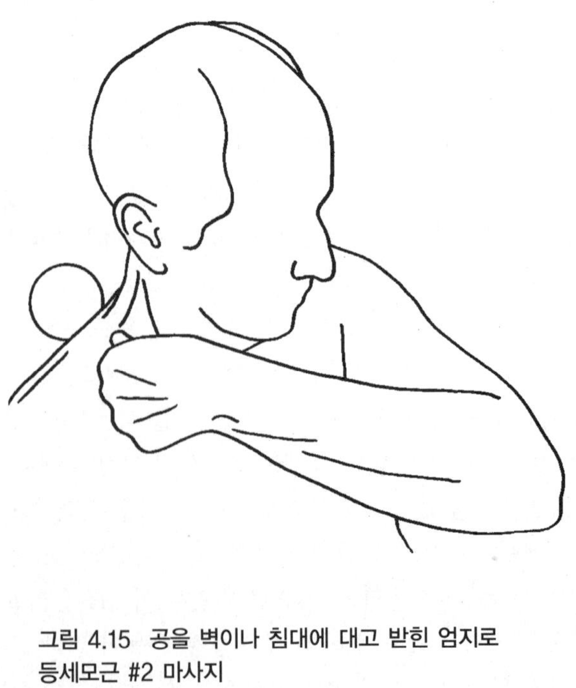

그림 4.15 공을 벽이나 침대에 대고 받힌 엄지로 등세모근 #2 마사지

만약 엄지와 손가락으로 하는 마사지가 손에 너무 피로를 줄 경우, 받힌 엄지, 손가락 끝들, 또는 뾰족한 마사지 도구를 써서 볼을 벽에 대고 상부 등세모근 통증유발점들을 눌러 보아라(그림 4.15). 어떤 등세모근 통증유발점들이라도 쎄라케인, 백노버, 바디백버디, 또는 어떤 고리 도구를 갖고 마사지를 할 수 있다. 그림 4.16이 등세모근 #2 를 위하여 쎄라케인을 잡는 법을 보여 준다. 마사지 받는 쪽의 반대편 손으로 쎄라케인의 활 부위를 잡는 것이 최대 압력과 조절을 쉽게 한다. 케인의 기저부는 몸을 가로질러, 반대쪽 엉덩관절 쪽으로 각이 지게 잡는다. 이렇게 하는 것이 도구로부터 머리를 기울이지 않고 똑바로 두게 해 준다. 이상적인 손 포지션을 보려면 그림 4.21을 보아라. 만약 고리 형태의 도구가 없을 경우, 문틀에 몸을 숙여서 어깨 사이에 볼을 놓아라(그림 4.17). 마사지 스트로크를 올바르게 시행하고 있는 가를 명백히 이해하기 위해서 3장에 있는 마사지 가이드라인을 복습해라(테이블 3.1을 보라).

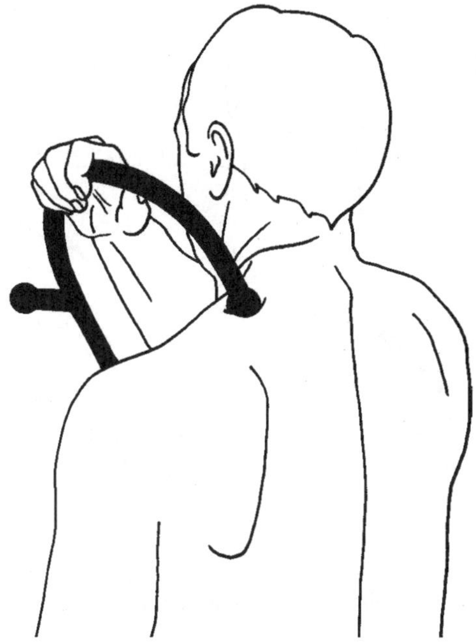

그림 4.16 쎄라케인으로 등세모근 #2 마사지

**등세모근 #3.** 벽에 볼을 대고 몸을 기대는 것이 하부 등세모근에 있는 #3 통증유발점에 특히 효과적이다(그림 4.18). 공을 움직이는 두 가지 방향을 선택할 수 있음을 주목하라: 등 위로 또는 등을 가로질러 척추 쪽으로. 어깨판의 가장자리를 따라 위로 움직이면, 공이 사선으로 놓인 근육의 가장자리를 넘어갈 때 부딪히는 느낌이 들 것이다. 등에서 어깨판을 가로질러 움직일 때에는, 공 앞쪽에 근육이 밀리는 것을 느낄 것이다. 이 부위에는 하나 이상의 통증유발점들이 있기 쉬우며, 하나는 각각의 어깨판 가장자리에 있다.

통증유발점을 죽이려고 하지 말아라. 단지 순환만 개선시켜라. 몸이 치유를 하게 만들어라.

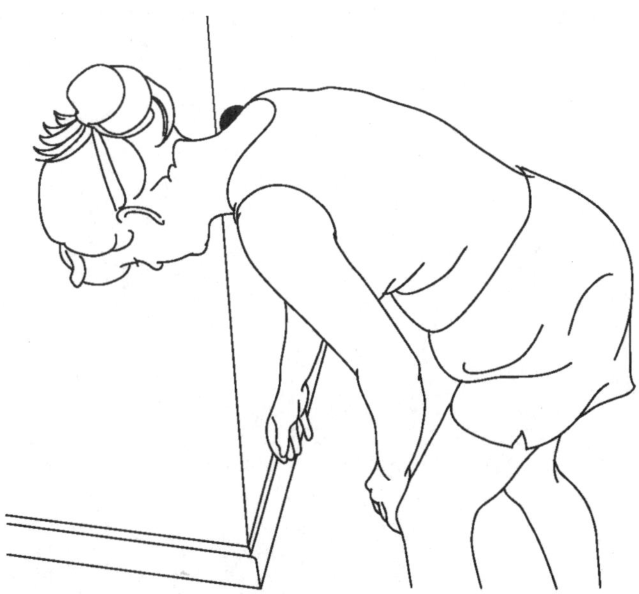

그림 4.17 구석 또는 문틀에 볼을 두고 상부 등세모근 #2를 치료한다.

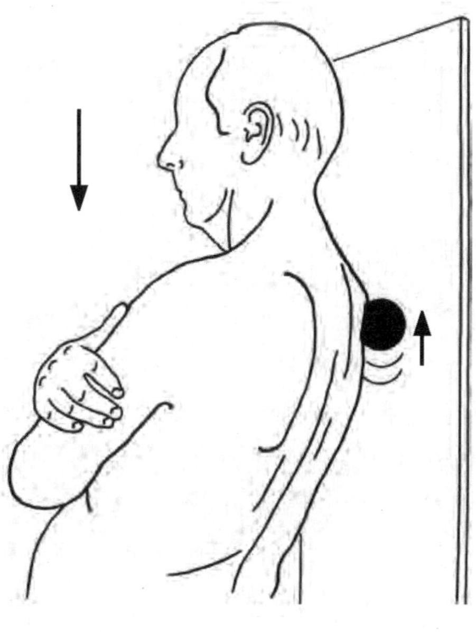

그림 4.18 볼을 벽에 대고 하부 등세모근 #3 마사지

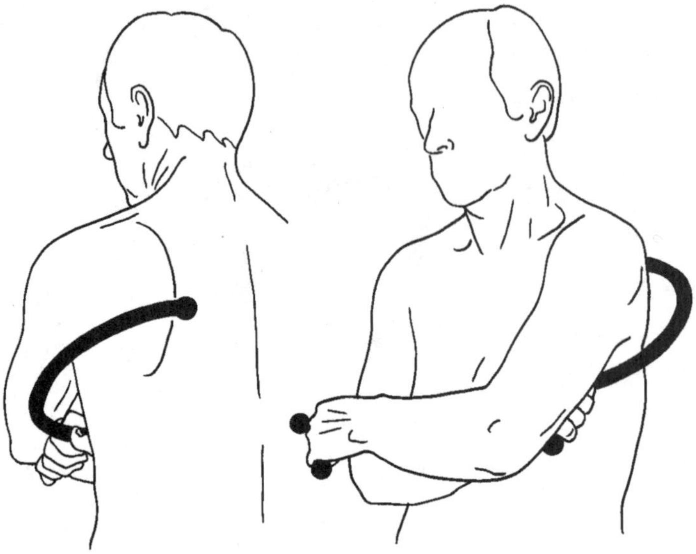

그림 4.19 쎄라케인으로 등세모근 #3 마사지

고탄성공 또는 라크로스공 같은 단단한 고무공은 더 깊숙한 압력을 줄 것이다. 그림 4.19는 이 통증유발점의 마사지를 위한 쎄라케인의 포지션을 보여 준다. 등세모근 통증유발점들은 최상의 결과를 위해서 하루에 세 번에서 여섯 번 마사지를 해야만 하는데, 그러나 통증유발점당 10-12번의 스트로크로 그 세션을 제한해라. 그것들을 죽이려고 하지 말아라. 단지 순환만 개선시켜라. 몸이 치유를 하게 만들어라.

볼을 벽에다 대고 사용하는 테크닉에 대한 자세한 설명은 8장에 있다; "얇은 척추 근육들" 치료 항목에서

## *어깨올림근 (견갑거근) Levator Scapulae*

*어깨올림근*은 모든 사람들이 문제를 갖고 있는 또 하나의 힘든 일을 하는 근육이다. 이름이 그것의 일을 의미한다: 그것은 어깨판을 들어 올린다.

### 증상 *Symptoms*

어깨올림근의 통증유발점들은 목의 꺾인 부분과 상부 등에 통증과 뻣뻣함을 만든다(그림 4.20). 충분히 활성화되면 어깨 뒤와 어깨판의 안쪽 가장자리를 따라서 약한 통증을 전이한다(그림에 없음). 어깨올림근 통증유발점은 자동차를 후진할 때, 머리를 돌려 뒤를 보는 것을 힘들게 한다. 통증유발점이 있는 쪽으로 머리를 전혀 돌리지 못할 수도 있다. 반대쪽으로 머리를 돌리는 것 역시 통증을 일으킨다(Simons, Travell과 Simons 1999).

### 원인 *Causes*

각 어깨올림근의 아래쪽 끝은 같은 쪽 어깨판 위각(상각; top angle)의 안쪽 가장자리에 붙어있다. 그것의 위쪽 끝은 위쪽 네 개의 경추 옆에 붙어있다(그림 4.20). 이러한 배열이 어깨올림근이 어깨판을 올리고 그래서 어깨를 올리게 할 수가 있다. 이 기능이 바로 근육을 문제로 빠뜨리는 것이다. 스트레스나 나쁜 자세 습관이 어깨를 위로 올리게 하면, 어깨올림근이 많은 일을 한다는 것을 알아야 한다.

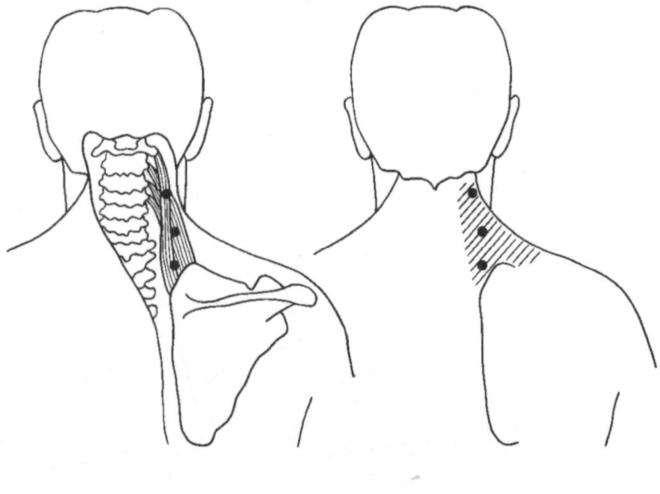

그림 4.20 어깨올림근 통증유발점들과 연관통 양상

어깨올림근에 문제를 만드는 많은 일들은, 베개 없이 옆으로 누워 자는 것, 옆쪽에 원고를 놓고 고개를 돌려 타이핑하는 것, 찬바람이 부는 곳에서 앉아있기, 머리와 어깨 사이에 전화기를 낀 채로 통화하기 들이다. 백팩이나 핸드백의 줄을 어깨에 매달고 다니는 것들은 등세모근과 더불어 어깨올림근에 나쁘다. 두 근육 모두가 아래로 당기는 힘에 저항하기 위하여 강력히 수축해야 하기 때문이다.

어깨올림근은 또한 운동과다, 정서적 스트레스 및 너무 낮거나 너무 높은 팔 받침(의자) 들에게서 스트레스를 받는다. 경추염좌(whiplash)에 의하여 부하를 받는 여러 근육들 중의 하나가 어깨올림근이다. 자동차 사고나 낙상에 의한 통증유발점들은 발견되지 않은 채로 수년간 지속될 수 있으며, 이는 만성 통증과 장애의 알지 못하는 원천이 될 수 있다(Simons, Travell과 Simons 1999).

한 쌍으로 된, 어깨올림근은 머리를 앞으로 기울일 때 고삐 역할을 한다. 머리를 습관적으로 앞으로 내밀고 다니면 결과적으로 어깨올림근은 심각하게 혹사된다. 습관적으로 책상에 책 또는 e-북 리더를 펼쳐놓고 읽으면 어깨올림근과 등세모근은 인내를 넘어선 피로를 받게 되는데, 머리를 내민 자세는 목과 등 상부 근육들 모두가 계속 수축되어 있어야 하기 때문이다. 독서를 할 때, 머리를 세우고 읽을 수 있도록 두꺼운 책 두-세 권으로 책을 받혀라. e-북 리더는 세워서 사용할 수 있도록 경사진 케이스가 필요할 것이다. 여러 가지 스타일의 책 받침대를 서점이나 온-라인에서 구할 수 있을 것이다. 스마트폰을 가슴 높이에 두고 습관적으로 달고 사는 것은 어깨올림근을 닳아 없어지게 만들 것이다. 이 근육을 완전히 수축시킨 다음 스트레칭 시키기 위해서 주기적으로 어깨를 귀 쪽으로 올렸다가 밑으로 당겨라. 이렇게 하는 것이 스마트폰이 너무 재미있어서 떨쳐버릴 수 없을 때, 통증유발점들을 피하게 도울 것이다.

### 치료 *Treatment*

가장 잘 접근할 수 있는 어깨올림근의 통증유발점들은 근육이 어깨판의 위각에 붙어있는 곳의 바로 위다. 이 부위를 정확하게 찾기 위해서, 우선 위각을 찾을 수 있어야만 한다. 위각이 손가락 밑에서 움직이는 것을 느끼려면, 손바닥을 반대쪽 빗장뼈에 댄다(그림 5.11). 손가락들이 몸 꼭대기를 가로질러 힘을 빼고 있게 해라. 여기에서 손을 가만히 두고서 등쪽 밑으로 움직이지 않고 해라. 이제 자유로운 팔을 앞뒤로 흔들어 보아라. 움직임을 하는 동안, 밑에 놓인 어깨판의 위각이 집게 또는 중지 밑에서 위로 부딪히는 것을 느낄 것이다. 손을 사용해서, 여기 위각 바로 위에 위치한 통증유발점을 효과적으로 마사지를 할 수는 없을 것이다. 가장 성공적이기 위해서, 쎄라케인, 백노버, 또는 기타 고리 형태 도구를 사용해라. 위각에 있는 세 손가락을 도구의 고리 끝에 있는 돌기로 대치해라. 위각 바로 위에서 찾은 아픈 통증유발점을 가로지르는 아주 작게 움직이는 스트로크를 하거나 압력을 가해라. 손 포지션을 위해서 그림 4.21을 보고, 가장 낮은 어깨올림근 통증유발점을 위한 특정한 치료는 4.22를 보아라. 케인 도구에 대한 사용법 설명은 위에 있는 등세모근 #2 치료 항목에서 찾을 수 있다.

불행하게도, 어깨올림근 안에 있는 가장 아래쪽 통증유발점은 문제를 가장 많이 일으키는 것이 아니다. 이 점을 치료하는 것은 좋으나, 그것이 모든 목 통증과 뻣뻣함을 제거하지 못할 수 있다. 그 다음으로 중요한 것이 중앙 통증유발점이다. 그것은 그것은 상부 등세모근 바로 앞인 목의 기저부에서 찾을 수 있다. 반대쪽 손으로 목 앞을 가로질러 뻗어라. 손가락 끝들을 목이 몸체와 만나는 꺾인 곳인 바로 중앙에 놓아라. 중지로 등세모근 바로 앞에 있는 목의 기저부를 눌러라, 그것은 어깨를 올릴 때 수축을 느낄 수 있는 큰 근육이다. 만약 여기서 뒤로 퉁겨 전진해 나가면, 목 옆으로 올라가는 근육의 팽팽한 로프를 느낄 수 있다. 이 로프 같은 밴드를 밑에 놓인 목의 바로 기저에 있는 횡돌기(밑에 놓인 척추의 옆)로 눌러라. 처음에 그것을 찾지 못할 경우, 이 매우 작은

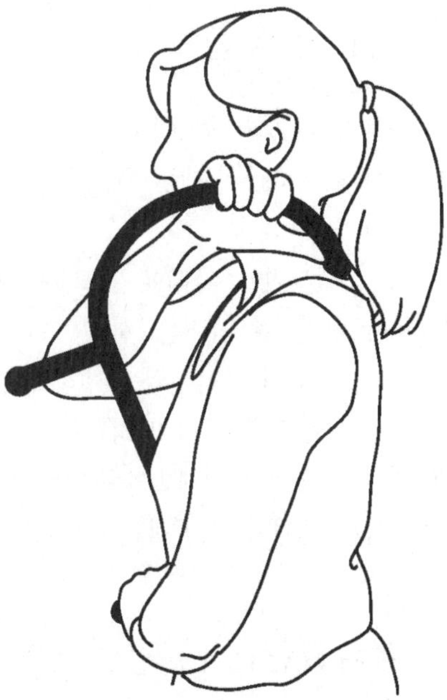

그림 4.21 상부 등 근육을 치료하기 위한 손과 쎄라케인의 자세

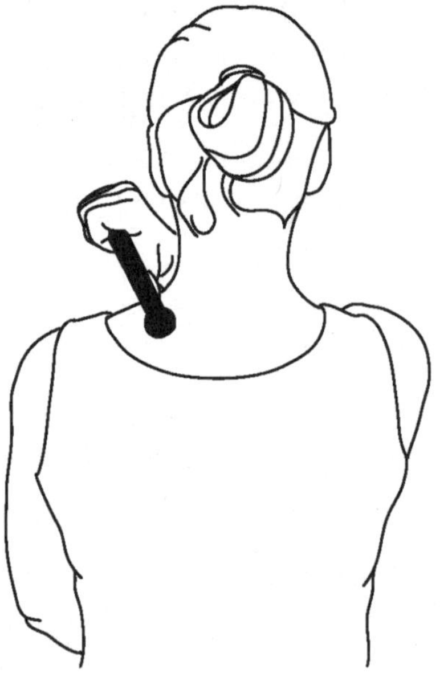

그림 4.22 쎄라케인으로 하부 어깨올림근 통증유발점 치료하기.

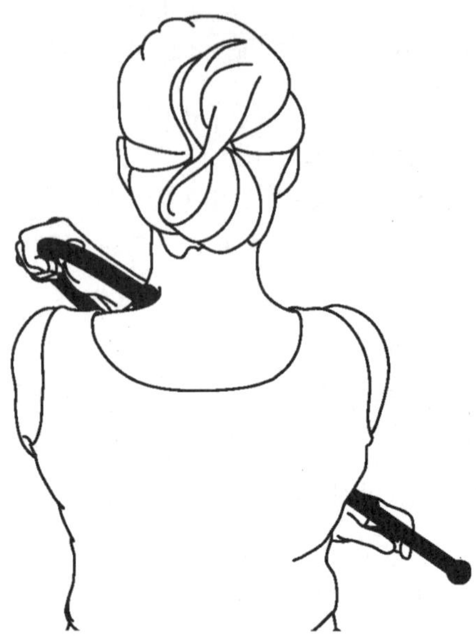

그림 4.23 쎄라케인으로 중간 어깨올림근 통증유발점 치료하기.

점을 조심스럽게 찾는 시간을 가져라. 손가락 밑 거기에 있는 돌기 같은 단단한 혹들이 목의 뼈라는 것이 당신을 놀라게 할 것이다. 매듭들을 느낄 것 같지 않다, 오직 근육과 뼈다. 이 점을 손가락 끝으로 마사지할 수 있다. 부가적인 압력을 위해서 도구 손을 다른 손으로 받혀라. 쎄라케인 또는 백노버 또한 효과가 좋다(그림 4.23). 고리-형태의 도구를 갖고 있지 않다면, 몸을 숙여 문틀 또는 볼록한 구석과 어깨 꼭대기 사이에 공을 대라(그림 4.17). 등 뒤에서 벽에 댄 공에 기대는 것도 아래쪽 통증유발점에 좋다. 제일 높은 쪽 통증유발점을 소홀히 하지 말아라, 목빗근의 꼭대기 바로 뒤의 목 옆 높이 있다. 그것은 받힌 손가락 또는 고리-형태 케인으로 치료해라.

## 목 뒤 근육들 *Muscles of the Back of the Neck*

다른 분야를 구성하는 뒤통수밑근을 제외한, 네 개 근육 층이 목 뒤를 덮고 있다. 타이어의 층층을 떠올려라: 바깥 층은 상부 등세모근의 제일 위 부분이다; 세 개의 깊은 층은 그리스어와 라틴어에서 왔는데 그들의 기능에 대한 실마리를 준다.

등세모근 바로 아래에 얇고, 편평한 널판근(판상근)이 있는데, 그것은 얇은 띠처럼 다른 것들을 덮는다. 널판(splenius)이라는 단어는, 사실, 그리스 문자 "반창고"에서 왔다. 그 다음으로는 반가시근(반극근)인데 이름이 의미하는 것과 같이 거의 척추와 평행하게 달린다. 다른 모든 것들 밑에 돌림근(회선근)과 뭇갈래근(다열근)이 있는데, 매우 짧고 많은 수의 근육들이 경추를 서로 묶고 있어서 목을 돌리고 옆으로 구부리는 것을 돕는다. 뭇갈래(multifidi)는 "여러 부분으로 쪼개진"을 뜻한다. 각각의 근육 및 그것의 증상, 원인, 그리고 특수 촉진은 아래에서 논의될 것이다. 그 항목의 끝에서, 전반적인 치료 항목이 모든 목 뒤 근육을 위한 치료 테크닉을 기술할 것이다.

### *머리널판근 (두판상근) Splenius Capitis*

머리널판근은 경추와 두개골의 뒤를 연결하는 넓은 띠 모양이다. 그들의 대각선 배열이 머리를 돌리는데 주된 힘이 되게 한다. 또한 이 근육들은 머리를 뒤로 편다.

### 증상 *Symptoms*

머리널판근 통증유발점들은 머리 꼭대기로 통증을 전이하며(그림 4.24), 두통의 흔한 원인이다(Simons, Travell과 Simons 1999; Jaeger 1989).

### 원인 *Causes*

목 뒤 통증유발점들의 원인은 등세모근과 어깨올림근에서 나열된 같은 종류의 오용과 과사용 들이다. 경추염좌 손상, 머리를 내민 자세, 정서적 긴장, 옆으로 놓인 어떤 것을 읽기 위해서 머리를 돌리는 것 같은 자세 스트레스, 및 찬바람 아래에 앉아 있는 것들은 가장 흔한 목 통증유발점들 활성체들이다. 머리널판근은 흔히 자동차 사고로 손상을 받는다. 로프 당기기 또는 너무 무거운 중량 들어올리기가 이 근육의 통증유발점들을 활성화 시킬 수 있다.

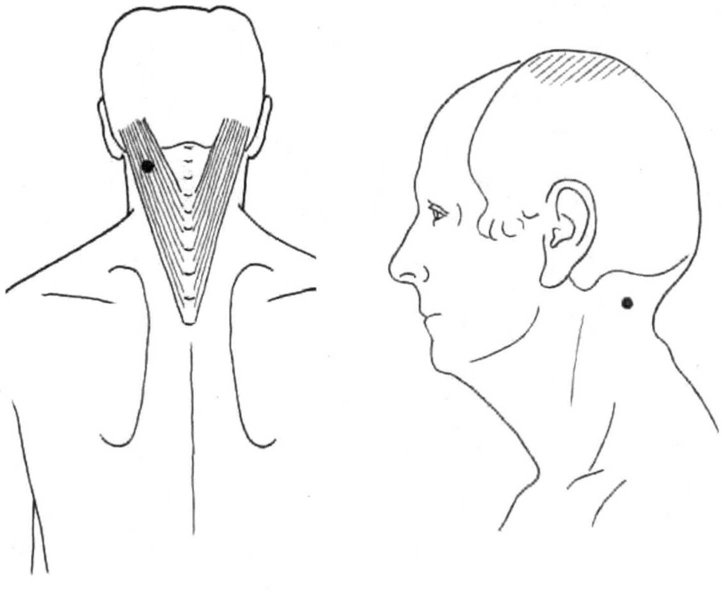

**그림 4.24 머리널판근 통증유발점과 연관통 양상**

### 촉진 팁 *Palpation Tips*

머리를 중립으로 둘 때, 통증유발점은 대략 두개 밑 일 인치 그리고 가시돌기들의 일 인치 가쪽에 있다. 머리널판근 수축을 느끼려면, 두개 바로 밑과 목빗근 뒤에 손가락들을 두어라 (촉진 팁을 위해서 목빗근 항목을 보아라). 치료하려는 쪽으로 머리를 돌려라. 다른 손으로 저항을 만들면서 머리를 약간 뒤로 기울이는데, 다른 손은 머리 뒤에 두어야만 한다. 통증유발점을 찾기 위해서 이 근육을 따라 약 일 인치 밑으로 그리고 약간 척추 쪽으로 가라. 목 근육 항목 끝에서 제시된 자세한 방법들 중의 어떤 것으로 그것을 치료해라.

## 목널판근 (경판상근) *Splenius cervicis*

목널판근은 등 상부의 척추와 경추를 연결한다. 그들은 머리가 아닌 목 만을 움직인다. 목의 옆 굽힘, 폄, 및 회전 들이 이 근육의 모든 동작들이다.

### 증상 *Symptoms*

**목널판근 #1.** 위쪽 통증유발점들은 두개골의 기저부에서 시작하여 머리를 관통하여 앞으로 눈의 뒤까지 가는 통증을 일으킨다(그림 4.25). 그것은 두개골 또는 눈 안쪽에서 박동치는 아픔처럼 느껴

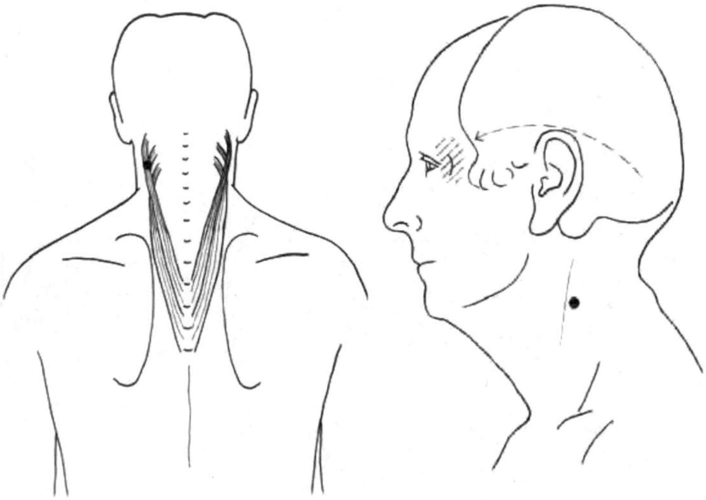

**그림 4.25 목널판근 #1 통증유발점과 연관통 양상: 창처럼 머리를 관통하여 눈 뒤 까지 간다**

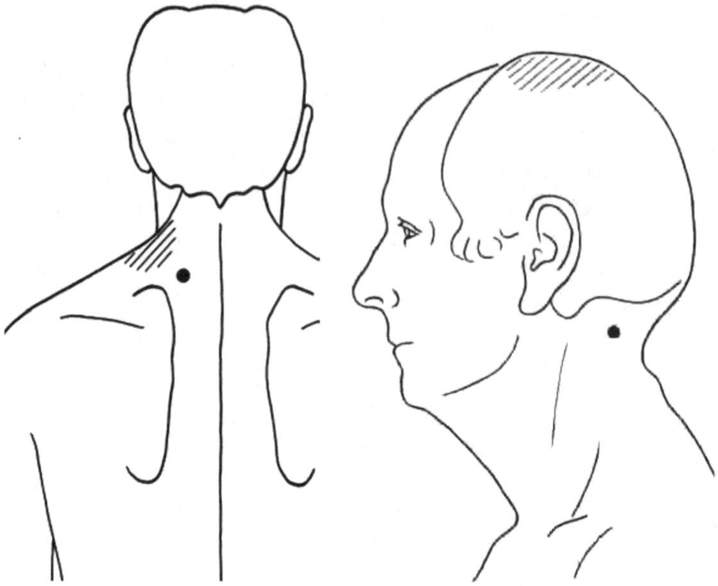

그림 4.26 목널판근 #2 통증유발점과 연관통 양상

진다. 그것은 편두통 동안 눈 뒤에서 자주 느껴지는 통증이다. 이 통증유발점은 시야를 흐릿하게 할 수 있다.

**목널판근 #2.** 아래쪽 목널판근에 있는 통증유발점들은 목의 꺾인 곳으로 통증을 전이 한다(그림 4.26). 통증유발점 #2는 종종 어깨올림근 통증유발점들과 함께 활성화된다. 상하부 목널판근 통증유발점들 모두가 머리 뒤쪽에 마비감이나 눌리는 느낌을 만든다(Simons, Travell과 Simons 1999; Graff-Radford, Jaeger, and Reeves 1986).

### 원인 *Causes*

통증유발점들은 베개를 받히지 않고서 소파의 팔에 머리를 비스듬히 세우고 누워 있는 것, 과도한 중량 당기기, 또는 에어컨 찬바람을 맞고 앉아있기 따위를 포함하는 자세성 스트레스의 결과로 생길 수 있다.

### 촉진 팁 *Palpation Tips*

**목널판근 #1.** 귀에서부터 똑바로 내려가서 목 좌우측 중간쯤에서 이 통증유발점을 찾을 것이다. 손가락으로 3번째 경추 근처에서 목 옆으로 그것을 눌러라(그림 4.27).

**목널판근 #2.** 이 통증유발점은 위각에 있는 아래쪽 어깨올림근 점보다 더 몸 쪽에 있다. 벽에 댄 볼 또는 쎄라케인(그림 4.28)을 사용해서 등세모근과 척추세움근을 깊숙이 통과해서 누르는데 밑에 있는 척추에 대고 이 점을 압박해라.

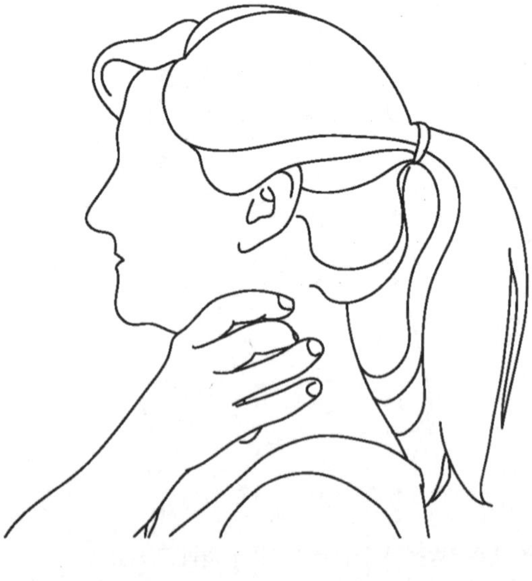

그림 4.27 손가락으로 목널판근 #1 찾아 치료하기

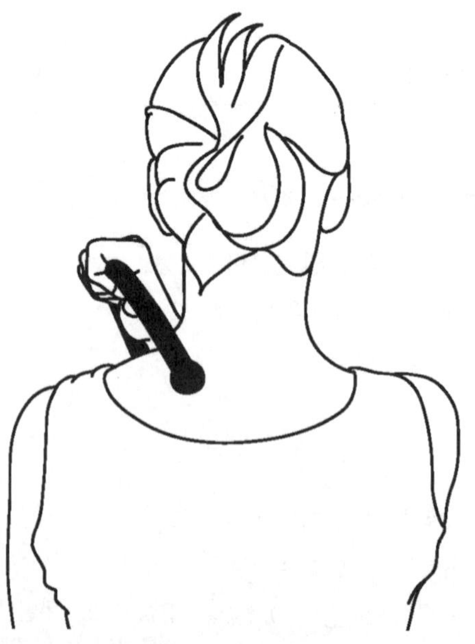

그림 4.28 쎄라케인으로 목널판근 #2 찾아 치료하기

## 머리반가시근 (두반극근) Semispinalis Capitis

머리반가시근은 상부 등 척추와 아래쪽 목을 두 개의 기저부에 연결을 시켜 준다. 이 근육의 분할된 구조 때문에, 통증유발점들은 그 전장을 따라 어느 곳에서나 발견된다.

### 증상 Symptoms

**머리반가시근 #1** 통증유발점들은 옆머리에 한 점의 통증 그리고 때때로 귀 바로 위로 머리 반을 돌아가는 띠 모양 통증을 일으킨다(그림 4.29).

**머리반가시근 #2** 통증유발점들은 머리 뒤쪽에 통증을 전이 한다(그림 4.30). 머리반가시근과 등세모근에 있는 통증유발점들은 큰뒤머리신경을 압박할 수 있는데, 그 신경은 머리 뒤쪽의 감각신경이다. 이러한 신경의 포착은 머리 뒤쪽 두피의 마비, 따끔거림, 및 화끈거리는 통증의 원천일 수 있다. 이런 문제가 있을 때, 베개에 댄 머리의 압력을 견딜 수 없다(Simons, Travell과 Simons 1999). 새로운 베개를 사기 전에 이 통증유발점을 풀어라.

### 원인 Causes

차 사고 또는 수영장 바닥에 머리 박기 같은 급성 손상이 머리반가시근에 통증유발점들을 만들 수 있다. 다른 원인들로서, 잘못된 자세로 책상에 앉아서 독서, 머리를 내민 자세, 또는 TV를 보려고 옆으로 누워서 손으로 머리를 받히고 있는 것이 있다. 등세모근과 머리널판근에 있는 일차 통증유발점들은 이 근육에 위성 통증유발점들을 만들 것이다.

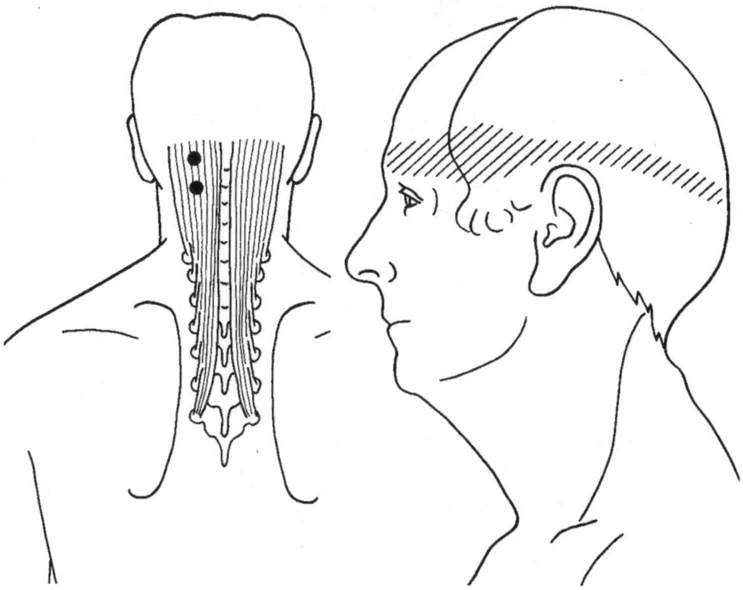

그림 4.29 머리반가시근 #1 통증유발점들과 연관통 양상

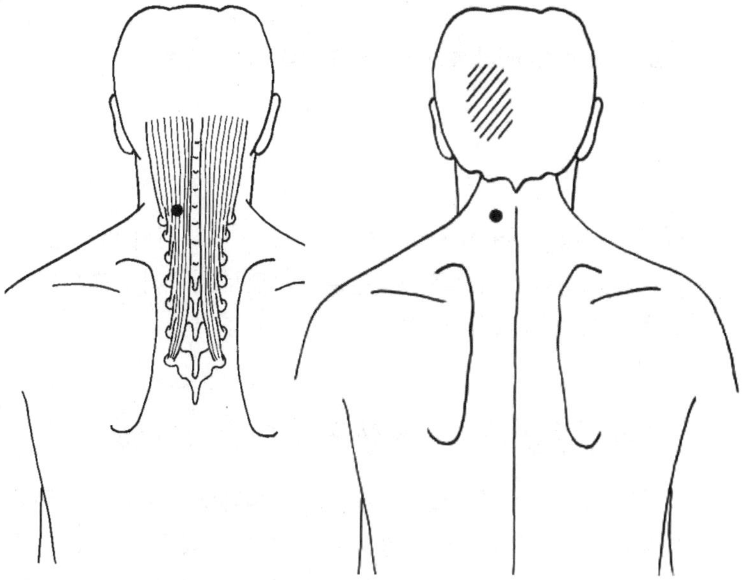

그림 4.30 머리반가시근 #2 통증유발점들과 연관통 양상

### 촉진 팁 Palpation Tips

높게 위치한 통증유발점들은 대략 두개골 가장자리 위로 일 인치 쯤에 있다. 두 번째 점은 대략 두개골 일 인치 밑에 있다. 그것은 깊숙이 위치한 뒤통수밑근에 있는 것들을 덮고 있다. 머리반가시근의 가장 낮은 점은 목 아래쪽에서 가시돌기들의 가쪽 바로 일 인치쯤에 있다. 치료 테크닉은 목 항목의 끝에서 찾을 수 있다.

## 뭇갈래근 (다열근)과 돌림근 (회선근) *Multifidi and Rotators*

뭇갈래근과 돌림근은 목에서 가장 깊숙이 있는 근육들이다. 수십 개의 이러한 작은 근육들이 척추와 척추 사이를 여러 가지 각도로 달리며 목과 머리의 미세하고 보다 조절된 움직임에 중요한 역할을 한다.

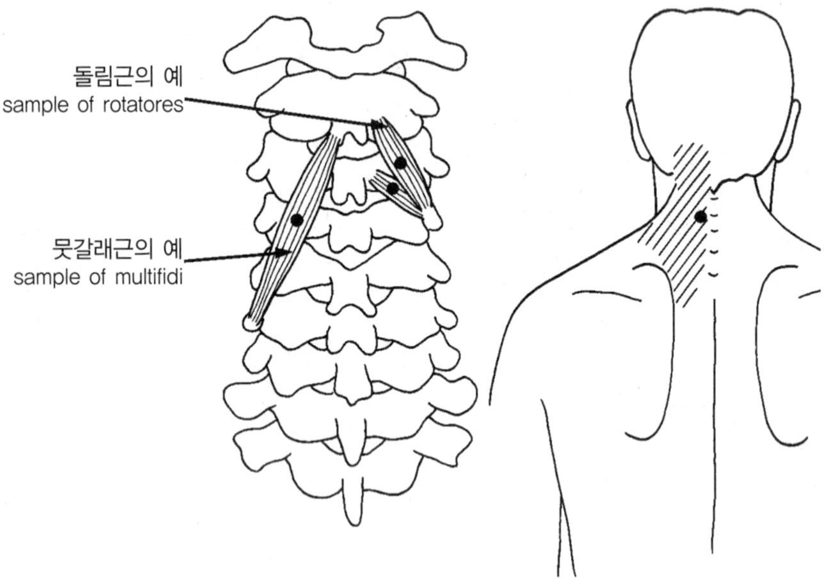


그림 4.31 뭇갈래근과 돌림근 통증유발점과 연관통 양상

뭇갈래근과 돌림근 통증유발점들은 통증유발점이 있는 자리에 강한 통증을 만드는데, 보통 여러 척추뼈들 위로 척추의 위 아래로 뻗어 간다(그림 4.31). 통증은 멀리는 어깨 꼭대기와 어깨판의 안쪽 가장자리까지 느껴질 수 있다.

뭇갈래근과 돌림근에서의 통증은 경추 자체에 있는 것처럼 느끼고 그리고 디스크 압박이나 척추의 아탈구(subluxation)의 결과로 종종 오인된다. 아탈구 또는 부분적인 탈구(dislocation)가 일어났을 때, 이 작은 근육들 중의 하나가 커다란 장력을 발생하여, 척추를 한 쪽으로 끌어당긴다(Simons, Travell과 Simons 1999). 통증유발점 마사지를 한 다음에 카이로프랙틱 조정이 잘 되는 것을 알 수 있다.

뭇갈래근과 돌림근 통증유발점들은 목의 어떤 높이에서도 생길 수 있다. 척추 바로 옆에서 판구(lamina groove; 촉진이 되는 가시돌기와 바로 옆 근육인 반가시근 사이에 있는 작은 공간)를 눌러라. 받힌 손가락으로 척추 쪽으로 그것들을 누르면서 마사지를 한다(그림 4.37과 4.38). 손이 닿지 않는다면, 등을 대고 누워서 공을 대고 해라(그림 4.36).

## 뒤통수밑근 (후두하근) *Suboccipital Muscles*

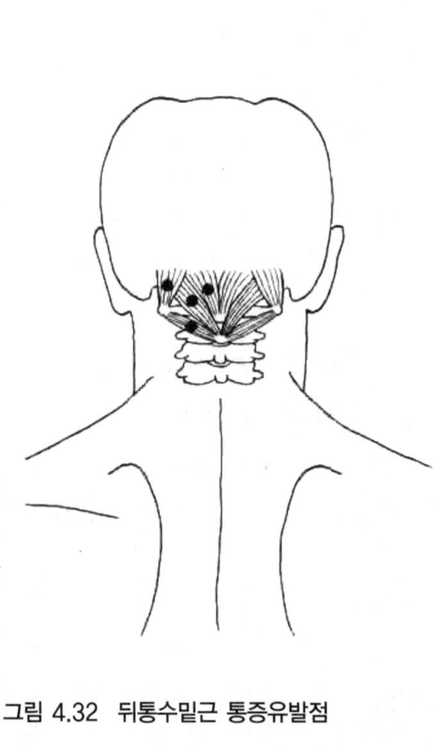

그림 4.32 뒤통수밑근 통증유발점

뒤통수밑근은 두개골 기저부 바로 아래에 위치한다; 뒤통수밑근은 양 쪽에 네 개의 작은 근육들로 구성되는데, 각각은 다른 각도로 달리고, 위쪽 두 개는 척추를 두개골에 연결하고, 서로서로를 연결한다(그림 4.32).

### 증상 *Symptoms*

뒤통수밑근의 통증유발점들은 머리 속이 아픈 것처럼 느끼며, 머리 뒤에서 앞으로 뻗어나가 눈과 이마로 간다(그림 4.33). 머리 전체가 아픈 것처럼 느낀다. 이 감각은 편두통을 겪을 때의 그것과 똑같다(Simons, Travell과 Simons 1999). 옆의 각각의 위쪽 세 개의 뒤통수밑근은 고개를 끄덕이고, 기울이는 것을 조절하는데, 통증유발점들에 이환되면 이 동작들을 방해해서 뻣뻣한 목을 만든다. 제일 낮은 쪽의 뒤통수밑근인 아래머리빗근은 머리 회전의 대부분을 만드는 위쪽 두 개의 척추를 연결한다. 이 작은 근육의 통증유발점들은 회전을 제한하고

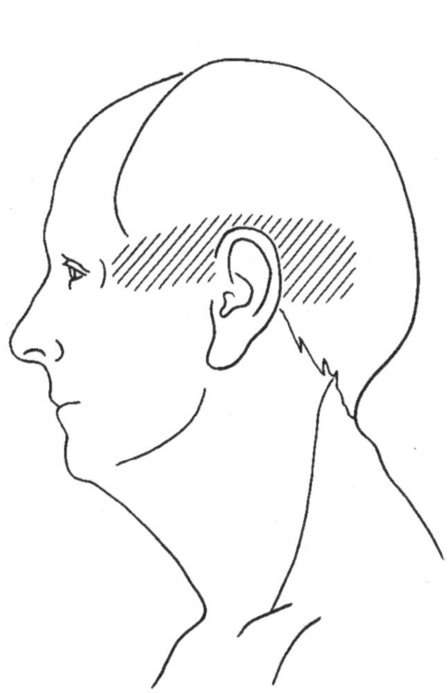

그림 4.33 뒤통수밑근 연관통 양상

머리를 옆으로 가급적 크게 돌릴 때 목 옆 위쪽에 날카로운 통증을 일으킨다. 이 특별한 근육은 손가락 끝으로 가장 효과적으로 마사지를 할 수 있다.

## 원인 *Causes*

목 뒤에 있는 통증유발점들의 원인들은 등세모근과 어깨올림근에서 나열된 것과 같은 종류의 남용과 과사용 들이다. 경추염좌, 머리를 내민 자세, 정서적 긴장, 옆으로 놓인 어떤 것을 읽기 위해서 머리를 돌리는 것 같은 자세 스트레스, 및 찬바람 아래에 앉아 있는 것들은 가장 흔한 목 통증유발점들 활성체들이다.

뒤통수밑근은 머리를 자주 움직이거나 어떤 지속된 수축에 의하여 빨리 피로해 진다. 정서적인 긴장이 뒤통수밑근을 수축시키는 경향이 있고, 그것은 걱정과 편두통 사이의 신체적 연관이 있는 듯하다. 등세모근 통증유발점들이 뒤통수밑근과 기타 목 뒤 근육들에 위성 통증유발점들을 만들어서 편두통에 기여한다(Simons, Travell과 Simons 1999).

> ### 치료 팁
>
> 어떤 목 뒤 근육들을 마사지 하는 것과 같은 테크닉을 사용해라.
>
> 서거나 앉아서 마사지를 할 수 있지만 누워서 하는 것이 근육을 이완시킬 수 있다 마사지를 하는 동안 긴장을 풀고 호흡을 해라.
>
> 팔과 손을 쉬게 하기 위해서 주기적으로 휴식을 취해라. 팔과 손을 자가-치료하는 법을 배워서 문제가 생기지 않게 해라.

## 촉진 팁 *Palpation Tips*

뒤통수밑근은 모든 목 근육들 중에서 가장 깊게 위치해 있다. 위쪽 두 점들은 두개의 기저부 위와 속으로 눌려질 것이다. 양 쪽에 있는 4개의 뒤통수밑근들은 처음 두 개의 척추를 두개에 부착시킨다. 목의 각 쪽에서 3개의 근육들이 삼각형을 이루는 방식에 유의를 해라. 이것은 "뒤통수밑 삼각형"이라 불린다. 드물게, 이 공간 깊숙이 있는 척수동맥을 깊은 마사지에 의해서 다칠 수 있다. 이 동맥들은 뇌에 혈액을 공급한다. 손상은 졸도 또는 기타 합병증을 일으킬 수 있다. 이 동맥을 피하기 위해서, 다음 항목에 있는 지시를 조심스럽게 따라라; "모든 목 뒤 근육의 치료".

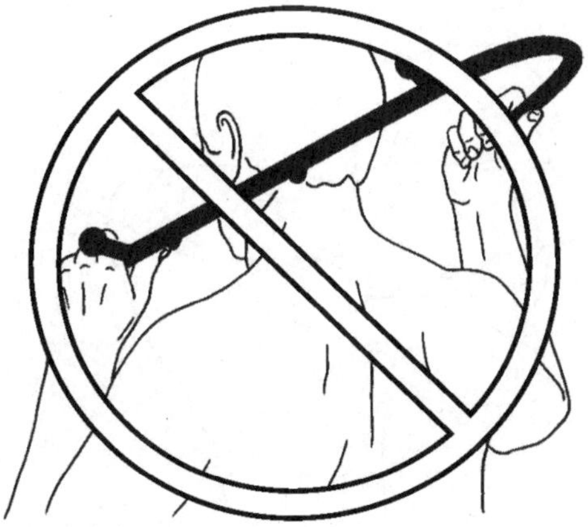

그림 4.34 두개 기저부 바로 밑을 마사지하기 위해서 쎄라케인 같은 깊이 침투하는 도구를 사용하지 말아라. 척수동맥을 파열시킬 가능성이 있다. 특정한 지시를 위해서 교재를 읽어보아라.

## 모든 목 뒤 근육의 치료 *Treatment of All Back-of -the-Neck Muscles*

우선 목 뒤를 치료하는 것이 안전한 지를 결정하기 위해서 빠른 척수(추골) 동맥 테스트를 하는 것이 중요하다. 이 테스트는 이 동맥이 정상적으로 기능을 하고 있는 가를 정하는 것을 돕는다; 그렇지 않을 경우, 테스트를 하는 동안, 현기, 어지럼증, 메스꺼움, 실신할 것 같은 느낌 및/또는 시각에 문제가 있을 가능성이 있다. 자신의 척수동맥들을 테스트하려면, 우선, 팔걸이가 있는 의자에 앉아라. 편안하게 앉아서, 천장을 올려보고, 그 다음 머리를 우측 끝까지 돌려라. 이것은 마치 당신 뒤의 천장을 보려고 하는 것과 같다. 그 자세를 30초간 유지해라. 위에서 나열한 증상들의 어떤 것이라도 느낄 경우 즉시 중단해라. 우측으로 돌리는 것에 아무런 증상을 느끼지 않을 경우, 위를 올려다 본 다음 머리를 좌측으로 돌리는 테스트를 반복해라. 다시 30초까지 그대로 유지해라.

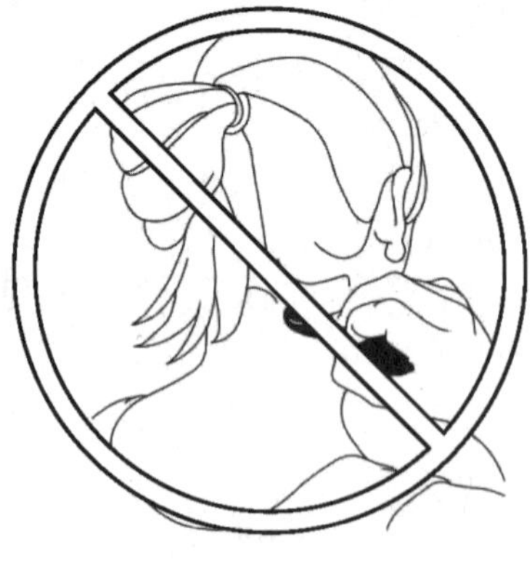

그림 4.35 두개 기저부 바로 밑을 마사지 하기 위해서 쉬말라핑거 같은 깊이 침투하는 도구를 사용하지 말아라. 척수동맥을 파열시킬 가능성이 있다. 특정한 지시를 위해서 교재를 읽어보아라.

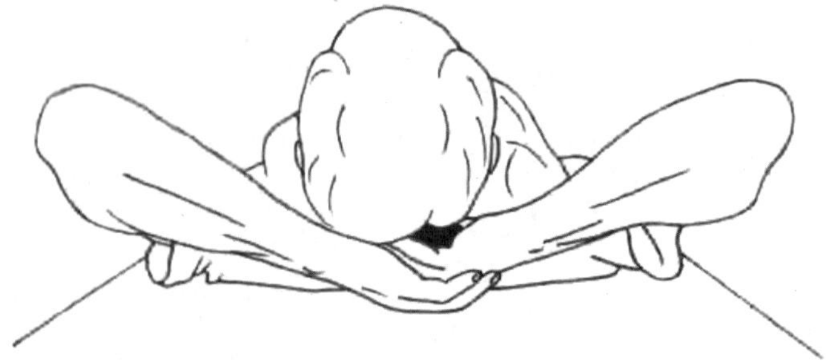

그림 4.36 누워서 공으로 하는 목 뒤 마사지의 손 포지션. 양 손을 사용하여 중심선 쪽으로 스트로크를 한다. 손을 바꿔 다른 쪽을 한다.

어느 한 쪽에서 지시한 증상들의 어느 것을 느낄 경우, 목 마사지 또는 스트레칭을 하지 말아라. 가급적 빨리 의사를 찾아가서 척수동맥의 폐쇄 여부를 확인해라 (Lowe 2009).

다음에 있는 지시를 따른다면 척수동맥을 누르지 않고서 목 뒤를 안전하게 마사지 할 수 있다. 우선 손가락으로 두개골 위의 기저부를 찾아라. 척추가 머리와 만나는 곳인 두개골의 기저부 중앙선을 느끼기 위해 머리를 약간 뒤로 젖혀라. 손가락으로 목 뒤를 촉진하면서 두개골의 일 인치 정도 밑에 있는 첫 번째 뼈 돌기를 찾아보아라. 이것은 두 번째 척추뼈의 가시돌기다. 이제 손가락을 뼈돌기부터 옆쪽으로 일- 이 인치 집어나가라. 이곳의 바로 위에(그러나 두개골 밑이다) 목의 좌우측에 척수동맥이 있다. 그것은 "뒤통수밑 삼각형"이라 불리는 작은 공간 안에서 머리반가시 밑에 깊숙이 있다. 너무 깊숙이 있어서 그것의 박동을 느끼지 못할 것이다.

만약 머리를 반대쪽으로 돌리고 쎄라케인(그림4.34) 또는 쉬말라 도구(그림 4.35) 같은 특수한 도구로 깊은 압력을 가할 경우, 이 민감한 동맥들을 다치게 만들어서 졸도를 일으킬 수 있다. 목 마사지를 위한 간단한 법칙은 테니스공 또는 60mm 고탄성공(그림 4.36)을 이용해서 두개골 일 인치 밑의 전체 목을 가로질러 압력을 가하는 것이다. 목의 아래쪽 밑을 마사지 하기 위해서, 볼 또는 그림 4.37과 4.38에서 보는 것과 같이 받힌 손가락을 사용할 수 있다.

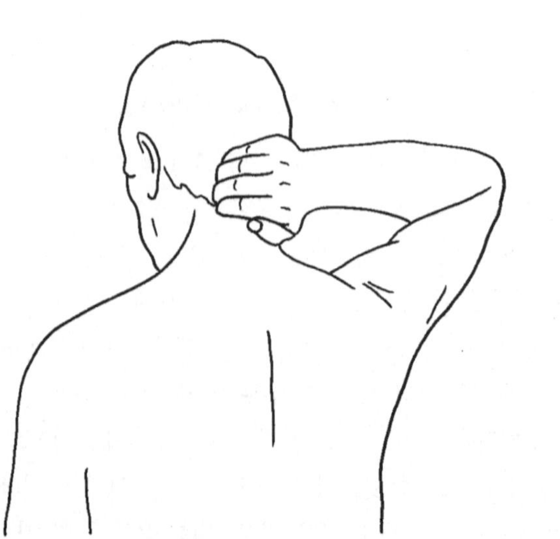

그림 4.37 받힌 손가락으로 뒷목 반대편을 마사지를 위해서 첫 번째 손을 댄다.

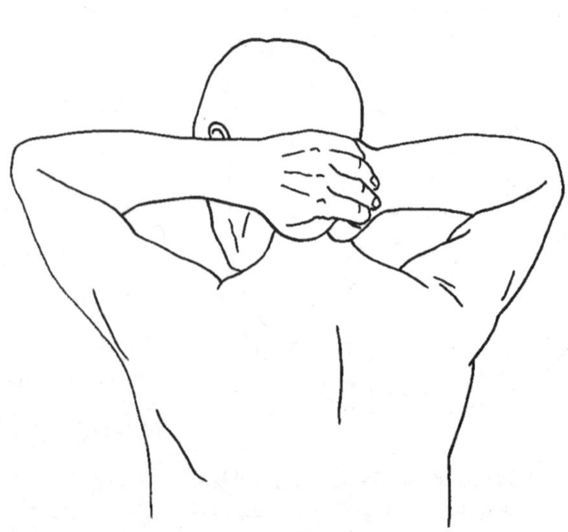

그림 4.38 받힌 손가락으로 뒷목 반대편을 마사지를 위해서 두 번째 손을 댄다; 척추 쪽으로 스트로크를 한다. 이 테크닉은 누워서도 할 수 있다.

# 턱, 얼굴 및 머리 근육들 *Muscles of the Jaw, Face, and Head*

턱과 얼굴, 머리에는 수 많은 근육들이 있음에도 불구하고, 자가-치료는 주로 두 개의 씹는 근육인 깨물근과 관자근에만 초점이 맞혀져 왔다. 이 두 근육들의 통증유발점들은 등세모근과 목빗근의 그것들과 함께 불명예스러운 측두하악관절을 포함한 턱, 얼굴, 머리의 대부분의 통증을 차지한다. 턱, 얼굴 및 머리의 다른 근육들의 통증유발점들은 이들 네 가지 주된 근육들의 통증유발점들에서 보낸 위성 통증유발점들을 갖게 된다. 주된 근육들의 통증유발점들이 비활성화 된다면 작은 근육들에서 온 증상들은 자동적으로 가라앉을 것이다(Simons, Travell과 Simons 1999).

턱 근육들의 통증유발점들은 껌 씹기, 치아 우식증, 농양 및 밤에 이갈이 들의 여러 가지 원인을 갖는다. 치과 치료는 자주 긴장되고 피로한 턱 근육들에게 통증유발점들을 남겨 준다. 정서적 긴장, 구호흡, 및 머리를 앞으로 내민 자세 역시 그들에게 습관적인 긴장을 주어서 턱 근육들에 통증유발점들을 만든다. 경추염좌, 낙상, 및 다른 종류의 물리적 긴장으로 생긴 목빗근과 등세모근의 통증유발점들은 턱, 얼굴 및 머리 근육들에게 통증유발점들을 조장하는 경향이 있다(Simons, Travell과 Simons 1999).

## *관자근 (측두근) Temporalis*

관자근은 귀의 앞과 위에서 옆머리(temple)를 덮고 있는 크고 넓은 근육이다(그림 4.39). 하악골의 갈고리돌기(coronoid process)에 부착된 관자근은 턱을 다물 때 깨물근을 보조하게 해 준다. 깨물근처럼, 관자근은 저작근육이다.

관자근 통증유발점들은 머리의 전면과 측면의 두통에 관여한다. 그들은 또한, 보통 의심되지 않지만, 위 잇몸의 통증 및 작은 염증과 함께, 위 치아들에 통증과 과민성을 만든다. 치아들은 통증보다 뜨겁고 찬 것에 더 괴로움을 호소한다. 씹거나 깨물 때, 위 치아나 악골에 퍼진 통증이 관자근에게서 오게 되기 쉽다. 치아들이 제대로 맞지 않는 것처럼 느끼게 된다(Simons, Travell과 Simons 1999).

깨물근과 목빗근의 통증유발점들은 관자근의 통증유발점들을 부추기며 그래서 당신이 애를 써서 관자근 문제를 가라앉힌 후에 그들을 다시 재발 시킬 수 있다(Simons, Travell과 Simons 1999). 받힌 손가락으로 관자근을 마사지한다(그림 4.40). 그림에서, 머리의 무게가 압력을 만드는 것을 관찰하라.

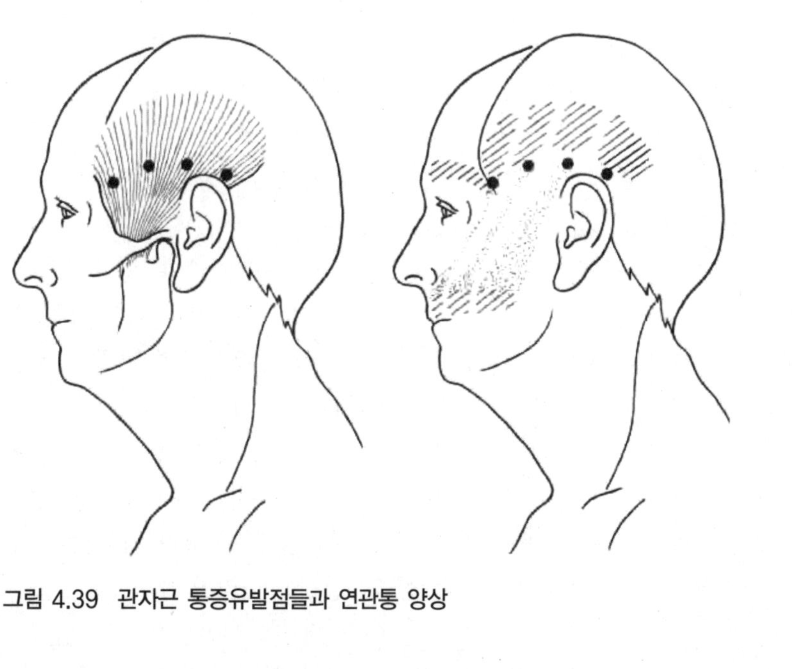

그림 4.39 관자근 통증유발점들과 연관통 양상

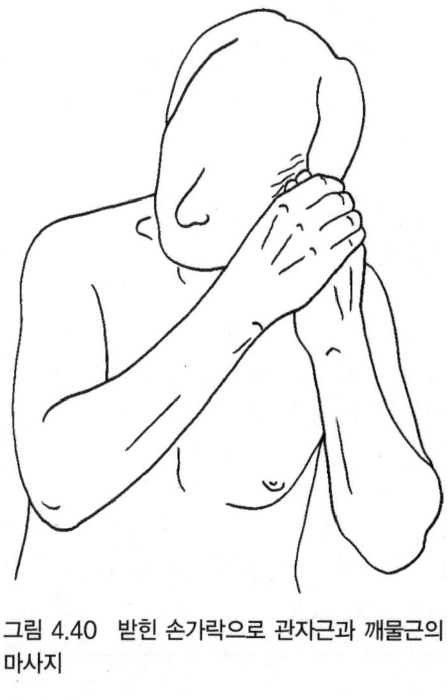

그림 4.40 받힌 손가락으로 관자근과 깨물근의 마사지

## 깨물근 (교근) Masseter

깨물근은 턱의 파워 근육이며, 물고 씹는데 주된 힘을 낸다. 거울 앞에서, 치아를 꽉 물고 있으면 귓불 앞에 깨물근이 수축하는 것을 볼 수 있을 것이다. 깨물근은 그리스 문자인 "씹는"에서 유래한다. 깨물근 통증유발점들에서의 통증은 심지어 전문가라도 속일 수 있다.

*29세인 치과의사 메리는 치통을 호소하는 환자들의 몇몇의 치료에 어쩔 줄 몰라 했는데, 문제를 발견할 수 없었기 때문이었다. 그녀 역시 턱과 그녀의 완벽한 치아에 통증을 갖고 있었다. 통증이 근막 때문이라고 의심은 했으나, 그것을 진단하고 치료하는 방법을 찾지 못했다. 치과대학에서, 통증유발점들에 대하여 듣기는 했으나, 그들에 많은 시간을 할애하지 못했었다. 메리 자신의 문제의 실마리는 치과대학 이후로 겪어 왔던 만성 두통과 목의 통증에 있었는데, 그것은 하루 종일 몸을 기울여서 비튼 상태로 환자의 구강을 보는 것 때문이었다. 치과 일의 긴장이 목빗근에 통증유발점들을 만들었고, 그것은 다시 깨물근에 2차 통증유발점들을 만들게 되었다. 그녀의 두통은 목빗근에서 왔고, 턱과 치아의 통증은 깨물근에서 기인했다.*

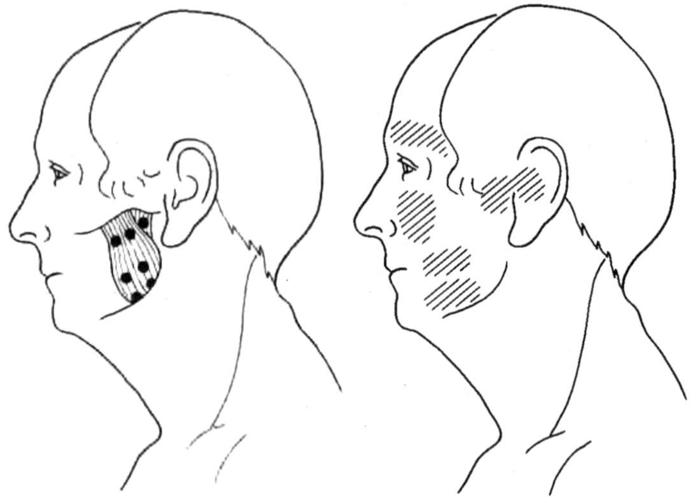

**그림 4.41 깨물근 통증유발점들과 연관통 양상**

깨물근의 통증유발점들은 여러 곳에 통증을 일으킨다(그림 4.41). 귀 바로 앞에 있는 깊은 층의 통증유발점은 측두하악관절의 통증의 원인으로 특히 중요하다. 깨물근 통증유발점들 또한 근육 긴장을 증가시켜서 턱을 벌리는 것을 제한하기도 한다. 이러한 턱의 경직은 발성 기관의 경직을 유발한다. 가수들이 그들의 깨물근과 다른 턱 근육들을 치료한 후에 높은 음에 쉽게 올라간다는 보고가 있다(Simons, Travell과 Simons 1999). 직업 상 목소리를 사용하는 사람들은 턱, 입, 및 인후 근육들을 마사지함으로써 이득을 얻을 것이다.

깨물근 통증유발점들은 위 아래 치아 모두의 통증의 원인이 된다. 그것들은 또한 뜨거운 것, 찬 것 및 닿는 것에 치아 과민성의 흔한 원인이다. 이들 증상의 잘못된 해석이 불필요한 치과 치료를 불러올 수가 있고, 심지어는 필요 없는 발치도 하게 된다(Simons, Travell과 Simons 1999).

깨물근 통증유발점들은 얼굴 전면, 눈 아래, 및 눈꺼풀 위 통증, 자주 부비동염(sinusitis)으로 오인되는 증상을 초래 한다. 그들은 부비동 배농 조차 일으킬 수 있다. 부비동 투약이 부비동 통증을 도와주지 못한다면, 깨물근 통증유발점들이 문제일 수 있다(Simons, Travell과 Simons 1999).

눈 밑에 처진 살은 깨물근 통증유발점들이 원인일 수 있다. 또한 그들은 귀 속이 꽉 막힌 느낌이나 낮은 음이 울리는 것을 수반한 귀 속 통증을 일으킨다. 그들은 자주 파낼 수 없는 귀 속에 미칠듯한 가려움을 만든다(Simons, Travell과 Simons 1999). 귀불 바로 앞에 있는 통증유발점은 이러한 가려움을 만드는

**치료 팁**

엄지를 입에 집어 넣고 깨물근을 엄지와 손가락 사이로 집어서 마사지를 한다.
이 테크닉에서 치아를 다물고 있을 수 있다.

입에서 깨물근 수축을 느끼기 위해서 치아를 꽉 깨물어라.

그 다음 마사지를 하기 위해서 다시 힘을 빼라. 뺨 주위 모두를 마사지할 수 있지만, 그러나 깨물근이 시작하고 끝나는 곳을 알아야 한다.

치과에 찾아가기 전에 이것을 하는 것을 누군가가 본다면 약간 우습게 보일 것이지만, 잘하고 있는 것이다.

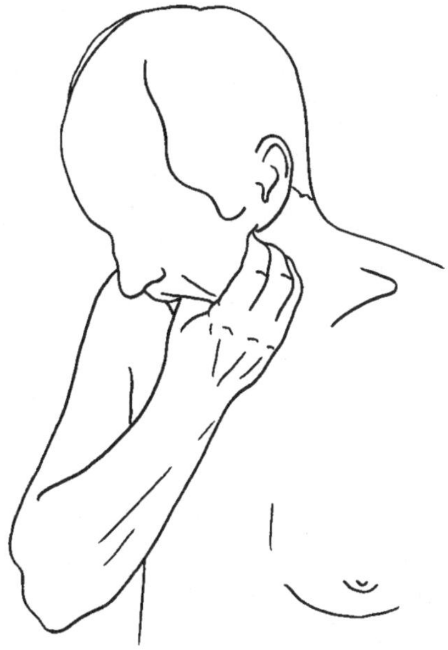

그림 4.42 엄지와 손가락으로 깨물근 마사지 (엄지는 입안에 있다)

것일 수 있다.

입 바깥쪽에서 받힌 손가락으로 마사지를 하는 것은 좋은 방법이다. 그러나 깨물근을 최대한 효과적으로 마사지하는 방법은, 엄지를 입안에 넣고 엄지와 손가락 사이의 근육을 주무르는 것이다(그림 4.42). 깨물근의 느낌은 매우 딱딱하고 두꺼우며 고무 같다. 올바른 곳을 마사지를 한다면 엄지 끝으로 고리돌기를 만지는 느낌이 있을 것이다. 고리돌기는 끝이 뾰족하고, 지느러미 모양의 뼈 부분으로 하악골 뒤에서 입술과 가까운 곳에서 솟아 올라 있다. 근육이 더 이상 아프지 않을 때까지 매일 그것들을 치료해라. 이 근육을 너무 공격적으로 치료할 경우, 아플 수 있으므로, 3장에 있는 치료 가이드라인을 따르며, 처음에는 살살해라.

츄잉검을 씹는 것을 그만두면 턱 근육들의 문제를 예방하는 길로 갈 수 있다. 이에 더하여, 손톱을 물어 뜯지 말고, 얼음을 깨물지 말며, 치아로 병마개를 따지 말아라. 잠을 잘 때 치아를 갈지 않으려면 무엇을 해야 하는 지를 찾아라. 긴장 상태나 압박하에서 이를 꽉 물지 않는 것을 훈련해라. 습관적인 근육 긴장을 줄이려면 12장을 참조하라.

## *날개근 (익상근)* *Pterygoid Muscles*

*날개근*은 하악골에 의하여 잘 감춰진 근육들이어서, 치료하기가 매우 불편한데, 그들의 통증유발점들이 측두하악관절 통증의 주된 원인이기 때문이다. 익상(pterygoid)은 그리스 문자인 *"날개 모양"*에서 기인한다. 어원은 "익룡(pterodactyl)"과 유사한데, 날개 달린 공룡의 이름이다.

*안쪽날개근*은 측두하악관절과 귀에 통증을 만들고, 그것은 무엇을 깨물 때 더 심해진다(그림 4.33). 또한 그것은 입, 경구개 및 혀의 뒤로 통증을 전이하고, 삼키는 것을 힘들게 한다. 안쪽날개근 통증유발점들은 입을 크게 벌리는 것을 힘들게 만든다. 긴장된 안쪽날개근이 중이의 유스타키오관의 열림을 방해하여 귀가 막힌 느낌이 올 수 있다. 이것은 전이된 영향이 유스타키오관에 보다 직접적인 조절을 하는 인후 뒤에 있는 작은 근육들에(tensor veli palatini와 salpingopharyngeus) 영향을 끼쳐서 일어날 수 있다. 안쪽날개근은 턱을 다무는 것을 돕는데, 입의 바깥쪽과 안쪽에서 턱에 부착되어 있기 때문이다. 그러므로 그것의 문제는 깨물근의 문제와 강력하게 연관이 있다(Simons, Travell과 Simons 1999; Bell 1969).

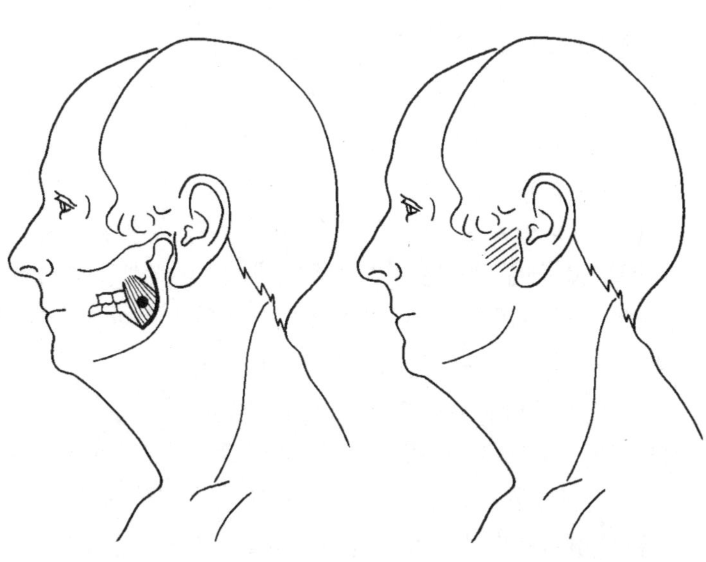

그림 4.43 안쪽날개근 통증유발점과 연관통 양상 (뼈 깊숙이 있는 근육을 보기 위해서 턱뼈가 잘려나감)

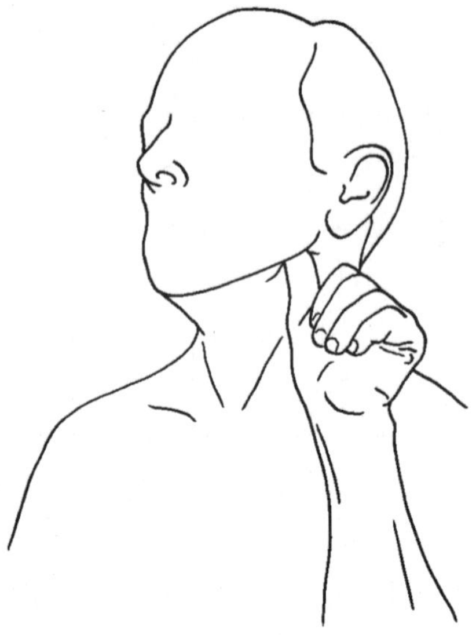

그림 4.44 엄지로 안쪽날개근의 마사지 (여기서 목 안으로 누르지 말아라)

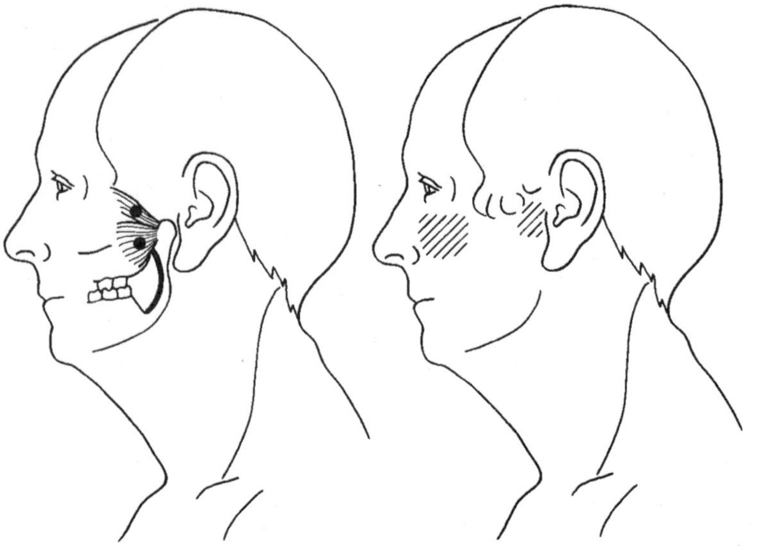

그림 4.45 가쪽날개근 통증유발점들과 연관통 양상

안쪽날개근의 마사지는 아래턱 뒤의 안쪽 가장자리 안쪽을 엄지로 위로 밀면서 한다(그림 4.44). 거울을 보고 턱의 구석을 찾아라. 이 뼈 경계의 바로 일 인치 앞에 엄지를 대고 턱뼈 안쪽에서 위-바깥으로 밀어라. 여기서 목동맥쪽인 목으로 밀지 말아라. 아래턱에 있는 안쪽날개근의 수축을 느끼기 위해서 턱을 꽉 깨물어라. 이것은 극도로 아픈 점일 수 있다. 깨물근과 마찬가지로, 날개근의 마사지는 아픔을 남기므로, 처음에는 살살해야 한다.

다른 날개근인 *가쪽날개근*은 측두하악관절의 기능이상과 근막 통증의 일차적 요인이다(그림 4.45). 통증유발점이 만들어내는 가쪽날개근의 계속된 장력은 아래턱을 앞으로 당겨서, 관절의 탈구, 부분 탈구를 만들어 낸다. 턱에서 나는 소리는 이러한 결과인 메니스쿠스의 변위인데, 메니스쿠스는 턱 뼈를 두개골에서 분리시키고 있는 관절디스크로서 관절에서 움직임을 하게 만든다. 깨물근처럼, 가쪽날개근의 통증유발점들은 부비동 통증과 유사한, 뺨으로 통증을 전이한다. 그것들은 또한 부비동 분비를 자극한다. 많은 "부비동 발작(sinus attacks)"은 단지 가쪽날개근 통증유발점들의 영향이다(Simons, Travell과 Simons 1999; Reynolds 1981, Marbach 1972).

가쪽날개근의 기능은 두힘살근을 도와서 턱을 벌리고 아래턱을 앞쪽으로 내밀게 하는 것이다. 오직 한쪽 가쪽날개근만 수축하면, 턱을 반대쪽으로 가게 만드는 가쪽 변위를 만든다. 부정교합 또는 위 아래 치아들이 잘 맞지 않는 것은 이 근육들 안에 있는 통증유발점들이 원인일 수 있다. 코로 숨쉬는 문제가 있어서 입을 벌리고 숨을 쉬어야만 한다면, 가쪽날개근에 통증유발점들이 생기게 된다. 가쪽날개근에 의해서 얼굴 앞면에 생긴 위성 통증유발점들은 알러지를 수반한 얼굴 통증의 대부분에 책임이 있다. 치과 치료를 오래 받는 것은 입을 오래 벌리고 있어야 해서 턱 근육들에게 스트레스를 주므로 얼굴과 턱에 오랫동안의 만성 통증의 의심받지 않은 원인일 수도 있다. 깨물근과 관자근의 통증유발점들은 가쪽날개근이 입을 벌리는데 일을 더 하게하여 가쪽날개근의 통증유발점들을 생기게 한다(Simons, Travell과 Simons 1999).

Travell과 Simmons는 이명(귀 울림)을 목빗근, 깨물근 및 가쪽날개근 통증유발점들에 연계시켰다. 그것들은 통증유발점 프로케인 주사가 그 상태를 완전히 가라앉힐 수 있는 것을 보여주는 연구들을 인용했다. 그 주된 근육은 가쪽날개근일 수 있는데, 그것은 턱뼈에 의하여 매우 잘 감춰져 있다. 그렇지만 그 근육을 마사지하는 것은 까다롭지 않다.

가쪽날개근의 마사지는 같은쪽 집게를 입 속에 넣어서 한다(그림 4.46). 손가락 끝은 위 어금니의 뒤쪽, 잇몸 위에서 깊은 주머니를 찾아야 한다 – 땅콩 버터를 파내야만 하는 곳이다.

입, 턱 및 두통을 줄이는데 도움이 더 필요할 경우, 자원 항목 안에 있는 〈The Myofree Solution: The Missing Piece in the TMJ Puzzle〉을 찾아보아라.

이 "땅콩 버터 주머니"는 집게 끝만한 크기이다. 할 수 있는 만큼 뒤로 밀어 넣어라, 그리고 작고 짧은 스트로크로 코 쪽으로 앞쪽 위쪽으로 밀어라. 압력은 머리 꼭대기를 향한다. 만약 통증유발점들이 있다면, 이는 무진장 아플 것이다. 살살해라. 로마는 하루 아침에 세워지지 않았다. 이 작은 점들을 비활성화 시키려면 시간이 걸릴 것이다. 손톱이 매우 짧지 않다면 이 마사지를 할 수 없을 것이다.

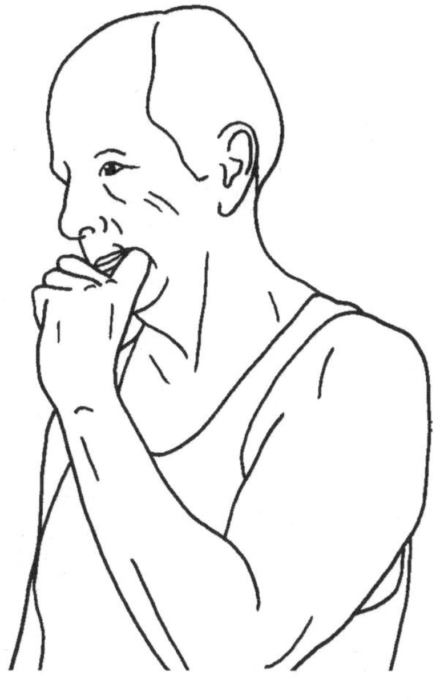

그림 4.46 집게를 입안에 넣고 가쪽날개근을 마사지

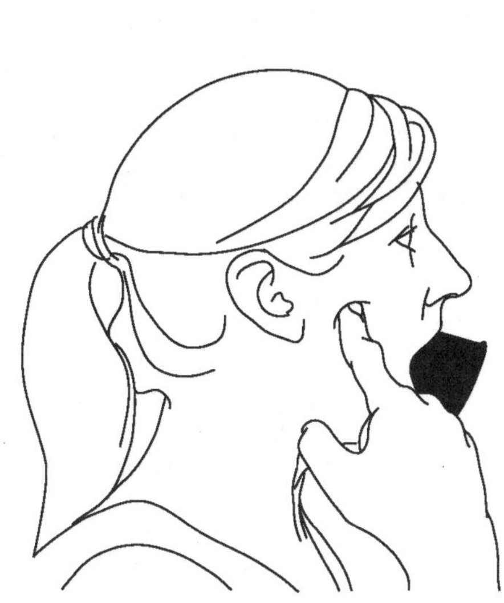

그림 4.47 입을 벌려 고정한 바깥쪽에서 가쪽날개근을 마사지

깨물근과 관자근을 마사지한 다음, 가쪽날개근을 치료하기 위한 또 다른 접근법을 사용할 수 있다. 첫째, 거울을 보고 귓구멍을 찾아라. 귓구멍 바로 앞에 손가락을 대라. 턱을 벌려서 턱의 관절융기(과두; condyle; 두개골과 상호작용하는 턱의 위쪽 둥근 뼈돌기)가 앞쪽으로 움직여서 귀 바로 앞에서 움푹 파인 곳을 만드는 것을 느껴라. 이것은 통증유발점의 위치가 아니다; 계속 읽어라. 코 쪽으로 일 인치 앞으로 움직여서 두 번째 매우 얕은 파인 곳을 찾아라. 이 곳 깊숙이 가쪽날개근이 있다. 일단 그 점을 찾았다면, 입을 손가락 두세 개가 들어가게 벌리고 종이 또는 스티로폼 컵 바닥으로 또는 사과로 떠받쳐라(그림 4.47). 이것은 깨물근을 이완시키며 가쪽날개근을 깊숙이 마사지하게 해 준다. 집게를 사용해서 머리 꼭대기 쪽으로 약간 위로 그리고 코 쪽으로 앞으로 눌러라. 매우 작은 반원을 그리듯이 스트로크를 해라. 압력을 위해서 쉬말라핑거 또는 연필 지우개 같은 마사지 도구를 사용할 수도 있다. 우스꽝스럽게 보일 수도 있지만, 그러나 더 좋아지는 것을 느낄 것이다. 턱 양쪽에 있는 통증유발점들의 통증이 상당히 줄어들었을 때, 아래턱 앞쪽 치아 밑의 턱을 눌러 귀 쪽인 뒤로 밀어서 가쪽날개근을 스트레칭 해라. 입의 힘을 빼고 치아를 약간 벌려야만 한다.

## 두힘살근 (악이복근)과 턱목뿔근 (악설골근) Digastric and Mylohyoid Muscles

두힘살근 통증유발점들은 턱 뒤의 아래와 아래턱 각진 곳 아래에, 목빗근의 꼭대기 바로 앞에 위치한다. 두힘살(digastric)은 그리스 문자인 "두 복(two bellies)' 에서 기인한다. 하악 각 바로 뒤에 놓인 뒤쪽 두힘살근 통증유발점은, 목빗근의 위 끝과 유양돌기(mastoid bone)에 통증을 전이한다(그림 4.48). 턱 아래에 있는 앞쪽 통증유발점은 아래앞니로 통증을 보낸다.

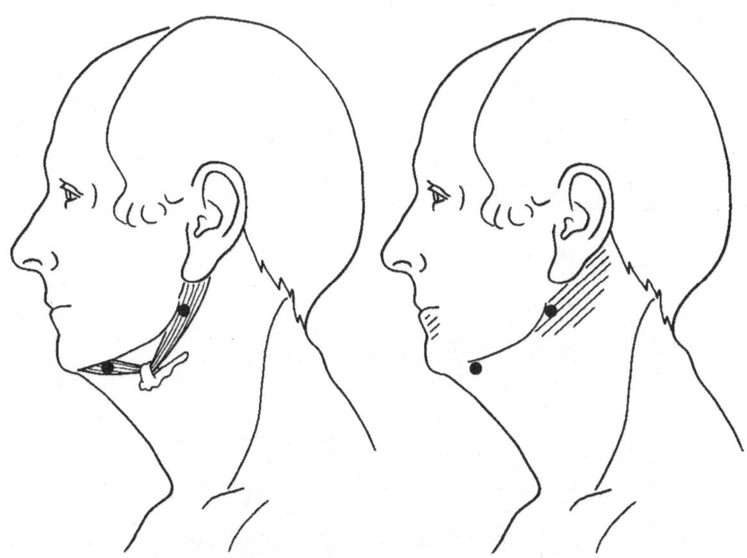

그림 4.48 두힘살근 통증유발점들과 연관통 양상. 아래 입술아래에 보이는 통증은 실제로는 아래 앞치아에서 느껴진다.

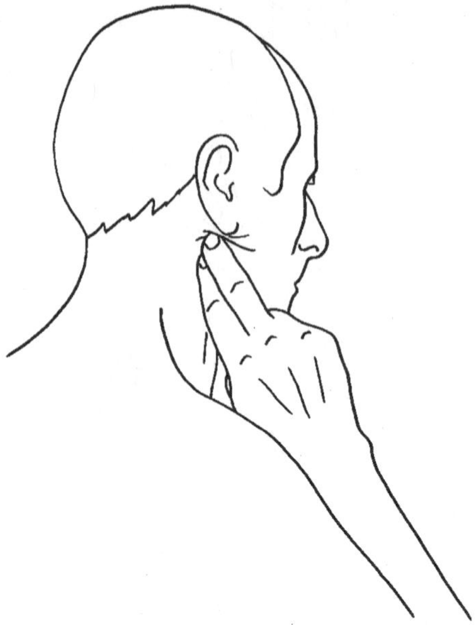

그림 4.49 손가락으로 부드럽게 뒤쪽 두힘살근 마사지

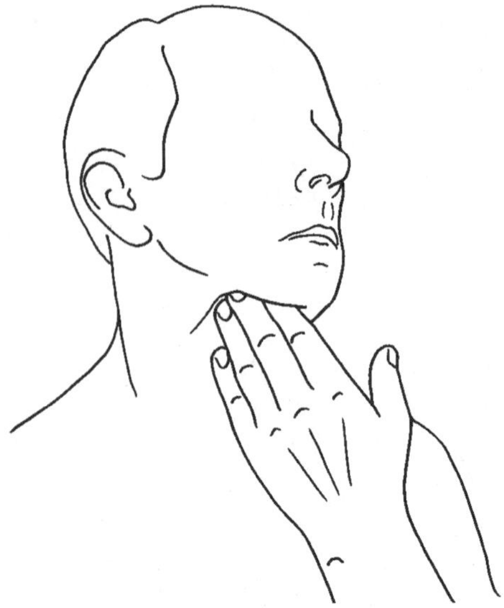

그림 4.50 손가락으로 앞쪽 두힘살근의 마사지 (같은쪽 손 또는 엄지를 사용하며 박동을 피해라)

역시 턱 밑에 있는 턱목뿔근은 통증을 혀로 보낸다(그림에 없음). 두힘살근과 턱목뿔근의 통증유발점들은 삼킬 때 여러 통증의 원인 중의 하나다. 턱 아래의 통증유발점 압통은 종종 림프절이 부었다고 오인된다(Simons, Travell과 Simons 1999). 목의 이 부위 도처에 림프절들이 있다. 림프절들에 관해서 보다 자세한 정보는 3장에 있는 "금기증: 조심해야 하는 이유" 항목을 읽어라. 두힘살근의 기능이 입을 벌리는 것이기 때문에, 습관적인 구강호흡이 그들 안에 통증유발점들이 생기는 것을 조장한다. 알려지로 고통 받고 있는 사람들은 두힘살근과 가쪽날개근의 통증유발점들의 영향으로 자주 악화된다. 코로 숨쉬는 것이 힘들 때, 이 근육들은 입을 벌리고 있으려고 계속 수축되어야만 한다(Simons, Travell과 Simons 1999).

치과 치료는 두힘살근과 가쪽날개근에 통증유발점들을 만들 수 있는데, 오랜 시간 동안 입을 벌리고 있어야 하기 때문이다. 이 근육들의 과도한 긴장은 깨물근과 관자근이 턱을 다물게 하기 위해서 더 힘들게 일을 하게 만든다. 때때로 아래턱은 이 근육들의 통증유발점들 결과로 앞쪽으로 돌출되어, 부정교합 또는 잘못 어울린 씹기를 만든다. 아래턱의 구석과 귀 사이에서 뒤쪽 두힘살근을 마사지해라(그림 4.49). 살살해라: 바로 그 뒤에 아주 작고 다치기 쉬운 붓돌기(styloid process)라고 불리는 뼈가 있다. 앞쪽 두힘살근 경우, 같은쪽 손의 손가락 또는 엄지를 턱의 위 아래로 말아서 턱에서 일 인치 뒤 정도의 뼈 쪽으로 눌러라(그림 4.50). 여기서 목에 있는 목동맥의 박동을 피해라. 턱목뿔근의 마사지를 위해서는 턱 아래의 부드러운 부위에 손가락 끝을 사용해라. 턱 아래를 마사지 하는 것이 막힌 목소리를 풀어주고 보다 울리게 할 수 있다.

## 볼근 (협근) *Buccinator*

볼근은 뺨 근육이며 깨물근과 입 사이에 있다. 볼근은 표정을 위해 입 가장자리를 뒤로 당긴다. 또한 입 속의 음식을 돌리고 뺨에 힘을 주어 부는 것을 돕는다.

볼근 통증유발점들은 위 잇몸에 치아 우식이나 농양으로 오인되는 통증을 만든다(그림 4.51). 또한 그것들은 씹거나 삼킬 때 전이통(diffuse)을 일으킨다(Simons, Travell과 Simons 1999).

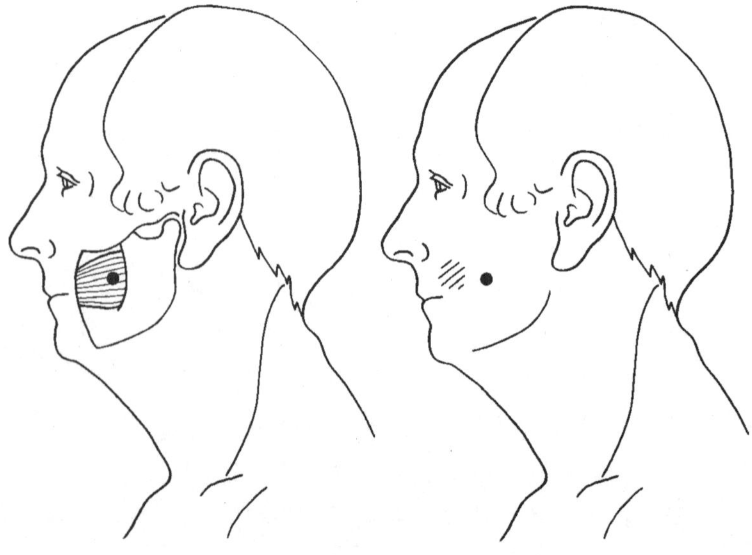

그림 4.51 볼근 통증유발점과 연관통 양상

엄지를 입안에 넣고 엄지와 손가락 사이로 마사지를 하는데, 깨물근을 마사지하는 방법과 동일하다(그림 4.42).

## 눈둘레근 (안륜근) Orbicularis Oculi

눈둘레근은 눈 주위를 싸고 있으며 눈을 감거나 깜박이는 역할을 한다. "oculi"는 눈을 말한다. 눈둘레근은 눈을 싸고 있는 근육을 말한다.

신경성 긴장, 눈 피로, 밝은 빛 및 시력 저하들이 이 근육들을 계속 수축되게 하며 통증유발점들을 발생 시킨다. 눈둘레근 통증유발점들은 눈 바로 위와 콧등 옆, 코 옆에 통증을 일으킨다(그림 4.52).

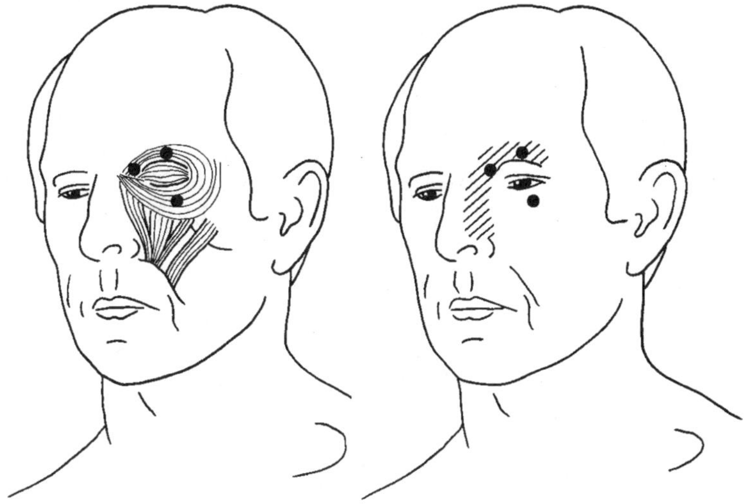

그림 4.52 눈둘레근 통증유발점들과 연관통 양상

또한 그것들은 책을 읽을 때 글씨가 돌아다니게 만든다. 또한 눈을 깜박거림 또는 처진 위 눈꺼풀에 책임이 있다. 목빗근 통증유발점들은 이러한 문제의 핵심인데, 그것들의 전이된 영향이 눈둘레근에 미치기 때문이다. 눈둘레근의 치료는 손가락으로 눈 주위를 조심스럽게 마사지를 한다. 그러나 목빗근의 마사지를 많이 하면 더 좋다(Simons, Travell과 Simons 1999).

## 광대근 (관골근)과 입술올림근 (순거근) Zygomaticus and Levator Labii Muscles

광대근과 입술올림근은 볼근과 코 사이에 위치한 뺨 근육들이다. 그것들은 뺨뼈와 눈 소켓 테두리에 붙어있다. 이 작은 근육들의 우선적인 기능은 안면 표정근, 위 입술을 위, 뒤로 당기는 기능을 한다.

광대근과 입술올림근의 통증유발점들은 눈 밑의 얼굴에, 코 옆을 따라서, 그리고 콧날 위로 앞이마 중간까지 통증을 일으킨다(그림 4.53). 그것들은 콧물, 재채기, 및 가려운 눈과 같은 알러지 증상의 원인이 되고 동(洞: sinus) 통증 또는 긴장성 두통들의 중요한 부분에 관여를 할 수 있다(Simons, Travell과 Simons 1999). 눈 아래에서 위 입술까지의 전체 부위를 손가락 끝으로 짧고 깊은 스트로크로 마사지를 한다(그림 4.54). 뺨뼈 바로 아래 부위를 손가락과 엄지를 써서 주무른다(그림 4.55).

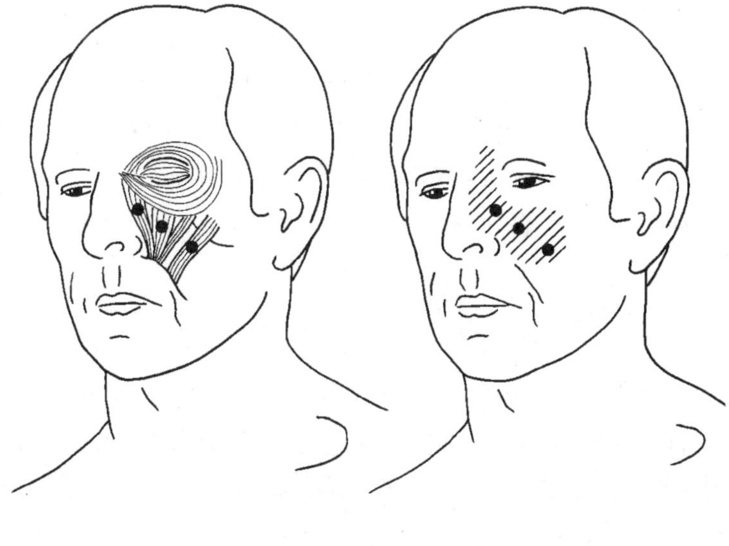

그림 4.53 광대근과 입술올림근의 통증유발점들과 연관통 양상

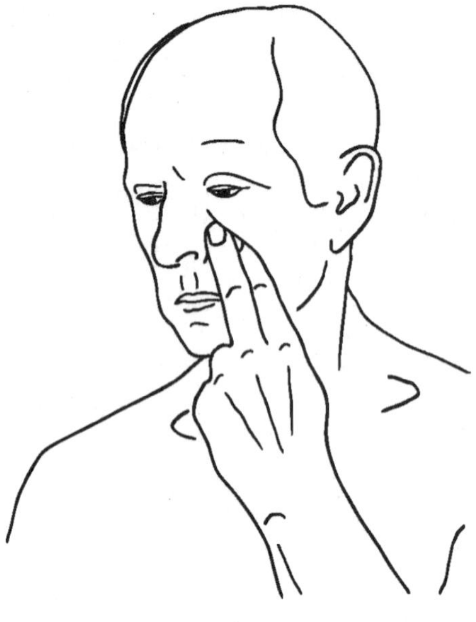

그림 4.54 손가락 끝으로 광대근과 입술올림근의 마사지

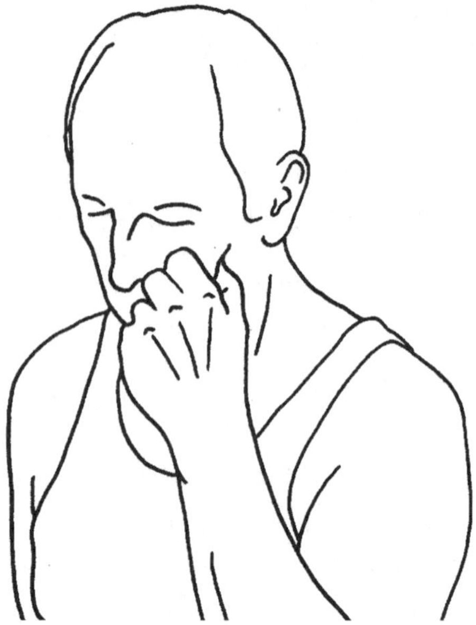

그림 4.55 엄지와 손가락으로 광대근을 주무른다

## 인후 근육 *Throat Muscles*

넓은목근(활경근; platysma)은 피부 바로 밑의 매우 얇은 시트 모양의 근육으로 턱에서 빗장뼈까지 전체 목 부위를 덮는다(그림 없음). 활경(platysma)은 "넓은 근육"을 뜻하는 그리스 문자에서 왔다. 넓은목근 통증유발점들은 뺨 아래 부분과, 턱, 인후 및 가슴 상부에 뜨끔뜨끔 쑤시는 감각의 원인이 된다(그림 없음). 목갈비근과 목빗근의 통증유발점들이 활경근의 통증유발점들을 활성화 시킨다. 그들은 또한 어떤 눈에 띄는 얼굴 표정에서와 같이 넓은목근의 습관적인 과사용에서 일어난다(Simons, Travell과 Simons 1999). 엄지와 손가락으로 인후부 전체를 주무르듯이 마사지를 한다.

긴목근(경장근; longus colli)은 기도 양 측을 따라 있는 근육인데, 경추의 전면에 붙어 있다. 그것들의 통증유발점들은 아픈 목의 원인이 되며 말하거나 노래하는 것이 힘들게 된다(Simons, Travell과 Simons 1999). 목동맥이 긴목근 위로 지나간다. 이 다치기 쉬운 목 부위는 전문적으로 훈련된 치료사가 하는 것이 최선이다. 이것들 그리고 목에 있는 모든 근육들 안의 통증유발점들은 경추염좌(채찍질 손상; whiplash)-형태의 사고에서 생성될 수 있다. 이 부위의 치료를 위해서 많은 자격 있는 신경근 치료사들이 세밀한 테크닉을 배운다.

## 두피 근육 *Scalp Muscles*

크고, 얇은 두 개의 근 팽대부(bellies)를 지닌 근육이 머리의 전면, 위 그리고 뒤를 덮고 있다. 이 근육의 전면 반을 이마근(전두근; frontalis)이라고 부른다. 뒤쪽 반은 뒤통수근(후두근; occipitalis)이라고 부른다. 이마근의 통증유발점들은 이마에 통증을 전이한다(그림에 없음). 뒤통수근의 통증유발점들은 머리의 옆과 뒤 그리고 머리를 관통해서 눈까지 통증을 전이한다(그림에 없음) (Simons, Travell과 Simons 1999).

뒤통수근은 귀를 움찔거리게 만드는 근육이다. 또한 그것은 이마근의 수축을 위한 기반을 마련하는데, 그것은 눈썹을 올리고 앞이마에 주름을 만든다. 불안과 흥분이 이 근육들을 과로하게 만든다. 완전히 몰입한 주목에서 습관적으로 얼굴과 앞이마를 수축시켜 그것들을 지치게 할 수 있다. 손가락 끝으로 이마근과 뒤통수근을 마사지한다(그림에 없음).

제5장

# 어깨, 상부 등 및 위팔 통증

Shoulder, Upper Back, and Upper Arm Pain

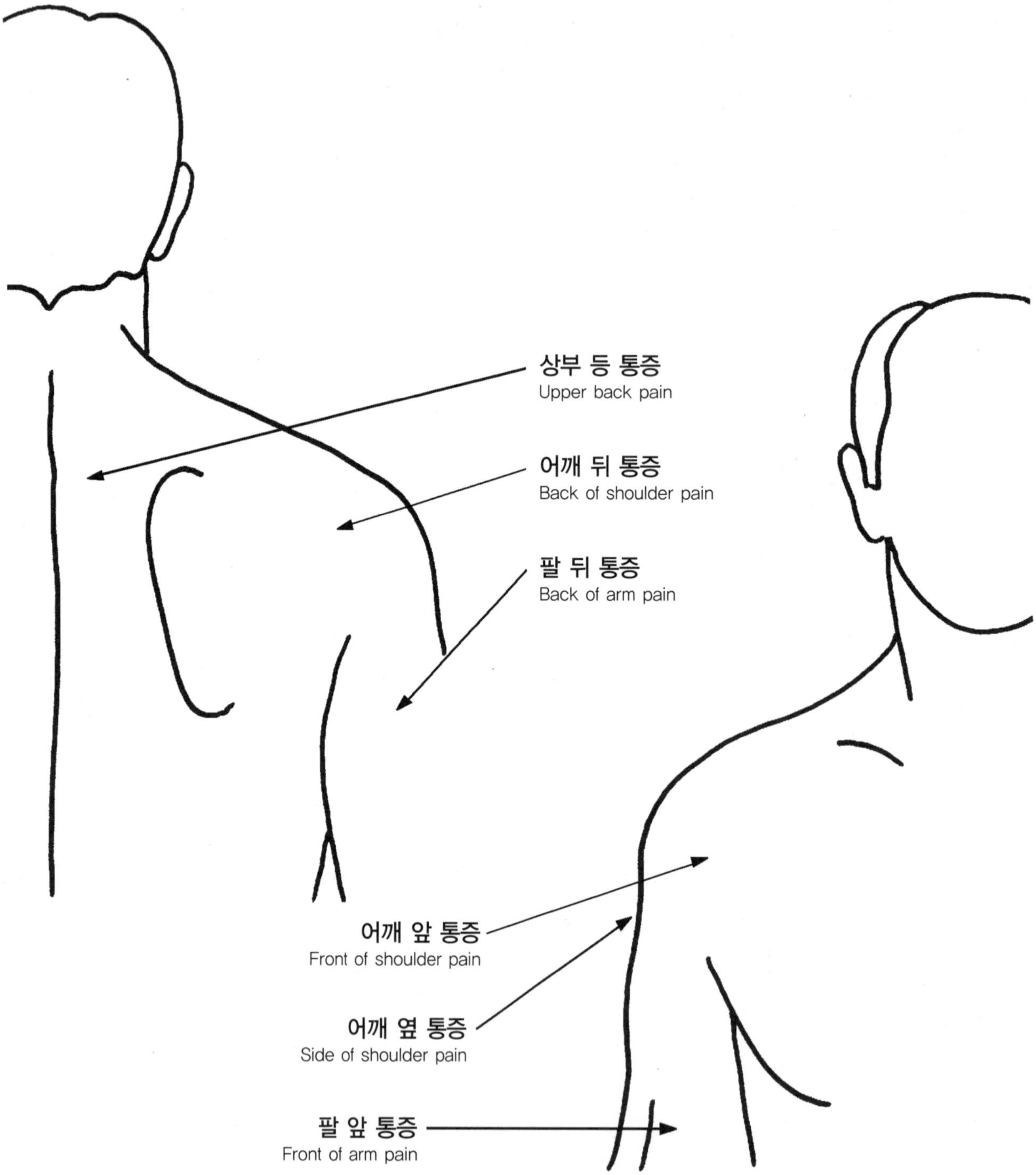
상부 등 통증
Upper back pain
어깨 뒤 통증
Back of shoulder pain
팔 뒤 통증
Back of arm pain
어깨 앞 통증
Front of shoulder pain
어깨 옆 통증
Side of shoulder pain
팔 앞 통증
Front of arm pain

## 통증 가이드 *Pain Guide*

# 어깨, 상부 등 및 위팔 통증

## Shoulder, Upper Back, and Upper Arm

**굵은 글씨체는 주된 통증 양상을 나타낸다.** 보통 글씨체는 덜 흔하거나 위성 통증유발점 양상을 나타낸다. 문제와 연관된 가능성이 큰 순서로 근육들이 나열된다. 또한 *기타 증상 가이드*를 보아라. www.newharbinger.com/24946에서 다운로드를 위한 유용한 가이드를 준비했다. 이 책 뒤에 더 많은 정보가 있다.

팔 뒤쪽 *Back of Arm*
- **목갈비근** (94)
- 위팔세갈래근 (21)
- 후방어깨세모근 (115)
- 어깨밑근 (113)
- 가시위근 (108)
- **큰원근** (117)
- 작은원근 (112)
- 넓은등근 (117)
- 위뒤톱니근 (105)
- 부리위팔근 (118)

어깨 뒤쪽 *Back of Shoulder*
- **후방어깨세모근** (115)
- **어깨올림근** (72)
- 목갈비근 (94)
- **가시위근** (108)
- **큰원근** (117)
- **작은원근** (112)
- **어깨밑근** (113)
- **위뒤톱니근** (105)
- 넓은등근 (117)
- **위팔세갈래근** (121)
- **등세모근** (66)
- 얕은척추근 (195)

팔 앞쪽 *Front of Arm*
- **목갈비근** (94)
- 가시아래근 (94)
- **위팔두갈래근** (120)
- 위팔근 (130)
- **위팔세갈래근** (121)
- 가시위근 (108)
- 전방어깨세모근 (115)
- **빗장밑근** (166)

어깨 앞쪽 *Front of Shoulder*
- **가시아래근** (94)
- **전방어깨세모근** (115)
- **목갈비근** (94)
- **가시위근** (108)
- **큰가슴근** (163)
- **작은가슴근** (167)
- **위팔두갈래근** (120)
- **부리위팔근** (118)
- 넓은등근 (117)
- 빗장밑근 (166)

어깨 옆 *Side of Shoulder*
- **가시아래근** (94)
- 목갈비근 (94)
- **중간어깨세모근** (115)
- **가시위근** (108)

상부 등 *Upper Back*
- **목갈비근** (94)
- **어깨올림근** (72)
- **등세모근** (66)
- **마름근**(104)
- **넓은등근** (117)
- **깊은척추근** (192)
- **얕은척추근** (195)
- **위뒤톱니근** (105)
- **가시아래근** (94)
- **앞톱니근** (169)
- 목널판근 (75)
- 가시위근 (108)
- 뭇갈래근 및 돌림근 (78)

# 기타 증상 가이드 *Other Symptoms Guide*

# 어깨, 상부 등 및 위팔
## Shoulder, Upper Back, and Upper Arm

**낭염** *Bursitis*
- 목갈비근 (94)
- 가시위근 (108)
- 큰원근 (117)
- 어깨밑근 (113)
- 어깨세모근 (115)
- 위팔두갈래근 (120)
- 넓은등근 (117)
- 큰가슴근 (163)

**염발음(움직일 때 소리)**
*Crepitus(sounds with movement)*

**등** *Bacl*
- 마름근 (104)

**어깨** *Shoulder*
- 가시위근 (108)
- 위팔두갈래근 (120)

**동결견(유착성 낭염)**
*Frozen Shoulder(adhesive capsulitis)*
- 어깨밑근 (113)
- 가시아래근 (94)
- 가시위근 (108)
- 큰가슴근 (163)
- 앞톱니근 (169)
- 넓은등근 (117)
- 마름근 (104)
- 어깨세모근 (115)

**포착 증후군** *Impingements Syndromes*
- 가시위근 (108)
- 전방 어깨세모근 (115)
- 어깨밑근 (113)
- 위팔두갈래근 (120)

**근육피부신경 포착**
*Musculocutaneous Nerve entrapment*
- 부리위팔근 (118)

**움직일 때 통증 또는 뻣뻣함**
*Pain or stiffness with Movement*

**호흡** *Breathing*
- 위뒤톱니근 (105)
- 앞톱니근 (169)
- 목갈비근 (94)
- 작은가슴근 (167)
- 넓은등근 (117)

**파워스티어링없는 운전** *Driving without Power Steering*
- 큰원근 (117)

**옆 밖으로 팔 들어올리기** *Raising Arm Out to the Side*
- 가시위근 (108)
- 어깨밑근 (113)
- 어깨세모근 (115)

**어깨 높이로 팔 뒤로 뻗기** *Raising Back at Shoulder Level*
- 마름근 (104)
- 작은가슴근 (167)

**뒤로 팔 뻗기** *Reaching Behind*
- 가시위근 (108)
- 가시아래근 (94)
- 작은가슴근 (167)
- 부리위팔근 (118)

**밑으로 팔 뻗기** *Reaching Down*
- 마름근 (104)

**위/뒤로 팔 뻗기** *Reaching Up and Back*
- 큰원근 (117)

**위/앞 팔 뻗기** *Reaching Up and Forward*
- 넓은등근 (117)
- 큰원근 (117)
- 가시위근 (108)
- 작은가슴근 (167)

**책상에 팔꿈치 대고 있기** *Reaching Elbow on a Desk*
- 큰원근 (117)

**옆으로 누워 수면** *Sleeping: Side Lying*
- 가시아래근 (94)
- 넓은등근 (117)

**손바닥이 위로가게 팔 돌리기** *Turning Arm Palm Up*
- 어깨밑근 (113)

**감소된 동작 범위**
*Reduced range of Motion*

**벌림 (바깥쪽을 향한 움직임)** *Abduction(movement toward the outside)*
- 어깨세모근 (115)
- 어깨밑근 (113)
- 큰가슴근 (163)
- 작은가슴근 (167)
- 큰원근 (117)
- 위팔세갈래근 (121)
- 가시위근 (108))

**모음(몸 쪽을 향한 움직임)** *Adduction(movement toward the body)*
- 가시아래근 (94)
- 가시위근 (108)

**위팔 폄** *Extension of Upper Arm*
- 어깨세모근 (115)
- 가시아래근 (94)
- 작은가슴근 (167)
- 가시위근 (108)
- 위팔두갈래근 (120)

**외회전(바깥쪽)** *Extenal(lateral) Rotation*
- 어깨밑근 (113)
- 가시아래근 (94)
- 큰가슴근 (163)
- 작은가슴근 (167)

**위팔 굽힘** *Flexion of Upper Arm*
- 어깨세모근 (115)
- 작은가슴근 (167)
- 가시위근 (108)
- 가시아래근 (94)
- 위팔두갈래근 (120)
- 큰원근 (117)
- 넓은등근 (117)
- 작은가슴근 (167)

**내회전 (안쪽)** *Internal(medial) rotation*
- 가시아래근 (94)
- 작은원근 (112)
- 어깨밑근 (113)

**위쪽 회전(90° 벌림에서 완전히 머리 위로 위팔 움직임)**
*Upward Rotation(movement of arm from 90 degrees abduction to completely overhead)*

가시위근 (108)
어깨세모근 (115)
어깨밑근 (113)
앞톱니근 (169)
부리위팔근 (118)
위팔두갈래근 (120)

**차분하지 못함** *Restlessness*

목갈비근 (94)

**압통(어깨)** *Tenderness(shoulder)*

가시아래근 (94)
어깨밑근 (113)
위팔두갈래근 (120)

**힘줄염 또는 관절염**
*Tendonitis or Arthritis*

가시위근 (108)
어깨밑근 (113)
어깨세모근 (115)
위팔두갈래근 (120)
가시아래근 (94)
큰원근 (117)
큰가슴근 (163)

**가슴출구증후군** *Thoracic Outlet Syndrome*

목갈비근 (94)
작은가슴근 (167)
빗장밑근 (166)

**거짓-가슴출구 증후군** *Pseudo-Thoracic Oultet Syndrome*

큰가슴근 (163)
넓은등근 (117)
어깨밑근 (113)
큰원근 (117)

**허약** *Weakness*

**어깨** *Shoulder*

어깨세모근 (115)
가시아래근 (94)

**팔** *Arm*

위팔두갈래근 (120)
목갈비근 (94)

# 통증 도해 가이드 *Pain Illustrations Guide*

## 어깨, 상부 등 및 위팔
## Shoulder, Upper Back, and Upper Arm

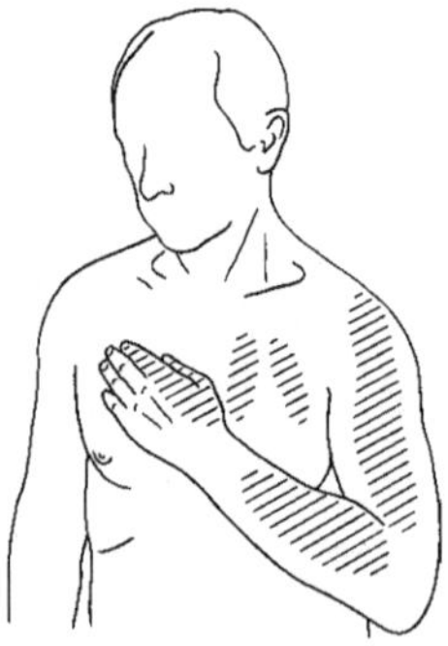

목갈비근 연관통 양상: 전면 (p.97)

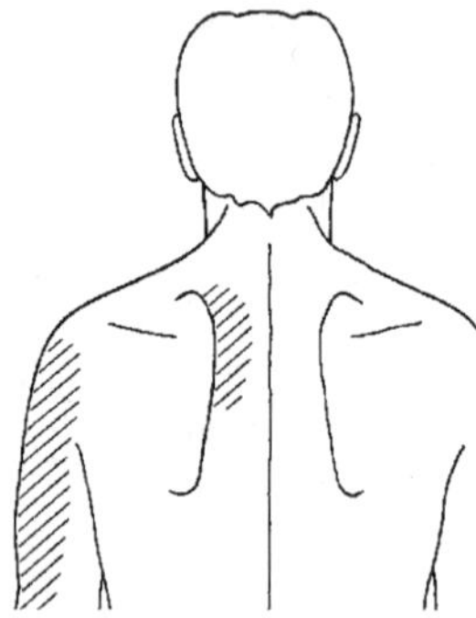

목갈비근 연관통 양상: 후면 (p.97)

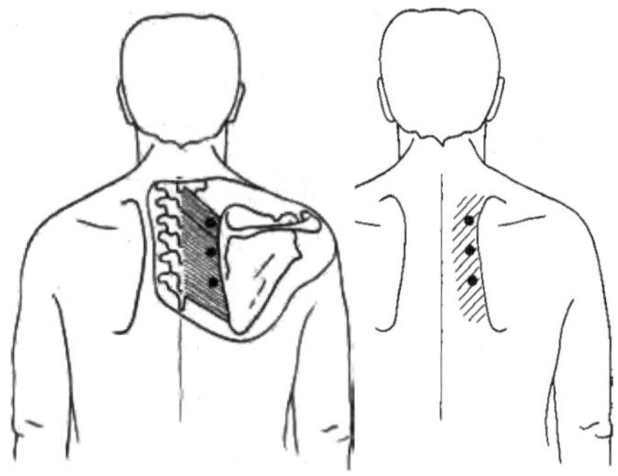

마름근 통증유발점과 연관통 양상 (p.104)

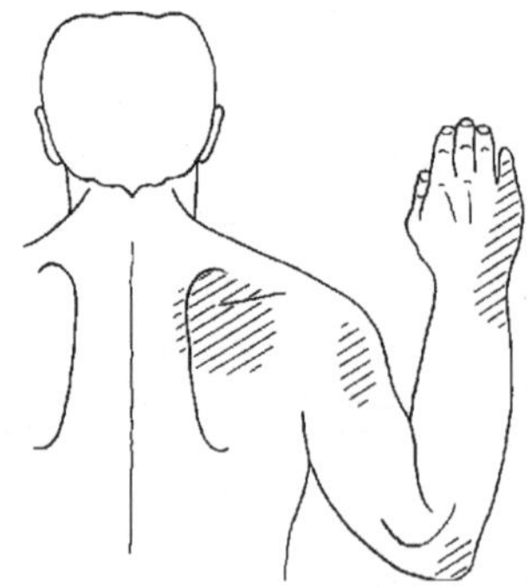

위뒤톱니근 연관통 양상 (p.106)

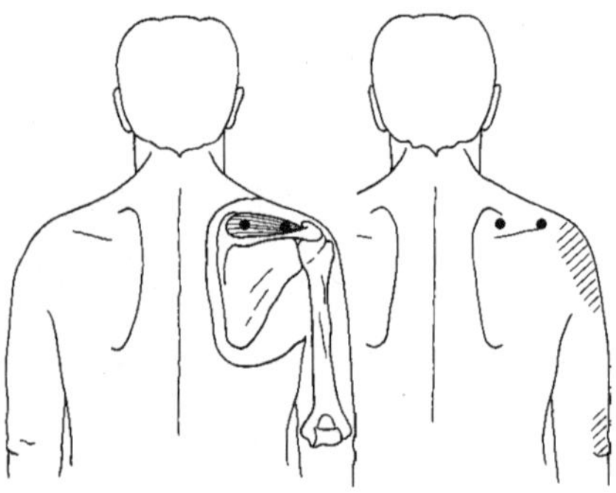

가시위근 통증유발점과 연관통 양상 (p.108)

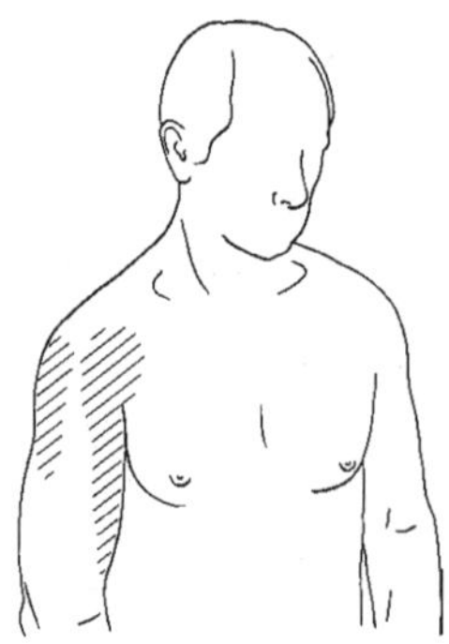

가시아래근 연관통 양상: 전면 (p.110)

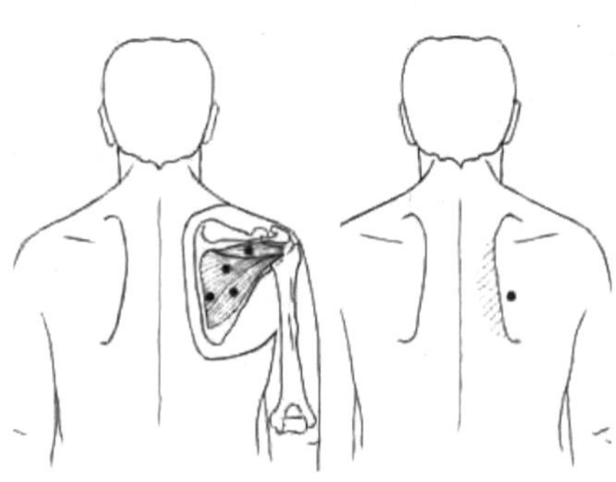

가시아래근 안쪽 가장자리 통증유발점과 연관통 양상 (p.110)

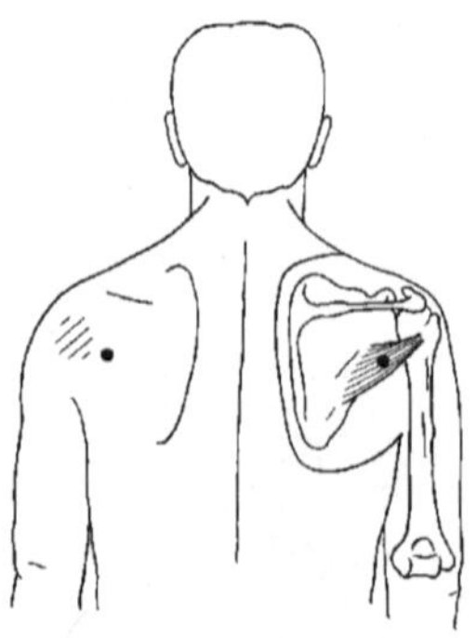

작은원근 통증유발점과 연관통 양상 (p.112)

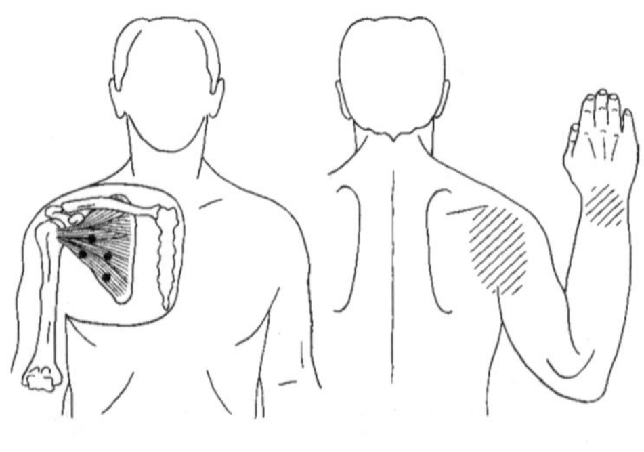

어깨밑근 통증유발점과 연관통 양상 (p.113)

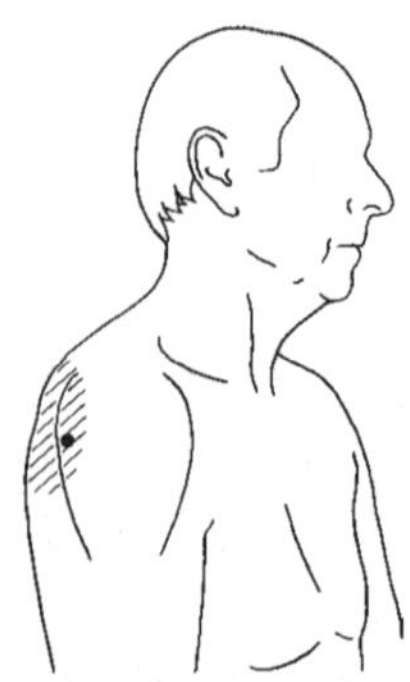

후방 어깨세모근 통증 양상 (p.116)

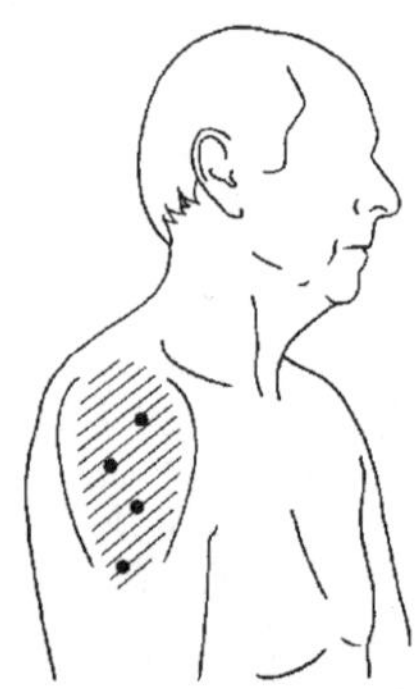

중간 어깨세모근 통증 양상 (p.116)

www.newharbinger.com/24946에서 다운로드를 위한 유용한 가이드를 준비했다. 자세한 것은 이 책 뒤에 있다.
주의: 시작하기 전에 각각의 근육에 대한 전체 치료 교습을 읽어보아라.

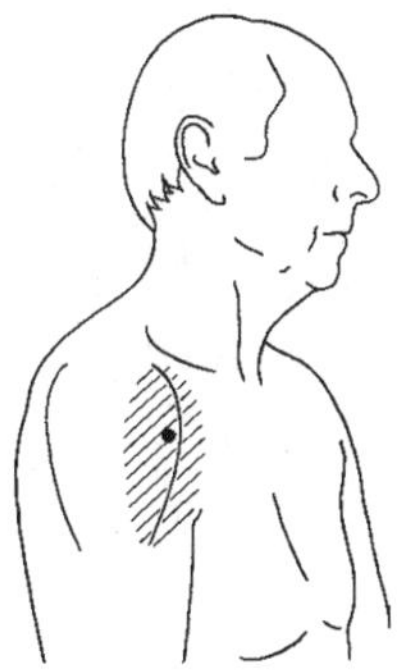

전방 어깨세모근 통증 양상 (p.116)

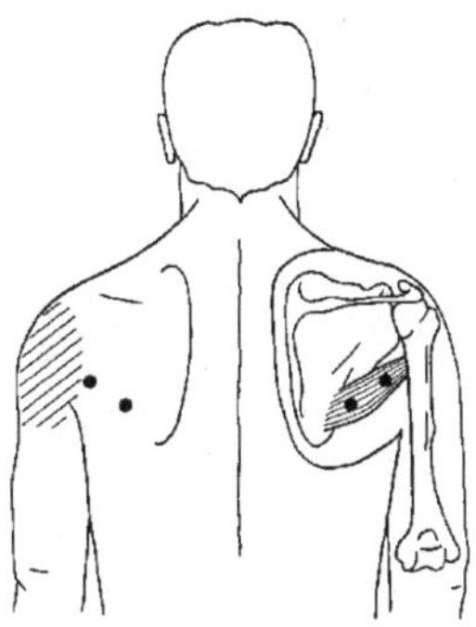

큰원근 통증유발점과 연관통 양상 (p.117)

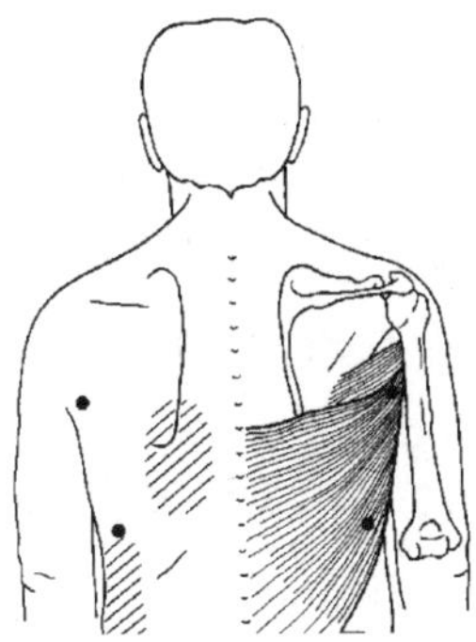

넓은등근 통증유발점과 연관통 양상 (p.117)

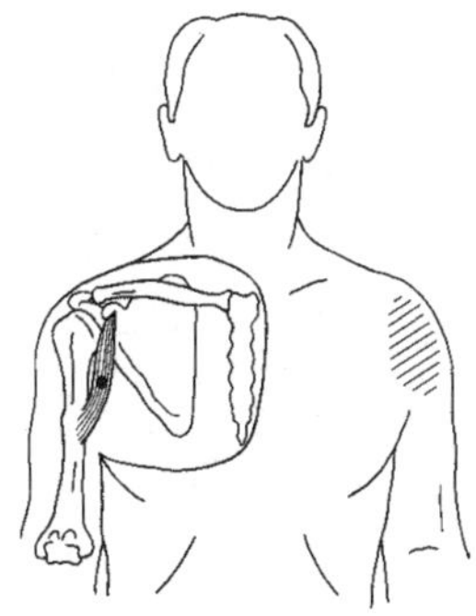

부리위팔근 통증유발점과 전면 연관통 양상 (p.119)

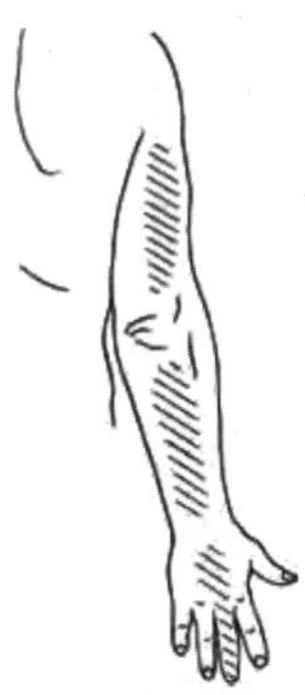

부리위팔근 후면 연관통 양상 (p.119)

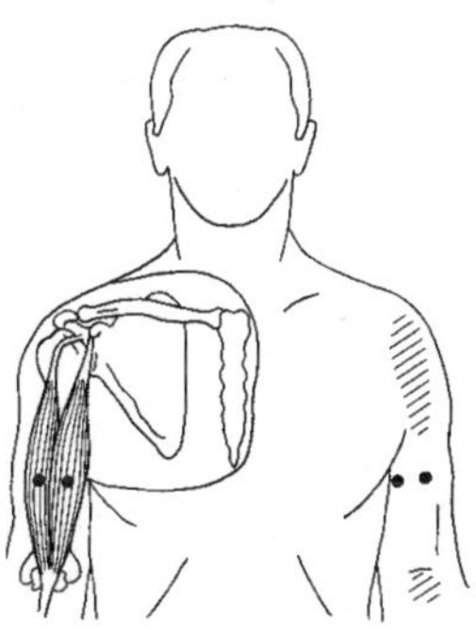

위팔두갈래근 통증유발점과 연관통 양상 (p.120)

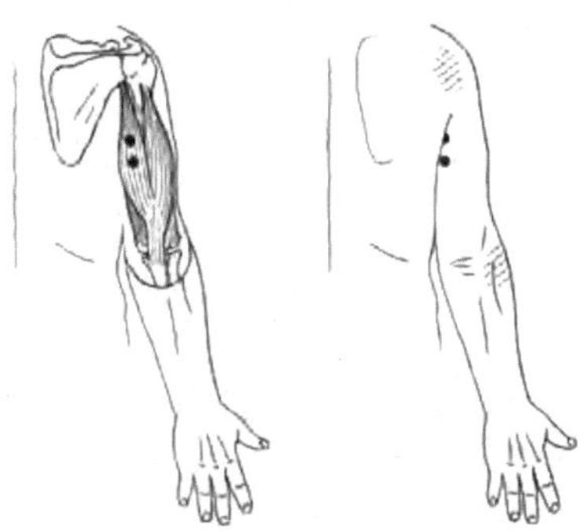

위팔세갈래근 #1 통증유발점과 연관통 양상 (p.121)

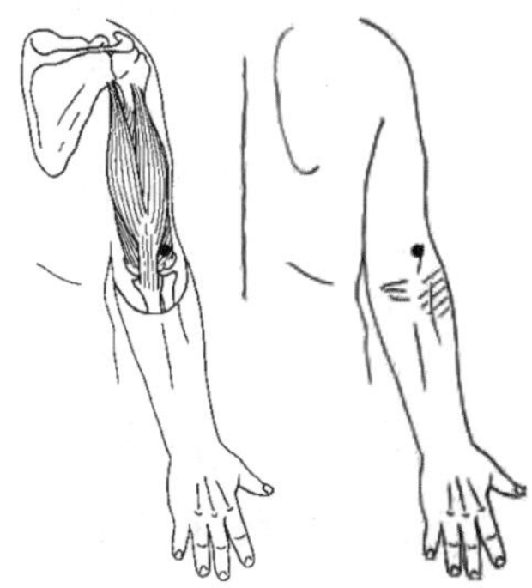

위팔세갈래근 #2 통증유발점과 연관통 양상 (p.121)

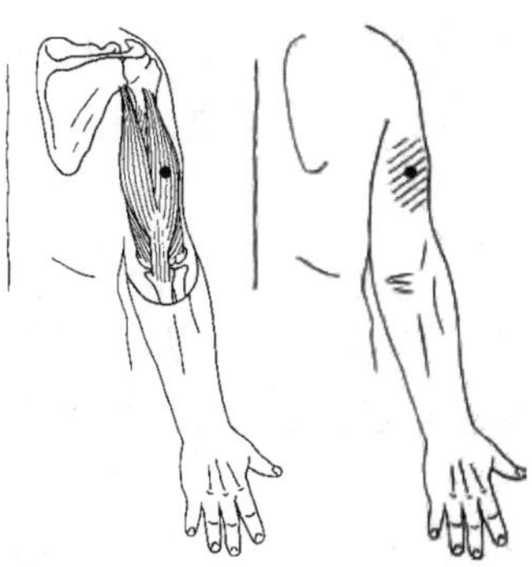

위팔세갈래근 #3 통증유발점과 연관통 양상 (p.121)

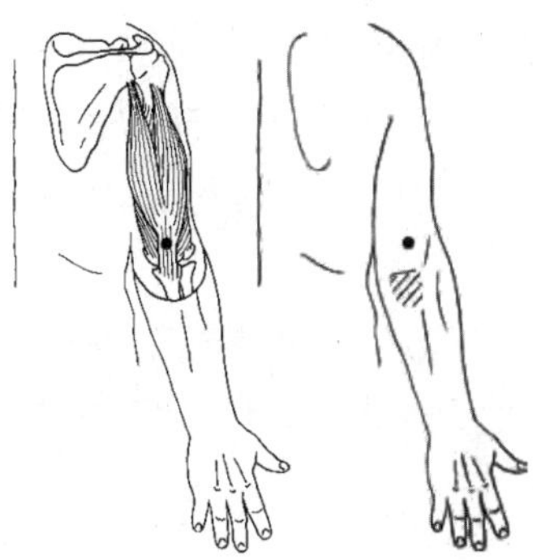

위팔세갈래근 #4 통증유발점과 연관통 양상 (p.122)

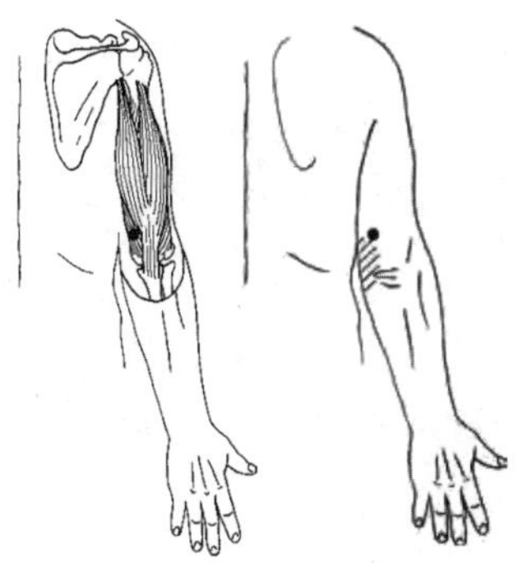

위팔세갈래근 #5통증유발점과 연관통 양상 (p.122)

# 어깨, 상부 등 및 위팔 통증 *Shoulder, Upper Back, and Upper Arm Pain*

어깨, 위팔, 상부 등에 통증을 일으키는 통증유발점들의 근육들은 다섯 개의 그룹으로 나뉠 수 있다: 목갈비근, 어깨판을 지탱하는(suspension) 근육들, 회선건개 근육들, 위팔근육들 및 척추 근육들이다.

목갈비근은 목 근육이지만, 그것들의 통증유발점들은 상부 등, 어깨 및 위팔에 놀랄만할 양의 통증을 일으킨다. 목갈비근 통증유발점들은 또한 앞팔과 손의 통증과 다른 증상에 심각한 기여를 한다. 목갈비근은 이들 모두의 부위에서 통증 치료에 항상 우선적으로 위치할 정도로 중요하다.

어깨판 지탱 근육들은 마름근, 어깨올림근 및 등세모근이다. 그것들은 어깨판을 척추 기둥에서부터 지탱하며, 그것들의 역할은 손과 팔의 모든 동작을 만들기 위한 포지션으로 어깨판을 움직이는데 도움을 준다. 그것들의 통증유발점들은 주로 상부 등과 목으로 통증을 보내며, 오직 작은 양만을 어깨로 전이한다. 등세모근과 어깨올림근은 4장을 참조.

네 개의 회선건개 근육들은 가시위근, 가시아래근, 작은원근 및 어깨밑근이다. 그것들은 어깨판을 위팔뼈인 위팔뼈의 꼭대기에 붙어있게 한다. 그것들은 팔을 돌리고, 어깨 관절을 제자리에 있게 한다. 회선건개 근육들의 통증유발점들은 어깨 통증의 주된 부분을 차지하며, 이와 함께 딸각거림이나 가는듯한 잡음, 움직임의 손실의 원인이 된다. 그것들은 어깨관절의 물리적 노후화에 간접적인 책임이 있고 관절을 심각한 물리적 손상에 빠지기 쉽게 하는데, 회선건개 찢김과 탈구들이다(Simons, Travell과 Simons 1999).

위팔을 움직이는 근육들은 어깨세모근, 큰원근, 넓은등근, 부리위팔근, 위팔두갈래근 및 위팔세갈래근 들이다. 오직 마지막 세 개가 실질적인 팔의 일부이다. 어깨, 등, 위팔의 통증에 부가하여, 이 근육들의 통증유발점들은 앞팔, 손, 손가락에 통증을 보낸다.

척추근들은 척추를 서로 연결하며 어깨와 직접적인 연결은 없다. 그것들은 상부 등 통증의 흔한 원인이긴 하지만, 그것들은 등의 중간, 하부의 유사한 근육들과 함께 8장에서 다뤄진다.

## *목갈비근 (사각근) Scalenes*

목갈비근은 목의 양 옆에 있는 세 개의 그룹, 때로는 네 개, 작은 근육들이다. 사각이라는 단어는 "균등하지 않는(uneven)" 뜻의 그리스 문자에서 기인한다. 목갈비근들은 부등변 삼각형의 변들처럼 모두 다른 길이를 지닌다. 또한, 각각의 목갈비근은 갈라져서 여러 척추들에 붙어서, 다른 길이의 근 섬유들로 귀착된다. 목갈비근들은 여러 다른 부위에 많은 통증유발점들을 가지게 된다. 다음의 증례는 목갈비근들에서 발생할 수 있는 문제의 광범위한 다양함을 보여주는 예다. 각 증례에서, 자가-적용 통증유발점 마사지가 문제를 해결했다.

*32세의 베씨는 우체국에서 일을 하고 있을 때 어떤 차가 그녀가 운전하는 차의 뒤를 받았다. 비록 작은 사고였지만, 그 후로 그녀의 목 우측 옆에 주기적으로 목을 못 쓰게 하는 경련(쥐)이 생겼다. 어떠한 작은 과로도 경련을 만들었다. 한 번 생기면 회복하는데 몇 일이 걸렸다. 그 동안 그녀는 일을 할 수 없었다.*

*31세의 홍선은 발레 댄서인데, 그의 왼 어깨판 안쪽 가장자리 쪽의 등 위에 계속되는 통증을 호소하였다. 어깨 너머를 손가락으로 마사지를 하면 좋아지는 것을 느꼈으나, 그것이 통증을 멈추게 하지는 못했다. 그는 몇 년 동안 통증을 갖고 있었다.*

*17세의 애미는 첼로를 열심히 배우는 학생이었는데, 어깨와 팔, 손에 피로가 오고 마비 때문에 연주를 그만둘 수 밖에 없었다. 수영장에서 목을 삔 사고와 연관이 있을 것이라고 그녀의 부모는 추측했다. 수천 달러의 비용을 들여서 검사를 해 보았지만 아무 이상을 찾아내지 못 했다.*

*49세의 도자기공인 코니는 어깨부터 오른 팔 까지 통증을 가졌다. 아침에는 항상 심해졌고 밤에도 종종 아파서 깨어났다. 앞팔과 손은 항상 희미한 저림을 보였고 손은 자주 부어 올랐다. 그녀는 문제가 더 나빠지면 일을 하지 못하면 어찌할까 봐 걱정*에 빠졌다.

## 증상 *Symptoms*

목갈비근들의 통증유발점들은 가슴, 상부 등, 어깨, 팔, 및 손에 인상적으로 광범위한 통증, 마비 및 다른 이상한 감각을 일으킨다(그림 5.1, 5.2, 5.3). 통증은 때때로 목의 뒤쪽에도 생긴다(그림에 없음). 목갈비근의 어떠한 통증유발점들이라도 전이되는 부위의 어떠한 부분에 증상을 일으킬 수 있으나, 특정 통증유발점들은 특정 부위을 선호할 수 있다. 예를 들어, 중간과 후방 목갈비근의 낮은 통증유발점들은 보다 자주 가슴 통증을 일으킨다. 중간 전체 목갈비근 그리고 전방 목갈비근의 높은 통증유발점들은 종종 어깨, 위팔, 앞팔, 엄지, 및 집게에 통증을 일으킨다. 네 번째 목갈비근은 매우 드물다. 그것은 위팔, 앞팔 뒷면, 손목, 손, 및 다섯 손가락, 특히 엄지에 통증을 만든다(Simons, Travell과 Simons 1999).

목갈비근들은 문제의 원인으로 좀처럼 의심받지 않는데 이유는 그것들이 거의 모두가 목빗근들에 의하여 감춰져 있기 때문이다(그림 5.4). 목갈비근 자체에서는 거의 통증이 느껴지지 않지만, 목갈비근의 통증유발점들은 그것들의 전이 부위들에서 우선적인 통증의 원인이다. 의심받지 않은 목갈비근 통증유발점들은 종종 통상적인 치료가 실패하는 중요한 요소이다. 목갈비근 전이 부위에 위성 통증유발점들이 생기기 쉬운데, 그것들은 목갈비근의 통증유발점들을 가슴, 상부 등, 어깨, 팔, 및 손 통증의 주요 원인으로 만든다(Simons, Travell과 Simons 1999; Lindgren, Manninen, and Rytkonen 1996).

목갈비근에 의하여 만들어진 증상은 쉽게 오진된다. 목갈비근 통증유발점들에 의한 상부 등 통증은 거의 항상 마름근 때문이라고 비난 받는다. 목갈비근 통증유발점들의 고전적 징후인 목과 어깨의 쉼 없는 움직임은 신경성 틱(tic)이라고 써진다. 목갈비근에서 가슴으로 전이한 통증은 협심증으로 오진된다. 목갈비근에서 어깨로 보내진 통증은 낭

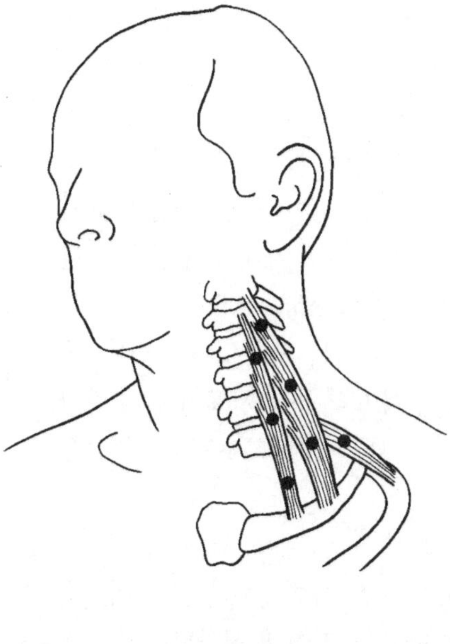

그림 5.1 목갈비근 통증유발점들

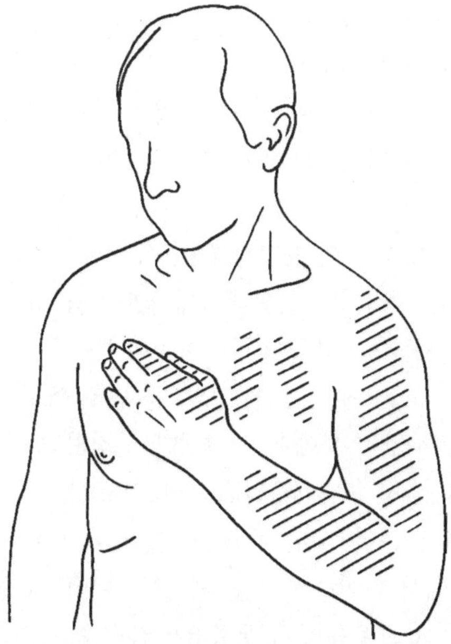

그림 5.2 목갈비근 연관통 양상 (전면)

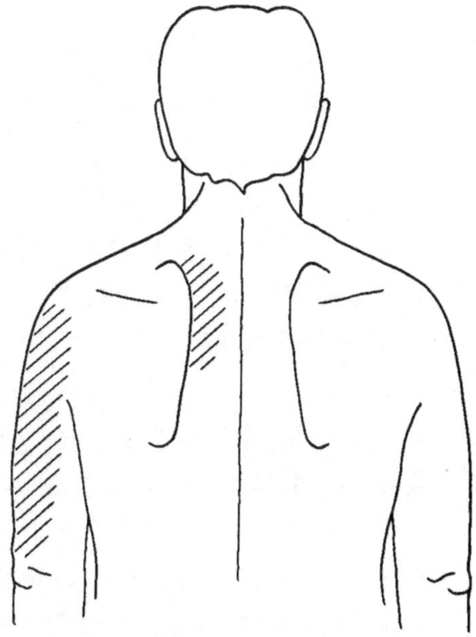

그림 5.3 목갈비근 연관통 양상 (후면)

염 또는 힘줄염이라고 자주 오진된다. 목갈비근에서 아래로 위팔의 앞과 뒤로 간 연관통은 근육 과도긴장으로 잘못 치료된다. 목갈비근에서 어깨, 팔, 손으로 전이된 통증을 보고 신경과 의사들은 퇴행성 척추 또는 무너져 내린 디스크가 경추 신경 뿌리를 눌러서 생긴다고 추론한다(Simons, Travell과 Simons 1999; Long 1956). 또한 목갈비근은 머리를 옆으로 기울이는 것을 힘들게 만들 것이다.

통증유발점들이 목갈비근을 수축시키면, 첫 번째 갈비뼈를 빗장뼈 쪽으로 계속 잡아 당겨 올린다. 빗장뼈는 그 부위를 통과해서 팔로 가는 혈관과 신경을 쥐어짠다; 이것은 신경혈관 포착(neurovascular entrapment)이라 불린다. 이것이 혈액의 흐름을 방해하고 신경 전달을 교란시켜 팔에 통증, 부종, 타는듯한 느낌을 만들고, 새끼손가락 쪽에 저림과 따끔거림을 나타나게 한다. 이러한 신경과 혈관의 누름에 의한 증상 모두가, 비록 손목 터널 증후군(carpal tunnel syndrome)이라고 매우 자주 부적절하게 진단이 내려지지만, "가슴 출구 증후군(thoracic outlet syndrome)"이 올바른 이름이다. 목갈비근에서 유발한 앞팔과 손의 약해짐 때문에 예기치 않게 물건을 떨어뜨리게 되는데, 이것은 신경학적 결함이라고 말해지기 쉽다. 잘려나간 손과 팔의 설명할 수 없는 "유령 통증(phantom pain)"은 실제로는 목갈비근 통증유발점들에서 온다(Simons, Travell과 Simons 1999; Sherman 1980).

이러한 모든 영향들이 그들의 원인에서 너무 멀리 떨어져 있고 하도 다양하기 때문에, 그들의 원인을 오해하는 것이 당연하다. 다행스럽게도, 이 모든 것들이 목에 있는 목갈비근에서 온다는 것을 일단 이해하였다면, 해결책은 눈에 띄게 쉽고 빠르다(Simons, Travell과 Simons 1999).

### 원인 *Causes*

목갈비근은 목 옆 척추와 위쪽 두 개의 갈비뼈에 붙어 있다. 목갈비근이 목을 안정시키고, 굽히고, 가쪽으로 굽히고, 돌리는데 도움이 되지만, 그것들의 주된 일은 숨을 들어 마실 때 양 쪽 위의 갈비뼈들을 올리는 것이다. 그것들은 모든 숨을 들이마시는 일에 어느 정도 활동적이고, 격한 활동 중, 또는 기침을 하거나 재채기를 할 때 극도로 힘들게 일을 한다.

가로막 호흡 대신 습관적으로 가슴으로 숨을 쉬는 것이 목갈비근에 심각한 부담을 준다. 간단한 신경성 과호흡 역시 그들에게 스트레스를 준다. 정서적 긴장에 빠지기 쉬운 사람들은 그들의 목갈비근에 무시무시한 통증유발점들이 생기기가 쉽다는 것을 알아야 한다. 천식이나 폐기종 때문에 매우 힘들게 숨쉬는 사람들은 목갈비근 통증유발점들을 조장하며, 이는 폐렴, 기관지염, 알러지, 또는 감기들의 악성 기침으로도 올 수 있다. 관악기 주자들은 흔히 목갈비근 문제를 악화 시킨다(Simons, Travell과 Simons 1999).

많은 일상 생활들도 피로할 정도로 과도하면 목갈비근 문제를 일으킨다. 컴퓨터나 차를 운전하는 것 같은, 팔을 몸 앞으로 뻗고 오랜 시간 일을 하면 목갈비근에 많은 스트레스를 준다. 무거운 물건을 당기거나, 들어올리고 옮기는 것들이 나쁠 수 있다. 노새나 하는 무거운 짐을 지고 옮기는 것은 목갈비근이나 다른 근육들- 등세모근, 작은가슴근, 목빗근-에 특히 안 좋다. 목갈비근은 스포츠 활동에서 가장 많이 상하게 되는 근육들 중의 하나이다. 그것들은 또한 다른 근육들에 위성 통증유발점들을 만들기 시작하거나 오래가게 한다(Simons, Travell과 Simons 1999).

낙상 시에 머리의 급격한 움직임이나 자동차 사고들이 목갈비근의 통증유발점들을 만든다는 것을 알아야 한다. 목에 있는 근육들의 대부분이 경추염좌(whiplash)에 심각하게 영향을 받고 이런 종류의 사고의 통증 치료에 쉽게 간과된다. 자동차 사고 후에 상부 등, 어깨, 팔 및 손들에서의 명백한 신경학적 증상이 이상스럽게도 지속되는 것들은 종종 목갈비근들의 발자취일 수도 있다(Simons, Travell과 Simons 1999).

목갈비근은 머리의 무게를 지탱하는데 도움이 된다. 불균형을 야기시키는 어떤 것이라도 목갈비근에 추가적인 부담을 준다. 이 이유 때문에, 머리를 중심에서 벗어나게 있는 자세에 유의해야 한다. 가슴을 움츠리는 것이나 머리를 습관적으로 앞으로 내밀고 다니는 것은 이 근육들에게 통증유발점들을 지속하게 만드는 것이 확실하다(Simons, Travell과 Simons 1999).

### 치료 *Treatment*

목 앞쪽은 림프절, 동맥, 신경을 알고서 조심스럽게 치료해야만 한다. 시작하기 전에, 3장에서 림프절에 대한 정보를 포함하는 "금기증: 주의해야 할 이유"를 포함한, 치료 가이드라인에 있는 조언을 읽고 따라 해라. 위팔신경얼기와 빗장밑동맥이 목의 아래쪽 반에서 전방과 중간 목갈비근 사이를 지나간다. 처음에는 이 부위에서 하루 세 번 이상 너무 공격적으로 하지 말아라, 그리고 1-10척도에서 편안한 5를 넘어가지 말아라. 신경을 자극하기가 쉽고 신경염 또는 신경의 염증을 일으킨다. 빗장뼈와 가까이 있는 빗장밑동맥의 박동에서 멀리 있으며 목빗근 항목 아래에서 논의된 목동맥의 위치를 잘 알아야 한다. 목 앞에 있는 근육들은 매우 중요하며 확신을 갖고 정확하게 마사지 테크닉을 하는 것은 평생에 걸쳐서 잘 쓰일 것이다. 그 근육들을 찾아서 정확하게 마사지 하기 위해서 이 항목 안의 지시를 따라라.

통증유발점들이 있을 때, 목갈비근 마사지는 약간 찌릿찌릿하고 섬뜩한 느낌이 든다. 그렇다면 당신이 신경을 누르고 있는지 아닌지를 어떻게 아는가? 좋다, 그럴 수 있다. 인체 어느 곳에서나 신경이 있다. 바로 앉거나 서보아라. 신경은 근육 또는 뼈에 의해서 조여지는 것 같은 문제가 없을 경우 강렬한 감각을 보통 만들지 않는다. 심각하게 포착되거나 (근육에 의해서 조여진) 침해 당한 (뼈에 의해서) 신경을 누를 경우, 그 감각은 통증 척도 0에서 곧바로 10으로 간다. 거기에는 중간이 없으며 기분 좋게 마사지를 할 수 없다. 만약 목에서 그것이 생길 경우, 그 부위를 피하고 의사, 카이로프랙터, 또는 물리치료사의 진찰을 받아라. 척추에 문제를 일으키고 있는 불거져 나온 디스크가 있을 수 있다. 덜 심각하게 조여진 신경을 자극하는 것은 그 신경의 경로를 따라 밑으로 손까지 저림과 따끔거림을 만들 수 있다. 포착된 신경을 풀기 위해서 마사지가 도움이 될 것이다.

목갈비근을 찾고 다루는 성공 여부는 목빗근과의 관계를 이해하는 데에 달렸다(그림 5.4). 가장 앞쪽에 있는 전방목갈비근은 목빗근과 목 척추 사이에 놓여 있으며 거의 완전히 감춰져 있다. 중간목갈비근은 전방 목갈비근의 뒤에 있으며, 보다 목의 옆에 있고, 아래쪽 반은 목빗근에 덮이지 않았다. 후방목갈비근은 중간 목갈비근 뒤에서 거의 수평으로 있으며 빗장뼈의 바로 위와 등세모근의 앞쪽 가장자리가 만드는 부드러운 삼각형 함몰부에 있다. 네 번째 목갈비근은, 수직적으로 있는 최소목갈비근(scalene minimus), 전방목갈비근 아래 부분 뒤에서 발견된다. 모든 사람들이 최소목갈비근이 있지는 않다; 그것은 정상적 인간의 변화 양상이다. 전방 목갈비근과 최소목갈비근 사이의 차이를 구분하지 못할 수 있다.

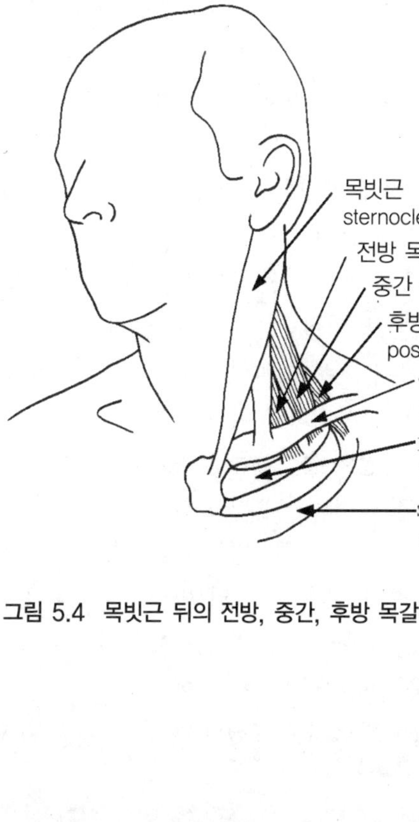


**그림 5.4 목빗근 뒤의 전방, 중간, 후방 목갈비근들의 위치**

목갈비근은 목 뼈들과 가깝게 달라붙어 있다. 여러 번의 짧고 반복된 호흡을 해서 그들을 수축시키지 않을 경우, 그들이 근육 조직인 지를 구분할 수 없을 수도 있다; 이 테크닉을 사용해서 목갈비근을 찾았는 지를 확인해라. 목갈비근을 마사지 할 때, 그 아래에 있는 척추 뼈에 대고 눌러야 한다. 목 전방을 마사지 하기 위해서 오직 손가락만을 사용해라.

전방목갈비근의 마사지를 할 때에는, 손가락들을 경추와 목빗근 사이에 놓아야 한다. 이 근육을 찾기 위해서 4장에 있는 목빗근 항목을 보아라. 전방목갈비근의 마사지를 하기 위해서, 우선 반대쪽 손의 엄지와 손가락들 사이로 목빗근을 마사지하려는 듯이 잡는다. 그

목 전방을 마사지 하기 위해서 오직 손가락만을 사용해라.

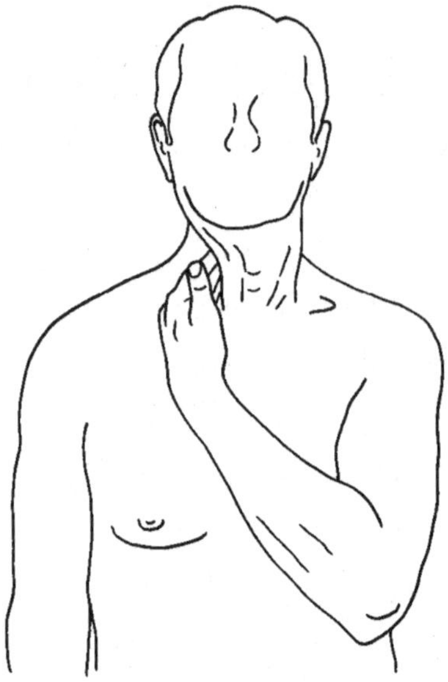

그림 5.5 전방목갈비근 마사지. 목빗근을 기도 쪽으로 세게 당겨 비켜나게 해라.

다음에, 엄지를 떼고 손가락들로서 전체 목빗근을 기도 쪽으로 약 2인치 당긴다. 손가락 끝을 척추 앞으로 가능한 멀리 돌아가게 하여 목빗근을 비켜서게 한다는 생각을 가져라. 이 포지션에서, 손가락 끝으로 전방목갈비근을 척추 기둥에 대고 누를 수 있다(그림 5.5). 또한 머리를 반대쪽으로 돌려서 목빗근이 길을 비켜나게 할 수 있다. 그 다음 목을 치료하려는 쪽으로 약간 뒤로 기울여서 목의 긴장을 푼다.

이렇게 하는 것은 통증유발점을 만나기 전 까지는 아프지 않을 것이나, 만나게 되면 극도로 아프다. 여러 가지 세기의 압력으로 실험을 해 보아서 "치료목적으로 기분 좋게" 느끼는 마사지를 만들어라. 아프지만 기분 좋은 아픔이어야만 한다. 목갈비근 통증유발점을 누르는 것은 음산한 통증을 유발하여 수그리거나 움츠려 들게 만든다: 그것은 마치 신경을 누르는 느낌일 것이다. 동시에, 연관통 또는 기타 증상들이 재발하거나 강화된 다른 증상을 느낄 수 있다. 이것은 전이된 근막 통증의 실재를 실제로 확신시켜주는 시연이다.

손가락 끝으로 근육을 가로질러 누르면서 목 옆으로 가는 마사지 스트로크를 한다. 목의 피부는 손가락과 함께 움직여야 한다. 스트로크의 마지막에는, 오직 1cm 길이인데, 압력을 풀고, 손가락을 스트로크를 시작한 곳에 다시 놓고 반복한다. 이 절차는 목빗근의 뒤 가장자리를 따라 위로는 귀에서부터 아래로는 빗장뼈까지 모든 자리를 해야 한다. 당신은 빗장뼈에 붙는 부위의 목빗근 뒤에 제일 나쁜 목갈비근 통증유발점들 중의 몇몇을 찾을 수 있을지도 모른다(그림 5.6). 만약 이 통증유발점이 아주 나쁠 경우, 압력을 여러 각도로 주는 것이 도움이 된다. 목빗근의 가장 낮은 부분을 찾기 위해서 반대쪽으로 머리를 돌려라. 빗장뼈 바로 위와 목빗근 바깥쪽에 손가락을 대라. 머리를 다시 중립으로 돌린 다음, 빗장뼈 뒤를 발 쪽을 향해서 눌러라. 이 각도로 마사지를 한 다음, 하부 등 쪽으로, 그 다음 상부 등쪽으로 눌러라. 각각의 점마다 몇 번의 스트로크를 해라. 여기서 약간 위 또는 옆으로 움직여서 빗장밑동맥을 직접 누르는 것을 피해라. '박동을 절대 마사지 하지 말아라' 라는 법칙을 잊지 말아라. 손톱을 깎고 다듬으면 이것을 더 편안하게 만들 것이다.

중간목갈비근을 마사지하기 위해서, 다시 목빗근을 찾아라. 그것을 찾기 위해서 그것을 집게처럼 집어라. 그 다음 엄지를 놓아라. 귀 바로 밑에서 시작해서, 목 옆으로 눌러라. 손가락 끝 밑의 뼈돌기는 딱딱하게 부딪힐 것이다; 그것은 척추의 가로돌기다. 그것은 거의 목을 따라 밑으로 나란히 선 작은 중지 주먹결절들처럼 느껴질 것이다. 손가락 끝들이 이 돌기들 뒤쪽에 있다면 후방 목 근육들을 마사지하고 있을 것이다; 만약 손가락 끝이 돌기뼈들 앞쪽에 있을 경우, 중간 목갈비근에 닿고 있을 것이다(그림 5.7). 중간 목갈비근에 있는 지를 확인하기 위해서, 여러 번의 짧고, 빠르고, 반복적인 숨을 연달아 쉬어서 그것을 수축시켜라. 목 옆 여기서, 전방 목갈비근 에서 사용했던 것과

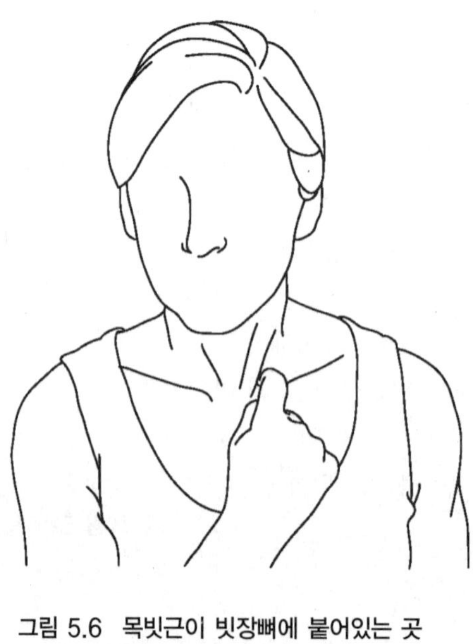

그림 5.6 목빗근이 빗장뼈에 붙어있는 곳 깊숙이 전방목갈비근 마사지

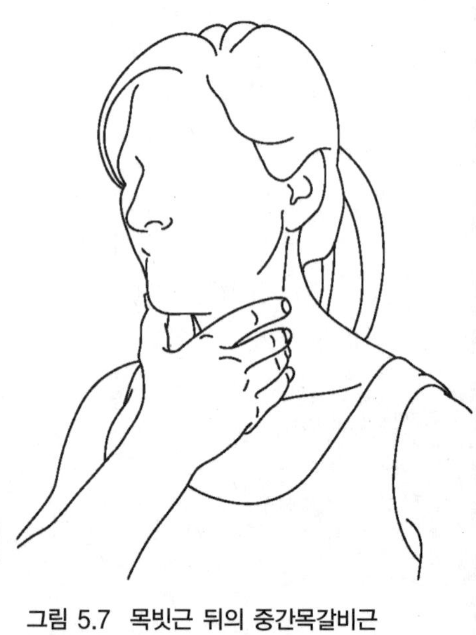

그림 5.7 목빗근 뒤의 중간목갈비근 마사지

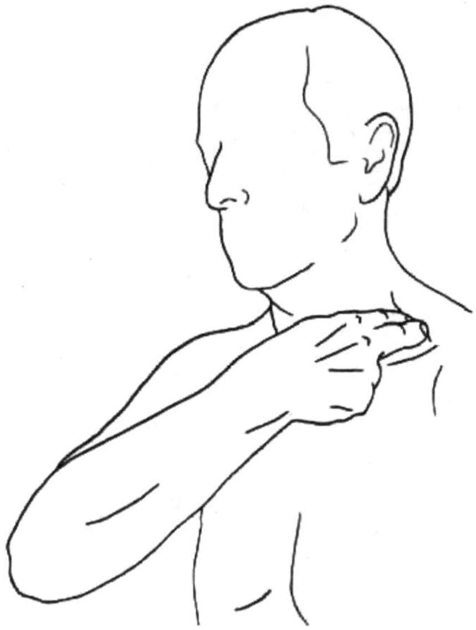

그림 5.8 후방목갈비근: 등세모근이 빗장뼈에 붙어있는 앞부분의 마사지

동일한 스트로크를 사용해라. 귀 바로 밑에서부터 빗장뼈의 중간까지 이 근육을 계속 따라가라. 한 세션에서 각각의 목갈비근 통증유발점 마다 열 번의 스트로크면 충분하다. 하루 동안 3–6회 다시 돌보아라.

후방목갈비근을 마사지하려면, 등세모근이 빗장뼈에 부착하는 곳과 가까운 곳인 등세모근의 전방 가장자리 아래를 중지로 밀어 넣어라 (그림 5.8). 아래쪽 압력을 가하면서 빗장뼈와 평행하게 일 인치 정도 목 쪽으로 손가락을 끌고 온다. 이 스트로크는 피부를 함께 움직여야만 한다. 스트로크를 할 때 손가락 아래로 만져지는 뼈는 첫 번째 갈비뼈의 꼭대기이다. 후방목갈비근을 게을리하지 말아라. 다른 목갈비근들이 통증유발점들을 갖지 못해도 후방목갈비근은 가질 수도 있다.

반드시 3장, 치료 가이드라인을 읽어라.

목갈비근은 마사지에 가장 유용한 근육들에 속한다. 이 근육에 대한 자가 – 치료를 마스터하려는 노력은 가치가 있을 것이다. 목갈비근들은 상체의 여러 근막 통증 문제에 포함이 되어 있을 가능성이 크다. 모든 사람들은 이 근육을 치료하는 법을 알아야만 한다.

## 어깨판 (견갑골) *Shoulder Blade; Scapula*

어깨판의 각각에는 17개의 근육들이 붙어있다. 어깨판이 어떻게 생겼고 그것의 뼈 경계들을(그림 5.9과 그림 5.10) 찾을 수 있다면 마사지를 위하여 이 근육들을 찾는 것이 아주 쉬워진다. 다음은 두 개의 그림의 요점이다:

A. 어깨판의 위각 (제일 높은 점)

B. 어깨판의 안쪽 경계 (내연; Medial border)

C. 어깨판의 가쪽 경계 (외연; Lateral border)

D. 어깨판의 아래각 (가장 낮은 점)

E. 어깨봉우리(견봉; acromion; 어깨판의 바깥 끝)

F. 부리돌기(오훼돌기; coracoid process; 어깨판 앞으로 튀어나온 것)

G. 위팔뼈 머리와 관절강 (볼과 소켓)

H. 어깨가시(견갑극; scapular spine; 어깨판의 능선 같은 가시))

I. 위팔뼈(상완골; humerus)

J. 빗장뼈(쇄골; clavicle)

손바닥의 불룩한 부분을 빗장뼈에 붙이고, 어깨판 꼭대기의 위각(A)을 느껴보아라 (그림 5.11). 팔의 힘을 빼고 앞뒤로 흔들어서 위각이 어깨 꼭대기에 올려 놓은 중지 또는 집게 밑에서 앞뒤로 움직이게 만들어라. 이것은 4개의 회

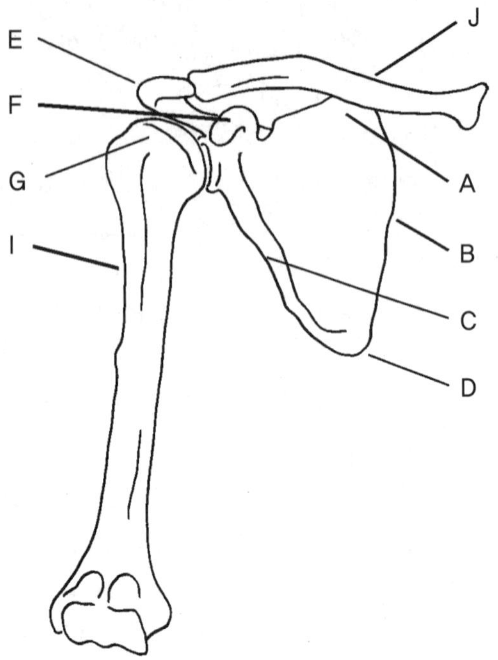


그림 5.9 우측 어깨 뼈들의 전면

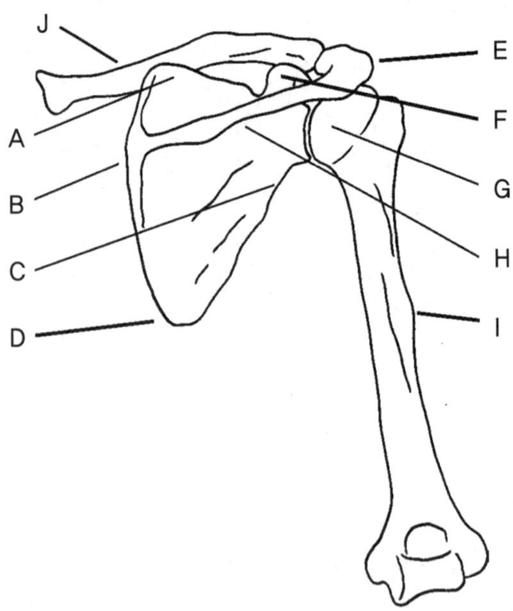


그림 5.10 우측 어깨 뼈들의 후면

선건개 근육들 중의 하나인 가시위근과 상부 등의 어깨올림근을 찾기 위한 중요한 경계이다.

어깨판에서 가장 두드러진 부분은 어깨가시(H)이다. 마른 사람들의 피부 밑에 매우 명백하게 튀어나온 그것을 볼 수 있다. 어깨가시의 뿌리는 위각에서 바로 일 인치 정도 아래 등에 있다. 그것을 느낄 수 있는 지 보고 이 뼈 능선을 따라가 보아라, 그것은 어깨판을 가로지른다(그림 5.12). 일부 사람들 경우, 그것은 거의 수평으로 있다. 다른 이들에서, 그것은 위쪽으로 각이 지어 있다.

이제, 어깨봉우리(E)를 찾는데, 그것은 어깨 뾰족한 끝에 있는 뼈의 편평한 선반이다. 그것은 어깨 바로 뒤에 있지만, 여전히 꼭대기에 있는 약간 날카로운 점을 찾아라. 겨드랑이 뒤쪽 가장자리에 있는 팔 밑에, 어깨판의 가쪽 경계(C)를 느낄 수 있어야만 한다(그림 5.13). 이것은 큰원근, 넓은등근, 작은원근, 및 어깨밑근을 찾기 위한 중요한 경계이다.

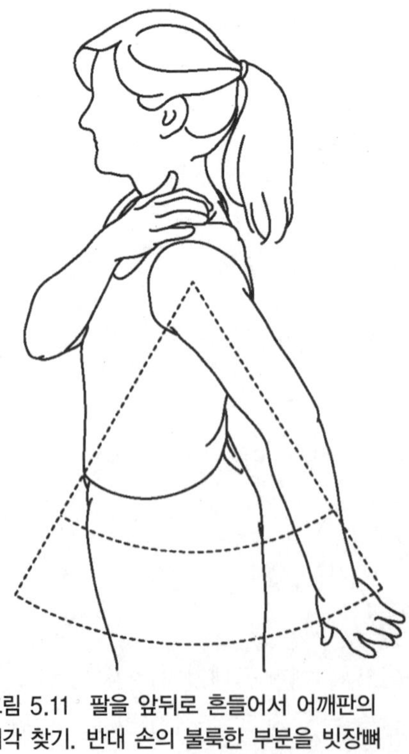

그림 5.11 팔을 앞뒤로 흔들어서 어깨판의 위각 찾기. 반대 손의 불룩한 부분을 빗장뼈에 붙이고 있다.

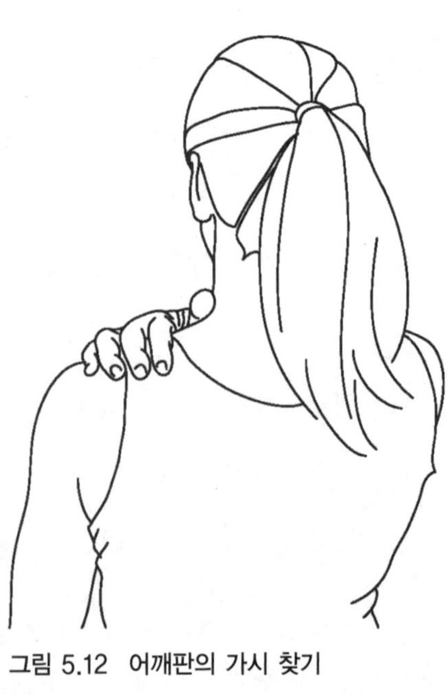

그림 5.12 어깨판의 가시 찾기

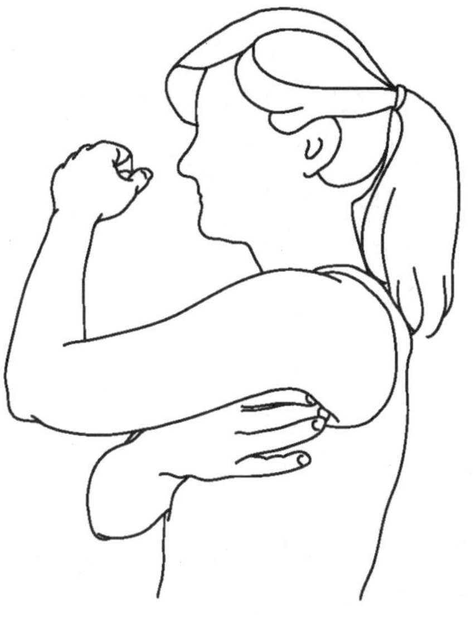

그림 5.13 어깨판의 가쪽 경계 찾기

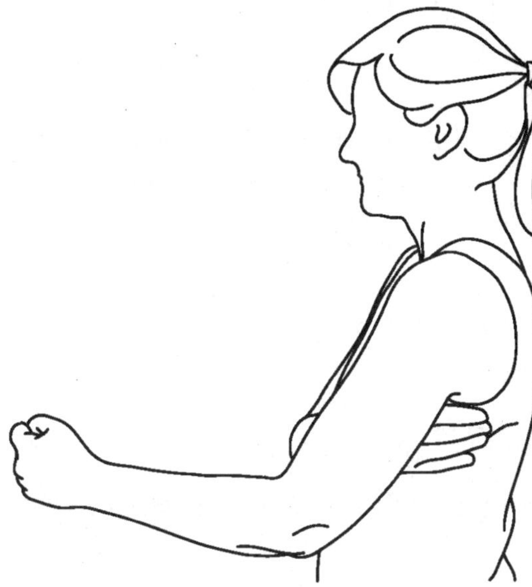

그림 5.14 어깨판의 아래각 찾기

가쪽 경계 따라 어깨판의 가장 낮은 점인, 아래모서리(D)까지 집어가라.. 그것을 느끼려면, 팔을 앞뒤로 흔들어서 손가락 밑에서 아래모서리가 앞뒤로 움직이게 만들어라 (그림 5.14). 만약 어깨 통증이나 넓은 가슴으로 인해서 동작범위가 방해 받지 않을 경우, 어깨판의 안쪽가장자리(B) (그림 5.15)를 닿기 위해서 어깨판을 가로질러 뻗어보아라. 아니면, 어깨 위로 뻗어서 안쪽가장자리의 위 부분을 만져 보아라.

마지막으로, 부리돌기(F)를 찾아라. 그것은 어깨판의 일부지만, 어깨를 뚫고 나와 전면에서 피부 밑에서 앞으로 튀어나와 있다(그림 5.16). 부리돌기는 위팔뼈 머리 옆으로 어깨 앞에 박힌 대리석 같은 느낌을 준다. 그것에 대고 있는지를 확인하기 위해서, 전체 팔을 안쪽으로, 가쪽으로 돌려 부리돌기 옆에서 움직이는 위팔뼈를 느껴라 (Davies 2006). 어깨의 이 뼈 경계 바로 밑으로 달리는 신경과 혈관에 유의해라. 시간을 내어 어깨판에 있는 여러 부분의 이름을 알아라. 그것은 개개 근육들에 관한 논의를 잘 이해하게 돕고, 궁극적으로, 통증유발점들을 성공적으로 치료하는 능력을 도울 것이다.

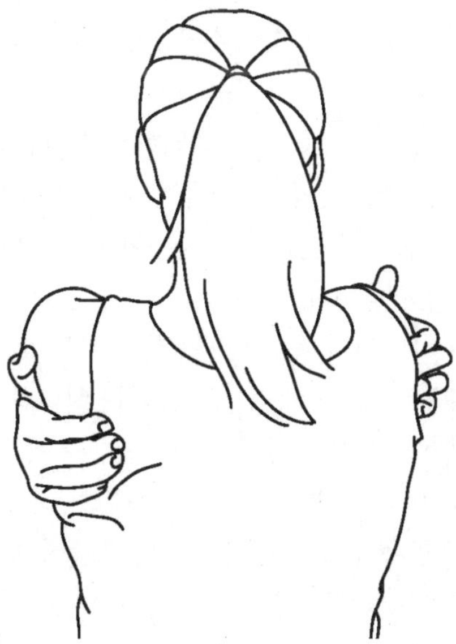

그림 5.15 어깨판의 안쪽 경계 찾기

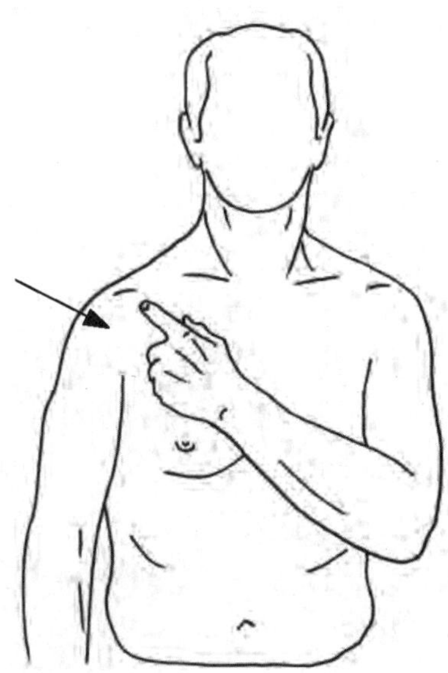

그림 5.16 부리돌기 만지기. 화살표는 위팔뼈 머리를 가리킨다.

# 상부 등 근육들 *Upper Back Muscles*

의문을 해부학적으로 볼 경우, 근육들을 논리적 그룹으로 두기가 쉽다. 해야 할 모든 일은 물리적인 경계를 결정하는 것이다. 만약 통증유발점들에 의하여 원인이 된 연관통에 따라서 근육들을 나누려고 할 때, 그것은 한 묶음의 카드를 섞는 것과 같다. 모든 것은 변한다. 이 때문에 어떤 등 상부 근육들이 이 책의 다른 장에서 다루어 진다. 오직 3개의 상부 등 근육들이 그것들이 위치한 곳에서 일차적으로 증상을 일으킨다. 그것들은 큰마름근, 작은마름근 및 위뒤톱니근이다. 등 상부에 통증을 일으키는, 척추 상부 근육들은 등 하부와 엉덩이 쪽에서 (8장) 다루는데, 그것들은 단지 몸의 그 부분에서 연속된 근육들이기 때문이다.

## 마름근 (능형근) *Rhomboids*

마름근은 상부 등의 여러 개의 척추와 어깨 판의 안쪽가장자리에 붙어 있다. 작은마름근은 위쪽에 있으며 큰마름근에서 약간 떨어져 있으나, 두 개의 근육은 손으로 구별할 수 없다. 마름근의 작용은 어깨판을 척추 쪽으로 움직이게 하고, 어깨판을 올리고, 팔을 머리 위에서 어깨 높이로 내려 보내는 것을 돕는다.

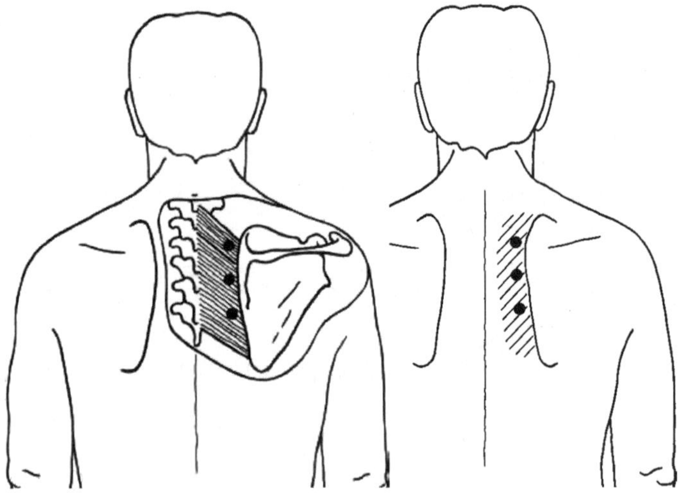

그림 5.17 마름근 통증유발점들과 연관통 양상

마름근 통증유발점들은 어깨판의 안쪽가장자리를 따라 쑤시는 느낌의 통증을 일으키는데, 그것은 쉴 때에 더 두드러진다(그림 5.17). 이 부위에서의 상당한 양의 통증은 마름근의 밑에 놓인 위뒤톱니근과 그것들을 덮고 있는 중간 등세모근에서부터 올 수 있다. 세 개의 층 모두에서 통증유발점들이 있을 수 있다. 어깨 판의 안쪽 가장자리로 통증을 보내는 다른 근육들은 목갈비근, 가시아래근, 넓은등근, 앞톱니근 및 어깨올림근 들이다. 척추근들 (8장에서 다루는) 또한 이 부위에 같은 수준의 통증의 원인이 되나 척추에 보다 가깝게 위치한다.

이러한 모든 다른 근육들의 문제를 치료하기 전에, 목갈비근들의 통증유발점들을 확인하는 것이 중요하다. 목갈비근들은 어깨 판의 안쪽 가장자리를 따라 나타나는 통증의 가장 흔한 원인에 속하기 때문이다. 우선적으로 목갈비근을 돌봄이 없이, 마름근이나 여기에 나열된 다른 근육들의 마사지는 비록 기분은 좋아지나, 완전히 시간 낭비가 될 수 있다. 마름근 관여를 증명하는데 도움이 되는 증상은 어깨를 움직이는 동안에 어깨에 딱하고 소리가 나던지 우둑우둑하는 것이다(Simons, Travell과 Simons 1999).

마름근의 과로를 피하기 위하여, 어깨를 계속적으로 반복적으로 올리는 어떠한 움직임을 적절히 하는 것이 현명하다. 군인들의 어깨를 뒤로 당겨 서있는 부자연스러운 차려 자세는 마름근이 계속적으로 수축되는 것을 요한다. 공 던지기 또는 노 젓기 들도 마름근을 피로케 한다. 어깨를 위로 올리는 습관적인 긴장이 마름근을 포함한 여러 근육들에서 통증유발점들의 형성을 자극한다. 습관적인 근육 긴장에 대하여 보다 효율적으로 관리하는 법을 알고 싶다면 12장을 참조하라.

당신에게 결코 일어나지 않을 것 같은 마름근의 문제의 원인은 긴장한 가슴근이다. 이것이 커티스 경우였다.

*뉴질랜드 출신인 도급업자이자 건축업자인 커티스는 5년 이상 상부 등에 만성 통증과 함께 살아왔다. 그 시간 동안, 23명의 의사들과 물리치료사들을 찾아 다녔다. 그들 모두는 상부 등 통증은 마름근에서 왔다고 그에게 말했*

*다. 마름근 스트레칭, 초음파, 온냉 치료 및 휴식을 포함한 치료를 받았다. 한 시점에, 일년 동안 일을 그만두었는데, 그러면 좋아지지 않을까 하는 바램 때문이었다. 결국, 어느 방법이던지 계속 아팠기 때문에 다시 일을 하기로 했다.*

*마지막으로 좌절해서, 커티스는 마사지 치료를 시도했다. 치료사는 그에게 마사지 테이블에 등을 대고 누우라고 한 다음 가슴근들을 살폈다. 커티스는 이것이 말도 안 된다고 생각했는데 가슴이 아니라 등이 아팠기 때문이었다. 커티스는 젊었기 때문에, 가슴근을 포함한 몸 앞을 강화시키는데 약간의 시간을 사용해 왔었다. 몇 십 년 후, 이 근육들은 짧고 긴장되어 있었다. 치료사는 커티스에게 〈통증유발점 치료 워크북〉을 사서 치료를 받으러 오는 사이에 집에서 가슴근과 목갈비근을 자가 - 치료할 것을 권했다. 한 달이 안 되어, 통증의 95%가 사라졌다. 상부 등 근육 강화와 가슴근육의 스트레칭이 이윽고 균형을 맞춰 주었고 통증이 없게 되었다. 그는 기뻤다.*

통증유발점들이 가슴근들을 짧아져 있게 하고, 그것이 어깨판을 앞으로 잡아 당긴다. 이것은 일반적으로 마름근과 가슴근 사이의 힘과 길이 불균형에 기인한다. 마름근은 가슴근 당김에 맞서기 위하여 스트레칭 된다. 이러한 과도 스트레칭이 근육들 안에 통증유발점들을 생기게 만들 것이다(Simons, Travell과 Simons 1999).

긴장한 가슴근의 당김이 등에서 어깨판들을 튀어나오게 하고 둥근 어깨 자세를 만든다. 가슴근의 통증유발점들을 우선적으로 비활성화 시키지 않는다면, 올바른 자세를 만들거나 마름근에게 휴식을 주기가 매우 어렵게 된다. 가슴근에 의하여 마름근이 이미 약해져 있을 때, 마름근을 스트레칭 하려는 시도는 마름근에게 피로를 더하게 하고, 통증유발점들을 자극시키며, 통증을 더욱 악화시킨다(Simons, Travell과 Simons 1999; Kendall, McCreary, and Provance 1993).

목갈비근과 가슴근 통증유발점들을 없앤 다음 마름근을 치료해라. 마름근의 마사지는 비록 벽에 댄 테니스공이 익숙한 방법이지만, 쎄라케인으로 효과적으로 쉽게 할 수 있다. 큰 압력과 조절을 더 원하면 라크로스공을 이용하여라. 마름근의 통증유발점들은 하부 등세모근의 그것들과 쉽게 혼동되는데, 그것 또한 만성적인 둥근-어깨 자세로 인해서 과도스트레칭 되어 있을 수 있다.

## *위뒤톱니근 (상후거근) Serratus Posterior Superior*

비록 위뒤톱니근은 마름근처럼 척추에 붙고 같은 방향(결)으로 달리지만, 그들은 어깨 판에 붙지 않는다. 그 대신에, 어깨판 아래로 가서 몇 개의 위쪽 갈비뼈들에 붙는다(그림 5.18). 위뒤톱니근은 숨을 들어 마실 때 허파를 채우는데 도움이 되도록 갈비뼈들을 올린다. “거”(serratus)는 “톱니”를 뜻하며 그것이 순차적으로 여러 갈비뼈들에 붙어있는 외형과 연관이 있다.

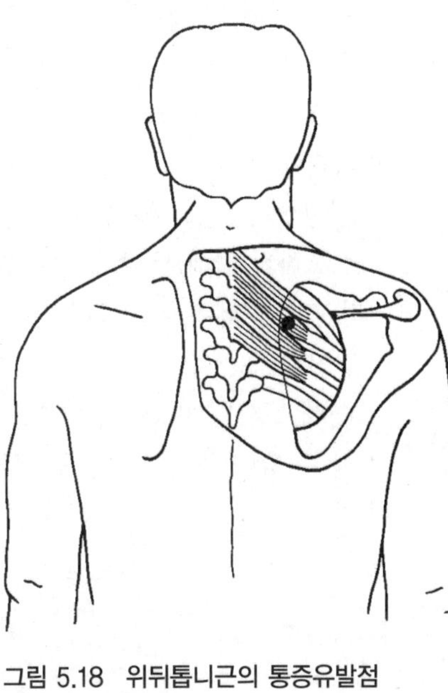

그림 5.18 위뒤톱니근의 통증유발점

위뒤톱니근의 통증 양상은 매우 광범위하고 (그림 5.19), 많은 수의 다른 근육들의 양상과 겹쳐 진다. 어깨판 밑의 깊은 쑤심이 가장 특징적인 증상이다. 들숨동안 날카로운 통증은 이 근육의 통증유발점의 징후다. 통증은 또한 어깨의 뒤, 팔꿈치 뾰족한 곳, 손목과 손의 새끼 손가락 쪽에서 느껴진다. 약지의 통증은 위뒤톱니근 통증유발점들의 특성이다. 때때로, 통증은 위팔과 앞팔의 후면을 넘어 나타나기도 하며 심지어는 가슴근 부위까지 간다(그림에 보이지 않음) (Simons, Travell과 Simons 1999).

스포츠 활동 동안 격한 숨, 신경성 과호흡, 또는 습관적인 흉식 호흡이 위뒤톱니근의 통증유발점들을 만들 수 있다. 특히 천식, 기관지염, 폐렴, 폐기종 및 흡연자의 기침 같은 호흡기 질환에서의 힘든 호흡이 위뒤톱니근에게 부하를 준다

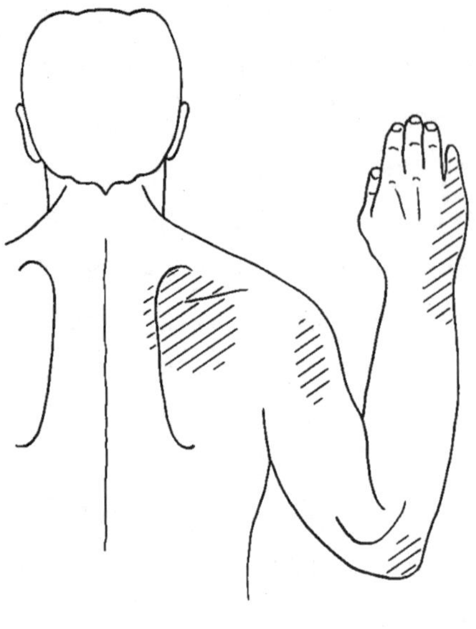

그림 5.19 위뒤톱니근의 연관통 양상

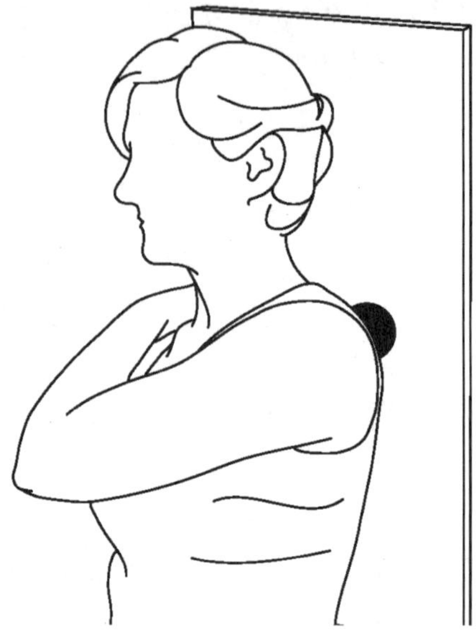

그림 5.20 벽에 댄 공으로 위뒤톱니근 마사지 (손은 반대편 어깨에 둔다)

(Simons, Travell과 Simons 1999).

위뒤톱니근은 대부분이 어깨판에 의하여 감춰져 있으므로, 그것의 통증유발점들은 정상적으로는 접근할 수 없다. 그림 5.18의 어깨판을 파먹은 듯한 그림이 이를 나타낸다. 다행하게도, 마사지를 할 때 손을 단지 반대편 어깨를 가로질러 뻗음으로써 어깨판이 길을 비킬 수 있다. 벽에 댄 테니스공, 60mm 고탄성공, 또는 라크로스공이 이 근육을 마사지를 할 때 잘 사용되는데, 손을 반대쪽 어깨에 대고 하면 된다(그림 5.20). 이 통증유발점은 어깨판 위각 바로 밑, 어깨판 바로 옆에 있다.

# 어깨 근육들 *Shoulder Muscles*

인간이 그들의 손으로 할 수 있는 모든 것들에 관해서 생각해 보라. 진정 놀라운 것은 다양성인데, 특히 스포츠와 예술에서 그렇다. 기술적인 도구들이 매우 빠르게 급증하는 우리 세상에서, 인간 손과 손가락은 미묘하고 새로운 작동을 다루기 위해서 매일 요구된다. 이러한 폭 넓은 손의 사용 모두는 어깨 관절의 강함과 자유롭게 움직일 수 있는 그들의 능력에 달려있다.

팔을 끝없이 다양한 포지션들로 움직이는 것은 모든 관여된 근육들 사이의 극도로 미세한 조화를 요구한다. 목의 양 옆에 목갈비근을 포함해서, 각각의 어깨의 기능에 영향을 주는 24개의 근육들이 있다. 긴장된 목갈비근은 어깨, 팔 및 손을 지배하는 신경과 혈관 다발을 압박할 수 있다(Davies 2006). 어깨 문제는 예정된 경로를 밟는다. 한 어깨 근육이 약해지고 통증유발점들에 의해서 기능이상이 만들어지면, 관련 근육들이 고삐를 죄야만 한다. 과외의 부하를 받게 되면, 그것들은 도미노처럼 무너져서, 각각은 차례로 통증유발점들을 갖게 되고, 마침내 그 부위에 있는 모든 근육이 파티에 참여하게 된다.

간단한 잡일이 불가능해 진다. 당신은 더 이상 등을 긁거나, 빗질을 하거나 선반 위의 곡식을 꺼낼 수 없게 된다. 무엇을 하기 위해 두 손을 필요로 할 때, 안 좋은 팔을 들기 위하여 안 아픈 팔을 써야 한다. 안전벨트를 끼는 것조차 어려워진다. 계속된 통증이 잠을 못 이루게 하며 당신의 일은 비참해 진다. 완전히 진행된 상태에서는, 어깨 문제는 몇 달간 지속될 수 있으며, 어떤 때는 몇 년이 걸린다(Simons, Travell과 Simons 1999; Bonica와 Sola 1990).

어깨 문제는 치료사가 어깨를 이해하지 못하고 관절을 움직이는 근육들을 완전히 치료하지 않을 경우 극도의 좌절이 될 수 있다. 통증유발점들에서 생긴 통증과 그 결과인 관절 기능장애는 몇 년을 지속할 수 있다. 일부 사람들은 운이 좋게 조심스럽게 사용해서 통증이 사라지지만, 그러나 종종 동작 범위는 매우 제한된다. 지니와 같이, 다른 경우에서, 통증은 수년간 지속된다.

*지니는, 45세, 직장에서 계단에서 미끄러질 때 넘어지지 않으려고 했던 이후에 양 어깨에 통증을 갖게 됐다. 의사들은 오직 두 가지 선택을 주었다; 코티손 주사 또는 탐색을 위한 수술, 그녀는 둘 모두를 거절했다. 그녀는 그 후 효과 없는 물리치료 코스를 두 번 받았었고, 그 후 한 달에 한번 전문 마사지를 받고 있다. "기분 좋은"마사지는 몸이 편안해졌으나 그녀의 만성 어깨 통증은 가시지 않았다. 그녀는 그 후 15년을 어깨 문제와 함께 살고 있었다. 통증 자가 - 치료 클래스에서, 그녀의 모든 회선건개 근육들에게서 통증유발점들이 발견되었다. 클래스에서 배운 마사지 테크닉은 그녀가 전에 했었던 다른 어떤 치료보다 어깨 통증을 많이 경감 시켜 주었다. 통증유발점들을 갖고 있는 모든 근육들을 푸는데 수 주가 걸렸지만, 그러나 결국 전체 동작 범위를 회복하고 통증이 없게 되었다.*

어깨 상태에 관한 진단은 보통 관절에 초점을 둔다: 관절염, 낭염, 힘줄염, 회선건개 손상, 유착성 피막염, 등등. 유착성 피막염은 의사들이 동결견 증후군으로 알려진 문제에 적용하는 많은 이름들 중의 단 하나다. 유착은 섬유소성 접착제에서부터 만들어지는데 그것은 시간이 가면서 발달해서 더 영구적인 콜라겐이 된 다음 궁극적으로 상처 조직이 된다. 이 과정은 보통 조직 손상 또는 외과적 수술 이후 생긴다. 비록 어깨의 어깨위팔관절 안에서 유착이 형성되더라도, 일반적으로 유착들이 발달하기까지 몇 달 또는 몇 년의 고정 기간이 필요하며, 일부 사람들은 그들을 결코 갖지 않는다. 그렇다고 하더라도 훈련 받은 도수치료사에 의해서 그 관절에 대한 느리고, 부드러운, 통증-없는 조작에 의해서 풀어질 수 있다. 일부 정형교정 마사지 치료사들은 관절 안의 깊숙한 근막을 부드럽게 마사지하고 스트레칭 하기 위해서 절구와 절굿공이 같은 테크닉을 수행하도록 훈련 받았다. 이 테크닉을 행하기 전에, 어깨에 있는 모든 근육을 마사지하고 통증유발점들을 풀어준다(Waslaski 2012). 당신은 혼자서 통증유발점들을 풀 수 있으며, 그렇게 함으로써, 동작 범위를 개선하고, 통증을 크게 줄이고, 진성 유착성 피막염을 만들 가능성을 줄여 줄 것이다. 손과 팔을 사실상 제한이 없이 움직이고 작동하기 위한 포지션으로 건강한 볼-소켓 관절의 중요성을 이해하는 것은 쉽다. 소켓 안에서의 볼의 움직임은 어깨에서 필수적인 동작이지만, 그러나 어깨판의 움직임 또한 그 만큼 적지 않게 중요하다. 어깨판을 크레인을 위한 일종의 플랫폼이고, 크레인은 팔이라고 생각하자. 어깨 관절은 팔의 동작 범위를 극대화 하기 위한 크레인이 왔다 갔다 하는 곳이다; 어깨판은 인대들의 제한이 없어서, 등 위에서 자유롭게 움직인다. 이 자유를 얻는 것은 몸통 앞 뒤 모두에 있는 파워풀한 근육들이 어깨판을 활용하고 조정하기 위해서 정교한 배열을 요구한다. 그들 모두는 어깨 복합체의 위치잡기와 기능에 영향을 가진다. 도미노 폭포와 똑같이, 많은 근육들은 하나가 중요한 불균형에 있을 때 관여하게 될 수 있다(Davies 2006).

4개의 회선건개 근육들의 통증유발점들이 어깨 통증, 위팔 움직임의 제한, 관절의 달깍거림이나 걸림의 가장 흔한 원인이다. 회선건개는 어깨판의 안팎을 덮고 있는 상당히 중요한 근육들의 건들로 구성되어있다. 힘줄은 근육을 뼈에 부착시키는 근육의 강한 섬유성 끝이다. 힘줄에 문제가 있을 때, 그 문제는 해당 근육에 있을 가능성이 있다(Davies 2006).

> 어깨와 관련된 24개 근육들 중 17개가 어깨판에 붙어있다.

이러한 근육들 내의 통증유발점들을 혼자서 다룰 수 있다면, 어깨의 강제적 치료 또는 스테로이드 주사, 거친 물리 치료를 피할 수 있다. 어깨 문제에서 물리 치료의 가장 흔한 형태인 운동과 스트레칭은, 회선건개 근육들이 빽빽하거나 저항이 있을 때, 종종 실망을 주는 결과를 만든다. 어깨 통증의 가장 안전하고 가장 직접적이며 효과적인 치료는 이 근육들의 특정 통증유발점 마사지이다. 비록 진정한 구조적인 문제로 수술을 반드시 할 경우에도, 회선건개 근육들의 통증유발점들 마사지는 남겨진 통증을 없애는데 필수적이다(Simons, Travell과 Simons 1999; Danneski-old-Samoe, Christiansen, and Andersen 1983).

> 마사지하는 법을 배우기 위해서 3장의 〈치료 가이드라인〉을 반드시 읽어라.

## 가시위근 (극상근) Supraspinatus

가시위근은 어깨뼈가시 위에서 어깨판 꼭대기의 파인 부분에 묻혀있다(그림 5.21). 그것의 바깥 끝은, 근육이 어깨봉우리 밑으로 지나서 위팔뼈 머리의 꼭대기 바깥쪽에 부착하기 위하여 건너간다. 이 부착은 팔을 올리기 위하여 가시위근에게 커다란 지렛대효과를 준다. 그것은 또한 다른 돌림근들과 함께 관절을 붙어있게 만드는 것을 돕는다.

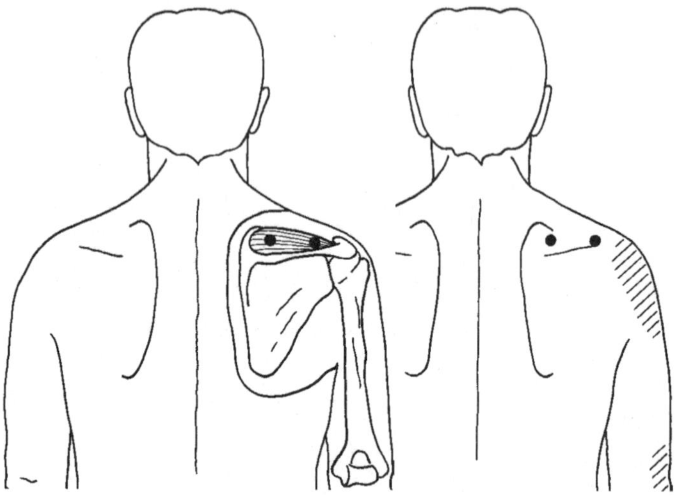

그림 5.21 가시위근 통증유발점들과 연관통 양상

바깥 어깨에 통증이 있을 때 어깨세모근을 마사지하느라 힘을 쓰게 만들 것이다. 어깨세모근 마사지는 쉽고, 매우 시원하게 느껴지지만, 어깨 통증이 가시위근에서 왔을 경우 그것을 고치지 못할 것이다. 가시위근 통증유발점들은 다른 방법으로 설명되지 않는 문제의 주범일 수도 있다.

*에릭은, 55세, 스키를 타다가 심각하게 넘어졌었다. 18개월 후에도, 왼 어깨 바깥쪽과 왼 팔꿈치가 좋지 않은 것을 느꼈다. 팔을 올릴 때 무진장 아팠다. 종종 팔을 몸 옆에 매달리게 붙여서 방을 가로지르는 것도 아팠다. 부업으로 주말에 피아노를 치는 것도 불쾌한 시련이었다. 많은 검사를 하였으나 그녀의 주치의는 무엇이 문제인지를 알지 못하였다. 아는 것이 많은 친구가 에릭의 좌측 어깨판의 가시위근의 심히 아픈 점에 압력을 가하면 팔꿈치와 어깨에 통증을 다시 만들었다. 그에게 자신을 마사지하는 방법을 배웠다. 일년 반이나 고생을 했는데, 3주 만에 그 자신의 노력으로 그의 통증은 마침내 사라졌다.*

### 증상 Symptoms

가시위근 통증유발점들로 인한 통증은 주로 가만히 있을 때 어깨 바깥쪽이 깊숙이 쑤신다고 느껴진다(그림 5.21). 때때로, 통증은 위팔과 앞팔의 바깥쪽과 손목으로 뻗어간다(보이지 않음). 팔을 들어올리려 할 때 조차도 너무 아프게 된다. 다음으로 팔을 머리 위로 들어올리는 것이 불가능해 진다. 세수를 하거나 머리를 빗는 것도 문제가 된다. 이러한 불편함과 그것들을 일으키는 통증은 종종 낭염(bursitis)으로 오진된다(Simons, Travell과 Simons 1999; Bonica and Sola, 1990).

어깨 관절 내에서 종종 느껴지거나 들을 수 있는 딸깍거림(clicking)이나 염발음은 가시위근의 통증유발점들 때문이다. 근육이 매우 긴장되어 위팔뼈 머리가 그것의 소켓에서 부드럽게 미끄러지지 못하게 된다. 염발음은 통증유발점들을 비활성화 시키면 멈추게 된다(Simons, Travell과 Simons 1999).

가시위근은 또한 "테니스 엘보"라고 알려진 바깥쪽 팔꿈치 통증의 여러 원인 중의 하나이다. 비록 보통 관절염, 힘줄염, 또는 염증 같은 포괄적인 진단이 내려지지만, 테니스 엘보는 종종 마사지로 매우 효과적으로 치료될 수 있는 근막 통증유발점들로 인한 연관통일뿐이다. 위팔세갈래근 또는 앞팔 근육들 중의 하나의 통증유발점들이 테니스 엘보의 가장 흔한 원인이다. 가시위근 통증유발점들은, 비록 멀리 떨어져 있고 덜 흔한 원인이지만, 이러한 흔한 통증의 원인으로 일반적으로 간과되고 있다(Simons, Travell과 Simons 1999).

### 원인 *Causes*

가시위근은 큰 소파를 옮기거나, 무거운 박스나 여행가방을 옮기는 것 같은 단 한번의 극도로 힘든 일을 한 차례 한 것으로 흔히 과부하가 걸린다. 가시위근은 어깨 관절이 당겨지지 않도록 극도로 힘들게 일을 해야만 한다. 이것은 특히 팔 아래로 똑바로 매달린 여행가방 같은 것을 들어 옮길 때에 그렇다. 팔을 머리 위로해서 오랫동안 일을 하거나 팔꿈치 받힘이 없이 컴퓨터 키보드 타이핑을 하는 것 같은 반복적인 과로 또한 가시위근을 기진맥진하게 만든다. 가시위근이 이미 문제가 있는 경우라면, 걸을 때 팔을 젓는 간단한 동작도 이 근육에 참을 수 없을 정도의 부하를 더해준다. 낙상 또한 가시위근 통증유발점들을 시작하게 한다. 또한 크고 힘세고 드센 개에게 주인이 개줄에 끌리는 것도 마찬가지이다(Simons, Travell과 Simons 1999; Hagberg 1981).

### 치료 *Treatment*

어깨판의 꼭대기에서 가시위근을 찾을 수 있는데, 어깨 꼭대기에 있는 등세모근의 두꺼운 롤 바로 뒤에 있다. 위에서 "어깨판" 항목 안에 있는 경계를 복습해라. 어깨가시와 위각을 찾아라. 손이 제자리에 놓였다면, 손가락 끝은 어깨가시의 위쪽 가장자리를 만질 것이고 손의 두툼한 부분은 빗장뼈 위에 놓일 것이다. 가시위근을 만지고 있다는 것을 증명하려면, 팔을 앞으로 그리고 약간 옆으로 올리기 시작해 보아라. 팔이 움직임을 바로 시작함에 따라, 손가락 아래에서 근육 수축과 불거져 오르는 것을 느껴야만 한다. 그렇지 않을 경우, 손가락을 약간 바깥쪽으로 옮겨라.

가시위근 통증유발점들은 주로 두 군데에서 나타난다(그림 5.21). 하나는 근육의 복부에 있는데, 어깨판 위각 바로 아래에 있다. 이 통증유발점은 어깨올림근의 그것과 혼동하기 쉬우므로, 조심스럽게 촉진해라. 마사지가 아주 좋게 느껴질 경우, 어깨올림근을 하고 있기가 쉽다. 두 번째 통증유발점은 바깥쪽으로 2인치, 어깨의 뾰족한 뼈인 어깨봉우리 밑으로 근육이 들어가는 곳 근처다. 그 통증유발점은 어깨가시와 빗장뼈가 만드는 V 자가 합치는 바로 이 지점에 있다. 이 점은 몹시 아플 수 있는데, 마치 타박상과도 같다. 눈이나 얼굴을 찌푸리게 할 정도로 하지 말고 편안함을 느낄 정도로 마사지를 해라.

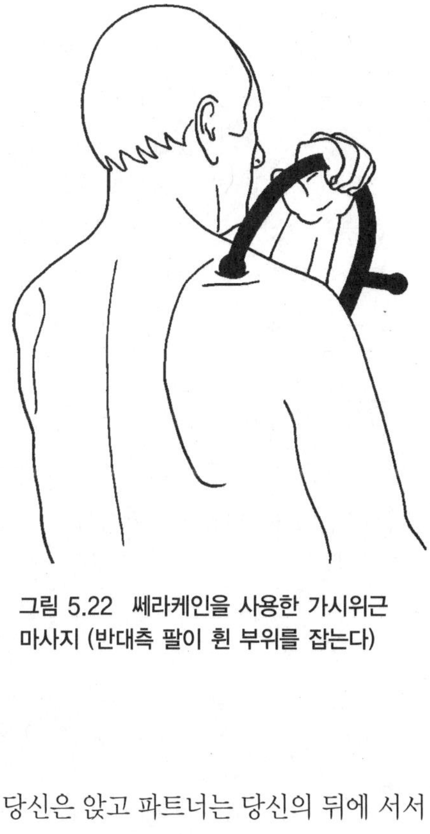

그림 5.22 쎄라케인을 사용한 가시위근 마사지 (반대측 팔이 휜 부위를 잡는다)

손가락의 감각이 가시위근의 통증유발점들을 찾는데 도움이 되는데, 그러나 손가락으로 마사지하는 것은 오래하기 매우 힘들다. 쎄라케인이나 백노버가 더 좋은 도구다(그림 5.22). 우선 돌기를 손가락이 있던 곳으로 안내한 다음, 어깨판의 위각과 어깨뼈가시를 느껴라. 어느 도구로 하던지 간에, 반대 손으로 활 부위를 잡으면 이처럼 깊게 위치한 근육을 깊게 마사지할 수 있는 지렛대 효과를 준다.

가시위근을 치료하는데 다른 이의 도움을 받는 것도 좋다. 그렇게 한다면, 당신은 앉고 파트너는 당신의 뒤에 서서 양 엄지나, 받친 손가락, 또는 노블을 사용하여 가시위근을 마사지 한다.

## *가시아래근 (극하근) Infraspinatus*

가시아래근은 어깨뼈가시 아래의 어깨판 거의 전부를 덮고 있다(그림 5.23). 가시의 바깥 끝에서, 가시아래근이 위팔뼈 머리 뒤쪽에 부착하는데, 공을 던지기 위하여 팔을 뒤로 보내거나 테니스 라켓으로 포 핸드 스트로크를 만들 준비를 할 때와 같이, 팔을 바깥쪽으로 돌리는 능력을 만든다. 바깥쪽 돌림이 없다면, 팔을 어깨 높이 위로 올리지 못하게 된다. 또한 가시아래근은 위팔뼈 머리를 그것의 소켓에 유지하는데 강력하게 관여한다.

가시아래근은 신체에서 가장 흔히 상하게 되는 근육들 중의 하나이다. 다음의 미즈 김의 이야기처럼 운동 경력을 끝내게 할 수도 있다.

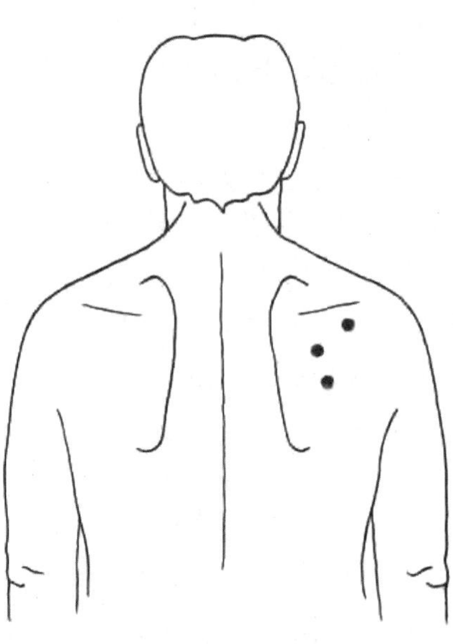

그림 5.23 어깨 통증에 관여한 가시아래근 통증유발점들

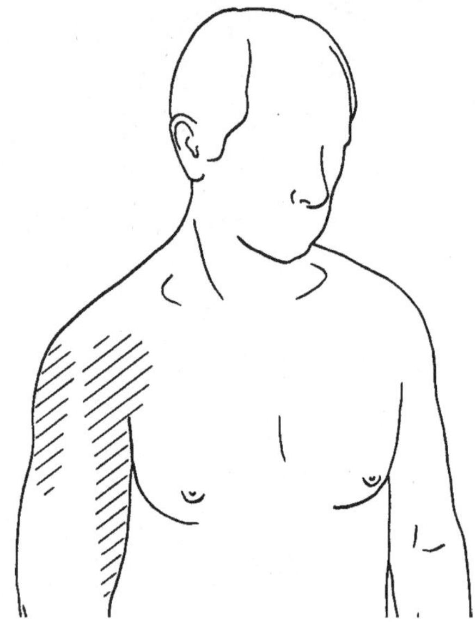

그림 5.24 가시아래근 연관통 양상

*그녀는 32세의 직업 테니스 코치인데 어렸을 때 테니스를 시작한 이후로 계속 양 어깨 통증을 갖고 살아 왔다. 회선건개 힘줄염이라는 진단 하에 김은 여러 번 스테로이드 주사를 맞았었고 거의 매 주 물리치료를 받으러 다녔다. 치료에도 불구하고, 통증 때문에 오랜 시간 플레이를 못하였다. 그녀의 어린 선수들 중의 여럿이 그녀가 가진 어깨 통증과 유사한 아픔을 갖고 있다고 걱정하였다. 그녀는 말한다, "우리가 어렸을 때에 들었던 것과 같이 그것들을 아픈 채로 플레이를 하게 했었다. 나는 그들이 나처럼 테니스 장애자로 끝나는 것을 두려워한다, 그러나 나는 무엇인가를 해야 하는 지를 알지 못했다. 그것들은 그렇게 안 좋은 상태로 플레이를 해야 하는가?" 마사지 치료사가 그녀의 어깨를 벽에 댄 테니스공으로 자가 - 치료하는 것을 가르쳐 준 이후에, 그녀는 14세 이후 처음으로 어깨 통증의 해방을 느꼈다. 그녀가 학생들에게 전수 시켜줄 수 있기 때문에 새로운 기술이 더 좋다고 느꼈다.*

### 증상 *Symptoms*

역설적으로, 어깨 뒤에 위치하고 있지만, 가시아래근 통증유발점들은 어깨 전면에 가장 흔한 통증의 원인이다(그림 5.24). 이 통증은 보통 관절 깊숙이 있다고 느껴지며, 그리고 위팔두갈래근 아래로 멀리 이동한다. 전방 어깨세모근이나 위팔뼈 머리의 이두근구(bicipital groove)의 극심한 압통이 위팔두갈래근 건염이라는 잘못된 진단을 만들기도 한다. 또한 통증이 어깨 바깥으로 뻗어 내려간다. 때때로, 어깨 안쪽 경계 바로 안쪽에 있는 통증유발점은(그림 5.25) 목 뒤, 그리고 어깨판 바로 옆의 상부 등, 죽 내려가서 위팔과 앞팔, 그리고 손의 엄지측 전체로 통증이 전이된다. 통증이 앞팔로 전이될 때, 손과 손가락 폄근들의 위성 통증유발점들의 형성을 조장하는 경향으로, 손에 복합적인 통증과 다른 증상을 만들어 낸다. 또한 연관통 부위에 과다 발한(땀)을 만들 가능성이 있는데, 심지어 손까지도 내려 간다(Simons, Travell과 Simons 1999; Pace 1975).

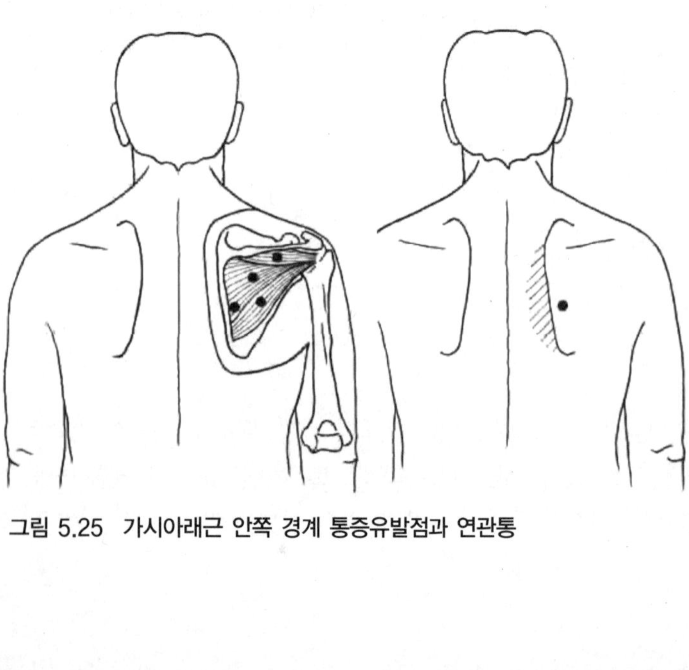

그림 5.25 가시아래근 안쪽 경계 통증유발점과 연관통

가시아래근 통증유발점들의 다른 증상은 어깨와

팔의 허약함과 뻣뻣함인데, 그것은 어깨와 팔을 쉽게 지치게 만드는 원인이 된다. 안쪽과 바깥쪽으로의 팔의 회전이 모두 제한이 되어서, 팔을 어떤 방향으로라도 움직이는 것을 힘들게 만든다. 몸 뒤로 뻗으려면 팔의 회전이 필요하므로, 등 뒤 위쪽을 만지는 것이 불가능해 진다. 여자는 브래지어를 묶거나 풀 수 없게 된다. 재킷을 입고 벗기가 힘들어 진다. 아픈 쪽 어깨를 대고 누우면 아픔을 느낀다. 반대편으로 눕는 것 역시 아픈데, 이환된 팔의 무게가 가시아래근을 당기기 때문이다. 머리를 빗거나 칫솔질을 하는 것 조차 아플 수 있다(Simons, Travell과 Simons 1999; Sola and Williams 1956).

내회전근들인 어깨밑근과 큰가슴근은 가시아래근과 작은원근에 문제를 시작하게 할 수 있다. 만약 어깨밑근과 큰가슴근이 단축되고, 긴장해 있고 통증유발점들을 갖고 있을 경우, 가시아래근과 작은원근은 과도하게 스트레칭 된다. 그 다음 후자 두 근육들은 보상 패턴의 통증유발점들을 만든다. 가시아래근은 당신이 경험하는 연관통의 상당 수에 책임이 있을 수 있지만, 맞은 편 근육들 안에 있는 통증유발점들과 단축을 풀지 못할 경우, 그 문제를 풀 수 없을 것이다. 스트레칭 프로토콜을 시작하기 전에 모든 통증유발점들을 비활성화 시켜라.

많은 어깨 근육들이 통증유발점들을 만들게 될 가능성이 있고 곧 팔을 전혀 움직일 수 없게 된다. 근육들이 뻣뻣해져서 어깨가 굳게 되면, 의사들은 관절의 유착 또는 유착성 관절낭염이라는 생각을 갖고서, 마취하의 강제적인 치료를 받게끔 권한다. 그럼에도 불구하고, "동결견"이라고 불리는, 이러한 상태는 회선건개 근육들과 기타 연관 근육들의 통증유발점 마사지에 의하여 매우 성공적으로 자주 치료될 수 있다(Simons, Travell과 Simons 1999).

### 원인 *Causes*

팔을 오랜 시간 동안 머리 위 또는 몸 앞의 바깥쪽으로 유지하게 만드는 직업 상의 일들이 팔을 위로 유지하기 위하여 수축되어 있어야만 하는 가시아래근을 혹사하게 만든다. 일이나 경기에서 반복적으로 뒤로 뻗는 것이 가시아래근을 짧아지게 하여 통증유발점들을 많이 만들게 한다. 사고, 낙상 및 많은 종류의 스포츠 활동이 가시아래근에 과부하를 준다. 차를 운전할 때, 핸들의 꼭대기에 두 손을 잡고 있는 것은 가시아래근과 가시위근 모두에게 계속적인 부하를 요구하는데, 둘이 함께 팔을 올려 잡고 있기 때문이다(Simons, Travell과 Simons 1999; Baker 1986).

같은 이유로, 팔꿈치 받침이 없는 컴퓨터 키보드는 두 근육 모두를 쉽게 피로케 한다. 마우스를 쥔 손을 한쪽 편 밖으로 뻗는 것도 그 부위의 만성적인 어깨 통증의 원인이 될 수 있는데, 이 포지션은 위팔의 외회전과 가시아래근과 작은원근의 지속적인 수축을 요하기 때문이다. 팔의 외회전에서 가시아래근의 기능이 관련이 있으므로, 습관적인 과부하 또는 반복적인 부하에 가시아래근이 관여될 수 있는 다른 방식들을 찾기 위하여 동작들을 연구하라. 이러한 영속 인자들을 최소화 하거나 없애기 위한 해결책을 찾아라.

### 치료 *Treatment*

가시아래근은 어깨판의 바깥쪽에 있으므로 자가 - 적용 마사지로 치료하기가 쉬운 근육이다. 팔을 외회전으로 가게 움직이는 동안 그것이 수축이 되고 불어나는 것을 느껴서 그것의 위치를 확인한다(그림 5.26). 쎄라케인은 가시아래근의 마사지에 좋고, 백노버도 마찬가지이다. 테니스공, 고탄성공, 또는 라크로스공을 벽에 대고 하는 것도 좋다(그림 5.27). 벽에 댄 공을 사용할 경우, 공을 어깨가시 바로 아래에 놓고 몸을 약 45°를 돌려 "날개" 또는 어깨판이 공 위에 가게 한다. 등을 벽에 평평하게 있을 경우, 그 점을 놓치기 쉽다. 어깨가시 바로 아래에서 2개의 통증유발점을 찾아라. 그 다음 어깨판의 가쪽 가장자리와 평행으로 있는 그 근육의 가장자리를 손가락으로 느껴라. 손가락 같은 근육 줄 중간에서, 어깨 전면으로 통증을 보내는 통증유발점을 찾을 것이다. 한 번의 치료는 통증유발점 마다 10~12회의 마사지 스트로크를 하지만 그러나 하루에 여러 번 그것으로 되돌아 가라. 더 많은 마사지 지시를 위해서 3장에 있는 치료 가이드라인을 읽어 보아라.

가시아래근은 특히 남을 속이는 근육이다. 당신은 가시아래근 자체에서는 좀처럼 통증을 느끼지 못한다. 당신은

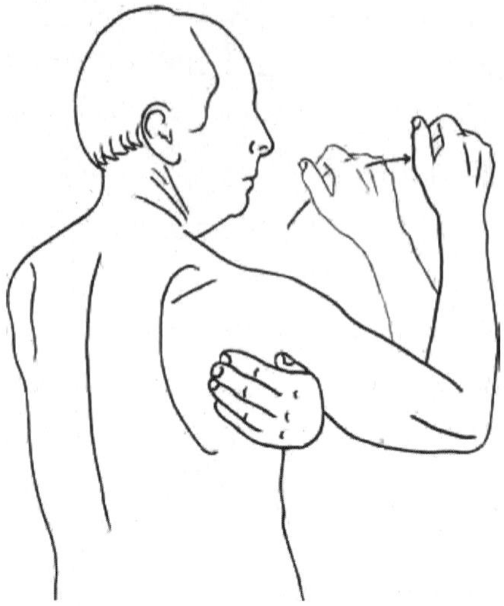

그림 5.26 분리 수축으로 가시아래근을 찾기 위한 외회전(화살표). 그것은 히치하이킹과 같은 동작이다.

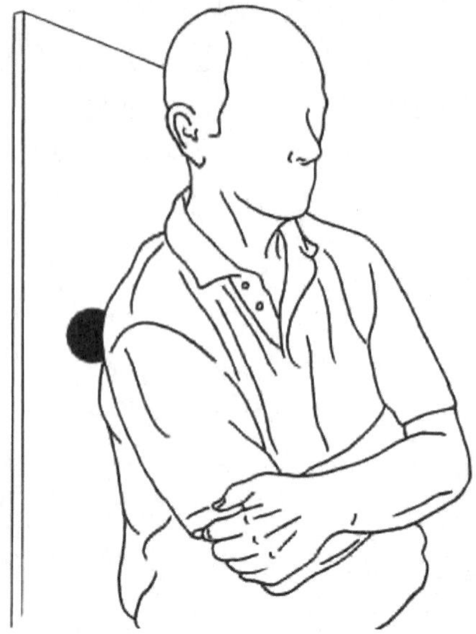

그림 5.27 벽에 공을 대고 가시아래근 마사지

어깨의 앞이나 옆의 통증의 원인이 가시아래근에 있는 것을 모르고 앞이나 옆만을 문지르게 된다. 가시아래근을 눌러 볼 때까지 그것이 범인이라는 것을 모를 것이다.

통증유발점들이 관리된 후가 아니라면, 가시아래근 또는 다른 어깨 근육들의 운동과 스트레칭에 유의를 하여야 한다. 가시아래근의 통증유발점들은 이상하게도 자극에 민감하여, 스트레칭을 하는 것은 치료에 역효과를 준다. 치료사들은 어깨 운동의 필요성을 주장할 지도 모르나, 문제로 보이는 취약과 뻣뻣함은 실제로는 통증유발점이 만들려고 하는 방어의 부분이다. 통증유발점들이 비활성화된 후에 근육 강도는 빨리 되돌아 온다. 동작 범위를 원상태로 돌리는데 운동과 스트레칭이 도움이 되나, 통증유발점들이 없어지기 전 까지는 안 된다.

## 작은원근 (소원근) Teres Minor

작은원근은 어깨판에서 가시아래근 바로 아래에 있으며 위팔뼈 머리의 뒤편에 유사한 부착을 하고 있다(그림 5.28). 작은원근은 가시아래근이 팔을 바깥쪽으로 돌리는 것을 돕는다.

작은원근의 통증 양상은 가시아래근과 매우 다르다; 그것은 어깨 뒤의 위팔뼈에 작은원근이 부착된 부위의 매우 한정된 점으로 주된 전이를 한다. 작은원근 통증유발점들에서의 통증은 다른 어깨 근육들의 보다 공격적인 문제들이 해결된 후가 아니면 잘 노출되지 않는다.

또한 작은원근의 통증유발점들은 네 번째와 다섯 번째 손가락의 귀찮은 마비나 저림의 원인이 될 수 있다. 비슷한 손가락 마비의 양상이 작은가슴근의 통증유발점들에서 올 수 있다. 이 두 손가락에서의 마비가 아닌 통증은 넓은등근 통증유발점들을 나타낸다(Simons, Travell과 Simons 1999).

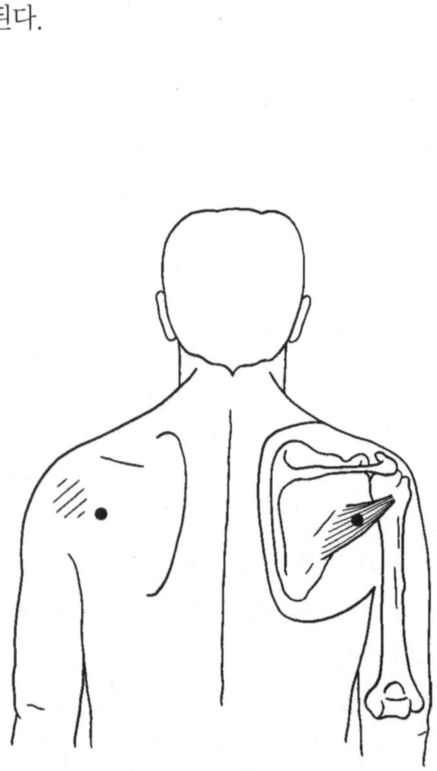

그림 5.28 작은원근의 통증유발점과 연관통 양상

작은원근 통증유발점들의 발견 위치는 어깨판의 위쪽 가쪽 가장자리다. 가쪽 가장자리를 찾는 방법을 자세히 적은 지시를 위해서 위에 있는 "어깨판"을 보아라. 가시아래근을 찾을 때처럼, 팔을 바깥쪽으로 돌리는 동안, 그 동작의 바로 끝에서 바깥 가장자리에서 근육이 불거져 오르는 것을 느껴라. 가쪽 가장자리에서 통증유발점을 찾으려면, 겨드랑이에서 약 일 인치 위를 재라. 작은원근의 통증유발점들은 가시아래근과 같은 테크닉으로 마사지 할 수 있다. 벽에 댄 테니스공, 고탄성공, 또는 라크로스공은 완벽한 도구다: 벽에 대고 작은원근을 가로질러 앞 뒤로 천천히 굴린다(그림 5.29).

작은원근의 통증유발점들이 비활성화된 후에도 어깨 뒤의 통증이 지속된다면, 이와 동일한 부위로 통증을 전이하는 근육들을 위한 이 장의 〈통증 가이드〉를 참조하라. 통증유발점들을 비활성화 시키고 큰/작은가슴근을 스트레칭 시키는 것이 중요하다는 것을 알 것이다.

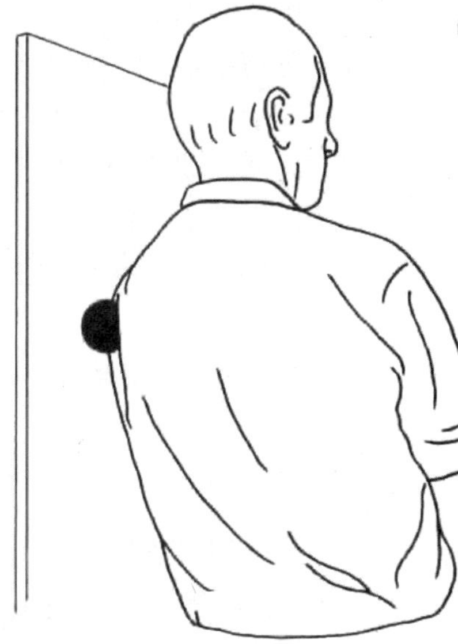

그림 5.29 벽에 댄 공으로 작은원근 마사지

## *어깨밑근 (견갑하근)* *Subscapularis*

어깨밑근은 어깨 판의 내면을 덮고 있는 예외적으로 강력한 근육이다(그림 5.30). 어깨판과 갈비뼈 사이에 껴있는 그것을 형상화하여라. (그림에서는, 몸을 관통하여 뒤를 보게 하기 위하여 갈비뼈를 제거했다.) 위팔뼈머리에 근육의 부착이 있어서 팔을 안쪽으로 회전하게 만드는데, 뒷주머니에 어떤 것을 집어 넣는 동작이다. 또한 이 부착은 어깨밑근이 관절을 함께 유지하는데 도움이 되며 그리고 위팔뼈머리를 그것의 소켓 내에 있게 한다.

어깨밑근은 어깨판 내면에 묻혀 있으므로 도달하기가 어렵고, 치료하기 힘들 것이라고 생각되어 왔다. 실상은, 올바른 방법으로 접근한다면 놀랍게도 접근 가능하다. 이것은 좋은 뉴스인데, 왜냐하면 어깨밑근은 종종 어깨 통증 문제의 바로 핵심이기 때문이다. 특히 동결견에서, 어깨밑근의 통증유발점들을 어떻게 치료하는가를 아는 것이 회복의 열쇠가 될 수 있다; 이 지식이 없이는, 회복하는데 오래 걸릴 것이다(Simons, Travell과 Simons 1999; Cantu 와 Grodin 1992; Voss, Ionta와 Myers 1985).

*48세의 버니는 몇 달 동안 좌측 어깨 통증을 앓아 왔다. 폭풍 후에 부러진 가지를 집어 올리려는 중에 발을 헛디뎌서 넘어졌을 때 문제가 생겼다. 어깨는 계속 쑤셨고 밤에는 계속 잠을 깼다. 그는 팔을 올리는 것 조차도 못하고 아침에 셔츠를 입는 것도 힘들어 했다. 의사에게 가는 것을 겁냈었고, 그러나 문제는 나아지지 않았다. 버니의 아내는 그에게 마사지 상품권을 주었는데, 놀랍게도 그가 갔다. 치료사는 그의 팔 밑에 있는 극도로 아픈 곳에 집중하였고 그 지점을 혼자서 마사지 하는 방법을 가르쳐 주었다. 그의 어깨는 즉시 좋아졌고, 그래서 혼자서 계속 마사지를 할 용기를 불어넣어 주었다. 3달 후에 그의 어깨가 어떠냐고 물어보니, 그는 한참 동안 통증이 없었다고 했다. 테스트를 위해, 팔을 완전히 위로 올려 보았다. "나는 그것을 잊어왔고 더 이상 생각하고 싶지 않다."라고 말했다.*

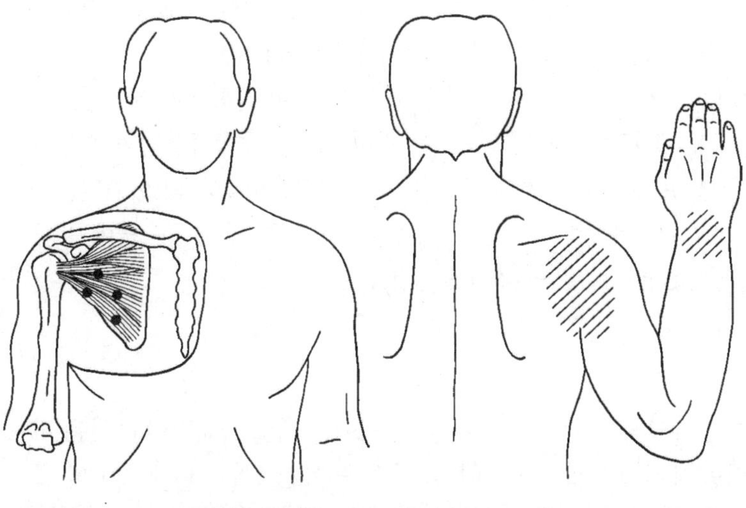

그림 5.30 어깨밑근의 통증유발점들과 연관통 양상

*루스의 어깨 문제는 매우 다른 경로로 찾아왔다. 67세 때, 그녀는 평생의 꿈인 반조 연주를 배우기로 결정하였다. 그러나 첫 레슨 후 얼마 되지 않아서, 연습을 하려고 앉을 때마다 그녀의 왼 어깨 뒤에 통증을 느끼기 시작했다. 악기의 목을 잡으려고 팔을 뻗을 때 고통스러워했다. 다행히, 그녀의 선생이 통증유발점들에 관하여 약간 알고 있었는데, 자신이 문제를 가졌었기 때문이었다. 그는 왼팔의 포지션을 설명했는데, 반조, 기타, 심지어 바이올린들을 연주할 때 왼팔이 최대 외회전을 요구한다는 것이다. 이렇게 하려면, 어깨밑근이 완전히 늘어나 있어야 하는데, 당신이 연습을 너무 오래하려 할 때나 근육들이 강하고 탄성이 없을 때 그것은 매우 무시무시한 부하가 될 수 있다. 그가 그녀에게 말하기를 "그러면 당신은 통증유발점들을 갖게 된다."그가 그녀에게 어깨밑근의 자가 – 적용 마사지를 어떻게 하는지 보여 준 후에, 루스는 과도하지 않은 한, 통증 없이 반조의 연주를 계속할 수 있었다.*

### 증상 *Symptoms*

어깨밑근 통증유발점들의 주된 증상은 어깨 뒤쪽 깊숙한 곳에 심한 통증이다(그림 5.30). 손목 등쪽의 아픔이 때때로 존재하는데, 어깨밑근 통증유발점들의 실제의 특징으로 보여진다. 때때로 어깨 통증은 위팔 뒤쪽 아래로 뻗어간다(그림에 보이지 않음). 문제가 된 어깨밑근이 위팔뼈의 부착부에서 계속적으로 당기고 비틀고 있는 어깨의 전면을 만지면 극도로 아픈 부위가 있을 수도 있다(Simons, Travell과 Simons 1999).

어깨 관절이 부드럽고 자유롭게 작동되기 위하여 네 개의 회선건개 근육들의 당김이 균형을 맞추고 있어야 한다. 통증유발점들에 의하여 약해진 어깨밑근은 저항이 없는 위팔뼈 머리를 가시위근이 당겨 올리게 하여서, 어깨봉우리에 끼게 만든다. 어깨를 움직일 때 째깍거림이나 염발음은 어깨밑근 또는 가시위근, 또는 모두의 통증유발점들을 나타낸다(Simons, Travell과 Simons 1999; Lippitt와 Matsen 1993).

또한, 어깨밑근 통증유발점들은 근육을 늘어나지 못하게 하여서, 어깨의 동작 범위를 감소시키며 팔의 회전을 어느 방향으로라도 제한시킨다. 이것이 머리 위로나, 몸을 가로지르거나, 등 뒤 위로 뻗는 것을 어렵게 만든다. 어깨밑근 통증유발점들로 인한 장애 통증과 뻣뻣함은 낭염, 관절염, 위팔두갈래근힘줄염, 회선건개 손상 및 유착성피막염이라고 흔하게 오인된다(Simons, Travell과 Simons 1999).

### 원인 *Causes*

낙상 같은 어깨 근육들로의 준비되지 않은 갑작스런 과부하가 어깨밑근의 문제를 만들기 쉽다. 나이가 많거나, 과체중, 또는 몸매가 틀어졌을 경우에 어깨가 이런 종류의 사고를 당하기 쉽다. 어깨밑근 통증유발점들을 생기게 하는 다른 일반적인 원인은 골절 치료를 위해서 어깨를 오랫동안 묶어놓았을 때다. 팔을 못 쓰게 된 뇌졸중 환자들은 쓰지 못함 때문에 어깨밑근의 통증유발점들을 종종 보인다. 회선건개 찢김에서 회복이 어깨밑근 안에 통증유발점들을 만들 수 있다. 어깨를 잘못 맞추는 것도 통증유발점들을 일으킨다(Simons, Travell과 Simons 1999).

연습이나 스포츠 활동 중에 적절하지 않은 몸 상태로 자신을 혹사시켰을 때 통증유발점들이 흔하게 어깨밑근에서 생긴다. 어린애를 머리 위로 들어 올리거나 아이를 다리 사이로 팔을 잡고 흔드는 것이 어깨밑근 통증유발점들을 활성화시킬 것이다. 피트니스 열광자, 수영선수, 테니스 선수 및 모든 종류의 공을 던지는 사람들이 그들의 어깨밑근을 학대할 특별한 위험에 처해 있다. 만성 어깨 통증으로 일찍 은퇴한 투수들은 어깨밑근과 다른 어깨 근육들에 통증유발점 치료를 받는다면 마운드에 다시 돌아갈 수도 있다(Simons, Travell과 Simons 1999).

### 치료 *Treatment*

어깨밑근으로 접근을 제일 잘하게 만드는 가장 쉬운 테크닉은 아픈 팔을 두 다리 사이 아래로 늘어뜨리고 앉는 것이다(그림 5.31). 테이블 위에 접은 타월을 놓고 이마를 대라. 이 포지션은 어깨근육들을 이완시켜서 어깨판이 더 몸 주위로 앞쪽으로 돌아가게 하는데, 특히 다리 사이로 팔의 힘을 빼고 떨구고 있을 때다. 손가락 바닥 쪽을 갈비뼈들에 꽉 대면서, 갈비와 겨드랑이 사이 골짜기로 밀어 넣는다. 손과 손가락들을 갈비뼈들에 꽉 대고 있다면, 손가락 끝들은 어깨밑근 속을 바로 밀고 있을 것이다. 겨드랑이 뒤의 경계를 분명히 나타내는 근육의 롤과 갈비뼈들 사이에 있는 깊숙한 주머니에서 누르면 굉장히 아픈 점을 찾아라. 당신은 이 근육 롤을 꼭 집거나 그것을 누르면 안 된다; 그것보다 겨드랑이 자체의 깊은 계곡을 찾아라. 제일 위쪽 통증유발점 경우, 겨드랑이 가장 위를 찾아라 그리고 위로 관절 자체를 목표로 해라. 하나의 통증유발점을 찾았을 때, 느리고, 짧은 스트로크로 천정을 향해서 위로, 그 다음 어깨판에 대고 바깥쪽으로 눌러라. 근육 전체 길이를 따라 밑으로 옮겨가라. 거기에는, 위부터 밑까지, 찾아서 치료할 4-5인치가 있을 것이다. 아래 모서리에 가까이 접근하는 동안, 어깨판의 바닥 끝 가까이 있는 점들을 간과하지 말아라.

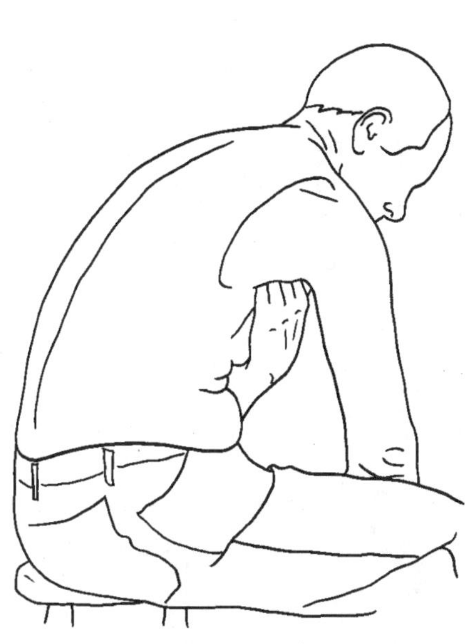

그림 5.31 팔을 다리 사이 아래로 떨어뜨린 어깨밑근 마사지

이 테크닉을 사용할 때 엄지를 사용하도록 해라; 그것을 더 좋아할 수 있다. 더 배워나감에 따라, 치료하는 손의 팔꿈치를 무릎 위에 놓아라. 이것은 지레 효과를 좋게 만들어 줄 것이다. 주기적으로, 치료하고 있는 쪽의 긴장을 풀어야 하는데, 방어 목적으로 굳게 만드는 경향이 있기 때문이다. 팔을 내리고 있으면서 다리 사이로 느슨하게 매달려 있게 해라. 만약 어깨밑근에 대고 있는지가 불분명하다면, 팔을 안쪽으로 강하게 돌려 근육을 수축시켜보아라. 안쪽 회전은 팔꿈치를 바깥쪽으로 돌아가게 하는 것이다. 이 테크닉은 나의 아버지가 자신의 동결견을 치료하는데 썼던 일차적인 치료법인데, 1장에 기술되었다. 비록 많은 다른 근육들이 포함되지만, 어깨밑근이 그 문제의 핵심이다. 어깨밑근 통증유발점들을 하루에 여러 번 10번에서 12번을 문질러라. 만약 밤에 아파서 깬다면, 일어나서 마사지를 다시 해라; 그러면 다시 잠에 들 정도로 통증을 완화시킬 것이다. 과도하게 하지 말아라; 겨드랑이는 매우 아플 수 있다.

더 이상 통증유발점들을 못 찾을 때까지 마사지를 매일 계속해라. 곧 충분한 경감이 올 것인데, 그러나 완전한 비활성화는 6주 걸릴 수도 있다. 몇 달이나 몇 년 동안 그곳에 통증유발점들을 가졌었다면 많은 주의가 요구될 것이다. 그것들은 보통 부드럽게 때문에, 당신은 여기서 림프절들이 모여 있는 것을 알지 못할 것이다; 그러나, 2-3일 내에 사라지지 않는 땅콩보다 약간 더 큰 단단한 덩어리를 찾는다면, 의사를 찾아가서 진찰을 받는 것이 좋다. 림프절에 대해서 자세히 알려면 3장에 있는 "금기증: 주의해야 할 이유"를 보아라. 긴 손톱은 어깨밑근을 효과적으로 자가 - 치료하는 것을 방해한다. 손톱은 다시 자란다.

많은 사람들에게, 이 자가 - 치료 테크닉은 너무 힘이 들거나 또는 가슴이 넓기 때문에 그냥 불가능하다. 젊잖고 양심적인 파트너는 종종 큰 도움이 된다. 누군가의 어깨밑근을 치료하기 전에, 자신에게 그 테크닉을 미리 연습해라; 그것은 당신을 더 배려하게 만들 것이다. 파트너를 구할 수 없을 경우, www.bodytools.com에서 쉬말라핑거라고 불리는 비싸지 않고 간단한 마사지 도구를 사라. 그것은 기묘하게 생긴 고무 손가락으로 된 짝이다. 작은 것이 어깨밑근의 마사지에 매우 유용하다.

## 어깨세모근 (삼각근) Deltoid

어깨세모근은, 테이블 위에 펼친다면, 그리스 문자인 델타를 닮았고, 삼각형의 모양을 한다. 신체에서, 어깨세모근은 모자처럼 어깨를 완전히 덮고 있다. 비록 기술적으로는 어깨세모근은 하나의 근육이지만, 그것은 여러 머리들, 또는 구획을 갖고 있는데, 흔히 세 부분으로 구획된다: 전방, 후방 및 중간 어깨세모근이다. 이것 때문에 어깨세모근은 종종 어깨세모근들이라고 불린다.

어깨세모근들은 빗장뼈, 어깨뼈가시 및 어깨봉우리에 붙어있다. 그들의 하방부의 부착은 위팔뼈 바깥쪽의 반 정도

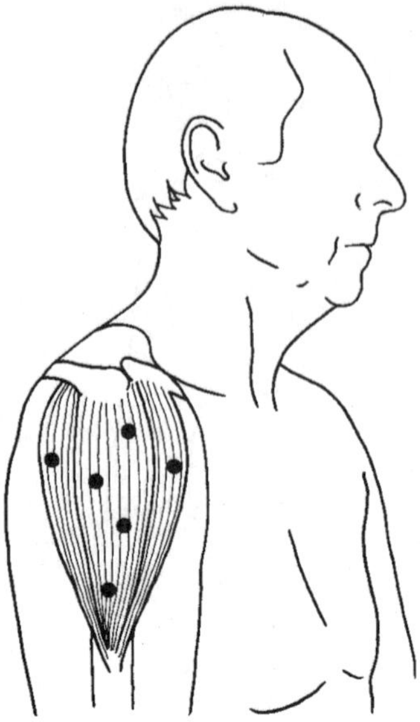

그림 5.32 어깨세모근 통증유발점들

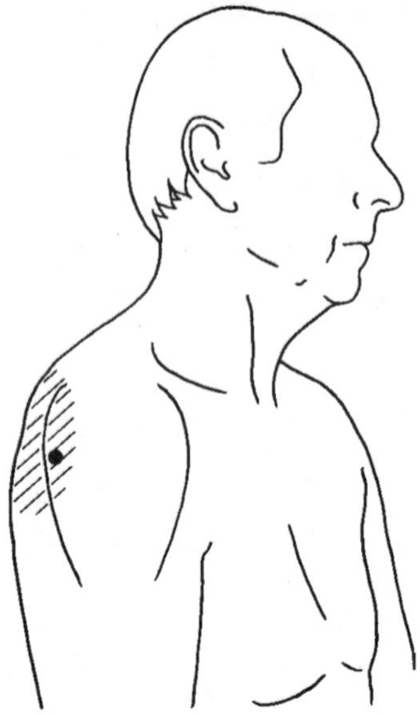

그림 5.33 후방 어깨세모근 통증 양상

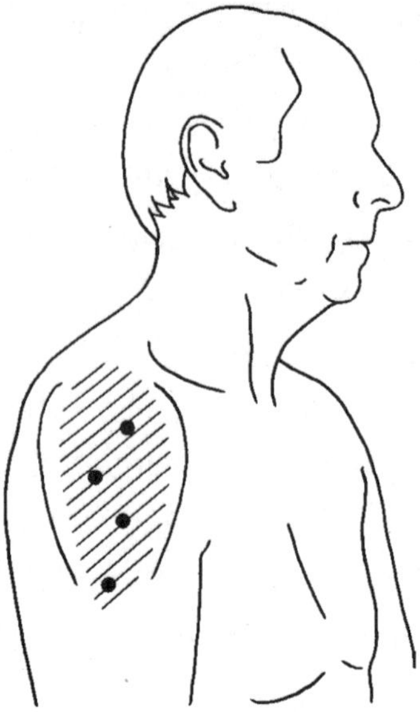

그림 5.34 중간 어깨세모근 통증 양상

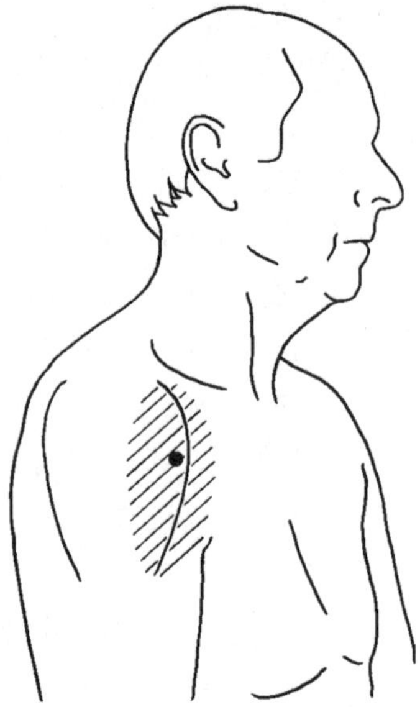

그림 5.35 전방 어깨세모근 통증 양상

아래에 있는 약간 튀어나온 곳에 붙어 있다. 가시위근과 함께, 어깨세모근의 기능은 팔을 어떤 방향으로나 올리게 한다 –전, 후, 옆.

### 증상 *Symptoms*

어깨세모근 통증유발점들에서 생긴 통증은 이상하게도 먼 곳으로 전이되지 않는데, 그러나 통증유발점 부위나 근처에서 느껴진다(그림 5.32, 5.33, 5.34 및 5.35). 어깨세모근에서 기인한 통증은 주로 팔을 움직일 때 느껴지고 팔이 쉴 때는 아픔이 심하지 않다. 이에 비하여, 다른 곳에서 어깨세모근으로 온 연관통은 계속 느껴지거나, 또는 다른 근육들의 움직임에 관련이 있다. 차의 뒷좌석으로 몸 뒤로 뻗을 때에 하는 것처럼, 먹거나 수평으로 팔을 뻗는 동안, 팔을 움직이는 것은 어깨세모근에 통증을 만들 것이다(Simons, Travell과 Simons 1999).

어깨세모근 어떠한 부분의 통증유발점들일지라도 어깨를 약화시키고, 어깨세모근이 팔을 올리려는 일에 장애를 준다. 운동 능력이나 직업상 일에 심각한 지장이 초래한다. 건강을 관리하는 전문가들이 근막의 원인이나 어깨세모근의 통증유발점들에서 기인한 통증을 알지 못하면 관절염, 낭염 또는 회선건개 힘줄염 등의 오진을 한다(Simons, Travell과 Simons 1999; Reynolds 1981).

어깨세모근 통증유발점들은 목갈비근, 큰가슴근, 또는 회선건개 근육들의 위성 통증유발점들로서 흔하게 만들어지며, 이들 모두가 어깨세모근 부위에 통증을 보낸다–어깨의 전방, 후방, 측방. 어깨세모근 부위에 통증을 보내는 아주 많은 목록을 위해서 이 장 앞의 통증 가이드를 참조하라.

### 원인 *Causes*

수영, 스키, 중량 들기 및 구기같이 어깨의 강한 굽힘을 요구하는 운동 경기에서 어깨세모근들은 자주 과부하가 걸리게 된다. 작업장에서, 어깨세모근이 무리하게 되는 경우들은 일을 하기 위하여 무거운 연장을 위로 들고 있어야만 하거나, 또는 반복적으로 시시각각 위로 밖으로 뒤로 뻗어야만 할 때다. 아기나 어린아이를 들어올리거나 안고 갈 때 어깨세모근들이나 어깨 근육들이 흔히 무리하게 되기 쉽다. 피하주사 또한 통증유발점들을 만들 수 있다(Simons, Travell과 Simons 1999; Cailliet 1966; Jonsson과 Hagberg 1974).

어깨세모근의 반복적인 피로를 줄이기 위해서는, 팔꿈치를 아래로 할 수 있는 일의 변화를 줄 수 있게 하여라. 키보드가 너무 높이 있을 경우에 타이핑은 어깨세모근을 피로케 한다. 팔꿈치를 움츠리고 키보드 높이를 그것들과 같게 만드는 것이 인체공학적으로 좋은 방법이다. 가능한 팔꿈치를 받치고 팔 받침이 없는 의자에 앉지 말아라.

무거운 물건을 옮기거나 들어올릴 때에 팔을 소켓에 유지하기 위하여 어깨세모근은 힘들게 일을 해야 한다는 것을 염두에 두어라. 어떤 사고나 팔이 비틀어지거나 끼거나 당겨지는 낙상에서 어깨세모근들을 다치기가 쉽다. 어깨가 부딪히는 손상이 어깨세모근의 통증유발점들을 발생시킨다고 생각된다(Simons, Travell과 Simons 1999).

### 치료 *Treatment*

어깨세모근을 손으로 마사지하는 것은 손을 너무 피곤하게 만든다. 그대신 테니스공이나 라크로스공을 벽에 대고 사용해라. 벽에 대한 각도를 돌려가면서 하는 것이 어깨세모근의 세 부분 전체를 공으로 굴릴 수 있게 한다.

전방과 후방 어깨세모근의 근육 중간에서만 통증유발점들이 발견되는 것을 유의하라. 중간 어깨세모근에서는, 그것의 복잡한 섬유 배열 때문에, 통증유발점들이 어깨 뾰족한 곳부터 위팔의 중간 부착부까지 어떤 곳에서도 나타날 수 있다. 중간 어깨세모근에서는 뭉친 곳(knots)의 대부분이 실제로 발견되는데, 그것이 근육의 제일 큰 부분이며 일을 많이 하기 때문이다. 벽에 기대서서 꼭대기에서부터 하단부와 뒤까지 공을 굴려라, 근육 부위를 꼼꼼하게 다림질을 해라.

## 위팔 근육들 *Upper Arm Muscles*

보디빌더들은 그들의 위팔 근육들을 잘 알고 있다. 그 외의 모든 사람들은 그것들을 잊기가 쉽다. 위팔의 컨디션이 안 좋을 때, 직업이나 여가 활동은 그들에게 그들의 강도나 참을성을 쉽게 넘어가는 무리를 줄 수 있다. 위팔 근육들은 손이 어디에 있던지 그 무게를 지탱해야 하는데, 아기이던지, 식료품 바구니나, 무거운 연장 들이다. 때때로 위팔 근육들은 전체 몸무게를 받혀야만 할 때도 있다. 의자에 앉거나 일어설 때, 차에 타거나 내릴 때 들이 위팔 근육들의 통증유발점들을 부추기는데, 특히 몸무게가 비정상일 때 그렇게 되기가 쉽다.

### *큰원근 (대원근)과 넓은등근 (광배근)* *Teres Major and Latissimus Dorsi*

큰원근과 넓은등근은 함께 겨드랑이의 뒤편을 감싸고 지나가서 위팔뼈의 꼭대기 가까운 곳의 앞면에 부착한다(그림 5.36, 5.37). 그들의 작용은 팔을 밑으로, 가슴을 향하여 안으로, 그리고 팔꿈치를 몸쪽으로 돌아가게 한다. 후방 어깨세모근의 도움을 받아서, 그것들은 팔을 뒤쪽으로 뻗는다. 큰원근은 "큰 원형 근육"을 뜻한다. 넓은등근은 비록 등 하부 근육이지만, 그것이 위팔을 움직이고 등 중간, 상부에 통증을 일으키므로 이 장에서 다룬다.

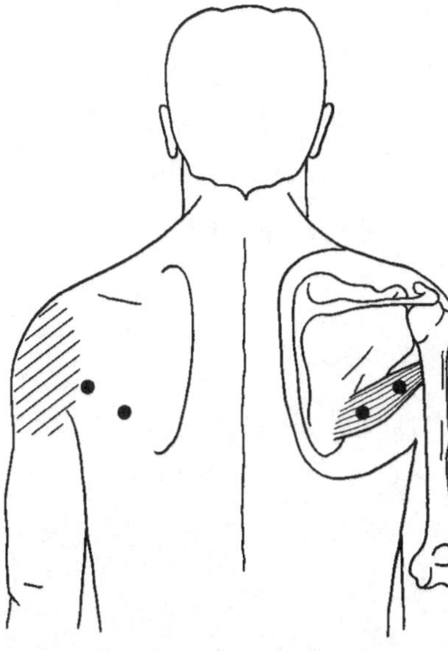

그림 5.36 큰원근 통증유발점들과 연관통 양상

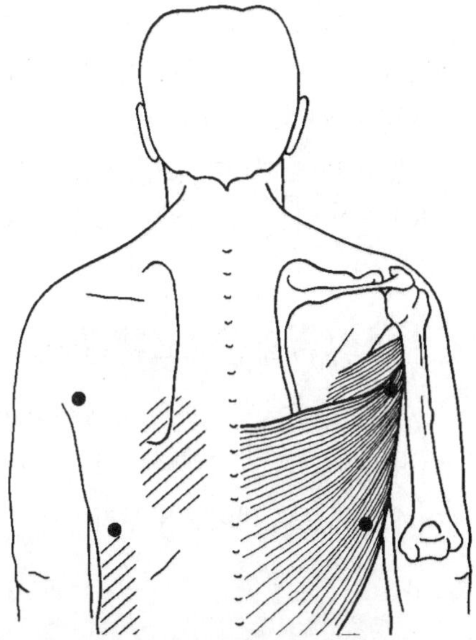

그림 5.37 넓은등근 통증유발점들과 연관통 양상

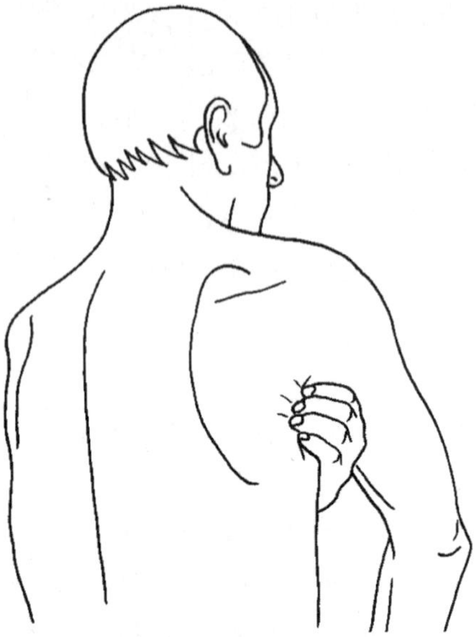

그림 5.38 엄지와 손가락들 사이로 넓은등근과 큰원근의 마사지

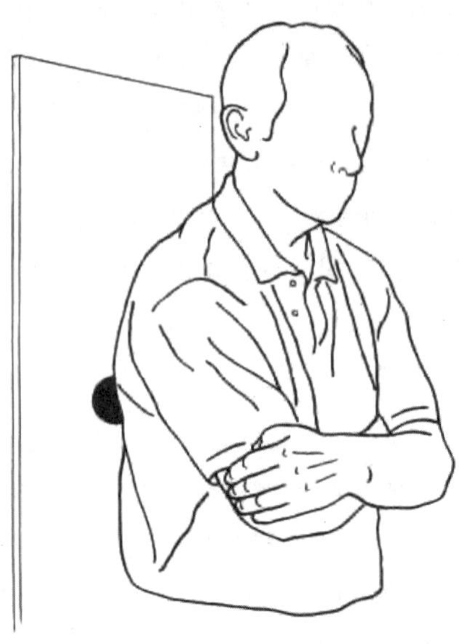

그림 5.39 벽에 공을 대고 넓은등근 마사지 (아래쪽 통증유발점)

큰원근의 통증유발점들은 팔꿈치를 테이블이나 책상 위에 올리고 쉬고 있을 때, 또는 선반에서 물건을 꺼내려고 팔을 위 앞쪽으로 뻗을 때 후방 어깨세모근에 날카로운 통증을 유발시킨다(그림 5.36). 근처의 넓은등근의 통증유발점이 활성화되면, 위와같은 동작들이 어깨판의 아래모서리에 집중된 등 중간의 통증을 일으킨다(그림 5.37). 넓은등근의 아래 통증유발점은 복부옆의 낮은 부위에 통증을 일으킨다. 넓은등근의 통증유발점들이 특이하게 활성화되면, 통증은 팔의 안쪽 편을 따라 내려가서 손의 자뼈(척골)쪽과 손가락의 네 번째와 다섯 번째로 까지 뻗어 간다(그림에 없음). 큰원근이나 넓은등근의 통증유발점들은 모두가 팔을 높은 선반을 향해서 위 앞으로 뻗을 때 필요한 쭉 펴는 것을 방해한다. 그들은 팔을 완전히 들어올리지 못하게 한다. 넓은등근 통증은 밤에 활성화 되어서 잠을 방해할 수 있다(Simons, Travell과 Simons 1999).

팔을 강하게 아래로 당기는 큰원근과 넓은등근의 중요성을 고려할 때, 그들에게 해가 되는 부하와 과사용의 종류를 떠 올리기가 쉽다. 문제의 원인으로는, 체조, 테니스, 수영, 노 젓기, 송판 쪼개기, 던지기, 투구들의 동작을 보라. 당신을 당겨 올리는 것이나 팔로 아래로 미는 동작이 포함된 훈련을 세게 하지 말아라. 앞으로나 머리 위로 팔을 뻗어서 이러한 근육들에게 과도 스트레칭이나 반복된 장력을 주는 일에 주의를 기울여라. 꽉 끼는 브라끈은 넓은등근 통증유발점들을 영속화 시킬 수 있다.

큰원근과 넓은등근의 통증유발점들을 찾는 데는 엄지와 손가락들로 겨드랑이 뒤쪽 근육 다발을 꼬집는 것이 매우 효과적이다(그림 5.38). 이 두 근육들 사이에 홈을 찾아보아라. 넓은등근은 보다 더 얕게 있고 손가락 두세 개 폭을 갖고 있다. 최상의 결과를 얻기 위해서 꼬집듯이 그것의 통증유발점을 마사지 해라. 더 커다랗게 쥐는 것이 큰원근을 찾는 것을 도울 것이다. 이 조직 모두다 그냥 지방이라고 느낄 수 있다. 꼬집는 동안 그것들을 뒤로 강하게 당겨서 이 근육들을 수축시켜라. 여기에 얼마나 많은 근육들이 있는 지 놀랄 것이다. 큰원근 통증유발점들은 쩨라케인, 테니스공, 고탄성공, 또는 라크로스공으로 마사지 할 수 있다. 팔을 밑으로 뻗고, 공을 어깨판의 가쪽 가장자리 반 정도 밑에 공을 놓고 벽에 기대라 (그림 5.39). 어깨판 아래 모서리로 공을 굴려서 큰원근 두 번째 점을 찾아라. 그림 5.39는 공을 벽에 대고 하는 아래쪽 넓은등근 통증유발점 마사지를 보여준다.

## *부리위팔근 (오훼완근) Coracobrachialis*

부리위팔근은 위팔 안쪽에서 위팔두갈래근과 위팔세갈래근 사이에 위치한다. 근육은 일반적으로 집게의 두 배의 길이이며 굵기는 집게보다 약간 크다. 그것의 하단은, 위팔의 아래 중앙에 부착한다. 상단은, 어깨판의 작은 부분으로 어깨 전면으로 튀어나온 부리돌기에 붙어 있다(그림 5.16). 부리위팔근은 팔을 몸 옆으로 꽉 당기는 역할을 한다.

부리위팔근 통증유발점들의 통증은 전방 어깨세모근, 위팔세갈래근, 앞팔 뒤쪽, 그리고 손의 뒤 편에서 느껴진다(그림 5.40, 5.41). 통증유발점들이 더욱 활성화될수록, 통증 양상은 심해진다. 극한의 상황에서는, 통증이 중지 끝까지 뻗어나갈 수 있다. 당신은 어깨와 위팔의 보다 명백한 통증유발점들이 비활성화가 되기 전 까지는, 이러한 부리위팔근이 관여되어있다는 것을 알지 못할 것이다. 이 근육의 통증유발점들은 팔을 몸 뒤나 머리 위로 올리는 것을 힘들게 한다. 또한 통증유발점들에 의하여 짧아진 부리위팔근은 팔을 지배하는 신경을 눌러서, 위팔두갈래근, 앞팔 및 손의 마비를 초래한다 (Simons, Travell과 Simons 1999).

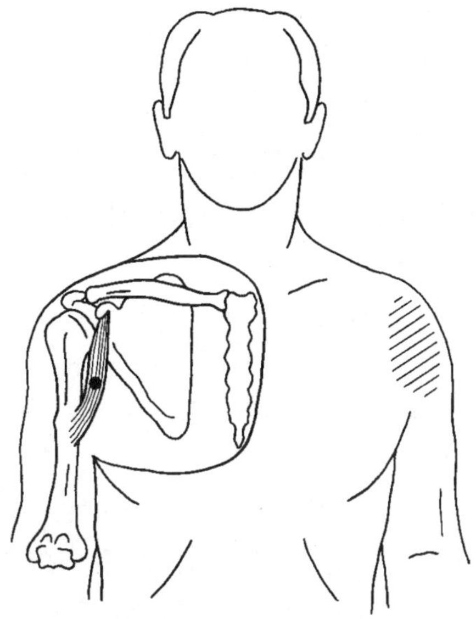

그림 5.40 부리위팔근 통증유발점들과 전면 연관통 양상

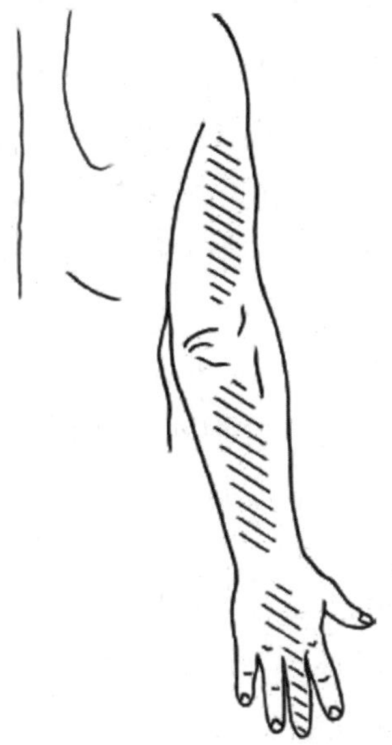

그림 5.41 부리위팔근의 후면 연관통 양상

이 근육을 긴장시킬 수 있는 동작의 예들은, 푸쉬-업, 암벽 타기, 밧줄 타기, 수영, 공 던지기, 골프 및 테니스 들이다. 반복적으로 어떤 것을 아래로 당기는 것을 요구하는 일이 부리위팔근에 스트레스를 준다. 팔을 몸 앞으로 손바닥을 위로하여 뻗은 채로 중량을 드는 것을 유의하여라.

부리위팔근의 찾기는, 위팔뼈의 최대한 꼭대기 부위의 안쪽을 엄지로 누르는 것이다(그림 5.42). 팔꿈치를 굽혀서 위팔두갈래근을 수축시켜라. 그 다음 팔꿈치를 몸 옆으로 조이면 두갈래근 바로 뒤에 있는 부리위팔근을 수축시켜라. 찾기가 쉽지 않으므로, 이것을 필요 시 반복적으로 해라. 위팔뼈에서 위쪽 높이 통증유발점들을 찾는 곳이다. 엄지로 부드럽게 위 아래 스트로크로 마사지를 해라. 부리위팔근 뒤로 중요한 신경, 혈관이 지나가므로, 조심스럽게 해야만 한다.

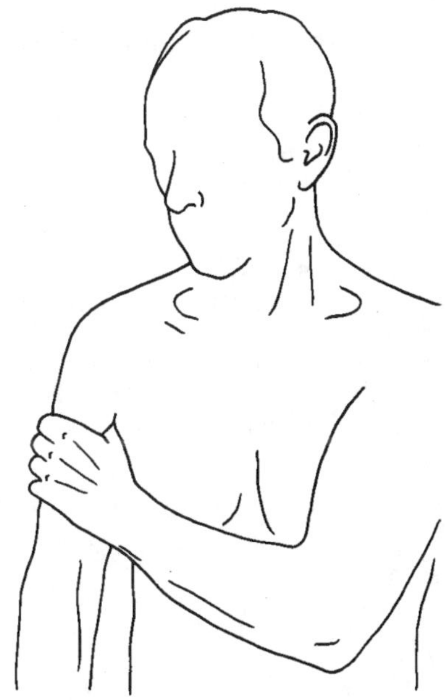

그림 5.42 엄지를 사용한 부리위팔근 마사지

혼란스러운가? 가장 나쁜 증상들에 제일 잘 들어 맞는 딱 3개의 근육들을 열거해라. 그 모두를 일주일 동안 하루 3번 치료해라. 그 주 끝에 다음으로 중요한 세 근육들을 더해라.

## 위팔두갈래근 (상완이두근) Biceps

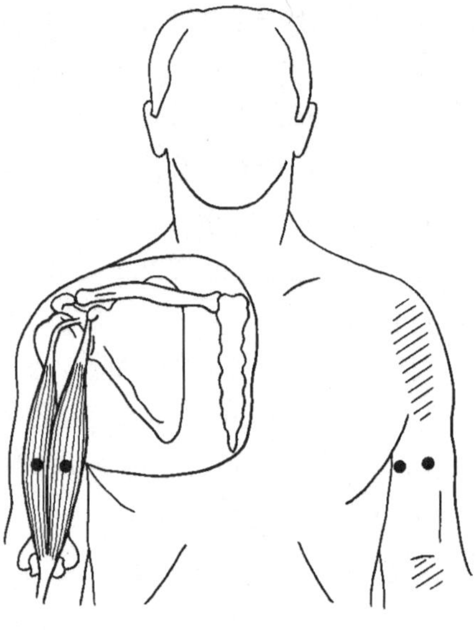

그림 5.43 위팔두갈래근 통증유발점들과 연관통 양상

위팔두갈래근은 두 개의 머리를 갖고 있는데, 하나는 부리위팔근을 따라서 부리돌기에 붙어있고, 다른 하나는 소켓 바로 위쪽의 어깨 판에 붙어 있다(그림 5.43). 어깨판 부착이 위팔두갈래근이 팔을 올리는 것을 돕는다. 위팔두갈래근의 아랫단은 앞팔 뼈에 붙어있는데, 그것이 팔꿈치를 구부리고 손바닥이 위를 보게 손을 돌리는 것을 돕는다.

위팔두갈래근의 극도로 중요한 다른 기능은 팔을 소켓 내에 굳건히 유지되는 것에 관여한다. 어깨 관절을 유지하는데 많은 근육들이 작용하는데, 그러나 위팔두갈래근이 없다면 어떤 무거운 것을 옮길 때 관절이 서로 떨어질 것이다.

위팔두갈래근의 통증유발점들은 어깨 자체의 앞쪽이나 팔꿈치 주름에 통증을 만든다(그림 5.43). 그것들은 위팔두갈래근 자체에는 통증을 거의 일으키지 않는다. 또한 팔에 힘이 없거나 손바닥을 아래로 보게 한 후 팔을 완전히 펴는 것이 힘들게 된다. 어깨 뒤편의 가시위근 부위에 희미한 쑤심이 때때로 느껴지기도 한다(그림에 없음). 위팔두갈래근에서 어깨로 전이된 통증은 힘줄염 또는 낭염으로 오인되기도 한다(Simons, Travell과 Simons 1999).

가시아래근 또는 빗장밑근에서 전이된 통증에 의하여 통증유발점들이 위팔두갈래근에서 시작될 수가 있다 (Simons, Travell과 Simons 1999). 통증유발점들의 다른 흔한 원인으로는 스포츠 활동에서 과사용, 손바닥을 위로 보게 해서 중량 들기 (아기 또는 어린아이) 및 팔꿈치를 강하게 굽히는 운동-역기를 당겨 올리는 것-들이다. 스크류드라이버를 계속 돌리는 것 같은 반복적인 작업장에서의 피로가 위팔두갈래근을 혹사 시킨다. 반복적으로 뻣뻣한 문고리를 돌리는 것이 통증을 활성화 시킬 수 있다. 수축된 위팔두갈래근을 계속 요구하는 어떤 동작을 염두에 두어라. 이것의 예는 오른손잡이의 바이올린 연주인데, 손을 핑거 보드 위의 제 위치에 있게 하기 위하여 왼쪽 위팔두갈래근에 계속된 수축이 요구되기 때문이다. 바이올리니스트의 오른쪽 위팔두갈래근은 활을 켜기 위하여 계속되는 수축 이완으로 종종 통증유발점들이 나타난다. 팔을 옆으로 뻗을 때 두갈래근 통증유발점들은 위팔뼈머리 위로 건이 뚝 소리를 내거나 갈리게 만들 수 있다.

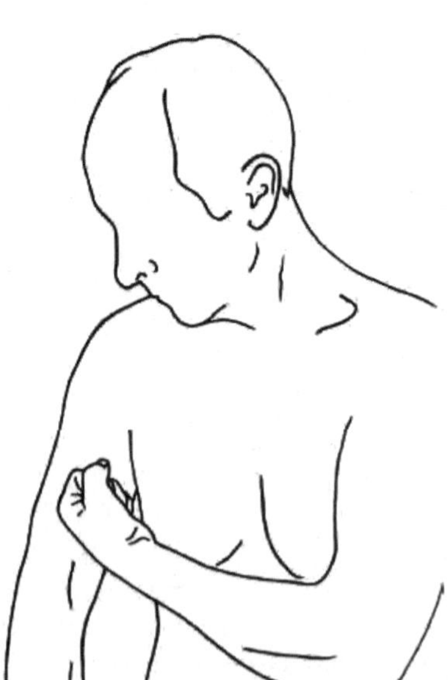

그림 5.44 주먹결절을 사용한 위팔두갈래근 마사지

근육의 중간 점에서 위팔두갈래근의 어느 쪽 머리에서도 통증유발점들이 발견될 수 있다. 받힌 엄지나 주먹결절로 깊게 훑어 내리면서 마사지하거나 (그림 5.44), 벽에 댄 공으로 해라. 어깨 앞쪽으로 전이된 아픈 부위만을 마사지하지를 말아라. 이 부위로 연관통을 보내는 이 장의 모든 근육들의 통증 가이드를 참조하라: 위팔두갈래근은 목록의 낮은 위치에 있다는 것을 주목하라.

## *위팔세갈래근 (상완삼두근) Triceps*

위팔세갈래근은 세 개의 가지 또는 머리로 된 길고 넓은 근육이다. 앞팔에 있는 두 개 뼈 중의 하나인, 자뼈에 근육이 부착되어서 팔꿈치를 펴는데 큰 지렛대를 만든다: 위팔세갈래근만이 이 기능을 담당한다. 위팔세갈래근 긴머리는 어깨판에 붙어서 팔을 소켓 내에 있게 한다. 위팔세갈래근의 통증유발점들은 다섯 개의 다른 부위에서 나타나며 다섯 가지 독특한 통증 양상을 보인다.

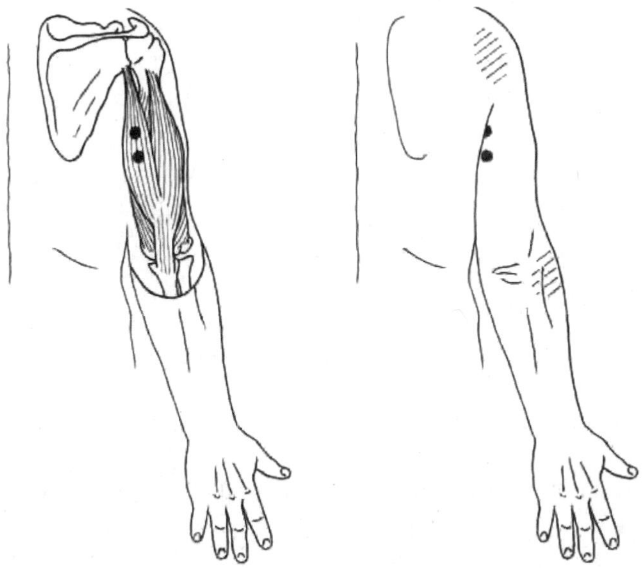

**그림 5.45 위팔세갈래근 #1 통증유발점들과 연관통 양상**

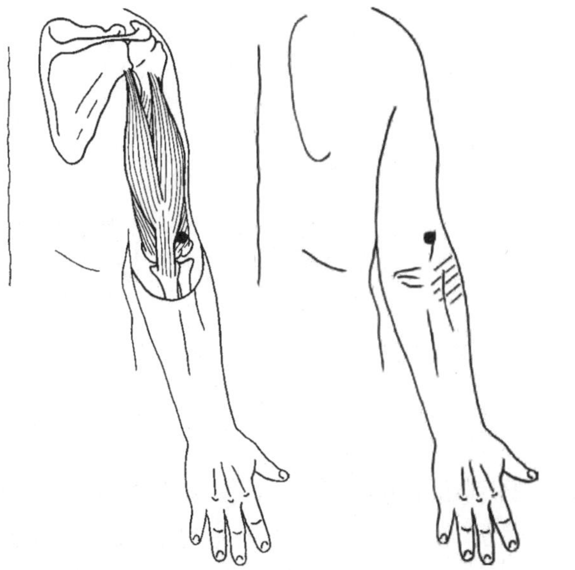

**그림 5.46 위팔세갈래근 #2 통증유발점과 연관통 양상**

**위팔세갈래근의 #1** 통증유발점은 어깨 뒷면과 바깥 팔꿈치에 통증을 보낸다(그림 5.45). 더 나빠지면, 상부 등세모근과 목의 뿌리 쪽에 통증을 전이한다(그림에 없음). 이것이 가장 흔한 위팔세갈래근 통증유발점이지만, 위팔세갈래근 안쪽 가장자리에 있기 때문에 못 찾는 경우가 많다(Simons, Travell과 Simons 1999).

**위팔세갈래근의 #2** 통증유발점 또한, 근육이 상대적으로 얇은 팔꿈치에 매우 가깝게 있어서, 그것 또한 놓치기 쉽다. 그것은 "테니스 엘보" 또는 위관절융기염이라고 알려진 바깥 팔꿈치 통증의 여러 원인 중의 하나이다(그림 5.46). 통증은 아래로 약간 떨어진 앞팔의 뒤쪽으로 뻗어가기도 한다(Simons, Travell과 Simons 1999).

**위팔세갈래근의 #3** 가쪽 머리에 있는 통증유발점은 위팔 뒤쪽에 국소적 통증의 원인이 된다(그림 5.47). 그것은 특별히 중요한데, 가쪽 머리를 뻣뻣하게 만들어 노신경을 눌러서 앞팔과 손의 엄지 쪽에 마비를 일으킨다(Simons, Travell과 Simons 1999). 노신경은 이 지점에서 그 근육을 통과한다. 그것은 마사지에 약간 찌릿하므로, 살살해라.

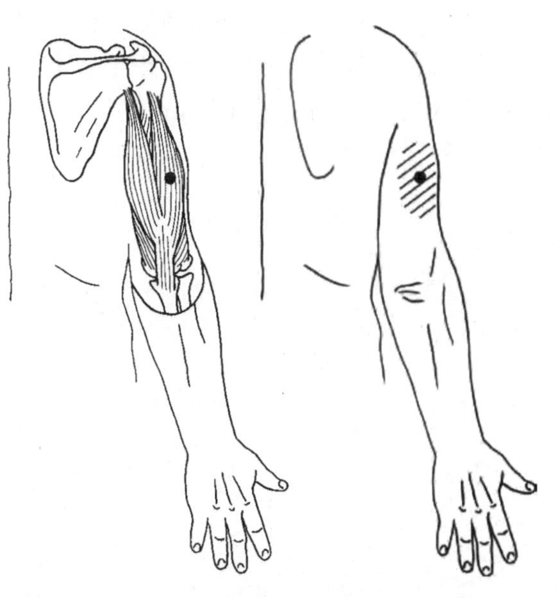

**그림 5.47 위팔세갈래근 통증유발점 #3와 연관통 양상**

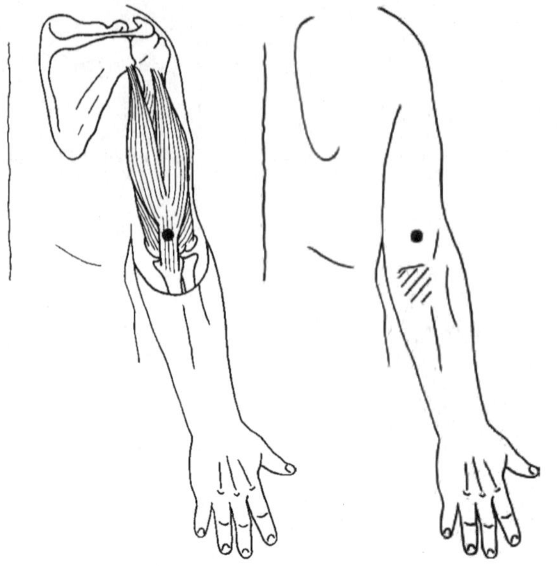

그림 5.48 위팔세갈래근 #4 통증유발점과 연관통 양상

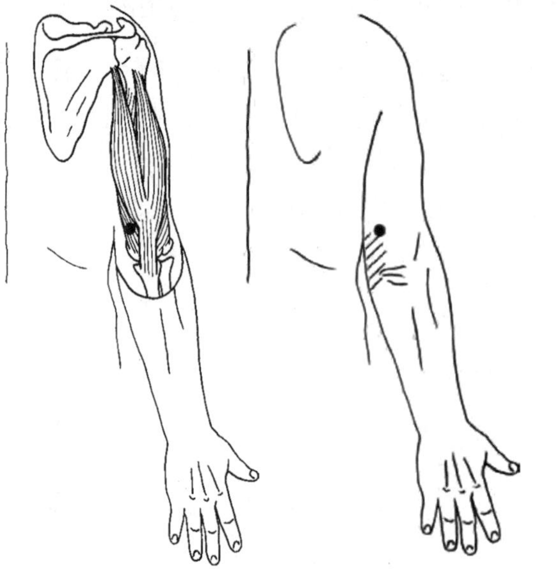

그림 5.49 위팔세갈래근 #5 통증유발점과 연관통 양상

**위팔세갈래근의 #4** 통증유발점은 팔꿈치가 무엇에 닿게 될 때 과민하게 되어(그림 5.48), 의자의 팔걸이나 테이블 위에 팔꿈치를 놓는 것을 힘들게 만든다(Simons, Travell과 Simons 1999). 이 통증유발점은 꼬집거나 누를 때 빨리 해결된다.

**위팔세갈래근의 #5** 통증유발점은 안쪽 팔꿈치 또는 종종 안쪽 앞팔에 통증을 전이한다(그림 5.49). 이 부위의 통증은 종종 "골프 엘보" 또는 안쪽 위관절융기염이라고 불린다(Simons, Travell과 Simons 1999).

이 통증유발점들의 어떤 것들이라도 증세가 심각해지면, 네 번째나 다섯 번째 손가락 통증의 원인이 된다. 또한 그것들 중 어떤 것일 지라도 앞팔의 뒤쪽과 위팔세갈래근 자체에 압박감의 쑤심을 만든다. 위팔세갈래근의 통증유발점들은 팔꿈치를 약화시키며 그것의 굽히고 펴는 모두를 제한한다고 본다. 관절염, 힘줄염, 및 낭염들이 통증유발점들의 영향이 고려되지 않았을 때 위팔세갈래근에 의한 팔꿈치로의 연관통을 설명할 때 흔히 쓰인다.

스포츠에서나 작업장에서의 과사용이 위팔세갈래근의 통증유발점들을 만드는데, 특히 어떤 힘들고, 반복적인 미는 동작이다. 단지 어떤 물건을 아래로 쉬지 않고 오랫동안 들고 있는 것이 위팔세갈래근의 문제를 만든다. 때때로 위팔세갈래근의 통증유발점들은 넓은등근 또는 위뒤톱니근의 예기치 않은 위성 통증유발점들이다.

위팔세갈래근을 마사지하는 편리하고 효과적인 방법은 주먹을 사용하는 것인데, 테니스공을 손바닥에 잡고 한다(그림 5.50). 이 테크닉은 책상, 피아노 등에서 하기가 너무 좋다. 또는 가슴이나 무릎에 공을 쥔 주먹결절 위로 마사지를 해도 좋다. 특히, 위팔세갈래근의 바깥쪽 가장자리를 위한 다른 좋은 방법은 공을 벽에 대고 하는 것이다(그림 5.51).

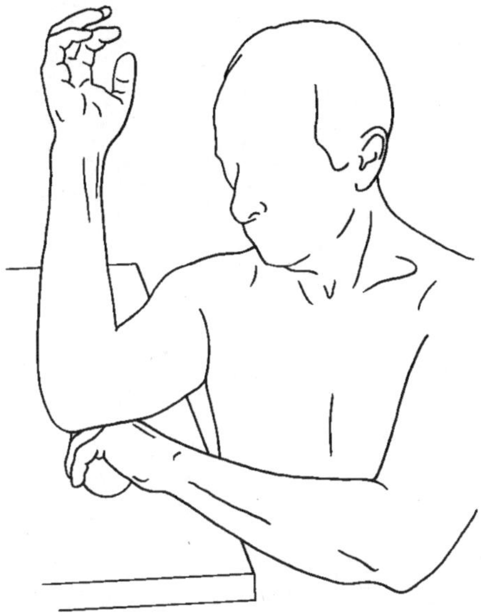

그림 5.50 주먹결절과 공을 사용한 위팔세갈래근 마사지

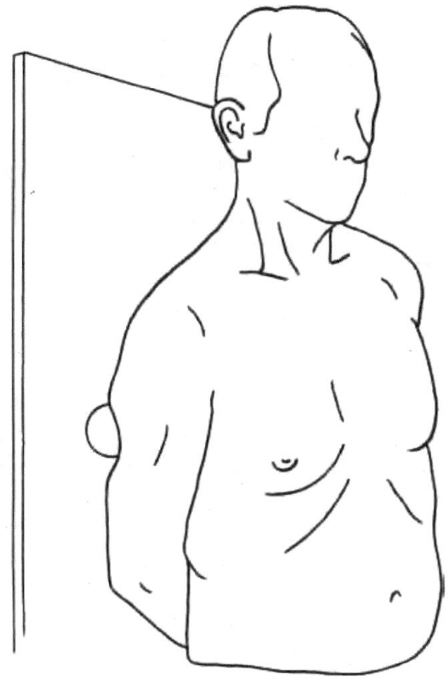

그림 5.51 공을 벽에 대고 팔꿈치를 굽혀서 손을 잡고 하는 위팔세갈래근 마사지

제6장

# 팔꿈치, 앞팔, 및 손의 통증

Elbow, Forearm, and Hand Pain

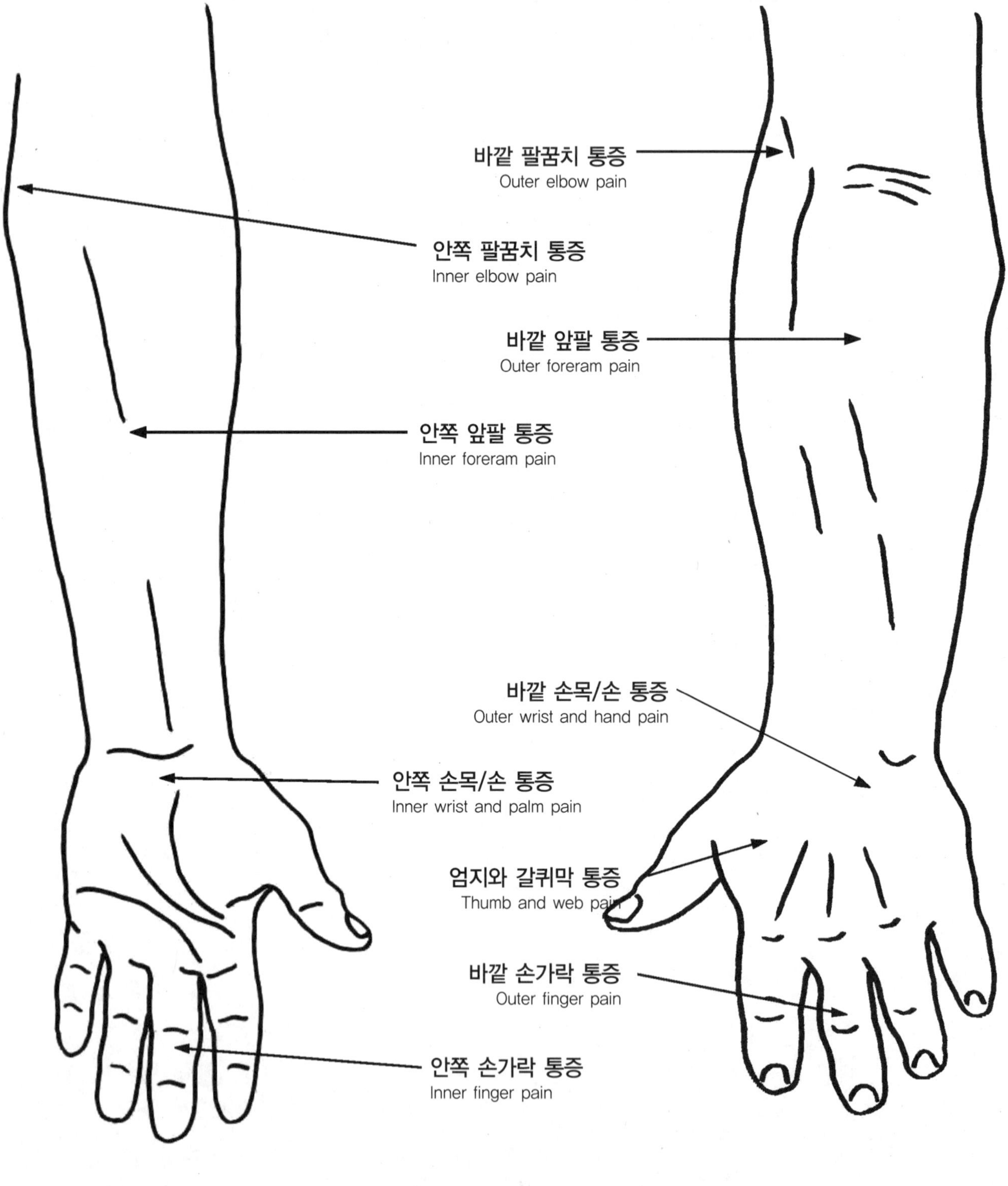
바깥 팔꿈치 통증
Outer elbow pain
안쪽 팔꿈치 통증
Inner elbow pain
바깥 앞팔 통증
Outer foreram pain
안쪽 앞팔 통증
Inner foreram pain
바깥 손목/손 통증
Outer wrist and hand pain
안쪽 손목/손 통증
Inner wrist and palm pain
엄지와 갈퀴막 통증
Thumb and web pain
바깥 손가락 통증
Outer finger pain
안쪽 손가락 통증
Inner finger pain

# 통증 가이드 *Pain Guide*

# 팔꿈치, 앞팔, 및 손
## Elbow, Forearm, and Hand

**굵은 글씨체는 주된 통증 양상을 나타낸다.** 보통 글씨체는 덜 흔하거나 위성 통증유발점 양상을 나타낸다. 문제와 연관된 가능성이 큰 순서로 근육들이 나열된다. 또한 *기타 증상 가이드*를 보아라. www.newharbinger.com/24946에서 다운로드를 위한 유용한 가이드를 준비했다. 이 책 뒤에 더 많은 정보가 있다.

# 기타 증상 가이드 *Other Symptoms Guide*

# 팔꿈치, 앞팔, 및 손
## Elbow, Forearm, and Hand

**관절염** *Arthritis*
- 손가락폄근 (143)
- 뼈사이근 (135)

**손목터널증후군** *Carpal Tunnel syndrome*
**앞팔에서 정중신경 포착**
*Entrapment of the Median Nerve in the Forearm*
- 원엎침근 (148)
- 노쪽손목굽힘근 (145)

**거짓-손목터널증후군**
*Pseudo-Carpal tunnel syndrome*
- 위팔근 (130)
- 손가락굽힘근 (147)
- 목갈비근 (96)
- 긴손바닥근 (146)
- 엄지맞섬근 (150)
- 엄지모음근 (151)
- 위팔노근 (139)
- 긴노쪽손목폄근 (138)
- 짧은노쪽손목폄근 (138)
- 어깨밑근 (113)

**팔꿈치터널증후군**
*Cubital tunnel Syndrome*
**앞팔에서 자신경 포착**
*Entrapment of the Ulnar Nerve in the Forearm*
- 자쪽손목굽힘근 (145)
- 손가락굽힘근 (147)

**손에서 자신경 포착** *Entrapment of the Ulnar Nerve in the in the Hand*
- 새끼맞섬근 (152)

**드퀘르벵 증후군**
*de Quervain's stenosing Tenosynovitis*
- 긴엄지벌림근 (144)
- 긴노쪽손목폄근 (138)
- 짧은노쪽손목폄근 (138)
- 위팔노근 (139)
- 긴손바닥근 (146)

**섬세한 운동기술의 곤란 및 통증**
*Difficulty or Pain with Fine Motor Skills*
- 엄지두덩근 (150)
- 새끼두덩근 (152)
- 뼈사이근 (135)

**손가락의 뻣뻣함, 압통, 및 허약**
*Finger Stiffness, Tenderness, or Weakness*
- 손가락폄근 (143)
- 집게폄근 (143)
- 손가락굽힘근 (147)
- 뼈사이근 (135)
- 새끼두덩근 (152)

**골프 엘보(안쪽 위관절융기염)**
*Golfer's Elbow(medial epicondylitis)*
- 위팔세갈래근 (121)
- 큰가슴근 (163)
- 앞팔 굽힘근들 (145)
- 짧은엄지벌림근 (150)

**집기 (악수, 문고리, 스크류드라이버, 손 도구들)** *Grip(handshake, doorknob, screwdriver, hand tools)*
**믿을 수 없음** *Undependable*
- 목갈비근 (96)
- 긴노쪽손목폄근 (138)
- 손가락폄근 (143)
- 뒤침근 (139)

**허약** *Weakness*
- 위팔노근 (139)
- 긴노쪽손목폄근 (138)
- 짧은노쪽손목폄근 (138)
- 손가락폄근 (143)

**통증** *Pain*
- 긴노쪽손목폄근 (138)
- 손가락폄근 (143)
- 뒤침근 (139)
- 손가락굽힘근 (147)
- 노쪽손목굽힘근 (145)
- 자쪽손목굽힘근 (146)
- 뼈사이근 (135)

**손의 부종** *Hand Swelling*
- 목갈비근 (96)

**헤베르덴결절** *Heberden's Nodes*
- 뼈사이근 (135)
- 엄지모음근 (151)
- 새끼벌림근 (283)

**마비와 아린감** *Numbness and Tingling*
**앞팔** *Forearm*
- 위팔세갈래근#3 (121)
- 작은가슴근 (167)
- 위뒤톱니근 (105)

**가운뎃/새끼손가락(간혹 집게/넷째)** *Middle and ring Fingers(with index or pinky occasionally)*
- 원엎침근 (148)
- 손가락굽힘근 (147)

**새끼, 넷째, 및 가운뎃 손가락** *Pinky, ring, and Middle Fingers*
- 목갈비근 (96)
- 작은가슴근 (167)
- 위뒤톱니근 (105)
- 위팔세갈래근#3 (121)
- 작은원근 (112)
- 자쪽손목굽힘근 (145)
- 손가락굽힘근 (147)

**엄지/집게** *Thumb and First finger*
- 짧은노쪽손목폄근 (138)
- 위팔근 (130)
- 뒤침근 (139)

**노신경 포착** *Radial Nerve entrapment*
- 위팔세갈래근#3 (121)
- 짧은노쪽손목폄근 (138)
- 뒤침근 (139)
- 위팔근 (130)

**압통** *Tenderness*

**팔꿈치** *Elbow*
- 위팔세갈래근 (121)
- 위팔노근 (139)
- 뒤침근 (139)

**손바닥 (따끔거림)** *Palm(prickling feeling)*
- 긴손바닥근 (146)

**엄지(그리고 갈퀴막)** *Thumb(and web of hand)*
- 위팔근 (130)
- 목갈비근 (96)
- 뒤침근 (139)
- 위팔노근 (139)
- 긴노쪽손목폄근 (138)

**손목** *Wrist*
- 노쪽손목굽힘근 (145)
- 자쪽손목굽힘근 (146)

**테니스 엘보 (가쪽 위관절융기염)**
*Tennis elbow(lateral epicondylitis)*
- 뒤침근 (139)
- 위팔노근 (139)
- 긴노쪽손목폄근 (138)
- 손가락폄근 (143)
- 위팔세갈래근 (121)
- 팔꿈치근 (142)
- 위팔두갈래근 (120)
- 위팔근 (130)

**가슴출구증후군**
*Thoracic Outlet Syndrome*
- 목갈비근 (96)
- 작은가슴근 (167)
- 빗장밑근 (166)

**거짓-가슴출구증후군**
*Pseudo-thoracic Outlet Syndrome*
- 큰가슴근 (163)
- 넓은등근 (117)
- 어깨밑근 (113)
- 큰원근 (117)

**방아쇠 손가락** *Trigger Finger*
- 손/손가락 굽힘근들의 힘줄들 (137)

**방아쇠 엄지** *Trigger thumb*
- 짧은엄지굽힘근 (150)

**허약 (집기를 보라)**
*Weakness(also see Grip)*

**팔** *Arm*
- 위팔두갈래근 (120)
- 목갈비근 (96)

**손** *Hand*
- 목갈비근 (96)
- 위팔세갈래근 (121)
- 짧은노쪽손목폄근 (138)

# 통증 도해 가이드 *Pain Illustrations Guide*

# 팔꿈치, 앞팔, 및 손
## Elbow, Forearm, and Hand

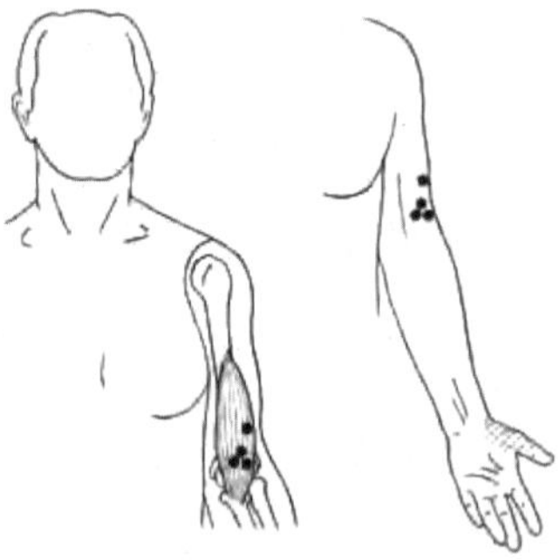
위팔근 통증유발점과 연관통 양상: 안쪽 2 통증유발점이 노신경 포착을 만들 수 있다. (p.136)

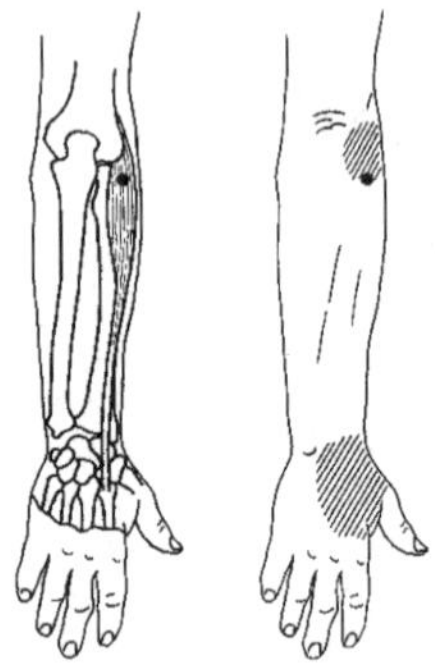
긴노쪽손목폄근 통증유발점과 연관통 양상: 그림은 앞팔과 손의 바깥쪽을 보여준다. (p.138)

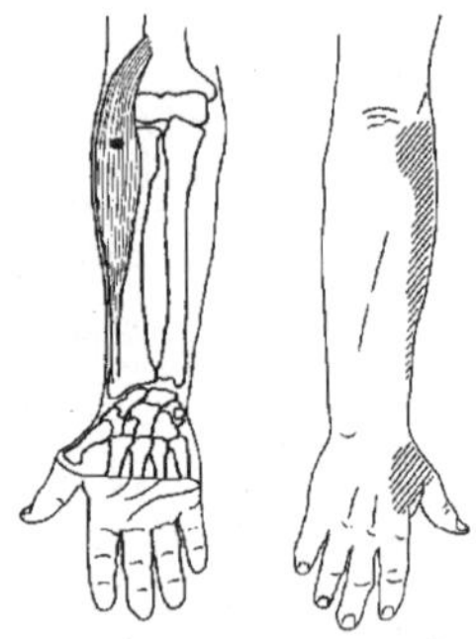
위팔노근 통증유발점과 연관통 양상 (p.139)

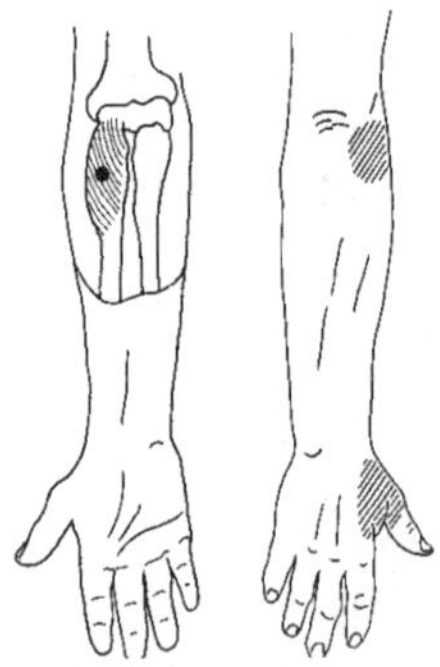
뒤침근 통증유발점과 연관통 양상 (p.139)

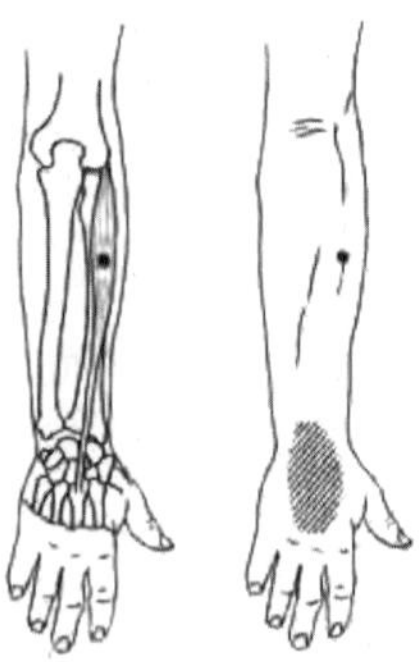
짧은노쪽손목폄근 통증유발점과 연관통 양상 (p.140)

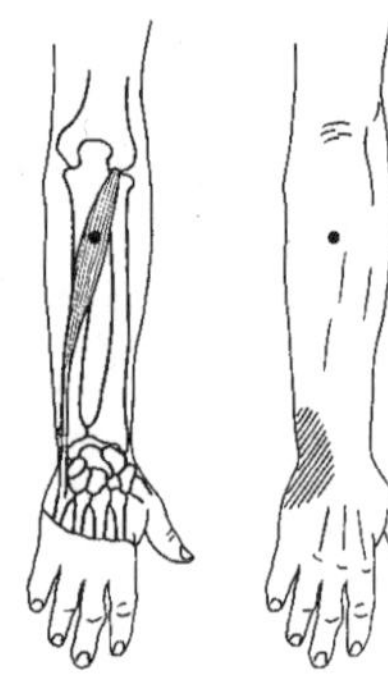
자쪽손목폄근 통증유발점과 연관통 양상 (p.141)

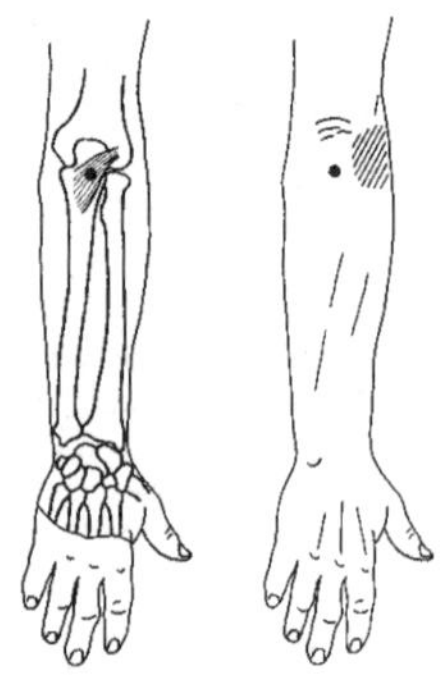
팔꿈치근 통증유발점과 연관통 양상 (p.142)

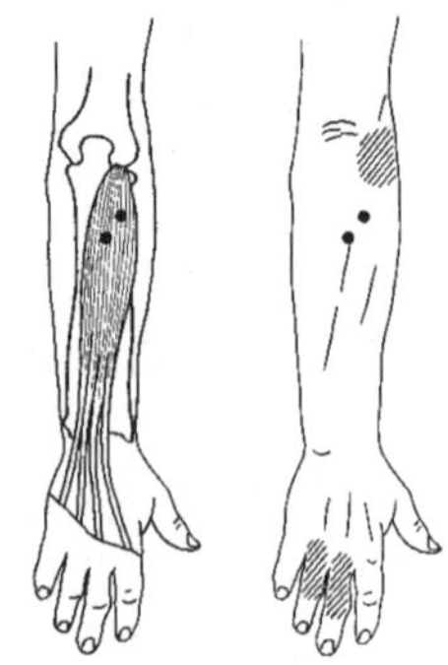
손가락폄근 통증유발점들과 연관통 양상 (p.143)

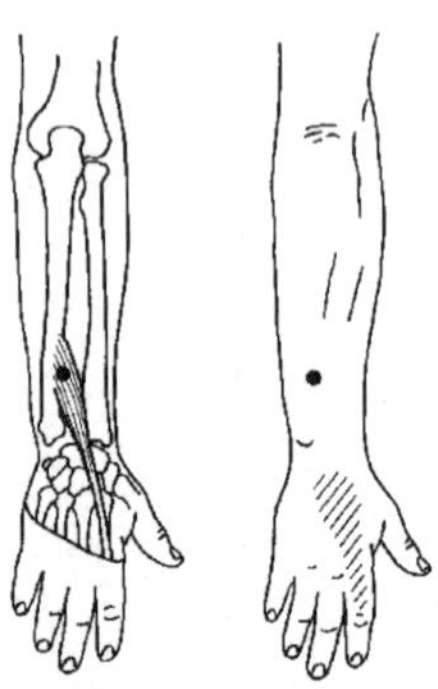
집게폄근 통증유발점과 연관통 양상 (p.143)

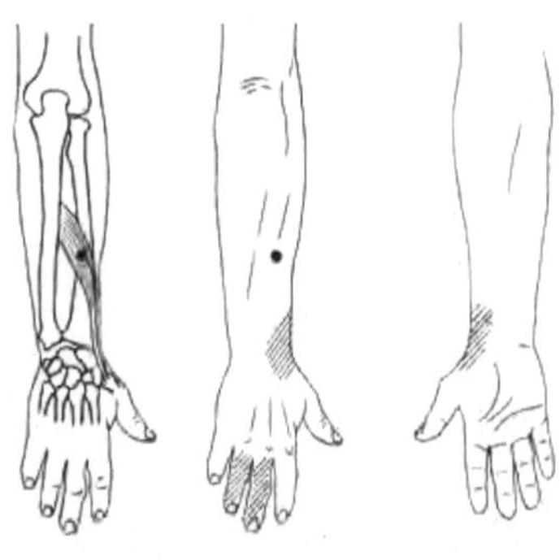
긴엄지벌림근 샘플 통증유발점과 연관통 양상 (p.144)

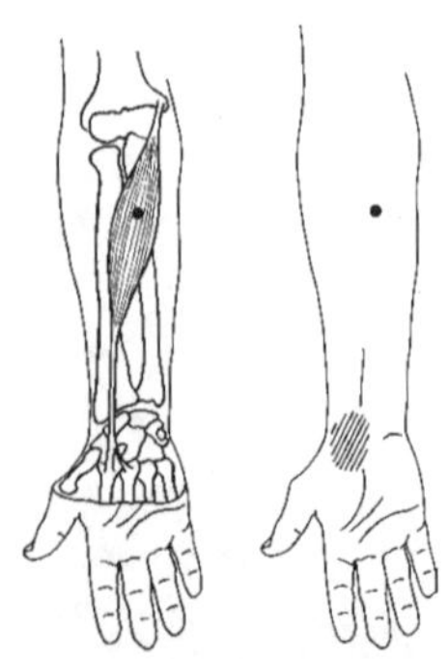
노쪽손목굽힘근 통증유발점과 연관통 양상 (p.145)

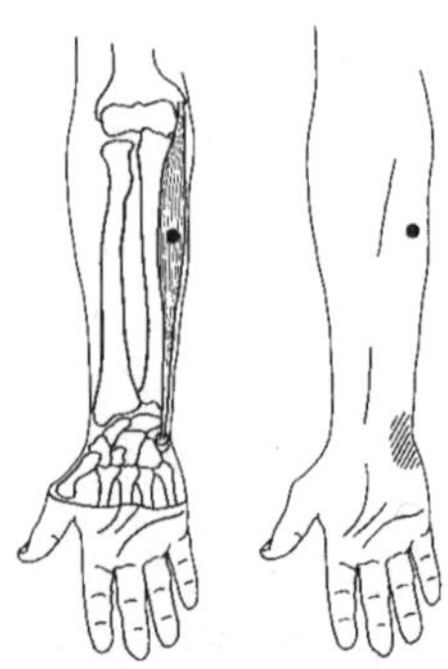
자쪽손목굽힘근 통증유발점과 연관통 양상 (p.146)

www.newharbinger.com/24946에서 다운로드를 위한 유용한 가이드를 준비했다. 자세한 것은 이 책 뒤에 있다.
주의: 시작하기 전에 각각의 근육에 대한 전체 치료 교습을 읽어보아라.

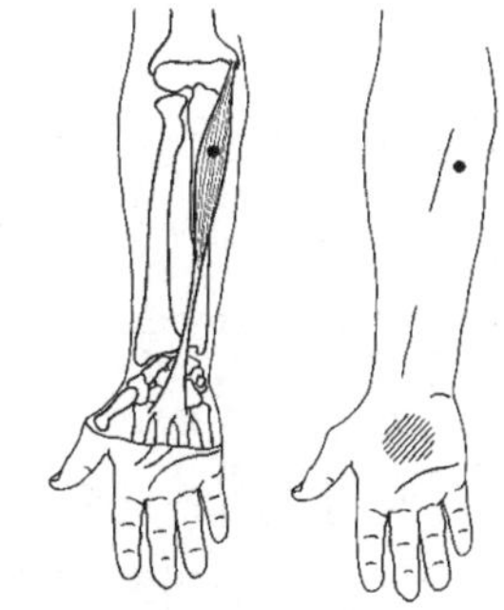

긴손바닥근 통증유발점과 연관통 양상 (p.147)

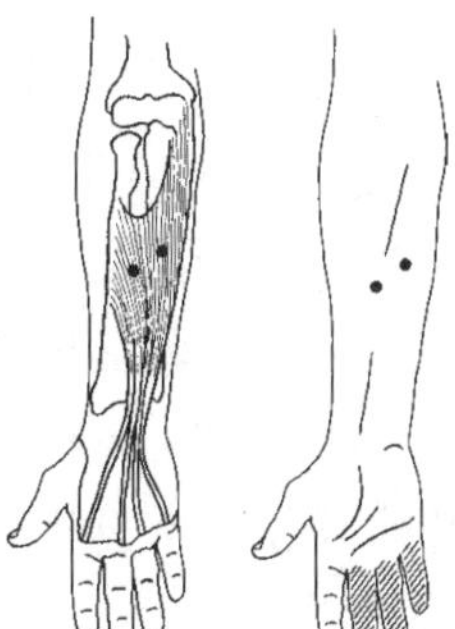

손가락굽힘근 통증유발점들과 연관통 양상 (p.147)

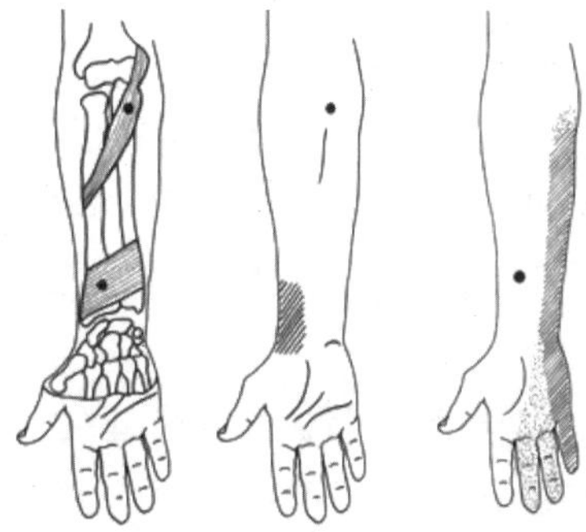

원엎침근과 네모엎침근 통증유발점들과 원엎침근 연관통과 네모엎침근 연관통 (p.148)

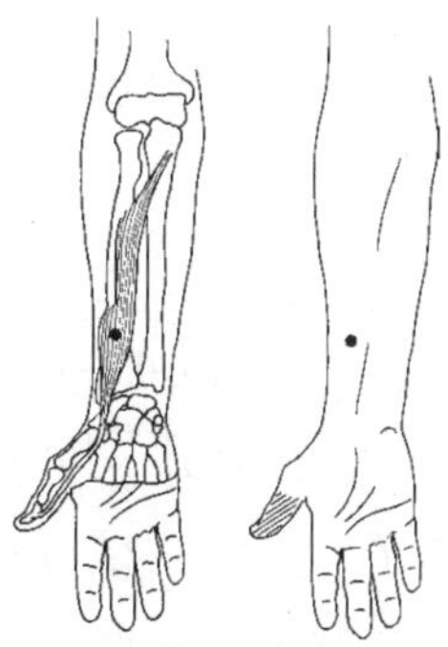

긴엄지굽힘근 통증유발점과 연관통 양상 (p.149)

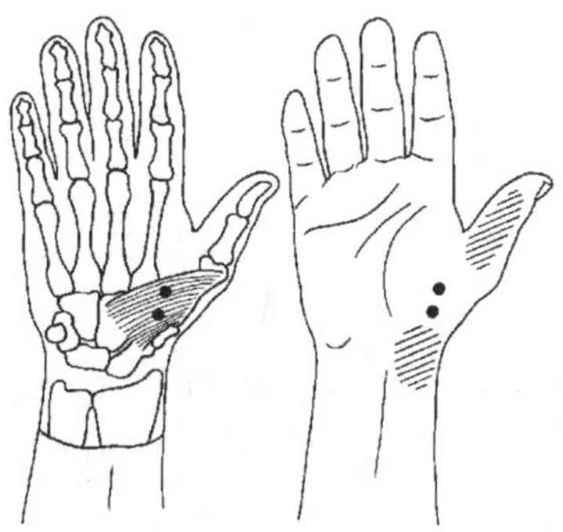

엄지맞섬근 통증유발점과 연관통 양상 (p.150)

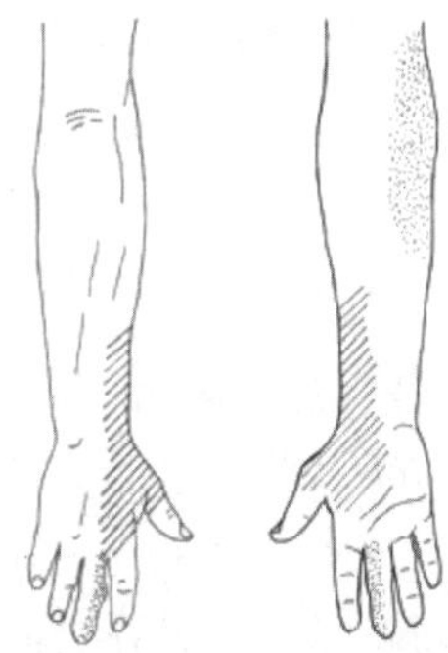

짧은엄지벌림근 연관통 양상 (p.150)

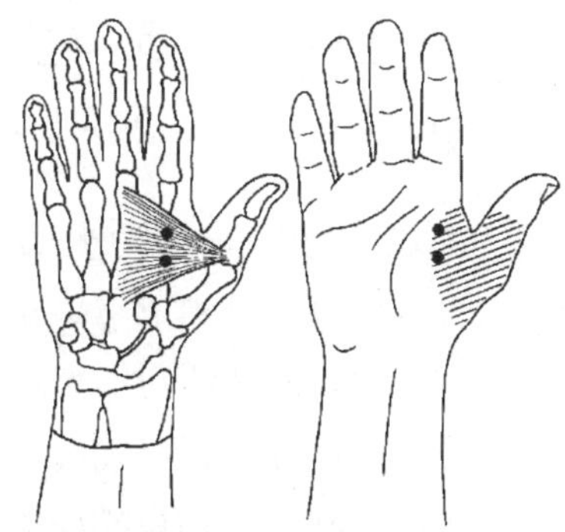

엄지벌림근 통증유발점과 연관통 양상 (p.151)

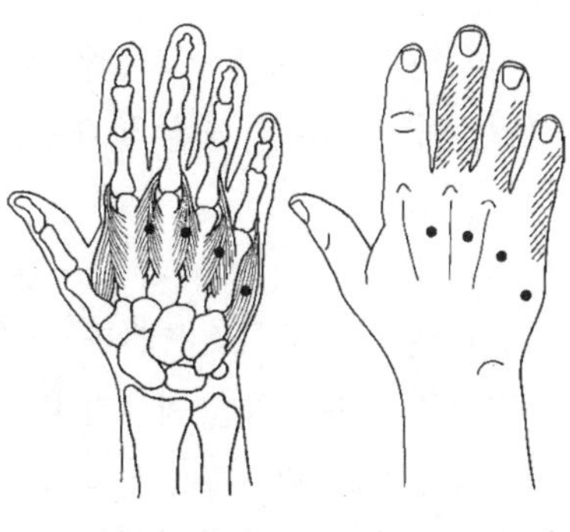

손등뼈사이근 통증유발점과 연관통 양상: 새끼벌림근, 통증유발점 및 연관통 또한 이 그림에 포함되어 있다. (p.152)

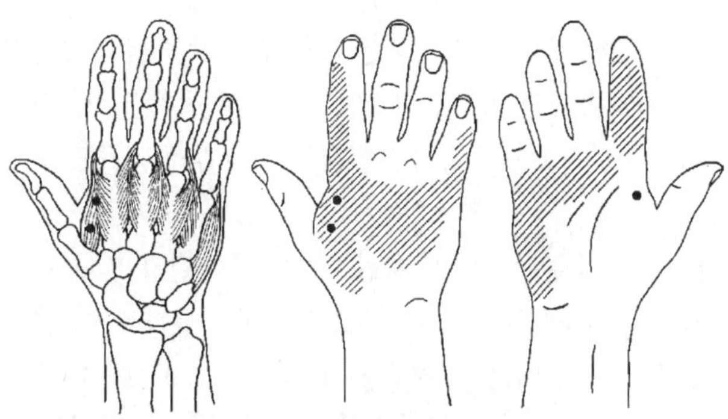

첫째손등뼈사이근 통증유발점과 연관통 양상 (p.152)

# 팔꿈치, 앞팔, 및 손 통증 *Elbow, Forearm, and Hand Pain*

팔꿈치, 앞팔, 손목, 손, 손가락, 및 엄지의 근육근막 증상은 아주 흔하다. 아프고 쑤시는 것에 더하여, 통증유발점들은 마비, 저림, 아린감, 부종, 과민반응, 허약, 및 뻣뻣한 관절을 일으킨다. 이것들의 복합적인 영향이 예기치 않게 물건을 떨어뜨리게 만들 수 있다.

치료사가 통증유발점들에 관해서 알지 못할 때, 이러한 증상들은 위관절융기염(epicondylitis), 관절염, 낭염, 힘줄염, 건병증, 테니스 엘보, 손목터널증후군, 드퀘르뱅증후군 또는 신경학적 손상이라고 잘못 해석되기 쉽다. 앞팔과 손에 있는 증상의 통상적인 치료는 이 많은 문제들이 목, 가슴, 등 상부, 또는 어깨의 통증유발점들에서 시작했다는 사실에도 불구하고, 보통 국소적이다. 증상이 발병부위가 아닌 다른 부위에서 나타나기 때문에(변위), 자석, 손목 스프린트, 압박 붕대, 전기자극, 및 초음파 같은 국소적인 치료에서 얻어지는 경감은 기껏해야 일시적이기 쉽다. 유사하게, 투약이 통증유발점들에 영향을 끼치지 못하고 오직 증상을 가리게 되므로 진통제의 어떤 유용한 효과는 오직 일시적인 것이다.

손목터널증후군과 가쪽 위관절융기염 (테니스 엘보) 같은 두 가지 대중적인 진단들은 통증유발점 치료에 관해서 특히 흥미롭다. 당신의 증상이 이들 중 어느 이름으로 불릴 경우,통상적인 치료들은 필요없는 고통, 비용 그리고 만족스럽지 못한 결과를 준다. 수술, 코티손 주사, 및 물리치료를 받은 후 조차도, 증상은 종종 변함이 없고 때때로 악화된다. 통증유발점들 치료가 먼저 시행됐을 때, 보다 극단적인 수단들이 피해질 수 있다(Simons, Travell과 Simons 1999).

# 손목 터널 증후군과 가슴출구증후군
*Carpal Tunnel Syndrome and Thoracic Outlet Syndrome*

*40세의 리비는 어깨, 팔, 및 손에 만성 통증이 있었다. 이에 더하여, 손가락은 뻣뻣하고 마비감과 부어 있었다. 그녀가 점심 시간에 밖에 나가 산책할 때, 손의 부종이 더 심해져서 덜 붓게 만들려고 손을 공중에 들고 다녔다. 그녀의 의사는 상태가 더 악화되기 전에 손목터널 수술을 급히 받아야 한다고 권했다. 그는 그녀의 어깨 통증에 그것이 도움이 될지는 알지 못했으나 그것은 노력해 볼 가치가 있다고 말했다. 그녀는 막다른 골목에 있다고 느꼈으며 그것을 하는 것 이외에 다른 무엇을 할 지 알 지 못했다.*

*한 친구의 권유로, 리비는 수술을 하기 전에 통증유발점 치료를 받기로 정했다. 마사지는 즉각적으로 그녀의 어깨와 팔의 통증과 손의 마비감과 부종을 없애 주었다. 3회의 마사지와 약간의 지도 후에, 그녀는 혼자서 마사지를 할 수 있었다. 6주가 됐을 때, 그녀 증상의 대부분은 없어졌다. 컴퓨터를 하루 종일 한 후에 앞팔과 손에 약간의 통증이 왔으나, 그녀가 배운 마사지 테크닉으로 그것을 최소화할 수 있었다.*

*리비의 보험 회사의 일이 모든 그녀의 증상을 악화시켰지만, 실제로는 3 년 전의 교통사고로 인한 경추염좌로 그것들이 시작했다고 생각했다. 사고에 인해서 목갈비근에 생긴 통증유발점들이 그녀의 증상의 대부분을 일으켰고 앞팔과 손의 근육들에 통증유발점들이 생기게 만들었다.*

손과 손가락들에 통증, 마비, 저림, 뻣뻣함, 아린감 및 부종이 왔을 때, 전반적인 경향은 그 상태를 "손목터널증후군" 또는 "말초신경장애"라는 인식하고, 더 이상 생각을 안 한다. 만약 손목터널증후군을 위한 치료가 비침습성이고, 빨리 개선된 증상을 보이며, 부작용을 갖지 않고, 비용이 싸다면, 반대도 거의 없을 것이다. 그러나, 최소한의 절차라도, 인체 조직을 잘라내는 결과를 만든다. 증상이 있는 부위를 잘라내 버린다기 보다 그 문제가 기원한 곳을 고려하는 것이 더욱 더 타당하지 않겠는가? 목갈비근, 위팔근, 및 앞팔과 손에 있는 근육들 안에 있는 통증유발점들이 손목터널

증상들의 모두를 닮을 수 있다. 매우 종종 근막 통증유발점들이 이들 모든 증상의 단 하나의 원인이다. 물론, 다수의 상태들이 함께 존재할 가능성 또한 있다. 심한 증상에서는, 목, 상부 등, 가슴, 팔, 및 손에 있는 여러 근육들로부터 온 여러 부위의 침해가 있을 수 있다. 개개 문제를 파악하고 가급적 최소한 침습적으로 그것을 치료하는 것이 중요하다. 똑같이 중요한 것으로, 더 이상은 아니지만, 영속 인자들의 제거가 있는데, 그것은 첫 번째 부위에서 그 문제를 만든 것이다(Simons, Travell과 Simons 1999). 더 많은 정보는 2장에 있는 〈통증유발점 영속인자들〉을 보라.

손목 터널은 손목에서 손목뼈들과 인대들 및 그것들을 함께 잡고 있는 기타 섬유조직으로 형성된다. 정중신경과 여러 힘줄들이 손목 터널을 통과하여 손과 손가락으로 내려간다. 신경들과 힘줄들은 이 통로가 붇거나 또는 다른 제한을 받을 때 눌려질 수 있다.

비록 손목 터널 증후군의 가장 쉽게 알려진 징후인 손의 마비와 저림 들은 명백히 신경 눌림의 영향인데, 이 증상은 손목 터널에서 오지 않을 수도 있다. 중요한 침해는 빗장뼈 뒤에서 그것을 통하여 신경과 혈관들이 팔과 통하는 길인 가슴 출구(thoracic outlet)에서 자주 일어 난다. 팔에서부터 오는 혈액과 림프의 흐름이 제한되어 자주 손목과 손의 부종의 원인이 되며 그리고 차례로 손목 터널의 제한을 만든다. 이렇게 됐을 때, 손목 터널 수술이 어느 정도 손목의 죄어짐을 풀을 수 있고 손의 증상을 경감시키지만, 진짜 원인은 치료하지 못한다. 주목이 필요한 곳은 손목 터널이 아니라 가슴 출구이다(Simons, Travell과 Simons 1999).

목 앞에서 통증유발점들이 목갈비근을 짧게 만들었을 때, 가슴 출구 크기가 감소한다. 팽팽한 목갈비근은 첫 번째 갈비뼈를 빗장뼈 쪽으로 잡아 당겨서, 그것들 사이로 지나가는 혈관과 신경들을 누르게 된다. 이 신경들의 눌림이 손과 손가락들의 마비와 저림의 원인이 된다. 작은가슴근, 위팔세갈래근, 위팔근, 및 어떤 앞팔 근육들 또한 팔의 신경들을 눌러서 앞팔과 손에 마비를 일으킨다. 신경들이 여러 부위에서 눌려지고 있을 때, 이중 또는 다중 크러쉬(crush)증후군이라 불린다. 의사가 당신의 문제를 "말초 신경장애"라고 이름 붙이는 것은 도움이 안 된다; 이 용어는 오직 어떤 것이 신경을 눌러서 손 또는 발 마비를 일으키는 것이라고 장식적으로 말하는 것이다(Simons, Travell과 Simons 1999).

팔꿈치, 앞팔, 및 손의 마비의 가능성뿐만 아니라 통증, 아린감, 또는 다른 감각들을 찾는데 도움이 되기 위하여 이 장의 처음에 있는 〈기타 증상 가이드〉를 사용해라. 그러한 증상을 갖고 있는 각 부위를 위해, 목록의 꼭대기에서부터 시작해서 나열된 근육들을 차례대로 한 번에 하나씩 통증유발점들을 찾아라. 손목터널증후군을 해결하기 위한 좋은 법칙은 목갈비근에서부터 시작하는 것을 염두하라. 그것들은 종종 문제의 뿌리이며, 체인 효과를 선을 따라 시작하게 만든다. 목갈비근을 보살피는 작은 주의가 어깨, 팔, 및 손 증상의 즉각적인 개선을 만들 수 있다. 또한 손과 손가락의 마비는 다음 근육들의 통증유발점들에서 올 수가 있다는 것을 염두에 두어라: 위뒤톱니근, 앞톱니근, 작은원근, 작은가슴근, 위팔세갈래근, 부리위팔근, 위팔근, 뒤침근, 짧은노쪽손목폄근, 자쪽손목굽힘근, 손가락굽힘근, 및 원엎침근들이다.

## 테니스 엘보 (가쪽 위관절융기염) *Tennis Elbow(lateral epicondylitis)*

위관절융기염 또는 "테니스 엘보"의 전통적인 설명은 힘줄염(tendinitis)인데, 다른 말로 하면, 팔꿈치 주위의 힘줄이 손상이나 과사용으로 미세한 찢김의 상태를 말한다. 어떤 진성 "염"에서처럼, 염증 증상들이 있어야만 한다: 국소적인 열, 붉어짐, 부종, 통증, 및 간혹 기능 손실. 힘줄염의 진단은 내리기가 쉬우나, 명백한 신체 손상을 입지 않았다면 틀린 것일 수 있다. 힘줄염에 대한 연구들은 염증이 없다는 것을 보여준다(Khan 등 2000). 그러므로, 이 상태는 힘줄병증(tendinosis), 또는 근육이 뼈에 부착하는 부위 통증이라고 다시 불려 왔다. 만약 그 통증이 점에 한정되어 있을 경우, 근육이 부착부 또는 근육이 힘줄이 되는 위치를 당기고 있기 쉽다. 잊지 말아야 할 것은 근육은 수축성 단위 조직이지, 힘줄이 아니다, 그런데도 치료의 상당수가 증상을 가진 힘줄에 맞춰져 있다는 것이다. 부착부에 부하를 만들고 있는 단축되고 팽팽한 근육들에 부담을 지우지 않는 것이 더 좋은 치료법이다. 이것은 통증유발점들을 치료하는 것과 그것을 느슨하게 하기 위해서 전체 근육을 마사지하는 것을 포함한다. 더 많은 정보는 3장에 있는 〈과도긴장 또는 점-특성 통증을 치료해라〉를 보아라. 통증이 깊고, 쑤시며, 넓은 부위로 퍼져 있을 때, 다른 어떤 곳에서부터 통증유발점들이 통증을 전이하고 있을 가능성이 있다. 두 경우 모두에서, 통증유발점들을 비활성화 시키고 정상 근육 길이를 회복시켜 주는 것이 치료 목적이다. 근육과 통증유발점을 직접 치료한 다음, 단축된 근육들을 스트레칭 시키고 맞서고 있는 길고 약한 근육들을 강화 시키는 프로토콜은 처치를 앞당기고 재발을 막아줄 것이다. 스트레칭과 강화가 너무 일찍 행해질 경우, 회복을 지연시키고 그 상태를 악화시킬 수 있다. Travell과 Simons은 힘줄염이 아닌, 앞팔 근육들의 통증유발점들이 팔꿈치의 취약과 통증의 가장 흔한 원인이라고 믿는다. 이 장의 통증 도해와 통증 가이드에서 볼 수 있듯이 다른 근육들도 종종 관여를 한다. (Simons, Travell과 Simons 1999).

바깥쪽 팔꿈치의 통증보다는 덜 흔한, 안쪽 팔꿈치의 통증은 "골프 엘보"(안쪽 위관절융기염)라고 불린다. 그러나 그것은 작업장에서의 과도 운동이나 과사용에서 오는 것이 골프를 치는 것에서 오는 것보다 더 흔하다. 안쪽 팔꿈치 통증에 강력하게 관여하는 근육들의 목록을 보면 바깥쪽 팔꿈치의 통증을 일으키는 근육들과 아주 다른 것을 알 수가 있다. 어떤 형태라도 치료할 때에는, 두 개 이상의 근육들이 같은 부위에 통증을 만들고 있다는 것을 기억하라.

## 앞팔과 손의 안전한 마사지 *Safe Massage of the Forearms and Hands*

생각하는 것 보다 앞팔과 손의 통증과 다른 증상을 없애기가 쉽다. 그러나, 통증유발점 마사지를 할 때 손을 사려깊게 사용하지 않는다면 일을 그르치게 된다. 도구로 손을 사용함에 있어서 인체 공학, 또는 안전하고 효과적인 사용을 염두에 둬야만 한다.

또한, 앞팔과 손의 마사지는 개개 근육의 위치와 기능을 잘 알고 있을 때 더 쉽고 효과적이 될 것이다.
앞팔과 손의 뼈들을 잘 알 경우, 근육을 찾을 때 그들의 뼈 경계를 이용할 수 있다.

### *인체공학 Ergonomics*

분별력 있게 앞팔과 손을 사용하지 않으면 충분한 마사지가 행해지기 전에 그들은 파괴될 것이다. 예를 들어, 엄지와 손가락을 써서 마사지하는 것이 손과 앞팔을 얼마나 지치게 하는 가를 알지 못할 수도 있다(그림 6.1). 이것의 이유는 앞팔의 모든 근육들이 쥐는 기능에 관여하기 때문이며, 어떤 것을 더 꽉 잡을수록, 그들은 모두가 더 강하게 수축하게 된다. 손과 손가락을 작동시키는 기능을 가진 앞팔 근육들은 몸의 어떤 다른 근육들이 하는 것 보다 더 많이 일을 한다.

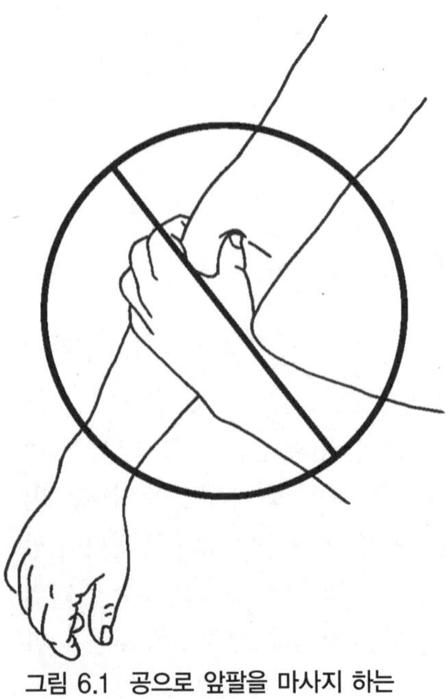

그림 6.1 공으로 앞팔을 마사지 하는 것이 손을 사용하는 것보다 쉽고 보다 효과적이다.

불행하게도, 사람들은 손으로 쥐는 것이 자연스러운 일이라서 아무 생각 없이 그것을 한다. 어떤 다른 방법을 쓸 수 있다면 전혀 손을 사용하지 않는 것이 최선이다. (깨물근과 목빗근 같은 일부 근육들에서는, 오로지 엄지와 손가락들로 잡고 마사지를 해야 한다: 그것들을 위하여 손들을 아껴라.)

이 책에서 보여주는 많은 마사지 테크닉은 똑바로 편 손가락들 또는 똑바로 편 엄지가 반대 손으로 보강되어 있는 것을 볼 수가 있을 것이다. 받힌 손가락들 또는 받힌 엄지는 앞팔의 사용을 크게 감소시켜 준다(그림 3.2와 3.3). 손가락들과 엄지는 가능한 한 피부에 거의 직각으로 유지되게 하여 힘이 그것들의 거의 끝에서 작용되게 만들어라. 이 기법에서, 받힌 손가락들 또는 받힌 엄지는 팔꿈치에서 직선으로 뻗어간 막대기의 끝의 역할을 한다. 이것이 올바로 이루어지면, 어깨 근육과 몸의 체중이 일의 대부분을 떠맡게 되고, 앞팔과 손의 근육들은 비교적 이완된 상태로 있게 된다. 긴 손톱으로 마사지를 하려 하는 사람들은 손이 빨리 피로해지는 것을 알 수 있으며 가장 유용한 테크닉들의 일부를 사용할 수가 없다.

벽에 댄 테니스공, 60mm 고탄성공 또는 라크로스공은 앞팔과 손의 마사지를 위한 유용한 도구다. 이 장 전체에 걸쳐서, 벽에 댄 공을 쉽게 사용하는 테크닉에 관한 정보들을 제공한다. 일부 개인의 경우, 공을 테이블 또는 옷장 위에 놓고 사용하는 것이 공을 벽에 대고 사용하는 것보다 더 편안하고 이용이 가능하다. 오늘날 우리 대부분은 컴퓨터, 비디오, 게임 장비, 및 스마트폰 들을 과도하게 사용하고 있으므로, 팔과 손을 자가 치료하는 법을 아는 것이 매우 유용하다. 작은-공 치료 전문가가 되어라 그러면 도움을 많이 받을 것이다.

## 뼈 랜드마크 *Bony Landmarks*

특정 근육들을 찾아서 마사지하는 능력은 근처의 뼈들을 찾는 능력에 달렸다. 특히, 뼈 끝의 혹이 유용한 지표로 이용된다. 이러한 표식들을 잘 찾을수록, 통증유발점들을 더 잘 찾을 것이다.

앞팔에는 오직 두 개의 뼈가 있다: 노뼈(radius)과 자뼈(ulna). 그림 6.2는 두 개의 다른 포지션에서 오른 앞팔을 보여 준다. 자뼈의 위쪽 끝은 팔꿈치의 뾰족한 부분으로 당신에게 익숙하다. 앞팔의 아래쪽을 죽 따라있는 날카로운 뼈의 가장자리는 자뼈의 밑면이다. 손목의 새끼 손가락 쪽 또는 살쪽의 혹(knob)은 자뼈의 낮은 끝이다: 이것은 붓돌기(styloid process)이며, 손목의 엄지 쪽의 두꺼운 뼈는 노뼈의 낮은 끝이다. 손을 뒤집을 때, 노뼈의 낮은 끝은 자뼈의 낮은 끝을 꼭지점으로 해서 주위를 180° 돌아가게 전체 손을 움직인다. 이것을 해보고 자뼈 자체는 돌지 않는 것을 관찰해라. 노뼈와 자뼈를 평행으로 만들면, 손은 뒤침(회외)된다. 노뼈가 자뼈를 넘어가게 만들면, 손은 엎침(회내) 된다. 뒤침은 손바닥이 위를 보게 할 때인 것을 기억해라, 마치 수프를 손으로 떠먹을 때와 같다. 엎침은 반대로, 손바닥이 밑으로 간다.

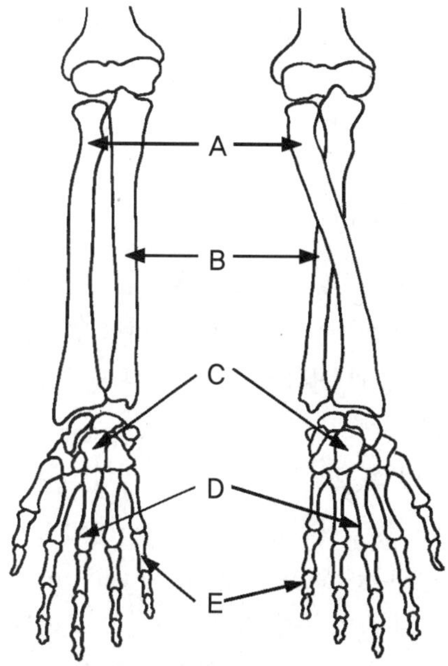


그림 6.2 앞팔과 손의 뼈들: (A)노뼈(요골); (B) 자뼈(척골); (C) 손목뼈; (D) 손바닥뼈; (E) 손가락뼈

노뼈의 위쪽 끝, 또는 머리는 팔꿈치에 있다. 그것은 손을 뒤집을 때 소켓 내에서 돌아가며, 이 움직임은 만질 수 있다. 바깥쪽 팔꿈치에서 약 일 인치 떨어진 두 개의 혹을 만져 보아라. 각 혹에 손가락을 대고 있는다. 손 쪽으로 가깝게 있는 것이 노뼈 머리이다. 손을 여러 번 뒤집어지게 돌리면서 그것이 돌아가는 것을 느껴라. 다른 손가락으로 만져지는 혹이 움직이지 않는 것에 주목해라; 그것이 가쪽 위관절융기(lateral epicondyle)다. 팔꿈치 안쪽에 튀어나온 뼈는 안쪽 위관절융기(medial epicondyle)다. 위관절융기들은 위팔뼈 아래 끝이 커진 부분들이다.

손목에는 여덟 개의 작은 뼈들인 손목뼈(수근골; carpal)들이 있다. 손목뼈들은 손에 가동성을 주어서, 손을 어느 방향으로나 움직이게 만든다. 이러한 커다란 유연성 때문에, 손목뼈들은 충격 흡도수로서 작용하며, 커다란 전체 면적으로 힘을 분산시켜서 손목을 보호한다.

손의 네 개의 뼈들과 엄지의 뿌리를 형성하는 뼈는 손허리뼈(중수골; metacarpal)들인데, 여기서 meta는 "다음(after)"이라는 뜻이다. 그래서 metacarpals는 carpals 다음에 있다. 손바닥뼈들 사이에는 작은 근육들이 있는데 뼈사이근과 벌레근이라 불린다. 이 근육들 안에 있는 통증유발점들은 어떤 종류의 손가락과 주먹결절 통증의 원인이다.

손가락에는 손가락뼈들이 있다. 엄지는 오직 두 개의 손가락뼈가 있고 다른 손가락은 세 개씩 있다. 손가락에는 근육이 없고, 많은 수의 힘줄들이 있는데, 그것들을 통해서 앞팔과 손의 근육들의 원거리 조절에 의하여 손가락들이 움직인다.

앞팔과 손들을 탐색하고, 이 여러 뼈들을 만져 보아라. 피부 아래에 이들이 어떻게 나열되어 있는지 머리 속에 그려라. 이 뼈들이 머리 속에 잘 들어와 있을 때, 그 곳의 근육들이 머리에 더 잘 그려질 것이다.

## 위팔근 (상완근) *Brachialis Muscle*

위팔근은 팔꿈치의 사역마(馬)이다; 팔꿈치를 구부려서 들어 올리는 것은 위팔근의 수축을 필요로 한다. 그것이 위팔 근육이지만, 이 장에 포함된 이유는 그것이 만드는 문제가 손에 느껴지기 때문이다.

위팔근은 위팔두갈래근 밑에 놓여 있으며, 위팔뼈의 아래쪽 반 앞을 덮고 있다(그림 6.3). 그것의 위쪽 끝은 위팔뼈의 반 정도 아래에서 바깥쪽 뼈 융기에 부착되어 있으며, 어깨세모근 부착부의 바로 아래다. 위팔근의 다른쪽 끝은 앞팔의 자뼈에 붙어 있다.

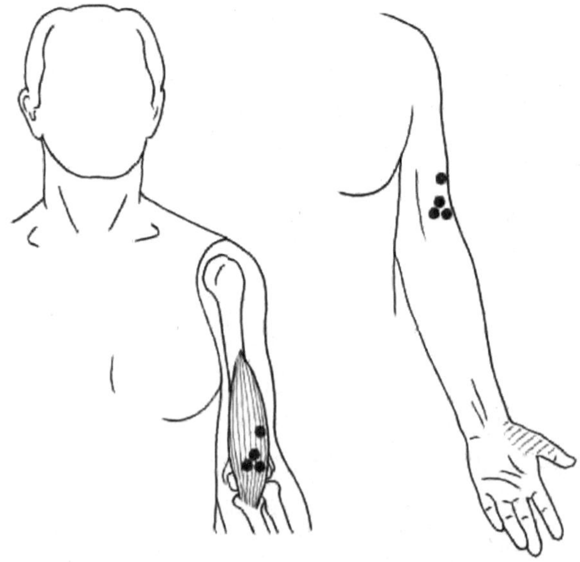

**그림 6.3 위팔근 통증유발점들과 연관통 양상. 안쪽 두 개의 통증유발점들은 노신경 포착을 일으킬 수 있다.**

### 증상 *Symptoms*

위팔근의 통증유발점들은 팔꿈치를 펴기 어렵게 만든다. 그것들은 엄지 뿌리 그리고 엄지와 둘째 사이의 갈퀴막에 통증과 연관된 압통을 일차적으로 만든다. 또한 어깨 앞면과 팔꿈치 주름의 바로 아래에 통증을 느낄 수 있다(그림에 없음). 팔꿈치에 가까운 위팔의 바깥쪽에 공격적인 쑤심 또는 뭉침이 있을 수 있다. 위팔근을 통과하여 지나가는 노신경의 압박은 엄지와 앞팔 뒤에 저림 또는 마비감을 느낄 수 있다(Simons, Travell과 Simons 1999).

이 장의 통증 가이드와 통증 도해에서 볼 수 있는 것처럼, 많은 근육들이 엄지 부위로 통증을 전이하는데, 위팔근과 목갈비근들이 항상 최우선적으로 의심받는다. 엄지가 아플 때 그것을 마사지하는 것은 자연스러우나, 통증이 다른 어떤 곳에서 보내진다면 그것은 시간 낭비가 될 것이다.

### 원인 *Causes*

무거운 식료품 바구니를 옮기거나, 어린아이를 앉고 돌아다니는 것, 큰 애를 들어 올리기, 또는 앞팔에 가방을 걸고 다니기 들이 위팔근을 과도 사용하게 만든다. 또한 오랜 시간 동안 무거운 도구를 들고 있는 것과, 일에서 팔꿈치의 어떤 반복적인 동작들이 위팔근에 스트레스를 준다. 턱걸이를 너무 많이 할 때나 운동이나 스포츠에서 팔꿈치에 어떤 다른 긴장된 굽힘을 만드는 것이 위팔근의 통증유발점들을 촉진하게 만든다. 바이올린 또는 기타 연주에서 손가락 사용이 이 근육에 문제를 만들 수 있다.

하루 종일 컴퓨터 앞에서 팔을 몸 앞으로 내밀고 일하는 것은 양 팔의 위팔근들을 계속 수축되게 만든다. 스마트폰의 사용과 문자보내기들이 위팔근과 위팔노근을 단축되고 긴장시킬 뿐만 아니라 엄지 및 손가락을 작동시키는 근육들에게 반복적인 스트레스를 줄 수 있다. 전화기를 오랜 시간 동안 귀에 대고 있는 것조차도 팔꿈치를 굽히는 근육들에게 스트레스를 줄 수 있다.

오보에, 클라리넷 및 색소폰 주자들은 종종 그들의 오른 손 엄지에 만성 통증과 마비를 겪는데, 악기의 무게를 계속 받혀야 하기 때문이다. 엄지에서 통증이 느껴지기 때문에 엄지 자체에 문제가 있을 것이라 생각되지만, 진짜 문제는 위팔근에 있는데, 악기가 연주되는 동안 계속 수축되어있기 때문이다. 잦은 통증유발점 마사지 이외에도, 관악기 연주자들은 기회가 있을 때마다 악기를 내려 놓고 팔을 몸 옆으로 늘어뜨려서, 위팔근이 늘어나고 이완될 기회를 주어야만 한다.

### 치료 *Treatment*

위팔근 통증유발점들은 팔꿈치 주름 바로 위인, 위팔두갈래근 바깥 가장자리의 밑에서 발견된다(그림 6.3). 깊숙이 위치한 통증유발점들에 접근하기 위해서 위팔두갈래근을 옆으로 밀고, 공을 벽에 대고 뼈에 댄 근육을 마사지 한다(그림 6.4). 치료 받는 팔을 밑으로 쭉 펴서 넙다리에 받히고 하는 것에 주목하라. 그림 6.3에 있는 안쪽 두 개의 통증유발점들은 노신경 포착을 일으킬 수 있다. 또한 공으로 두갈래근을 통해서 위팔근의 중간을 치료할 수 있다. 위팔노근과 짧고/긴 노쪽손목폄근 역시 치료하는 것이 중요하다는 것을 알 수 있다.

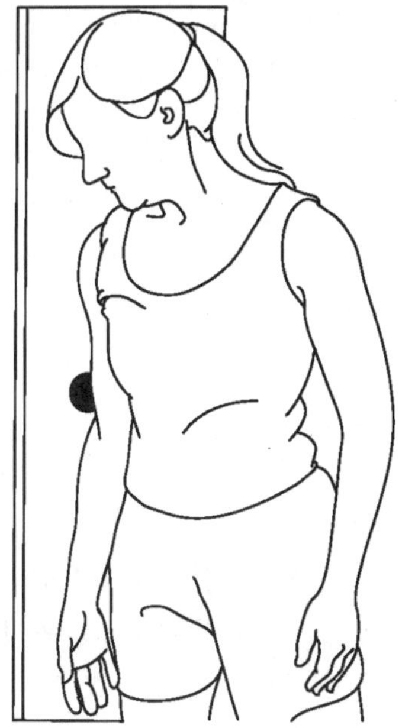

그림 6.4 벽에 댄 공으로 위팔근 마사지

## 손과 손가락의 폄근 *Hand and Finger Extensor Muscles*

폄근들은 앞팔의 바깥쪽 또는 털이 있는 쪽에 있다. 그것들은 위로 가쪽 위관절융기에 붙어있다. 가쪽 위관절융기는 바깥 팔꿈치 제일 위쪽에 있는 뼈 융기이다(뼈 랜드마크를 보라). 그런 다음 그것들은 긴 힘줄들에 의하여 손과 손가락들의 여러 뼈에 붙는다. 폄근들은 손을 뒤로 구부리고 손가락들을 펴거나, 들어올린다. 손을 쥘 때, 폄근들은 손가락 굽힘근들이 손목을 안쪽으로 굽히는 것을 막기 위해서 수축해야만 한다. (굽힘근들은 앞팔의 안쪽 또는 털이 없는 부위에 있다.) 세게 쥐는 것은 굽힘근과 폄근 모두의 강한 작용을 필요로 한다. 폄근들은 당신이 하는 모든 것들에서 끊임 없이 일을 한다. 그것들은 음악가들에게 반복적인 피로를 극단적으로 주기가 쉬운데, 그들은 그들의 손가락들을 계속해서 몇 시간 동안 맹렬히 사용하기 때문이다.

*페리는 23세의 색소폰 전공의 졸업반인데, 연습을 하거나 연주를 할 때에 손과 손목에 몹시 아픈 통증을 느꼈다. 그는 다가오는 리사이틀을 열심히 준비하고 있었는데, 손가락들은 느리고 굼떠서 연주는 갈수록 나빠졌다. 그는 앞팔의 뒷면의 마사지를 받고 난 후에, 일년 만에 처음으로 통증 없이 연주를 할 수가 있었다. 연습 전 후에 앞팔을 마사지를 하여 통증이 재발되지 않게 할 수 있었다.*

폄근들의 통증유발점들은 바깥 팔꿈치, 앞팔, 손목, 손 및 손가락들 등쪽에 통증을 일으킨다. 또한 그것들은 손을 약하게 하고, 손가락 뻣뻣함, 및 주먹관절에 압통을 일으킨다. 손과 손가락에 다른 영향은 엄지와 첫째 손가락 마비, 저림, 및 부조화이다. 손과 손가락들의 폄근들이 문제라면, 무엇을 예기치 않게 떨어뜨릴 수 있다.

폄근들이 오랜 기간 동안 오용되어 왔을 때, 처음 하는 치료 마사지는 매우 아플 수 있다. 기분 좋게 느껴지는 참을 만한 압력으로 시작하는데, 곧 바로 많은 진전을 기대하지는 말고, 마사지를 계속해야 한다. 폄근들의 통증유발점 마사지의 성공은 가장 중요한 성공 중의 하나일 것이다.

## 긴노쪽손목폄근 (장요측수근신근), 위팔노근 (상완요근), 및 뒤침근 (회외근) *Extensor Carpi Radialis Longus, Brachioradialis, and Supinator*

긴노쪽손목폄근은 위팔뼈의 가쪽 위관절융기와 집게의 손바닥뼈 맨 아래 부분에 붙어있다(그림 6.5). 근육과 그것의 힘줄은 노뼈 전체 길이를 따라서 배열되어 있다. 그것의 작용은 손목을 손의 엄지 쪽으로 구부리는 것이다. 접시원반을 던지는데 쓰이는 손목 동작이 이 움직임의 완벽한 예이다. 이 손의 긴 폄근은 손목을 뒤로 구부리고 팔꿈치를 구부리는데 관여한다. 이 두 동작은 타이핑이나 피아노를 연주하는데 손의 포지션을 잡게 한다. 이 근육과 다른 두 개의 손 폄근들이 없다면, 팔을 몸 앞으로 내밀 때 손은 손목에서 축 처져서 매달릴 것이다.

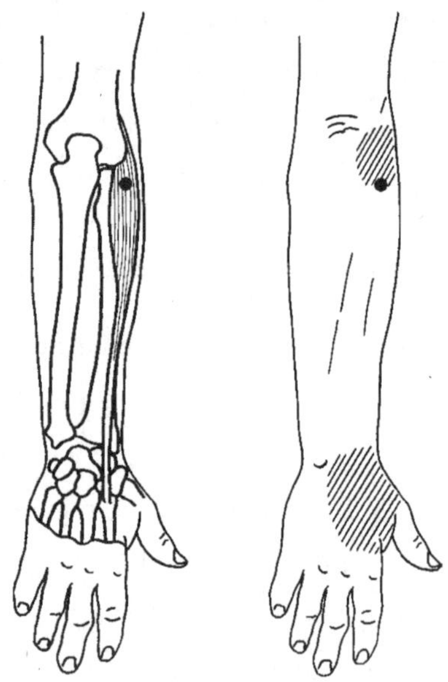

그림 6.5 긴노쪽손목폄근 통증유발점과 연관통 양상. (그림은 손과 앞팔의 바깥면을 보여줌)

긴노쪽손목폄근 통증유발점들은 테니스 엘보의 원인이다. 또한 그것들은 화끈거리는 느낌의 통증을 앞팔의 바깥쪽과 손목과 손의 뒤로 보낸다. 그러한 통증을 덜하게 하려고 꽉 조이는 탄력 붕대가 종종 사용된다. 탄성에 의한 압력은 통증 신호를 방해한다고 믿어진다. 비록 단지 당신이 계속 해야만 하는 어떤 일에서 유용하더라도, 이것은 기껏해야 임시 방편이다. 더 좋은 처치는 통증유발점들을 비활성화 시키는 것이다.

긴노쪽손목폄근은 테니스, 골프, 타이핑, 악기연주, 또는 과자 반죽 젓기 들과 같은 손의 반복적인 활동에 의하여 스트레스를 받는다. 바이올린을 연주할 때, 활을 켜는 팔의 폄근을 많이 써서 테니스 엘보가 생길 수 있다. 오케스트라 지휘자들은 지휘봉을 쥔 손목의 계속적인 굽힘에 의하여 팔꿈치에 통증이 자주 생기게 된다. 원반던지기 선수들 또한 그렇다. 어떤 강력한 손목 동작은 앞팔의 모든 근육들을 지치게 한다.

작업장에서, 긴노쪽손목폄근이 어떻게 과사용 되는 지를 연구해라. 손의 자세를 잡기 위하여 그것들이 계속 수축을 요구하는 어떤 포지션을 의심하는데, 오랜 시간 동안 컴퓨터 키보드 앞에서 작업할 때 같은 것이다.

긴노쪽손목폄근 통증유발점들은 위쪽 앞팔의 털 있는 쪽의 근육의 두꺼운 롤에서 발견된다. 우선, 분리 수축에 의하여 그 근육을 찾으려면, 손가락들을 이 자리에 대고 그림 6.6에서 보여주는 손목의 엄지 쪽으로 손목을 뒤로 꺾을 때 근육의 불거지는 곳을 느껴라. 그 다음 팔꿈치의 위쪽 주름에서부터 일 인치 아래, 일 인치 바깥에 있는 통증유발점을 찾아라. 벽에 댄 테

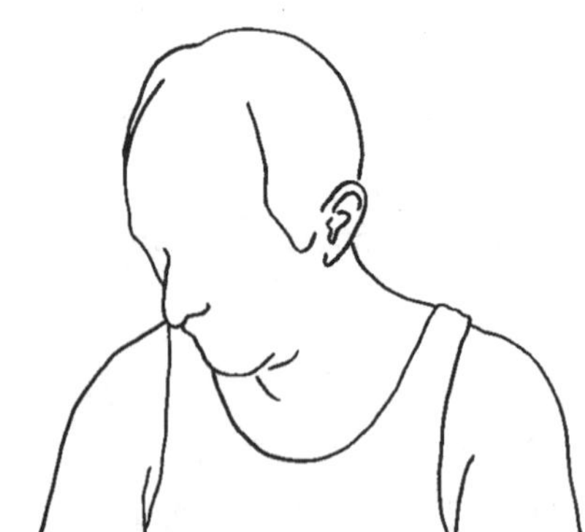

그림 6.6 분리 수축에 의한 긴노쪽 손목폄근 찾기

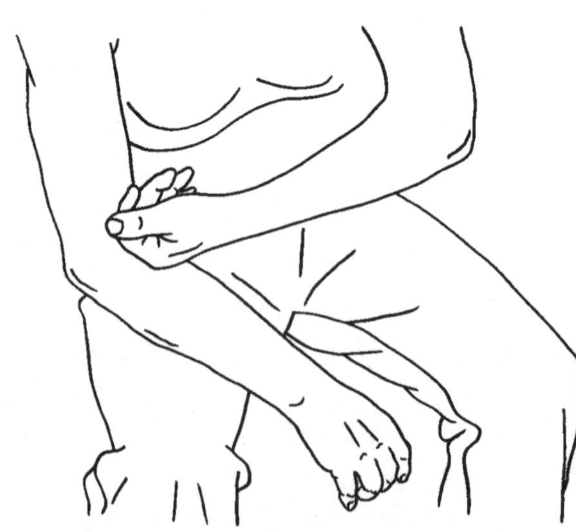

그림 6.7 주먹결절과 느슨한 주먹으로 노뼈머리 주위의 세 근육 마사지 (긴노쪽손목폄근, 뒤침근, 및 위팔노근)

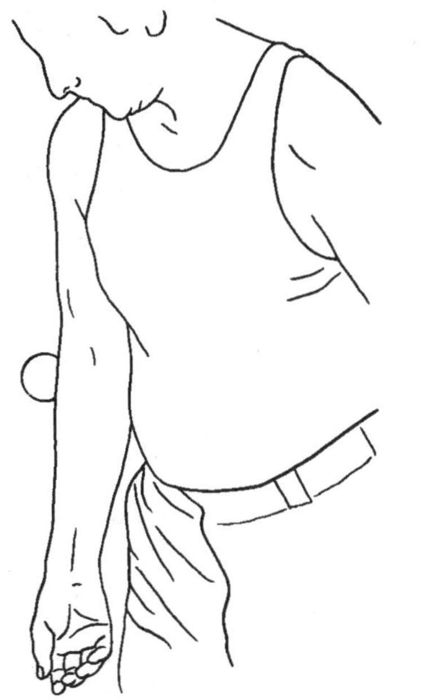

그림 6.8 공을 벽에 댄 긴노쪽손목폄근 마사지

니스공, 60mm 고탄성공, 또는 라크로스공을 밑으로 내린 팔 길이를 따라서 굴리는 것이 이 근육을 치료하는 가장 쉬운 방법이다(그림 6.8). 긴노쪽손목폄근, 위팔노근, 및 뒤침근을 치료하기 위한 자세한 설명이 아래에 나열되어 있다. 통증이 관절에서 점으로 한정되어 있을 경우, 3장, 치료 가이드라인에 있는 삠 또는 찢김을 치료하는 프로토콜을 보아라.

노뼈의 머리에 고려해야 할 2개의 근육들이 있다. 그것들은 긴노쪽손목폄근을 따라서 놓여 있는 위팔노근(그림 6.9) 그리고 둘 밑에 놓인 뒤침근(그림 6.10)이다. 이 세 근육들의 통증유발점들은 비교적 가깝게 있어서, 모두는 연관통과 압통을 바깥 팔꿈치와 엄지와 첫째 손가락 사이의 갈퀴막으로 보내는 유사한 양상을 갖고 있다. 위팔노근은 팔꿈치를 구부리는 것을 도우며, 앞팔을 따라 깊숙이 쑤시는 통증을 만든다. 위팔노근은 팔꿈치에서 저항을 주면서 팔을 굽혀서 찾을 수 있다. 그것은 팔꿈치 바로 아래 앞팔의 굽힘근 또는 털 없는 쪽에서 불거져 오르는 근육이다. 위팔노근의 통증유발점은 팔꿈치 위쪽 주름에서 대략 2인치 아래에 있다. 뒤침근은 손바닥을 위로 보게 돌린다. 그것은 쉬거나 무거운 물건을 옮길 때 가쪽 위관절융기로 통증을 연관하는 가장 흔한 원인이다. 그것의 통증유발점들은 손목의 강한 뒤침에 의해서 활성화 될 수 있는데, 특히 팔꿈치를 펴고 할 때이다. 예를 들어, 테니스 스트로크를 잘못하고, 스크류드라이버의 사용, 또는 문고리 또는 병 뚜껑 같은 늘러 붙은 것을 돌릴 때이다. 개가 잡고 있는 개 줄을 맹렬히 당길 때 보통 팔꿈치에 생기는 증상을 일으킨다. 서류가방을 책상 위로 던지는 것, 악수, 칠판 지우기, 또는 낙엽 긁기 들이 통증을 일으킬 통증유발점들의 영향 하에서, 뒤침근은 노신경을 쥐어 짤 수 있는데, 그것은 손의 엄지 쪽 마비를 오게 할 수 있다(Simons, Travell과 Simons 1999). 뒤침근을 촉진하려면, 위팔노근을 바깥쪽으로 움직인 다음, 밑에 있는 노뼈에 대고 깊숙이 눌러라. 그 점은 팔꿈치 주름 아래 대략 일 인치에 있다.

앞팔 마사지를 위해서 사용하기 위한 가장 쉽고 효율적인 도구는 테니스공 만한 고무공을 벽에다 대고 사용하는 것이다. 이상적으로, 공은 직경이 60mm 정도면 좋다. 그러한 도구는 장난감 가게, 애완용품점 또는 온-라인에서 구할 수 있다. 일부 사람들은 훨씬 더 단단한 라크로스공을 선호한다. 만약 고무공을 구하지 못하거나 단단한 고무공이 너무 공격적이라고 느낄 경우, 고탄성공 또는 테니스공을 양말에 넣어서 이 앞팔 루틴을 시도해 보아라. 테니스공 바로 위의 양말을 잡고 공을 조절할 필요가 있다. 힘이 약간 더 들겠지만 그럴 가치가 있다. 고무공은 이상적인데 벽에서 미끄러지지 않기 때문이다.

공을 벽에 대고 마사지하려면, 팔을 밑으로 죽 늘어뜨린 다음 공을 팔꿈치 바로 밑, 폄근, 또는 털 있는 쪽에 놓아라. 긴노쪽손목폄근을 관절 약 일 인치 아래에서 찾아라. 엄지를 약간 벽쪽으로 돌려라. 이러한 아픈 점들에 10~12 마사지 스트로크를 한 다음 다음으로 옮겨가라. 다음 통증유발점을

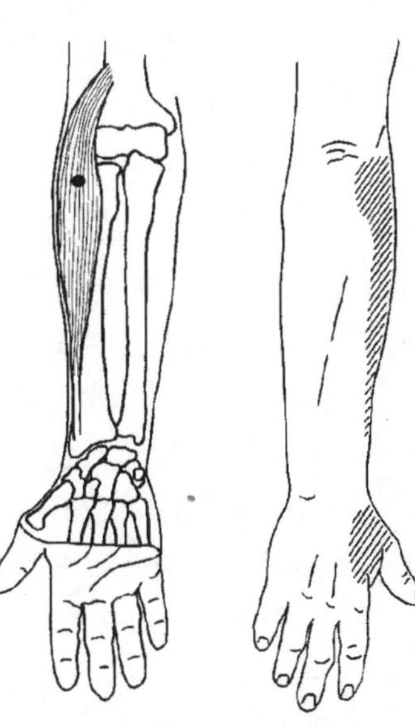

그림 6.9 위팔노근의 통증유발점과 연관통 양상

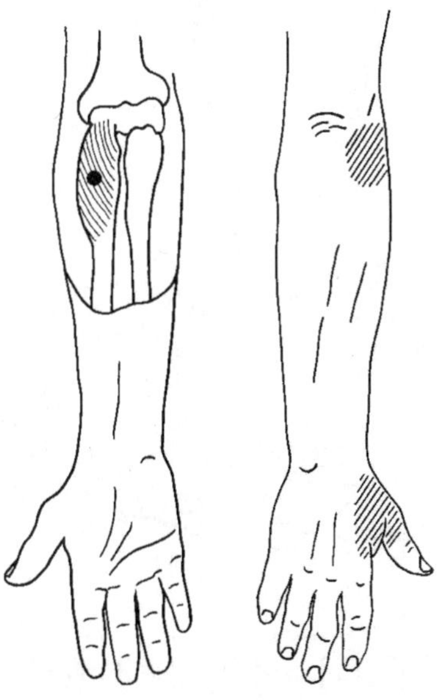

그림 6.10 뒤침근 통증유발점과 연관통 양상

하려면, 벽을 향해서 한 걸음 옮겨서 벽을 마주 보아라. 위팔노근의 통증유발점은 팔꿈치 위쪽 주름에서 대략 2인치 아래에 있다. 팔꿈치 아래 약 일 인치인 이 위치에서 위팔노근 밑 깊숙이 뒤침근에 갈 수도 있다. 같은쪽 엉덩관절로 팔을 벽으로 눌러라. 이 테크닉은 누구에게나 편안하지는 않다. 좋은 느낌이 들지 않을 경우, 반대 손바닥 안에 더 작은 고무공을 잡고 이 근육들을 마사지 해 보아라. 팔꿈치를 무릎에 대고서, 손으로 잡은 공으로 앞팔 점들을 마사지 해라. 작은 35mm 또는 24mm 고탄성공은 이것을 하는데 제일 좋다.

## 짧은노쪽손목폄근 (단요측수근신근) *Extensor Carpi Radialis Brevis*

짧은노쪽손목폄근은 가쪽 위관절융기와 중지의 손허리뼈 뿌리에 붙어있다 (그림 6.11). 비록 "짧은 폄근"이라 불리지만, 그것은 상당히 큰 근육이며, 노뼈의 등의 전체 길이를 따라 놓여 있다.

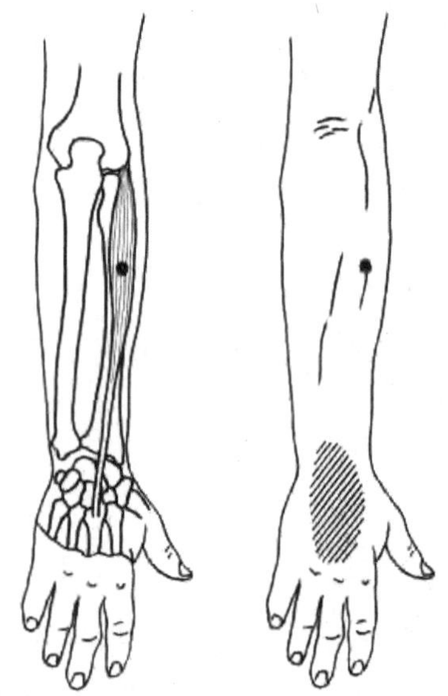

그림 6.11 짧은노쪽손목폄근 통증유발점과 연관통 양상

짧은노쪽손목폄근의 통증유발점들은 손목과 손의 등쪽으로, 그리고 바깥쪽 팔꿈치로 통증을 보낸다. 앞팔 등의 뻣뻣함, 아린감, 또는 쑤심이 이 근육에서 올 수가 있다(그림에 없음). 때때로 통증유발점들의 영향으로 생긴 짧은노쪽손목폄근의 팽팽함이 노신경을 눌러서 앞팔, 손목, 및 손의 등쪽에 마비와 저림을 일으킨다. 이러한 포착은 손의 운동 허약을 일으킬 수 있다.

손과 손가락으로 꽉 쥐는 것을 요구하는 어떤 일 또는 스포츠 활동이 짧은노쪽손목폄근을 지치게 만들 것이다. 컴퓨터 키보드에서, 짧은 폄근들은 타이핑을 위하여 손들을 위로한 자세를 잡게 하기 위하여 수축된 채로 있어야 하는 근육들에 속한다. 손목을 컴퓨터 키보드에 있는 손목 받침대 위에 올려 놓는 것이 폄근들의 피로를 없애 준다고 여겨 지지만, 그것은 필요한 무엇을 항상 충족시켜 주지 못한다: 손목 받침대가 앞팔의 무게를 받히고 있으나 손의 무게를 받치지는 못한다.

새로운 방식으로 손목을 쉬게 해라. 타이핑 도중에 손을 서로 마주보게 돌려라, 그런 후 손의 옆을 받침대 위에 놓아라. 이 작은 묘수가 모든 폄근들을 쉬게 해주며 하루 일과가 끝났을 때 통증에서 큰 차이를 보인다. 그곳을 자동적으로 쉬는 포지션으로 만들어라, 가능한 자주 쉬어라. 자세를 개선하고 가슴, 상부 등, 팔, 및 어깨를 돕기 위해서, 손을 무릎에 대고 쉬는 것을 훈련해 보아라.

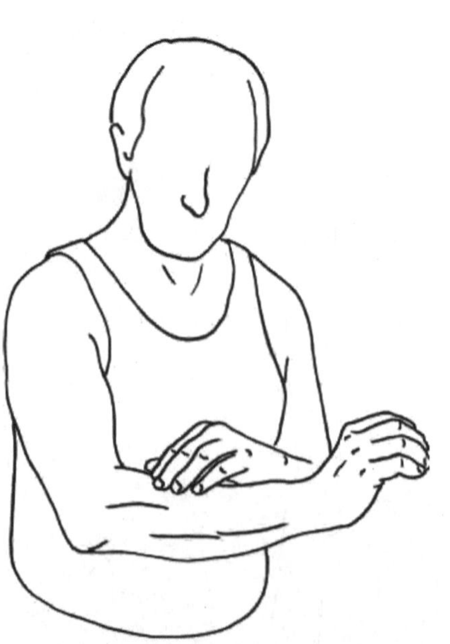

그림 6.12 분리 수축에 의한 짧은노쪽손목폄근 찾기

통증유발점들은 팔꿈치의 3-4인치 아래에서 발견되는데, 노뼈대(shaft)의 바로 위에 있다. 짧은 폄근들의 위치를 확정하려면, 그림 6.12처럼 앞팔에 손가락들을 대고, 손을 손목 쪽으로 똑바로 굽힐 때 근육이 수축되는 것을 느낀다. 받힌 엄지 또는 반대 팔꿈치로 마사지를 할 수 있지만, 테니스공 크기의 공을 벽에 대고 하는 것이 제일 좋다. 앞팔은 위팔과 직각으로 만들고 손바닥을 위로하고 엄지는 벽을 향한다(그림 6.13). 팔에 몸을 기대어 공을 천천히 반복적으로 통증유발점들 위로 굴려라. 이 통증유발점들은 상처처럼 종종 느껴지므로, 살살해라. 이 깊은 스트로크 마사지는 앞팔을 따라서 팔꿈치를 향하여 움직여야 한다.

아주 많은 사람들이 차고 있는 손목 보호대는 통증유발점들에 의하여 장애를 입은 폄근들의 장력을 효과적으로 줄여주나, 그것들이 만드는 움직이지 못함이 근육을 뻣뻣하게 만드는 경향이 있다. 결국에는, 그들의 문제는 더 나빠진다. 당신이 인체공학에 주의를 더 기울인다면, 일하는 습관의 일부를 변형하고, 폄근 통증유발점들의 자가치료를 배운다면, 손목 보호대는 필요가 없을 것이다(Simons, Travell과 Simons 1999).

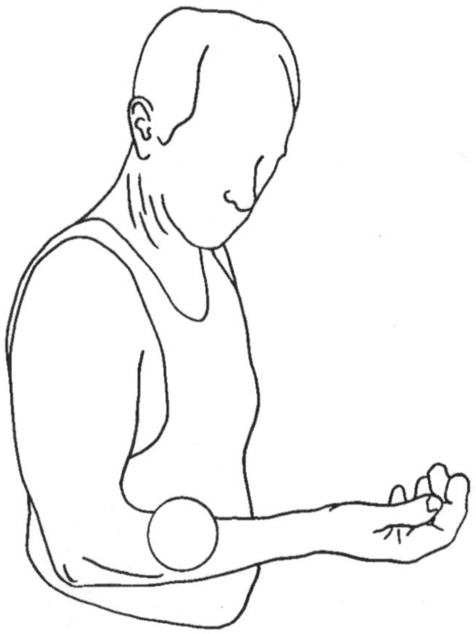

**그림 6.13 공을 벽에 댄 짧은노쪽손목폄근 마사지. 압력을 가하기 위해서 체중으로 팔을 밀고 있다.**

## *자쪽손목폄근 (척측수근신근) Extensor Carpi Ulnaris*

자쪽손목폄근은 가쪽 위관절융기와 새끼손가락의 손허리뼈 뿌리에 붙어있다(그림 6.14). 자쪽손목폄근 통증유발점들은, 자쪽손목굽힘근과 함께, 손목과 손의 자쪽(살 쪽)에 가장 흔한 통증의 원인이다. 손목이 삔 것처럼 느낄 것이다.

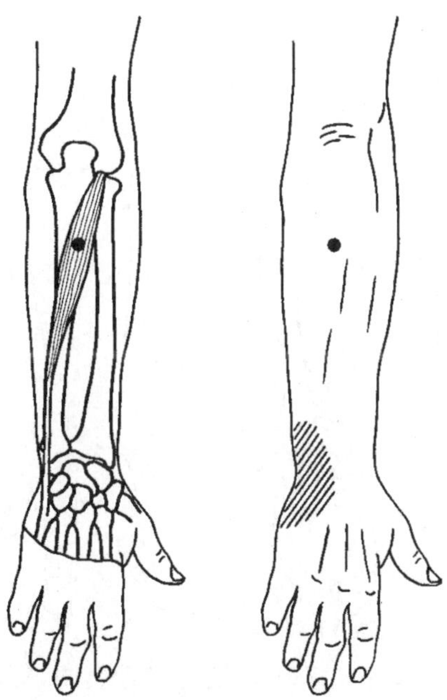

**그림 6.14 자쪽손목폄근의 통증유발점들과 연관통 양상**

표준적인 키보드로 타이핑을 할 때, 손목이 보통 자쪽으로 굽혀지는 것을 볼 수 있는데, 이는 손을 이 상태로 유지하기 위하여 자쪽 폄근들이 수축된 채로 있는 것을 요구한다. 키들이 각을 지게 만들어진 인체공학적인 키보드는 손목을 도 똑바로 유지하게 해 주어서 자쪽 폄근들을 훨씬 편안하게 해 준다.

대부분 손을 쓰는 도구들은 손목을 자쪽으로 구부리는 동작을 필요로 한다. 그 결과, 자쪽 폄근들은 보통 힘든 일에 적응되어 있고 매우 강하지만, 그러나 어떠한 근육들이라도 과로할 수 있다. 자쪽 손목 통증은 자쪽 폄근들이 약간의 휴식이 필요하다는 신호로 받아 들여라.

통증유발점들은 앞팔 바깥 팔꿈치 아래 자뼈를 따라 약 2-3인치에서 발견된다. 근육의 복부를 찾으려면, 손목을 새끼손가락 쪽으로 굽힐 때 수축되는 것을 만져라 (그림 6.15). 벽에 댄 공으로 자쪽 폄근들을 마사지 한다(그림 6.16). 손바닥은 아래를 보아야만 하고, 엄지는 벽 반

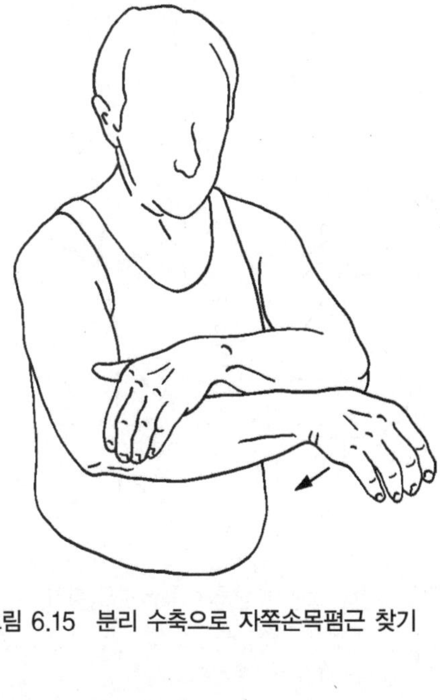

**그림 6.15 분리 수축으로 자쪽손목폄근 찾기**

대로 향한다. 팔은 아래로 향하던지 그림처럼 수평으로 만든다. 압력을 주기 위해 체중을 사용하며, 팔꿈치 쪽으로 반복적으로 스트로크를 한다.

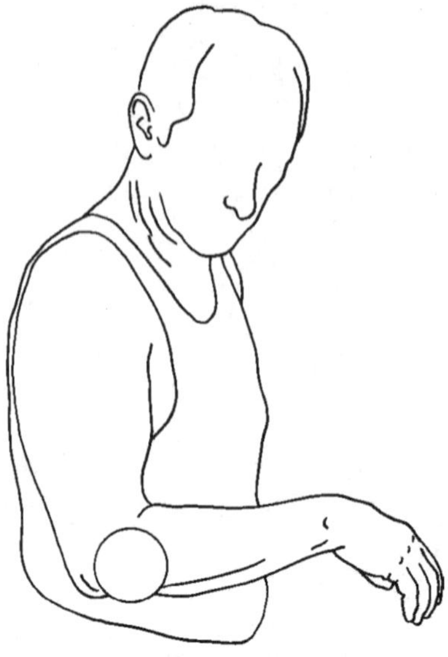

그림 6.16 벽에 댄 공으로 자쪽손목폄근의 마사지

책에 있는 어떤 근육을 찾기 위해서 분리 수축을 사용할 수 있다. 간단히 근육에 대고 그것의 동작을 하는 동안 손가락 밑에서 그것이 팽팽해지고 움직이는 것을 느껴라.

## 팔꿈치근 (주근) Anconeus

팔꿈치근은 바로 팔꿈치에 있는 작은 근육인데, 자쪽손목폄근 근처에 있다(그림 6.17). 그것은 자뼈와 가쪽위관절융기에 붙고, 위팔세갈래근과 함께 팔꿈치를 편다. 팔꿈치근의 통증유발점은 가쪽위관절융기에 통증을 전이하고 테니스 엘보의 통증에 관여를 할 수 있다(Simons, Travell과 Simons 1999).

팔꿈치 뾰족한 곳과 가쪽위관절융기 사이의 부드러운 부위에서 팔꿈치근을 찾아라. 팔꿈치근의 위치의 확증은, 이 부위에 손가락을 대고 손을 강하게 엎침시킬 때 근육이 수축되는 것을 느낀다(그림 6.18). (엎침은 손바닥이 밑을 보게 손을 돌리는 것이다.)

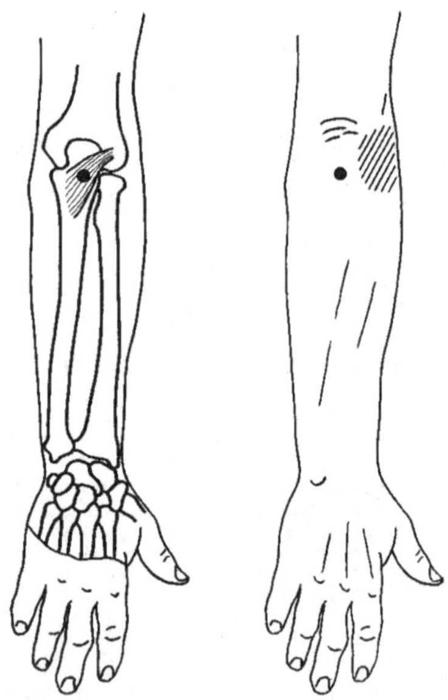

그림 6.17 팔꿈치근 통증유발점과 연관통 양상

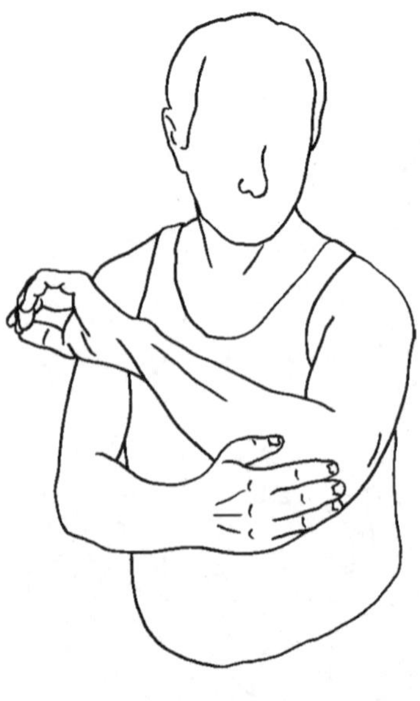

그림 6.18 분리 수축으로 팔꿈치근 찾기

앞팔과 손 근육들의 자가 - 치료를 하나의 다용도의 벽에 댄 공 루틴과 병합해라. 한 번에 2분 정도 걸리나 기분좋은 통증 경감을 위해서 15-20분까지 늘릴 수 있다.

## 손가락폄근 (지신근)과 집게폄근 (시지신근)

*Extensor Digitorum and Extensor Indicis*

손가락폄근은 가쪽위관절융기와 손가락뼈들에 붙어 있다(그림 6.19). 그것의 일은 셋째, 넷째, 및 새끼 손가락을 똑바로 하거나 펴는 것인데, 근육의 분리된 힘줄이 각각의 손가락으로 가기 때문에 선택적으로 움직일 수가 있다. 비록 집게 역시 손가락폄근에 붙어 있지만, 집게폄근이라는 다른 근육에 의하여 주로 조절된다(그림 6.20).

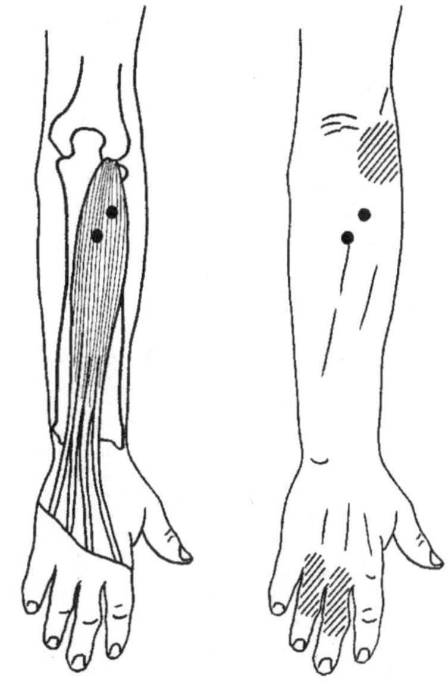

그림 6.19 손가락폄근 통증유발점들과 연관통 양상

손가락폄근의 통증유발점들은 뻣뻣한 손가락의 주 원인이다. 그것들은 또한 바깥쪽 팔꿈치(테니스 엘보)와 셋째와 넷째 손가락의 두 번째 주먹결절로 통증을 보낸다. 주먹결절들의 연관통은 관절염의 통증으로 오인될 수 있다. 때때로 앞팔의 등쪽에 쑤심과 안쪽 팔꿈치에 점 통증이 있을 수 있다(그림에 없음). 손가락 압통과 허약 또한 손가락폄근 통증유발점들의 증상일 수 있다. 집게폄근의 통증유발점들은 손목, 손, 및 집게 손가락의 등쪽에 통증을 전이한다(Simons, Travell과 Simons 1999).

주먹을 쥐거나 무엇을 꽉 잡을 때, 손가락폄근들은 손가락들을 굽힐 때 손목이 구부러지지 않도록 돕는다. 어떤 것을 강하게 쥘수록, 손가락폄근들이 강하게 일을 해야 한다. 악수나 스크류드라이버의 사용 같은 손으로 반복적인 쥐기 또는 비틀기가 요구되는 활동들은 손가락폄근들을 과로 시킨다. 각각의 손가락들의 반복적인 동작들은 근육의 다른 부분들을 과다 피로하게 만든다.

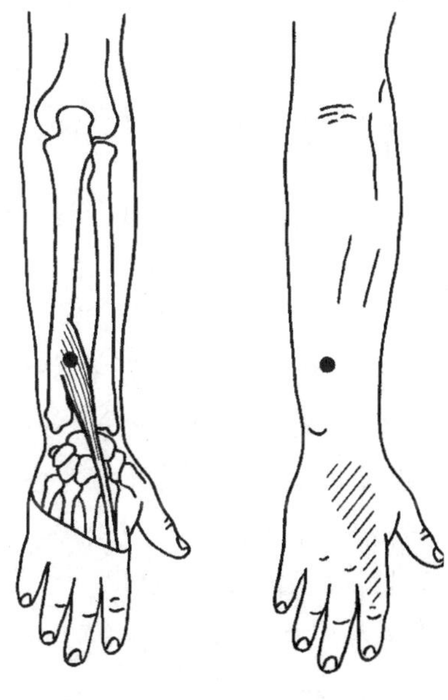

그림 6.20 집게폄근 통증유발점들과 연관통 양상

컴퓨터 키보드에서, 실제로 키를 두드리는 일을 하지 않을 때, 손가락폄근은 손가락을 위로유지하고 있어야 한다. 손들이 타이핑 포지션에 있을 때, 손가락폄근들은 계속적으로 팽팽해 있어서, 쉴 틈이 없다. 마우스의 작동은 어떤 손가락이 버튼을 누르고 있는 것에 상관이 없이 같은 문제를 만든다. 컴퓨터를 매우 많이 할 경우, 손가락폄근들의 통증유발점들은 앞팔의 등쪽서 느끼는 억압적인 팽팽함의 원인이다. 가능한 자주 손을 옆으로 세우거나 무릎 위에 놓도록 하여서 이 근육들에게 휴식을 주어라. 생각하면서 쉬고 있을 때, 이것을 당신의 기본적인 포지션으로 만들어라. 처음에는 약간 조절이 힘들 수도 있으나, 습관이 되면 불편함이 없을 것이다. 그리고 그것은 취약한 근육들을 위한 구세주일 수 있다. 우선적으로 통증유발점들을 없애기 전 까지는, 휴식이 많은 도움이 될 것이라고 기대하지는 말아라.

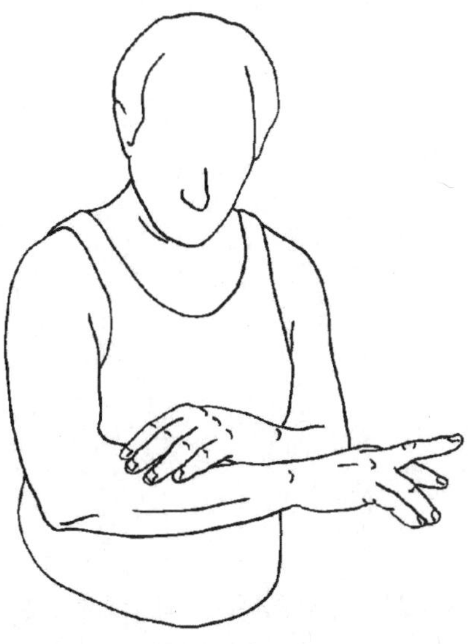

그림 6.21 분리 수축으로 손가락폄근 찾기

앞팔의 바깥 또는 털 있는 쪽에서 손가락폄근을 찾는데, 팔꿈치에서 아래로 2–3인치에 있다. 셋째, 넷째, 또는 다섯째 손가락을 한 번에 하나씩 올릴 때, 근육의 나뉜 부분들이 독립적으로 수축되는 것을 느껴라 (그림 6.21). 집게를 올릴 때, 손목의 바깥 면의 뼈가 톡 튀어나온 곳 위로 2인치에서 집게폄근이 수축되는 것을 느껴라 (그림 6.22).

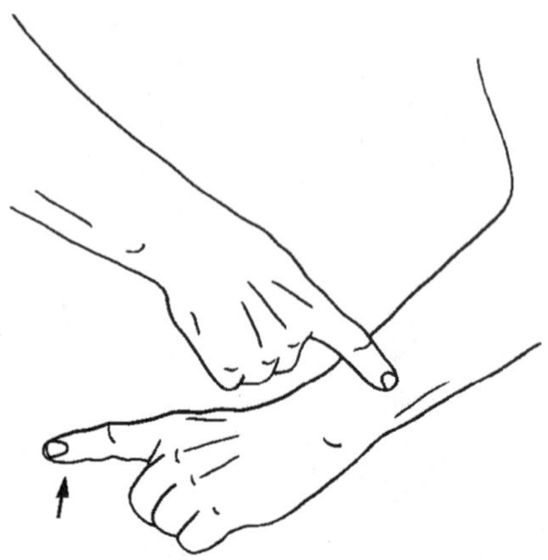

그림 6.22 분리수축으로 집게폄근 찾기

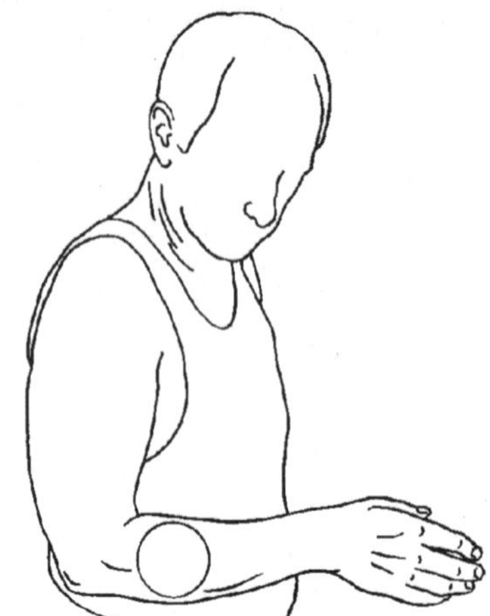

그림 6.23 공을 벽에 대고 손가락폄근 마사지. 팔꿈치까지 전체를 공을 반복적으로 굴려라.

벽에 공을 대고 손가락폄근을 마사지 하는데, 손등을 벽에 평행되게 그리고 앞팔을 수평으로 만든다(그림 6.23). 공을 천천히 근육을 따라서, 앞팔의 중간에서부터 팔꿈치까지 마사지를 하면서, 체중으로 앞팔을 눌러라. 집게폄근에 도달하려면, 손바닥을 아래로 돌려라(엎침). 집게폄근은 노뼈와 자뼈 사이에 있기 때문에, 받힌 엄지를 사용하는 것이 좋다.

하루에 걸쳐 여러 번 치료를 하는 것이 제일 좋다는 것을 기억해라; 각 세션은 1-2분 만큼 짧다. 문제를 일으키는 활동 전후에 치료를 한 번해서 통증을 막아라.

## *엄지의 폄근 (신근)과 벌림근 (외전근)* *Extensors and Abductor of the Thumb*

엄지는 더 좋은 지레 효과를 위해서 앞팔에서 기원하는 여러 근육들에 의해서 작동된다. 무지(pollicis)라는 단어는 라틴어 "엄지"에서 왔다. 긴엄지벌림근은 엄지를 손에서 멀어지게 움직이는데, 마치 손 인형의 입을 벌리는 것 같다. 또한 그것은 "엄지의 폄"이라고 잘못 불리는 동작인, 엄지를 옆인 바깥으로 보낸다. 짧은엄지폄근은 동일한 두 가지 작용을 하며, 엄지의 중간 관절인 손허리손가락뼈를 편다. 긴엄지폄근은 엄지의 모든 관절들을 편다. 그것은 엄지의 마지막 구획에서 혼자 작용한다. 또한 모든 세 근육들은 노쪽 변위 또는 손의 엄지쪽을 향한 손목 움직임에 기여를 한다. 이 근육들이 동작을 할 때, 손목 위 약 3~4인치 팔의 등쪽에 그것들이 수축하는 것을 느껴라. 엄지를 과도 사용하게 만드는 어떤 활동은 이 근육들 통증유발점들의 원인이 될 수 있는데, 스마트폰을 포함한다.

통증유발점들에서 온 유일한 연관통 양상들이 긴엄지벌림근에서 기록되어 왔다. 그 양상은 드퀘르뱅 건막염과 매우 비슷하며 염증 또는 신경학적 문제들이 없을 경우 고려돼야만 한다. 통증은 손목의 엄지쪽과 셋째와 넷째 손가락의 등쪽에서 느껴진다(Hwang, Kang, and Hwee 2005) (그림 6.24). 다른 통증유발점들은 다른 두 근육들 복부에서 발견될 수 있다. 찾아서 45 또는 60mm 고무공을 벽에 대고 치료해라. 핸드볼은 적당한 크기지만 일부 사용자에게 너무 부드러울 수 있다.

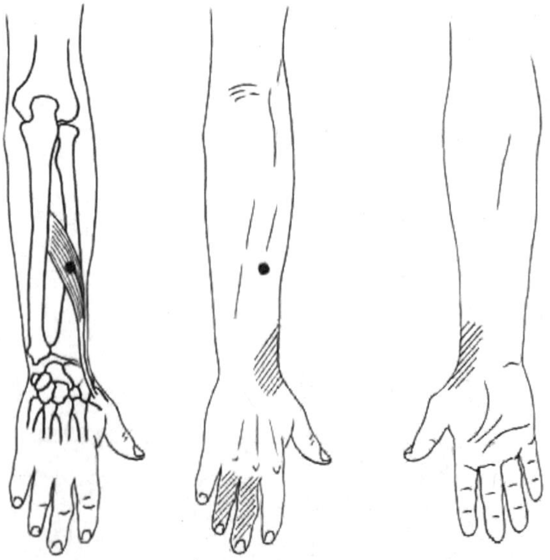

그림 6.24 긴엄지벌림근 샘플 통증유발점과 연관통 양상

# 손과 손가락의 굽힘근 (굴근) *Hand and Finger Flexors*

손과 손가락의 굽힘근들은 앞팔 안쪽을 차지하는데, 그것들의 대부분이 안쪽 팔꿈치의 뼈 돌기인 안쪽 위관절융기에 붙어 있다. 그것들의 작용은 손목에서 손을 안쪽으로 구부리고, 손을 컵 모양으로 만들며, 손가락과 엄지를 손바닥 쪽으로 말아 쥔다.

굽힘근들 통증유발점들에서 온 통증은 앞팔, 손목, 손, 및 손가락의 안쪽 여러 부위로 보내진다. 안쪽 앞팔에는 세 개의 두꺼운 근육 층이 있는데, 앞팔의 등쪽보다 통증유발점들의 찾기와 마사지하기를 어렵게 만든다.

안쪽 앞팔의 마사지는 작은 35mm 또는 45mm 고무공을 책상 위 또는 옷장 위에 놓고서 세밀하게 행해질 수 있다(그림 6.27). 벽에 댄 공 또한 효과적이며, 등을 벽에 대는데 등 뒤에 공과 팔이 놓이게 하면 된다. 더 큰 지레 효과를 위해 반대 손으로 치료하는 팔을 잡고서 공을 벽으로 밀어라 (그림 6.28). 이 포지션에서 어떤 근육에 대고 있는 지를 정하기가 어렵다. 엄지 근육들을 위해서 손목에서 시작해서 안쪽 위관절융기까지 위로 올라가면서 치료하는데, 필요 시 반대 손으로 공을 재위치 시켜라. 일부 사람들은 문틀 또는 볼록한 구석에서 공을 보면서 하는 것 역시 치료이 잘 되며, 더 좋다고 생각한다. 팔을 펴서 밑으로 하고, 손바닥은 벽을 향해라. 압력을 더 주기 위해서 팔을 벽 쪽으로 누르기 위해 힙을 사용해라

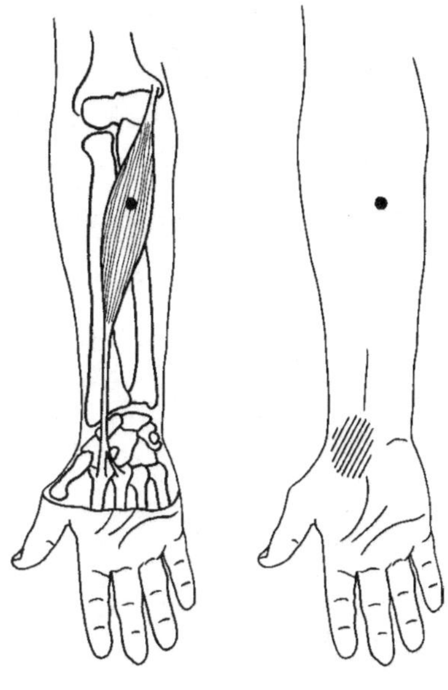

**그림 6.25 노쪽손목굽힘근 통증유발점과 연관통 양상**

## *노쪽손목굽힘근 (요측수근굴근) Flexor Carpi Radialis*

노쪽손목굽힘근은 팔꿈치의 안쪽 위관절융기와 집게의 손허리뼈에 붙어 있다(그림 6.25). 노쪽손목굽힘근은 자쪽손목굽힘근과 함께 손을 안쪽으로 굽히는 일을 한다.

노쪽손목굽힘근 통증유발점들에서 온 통증은 엄지 뿌리에 가까운 안쪽 손목으로 보내진다. 이 통증은 보통 손목이 삐었다고 오인된다. 엄지의 무지구 자체에 있는 근육들 또한 이와 같은 부위로 통증을 전이 한다(Simons, Travell과 Simons 1999).

손 굽힘근들은 손으로 쥐기, 비틀기, 및 당기는 동작에 의하여 과도하게 사용되며, 스키 폴대 또는 작은 손 도구들의 사용을 포함한다. 손목을 심하게 안쪽으로 굽히고 자는 것은 굽힘근들을 비정상적으로 단축된 상태로 있게 만들어서 그들에게 통증유발점들을 만들게 하는 경향이 있다(Simons, Travell과 Simons 1999).

노쪽손목굽힘근은 안쪽 앞팔의 중심을 따라서 밑으로 달린다. 팔꿈치 아래 약 3인치에서 근복부를 찾아라. 손을 안쪽으로 구부려서

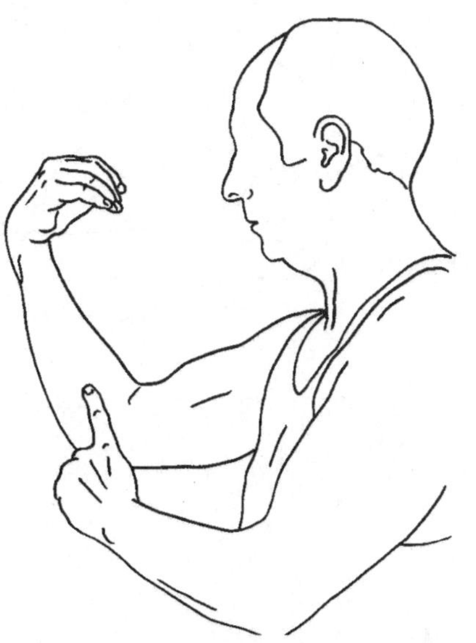

**그림 6.26 분리 수축으로 노쪽손목굽힘근 찾기**

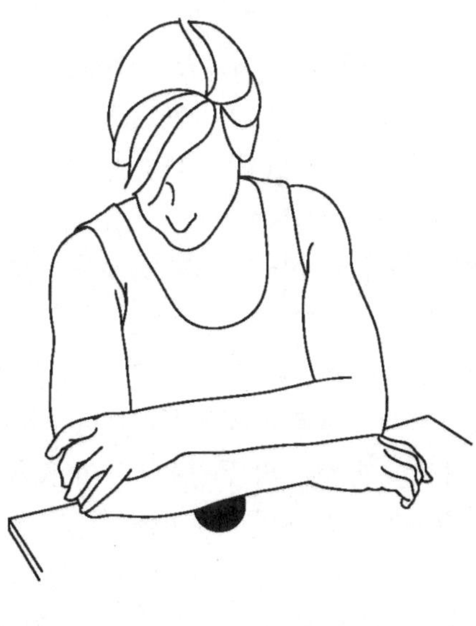

**그림 6.27 책상에 놓은 공에 앞팔의 굽힘근 쪽을 댄다**

분리되는 근육 수축을 찾아라 (그림 6.26). 그림 6.27에서 보듯이, 굽힘근-쪽 근육들의 어떤 것에 특정한 마사지를 하기 위해서 60mm 또는 더 작은 공을 테이블 또는 책상 위에 놓고서 사용할 수 있다.

공을 팔꿈치 아래 2-3인치 정도에서 시작해서, 앞팔을 따라서 팔꿈치까지 죽 그것을 굴려라. 좋은 지레 효과와 압력을 위해서 등 뒤로 반대 손으로 치료 팔을 잡아라. 이 그림에서, 왼팔이 마사지를 받는 손이다. 오른손으로 왼팔의 살 부분을 약간 돌리면 벽에 댄 공의 포지션을 더 잘 잡을 수 있다.

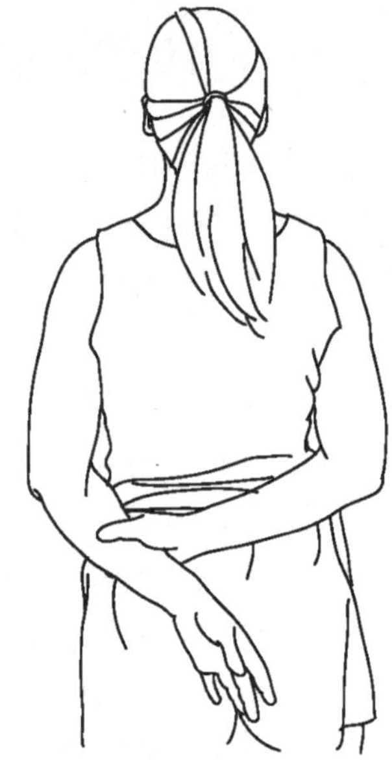

그림 6.28 벽에 댄 공으로 앞팔굽힘근쪽을 마사지하는 자세

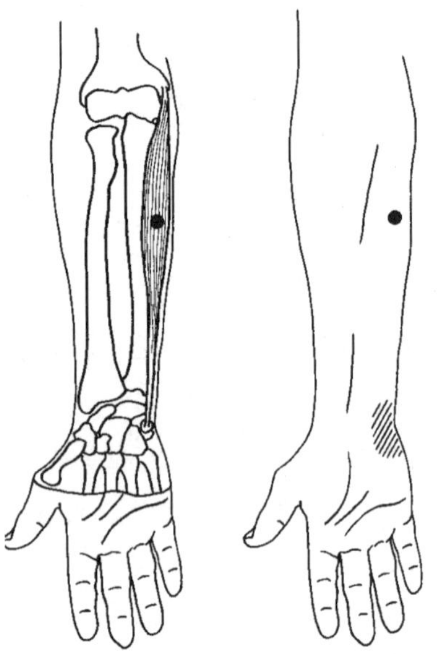

그림 6.29 자쪽손목굽힘근 통증유발점과 연관통 양상

## 자쪽손목굽힘근 (척측수근굴근) Flexor Carpi Ulnaris

자쪽손목굽힘근은 안쪽 위관절융기와 콩모양뼈라고 불리는 손의 꿈치(heel)의 작고 둥근 뼈에 붙어 있다. 이 근육은 손목을 안쪽으로 구부리는 것을 돕는 기능을 한다; 그것은 또한 자쪽손목폄근이 손목을 자쪽(살 쪽)으로 구부리는 것을 돕는다.

자쪽손목굽힘근 통증유발점들은 손목의 자쪽으로 통증을 보낸다(그림 6.29). 손목 자쪽의 통증은 자쪽손목굽힘근 또는 자쪽손목폄근에서, 또는 둘 다에서 올 수가 있음에 주목하라. 여기의 통증유발점들은 또한 손꿈치와 안쪽 팔꿈치를 아프게 만들 수 있다(그림에 없음). 이 근육들이 뭉치면, 그것은 자신경을 눌러서 약한 그립과 네 번째와 다섯 번째 손가락에 타는듯한 감각 또는 마비감을 일으킨다(그림에 없음). 이 상태는 종종 팔꿈치터널증후군이라고 불린다. 손가락굽힘근과 새끼맞섬근 또한 이 신경을 포착할 수 있다.

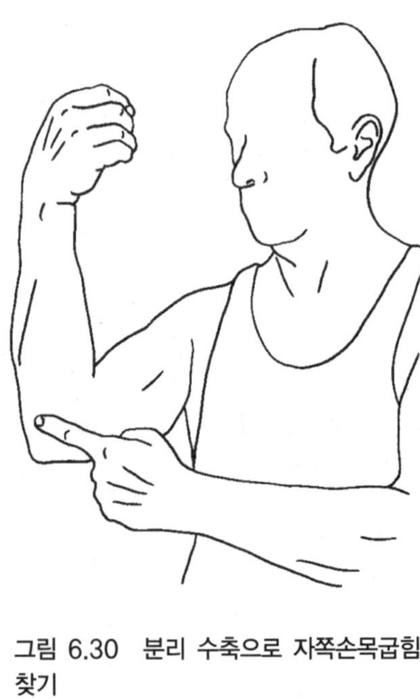

그림 6.30 분리 수축으로 자쪽손목굽힘근 찾기

근육을 찾으려면, 손목을 손의 살 쪽으로 구부려서 분리 수축 시킨다(그림 6.30). 그것이 자뼈대의 안쪽 가장자리를 따라서 달리는 것을 주시해라. 마사지는, 받힌 엄지 또는 벽에 댄 공을 사용한다. 한 개 이상의 통증유발점이 있을 수도 있는데, 가장 나쁜 것은 대략 팔꿈치와 손목의 중간에 있는 것이다.

## 긴손바닥근 (장장근) Palmaris Longus

긴손바닥근은 안쪽 위관절융기와 손바닥 힘줄들의 대부분에 붙어 있다. 긴손바닥근의 기능은 손을 컵 모양으로 하고 손목의 굽힘을 돕는 것이다.

긴손바닥근 통증유발점은 손바닥에 아린감 또는 따끔거리는 감각을 일으킨다 (그림 6.31). 긴손바닥근 통증유발점이 있을 때, 손바닥에 압력을 가하는 도구들을 사용하면 극심이 아플 수 있다. 또한 통증은 안쪽 앞팔의 아래 반에서 느낄 수 있다 (그림에 없음). 이 근육의 통증유발점들은 손가락 통증은 일으키지 않지만, 뒤퓌트랑구축(Dupuytren's contracture)-네 번째와 다섯 번째 손가락이 손바닥 쪽으로 구부러진 채로 있는 것과 펴지는 것에 저항하는 것-과 종종 연관이 있다(Simons, Travell과 Simons 1999).

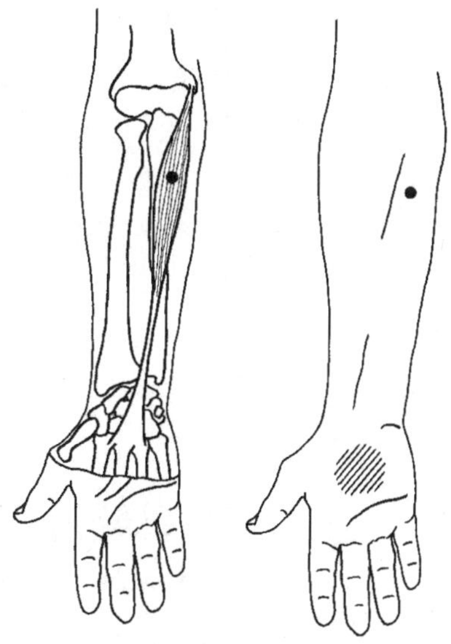

그림 6.31 긴손바닥근 통증유발점과 연관통 양상

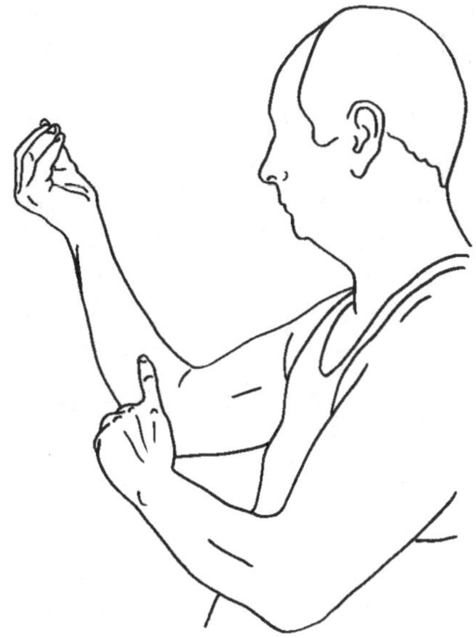

그림 6.32 분리 수축으로 긴손바닥근 찾기

긴손바닥근은 안쪽 앞팔에서 노쪽손목굽힘근과 자쪽손목굽힘근 사이에 놓여 있는데, 약간 자쪽에 가까운 좁은 근육이다. 근육의 복부를 찾으려면, 손가락들과 엄지의 끝들을 함께 꽉 모을 때 분리 수축되는 것을 만진다(그림 6.32). 긴손바닥근 통증유발점은 팔 중간에서부터 안쪽 팔꿈치의 돌출된 뼈(안쪽 위관절융기)에서 발견될 수 있다. 다른 굽힘근들과 같은 방법으로 마사지를 한다.

## *손가락굽힘근 (지굴근) Flexor Digitorum*

손가락굽힘근은 두 부분으로 되어있다: 깊은근과 얕은근. 하나는 다른 것의 위에 있으며 그것들은 안쪽 앞팔에서 두 번째와 세 번째 층들을 구성한다. 손가락굽힘근의 아래 부착은 손가락들의 뼈들이다(그림 6.33). 위 끝에서, 그것들은 앞팔의 두 뼈들과 안쪽 위관절융기에 붙는다.

손가락굽힘근의 통증유발점들은 손가락의 안쪽으로 통증을 보낸다. 손가락굽힘근 또는 자쪽손목굽힘근이 자신경을 포착해서, 손에 통증, 마비, 화끈거림, 과민반응, 및 허약을 만들 때, 그것은 흔히 팔꿈치터널증후군이라 불린다. 정중신경 또한 손가락굽힘근과 원엎침근에 포착되어, 셋째와 넷째 손가락들에 마비와 아린감을 일으킬 수 있다. 손가락들의 조절되지 않는 실룩거림(twitching)은 손가락굽힘근들의 통증유발점들에서 기인할 수도 있다(Simons, Travell과 Simons 1999).

손가락굽힘근의 문제는 도구들이나 테니스 라켓, 골프채 및 노 젓기 같은 스포츠 활동에서 손의 쥐는 기능을 과사용 한데서 온다. 운전대를 꽉 잡은 오랜 자동차 여행이 그것들을 나쁜 상태로 만든다. 가위를 끊임없이 사용하는 직업(미용사)이 이 근육에 안 좋다. 악기를 연주하는데 손가락들을 많이 사용함 또한 손가락굽힘근들에 통증유발점들을 조장한다.

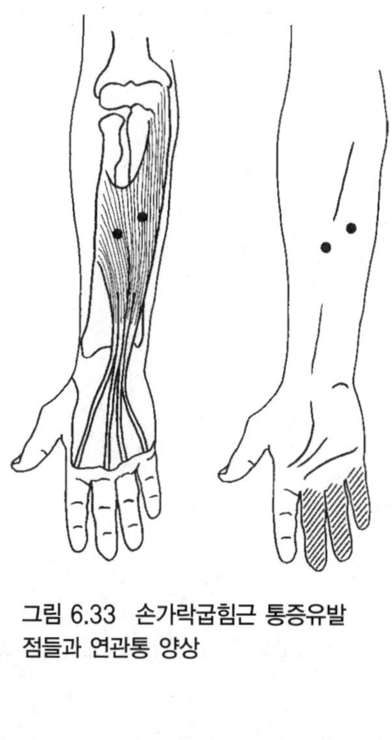

그림 6.33 손가락굽힘근 통증유발점들과 연관통 양상

손가락굽힘근의 두 층의 복부들은 그것들을 수축하여 구별하기가 힘들다. 안쪽 앞팔의 위 반쪽의 통증유발점들을 찾아라; 그것들은 매우 깊이 있다고 생각하라. 전에 서술한, 벽에 댄 공으로, 팔을 등 뒤로 해서 하는 마사지는 넓으나 매우 깊은 압력을 준다(그림 6.28).

손가락이 굽힌 포지션으로 걸려있는 "방아쇠 손가락(trigger finger)"이라고 알려진 상태는 때때로 손가락들이 손과 만나는 주먹결절의 손바닥 쪽의 아픈 점을 깊게 마사지하는 것이 도움이 된다. 방아쇠 손가락은 어떤 손가락에서도 올 수 있고 엄지 조차도 예외는 아니다. 그것은 아마도 굽힘근 힘줄이 그것의 껍질(sheath)에 눌러 붙어서 생긴다. Travell과 Simons에 따르면, 방아쇠; 손가락은 단 한번의 프로케인 주사로 "즉각적으로 영구히" 제거된다(Simons, Travell과 Simons 1999).

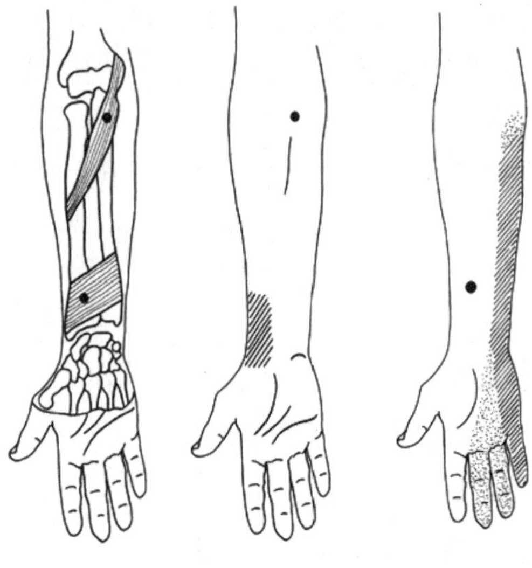

그림 6.34 원엎침근과 네모엎침근 통증유발점들과 연관통 양상

## 원엎침근 (원회내근)과 네모엎침근 (방형회내근)
*Pronator Teres and Pronator Quadratus)*

원엎침근은 자뼈의 꼭대기와 안쪽 위관절융기에 붙고, 앞팔 안쪽을 사선으로 가로질러 노뼈의 중간 정도에 붙는다(그림 6.34의 위 근육). 친구 근육인, 네모엎침근은 손목에서 노뼈와 자뼈를 연결시킨다(그림의 아래 근육). 원엎침근의 작용은 노뼈를 자뼈 주위로 돌려서, 손을 손바닥이 아래로 가는 포지션의 운동(엎침; 회내; pronation)을 하게 한다. 반대 동작은 회외(supination)인데 손바닥을 위로 돌린다. (뒤침은 뒤침근과 위팔두갈래근에 의해서 완수된다.)

원엎침근 통증유발점들은 손목 엄지 쪽의 넓은 부위로 통증을 보낸다. 통증은 엄지의 뿌리와 안쪽 앞팔 위로 뻗어갈 수 있다(그림에 없음) (Simons, Travell과 Simons 1999). 원엎침근 통증유발점들은 그 근육이 정중신경을 누르게 만든다. 그 결과로의 셋째와 넷째 손가락의 마비는 손목터널증후군에 거짓 원인이 될 수 있거나 원엎침근증후군이라 불린다. 네모엎침근은 손과 안쪽 위관절융기까지 올라가는 팔의 살짝 위로 통증을 연관한다. 때때로 통증은 새끼 또는 넷째와 셋째 손가락에서 느껴질 것이다. 이러한 양상은 자신경과 정중신경 모두의 감각신경 양상과 닮아있다(Hwang, Kang, and Kim 2005).

강하고 반복적인 엎침을 요구하는 어떤 스포츠 또는 일은 엎침근들을 피로하게 하여 통증유발점들을 조장한다. 예를 들어, 테니스에서, 포 핸드 스트로크에서 탑 스핀을 공에 주려면 손은 강하게 엎침을 만들어야만 한다. 오른 손을 써서 드라이버로 나사못을 빼는 것은 엎침근의 강한 동작을 필요로 한다. 왼손을 쓰는 드라이버에서, 엎침근은 나사못을 박는데 쓰인다. 표준 키보드 타이핑은 손을 오랜 기간 동안 엎침으로 두게 만든다.

원엎침근을 찾으려면, 손을 엎쳐라: 손을 강하게 손바닥이 밑으로, 할 수 있는데 까지 돌려다. 근육이 수축되면서 불거져 올라오는 것을 만져라, 안쪽 팔꿈치 바로 아래에 있다(그림 6.35). 네모엎침근 복부를 찾으려면, 손을 강하게 엎치면서, 손목에서 맥을 잡는 부위를 느껴라(그림 6.36).

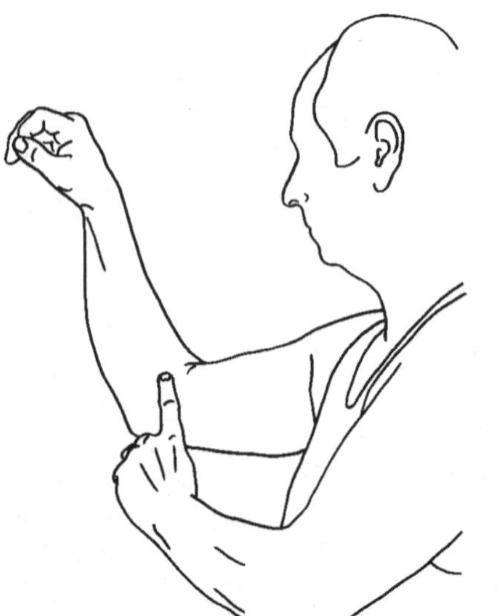

그림 6.35 분리 수축으로 원엎침근 찾기

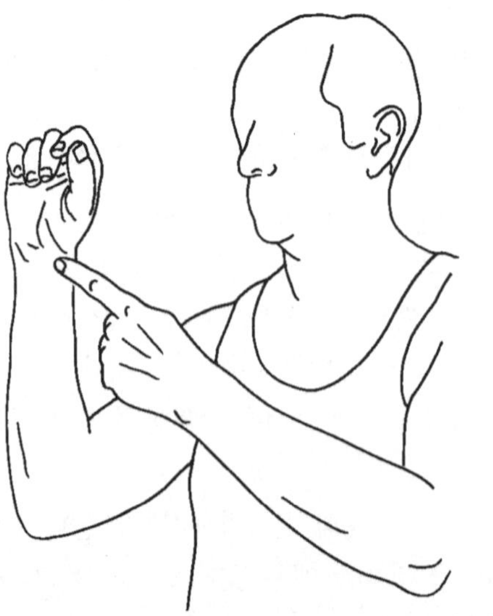

그림 6.36 분리 수축으로 네모엎침근 찾기

받힌 엄지로 두 근육들을 마사지 한다. 또한 네모엎침근은 팔을 몸 뒤로하여 공을 벽에 대고 할 수 있다 (그림 6.27과 6.28).

### 긴엄지굽힘근 (장무지굴근) *Flexor Pollicis Longus*

무지(pollicis)라는 단어는 라틴어 "엄지"에서 왔다. 긴엄지굽힘근은 손톱 반대 쪽 엄지의 마지막 구획에 붙어 있다. 이 놀라울 정도로 크고 강한 근육의 다른 끝은 노뼈 길이 대부분에 붙어 있다(그림 6.37). 그것의 작용은 엄지 마지막 구획을 손바닥 쪽으로 구부리는데, 이것은 강하게 쥐는 것의 중요한 부분이다.

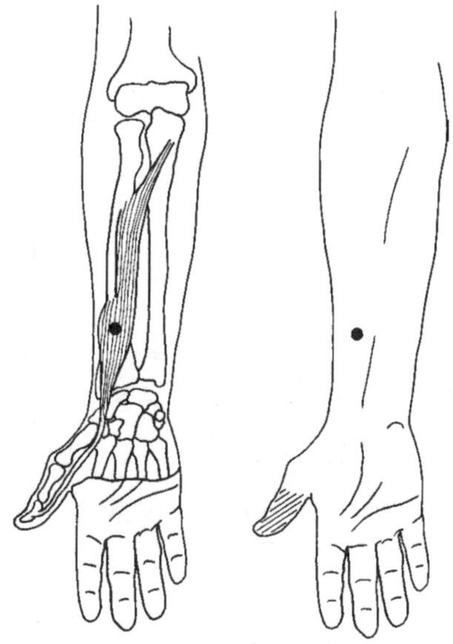

그림 6.37 긴엄지굽힘근 통증유발점과 연관통 양상

긴엄지굽힘근 통증유발점들은 엄지 마지막 구획에 압통과 통증을 일으킨다. 그것들은 펜을 잡는 것을 통증이 없더라도 어색하고, 약하고 또는 서투르게 만든다. 그것들은 마지막 엄지 관절을 걸리게 만들거나 그것을 구부릴 때 걸리거나 우두둑 소리가 나게 만든다(Simons, Travell과 Simons 1999). 스마트폰을 사용하는 많은 사람들은 이 근육을 계속 수축시키고 있다.

안쪽 앞팔에서 노쪽(엄지 쪽) 손목에서부터 위로 1/3쯤 되는 곳에서 긴엄지굽힘근의 복부를 찾는다. 주먹을 꽉 쥐면서, 엄지로 집게를 강하게 누를 때, 근육이 수축되는 것을 찾는다(그림 6.38). 팔을 등 뒤로하여 (테니스공 크기의) 공을 벽에 대고 노뼈에 대고 마사지를 한다. 이 근육의 섬유들의 길이가 다양하므로, 노뼈를 따라 전체에서 여러 개의 통증유발점들이 있을 수 있다.

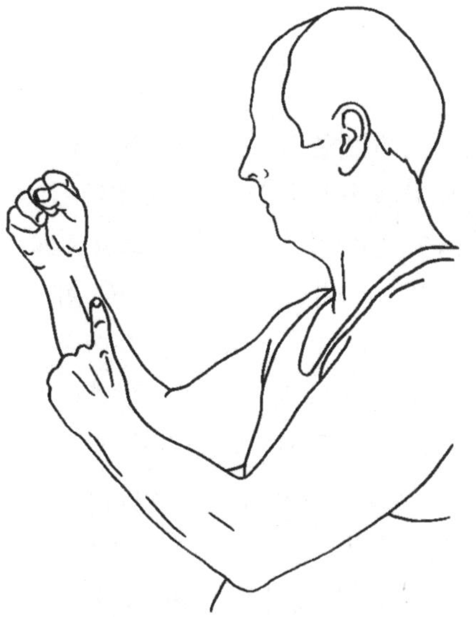

그림 6.38 분리 수축으로 긴엄지굽힘근 찾기

> 3장의 치료 가이드라인을 읽어라. 직장에서 벽에 공을 대고 하는 것이 쑥스럽다면, 화장실 안에 가서 해라. 거기서 당신이 하고 있는 것을 물어 볼 사람은 없다.

## 손 근육들 *Muscles of the Hand*

사람들이 손에 통증, 마비, 및 다른 증상이 있을 때, 오로지 일반적으로 세 가지의 가능한 원인을 염두에 둔다: 관절염, 힘줄염 및 손목터널증후군. 만약 당신의 추측이 이들 중의 어떤 것이라면, 통증유발점들을 확인해 볼 때 까지는 결정을 미뤄라. 그리고 우선 먼 곳으로 눈을 돌려라. 손의 증상을 치료하려고 한다면, 손의 검사는 마지막 까지 미뤄라. 앞팔에 있는 그리고 멀리 떨어진 부위에 있는 통증유발점들의 비활성화가 문제를 풀 가능성이 매우 높다. 이 장의 처음에 있는 가이드를 항상 사용해서 탐사를 체계화 시켜라. 다른 부위에서 전이된 것을 제거한 이후, 손에 남아있는 증상은 형상화하기가 쉽고 치료는 탄탄대로로 갈 것이다.

손에는 열아홉 개의 근육들이 있는데 손을 작동시키기 위해서 일을 하는 많은 다른 것들은 앞팔에서 기원한다. 네 개의 큰 것은 엄지를 움직인다. 세 개의 중간 크기의 것은 새끼를 움직인다. 한 근육은 손바닥을 컵 모양으로 만든다. 손바닥에 있는 네 개의 매우 작은 근육들인, 벌레근(lumbricals)은 손가락을 굽히고 펴는 것을 돕는다. 나머지 일곱 개는 손의 손허리뼈들 사이에 있는 뼈사이근들이다. 그것들은 손가락을 함께 모으고 벌어지게 움직인다. 손가락들 자체에는 오로지 힘줄만이 있다.

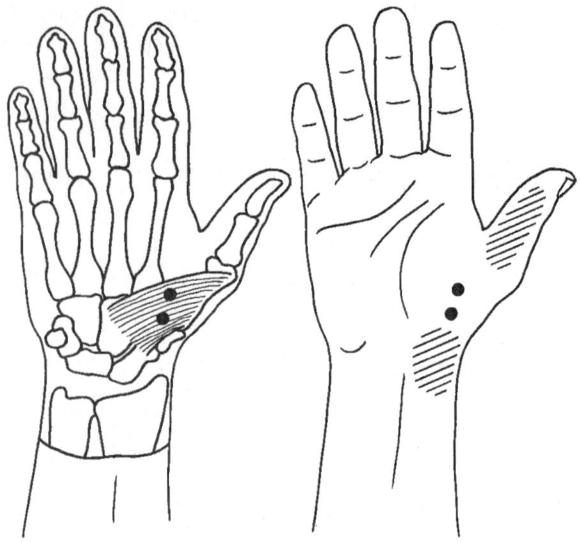

그림 6.39 엄지맞섬근 통증유발점들과 연관통 양상

## 엄지두덩 근육들 (무지구) Thenar Muscles

네 개의 짧은 엄지 근육들에서 세 개가 엄지의 두덩을 구성한다. 짧은엄지굽힘근(단무지굴근; flexor pollicis brevis)과 짧은엄지벌림근(단무지외전근; abductor pollicis brevis)은 엄지맞섬근(무지대립근; opponens pollicis)을 덮고 있으며, 모든 근육들의 통증유발점들은 서로 매우 가깝게 있다. 짧은엄지굽힘근의 연관통 양상은 아직 밝혀지지 않았지만, 이 근육에 있는 통증유발점은 방아쇠 엄지와 관련되어 있다고 여겨진다. 모든 세 근육들은 엄지뼈들 그리고 손과 손목의 손목뼈와 손허리뼈에 붙어있다(그림 6.39). 맞섬근과 굽힘근은 엄지를 손바닥을 가로질러 새끼 쪽으로 움직인다. 벌림근은 손 전면에서 엄지를 손가락들에서 멀어지게 한다. 손 인형을 움직이는 것을 흉내 내라; 벌림근은 인형의 입을 벌리는 일을 하는 근육이다. 엄지모음근은 인형의 입을 닫는다. 세 모두의 통증유발점들은 엄지 기저부에 있는 손바닥의 융기부에 있다.

엄지맞섬근의 통증유발점들은 안쪽 손목의 노쪽(엄지 쪽)으로 통증을 보내어, 손목이 삔 것처럼 느껴진다. 또한 그것들은 엄지의 옆으로 통증을 전이 한다. 그것들은 펜을 잡는 그립(pincer grip; 엄지와 손가락들 사이로 집기)을 어색하게 느끼게 만든다. 그 결과, 펜으로 글씨 쓰는 것이 어렵거나 손으로 세밀한 작업을 하기 어렵게 될 것이다(Simons, Travell과 Simons 1999). 짧은엄지벌림근은 엄지와 집게 사이의 갈퀴막(웹) 사이로 통증을 연관할 뿐만 아니라 중지 바깥쪽을 따라 연관한다. 노쪽 앞팔의 낮은 1/3을 따라서 넓은 양상의 통증을 느낄 수 있다. 간혹, 안쪽 위관절융기에서 통증이 느껴질 수 있다(그림 6.41). (Kim 등 2009).

잡초 뽑기, 바느질하기, 레이스 뜨기, 펜 글씨 쓰기 같은 일상적인 일 또는 악기 연주하기, 및 수공업과 생산일 들에서 엄지는 과도한 일을 하게 된다. 스마트폰의 과도한 사용이 이 근육들의 어디에 통증유발점들을 만들 수 있다. 많은 마사지 치료사들은 엄지의 과사용에 의한 장애 때문에 전문직을 그만두고 생계를 위하여 다른 직업을 찾고 있다.

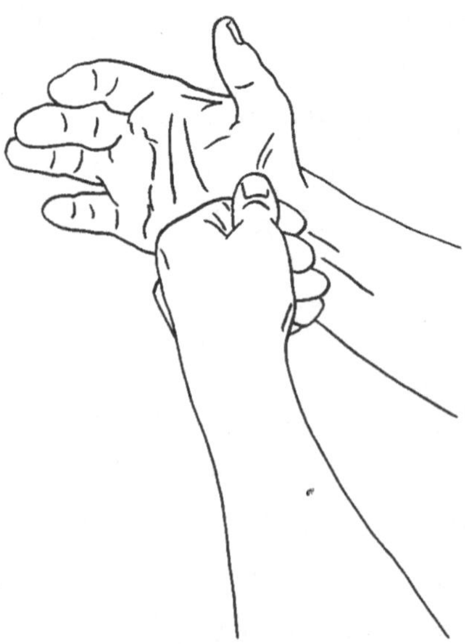

그림 6.40 받힌 엄지로 엄지맞섬근 마사지

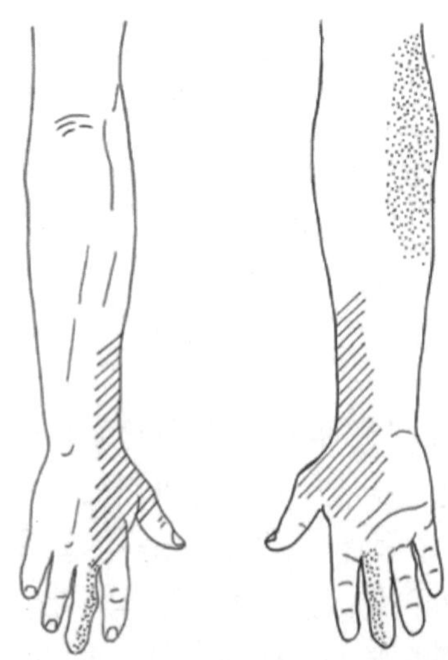

그림 6.41 짧은엄지벌림근 연관통 양상

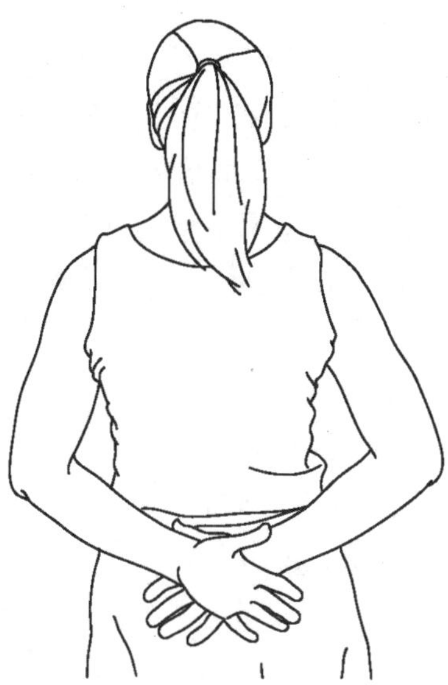

그림 6.42 24mm 또는 35mm 고탄성공을 벽에 대고 손을 마사지하는 자세

엄지 기저부 살 전체에서 통증유발점들을 찾아라; 보통 하나 이상이 있다. 엄지두덩을 마사지하기 위한 가장 안전하고 가장 효율적인 방법은 작고 단단한 고무공을 테이블 위나 몸 뒤 벽에 대고 앞뒤로 굴리는 것이다. 벽에 대는 가장 쉬운 자세는 그림 6.42에 있다. 24mm 또는 35mm 고탄성공을 사용해라. 그것들은 문방구에서 쉽게 살 수 있다. 연필 뒤에 달린 고무 또한 유용한 도구이다 (그림 6.49). 급할 경우, 받힌 엄지로 이 부위를 마사지할 수 있다(그림 6.40).

> 이 치료의 가장 힘든 부분은 자신에게 그것을 하라고 시키는 것이다. 자가 – 치료를 할 때마다, 잘 했다고 칭찬을 해라.

## *엄지모음근 (무지내전근) Adductor Pollicis*

엄지모음근은 엄지의 네 번째로 짧은 근육이다. 그것은 갈퀴막(웹; web; 엄지와 손 옆 사이에서 있는 부채 모양의 살)의 일부를 만들고 첫째와 셋째 손허리뼈들에 부착된다(그림 6.43). 그것의 일은 옆 L-자세 (엄지를 옆 바깥으로) 또는 앞에서(손 인형을 사용할 때처럼) 엄지를 손 쪽으로 움직이는 것이다. 그것의 위치를 확인하려면, 반대 손의 손가락 하나를 엄지모음근에 대라. 엄지를 집게의 뿌리 쪽으로 누를 때 근육 수축을 느껴야만 한다. 이렇게 하는 것이 엄지모음근이 쥐는 기능에서 엄지가 어떻게 관여하는 지를 알게 해준다.

엄지모음근 통증유발점들은 엄지의 뿌리로 통증을 전이한다; 그것들은 갈퀴막으로는 매우 적은 통증을 보낸다. 갈퀴막과 엄지의 뿌리 모두에게 통증을 전이하는 것들은 목갈비근, 위팔근, 긴노쪽손목폄근, 뒤침근, 및 위팔노근, 및 짧은엄지벌림근 들도 있다는 것을 염두에 두어야 한다(Simons, Travell 과 Simons 1999).

엄지모음근 통증유발점들은 갈퀴막을 꼬집어서 치료할 수 있다. 덜 피로한 마사지 테크닉은 작은 고무공을 테이블에 놓거나 등 뒤의 벽에 대고 하는 것이다.

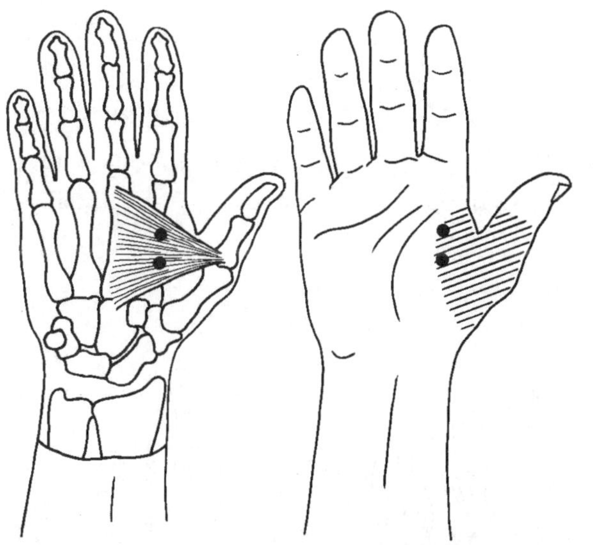

그림 6.43 엄지모음근 통증유발점들과 연관통 양상

> 통증 척도 1-10에서, "5"는 틀림없이 완벽한 압력 레벨이다. 그것은 약간 아프지만 시원하게 느껴질 것이다. "6"에서는 눈을 찌푸리기 시작할 것이다.

## 새끼두덩근 (소지구근) Hypothenar Muscles

새끼두덩 부위에 새끼손가락을 작동시키는 3개의 보통 근육들이 있다. 그것들은 새끼벌림근, 새끼굽힘근, 및 새끼맞섬근들이다. 벌림근은 새끼를 손에서 멀리 밖으로 보낸다. 굽힘근은 손가락 전체를 손목쪽 밑으로 굽힌다. 맞섬근은 새끼를 엄지에 대기 위해서 손바닥을 가로질러 그것을 옮기는 작용을 한다. 이 근육들의 연관통 양상은 아직 규명되지 않았지만, 그것들 모두에서 마사지에 크게 느껴지는 누르면 아픈 작은 점들을 찾을 수 있다. 24mm 또는 35mm 고탄성공을 테이블 위나 몸 뒤 벽에 대고 이 근육들을 마사지 해라 (그림 6.42). 손 가장자리를 공에 대기 위해서 손을 돌려라. 반대 손으로 손목을 잡아 손을 받혀라.

여러 근육들이 넷째와 새끼로 통증을 연관하는 것을 기억해라; 위뒤톱니근, 앞톱니근, 넓은등근, 큰/작은 가슴근, 자쪽손목폄근, 자쪽손목굽힘근, 및 위팔세갈래근. 이 두 손가락과 손의 자쪽의 마비는 노쪽손목굽힘근, 손가락굽힘근, 작은가슴근, 위팔세갈래근, 작은원근, 및 목갈비근에서 온다(Simons, Travell과 Simons 1999).

## 뼈사이근 (골간근) Interosseous Muscles

*뼈사이근*들은 손의 4개의 손허리뼈들 사이 공간을 채운다(그림 6.44). 이 작은 근육들이 오로지 손가락과 가까운 손의 반을 차지한다는 것을 주목하라. 손의 꿈치(heel)는 손목뼈들로 차 있다. 두 세트의 뼈사이근들이 있다. 네 개의 손등 뼈사이근들(dorsal interosseous)은 손등에서 만져진다. 그것들은 집게와 넷째 새끼 손가락들을 중지에서 멀어지게 하고 중지를 좌우로 움직이게 한다. 3개의 손바닥 뼈사이근들(palmar interosseous)은 손바닥에서 만져진다. 그것들은 집게, 넷째, 및 새끼를 중지 쪽으로 움직이게 하여 손가락들을 모이게 한다. 7개의 모든 뼈사이근들은 쥐는 작용과 손가락과 손을 섬세하게 다루는 많은 것에 역할을 한다.

뼈사이근들 통증유발점들은 손가락들의 옆과 밑 그리고 마지막 손가락 관절들로 통증을 전이한다. 그것들은 손가락 뻣뻣함, 취약함, 및 어색함의 원인이 된다. 뼈사이근들은 그것들이 손허리뼈들 사이에 놓인 손가락신경들을 누를 때 손가락들에 마비를 일으킨다. 손가락 신경들은 손가락들의 감각 신경들이다(Simons, Travell과 Simons 1999).

두툼하고 잘 발달된 손등 첫째 뼈사이근은 엄지와 집게 사이의 갈퀴막의 대부분을 이룬다(그림 6.45). 그것의 통증유발점들은 아주 넓은 연관 양상을 가져서, 손바닥, 새끼, 손등, 및 집게의 모든 표면으로 통증을 보낸다. 그것들은

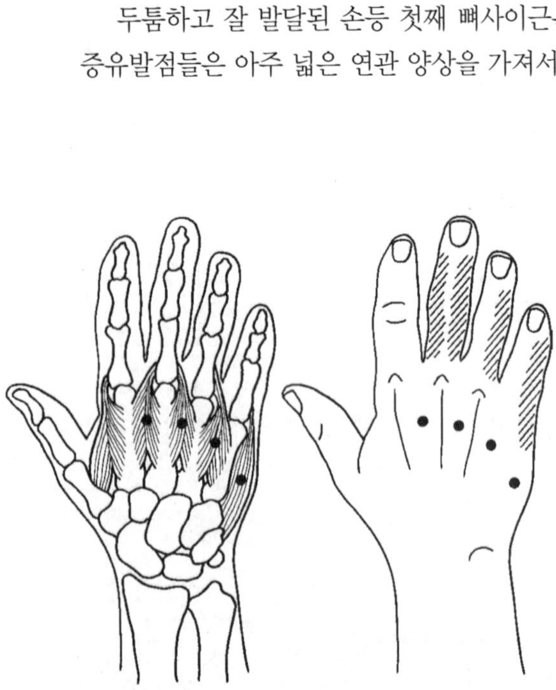

**그림 6.44 손등 뼈사이근 통증유발점들과 연관통 양상**

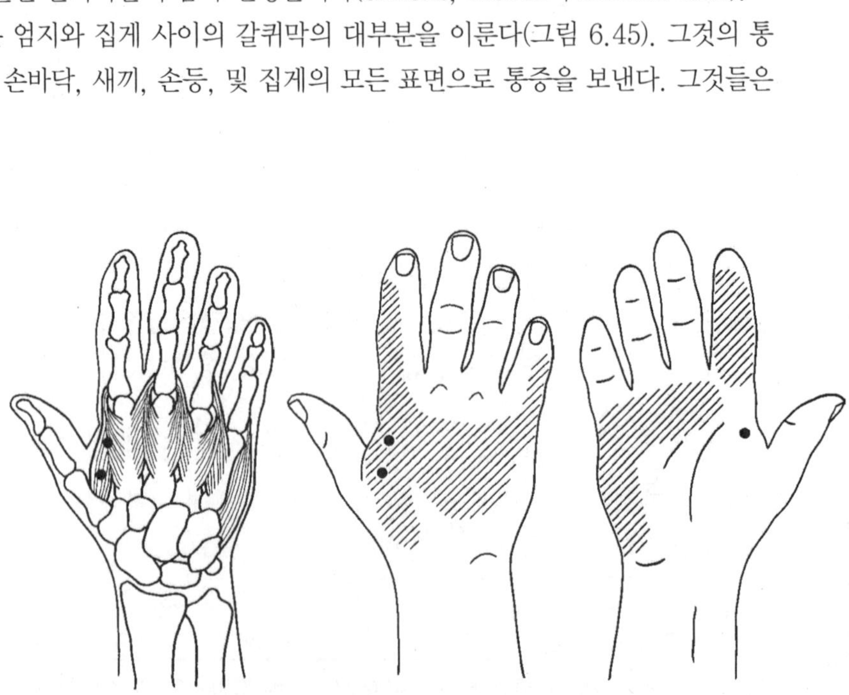

**그림 6.45 손등 첫째 뼈사이근 통증유발점들과 연관통 양상**

자주 손의 자쪽(살 쪽) 전체로 깊은 통증을 전이한다. 손등 첫 째 뼈사이근을 찾으려면, 집게를 엄지로 밀 때 불어 오르는 것을 보고 만져라 (그림 6.46).

펜으로 글씨를 쓰는 것이 중지 밑면과 그것의 마지막 주먹결절에 통증을 일으킬 경우, 검지와 중지의 손목손허리뼈들 사이에 있는 둘째 손등 뼈사이근에서 통증유발점을 찾아라. 이 근육은 중지와 엄지 사이로 펜을 잡는 것을 돕기 위해서 중지를 엄지로 미는 것을 돕는다. 통증유발점들을 갖고 있는 손 근육들을 찾는 것만으로 서경을 고칠 수 있다. 짧은 엄지 근육들과 첫째 손등 뼈사이근은 서경(손 떨림)의 일반적인 원인이지만, 다른 것들도 간과하지 말아라.

마지막 주먹결절들의 옆면에 생기는 혹들인, *헤베르덴 결절*(Heberden's nodes)들은 과사용된 뼈사이근들 통증유발점들에서 기인한다고 여겨진다. 중간 주먹결절들에 있는 혹들은 부샤르 결절(Bouchard's nodes)이라고 불린다. 두 종류의 결절들 모두 뼈사이근에의 통증유발점 치료에 의하여 제거될 가능성이 있는데, 충분한 조기 처치가 이루어질 때 그렇다. 비록 상당히 커져있다 하더라도 결절들은 자주 줄어든다. 주먹결절들에 결절들을 만들 수 있는 같은 종류의 스트레스는 관절염 발병의 원인이 될 수 있다(Simons, Travell과 Simons 1999).

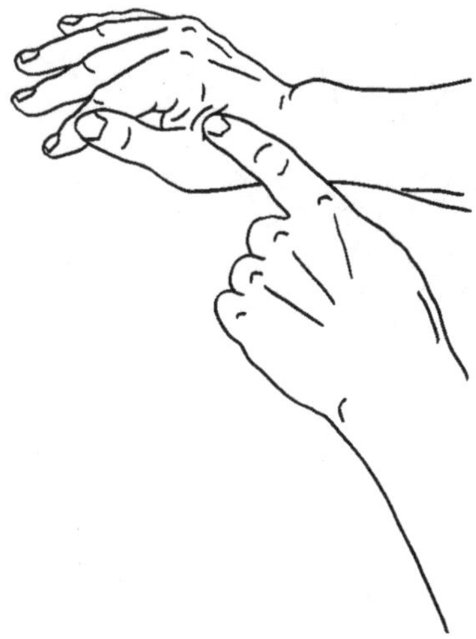

**그림 6.46 분리 수축으로 손등 첫 째 뼈사이근 찾기**

피아노, 바이올린, 또는 기타 같은 악기 연주자들은 종종 그들의 손가락을 음표에 맞추려고 매우 넓은 포지션으로 벌리는데, 그것들이 특히 뼈사이근들의 과사용을 만들 수 있다. 일이나 스포츠에서 손가락을 반복적으로 세게 쥐는 것 또한 이 작은 근육들에게 과부하를 주는 위험 요소이다.

컴퓨터 마우스에서, 집게로 버튼을 누를 때, 손등 첫째와 손바닥 첫째 뼈사이근들이 과사용 될 위험에 빠지기 쉽다. 또한 마우스는 집게폄근과 손가락폄근들의 일부를 과사용 시키는데, 그것이 함께 누르는 스트로크들 사이에 손가락을 들고 있게 만들기 때문이다. 마우스를 키보드 옆 멀리 위치하고 작업한다면, 가시아래근, 작은원근, 등세모근, 마름근, 및 전방 어깨세모근에 통증유발점들을 만들 가능성이 높은데, 왜냐하면 팔의 계속적인 바깥쪽 회전과 앞으로의 굽힘 때문이다. 마우스 문제의 좋은 해결책은 터치패드 마우스가 내장된 인체공학적인 키보드를 사용하는 것이다.

받힌 엄지의 끝이 뼈사이근 마사지에 사용된다(그림 6.47). 보다 깊은 마사지를 위하여 뾰족하게 깎은 고무 지우개를 빨래집게에 끼워서 하면 되는데 이는 손가락들을 쉬게 만들어 준다. 그림 6.48과 6.49가 어느 곳에서나 쉽게 구입할 수 있는 두 개의 다른 지우개 사용을 보여 준다. 하나는 큰 지우개; 다른 하나는 몽당 연필의 끝에 달린 지우개를 뾰족하게 깎은 것을 빨래 집게에 낀 것이다.

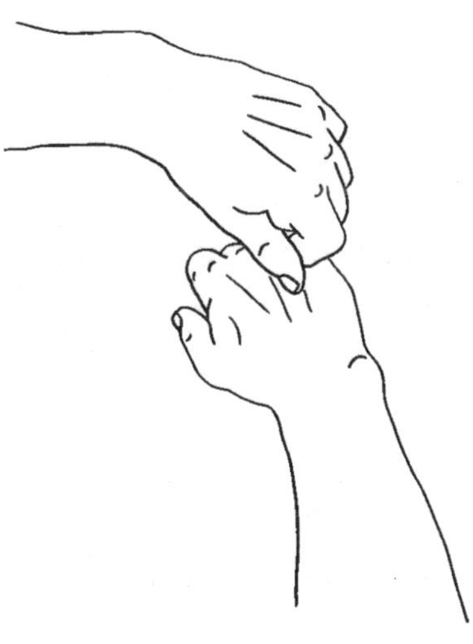

**그림 6.47 받힌 엄지로 손등 뼈사이근 마사지**

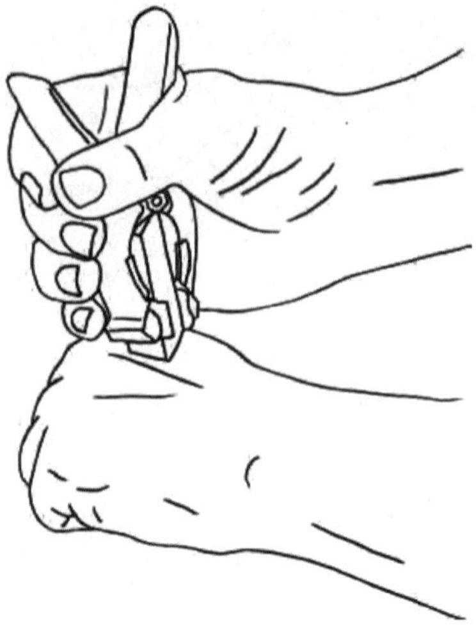

그림 6.48 지우개로 뼈사이근 마사지

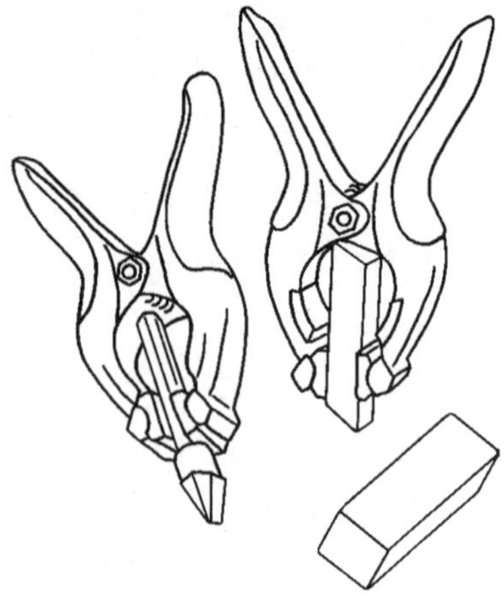

그림 6.49 빨래집게와 지우개로 뼈사이근 마사지

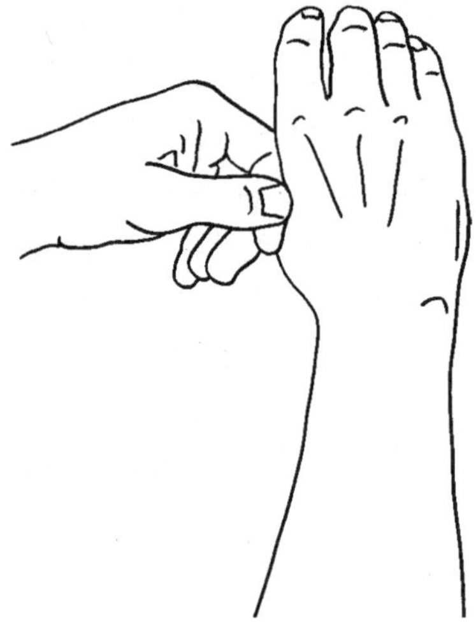

그림 6.50 받힌 엄지로 손등 첫째 뼈사이근 마사지. 근육을 뼈에 대고 눌러라

두꺼운 첫 번째 손등 뼈사이근을 받힌 엄지로 손허리뼈를 눌러서 마사지를 한다(그림 6.50). 손은 컵을 쥐듯이 중립 포지션으로 두어라. 지우개 또는 받힌 엄지로 마사지를 하는 동안 손을 무릎 위에 두게 하는 것이 좋다. 통증유발점들을 천천히 세심하게 찾아라; 이 근육 안에 여러 개가 있을 수 있다. 뼈사이근 문제들은 해결하기가 힘이 든다. 그것들은 마사지하기가 쉽지 않고 당신의 활동들이 그것들을 계속적으로 스트레스를 받게 만들기 때문이다. 손을 사용하는 방식을 바꿀 수 있다는 진지한 생각을 하는 것이 이 특수한 근육들을 쉬게 만든다.

제7장

# 가슴, 복부, 및 생식기 통증

Chest, Abdominal, and Genital Pain

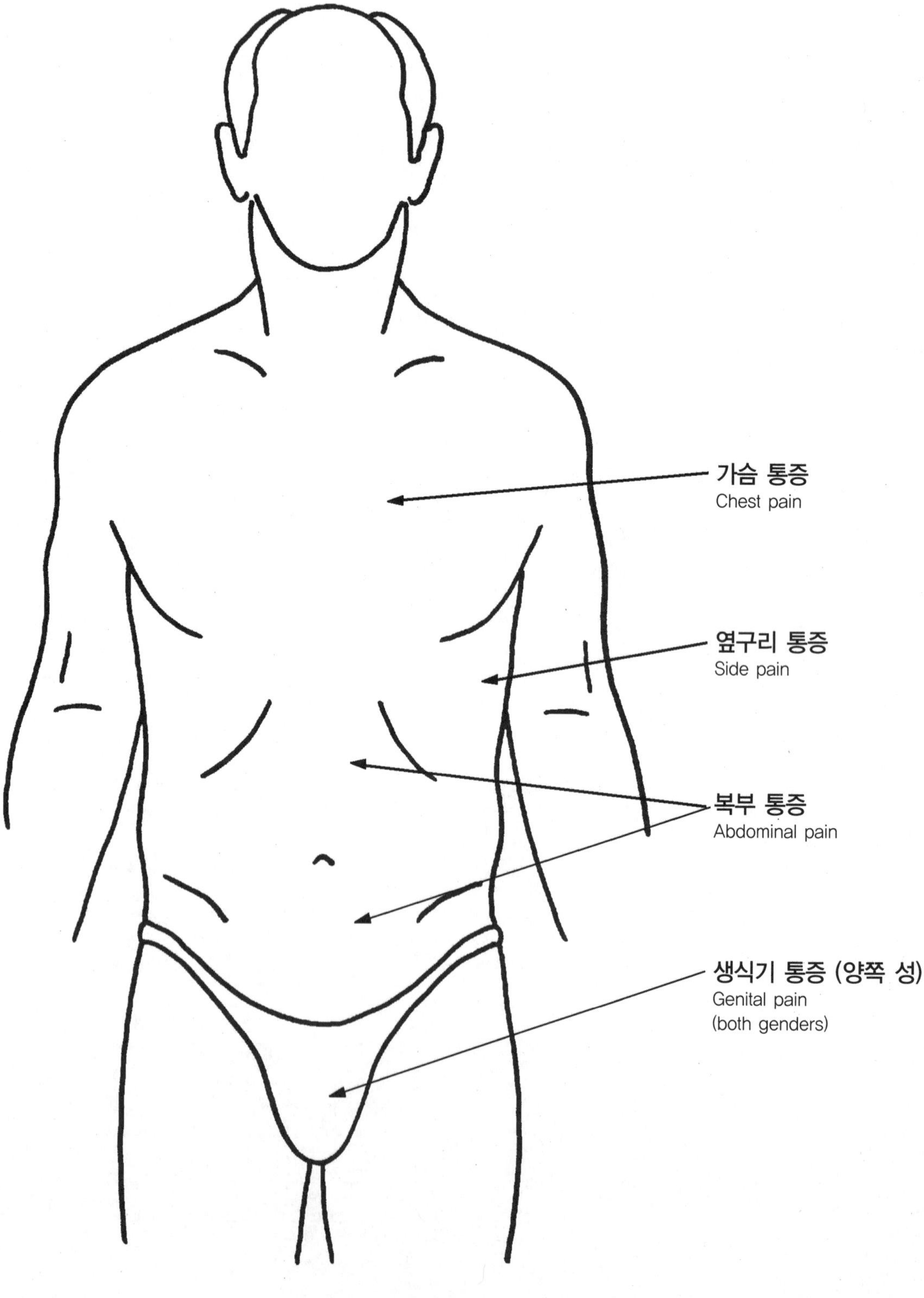
가슴 통증
Chest pain
옆구리 통증
Side pain
복부 통증
Abdominal pain
생식기 통증 (양쪽 성)
Genital pain
(both genders)

## 통증 가이드 *Pain Guide*

# 가슴, 복부, 및 생식기
Chest, Abdominal, and Genital

**굵은 글씨체는 주된 통증 양상을 나타낸다.** 보통 글씨체는 덜 흔하거나 위성 통증유발점 양상을 나타낸다. 문제와 연관된 가능성이 큰 순서로 근육들이 나열된다. 또한 *기타 증상 가이드*를 보아라. www.newharbinger.com/24946에서 다운로드를 위한 유용한 가이드를 준비했다. 이 책 뒤에 더 많은 정보가 있다.

# 기타 증상 가이드 *Other Symptoms Guide*

# 가슴, 복부, 및 생식기
## Chest, Abdominal, and Genital

**트림** *Belching*
배빗근 (172)

**방광통 또는 빈뇨**
*Bladder Pain or Frequency*
큰모음근 (236)
배빗근 (172)
궁둥구멍근 (깊은 가쪽 돌림근) (209)
골반 바닥 (162)

**유방 또는 젖꼭지 과민**
*Breast or Nipple Hypersensitivity*
큰가슴근 (163)
앞톱니근 (169)
심부정맥
큰가슴근 (163)

**허혈성 심장 또는 협심증(거짓)**
*Cardiac Arrhythmia*
큰가슴근 (163)
작은가슴근 (167)
복장근 (166)
얕은척추근 (195)
엉덩갈비근 (195)

**만성 골반통, 부인과 또는 생리통**
*Chronic Pelvic Pain, gynecological or Menstrual Pain*
배빗근 (172)
배곧은근 (172)
큰모음근 (236)
골반 바닥 (162)
궁둥구멍근/깊은돌림근 (209)
허리근/엉덩근 (177)

**꼬리뼈통 또는 압통**
*Coccyx(tailbone) Pain or Tenderness*
큰볼기근 (201)
뭇갈래근 (78)
골반 바닥 (항문올림근, 꼬리근, 항문조임근, 및 속폐쇄근) (162)

**배앓이** *Colic*
배곧은근 (172)

**갈비연골염** *Costochondritis*
큰가슴근 (163)
앞톱니근 (169)
갈비사이근 (171)
가로막 (171)
배빗근 (172)
배곧은근 (172)

**머리내민 자세(구부정)**
*Forward-Head Posture(slouching)*
배곧은근 (172)
배빗근 (172)
큰가슴근 (163)
작은가슴근 (167)
복장근 (166)
목빗근 (62)
목갈비근 (96)

**가슴앓이** *Heartburn*
상부배빗근 (172)
배곧은근 (172)

**발기불능** *Impotence*
궁둥구멍근 (182)
골반 바닥 (구해면체근) (181)

**소화불량** *Indigestion*
배곧은근 (172)

**메스꺼움** *Nausea*
배곧은근 (172)

**동작 시 통증 또는 곤란**
*Pain or trouble with Motion*

**구부림과 들어올리기** *Bending and Lifting*
배곧은근 (172)

**장 움직임** *Bowel Movement*
골반 바닥 (항문올림근) (182)

**사정** *Ejaculation*
골반 바닥 (구해면체근) (181)

**등을 대고 눕기** *Lying flat on the bacl*
골반 바닥 (항문올림근) (182)

**밖 또는 뒤로 뻗기** *Reaching Out and Behind*
큰가슴근 (163)
작은가슴근 (167)

**의자에서 일어나기** *Rising from a Chair*
얕은척추근 (195)

**옆 굽힘** *Side Bending*
배빗근 (172)
얕은척추근 (195)

**앉기** *Sitting*
골반 바닥(항문올림근, 꼬리근) (182)

**비틀기** *Twisting*
갈비사이근 (195)

**호흡, 기침, 재채기 시 통증, 또는 심호흡 곤란**
*Pain with Breathing, Coughing, Sneezing, or Difficulty Taking a full Breath*
목갈비근 (96)
앞톱니근 (169)
작은가슴근 (167)
큰가슴근 (163)
가로막 (171)
갈비사이근 (195)
배빗근 (172)
배곧은근 (172)
넓은등근 (117)

**음경통** *Penis Pain*
배곧은근 (172)
골반 바닥 (궁둥해면체근, 구해면체근) (181)

**회음** *Perineum*
궁둥구멍근 (182)
골반 바닥 (항문올림근, 구해면체근, 궁둥해면체근) (181)

**가성충수염** *Pseudo-Appendicitis*
배곧은근 (172)

**직장 통증 및 팽만감**
*Rectal Pain and Sense of Fullness*
큰모음근 (236)
골반 바닥 (항문올림근, 속폐쇄근, 및 항문조임근) (182)
궁둥구멍근 (182)

**음낭통** *Scrotum Pain*
허리네모근 (198)
허리근/엉덩근 (177)
골반 바닥 (구해면체근) (181)

**고환통** *Testicular Pain*
배빗근 (172)
골반 바닥 (구해면체근, 궁둥해면체근) (181)
허리네모근 (198)

**빈뇨 또는 절박뇨**
*Urinary Frequency or Urgency*
배빗근 (172)

**요실금** *Urinary Incontinence*
골반 바닥 (162)

**잔뇨** *Urinary Retention*
배빗근 (172)

**요도괄약근 경련**
*Urinary Sphincter Spasm*
배곧은근 (172)

**질통 또는 외음부통** *Vaginal Pain or Vulvodynia*
배빗근 (172)
큰모음근 (236)
골반 바닥 (항문올림근, 구해면체근, 궁둥해면체근, 속폐쇄근) (181)

**구토, 투사** *Vomiting, Projectile*
배빗근 (172)
배곧은근 (172)

# 통증 도해 가이드 *Pain Illustrations Guide*

## 가슴, 복부, 및 생식기
## Chest, Abdominal, and Genital

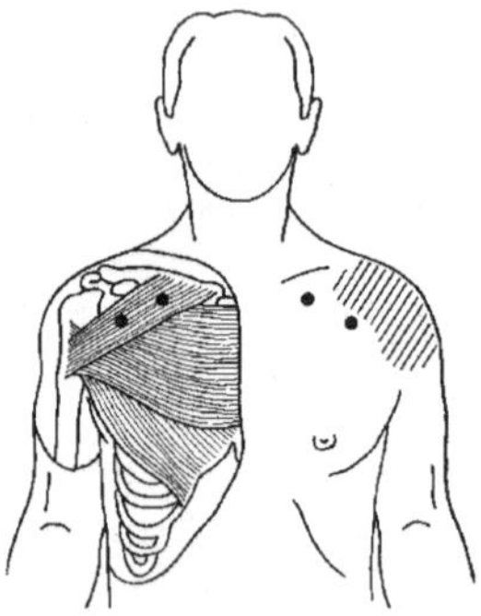

큰가슴근, 빗장부: 통증유발점과 연관통 양상 (p.163)

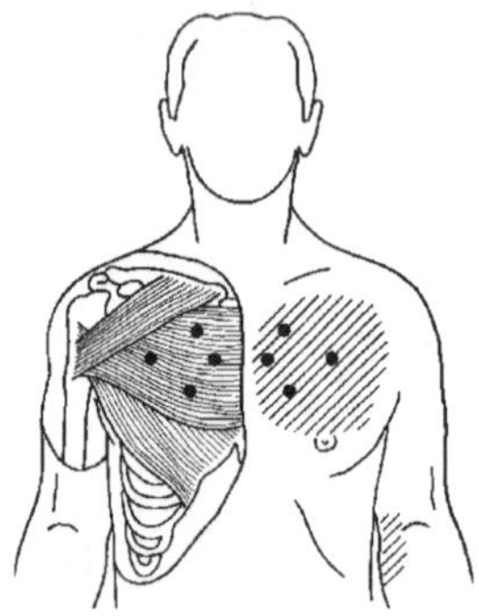

큰가슴근, 복장부: 통증유발점과 연관통 양상 (p.163)

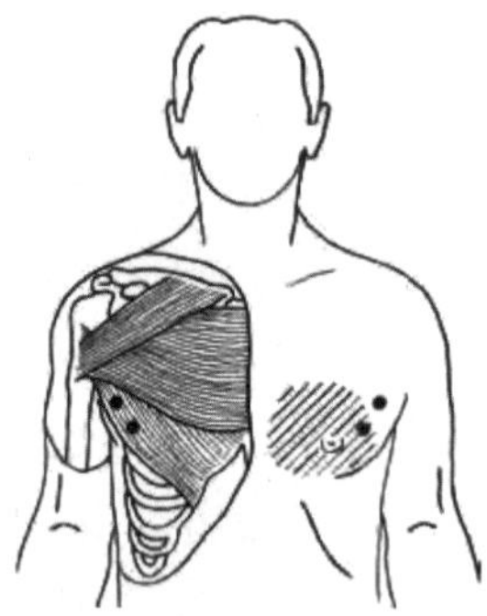

큰가슴근, 갈비부: 통증유발점과 연관통 양상 (p.163)

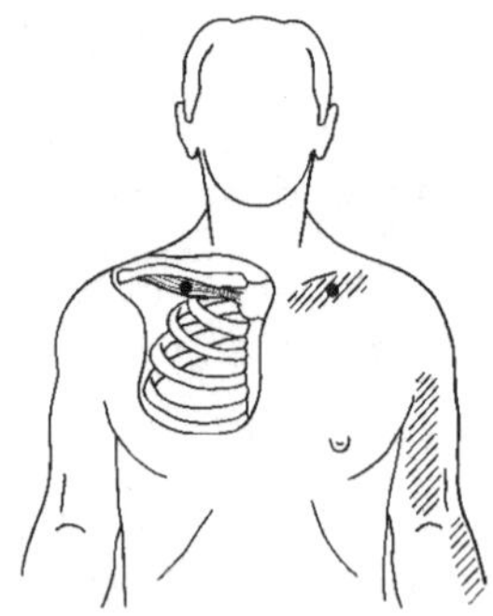

빗장밑근 통증유발점과 연관통 양상 (p.166)

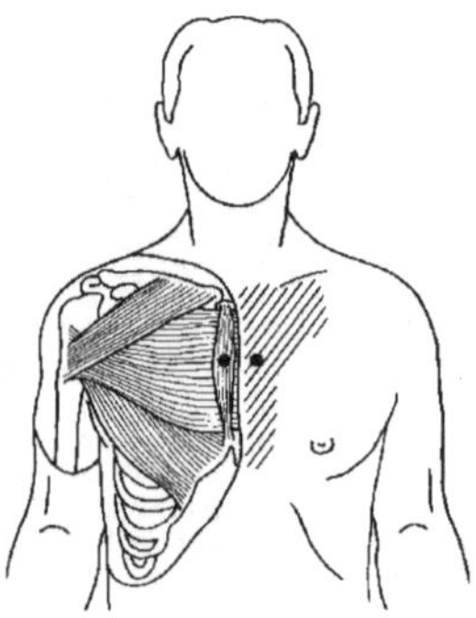

샘플 복장근 통증유발점과 연관통 양상 (p.166)

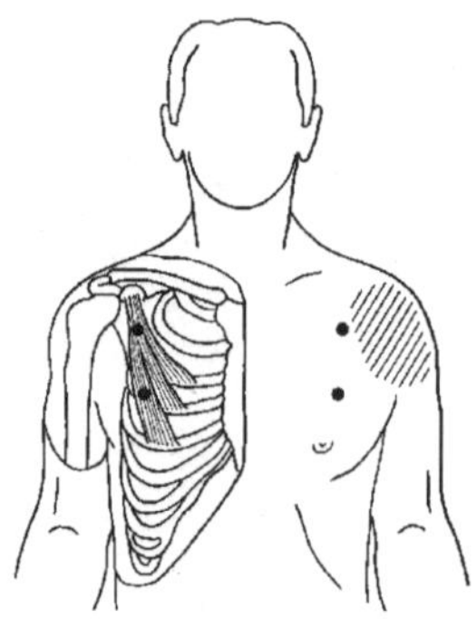

작은가슴근 통증유발점과 연관통 양상 (p.167)

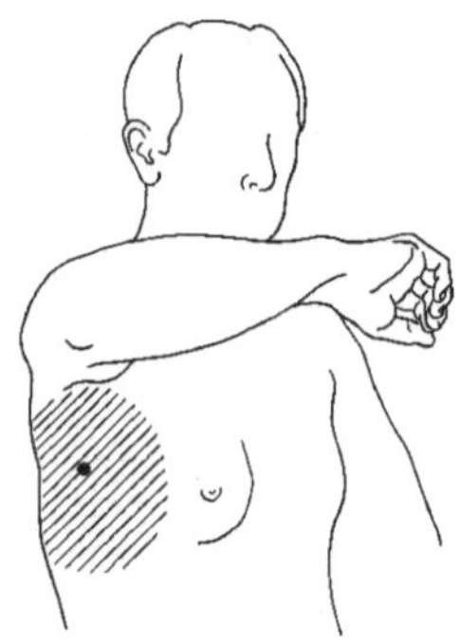

앞톱니근 연관통 양상 (옆구리 당김) (p.170)

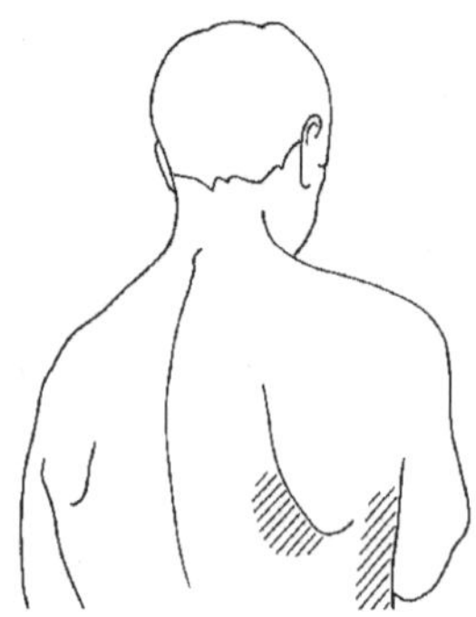

앞톱니근 등쪽 연관통 양상 (p.170)

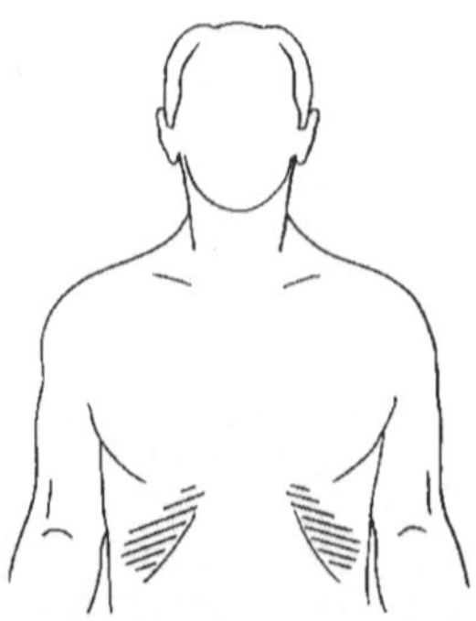

가로막 연관통 양상. 통증유발점은 최하단 갈비뼈들 뒤에 감춰짐. (p.171)

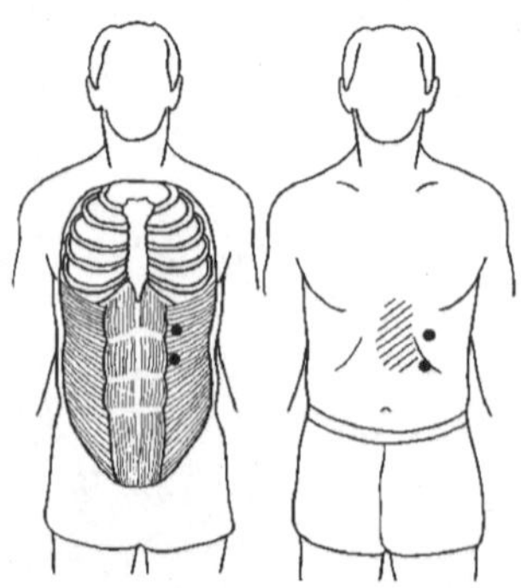

상부 복부 통증유발점과 연관통 양상 (p.174)

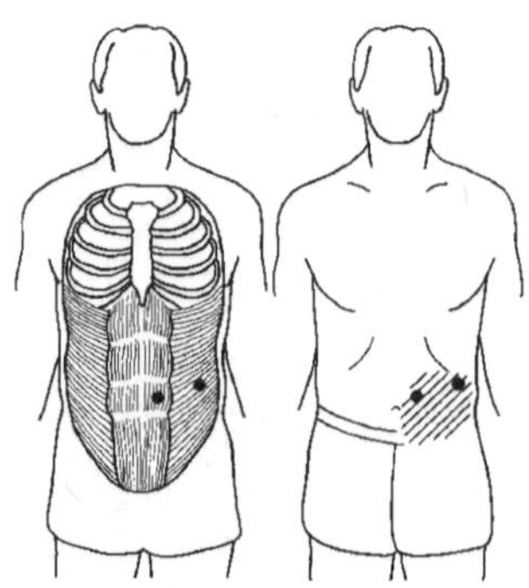

중간 복부 통증유발점과 연관통 양상 (p.174)

www.newharbinger.com/24946에서 다운로드를 위한 유용한 가이드를 준비했다. 자세한 것은 이 책 뒤에 있다.

주의: *시작하기 전에 각각의 근육에 대한 전체 치료 교습을 읽어보아라.*

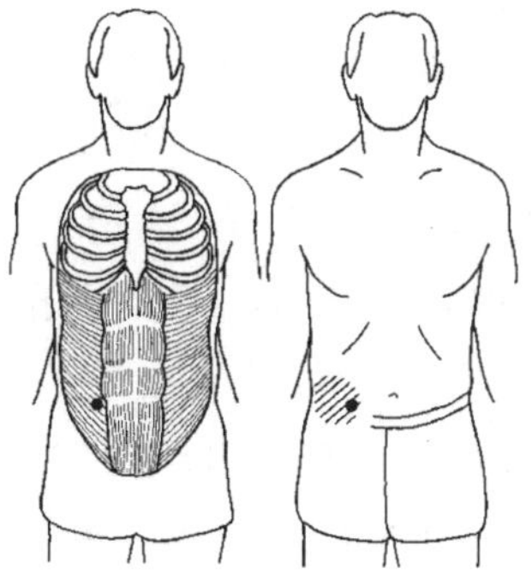

가성충수염 통증유발점과 연관통 양상 (p.174)

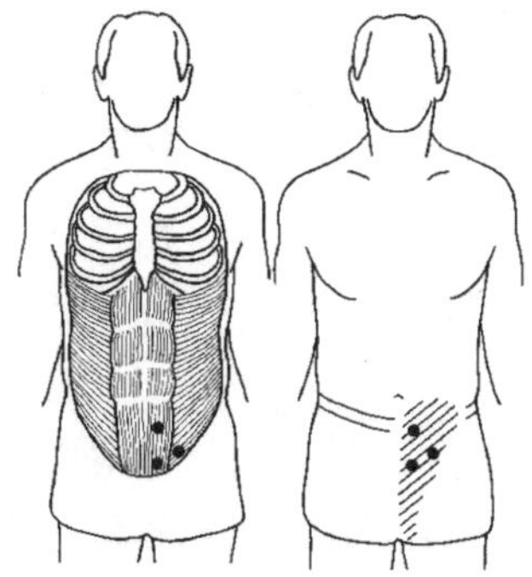

하복부 통증유발점과 연관통 양상과 생식기 통증 (양쪽 성) (p.174)

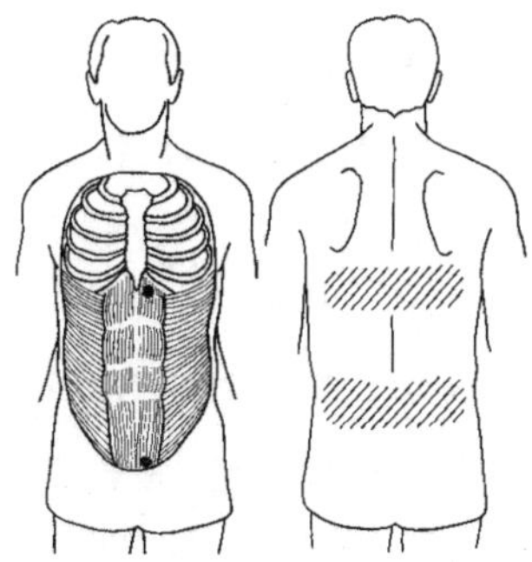

복부 통증유발점들과 등의 연관통 양상 (p.175)

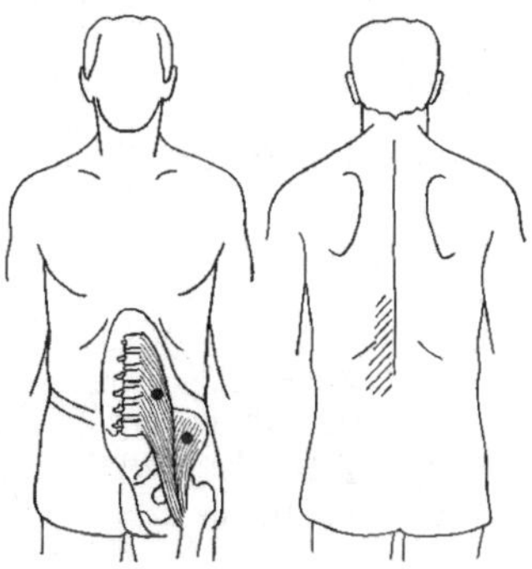

허리근과 엉덩근 통증유발점과 등의 연관통 양상 (p.113)

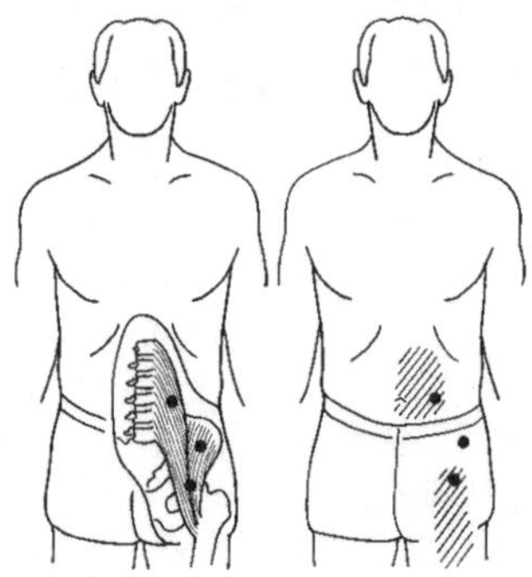

허리근과 엉덩근 통증유발점 그리고 복부, 사타구니, 및 넙다리의 연관통 양상 (p.178)

# 가슴, 복부, 및 생식기 통증 *Chest, Abdominal, and Genital Pain*

가슴과 복부 근육들의 통증유발점들에서의 증상은 몸의 다른 부분의 그것들 보다 오진이 쉽고 치료가 틀린 방향으로 잡히기가 쉽다. 이것은 특히 안타까운 일인데, 통증유발점들이 원인일 때 해결책이 아주 간단하기 때문이다. 통증유발점 처치는 가슴과 복부근육들에서 기인한 가슴, 등, 옆구리, 배, 어깨, 팔, 및 손 들의 많은 종류의 증상을 위한 적절한 치료이다(Simons, Travell과 Simons 1999).

가슴 근육들 통증유발점들은 자세를 틀어지게 만들어서 얕은 숨과 짧은 숨을 조장한다. 통증유발점들에서 온 압통, 통증, 및 호흡 곤란은 자주 틈새헤르니아, 또는 폐질환의 증상으로 오인된다. 가슴 통증유발점들은 가슴, 어깨, 팔 및 등 통증을 일으킬 수 있다; 심장 부정맥; 거짓 심장 통증. 그들은 노파의 혹(dowager' s hump)의 발달에 원인일 수 있다. 그들의 목과 등 상부 근육들에의 간접적인 영향은 두통, 턱 통증, 그리고 머리, 얼굴, 및 목의 다른 증상을 부추긴다. 그것들은 원인이 된 손과 손가락 마비감은 종종 손목터널증후군이라는 거짓된 진단으로 이끈다(Simons, Travell과 Simons 1999).

복부 통증유발점들은 복통, 등 통증, 가슴앓이, 생리통, 가성충수염, 설사, 메스꺼움, 방광과 괄약근 경련, 변비, 그리고 드물지만, 심지어 사출성 구토를 일으킬 수 있다. 내부 장기들이 근육들 안에 통증유발점들을 만들 수 있는 것과 똑같이, 통증유발점들은 식도, 신장, 방광, 결장, 쓸개, 및 심장을 포함한, 기타 내부 장기들의 장애를 흉내 낼 수 있다. 아기들의 급성 복통과 어린이와 어른들 모두에서의 위통은 복부 통증유발점들에서 만들어질 수 있다. 그것들은 또한 큰 아이들이 이불에 오줌 싸는 것 조차도 일으킨다고 생각된다(Simons, Travell과 Simons 1999).

하부 복부와 골반 바닥 통증유발점들에서 온 근막 통증은 샅고랑, 직장, 난소, 요도, 질, 페니스, 및 고환에서 흔히 느껴지며, 대부분이 불필요한 걱정과 불편함을 만든다. 골반 바닥 통증유발점들의 영향으로 남성에서 전립선 질환과 임포텐스는 흔하지 않은 것이 아니다. 고통스러운 성교도 같은 원인을 가질 수 있다(Simons과 Travell 1992; Simons, Travell과 Simons 1999).

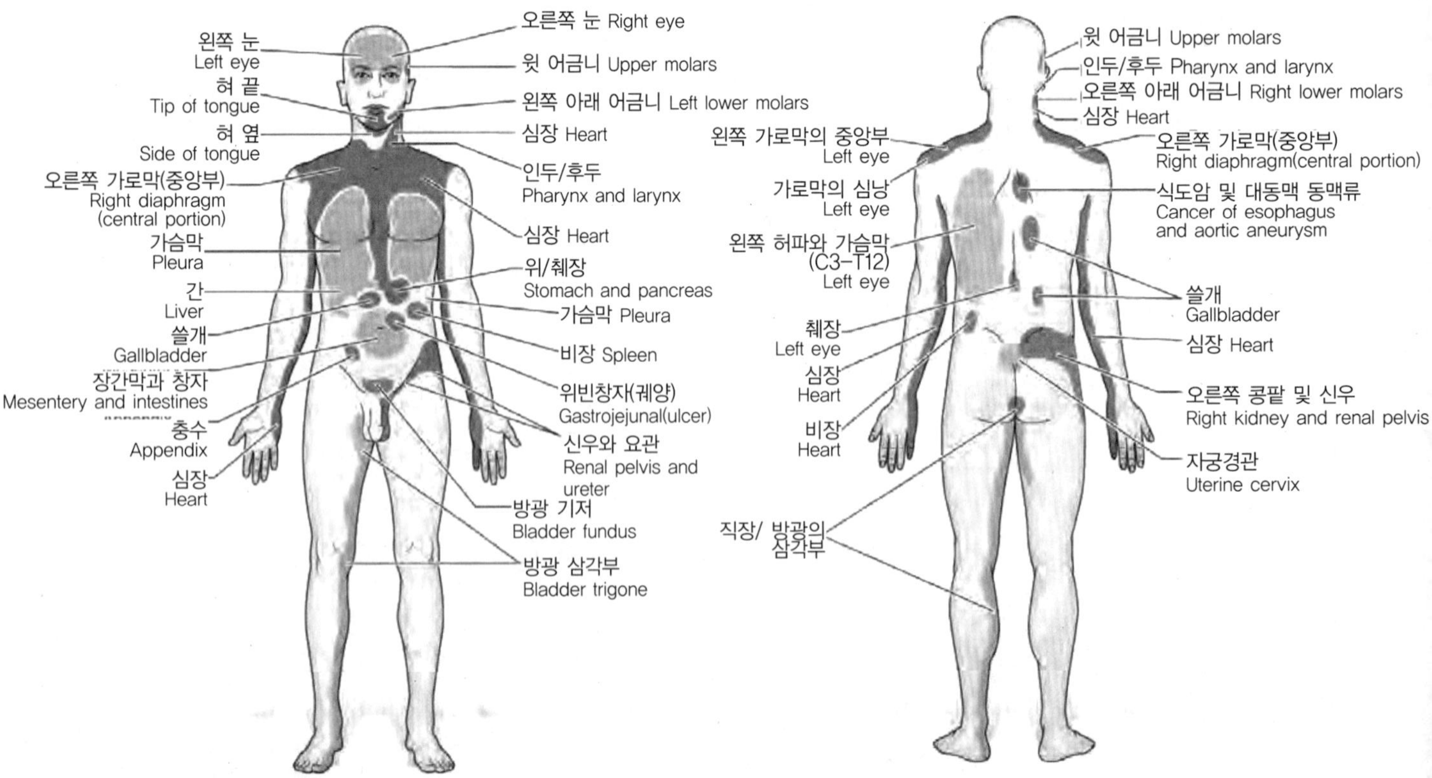


그림 7.1 내부 장기들의 연관통 양상: (A) 전면, (B)후면. Roy와 Wolf 1998의 허락을 받음.

그림 7.1에서 볼 수 있듯이, 많은 장기들이 연관통과 위성 근육근막 통증유발점들의 원인이 된다. 또한 암도 통증유발점들에서 온 연관통을 닮을 수 있다. 어떤 진성 의학적 상태들을 적시에 제외시키는 것이 중요하다. 만약 어떤 것이 이상스럽게 여겨지고, 증상이 계속 재발하고, 배가 '당장 손을 보라' 고 말하거나 통증이 심할 경우, 의사를 찾아가서 실제로 위험한 어떤 것을 진찰해야만 한다. 의사가 걱정할 만한 어떤 것을 찾지 못했을 때, 기뻐해라; 그것은 단지 근육통이다. 근육통은 당신을 죽이지 않는다. 서양의학의 현대 의사들은 질병을 치료하고 낫게 해서 우리 생명을 연장시키는 일을 진정으로 잘 하고 있다; 그들은 단지 근육 통증을 알고 해결하는 것을 잘 하지 못할 뿐이다. 다음에 오는 항목들에서, 다른 어떤 장애나 질환을 찾지 못했을 때 마사지하는 방법에 관한 조언을 찾을 것이다. 이들 증상이 근막 통증유발점들에 의한 것일 때, 마사지로 자신을 다룰 수 있을 것이다.

## *큰가슴근 (대흉근) Pectoralis Major*

큰가슴근은 남 여 모두에서 유방의 근육 부분이다. "Pectoralis"는 라틴어의 "유방"인 pectus에서 유래한다. "Major"는 네 개의 가슴근들 중에서 가장 큰 것을 말한다.

### 증상 *Symptoms*

큰가슴근 통증유발점들의 통증은 가슴과 어깨 앞에서 느껴질 수 있다; 아래로 팔 안쪽, 팔꿈치 안쪽(그림 7.2, 7.3 및 7.4), 및 손의 자쪽; 그리고 네 번째와 다섯 번째 손가락(그림에 없음). 증상은 가슴출구증후군으로 잘못 이름이 붙여질 수 있다. 통증의 정확한 위치는 이 복잡한 근육의 여러 구획들에서의 통증유발점의 위치에 달려 있다. 겨드랑이 전면 바깥 구획은 유방통 및 젖꼭지 과민을 일으키는 통증유발점을 갖고 있을 수 있다(그림 7.4). 큰가슴근의 낮은 경계부의 어떤 통증유발점은 불규칙한 심박동을 일으킬 수 있다(그림 7.5). 당신 생각에 심장에 영향을 주는 어떤 통증유발점은 좌측에, 심장 가까이에 있다고 생각을 할 것이지만, 그러나 이 부정맥 통증유발점은 오직 우측에 나타난다. 큰가슴근 및 다른 가슴근들에서 전이되는 통증의 양상은 무섭게도 심장 발작의 통증과 닮을 수 있다. 가슴 통증에 관한 혼란은 진정한 심장 질환이 가슴근들의 통증유발점

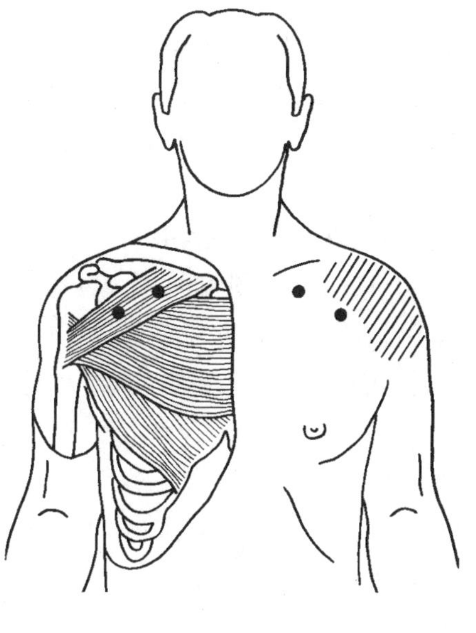

그림 7.2 큰가슴근 빗장 구획: 통증유발점들과 연관통양상

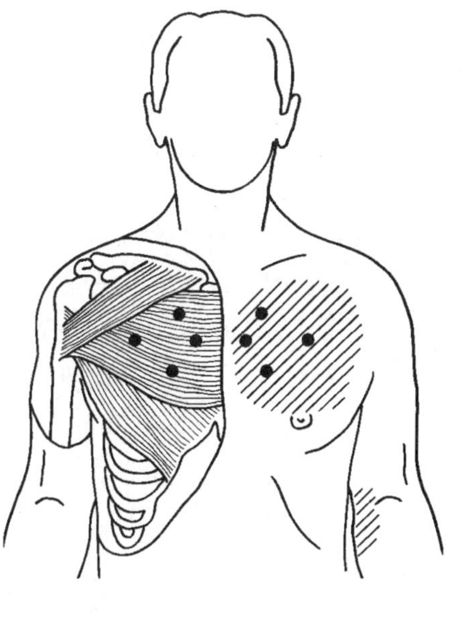

그림 7.3 큰가슴근 복장구획: 통증유발점들과 연관통양상

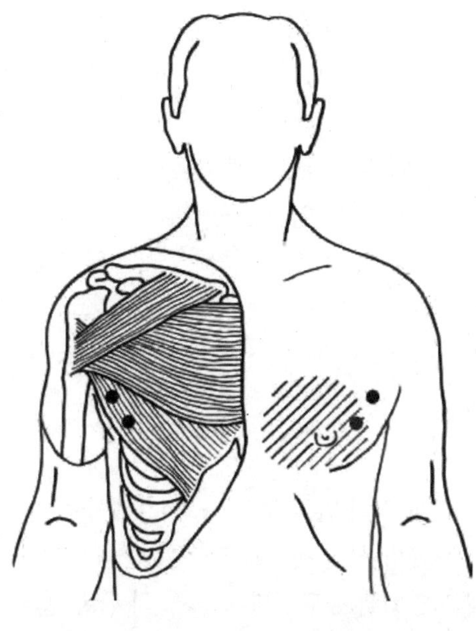

그림 7.4 큰가슴근 갈비 구획: 통증유발점들과 연관통양상

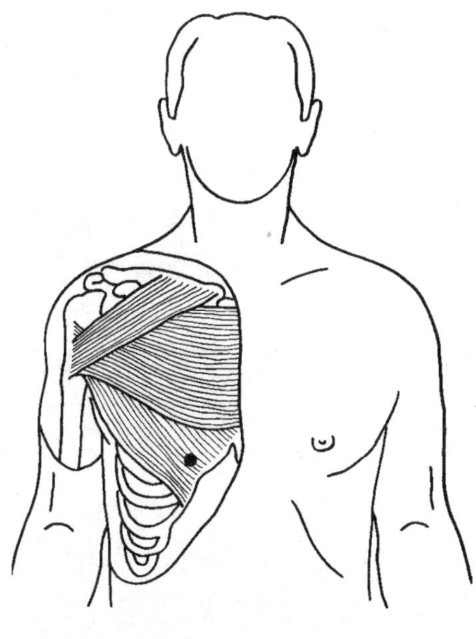

그림 7.5 큰가슴근, 부정맥 통증유발점

들을 일으킨다는 사실로 복잡해 진다. 이환된 심장이 회복된 오랜 후에도 아직까지 심한 흉통을 갖고 있을 수 있다; 그 가슴 통증은 실제로 심장에서 온 것이 아니고 가슴 근육들에서 온 것이다(Simons, Travell과 Simons 1999).

*알려지지 않은 가슴 통증유발점들의 희생자인 73세의 안나는 만성적인 등 중앙 통증으로 TENS(신경관련통증을 치료하기 위한 장치) 장치 앞에 매일 잡혀 있었다. 밤에는 치료를 받을 수 없기 때문에, 잠이 들기 위하여 진통제를 정기적으로 먹었다. 통증유발점들이 그녀의 가슴근을 짧게 하여 가슴을 뒤로 당겨 똑바로 설 수가 없을 정도였다. 처음 마사지 후에, 몇 년 만에 처음으로 진통제를 먹지 않고 잠에 들 수가 있었다. 그녀 자신이 자신의 가슴근들을 결코 열심히 마사지하지 않아서, 가슴근들은 아직까지 만지면 매우 아팠으나, 그녀의 등은 마사지를 할 때 항상 더 좋아짐을 느꼈다.*

큰가슴근 통증유발점들로 인한 팽팽함이 어깨를 앞으로 잡아 당겨서, 등 뒤로 뻗기가 어렵게 만들고 등 상부 근육들에게 계속적인 부하를 준다. 이러한 둥근-어깨의 자세는 또한 머리와 목을 항상 앞으로 내밀게 만들어서, 목빗근과 목갈비근, 그리고 뒷목 근육들에 통증유발점들을 만들게 한다. 이것이 큰가슴근을 이 근육들에서 기인한 많은 증상들의 궁극적인 원인으로 간접적으로 만들 수 있다. 짧아진 가슴근에 의하여 어깨와 등 상부에 부과된 과부하는 전방 어깨세모근, 부리위팔근, 마름근, 및 중간 등세모근에 이차 통증유발점들의 발달을 이끌 수 있어서, 점진적으로 팔의 움직임을 제한시켜, 어깨밑근, 넓은등근, 및 앞톱니근에 통증유발점들을 만들 수 있다. 궁극적으로, 가시아래근, 큰원근, 및 후방 어깨세모근은 계속적이면서 과도 스트레칭 되어 길항적인 통증유발점들을 만들어서, 전체적인 기능장애는 동결견으로 귀결된다. 가슴근 통증유발점들의 후원을 받은 둥근 어깨 자세는 많은 예기치 않은 영향들- 만성 상부 등 통증, 척추 디스크에 과도한 압력, 신경 압박, 턱 문제, 호흡 제한, 만성 피로, 목 통증, 및 두통-을 갖는다(Simons, Travell과 Simons 1999).

불행하게도, 가슴근들을 팽팽하게 만든 특정한 통증유발점들을 먼저 발견하고 비활성화 시키지 않는다면, 당신의 자세를 힘으로 교정하려는 것은 일반적으로 실패하게 된다. 그들의 통증유발점들을 없애지 않고 이러한 민감한 근육들을 스트레칭 하는 노고는 모든 증상을 악화 시킨다. 통증유발점들이 없어진 후에, 스트레칭과 자세의 재교육이 아주 적절하며 유용한 결과를 얻을 수가 있다.

### 원인 *Causes*

큰가슴근은 세 개의 명확한 구획들로 되어 있다. 빗장(상부) 구획은 빗장뼈에 붙고, 복장(중앙) 구획은 복장뼈(breast bone)에, 갈비(하부) 구획은 갈비뼈들과 배 근육에 붙어 있다. 모두가 합해져서 위팔뼈 앞에 붙는다. 이러한 부착들은 큰가슴근이 팔을 안쪽으로 회전하며 그것을 당겨 가슴을 가로지르게 만든다. 상부 구획은 또한 팔을 올리는 것을 돕는다; 하부 구획은 팔을 당기고 어깨를 아래로 내리는 것을 돕는다. 격렬한 스포츠 활동과 여러 종류의 작업에서, 큰가슴근은 과도한 힘과 반복으로 행해지는 이러한 움직임의 어떤 것에 의하여 과사용 될 수 있다.

무거운 백팩을 옮기는 것은 가슴, 복부, 등 상부 및 목의 근육들의 통증유발점들의 원인에 기여하거나 또는 하나의 원인이 된다. 백팩을 매고 다닐 때 당신이 느끼는 어떤 근 장력들을 조화롭게 맞춰라. 통증유발점 처치의 일부는 부하를 줄이거나 또는 그것을 옮기는 다른 방도를 찾는 것이다(Simons, Travell과 Simons 1999).

### 치료 *Treatment*

남자에서, 큰가슴근은 피부를 통하여 직접 만질 수 있다. 여자에서는, 상부 반은 비슷하게 접근 가능하나, 하부 반은 유방 조직을 통하여 접근하거나 또는 유방을 한 쪽으로 가능한 만큼 비키게 하여야만 한다.

통증유발점들은 큰가슴근의 네 지역에서 발견된다. 그것들의 다른 통증 양상들에 의하여 그것들의 위치를 확인할 수 있다. 빗장 구획의 통증유발점들은 어깨의 앞으로 통증을 보낸다(그림 7.2). 복장 구획 통증유발점들은 팔 안쪽과 팔꿈치 안쪽으로 통증을 전이 한다(그림 7.3); 그것들은 또한 큰가슴근 자체 중앙 부분에 통증을 일으킨다. 유방의 민감성과 통증은 근육의 두꺼운 가쪽 경계의 통증유발점들에서 온다(그림 7.4) (Simons, Travell과 Simons 1999; Long 1956).

양쪽 성 심부정맥의 두근거리는 종류의 통증유발점은, 복장뼈의 끝에서 2인치 우측, 갈비뼈들 사이 에서 발견된다(그림 7.5). 이것을 누르면 날카로운 통증이 오는데, 그러나 통증유발점이 원인일 때에는 심박동이 즉시 강화된다. 부정맥 통증유발점의 마사지는 손가락 끝으로 한다. 복장뼈 좌측에 통증유발점이 있을 수 있지만 그러나 그것은 부정맥을 만들거나 특정한 통증 양상을 만들지 않는다. 만약 폐기종(emphysema)이 당신이 숨을 계속 재촉한다면, 그 통증유발점들은 없애기가 힘이 든다(Simons, Travell과 Simons 1999).

테니스공 또는 60mm 고탄성공을 튀어나온 구석에 대고 마사지하는 것이 전체 가슴근에 매우 효과적이다(그림 7.6). 문틀을 사용하는 것 또한 벽을 마주보고 하는 것보다 훨씬 편안하다. 일부 사람들은 이것을 하는데 쎄라케인을 좋아하며, 받힌 손가락들 또한 잘 듣는다(그림 7.7). 받히는 손으로 대부분의 힘을 쓰게 해서 손가락들을 아껴라. 짧고, 느리며, 반복된 스트로크를 사용한다. 큰가슴근의 측방 경계부 같은 매우 특별한 통증유발점들의 마사지는, 손가락들과 엄지를 사용해야만 할 것이다(그림 7.8). 주요 혈관, 신경, 림프절을 피하기 위해서, 부리돌기 2인치 아래 지역에서 근육을 갈비뼈에 대고 누르는 것을 피해라. 지시한 부리돌기는 5장에 있는 “어깨판” 항목에서 찾아보아라.

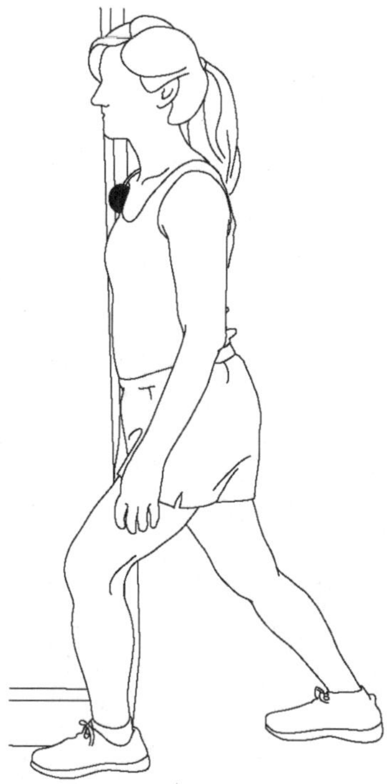

그림 7.6 공을 볼록한 구석이나 문틀에 대고 큰가슴근과 작은가슴근 마사지 (부리돌기 2인치 아래 부위를 피해라)

큰 유방이 마사지에 지장을 주게 하지 말아라. 유방이 큰 여성은 그들의 유방의 무게와 그들의 상부 등의 아픔과의 연관을 일반적으로 잘 알고 있으나, 그들은 자주 큰 유방이 그들의 가슴근에 주는 부하는 잘 모른다.

유방 또는 그 주위의 통증은 여성에게 큰 문제가 되는데, 그것이 자연히 유방암의 두려움을 만들기 때문이다. 여성들이 정기적으로 자가 검사를 하여 유방 조직의 자연스러운 상태에 익숙해져 있어야만 가능한 종양의 성장을 나타내는 변화를 알 수 있도록 건강 관리 요원들의 커다란 노력이 행해져 왔다. 그러나, 내과의사나 여성의 건강을 관리하는 다른 의사들은 대부분의 여성들이 그들이 무엇을 발견할까 두려워서 또는 그들이 찾는 것을 명백히 알지 못하기 때문에 자가검진을 하지 않고 있다고 믿고 있다(R. M. Hackett, RN, Clair Davies와 개인적인 소통, 2000).

이것은 매우 불행한 일인데, 유방의 자가검진이 유방 조직의 정상과 비정상 혹을 구분하게 해주고 때때로 그 밑의 근육들에서 혹 같은 통증유

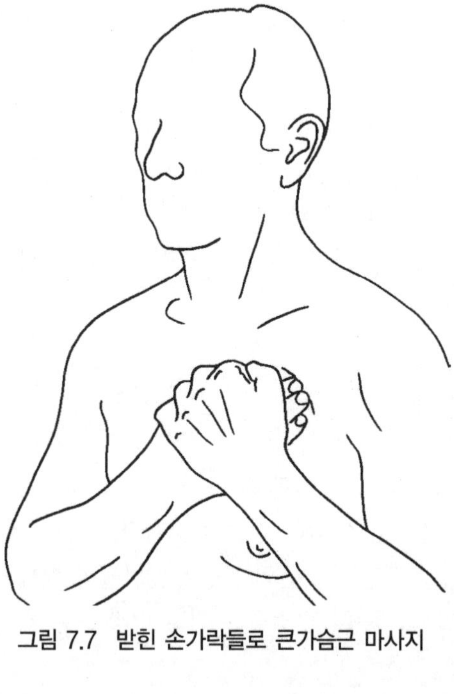

그림 7.7 받힌 손가락들로 큰가슴근 마사지

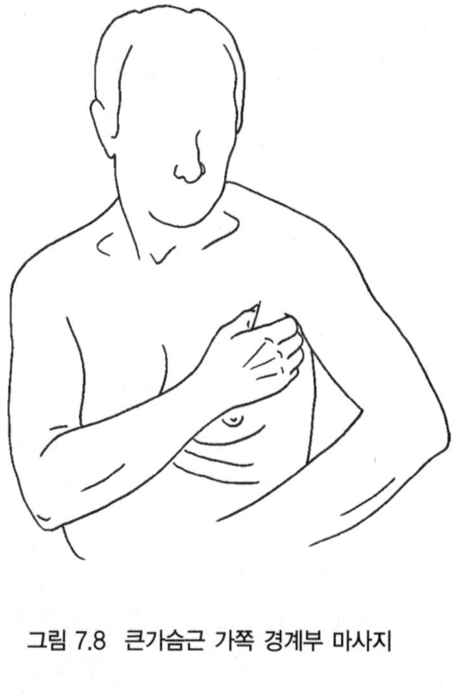

그림 7.8 큰가슴근 가쪽 경계부 마사지

발점들을 구분하는 것을 배우는 이상적인 시간이기 때문이다. 매우 자주, 유방 부위의 통증은 가슴 근육들의 통증유발점들에서 온 통증 이상의 심각한 것이 아니다. 유방 자가검진, 완전히 행해지며 가능한 통증유발점들에 유의를 하며 했을 때, 두려움을 증가시키는 것이 아니고 줄일 수 있다. 근막 통증과 유방 자체의 해부학을 모두 이해하는 의사나 간호사들과 함께 치료하는 것이 막대한 도움이 될 것이다(Hackett, 저자와의 개인적인 소통, 2000).

## 빗장밑근 (쇄골하근) *Subclavius*

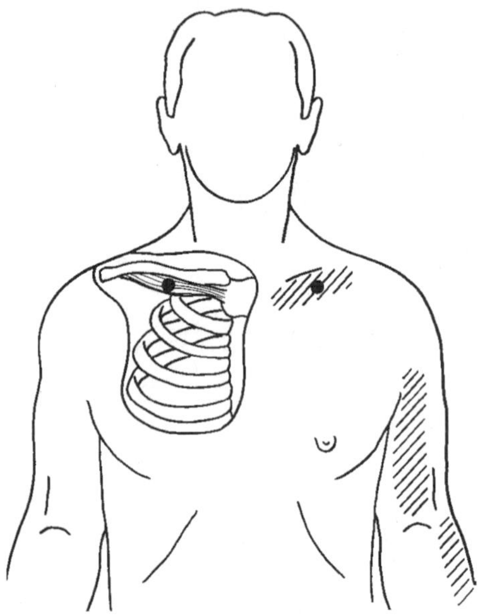

그림 7.9 빗장밑근 통증유발점과 연관통 양상

빗장밑근은 빗장뼈 바로 아래에 있다. 그것들은 빗장뼈의 중앙과 빗장뼈가 복장뼈와 만나는 가까운 곳의 첫 번째 갈비뼈의 끝에 붙어 있다. 빗장밑근은 빗장뼈를 아래 앞쪽으로 당긴다. 또한 그것들은 첫 번째 갈비뼈를 위로 잡아 당긴다. 습관적인 둥근–어깨 자세, 팔걸이 붕대의 사용, 또는 옆으로 누워 자는 자세들은 이 근육 안에 통증유발점들을 만들 수 있다(Muscolino 2009).

그것들의 작은 크기에 비하여, 빗장밑근은 아주 넓은 연관통 양상을 보인다(그림 7.9). 빗장밑근 통증유발점들은 빗장뼈 바로 아래에 통증을 일으킨다. 또한 그들은 위팔두갈래근과 앞팔의 엄지 쪽(노쪽)에 통증을 보낸다. 때때로 그것들은 손의 엄지 쪽, 엄지, 및 집게와 셋째 손가락에 통증을 보낸다(그림에 없음). 통증유발점들이 빗장밑근을 짧게 만들면, 빗장뼈에 장력을 유지하게 하여, 빗장밑정맥과 동맥을 첫 번째 갈비 쪽으로 눌러서 팔과 손의 순환을 제한시킨다. 빗장밑근과 큰가슴근의 증상들은 가슴출구증후군을 닮을 수 있다(Simons, Travell과 Simons 1999).

빗장밑근은 직접 촉진하기가 어렵다. 테이블 앞에 앉아서, 앞팔을 테이블을 가로지르게 몸 앞으로 수평으로 두어라. 앞쪽으로 몸을 기울이는데, 이 동작이 빗장뼈를 갈비뼈들에서 떨어뜨려 들어 올리는 동안, 반대쪽 손가락 끝으로 느껴라. 빗장뼈 중간 밑 깊숙이 그것의 통증유발점의 아주 예민한 압통점을 찾아라. 손가락 끝으로 마사지를 해라. 빗장뼈 가쪽 반 아래를 누르지 말아라. 주요 혈관, 신경, 및 림프절들이 여기에 있다.

## 복장근 (흉골근) *Sternalis*

복장근은 인구의 약 5%에서 발견되며 명백한 기능은 갖고 있지 않다. 그것이 있을 때, 그것들의 모양은 매우 다양하다. 오직 한 쪽에만 복장근이 있을 수 있다. 만약 둘 다 있다면, 그것들은 복장뼈와 겹쳐지거나 복장뼈를 덮는다. 복장근은 얇거나 두꺼울 수 있다. 그것들의 이름은 근육의 위치에서 왔는데, 복장뼈를 따라 바로 거기에 있다(Simons, Travell과 Simons 1999).

복장근 통증유발점들의 통증은 가슴 중앙에서 강하게 느껴진다(그림 7.10). 약한 통증이 가슴을 가로질러 어깨 앞으로, 그리고 위팔 안쪽을 따라 아래로 뻗어갈 수 있다(그림에 없음). 목빗근 아래쪽에 가까운 복장근의 제일 높은 통증유발점들은 마른 기침을 심하게 하는 것을 조장한다.

복장근의 통증유발점들은 큰가슴근 또는 목빗근의 통증유발점들과 함께 나타날 수 있다. 의심받지 않은 복장근의 통증유발점들은 심장 발작 또는 경

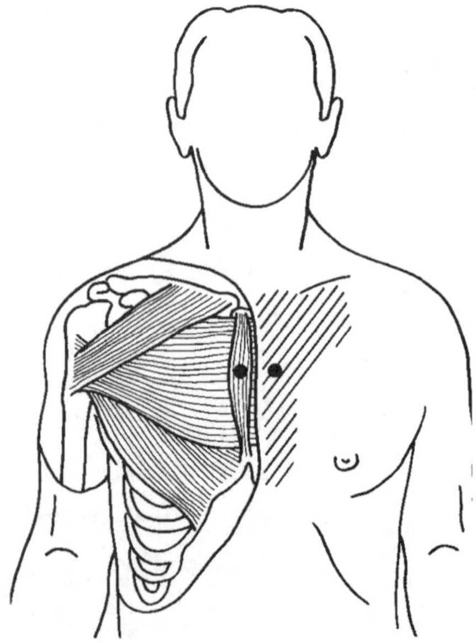

그림 7.10 복장근 통증유발점과 연관통 양상

추염좌 부상 뒤에 오는 통증으로 오인될 수 있다. 복장근 통증유발점들을 찾기 위해서, 받힌 손가락으로 복장뼈 양 쪽의 전장을 따라서 탐색해라 (Simons, Travell과 Simons 1999; Epstein, Gerber와 Borer 1979).

## 작은가슴근 (소흉근) *Pectoralis Minor*

작은가슴근은 큰가슴근 아래에 완전히 감춰져 있고 큰가슴근과 다른 배열이며 매우 다른 부착을 하고 있다. 비록 보통 작은 근육이지만, 여전히 매우 강하고 두껍다. 작은가슴근은 위로는 부리돌기(coracoid process; 어깨판의 외딴 작은 조각으로 어깨 앞으로 돌출되어 나와 있다. 그림 5.9)에 붙어 있다. 팔을 무릎에 대고 쉴 때, 바깥쪽 빗장뼈의 바로 아래이면서 어깨 볼(ball)(위팔뼈머리, 그림 5.16)의 바로 옆에, 딱딱하고 둥글며, 피부 아래에 대리석 같은 부리돌기를 만질 수 있다.

근육의 다른 끝은 두 세 개의 구획으로 나뉘어, 유방 지역의 중심에 있는 각각의 갈비뼈들에 붙는다. 작은가슴근의 작용은 팔의 여러 작동을 위하여 부리돌기를 아래로 당겨서 어깨판을 고정한다. 두 번째 기능은 힘든 운동 경기, 기침, 또는 재채기 등의 힘이 들어가는 호흡 동안에 가슴의 확장을 돕기 위하여 갈비뼈들을 당겨 올린다.

작은가슴근의 통증유발점들은 큰가슴근 통증유발점들과 유사한 증상을 일으키는데, 그러나 문제가 된 작은가슴근은 자신만의 독특한 영향을 가지는데, 아론의 증례에서 나타나 있다.

*자동차 회사의 중역인 52세의 아론은 10년 전에 배구 게임에서 왼쪽어깨를 다친 이래로 왼 어깨 앞에 정기적으로 재발하는 통증을 갖고 있었다. 또한 그는 손가락에 마비감이 항상 왔다. "나는 많은 물리 치료를 포함하여 모든 것을 해 봤어요, 그러나 통증은 없어지지 않았어요." 그의 어깨를 강화시키기 위하여 Y.M.C.A.의 수영장에서 수중 에어로빅을 하고 있으나 아직까지는 통증이 더 해왔다. 활동성 통증유발점들이 아론의 목갈비근과 작은가슴근에서 발견되었다. 모든 것이 오른쪽 보다 왼쪽에서 더 심했다. 왼 어깨 작은가슴근을 누르니 어깨 앞의 통증과 손의 마비가 더 심해 졌다. 그는 그것의 해결책이 그렇게 간단한지를 믿을 수가 없었다. 일 회의 전문 마사지와 자가 마사지의 교습 후에, 아론은 그의 만성적인, 오래된 통증과 마비감을 3 주가 되지 않아서 없앨 수가 있었다.*

### 증상 *Symptoms*

작은가슴근의 연관통 양상은 큰가슴근의 빗장 구획과 거의 같아서, 주로 어깨 앞에서 느껴 진다(그림 7.11). 때때로 통증은 전체 유방 부위와 안쪽 팔, 안쪽 팔꿈치, 손의 자쪽, 및 셋째, 넷째, 다섯째 손가락으로 넘쳐 간다(그림에 없음). 다른 가슴근들의 통증유발점들 증상과 마찬가지로, 이러한 통증의 분포는 심장 질환으로 오인될 수 있다(Simons, Travell과 Simons 1999).

통증유발점들로 인한 팽팽함은 자주 작은가슴근이, 팔로 가는 주된 신경혈관 통로인 겨드랑이동맥과 위팔신경을 누르게 한다. 작은가슴근에 의한 이런 작용으로 팔과 손으로 가는 혈류가 제한되어, 손목의 맥박을 느끼기 어려울 정도 까지 갈 수 있다. 그러나, 손과 손가락의 부종은 작은가슴근 통증유발점들에 의한 증상이 아니고, 팽팽한 목갈비근이 작은가슴근 아래가 아닌 목갈비근 밑을 지나는 겨드랑이 정맥을 눌러서 생긴다(Simons, Travell과 Simons 1999; Rubin 1981).

팽팽한 작은가슴근이 위팔신경을 눌러서 생긴 앞팔, 손 및 손가락들의 마비는 손목터널증후군으로 오인될 수 있다. 작은가슴근이 압박을 일으키고 있을 때 사용하기 위한 보다 적절한 진단은 작은가슴근포착증후군이다. 목갈비근들이 유사한 마비와 유사한 오인을 만드는 것을 기억하라. 목갈비근들에서 오는 통증은 종종 작

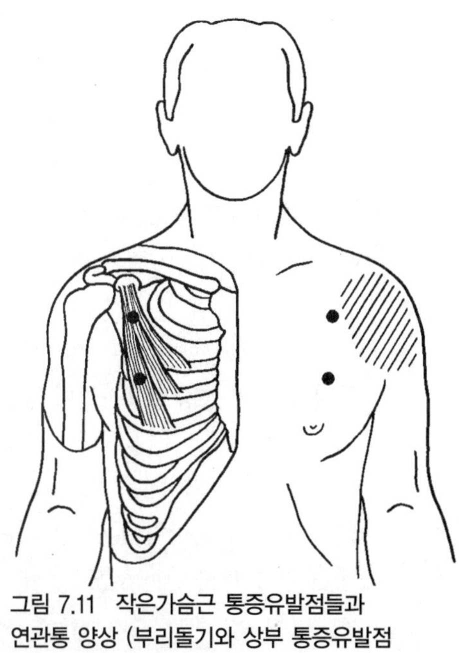

**그림 7.11 작은가슴근 통증유발점들과 연관통 양상 (부리돌기와 상부 통증유발점 사이에 깊은 압력을 피해라)**

은가슴근이 있는 바로 그 자리인, 가슴으로 보내지며, 그래서 작은가슴근 통증유발점들을 만든 하나의 이유가 될 수 있다(Simons, Travell과 Simons 1999; Waslaski 2012).

짧아진 작은가슴근에 의한 둥근-어깨 자세는 아래쪽 등세모근들을 당겨서 등 중간을 쑤시게 만들 수 있다. 더 많은 정보는 2장에 있는 활동성 및 잠복성 통증유발점들에 관한 항목을 보아라. 작은가슴근의 과도한 장력은 어깨판을 앞으로 당겨서 등에서 튀어 나오게 만든다. 이 어깨판의 "날개 모양(winging)"은 하부 등세모근이 통증유발점들에 의하여 약해지고, 작은가슴근의 당김을 저항하지 못 할 때 더욱 악화된다. 또한 작은가슴근의 딱딱함은 가슴 벽에서의 어깨판 움직임을 제한한다. 그 결과, 팔을 머리 위로 올리거나 뒤의 누군가에게 뻗는 것이 힘들게 된다. 작은가슴근의 취약한 부착부에 스트레스가 있기 때문에 작은가슴근의 치료 목적의 스트레칭 시도는 조심해야만 한다(Simons, Travell과 Simons 1999; Lewit 1991).

### 원인 *Causes*

만성 기침, 과호흡, 흉식 호흡 경향 들이 작은가슴근에 심각한 과부담을 준다. 경추염좌 손상이 작은가슴근들을 과도 스트레칭 시켜서 통증유발점들을 발현시킨다. 백팩이나 무거운 가방의 끈의 압력이 순환을 막기 때문에 그들에게 영향을 준다. 모든 스포츠나 작업장에서 팔의 반복적이고, 강한, 아래방향의 움직임이 이 근육들을 소진시키며 통증유발점들을 조장한다. 큰가슴근처럼, 습관적으로 웅크리고, 등을 둥글게 하고, 머리를 앞으로 내민 자세가 작은가슴근에 통증유발점들을 만들고 지속하게 만든다.

작은가슴근에 재발되는 문제가 있다면, 그것들의 통증유발점들을 만들고 지속하게 하는 환경을 살펴야 한다. 스트레스 하에서는, 무의식적으로 호흡을 멈추고, 과호흡하며 또는 배가 아닌 가슴으로 호흡을 매우 얕게 한다. 호흡을 하는 동안 거울 속의 몸을 관찰해라. 가슴으로 숨을 쉰다면, 어깨가 오르내리는 동안 등세모근, 목갈비근, 작은가슴근, 목빗근, 및 톱니근들이 늑강을 팽창시키기 위해서 힘든 일을 한다. 이상적으로, 복부는 매 들숨마다 바깥쪽으로 팽창해야만 한다, 상부 가슴이 아니다. 구부정한 자세는 가슴 근육들을 단축되고 팽팽하게 유지시키고 있을 것이다.

무거운 것을 들어올리는 것이 목갈비근에서처럼 작은가슴근을 문제에 빠뜨린다. 오랜 시간 팔을 몸 앞으로나 머리 위로하여 일하는 것도 똑같다. 작은가슴근과 목갈비근 모두의 통증유발점들을 정기적으로 살펴라. 당신이 그것들을 만진다고 손상되지는 않는다; 압통은 잠복성 통증유발점들을 나타낸다.

### 치료 *Treatment*

수축할 때 튀어나오는 것을 만져서 작은가슴근을 찾을 수 있다. 큰가슴근의 수축 없이 작은가슴근의 수축을 만들려면, 한 손을 등 뒤에 대고, 그 다음 그 손으로 벽을 밀거나 의자의 등을 민다. 이렇게 하는 동안에 다른 한 손은 맹세의 서약처럼 가슴에 댄다; 손가락 끝이 작은가슴근의 수축을 느끼는 바로 그 자리이다(그림 7.12).

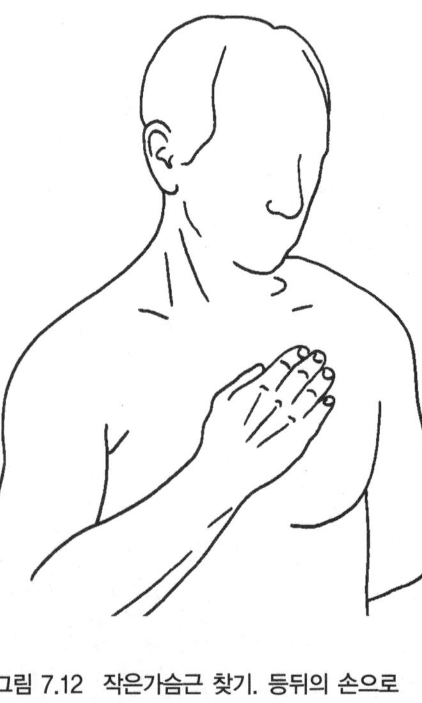

그림 7.12 작은가슴근 찾기. 등뒤의 손으로 벽을 밀면서 찾는다.

작은가슴근에는 다른 머리에 따라 근 섬유들의 길이가 다양하기 때문에 하나 이상의 통증유발점들이 있을 수 있다. 받힌 손가락으로 마사지를 하는데 부리돌기에서 시작해서 가슴을 사선으로 가로질러 아래로 당기는데, 매우 느리고, 깊고, 짧은 스트로크로 한다(그림 7.7). 마사지를 하고 있는 쪽 맞은편 손의 손가락 끝에 통증유발점들이 있을 것이다. 받힌 손은 압력을 내는 데 좋다. 아래쪽 통증유발점은 가슴 벽의 만곡에 있다. 이 점은 아주 옆구리도 아니고 아주 몸 전면도 아니다. 큰가슴근을 당겨 비켜나게 만든 다음, 유방 중앙의 바로 위와 바깥쪽으로 갈비뼈로 밀어라. 위쪽 통증유발점은 부리돌기 쪽으로 똑바로 위로 2인치 더 높이 위치한다. 그것을 마사지하려면 큰가슴근을 통해서 눌러라. 부리돌기에서 2인치 정도 아래 부위를 깊게 누르면 안 되는데, 주요 혈관, 신경, 및 림프절들을 보호하기 위함이다. 훨씬 더 인체공학적인 도구는 테니스공 또는 60mm 고탄성공을 볼록한 구석 또는 문틀에 대고 하는 것이다(그림 7.6). 노블 또한 받힌 주먹결절처럼 손가락들을 보호해 준다.

## 앞톱니근 (전거근) Serratus Anterior

비록 앞톱니근이 팔 밑에 있지만, 그것은 실제로 어깨 근육이다. 갈비뼈들과 어깨판의 안쪽 가장자리에 근육이 부착되어 있기 때문에 어깨판을 돌리게 하는 지레효과를 만들어주고 어깨 관절의 소켓이 보다 안쪽의 위 방향을 보게 만들어서, 팔을 들어올리게 만든다. 어깨판을 재위치 시키는 이 능력이 없다면, 팔을 머리 위로 들어 올리지 못할 것이다. 앞톱니근은 또한 당신이 보통 때보다 많은 공기를 필요로 할 때 갈비뼈의 팽창을 도와주어 공기를 들이마시는 것을 돕는다. 그것들은 습관적으로 앞톱니근을 혹사시키는 쥬디 같이 가슴으로 숨을 쉬는 사람에게 문제를 일으킨다

*27살 공무원인 쥬디는 스트레스를 받을 때 옆구리에 날카로운 통증을 가졌다. 거의 숨쉬기가 어려웠다. 그녀는 일에서 매일 스트레스를 받았다. "내가 통증을 느낄 때 나는 오직 내 허파 용량의 10% 만을 쓰는 것처럼 느낀다. 나는 계단을 올라가지 못했고, 충분한 공기를 마실 수 없으며, 아무것도 못했다. 그것은 마치 쇠로된 갑옷이 나를 감싸고 있는 것과 같았다. 나는 전혀 깊은 숨을 못 쉬었다. 내가 갑자기 기침하거나 재채기를 할 경우, 너무 아파서 주저 앉아 자빠질 뻔 했었다." 누르면 매우 아픈 잠복성 통증유발점들이 쥬디의 앞톱니근에서 발견되었다. 징조가 보일 때 손가락 끝으로 앞톱니근 마사지를 하는 방법을 가르쳐주었다. 발병(attack)이 심할 때 조차도 한 두 시간 내에 옆구리의 통증을 없앨 수 있었다. 예방적 수단으로 몸의 긴장을 풀고 복식 호흡하는 방법을 배웠다.*

### 증상 Symptoms

앞톱니근 통증유발점들의 통증은 보통 옆구리에서 느껴지며 종종 어깨판 아래쪽 끝 부위인 등 중앙에서 느껴진다(그림 7.13, 7.14 과 7.15). 때때로 통증은 팔과 앞팔의 안쪽과 손의 새끼 손가락 쪽으로 퍼져간다(그림에 없음). 이 통증 양상은 폐 질환 또는 심장 발작을 의미할 수 있으며, 그리고 근막 통증에 관하여 잘 알지 못하면 그것의 진정한 원인은 의문으로 남아있게 된다(Simons, Travell과 Simons 1999).

앞톱니근 통증유발점들이 있으면, 통증 없이 깊은 숨을 쉬지 못하거나, 완전히 내 쉬지를 못하게 된다. 가로막을 이용하는 호흡이 다치게 되어서, 가슴으로 얕은 숨을 쉬어야만 한다. 문제가 된 앞톱니근은 달리기하는 사람들에게 흔한 고통스러운 "옆구리 당김(stitch in the side)"의 원인이 된다. 옆구리 당김은 가로막 또는 갈비사이 통증유발점들에서도 올 수 있다. 이 부위에서의 통증 또는 근육 경련은 대상포진 발발의 첫 증상일 수도 있다. 통증유발점들과는 달리, 대상포진은 발적, 발진, 및 과민반응을 일으킬 수 있다. 연관된 유방 압통은 앞톱니근의 한 증상일 수도 있다. 앞톱니근의 팽팽함은 팔을 몸 뒤로 뻗거나 어깨를 뒤로 당기는 것을 어렵게 만든다. 앞톱니근 통증유발점들은 심장 발작에 연관된 통증을 더하게 만든다(Simons, Travell과 Simons 1999).

폐기종은 앞톱니근의 통증유발점들을 조장한다고 생각되지는 않으나, 다른 이유로 통증유발점들이 존재할 때, 그들은 폐기종 환자가 느끼는 통증에 더해지며 내쉬는 숨을 더 어렵게 만든다. 앞톱니근이 문제가 있을 때, 부가적인 스트레스가 목갈비근, 목빗근, 및 뒤톱니근들에 가해져서, 그 모든 것들이 강제 호흡(forced breathing)을 만든다. 이것은 증상을 폭포처럼 증가하게 하여, 두통과 턱 통증에서부터 어지러움과 손의 마비까지, 가능한 오진의 목록들을 만들게 된다(Simons, Travell과 Simons 1999).

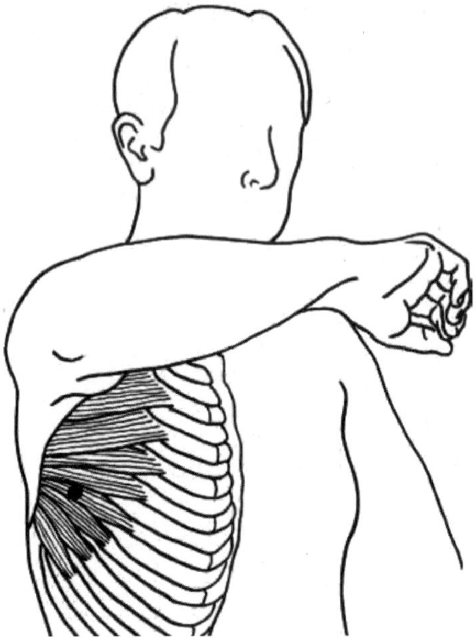

그림 7.13 6번째 갈비뼈에 있는 앞톱니근의 주된 통증유발점. 통증유발점들은 근육 가지들의 어디에서도 나타날 수 있다.

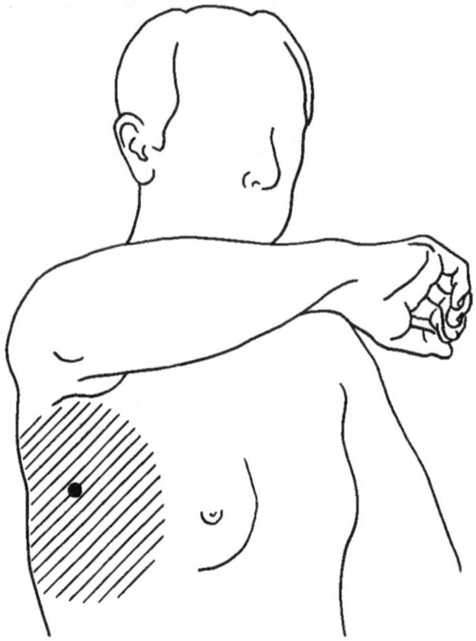

그림 7.14 앞톱니근 연관통 양상 (옆구리 당김)

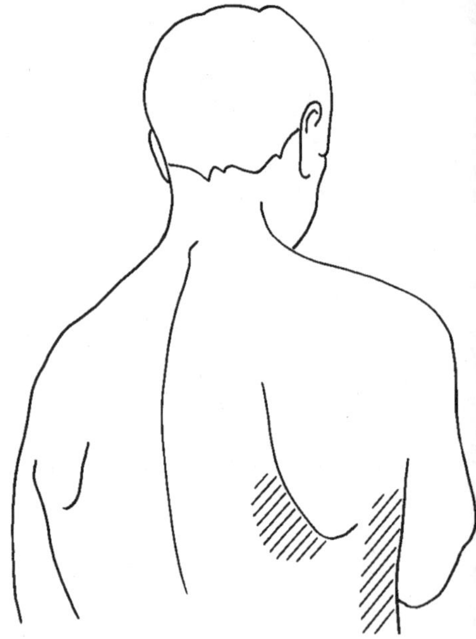

그림 7. 15 등의 앞톱니근 연관통 양상

### 원인 *Causes*

어떤 격한 운동에서, 과외의 빠른 숨을 필요로 할 때, 앞톱니근은 가슴을 확장시키기 위하여 갈비뼈들을 잡아당겨서 호흡을 돕는다. 이 이유로, 운동 시 전력, 특히 몸 상태가 좋지 않을 때, 이 근육들에 빨리 과부하를 준다. 보통 아마추어 또는 주말 운동 선수들이 옆구리에 당김이 생기지만, 잘 조화된, 탄력성 있는 전문가들은 그렇지 않다. 앞톱니근이 팔과 어깨의 움직임에 그렇게 활동적이므로, 테니스, 수영, 러닝, 친-업(chin-ups), 푸쉬-업, 중량 들기, 및 안마 또는 링 같은 체조 들에서 특히 다치기 쉽다.

격한 기침을 동반한 호흡기 질환은 앞톱니근의 통증유발점들을 활성화시킬 수 있다. 옆구리와 등의 통증은 가로막염(pleurisy) 또는 폐렴을 의심하게 만들 수 있다.

### 치료 *Treatment*

옆구리의 가장 두드러진 갈비뼈에서 주된 앞톱니근 통증유발점을 찾을 수 있는데, 겨드랑이에서 수직으로 한 손바닥 폭 아래에 있다. 일반적으로 이것이 가장 큰 압통 부위일 것이다. 이 통증유발점이 매우 활동적이 되면, 그것에 대는 것을 싫어할 것이다: 이것은 진정 아플 수 있다. 다행히, 효과를 주는데 큰 압력이 필요하지 않다. 그러나, 통증유발점들은 이 근육이 붙은 아홉 개의 갈비뼈들 어디에서나 나타날 수 있다는 것에 유의를 해라. 만약 옆구리 통증을 없애는 것에 문제가 있다면, 팔 밑 전체 갈비뼈 부위를 찾고, 위로는 겨드랑이 까지 찾아라. 또한 가장 낮은 갈비뼈들에 붙어있는 배빗근 통증유발점들도 옆구리에 통증을 일으킨다.

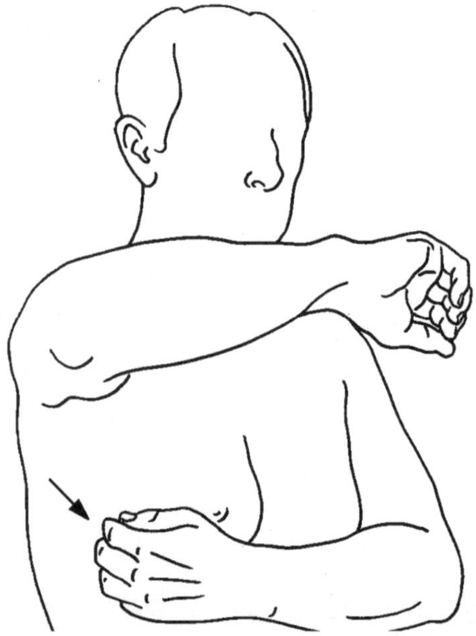

그림 7.16 손가락 끝이나 테니스공을 이용한 앞톱니근 마사지. 보여주기 위하여 팔을 들은 것임. 팔을 내리고 마사지 한다.

손가락 끝이 앞톱니근의 깊은 스트로크 마사지에 사용된다(그림 7.16). 벽에 댄 공을 사용할 수도 있으나, 그것은 이 근육에게 너무 강할 수 있다. 아니면 공을 손에 잡고 통증유발점을 가로질러 공을 천천히 당겨라. 팔로 공과 손을 옆구리에 조여서 부가적인 압력을 얻을 수 있다.

첫 부위의 문제를 피하려면, 정서적 스트레스가 습관적인 근육 긴장을 일으키며, 그것은 앞톱니근을 통증유발점들에 빠지게 한다는 사실을 염두에 두어야 한다. 언제 숨을 멈추거나 가슴으로 숨을 쉬는 지를 알아야 한다. 습관성 근긴장을 감소시키는 실용적인 방법을 배우려면, 12장을 읽어라.

## 가로막과 갈비사이 근육들 *Diaphragm and Intercostal Muscles*

마사지로 치료가 안 되는 몇몇 근육들이 있는데, 그것들이 접근하기에 너무 깊이 있어서이다. 가슴 안쪽의 근육들은 이 부류에 속한다. 다행히, 진정한 문제를 만드는 것은 바깥쪽에 있다. 가로막과 갈비사이근들이 그 경계부에 있다. 갈비사이근들은 갈비 사이에 있으며 손가락 끝으로 마사지가 된다. 가로막의 가장자리는 앞에서 갈비 밑으로 도달할 수가 있다. 이 중요한 근육들에 아주 조금 도달할 수 있지만, 상당히 좋은 결과를 준다.

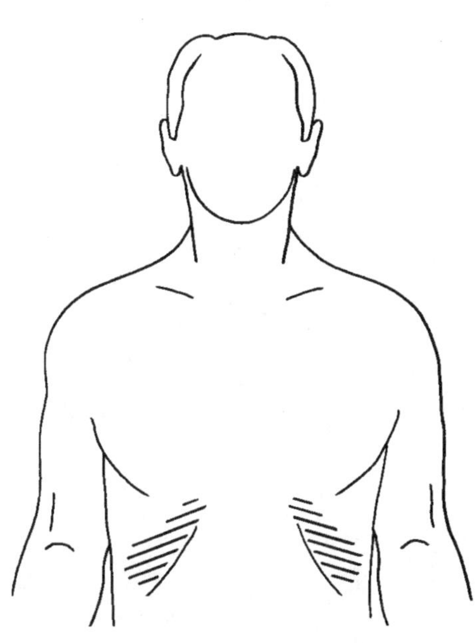

그림 7.17 가로막 연관통 양상. 통증유발점들은 제일 낮은 갈비뼈 아래 숨어 있다.

### 증상 *Symptoms*

갈비사이근 통증유발점의 통증은 보통 통증유발점 바로 주위에서 느껴지지만, 몸 앞쪽을 향해서 짧은 거리를 연관할 수 있다. 통증이 아주 심해서 몸을 돌리거나 팔을 들어올리지 못할 정도이다. 가로막 통증유발점들은 몸 앞의 갈비뼈 밑에, 하단 갈비뼈의 뒤에서 가로막의 부착 가까이 통증을 만든다(그림 7.17). 특징적으로 숨을 내 쉴 때 통증이 생긴다. 가로막 또는 갈비사이근들의 통증유발점들은 앞톱니근에서와 같이 "옆구리 당김"과 짧은 숨을 만들게 한다.

갈비뼈와 관련된 근막 통증은 "갈비연골염," 또는 갈비뼈의 염증이라고 잘못 이름 붙여진다. 당신은 또한 "갈비에 금이 갔다", 궤양, 또는 쓸개 문제라는 말을 들을 수 있다. 이 상황들의 치료는 통증유발점들이 원인일 때 문제를 풀지 못할 가능성이 있다(Simons, Travell과 Simons 1999).

### 원인 *Causes*

가로막은 신체 안쪽에 있는 얇은 근육으로서 복부의 기관들에서 가슴의 그것들을 나눈다. 그것은 제일 낮은 갈비의 안쪽에 붙어서 몸 주위 전부를 뱅 둘러 싼다. 휴식 시, 가로막은 하부 가슴속으로 부풀어 올라간 돔 모양이다. 숨을 들이마실 때, 가로막은 수축하여 아래로 내려가서 평평해지며 가슴에 진공을 만들어 허파가 부풀어지게 만든다. 숨을 내쉬기 위해서, 보통 당신이 하는 모든 것은 가로막을 이완시키는 것이다. 격심히 숨을 쉴 때에는, 갈비사이근육들은 공기를 힘주어 내보내기 위해 동원된다. 적절히 흡입하기 위해서는, 복부 기관들을 비켜나게 만들어서 가로막이 내려올 공간을 만들어야만 한다. 만약 모양을 내기 위해 항상 배를 집어넣고 있으면, 자연스러운 호흡 메커니즘을 불필요하게 방해한다.

불안, 흉식 호흡, 및 운동에서 사력을 다하는 것들이 가로막과 갈비사이근들에 통증유발점들을 만든다. 직접적인 외상 또는 흉부 수술도 만성기침과 마찬가지로 갈비사이근들에 통증유발점들을 남길 수 있다. 숨을 쉬려고 애쓰게 만드는 어떤 조건들이 가로막에 통증유발점들을 만든다(Simons, Travell과 Simons 1999; Bonica와 Sola 1990).

갈비사이 통증유발점들은 또한 몸의 과도한 비틀기에서 올 수 있다. 그것들은 대상포진 증례에서도 올 수 있다. 구부정한 자세는 가로막과 갈비사이근들 모두에 통증유발점들을 촉진시키며 영속시키게 만든다(Simons, Travell과 Simons 1999).

### 치료 *Treatment*

앞톱니근과 마찬가지로, 갈비사이 통증유발점들은 오직 가벼운 마사지에서 이득을 얻는다. 그것이 좋은 이유는, 그것들이 아주 나쁜 상태일 때 매우 센 압력을 참을 수가 없기 때문이다. 손가락 끝을 사용하고 통증을 느끼는 부위의 갈비 사이를 찾아라. 갈비사이 통증유발점들을 치료할 때에는 몇 일에 걸쳐서 여러 번의 짧은 치료를 해야만 그것들을 가라앉힐 수 있을 것이다.

도달할 수 있는 가로막 통증유발점들은, 몸 앞에서 아래 갈비뼈 밑을 손가락으로 파내는데, 참을 수 있을 정도의 세고 깊은 스트로크를 사용한다(그림 7.18). 이렇게 하면 손과 손가락은 빨리 지치게 되므로, 한 번의 치료를 짧게 하고 수시로 되돌아 와라. 치료를 쉽게 하려면 숨을 완전히 내쉬면서 배를 안으로 당긴다. 이것은 또한 가로막을 당기는데, 마사지에 맞춰서 하면 도움이 될 것이다. 더욱 깊게 들어가려면, 앉아서 앞으로 숙이거나 또는 무릎을 세운 채로 등을 대고 눕는다. 가로막의 가장자리 통증유발점들에 대한 어떤 치료는 근육의 전반적인 장력을 풀어주기 때문에 도달할 수 없는 중앙 돔의 어떤 통증유발점들에 도움이 될 것이다. 깊은 숨을 들이마시는 것이 가로막을 과도 수축시킨다는 것을 주목하고, 그러므로 어떤 진전이 만들어지기 전까지는 운동경기를 피하는 것이 현명하다.

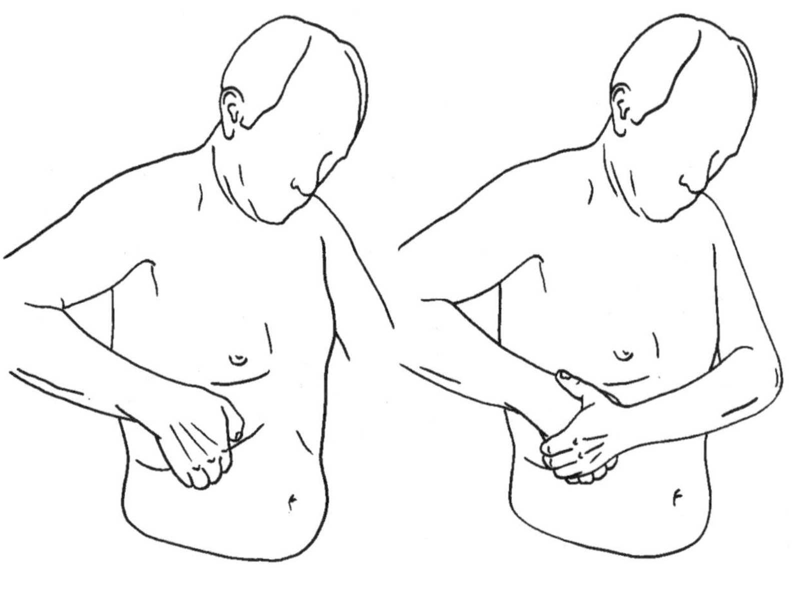

**그림 7.18 앞에서 제일 낮은 갈비뼈들의 뒤에서 받힌 손가락을 위로 파면서 하는 가로막 마사지. 깊게 들어가려면 앉아서 몸을 앞으로 기울인다.**

구부정하고, 머리를 앞으로 한 자세는 가로막과 갈비사이근에 문제를 만든다. 그러나, 복부와 가슴에 있는 통증유발점들이 비활성화되기 전에는 구부정한 자세를 고치기 힘들 것이다. 모든 숨쉬는 근육들에 도움이 되려면, 가슴이 아닌 배로 숨 쉬는 것을 배워라. 금연, 그리고 만성 기침을 막는데 필요한 어떤 다른 행동을 취해라.

## 복부 근육들 *Abdominal Muscles*

복부 근육들은 배의 앞과 옆을 덮는다. 배곧은근(rectus abdominis)–복부 근육의 수직 중간판–은 아래쪽 갈비뼈들과 두덩뼈에 붙는다. 배빗근(abdominal obliques)–배의 옆 근육들–은 갈비뼈들, 배건막(배곧은근을 덮고 있는 근막), 샅고랑인대(골반 앞을 두덩뼈에 연결하는 인대), 골반정, 및 등허리근막(척추근육들을 덮고 있는 근막)에 붙는다. 배빗근은 3개의 근육 층으로 이루어지며, 각각은 다른 각도로 주행하는데, 마치 타이어의 겹과 같다; 그것들은 배바

깔빗근, 배속빗근, 및 배가로근으로 불린다.

복부 근육들은 한 단위체로서 기능을 하는데, 몸통을 앞으로 굽히고, 몸을 틀고, 또는 옆으로 구부린다. 그들은 몸을 뒤로 많이 구부리는 것을 억제하는 기능을 갖고 있다. 그들은 모든 종류의 활동에서 척추를 안정되게 하고 몸을 지탱하는 것을 돕는다. 정상 또는 힘을 주는 호흡에서, 그들은 허파에서 공기를 밀어 낸다. 흥미롭게도, 그들의 호흡 작용은 복부에서 큰 정맥들을 번 갈아서 짜내고 풀어지고를 할 뿐만 아니라, 다리에서부터 위로 혈액을 펌프질을 하는 것에서 심장을 돕는다. 복부 근육들은 또한 출산, 구토, 배뇨, 및 배변 동작들에 압력을 제공하며 내부 장기들을 위한 꽉 찬 컨테이너를 제공한다. 자연 분만 시 심한 기력을 소진하는 것은 복부에 통증유발점들을 가득히 만든다(Simons, Travell과 Simons 1999).

복부 근육들의 통증유발점들은 위장, 옆구리, 및 등에 통증을 만들 뿐만 아니라, 복강 내의 기관들과 남녀의 성 기관에 통증을 보낸다. Travell과 Simons는 복부 통증유발점들의 다양하고 잦은 간접적인 효과를 "매우 잦은 오진" 이라고 부른다(Simons, Travell과 Simons 1999).

*69세의 부르스는 기계설비 일에 아직 활동적인데, 배의 왼쪽에 심한 통증이 왔으며 그것은 제일 아래 갈비뼈에서 있는 것처럼 느꼈다. 통증은 6주 전부터 왔고, 그때에 그는 만성 등 통증에 도움이 되기 위하여 복부 스트레칭 운동을 막 시작하였다. 그는 탄력성 등 보호대를 입었고 자세는 구부정하였다. 등은 둥그래 지고 골반은 위로 기울어져서 그는 대문자 C의 모양을 했다.*

*옷을 입을 때 갈비뼈들의 통증이 심해졌는데, 특히 바지를 입으려고 다리를 들어올릴 때 더했다. 의사는 부르스가 갈비뼈연골염증 또는 갈비뼈에 염증이 생겼다고 말했다. "우리는 무엇이 원인인지 정말 모른다. 우리가 할 수 있는 모든 것은 몸이 저절로 낳게 하는 것이다. 그 사이에 잘 듣는 진통제를 주겠다." 그러나 진통제는 갈비뼈와 등 모두에서 통증을 많이 없애지 못했고, 그의 굽은 자세는 진전이 없었다. 의사에 넌더리가 나고 도움에 혈안이 되어 마사지 치료사를 찾았다. 예외적으로 아픈 통증유발점들이 부르스의 복부 근육들에서 여러 개가 발견되었고, 특히 갈비뼈에 붙어있는 곳에서 아팠다. 복부 근육들의 마사지가 갈비뼈 통증뿐만 아니라 등 통증을 없애 주었다. 매일 자기치료를 한 2주 후에, 똑바로 설 수 있었고 갈비뼈 통증은 완전히 없어졌다고 했다. 그의 등은 복부 마사지로 아주 많이 좋아졌고 그렇게 오랫동안 입고 있었던 탄력성 등 보호대 없이 나갈 수 있었다.*

## 증상 *Symptoms*

복부 통증유발점들은 복부 외부와 내부에 통증을 일으킨다. 통증 및 다른 복부 증상은 보통 내부 원인을 갖고 있다고 여겨지지만, 오진이 흔하다. 이러한 생각으로 넓은 범위의 투약이 처방되어 왔고, 자주 실망스러운 결과를 보여 왔다. 근막 통증이 파악되지 않을 때, 사람들은 불필요한 복부 수술을 받게 되기가 쉽다(Simons, Travell과 Simons 1999). 종종 의사들이 진성 내과 상태를 진단하는 것을 돕기 위해서 사용할 수 있는 다른 증상들이 있다. 내과적 도움을 필요로 하는 흔한 징후들의 목록을 위한 박스를 보아라. 내과의사들이 문제의 일부 또는 전부일 수 있는 통증유발점들에 관해서 알 때 진단은 보다 정확해지고 복부 증상들의 치료는 보다 효율적이 될 것이다(Simons, Travell과 Simons 1999).

내장 문제가 통증의 일부 또는 전부를 일으키고 있을 수 있다고 주의를 환기 시키는 다섯 가지가 있다(Gray 2004, 361에서 인용).

1. 통증이 변함이 없고 몸 자세 또는 활동 변화에 바뀌지 않는다.
2. 통증 부위에 스트레스를 주지 않는 분투에 통증이 증가한다. 예: 걷는 것에 어깨 통증이 커짐.
3. 식사 후, 배변 또는 방광 활동 동안, 또는 기침 또는 심호흡 동안 통증이 심해진다.
4. 소화불량, 메스꺼움, 구토, 설사, 변비, 또는 직장 출혈 같은 위장관 증상들에 통증이 동반한다.
5. 발열, 밤에 발한, 창백한 피부, 현기, 피로, 또는 설명되지 않는 체중 감소 같은 증상이 있다. 그러나 통증유발점들이 메스꺼움, 현기, 및 피로를 일으킬 수 있고, 통증유발점들과 내장 연관통을 동시에 갖고 있을 수 있다는 것을 염두에 두어라.

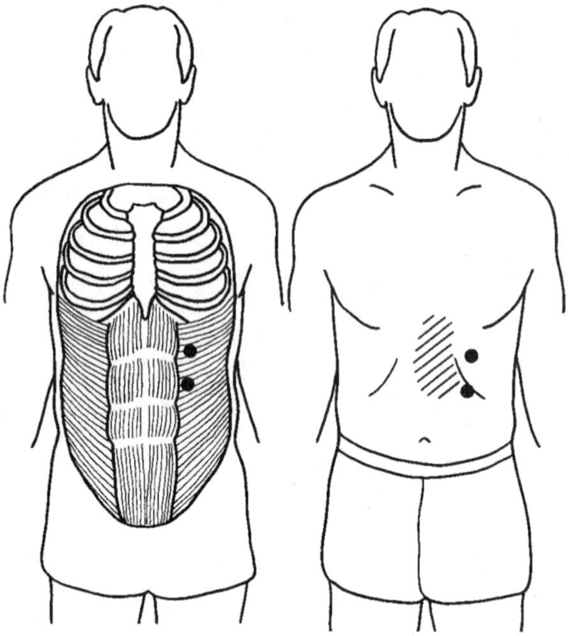

그림 7.19 상부 복부 통증유발점들과 전이된 내장 통증 양상

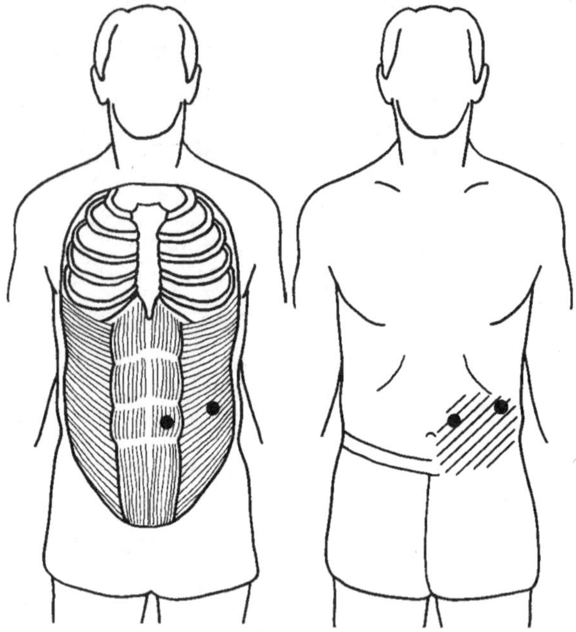

그림 7.20 중간 복부 통증유발점들과 전이된 내장 통증 양상

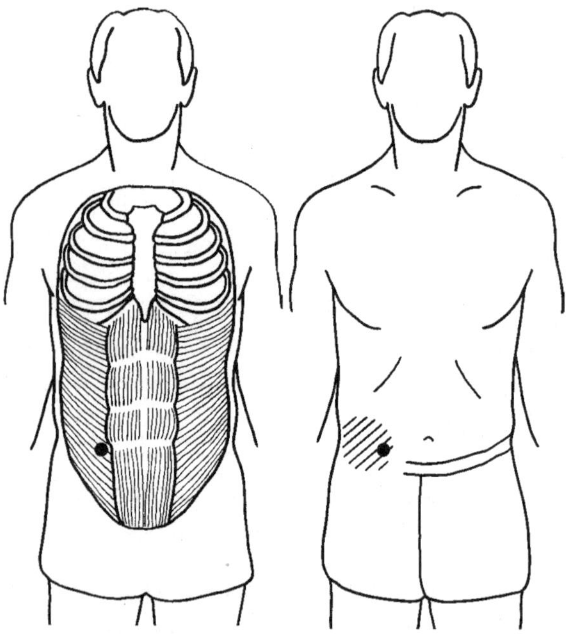

그림 7.21 가성충수염 통증유발점과 연관통 양상

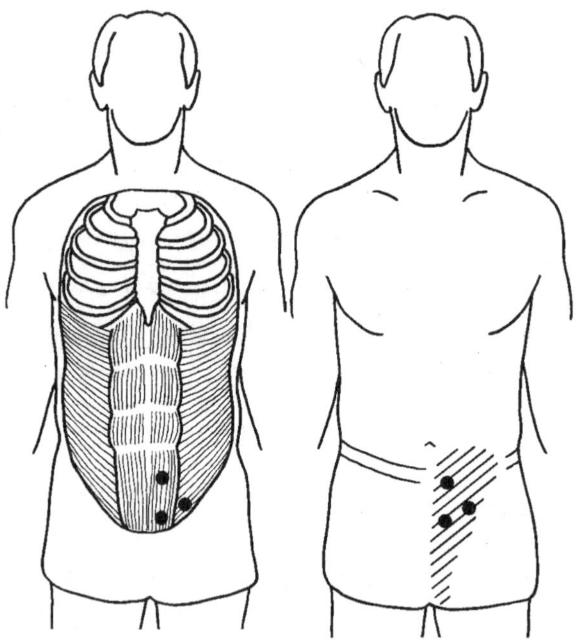

그림 7.22 하부 복부 통증유발점들과 전이된 사타구니와 생식기 통증 (남/여 모두)

통증유발점들로 인한 상부 복부의 통증은(그림 7.19) 가슴앓이, 산 역류, 식도염, 틈새헤르니아(hiatal hernia), 담석증, 위암, 소화성 궤양, 심장질환, 또는 간단한 소화불량들로 오인 된다. 드문 경우지만, 이러한 상부 통증유발점들은 또한 메스꺼움, 사출성 구토, 식욕 상실을 일으킨다.

중간복부의 통증유발점들은(그림 7.20) 복통, 위 경련, 및 만성 설사 들로 비난 받을 수 있다. 어떤 통증유발점이 충수 근처인 복부 우측에 생겼을 때, 그것은 충수염으로 오진 될 수 있다(그림 7.21). 체온 상승이 없거나 혈액 검사 결과가 충수염이 아니라고 나오면 복 벽 근처에서 통증유발점들을 찾아라. 배빗근이 척추를 덮고 있는 근막에 붙는 곳인 등에 있는 어떤 통증유발점은 과도한 트림 또는 사출성 구토 조차 일으킬 수 있다. 이 점은 척추에서 3-4인치 옆

갈비뼈 바로 아래에 있다.(Simons, Travell과 Simons 1999; Good 1950).

하부 복부 통증유발점들은 샅고랑 헤르니아라는 생각을 갖게 할 수도 있다(그림 7.22). 또한 그들은 방광에 아픈 경련을 일으키고, 잔뇨(urine retention)에 영향을 주며, 어떤 경우에는 배뇨 곤란을 만들며 조절을 어렵게 만든다. 커다란 아이들을 분통터지게 하고 좌절시키게 하는 이불에 오줌 싸는 것은 하부 복부 근육들의 통증유발점들 때문일 수도 있다. 예기치 않게 오줌을 지리는 어른들은 복부와 골반 바닥에 그 문제에 영향을 주는 통증유발점들을 갖고 있을 수 있다(Simons, Travell과 Simons 1999).

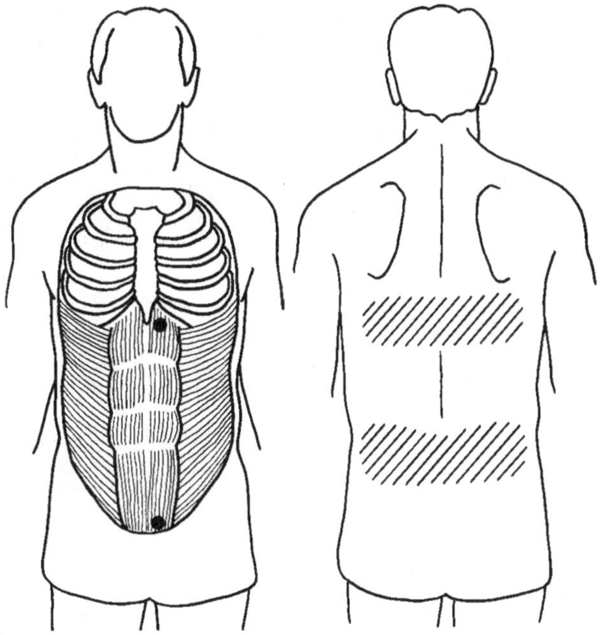

그림 7.23 복부 통증유발점들과 등에서의 연관통

또한 하부 복부 통증유발점들은 생식기에 통증을 전이했을 때 많은 불필요한 고민을 만든다. 난소, 자궁 및 질의 만성 통증뿐만 아니라, 하부 복부에서 느껴지는 생리통의 상당수가 하부 복부의 통증유발점들에서 올 수가 있다. 페니스와 고환의 통증은 동일한 하부 복부 또는 골반 바닥 통증유발점들 이상보다 중요한 무엇이 아닐 수 있다(Simons, Travell과 Simons 1999). 만성 골반내 통증을 일으킬 수 있는 여러 근육들이 있으므로, 이 장의 초반 통증 가이드와 기타 증상 가이드 안에 나열된 근육들 모두를 확인해야만 한다.

복부 근육 자체의 통증은 통증유발점들에서 올 수 있다. 그러나, 전이는 추적하기가 쉽지 않은데, 복부 한 쪽의 어떤 통증유발점이 양 편에 증상을 일으키거나 심지어는 복부의 다른 편에 일으킬 수 있기 때문이다(Simons, Travell과 Simons 1999).

복부 근육들에서 등으로의 통증의 전이는 아주 흔하며 넓은 수평 띠에서 느껴 진다(그림 7.23). 숨을 깊게 들이 쉴 때 등의 통증이 심해지는 것은 복부 근육들의 통증유발점들의 징후 일 수 있다(Simons, Travell과 Simons 1999).

움직임, 서 있기, 또는 앉아있기 로 근육근막 증상들이 악화될 수 있다. 음식 섭취와 배설로 증상들이 바뀌지 않는다. 복부 통증유발점들에서 온 불편함은 흉식 호흡을 하게 하며 등을 구부린 자세를 만드는데, 그것은 차례로 배 근육들을 짧아지게 만든다. 물론 짧아진 근육들은 통증유발점들을 영속화 시킨다.

## 원인 *Causes*

일이나 운동에서 지나친 분투가 복부 근육들의 통증유발점들을 조장할 수가 있다. 약한 배를 싯업이나 레그-업(leg-up)으로 무리를 하는 것이 문제를 만들기로 유명하다. 꼬아진 자세로 앉아 있는 것, 너무 오래 앉아있기, 만성 기침, 및 정서적 스트레스 들이 모두 복부에 통증유발점들을 일으킨다. 복부 근육들은 무거운 등 짐을 옮길 때 과로하게 되는 근육들 중의 하나다. 피로 또한 하나의 인자다. 그 날 끝에 "등이 끈어질듯하다"는 느낌은 복부에 약간의 통증유발점 마사지로 크게 경감될 수 있다.

> 증상이 일부라도 근육에서 온 것인 지를 확인하는 쉬운 테스트가 있다. 등을 대고 누운 다음, 불편한 부위를 찾아라– 통증유발점 또는 연관통 지역– 그런 다음, 통증을 누르고 있는 동안, 양 다리를 바닥에서 들어 올려라. 만약 통증이 줄어들 경우, 불편함은 내장 원천에서 오고 있다. 만약 통증이 똑같거나 커질 경우, 근육이 통증을 일으키고 있다. 만약 양 다리를 함께 들어 올리는 것이 힘들 경우, 그 대신 머리와 어깨를 들어 올려라 (Chaitow and Fritz 2006)

내과 질환에 의하여 복부 근육들에 통증유발점들이 시작할 수 있으며, 질환이 치유된 후에 통증이 지속되는 이유일 수가 있다. 복부 수술 후에도 지속되는 통증은 수술 자체가 만든 통증유발점들 때문이라고 추정된다. 흉터 조직은 근막 시스템에서 매우 문제아가 될 수 있다. 흉터 조직으로 인한 통증유발점들은 다양한 통증 양상을 가질 수 있고 약간의 정신적 괴로움을 만들 수 있다. 흉터는 절개 부위가 치유된 이후 의사의 동의 하에서 성공적으로 마사지 될 수 있다. 진짜 오래된 흉터라도 마사지로 이득을 볼 수 있다(Chaitow and Fritz 2006; Simons, Travell과 Simons 1999).

많은 사람들은 그들의 복부에 잠복성 통증유발점들을 갖고 있으며, 그들이 그것을 찾기 전까지는 절대 의심하지 않는다. 장래의 문제를 막는 첫 단계는 이미 존재하는 감춰진 문제들을 없애는 것이다. 이것을 하려면, 당신의 복부에 정통하는 것이 중요하다. 이 문제 지역에서 시간을 갖고서 잠복성 통증유발점들을 찾아서 비활성화 시켜라.

### 치료 *Treatment*

복부를 3부위로 나눠보자: 상부, 중간, 하부. 상부 복근들 통증유발점들은 보통 포지션과는 다른데, 손가락들을 받혀서 깊은 스트로크의 마사지로 치료한다(그림 7.24). 갈비뼈를 따라서 중앙에서 옆구리까지 모두를 찾아라. 통증유발점들이 갈비뼈 면들 위, 갈비뼈 기저부 가장자리, 또는 바로 밑에서 발견될 수 있다. 통증유발점들이 복부의 어느 쪽에서나 생길 수 있다는 것을 잊지 말아라. 우측 또는 좌측에만 있는 하나의 작은 통증유발점이 상부 등을 가로지르는 통증의 전체 띠를 만들 수 있다는 것을 유의하는 것이 재미있다. 척추세움근들 안에서 마사지할 아픈 점들을 분명히 찾을 것이지만, 그러나 그것들은 그 문제의 원천이 아닐 가능성이 있다. 앉거나, 서서 또는 누워서 이 지역을 치료할 수 있다.

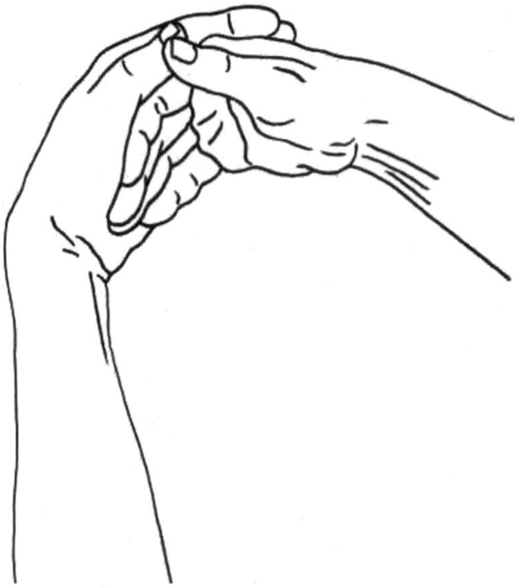

그림 7.24 상부 복부 마사지를 위한 받힌 손가락들

하부 복부 통증유발점들은 모두가 허리띠 아래에서 발견된다. 받힌 손가락들로 그들을 마사지 한다(그림 7.25). 근육을 아래로 두덩뼈 꼭대기와 엉덩뼈에 대고 눌러라. 뼈들을 따라 모두 찾아라, 중간에서 바깥으로 옆구리까지. 하부 복부 지역의 마사지는 누워서 할 때가 제일 좋다. 하부 등을 가로질러 전체를 수평 통증 양상을 일으키는 배곧은근 아래쪽에 있는 통증유발점들은 두덩뼈 꼭대기 가장자리에서 발견될 것이다. 위에서부터 두덩뼈를 내리 눌러라. 이 통증유발점들은 매우 민감하다고 생각해라, 마치 거의 상처와 같다.

Janet Travell에 의하면, 여자들은 월경 기간 사이에 정기적으로 필요 시 매일 아랫배를 마사지하여 그들의 생리의 불편함을 감소시킬 수가 있다고 한다(Simons, Travell과 Simons 1999). 복부

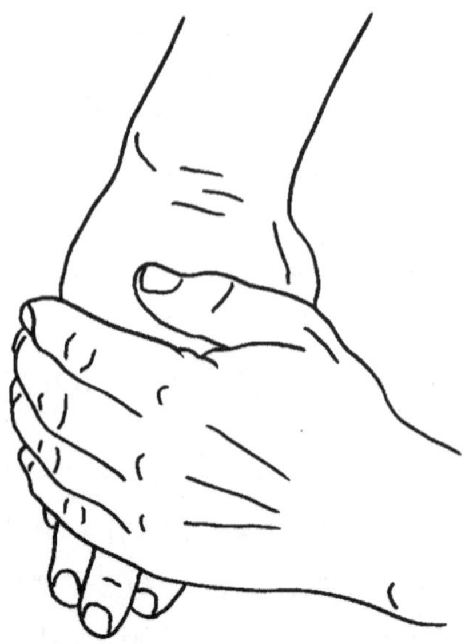

그림 7.25 하부 복부 마사지를 위한 받힌 손가락들

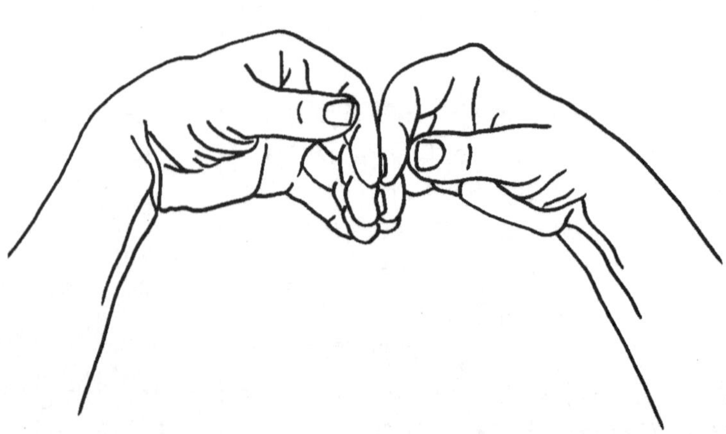

그림 7.26 중간 복부 마사지를 위하여 등을 마주 댄 받힌 손가락들. 양 손의 세 번째와 네 번째 손가락이 주된 도구이며 가능한 같은 부위에 댄다.

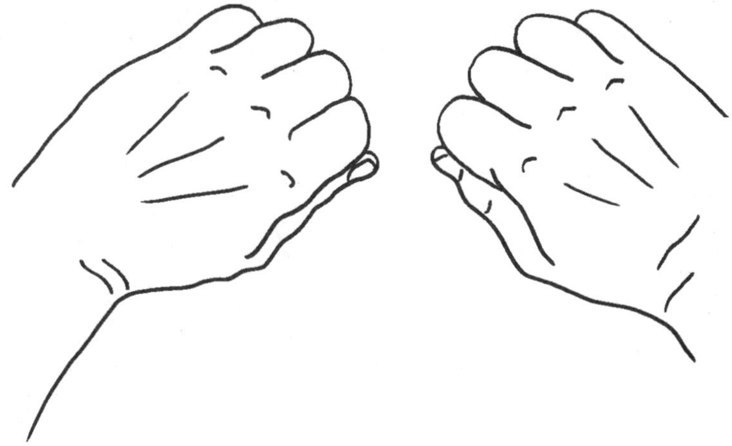

그림 7.27 중간 복부 마사지를 위한 맞댄 받힌 엄지들

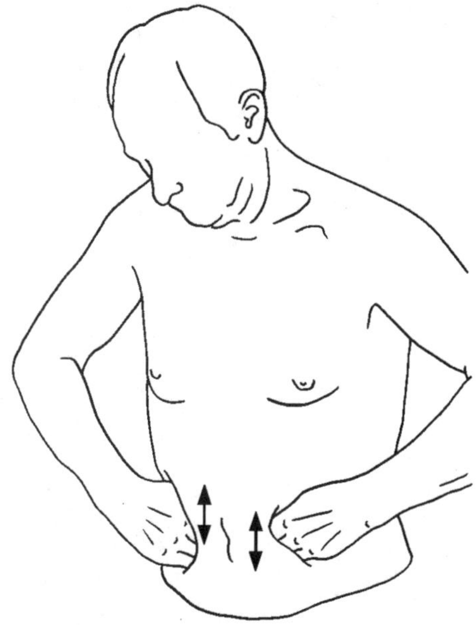

그림 7.28 쥐어짜는 중간 복부의 마사지. 손들을 서로 반대방향으로 움직인다.

마사지가 습관이 되면, 거기에 실제로 아무 것도 할 것이 없다. 그것은 오직 잘 때 몇 분, 아침에 일어나서 몇 분이다.

중간 복부 통증유발점들은 손가락들의 등을 맞대고 한다(그림 7.26). 이 도구는 모든 복부 부위에 좋은데, 특히 등을 대고 누워서 하면 최상이다. 양 손의 세 번째와 네 번째 손가락이 주된 도구이며 가능한 같은 부위에 대는 것에 주목해라. 이것이 손가락들이 하나가 된 느낌을 주며 그들의 일을 쉽게 할 수 있게 만든다.

복부 마사지를 함에 있어서, 기억해야 할 중요한 것은 손가락들을 받혀서 복부에게 부하를 주지 않는 것이다. 가장 안전하고 가장 효율적인 마사지를 위해서, 손톱을 자르고 다듬은 다음 바로 손가락 끝을 사용해라. 손가락 끝의 바닥이 아니다. 피부가 쓸리는 것을 막기 위해서 한두 겹의 옷 위로 마사지를 해라. 오로지 한 방향으로 느리고, 깊은 스트로크를 사용해서, 손가락들과 함께 피부를 움직여라.

복부 중앙과 옆의 통증유발점들은 맞댄 엄지로 주무를 수 있다(그림 7.27). 이것은 서거나 누워서 한다. 손을 반대 방향에서 위 아래로 움직이는데, 그들 사이에 점들을 짜 낸다(그림 7.28). 다른 통증유발점들을 잡기 위해서 손을 수직으로 그리고 수평으로 다른 포지션으로 움직인다. 일반적인 복통은 종종 이러한 "복부 쥐어짜기(tummy squeeze)"에 잘 듣는다. 이것을 아기들의 복통에 부드럽게 사용할 수 있다. 큰 어린아이들에게는 혼자서 어떻게 하는지를 가르쳐라. 커다란 시계방향으로 배꼽 주위를 일련의 큰 스트로크를 그리면서 특수 통증유발점 마사지를 추적해 보아라. 대장의 올바른 방향 안에서 그것이 움직이고 있다는 것을 보장할 것이다.

## *허리근(요근) Psoas*

허리근은 제대로 부르면 엉덩허리근(iliopsoas)이라고 부르는데, 왜냐하면 그것들은 하나의 가지(branch)로서, 엉덩뼈 앞에 선을 이루고 있는 엉덩근(iliacus)을 포함하기 때문이다. 허리근 자체는 복근과 창자 뒤에 묻혀 있다. 그것은 코어 근육들의 일부라고 여겨진다.

허리근은 척추 몸체들 옆에 붙어 있는데, 제일 마지막 갈비뼈 높이에서 시작해서 아래로 골반까지 내려간다. 근막은 사타구니에서 허리근과 엉덩근을 결합하고, 그리고 그것들은 함께 내려가서 넙다리뼈의 꼭대기 안쪽에 있는 융기에 붙는다. 이 융기는 작은돌기(lesser trochanter)라고 불린다. 엉덩근의 위쪽은 엉덩뼈의 안쪽 면에 부착한다.

허리근의 주된 작용은 엉덩관절을 구부리는 것이다; 즉, 넙다리를 배쪽으로 올리거나 또는 그것을 앞으로 옮기는 것인데, 걷거나 달릴 때의 동작이다. 허리근은 또한 누워 있다가 앉은 자세로 몸을 올리는 반대 동작에서 큰 역할을 한다. 이 근육들이 단축되고 팽팽해지면, 그것들은 요추와 엉치엉덩관절에 기계적인 기능장애를 만들 수 있어서 다양한 양상의 허리통증에 원인이 된다.

허리근 통증유발점들은 허리와 넙다리 통증의 흔한 원인이다. 그것들은 또한 부인과 증상에 영향을 줄 수 있다(Travell과 Simons 1992; Dobrick 1989). 접근하기가 불가능하게 보이지만, 실제로 허리근은 마사지하기가 매우 쉽다. 허리근의 자기치료를 마사지 학교에서 배웠다면, 자신과 그녀의 고객들을 불필요한 슬픔에서 구했을 것이다.

*39세의 돈은 마사지 치료사이며 자신의 클리닉을 갖고, 여러 명의 치료사들을 고용하고 있었다. 또한 그녀는 매일 에어로빅을 지도하고 있었는데 거기에서 힘든 계단 오르기를 항상 하고 있었다. 그러나 난감하게 만드는 것은, 그녀의 건강을 유지하기 위해 매달리고 있는 그 운동이 항상 허리 통증을 일으켰다. 그녀는 또한 걸을 때 엉덩관절에 통증과 뻣뻣함을 느꼈다. 동료 치료사인 한 친구에게 그녀의 문제에 대하여 말했다. "나는 그것이 반복적인 부하 때문이라는 것을 아는데, 그러나 에어로빅을 그만둘 방도가 없어. 내가 몸매를 가꾸지 않는다면, 나는 네가 믿지 못할 정도로 뚱뚱해질 것이야. 나는 스트레칭을 많이 했어, 그러나 그것이 제대로 먹히는 것 같지 않아."*

*마사지 동안, 그녀의 친구는 계단을 오르는 루틴에서 많이 사용되는 돈의 허리근이 바위같이 딱딱하고 만질 때 극도로 아픈 것을 발견하였다. 통증유발점들을 누르는 것이 실제로 그녀의 통증을 다시 만들어 내었다. 친구는 그녀에게 그녀 혼자 허리근을 마사지하는 방법을 가르쳐 주었다. 몇 일 안되어, 등 아래와 엉덩관절의 통증은 사라졌다. 그녀는 비슷한 문제를 가진 어떤 고객에게 바로 도움을 줄 수 있었다.*

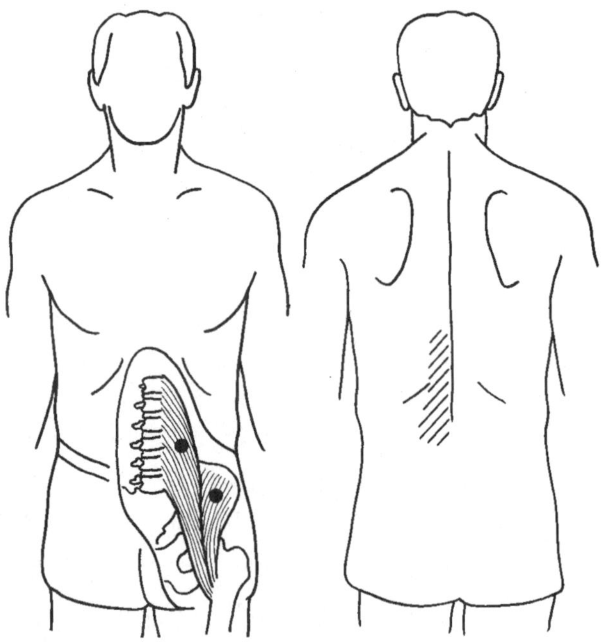

그림 7.29 허리근과 엉덩근 통증유발점들과 등으로의 연관통 양상

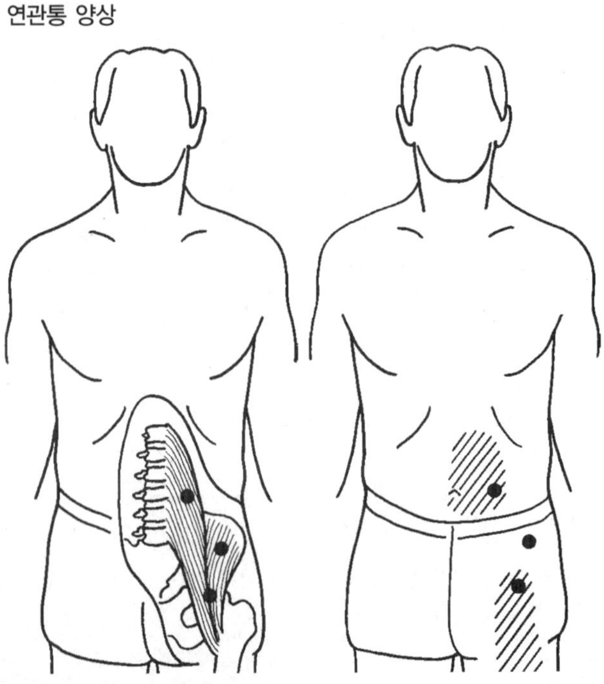

그림 7.30 허리근과 엉덩근 통증유발점들과 복부, 사타구니 및 넙다리로의 연관통 양상

## 증상 *Symptoms*

허리근 통증유발점들은 몸에서 같은 쪽 허리로 통증을 전이한다(그림 7.29). 양 쪽 허리근 모두가 전이를 하지 않았다면, 통증 양상은 수직 배열로 두드러지는데, 모두가 관여한 경우에는 수직 경향은 그렇게 명백하지 않다. 통증유발점들이 아주 안 좋으면, 등 통증은 어깨판 아래와 엉덩이 위까지 뻗어 간다. 서 있을 때 통증은 더 심해진다. 싯업은 불가능하고 의자에서 일어날 때에도 힘들게 된다. 문제가 심해진 허리근은 전혀 서거나 걸을 수 없게 만들며, 문자 그대로 엉금엉금 기어 다니게 만든다(Simons, Travell과 Simons 1992).

엉덩허리근의 엉덩근 가지의 어떤 통증유발점은 그림 7.29

에서 보는 것과 같은 양상의 통증을 등으로 보낸다. 아래 부착부에 가까운 통증유발점은 샅굴부위, 음낭, 및 상부 넙다리로 통증을 보낸다(그림 7.30). 작은허리근(psoas minor)에 네 번째 통증유발점이 있을 수 있는데, 그 근육은 오직 인구의 반에만 있다. 이 작은 근육은 배꼽 높이에서 큰허리근 앞에 있다. 손으로 만져서 그들을 구분할 수는 없다. 이 지역의 어떠한 통증유발점들이라도 남녀 모두의 복부와 생식기로 통증을 보낸다(Simons, Travell과 Simons 1992; Dobrick 1989).

팽팽한 작은허리근들은 골반을 뒤로 기울어지게 할 수 있어서, 허리 만곡을 없어지게 만든다. 역으로, 팽팽한 큰허리근은, 서 있는 자세일 때 척추를 앞쪽으로 당겨서, 허리에 과장된 만곡을 만든다. 통증유발점들에 의해서 단축된 엉덩근은 골반을 앞쪽으로 기울여서 마치 뒤로 엉덩이를 뒤로 죽 빼는 것과 같다. 골반 기울기가 오직 한 쪽에서만 일어날 수 있는데, 그럴 경우 어느 한쪽의 엉치엉덩관절에 부하를 줄 수 있어서, 매우 날카로운 쇠약하게 만드는 통증을 만든다. 두 근육 모두가 오직 한 쪽 편이 이환 됐을 때, 중간 척추를 한 쪽으로 잡아 당겨서, 가쪽 척추측만(scoliosis)의 중대한 원인이 될 수 있다. 허리근 통증유발점들의 척추에 대한 영향은 매우 중대하다. 짧아진 허리근은 허리 부위에서 척추 사이의 디스크에 계속적인 압력을 주며 그리고 그것이 아니면 설명되지 않은 많은 디스크 문제들의 핵심이 될 수 있다(Simons, Travell과 Simons 1992).

상체를 구부리거나 습관적으로 한 쪽으로 기울이는 것이 허리근 통증유발점들의 암시일 수 있다. 그들은 절룩거리거나 밭장다리로 걷게 만든다. 만약 아침에 엉덩관절과 샅굴부위가 뻣뻣하면서 허리 통증을 느끼고 똑바로 서지를 못한다면, 허리근에서 통증유발점들을 발견할 가능성이 클 것이다. 한쪽 엉덩관절이 다른 쪽에 비하여 앞으로 나와있는 것처럼 보이면, 그 엉덩관절 내면에서 엉덩근 통증유발점들을 확인해 보아라 (Simons, Travell과 Simons 1992; Porterfield 1985).

허리근과 엉덩근이 늘어나야 다리를 몸 뒤로 뻗는 것이 가능하다. 통증유발점들이 이 근육들을 괴롭힐 때 걷기가 힘들다는 것은 이 때문이다. 또한 허리근의 수축은 다리를 바깥쪽으로 돌리게 하는데, 허리근이 팽팽해지면 발을 바깥쪽으로 벌리고 걷게 만든다. 볼기근들의 일부가 같은 영향 또는 외회전이라 불리는 영향을 갖는 주요 근육들이다.

### 원인 *Causes*

허리근은 낙상, 격렬한 달리기 또는 등반에 의하여, 또는 몸 중앙을 과로하게 하는 어떤 운동에 의하여 과부하가 걸린다. 싯업, 다리 들기(leg-up), 또는 다른 복부 운동들이 이미 통증유발점들에 의하여 약해진 허리근에 해가 될 수 있다. 반면에, 만약 허리근들과 복부 근육들의 통증유발점들이 없도록 철저히 관리했다면 복부 운동이 그들 모두에게 큰 이득이 된다.

계속 앉아있는 것- 특히 무릎을 높게 하고- 이 허리근과 엉덩근에 나쁜데, 그것이 그들을 짧게 만들기 때문이다. 자동차의 버켓 시트는 이들 근육들에게 큰 문제를 만든다.

트럭 운전사들 그리고 일을 하기 위해서 먼 거리를 왕복하는 사람들은 짧아진 엉덩관절 굽힘근들로 인해서 통증유발점들과 허리 통증을 갖고 있기가 쉽다. 과도긴장된 자세는 허리근의 또 다른 문제의 원천이다. 똑바로 서고 균형 잡힌 자세는 어떤 특정 근육이나 근육군들이 자세를 유지하기 위하여 힘들게 일을 하지 않게 한다. 그러나, 습관적으로 등을 구부리고, 기대며, 가슴을 웅크린다면, 허리근을 포함한 근육들은 당신이 넘어지지 않도록 계속적으로 수축하여야만 한다.

또한 팽팽한 엉덩허리근에 의한 비틀린 자세는 목과 등 근육들이 머리를 위로하고 눈 높이를 맞추려고 긴장하고 있어야만 하는 과부하를 받는 자세에 놓이게 한다. 이런 방식으로, 과로를 하는 어떤 근육이라도 통증유발점들을 만들 운명에 처한다. 한 근육이 다른 근육의 통증유발점들을 만드는 연쇄적인 효과는 결과적으로 당신 몸의 어느 곳에라도 통증유발점들을 남기게 한다.

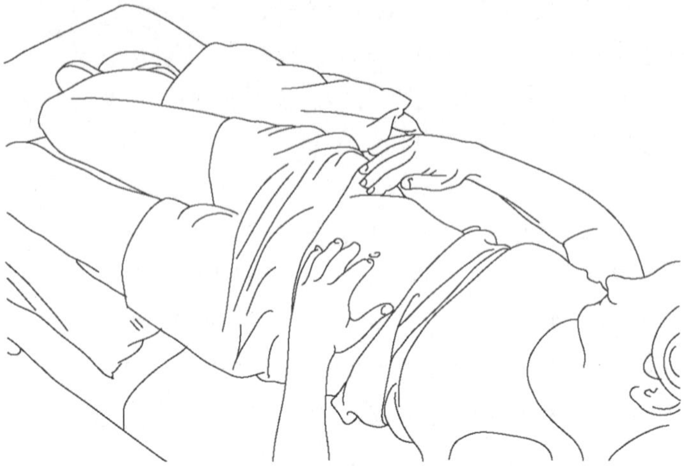

그림 7.31 허리근 마사지를 위한 엉덩뼈(ASIS)와 배꼽 찾기

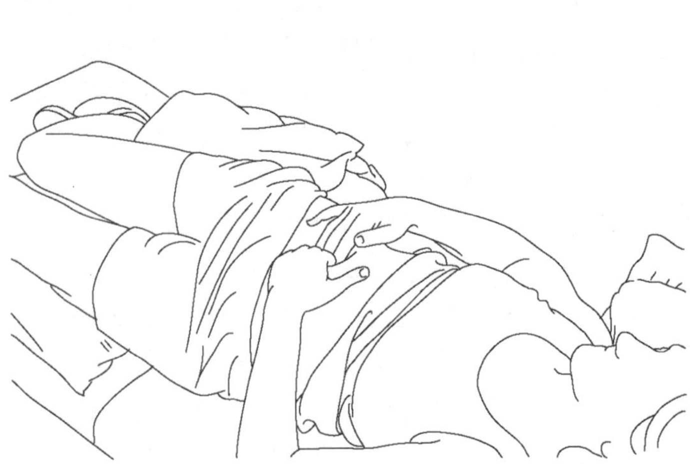

그림 7.32 손가락 등을 댄 받힌 손가락으로 허리근 마사지

### 치료 *Treatment*

주된 허리근 통증유발점들은 배꼽의 양 옆으로 일 인치 아래, 양 옆으로 2인치 정도에서 복부 깊숙이 발견된다. 몸 전면에서, 한 손으로 바로 바지 앞 주머니 정도에 있는 엉덩뼈 또는 ASIS(앞위엉덩뼈가시)를 찾아라. 다른 손으로, 배꼽을 찾아라. 주된 통증유발점은 이 두 경계 중간쯤에 있을 것이다(그림 7.31). 손가락들은 그림 7.26처럼 등을 맞댄다. 무릎을 굽혀서 등을 대고 누워서 허리근의 마사지를 위한 자세로 들어 간다. 그 다음, 무릎을 치료할 허리근과 먼 쪽 바닥에 댄다. 무릎 밑에 두꺼운 베개를 대는 것이 도움이 된다. 이렇게 하는 것이 엉덩뼈를 위로 가게하며 창자들을 다른 쪽으로 약간 비켜나게 만든다(그림 7.32). 무릎을 한 쪽으로 둔 이 자세는 복부의 한 쪽의 모든 근육들이 마사지가 쉽게 되게 만들어 주는 멋진 방법이다. 만약 이 자세가 허리를 아프게 만들 경우, 그것을 하지 말아라. 그 대신, 등을 대고 반듯이 누워서 양 무릎을 베개 위에 두어라.

허리근 마사지를 위한 손가락들의 위치를 확인하려면, 잠시 머리를 들어서 배곧은근–배 근육의 중앙 판–을 수축시킨다. 손가락들은 배곧은근의 바깥 가장자리 바로 옆에 있어야 한다. 속으로 척추를 향해서 깊게 눌러라. 배곧은근과 평행하게 달리는 둥그렇고 단단한 것을 느껴라. 긴장된 허리근은 길고 얇은 페페로니 또는 킬바사 소시지(마늘을 넣은 폴란드의 훈제 소시지)처럼 느껴질 것이다. 근육이 통증유발점들을 갖고 있지 않다면, 그것은 부드러워서 그것을 찾을 수 없을 수도 있다. 이 근육이 수축하는 것을 느끼려면, 그 무릎을 반대 어깨 쪽으로 살짝 굽혀서 엉덩관절을 굽혀라. 당신이나 다른 누군가의 손으로 그 넙다리에 약간의 저항을 주는 것이 도움이 된다.

좌측 허리근을 치료할 때 내려가는 대동맥의 큰 박동을 느끼면, 몸 중앙에서 정확히 일 인치 떨어지게 옮겨라. 대동맥은 몸의 가장 큰 동맥이며 심장에서 바로 나온 것이다. 그것은 보통 양 허리근 보다 몸 중앙에 가깝게 위치한다. 대동맥에 영향을 주지 않고서 허리근을 안전하게 마사지 할 수 있다. 그러나, 우측과 좌측 모두에서 박동을 만나고, 그 박동에서 떠날 수 없거나, 박동하는 덩어리를 느낄 경우, 마사지를 즉시 멈추고 의사를 찾아라. 대동맥 동맥류 또는 하향 대동맥의 생명

**주의**: 복부 깊숙이 아래로 주행하는 대동맥을 유의해라. 허리근을 찾는 동안 박동을 느낄 경우, 약간 바깥쪽으로 옮겨라. 박동 덩어리를 만질 경우, 즉시 마사지를 중단하고 의사를 찾아라.

**근육 통증은 무엇이며, 내부 장기에서 오는 것은 무엇인가?**

누워서, 압통점을 누르고, 그 다음 발을 바닥에서 살짝 들어올려 복근을 수축시켜라. 누르고 있는 동안 통증이 없어질 경우, 그것은 내부 장기 또는 창자에서 온 것이다. 만약 통증이 똑같거나 나빠질 경우, 그것은 근육 때문이다.

#### *치료 팁*

상부 몸통과 어깨 밑에 베게 또는 접은 타월을 사용해서 팔이 복부 아래로 멀리 벋게 만들어라.

을 위협하는 불거진 것을 갖고 있을 수 있다.

허리근 안의 통증유발점들을 만질 때 격렬한 압통을 알게 될 것이다. 그것들이 나쁠 때, 가벼운 마사지조차도 거의 참을 수 없게 만드는데, 그것 때문에 멈추지 말아라. 당신 자신이 치료를 하는 것이 최고로 좋은데, 통증 수준을 보아가면서 할 수 있기 때문이다. 아주 약간의 마사지를 하고 반복해서 그것으로 되돌아 가라. 가벼운 마사지가 안 하는 것보다 좋다.

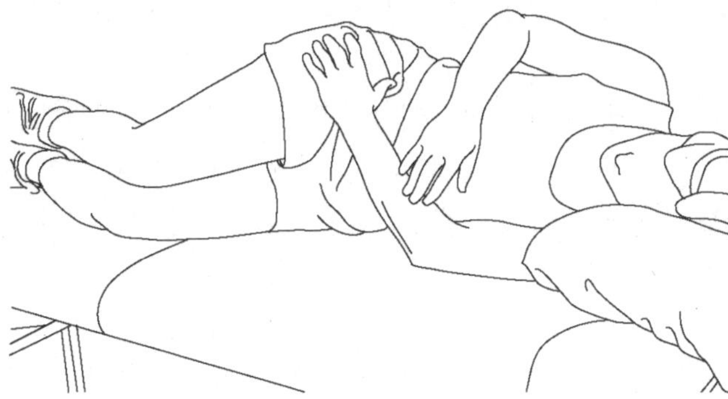

그림 7.33 반대 엄지로 엉덩근 마사지

스트로크를 옆에서 옆으로 허리근을 가로질러 할 경우, 그것의 모양과 위치를 잘 알 수 있게 될 것이다. 일단 그것의 위치를 잘 파악했다면, 근육을 세로로 마사지 할 수 있다. 짧고 1인치 길이의 스트로크를 매우 천천히 움직이면서 손가락으로 피부를 움직여라. 제일 아래의 갈비뼈들 바로 아래에서 계속 아래로 샅굴부위까지 찾아본다. 가장 안 좋은 점은 배꼽과 엉덩뼈 중간쯤에 있을 것이다.

엉덩허리근의 엉덩근 부분은 허리근만큼 중요할 수 있다. 받힌 손가락으로 근육을 엉덩뼈로 누르면서 사발 모양의 엉덩뼈 앞면을 찾아라. 엉덩근을 찾았는지를 확인하려면, 간단히 다리를 들어 올려 손가락 밑에서 그 근육이 수축하는 것을 느껴라. 또한 일부 사람들은 옆으로 누워서 맞은 편 엄지로 근육을 마사지 하는 것을 좋아 한다(그림 7.33). 짧고 느린 스트로크로 찾은 통증유발점들을 마사지 해라.

넙다리 꼭대기 근 부착부에 가까운 압통은 보통 주의를 기울일 필요가 없는데, 배꼽 근처의 주된 통증유발점들을 풀었을 때 그것이 없어진다고 여겨지기 때문이다. 치료가 필요할 경우, 다리를 죽 펴고 바닥에 누워서 샅굴부위 주름(다리가 몸과 만나는 곳) 일 인치 아래, 넙다리 약간 안쪽에서 이 통증유발점을 찾아보아라. 그 통증유발점은 뼈에서 아래에 명백히 있을 것이다. 넙다리동맥에 유의해라; 박동을 느낄 경우 바깥쪽으로 옮겨라.

허리근들이 해결된 후, 허리네모근, 배곧은근, 넙다리근막긴장근, 두덩근, 볼기근들, 및 넙다리뒤근들에서 통증유발점들을 찾아 보아라. 8장 또는 9장에서 이 근육들을 찾거나, 책 마지막 페이지에 있는 빠른 근육 색인을 보아라.

허리근들의 문제를 예방하려면, 자세에 신경을 써라. 오래 앉아있는 것을 피해라. 장거리 운전사 또는 직업상 하루 종일 앉아있어야 하는 사람들은 허리근과 다른 엉덩관절 굽힘근들에게 늘어날 기회를 주기 위하여 자주 시간을 내어 일어서서 돌아다녀라. 좌식 생활 습관인 사람들 경우, 너무 자주 해서는 안 된다. 일단 통증유발점들이 비활성화되었을 경우 런지는 매우 좋다. 이 근육들을 마사지하고 스트레칭 하는 것을 생활의 일부로 만들어라. 태아의 자세인 무릎을 세우고 자는 것은 밤 새도록 허리근을 단축된 상태로 두게 만든다. 다리를 똑바로 해서 자는 수면을 연습해라. 무릎 밑에 베개를 두고 자는 것 또한 근육들에 있는 통증유발점들을 영속화 시킬 수 있다. 그것들을 우선 비활성화 시키고, 그 다음 이러한 구습에서 벗어나는 길을 찾아라.

복부 지역에 있는 모든 통증유발점들을 우선적으로 돌봄이 없이 중간 몸통의 강화를 하지 말아라. 엉덩허리근의 과로 및 과도 수축, 특히, 그들이 전에 문제가 있었었다면 그들을 더 나쁘게 만든다. 운동과 스트레칭은 오직 적절한 시기에 사용될 때 둘 다 좋은 생각이다– 통증유발점들이 사라진 다음.

## 골반 바닥 근육들 *Pelvic Floor Muscles*

복강을 하나의 키가 큰 실린더로 생각하자; 가로막은 꼭대기에 있고, 배빗근의 깊은 층은 옆이고, 골반 바닥은 기저부이다. 골반 바닥 근육들은 배뇨, 배변, 방광과 자궁, 척추 안정, 및 호흡의 지원을 포함한 여러 일들을 하고 있다(Jones 2012). 몸의 이 지역은 상당히 복잡해서, 저자들은 이 근육들의 이름과 묘사에 다양함을 기술한다. 일반적으로, 골반 바닥 근육들은 두 그룹으로 나뉠 수 있다: 대부분의 바깥 근육들을 포함하는 얕은 근육들, 또는 "비뇨생식기

가로막," 및 회음 (항문과 질 또는 페니스 사이의 부드러운 조직), 그리고 "골반 가로막"이라고도 불리는 깊은 근육들이다.

비뇨생식기 가로막의 가장 바깥 층은 구해면체근과 궁둥해면체근으로 구성되는데, 그것은 일차적으로 성적 기능을 가진다. 여성에게서, 구해면체근은 질 입구를 감싸며 클리토리스와 항문을 싸고 있는 조직들에 붙어있다. 그것은 질을 조이고 클리토리스의 발기에 기여를 한다. "클리토리스 세움근"이라고도 불리는 궁둥해면체근은 클리토리스의 부착되지 않은 면을 덮는다. 남성에서, 구해면체근은 뒤쪽으로 회음의 몸체를 덮고 앞쪽으로 페니스의 기저를 둘러싼다. "페니스 세움근"이라고도 불리는 궁둥해면체근은 회음의 가장 바깥쪽을 페니스로 덮는다. 회음은 직장과 항문 조임근들, 항문올림근, 구해면체근, 및 궁둥해면체근을 포함하는 주위 근육들에서 온 근육 섬유들로 구성된다(Jones 2012).

골반 가로막은 일차적으로 항문올림근이라고 집합적으로 불리는 하나의 근육들 그룹으로 구성되며, 그것은 두 개의 주된 부분들로 나뉜다. 두덩뼈의 앞에서 시작하는, 요도, 질, 및 직장을 싸고 있는 U자 모양 부분은 두덩내장근이라 불린다. 두덩내장근 바로 뒤와 바깥쪽은 엉덩꼬리근이 있는데, 그것은 회음과 비뇨생식기 가로막을 덮는 근막을 통해서 양 쪽 골반 안쪽에 부착한다. 양 성에서, 항문올림근은 골반 기관들을 지원하며 항문과 요도 조임근을 보조한다. 부가적으로, 그것은 질을 조인다. 또 다른 근육인 궁둥꼬리근(또는 꼬리근)은 골반 가로막의 가장 뒤쪽 부분을 구성한다. 그것은 엉치뼈, 꼬리뼈, 및 골반에 부착한다. 골반 기관들을 지원하는 것에 더해서, 그것은 꼬리뼈를 앞쪽으로 당기고 엉치엉덩관절을 안정시키고 회전시킨다(Jones 2012).

안쪽 골반벽 근육들이라고 여겨지는 근육들도 있다– 속폐쇄근과 궁둥구멍근. 속폐쇄근은 넙다리뼈의 큰돌기를 골반뼈의 안쪽 면에 부착시킨다. 그것은 넙다리가 펴져 있을 때 넙다리를 가쪽으로 돌리고 (다리가 엉덩관절에서 펴 있을 때, 다리를 바깥쪽으로 돌린다), 넙다리가 굽혀져 있을 때 엉덩관절을 벌린다(앉을 때, 다리를 중앙선에서 바깥으로 움직인다). 궁둥구멍근은 넙다리뼈의 큰돌기를 엉치뼈의 앞면에 부착시킨다. 그것은 넙다리의 가쪽 회전, 넙다리가 굽혀 있을 때 엉덩관절을 벌리고, 골반의 반대측 회전을 한다.

## 증상 *Symptoms*

골반 바닥 근육들의 통증은 생식기, 회음, 고환, 방광, 요도, 아주 낮은 쪽 등, 직장, 엉치뼈, 및 꼬리뼈, 그리고 넙다리 뒤쪽 높이 전이된다. 요실금은 저장성(탄력 없는) 또는 고장성 (팽팽한) 근육들과 통증유발점들의 결과일 수 있다. 직장 부위나 전립선 내의 꽉 찬 느낌은 흔한 증상이다. 여성에서, 통증유발점들은 월경통 그리고 성교 시 통증의 원인일 수 있다. 남성에서, 그것은 전립선 문제, 사정 시 통증, 및 임포텐스에 관여를 한다. 흔한 진단들: 항문올림근 증후군, 간질성 방광염, 외음부전정염, 성교동통, 꼬리통, 외음부통, 일과성직장통 및 골반 바닥의 긴장 근육통 (Travell과 Simons 1992; Chaitow 2006).

골반 바닥 통증유발점들이 문제의 원인이라는 가정을 만들 필요는 없다. 그것들은 외부 근육들에서 온 위성 통증유발점들일 가능성이 크다. 배빗근, 배곧은근, 큰모음근, 궁둥구멍근, 중간볼기근, 큰볼기근, 및 허리근 들이 우선적으로 치료될 필요가 있는 모든 것들이다(Simons, Travell과 Simons 1992; FitzGerald, 등 2009). 이 근육들 안의 통증유발점들이 비활성화되고 동작 범위가 회복된 이후 증상들이 계속할 경우, 골반 바닥 근육들을 외부에서 먼저, 그 다음 내부에서 탐색하는 것을 고려해라. 오래가는 경감은 바깥쪽에서 안으로 치료하는 것에 달려있을 수 있다 (Deborah Brodzik, 물리치료사, 저자와의 개인적인 소통, 2012).

비뇨생식기 가로막의 가장 얕은 근육들인 구해면체근과 궁둥해면체근 둘 다의 통증유발점들은 회음, 질, 페니스, 고환, 및 음낭에 통증을 일으킬 수 있다. 또한 구해면체근은 성교 동안 질 통증, 사정 동안 통증, 및 발기불능을 일으킬 수 있다. 골반 바닥 근육들의 깊은 층인 항문올림근은 질, 회음, 직장, 항문, 엉치뼈, 및 꼬리뼈에 통증을 일으킬 수 있다. 꽉 찬 느낌의 직장, 또는 요도 스트레스성 실금 또한 가능하다. 아픈 동작들은 앉아 있는 것, 등을 대고 똑바로 누워 있는 것, 및 배변 움직임 들이 아픔을 만든다. 항문조임근들 또한 직장 및 꼬리뼈 증상들에 관여될 수 있다 (Travell과 Simons 1992). 팽팽한 꼬리근은 꼬리뼈와 엉치뼈를 당겨서 틀어지게 만들어, 허리, 엉덩관절, 엉치엉덩관절, 및 꼬리뼈에 통증을 일으킨다. 정형외과의사, 카이로프랙터, 물리치료사, 그리고 일부 마사지 치료사들은 엉치엉덩관절을 리셋 시키는 훈련을 받았는데, 그것은 통증유발점 치료 이후 조차도 필요할 수 있다. 꼬리뼈 통증은 큰볼기근 또는 뭇갈래근 안의 통증유발점들에 의해서 일어날 수 있다. 속폐쇄근 통증유발점들은 직장 통증과 꽉 찬 느낌 뿐만 아니라 꼬리뼈와 질 통증을 일으킬 수 있다. 궁둥구멍근 또한 직장 통증과 꽉 찬 느낌 뿐만 아니라 발기불능과 회음 통증의 원인이 될 수 있다(Travell과 Simons 1992; Kidd 1988).

## 원인 *Causes*

낙상, 자동차 사고, 골반 수술, 자궁절제술, 임신, 정서적 긴장, 및 출산 들이 골반 바닥 근육들에 통증유발점들을 만든다. 골반 바닥 통증유발점들을 조장하는 기타 상태들은 만성 골반 감염, 자궁내막염, 골반내낭종, 유섬유종, 수술 흉터, 및 치질 들이다(Travell과 Simons 1992; Lilius와 Valtonen 1973).

유연성에 대한 균형 없이 코어를 강화시키는데 초점을 둔 다양한 운동들을 통한 골반 바닥의 과도한 강화는 특히 문제가 될 수 있다. 정골의사인 Leon Chaitow는 "골반 바닥 파라독스"라는 그 논문 안에서 댄스, 체조, 운동선수들의 경력을 갖고 있는 여성들과 만성 골반 통증 사이의 관련성을 보고 서술했다. 이 환자들의 많은 이들은 필라테스를 수련한 공통된 내력을 가졌다. 많은 여성들은 그들의 스트레스성 실금이 약한 골반 바닥 근육들 때문이라는 잘못된 가정에서 골반 바닥을 들어 올리는 케겔 운동들을 처방 받지만, 매우 종종 그 반대가 실상이다. 과다긴장성 (팽팽한) 골반 바닥 근육들은 갑작스럽게 집어 넣었다가 푸는 수축으로 더 반응할 수 있어서, 실금을 일으킨다. 배설 욕구, 재채기, 기침, 깔깔 웃음, 또는 분투에 대한 반응으로 골반 바닥을 당겨 올리는 것은 정상이다. 이런 것들은 스트레스성 실금이 생기는 때이다. 전체적인 문제는 마사지로 치료될 수도 있다. 외상성 또는 긴장성 성적 활동은 골반 안쪽에 있는 근육들에 통증유발점들을 만들 수 있다. 통증유발점들은 특히 생식기들의 동작과 기능과 연관이 있다(Travell과 Simons 1992; Chaitow 2006).

의자에 척추 끝으로 앉으려고 습관적으로 아래로 웅크리는 것은 골반 바닥 근육들의 문제를 조장한다. 그 부위에 가해지는 압력이 꼬리뼈 밑면에 붙은 여러 근육들에 부하를 준다. 어른 뿐만 아니라 아이들도 습관적으로 꼬리뼈로 앉는 것 하나 만으로도 골반 지역에 통증을 가질 수 있다. 구부정하게 있지 말며 말은 타월 위에 앉지 말아라, 그것은 궁둥뼈의 앞쪽으로 앉게 힘을 가한다. 무거운 물건을 들어 올리는 것 또한 이 근육들에게 위험하다. 어떤 것을 들어 올리는 것은 치질을 일으키는 것들 중의 하나라는 사실은 잘 알려져 있다. 동일한 힘이 골반 바닥 근육들에게 부하를 주며 그들 안에 통증유발점들의 일차적인 원인이 될 수 있다. 다리를 사용하는 좋은 들어 올리기 테크닉을 사용하며, 무거운 물건을 들어 올리는 동안 숨을 참지 말아라. 들어 올리기 그리고 기타 스트레스성 또는 격한 활동 동안 좋은 호흡 테크닉과 의식적인 골반 바닥의 이완은 골반 바닥의 스트레스를 피하게 도와 줄 것이다(Marmor, 저자와의 개인적인 소통, 2012). 긴장을 풀기 위해서 12장의 근육 긴장과 만성 통증을 읽어 보아라.

## 치료 *Treatment*

골반 바닥 근육들을 치료하기 전에, 증상 항목에 열거된 여러 가능한 근육들 모두를 완전히 치료해라. 얕은 골반의 근육들과 과민한 바깥 근막을 마사지하고 천천히 스트레칭 하기 위한 부드러운 방법은 깨끗하고, 마른 탐폰으로 압력을 가하는 것이다. 초기의 화끈거리는 감각이 가라앉은 다음, 과민반응과 통증의 모두가 없어질 때까지 점진적으로 더 깊게 계속 치료해라. 이것은 아마도 여러 번의 세션이 필요할 수도 있는데, 움직이지 않는 조직 층들에 의해서 만들어진 민감성 때문이다(Deborah Brodzik, 물리치료사, 저자와의 개인적인 소통, 2012). 다음 단계는 더 깊은 골반 가로막 근육들을 마사지 하는 것으로, 야무나볼(Yamana Ball), 또는 요가나 필라테스에서 사용되는 것과 같은 볼에 앉아서 하는 것이다. 의자 또는 바닥에 앉아서, 7~9인치 볼로 시작해서 5인치 볼로 줄여 가면서 치료해라. 더 이상 아프지 않을 때, 고탄성공 또는 테니스공 같은 공을 시도해라. 결국, 45mm 고무공 또는 테니스공 같이 보이는 고무로

된 개 장난감이 필요할 것이다. 처음에는 살살해라. (항문과 생식기 사이 지역인) 회음에서 시작하며 살살 압력을 받게 해라. 몇 분의 코스로 골반 바닥을 이완시켜라. 어떤 불편함이 통증이 되게 하면 안 된다(Chaitow와 Jones 2012). 그 다음, 지지를 위해서 팔을 사용하고, 전체 골반 바닥 주위를 천천히 찾아라, 앞뒤 좌우에서 압통 부위를. 꼬리뼈에 깊은 압력을 주지 않도록 유의해라, 왜냐하면 그것은 체중을 견디도록 만들어지지 않았기 때문이다. 각 압통점에 1분을 넘지 않게 약한 마사지를 해라. 일반적인 마사지 설명을 위해서 3장의 치료 가이드라인을 반드시 읽어라.

일단 접근 가능한 근육들에서 통증유발점들을 없앴다면, 추가적인 점들을 위해서 속에서 찾을 필요가 있다. 안쪽 통증유발점들을 탐색하기 전에, 의사 또는 산부인과 의사가 그것이 당신 몸에 좋다고 동의하는 가를 확인해라. 변기에 앉거나 카펫이 깔린 면에 쪼그려 앉는 것이 질이나 항문을 통해서 이 근육들에 가장 좋은 접근을 만들 것이다. 부드러운 압력을 가하기 위해서, 엄지, 손가락, 이 부위를 위해서 특수한 개인적인 특수한 품목, 또는 "확장기(Dilator)"라고 불리는 치료 도구를 사용해라. 확장기는 의료 재료상에서 구입할 수 있다. 몸을 아래로 숙이는 것은 항문 조임근을 이완시켜서 윤활제를 바른 글로브를 낀 손가락 또는 기구의 삽입을 쉽게 만들어 줄 것이다.

통증유발점들을 찾는 동안 앞쪽, 옆으로 그리고 꼬리뼈를 향해서 뒤로 압력을 가해라. 속으로 들어간 엄지와 바깥에 있는 손가락들 사이로 그 조직을 꼬집어서 점들을 찾을 수도 있다. 치질 또는 통증유발점들 자체는 이것을 아프게 만들 수 있지만, 그러나 당신이 할 수 있는 아주 조금이 이득이 될 것이다. 참을성을 갖고, 부드럽게, 그리고 끈질기게 해라. 통증유발점들이 좋아짐에 따라, 마사지는 쉬워질 것이다. 지금까지, 몸의 기타 부분들을 치료한 다음, 근육근막 통증유발점의 특징적인 강렬한 압통을 분명히 알 수 있다. 누를 때, 아픈 통증유발점이 그것을 누를 때 증상을 재연시킬 경우, 문제의 원천을 찾았다는 것을 안다(Simons, Travell과 Simons 1992).

골반 안쪽 더 깊숙이 있는 근육들 경우, 당신은 도움을 필요로 할 것이어서, 경험 있는 전문가를 찾아야 한다. 그렇지 않으면, 모험심 많은, 지식 있는 적인, 조심스러운 파트너 파트너가 어떤 좋은 것을 할 수도 있을 것인데, 특히 이 사람이 그 또는 그녀 자신의 근막 문제들로 자기치료를 통하여 문제를 갖고 어떤 감각을 개발한 사람이라면 더 좋다.

임신 말기에서 골반 바닥 근육들을 마사지 하는 것은 추천되지 않는다, 바깥에서 하는 것도 안 된다; 그것은 당신의 산과전문의 또는 조산사를 위한 하나의 문제다. 일부 여성들은 골반 바닥을 준비하는 것이 유익하다는 것을 알아왔는데, 임신을 하기 전 훨씬 미리 그리고 임신 초기 동안 통증유발점을 갖고 있는 근육들을 없애는 것이다. 근육근막 통증은 통증유발점 치료가 적절했다 하더라도 산후에 문제가 계속될 수도 있다. 이 근육들을 자가-치료하기 전에 일반적 성생활을 다시 시작하는 것이 좋은 지를 의사가 좋다고 할 때까지 기다려라.

골반 안쪽 깊이 있는 근육의 마사지는 Travell과 Simons (1992) 〈근육근막 통증과 기능장애〉 2권에 자세히 서술되어 있다. 만성 골반 통증에 초점을 둔 전문적 물리 치료와 Travell의 테크닉 뿐만 아니라 다른 이들의 연구들이 있다. 예외적일 정도로 우수한 치료사들은 안쪽 통증유발점들을 치료하도록 훈련을 받았다. 종종, 손쉽게 접근할 수 있는 근육들은 속에서 위성 통증유발점들을 만드는 책임이 있다. 내부 마사지가 필요 될 때, 그 밖의 어떤 것도 하지 못할 것이다. 골반 바닥 근육들을 당신 자신이 치료할 수 있지만, 더 많은 도움이 필요할 경우, 책 뒤에 있는 자원을 보고 만성 골반 통증을 전문한 물리치료사들을 찾는 정보를 얻어라.

> 시도했었던 것과 발전 상황을 저널에 적는 것이 매우 큰 도움이 된다. 누구나 그것이 처음에 얼마나 나빴었는지 잊어버린다. 당신의 경험에 관해서 다시 돌아가서 읽어 보는 것이 매우 큰 확신을 준다.

# 제8장

# 등 중앙, 허리, 및 엉덩이 통증

## Midback, Low Back, and Buttock Pain

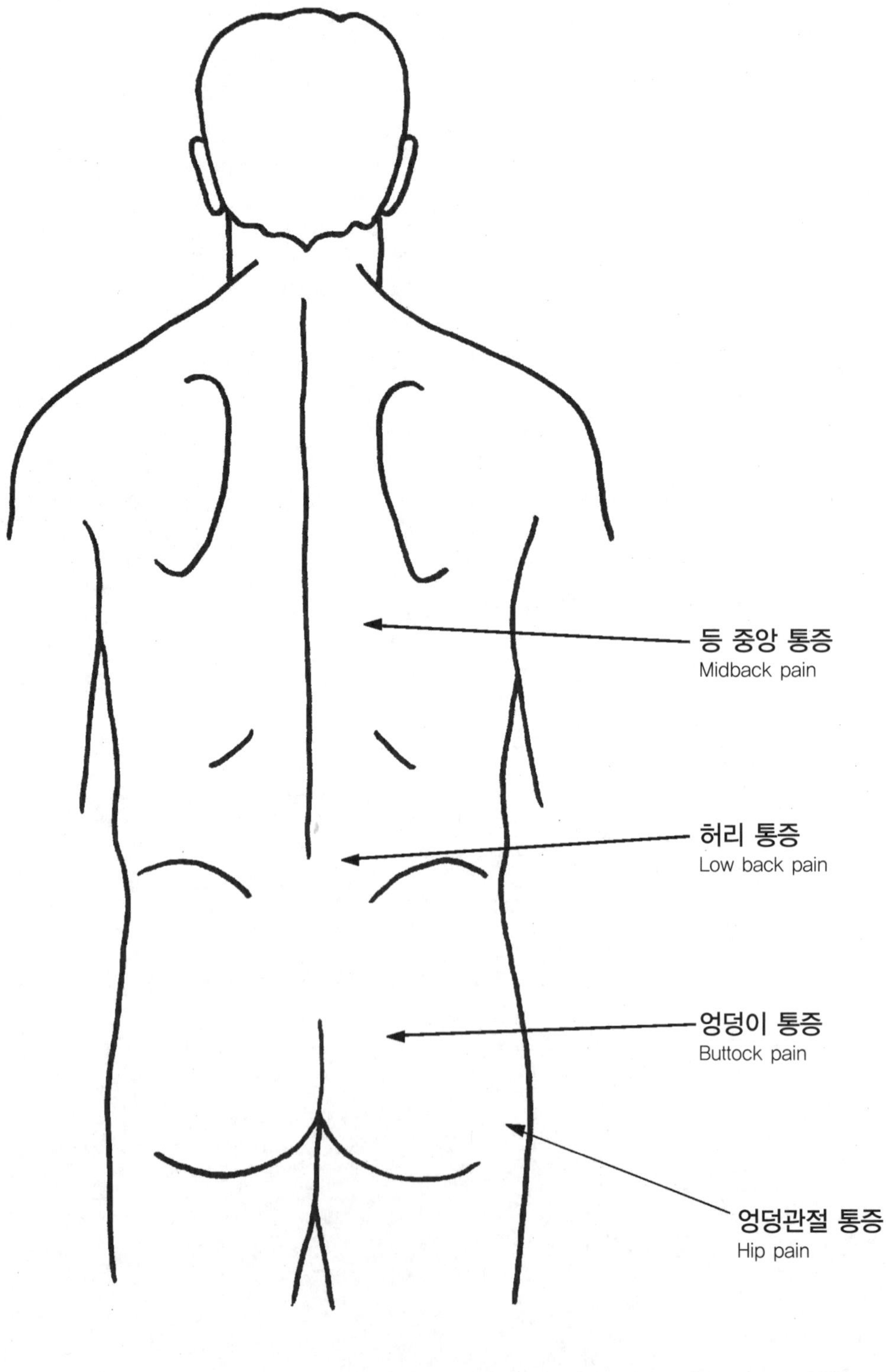
등 중앙 통증
Midback pain
허리 통증
Low back pain
엉덩이 통증
Buttock pain
엉덩관절 통증
Hip pain

## 통증 가이드 *Pain Guide*

# 등 중앙, 허리, 및 엉덩이

## Midback, Low Back, and Buttock

**굵은 글씨체는 주된 통증 양상을 나타낸다.** 보통 글씨체는 덜 흔하거나 위성 통증유발점 양상을 나타낸다. 문제와 연관된 가능성이 큰 순서로 근육들이 나열된다. 또한 *기타 증상 가이드*를 보아라. www.newharbinger.com/24946에서 다운로드를 위한 유용한 가이드를 준비했다. 이 책 뒤에 더 많은 정보가 있다.

엉덩이 *Buttock*

- **중간볼기근** (204)
- **허리네모근** (198)
- **큰볼기근** (201)
- **얕은척추근** (195)
- **반힘줄모양근** (241)
- **반막모양근** (241)
- **궁둥구멍근** (182)
- **작은볼기근** (207)
- **배곧은근** (172)
- **가자미근** (270)

꼬리뼈 *Coccyx(tailbone)*

- **골반바닥근 (항문올림근, 꼬리근)** (182)
- **큰볼기근** (201)
- **깊은척추근육들** (192)

엉덩관절 *Hip*

- **작은볼기근** (207)
- **가쪽넓은근** (229)
- **궁둥구멍근** (182)
- **허리네모근** (198)
- **넙다리근막긴장근** (220)
- **긴/짧은 모음근** (234)
- **큰볼기근** (201)
- 넙다리곧은근 (225)

허리 *Low Back*

- **중간볼기근** (204)
- **허리근/엉덩근** (177)
- **깊은척추근** (192)
- **얕은척추근** (195)
- **허리네모근** (198)
- **큰볼기근** (201)
- **배곧은근** (172)
- **가자미근** (270)
- **골반바닥근** (181)

등 중앙 *Midback*

- **얕은척추근** (195)
- **깊은척추근** (192)
- **아래뒤톱니근** (198)
- **배곧은근** (172)
- **갈비사이근** (195)
- **넓은등근** (117)
- **앞톱니근** (169)

엉치뼈 *Sacrum*

- **골반바닥근** (181)
- **중간볼기근** (204)
- **허리네모근** (198)
- **큰볼기근** (201)
- **깊은척추근** (192)
- 배곧은근 (172)
- **가자미근** (270)

# 기타 증상 가이드 *Other Symptoms Guide*

# 등 중앙, 허리, 및 엉덩이
## Midback, Low Back, and Buttock

**다리-길이 불일치 (역학적, 구조적은 아님)** *Leg-Length Inequality (mechanical, not structural)*

**전방 골반 기울기** *Anterior Pelvic Tilt*
- 엉덩근 (177)
- 넙다리근막긴장근 (220)
- 넙다리곧은근 (225)
- 중간볼기근 (204)
- 긴모음근 (234)

**골반 좌우경사** *Pelvic Upslip*
- 허리네모근 (198)
- 얕은척추근 (195)

**후방 골반 기울기** *Posterior Pelvic Tilt*
- 반막모양근 (241)
- 반힘줄모양근 (241)
- 넙다리두갈래근 (120)
- 배곧은근 (172)
- 큰모음근 (236)

### 동작 시 통증 또한 곤란함
*Pain or trouble with Motion*

**기침 또는 재채기** *Coughing or sneezing*
- 배곧은근 (172)
- 허리네모근 (198)
- 아래뒤톱니근 (198)

**네발로 기어 다니기** *Forced to Crawl on All fours*
- 허리네모근 (198)
- 허리근/엉덩근 (177)

**앞쪽 굽힘(구부리기)** *Forward Flexion (bending)*
- 얕은척추근 (195)
- 허리네모근 (198)
- 깊은척추근 (192)

**계단 또는 언덕 내려가기** *Going Down stairs or Hills*
- 가자미근 (270)

**계단 또는 언덕 올라가기** *Going Up stairs or Hills*
- 얕은척추근 (195)
- 큰볼기근 (201)
- 허리네모근 (198)

**닿는 것에 과민** *Hypersensitivity to Touch*
- 얕은척추근 (195)

**들어올리기** *Lifting*
- 허리네모근 (198)

**등을 대고 눕기** *Lifting Down on Your Back*
- 중간볼기근 (204)

**옆으로 눕기** *Lifting Dpwm pm Upir Side*
- 허리네모근 (198)
- 작은볼기근 (207)
- 중간볼기근 (204)
- 궁둥구멍근 (182)

**낮은 의자 또는 자동차 시트에서 나오기** *Rising from a Low Chair or Car seat*
- 얕은척추근 (195)
- 작은볼기근 (207)
- 큰볼기근 (201)
- 허리네모근 (198)
- 허리근/엉덩근 (177)
- 궁둥구멍근 (182)
- 반막모양근 (241)
- 반힘줄모양근 (241)

**옆 구부리기** *Side Bending*
- 허리네모근 (198)
- 얕은척추근 (195)
- 배빗근 (172)
- 깊은척추근 (192)

**앉기** *Sitting*
- 허리네모근 (198)
- 궁둥구멍근 (182)
- 큰볼기근 (201)
- 중간볼기근 (204)
- 반막모양근 (241)
- 반힘줄모양근 (241)
- 골반바닥근 (162)
- 골반속근 (181)

**싯업** *Sit-Ups*
- 허리근/엉덩근 (177)

**서있기** *Standing*
- 허리근/엉덩근 (177)
- 허리네모근 (198)
- 작은볼기근 (207)
- 궁둥구멍근 (182)

**서서 몸을 앞으로 기울이기** *Standing and Leaning Forward*
- 허리네모근 (198)
- 얕은척추근 (195)

**척추만곡(과도한 요추 만곡)**
- 허리근 (177)

**수영** *Swimming*
- 큰볼기근 (201)

**침대에서 돌아눕기** *Turning Over in Bed*
- 허리네모근 (198)
- 작은볼기근 (207)

**비틀기 (회전)** *Twisting (rotation)*
- 허리네모근 (198)
- 얕은척추군 (195)
- 깊은척추군 (192)

**앉거나 누워있다가 일어나는 것이 너무 오래 걸림** *Upon rising from sitting or Lying Down too Long*
- 허리근/엉덩근 (177)

**걷기** *Walking*
- 허리네모근 (198)
- 중간볼기근 (204)
- 작은볼기근 (207)
- 궁둥구멍근 (182)
- 허리근/엉덩근 (177)

### 엉치엉덩관절 기능이상
*Sacroiliac Joint dysfunction*
- 작은볼기근 (207)
- 얕은척추군 (195)
- 허리네모근 (198)
- 골반바닥근 (꼬리근) (182)
- 중간볼기근 (204)
- 궁둥구멍근 (182)
- 허리근/엉덩근 (177)

**좌골신경통** *Sciatica*
- 궁둥구멍근 (182)
- 중간볼기근 (204)
- 가쪽넓은근 (229)
- 허리네모근 (198)
- 반막모양근 (241)
- 반힘줄모양근 (241)

**압통** *Tenderness*

**등** *Back*
- 얕은척추군 (195)

**엉덩이** *Buttocks*
- 큰볼기근 (201)
- 중간볼기근 (204)
- 작은볼기근 (207)
- 넙다리뼈큰돌기 (199)
- 허리네모근 (198)

**골반 (꼭대기 가장자리)** *Pelvis (top edge)*
- 중간볼기근 (204)
- 엉치엉덩관절 (188)
- 허리네모근 (198)
- 엉치뼈 (187)

## 통증 도해 가이드 *Pain Illustrations Guide*

# 등 중앙, 허리, 및 엉덩이

## Midback, Low Back, and Buttock

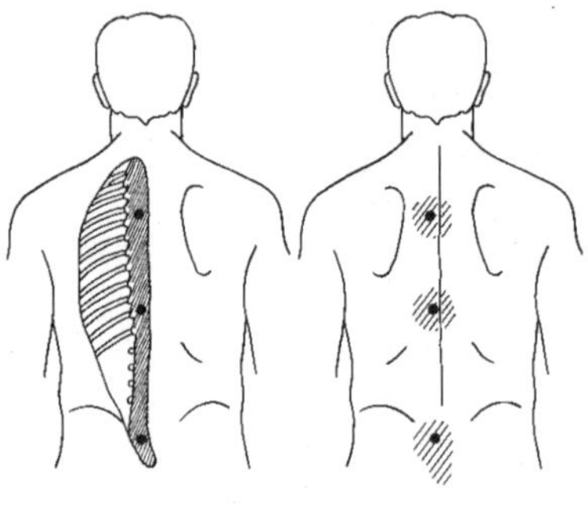

깊은척추근; 통증유발점의 예와 통증 양상들.
통증유발점들은 척추를 따라 어디에서나 나타날 수 있다.(p.192)

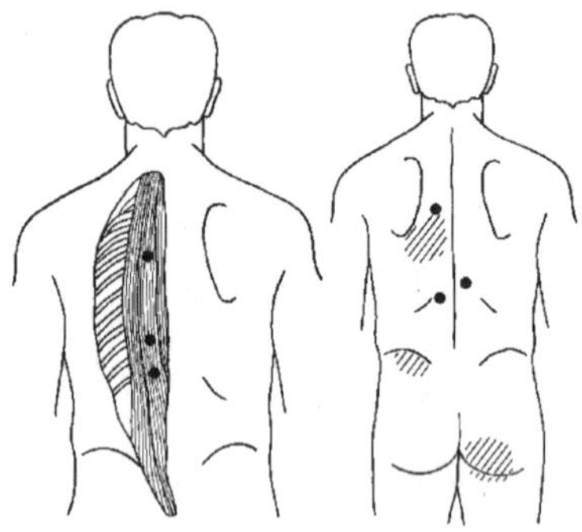

가장긴근 통증유발점과 연관통 양상들.
모든 세 점들은 양 쪽에서 나타난다.(p.195)

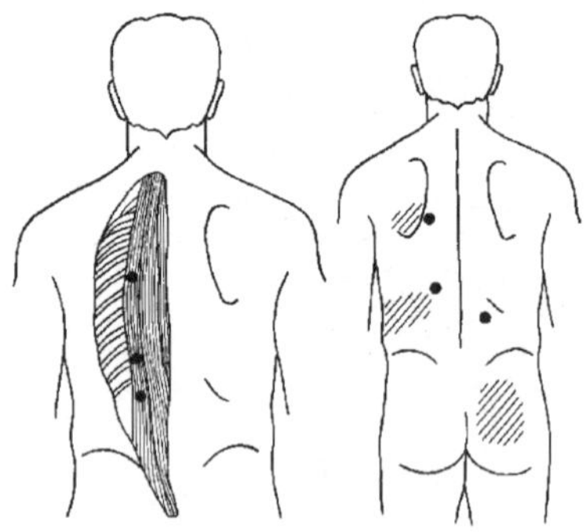

엉덩갈비근 통증유발점과 연관통 양상들.
모든 세 점들은 양 쪽에서 나타난다.(p.195)

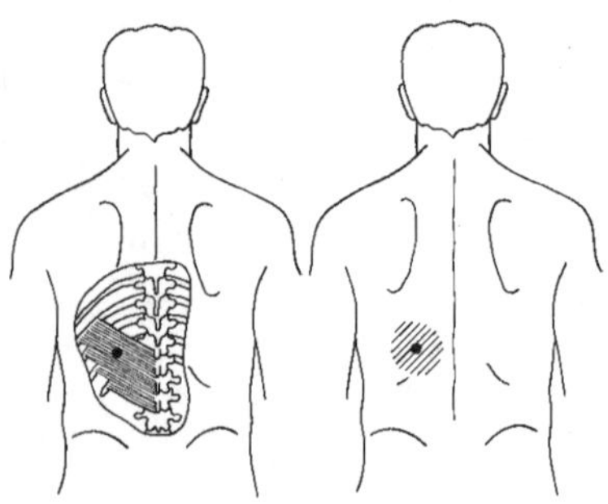

아래뒤톱니근 통증유발점과 연관통 양상 (p.198)

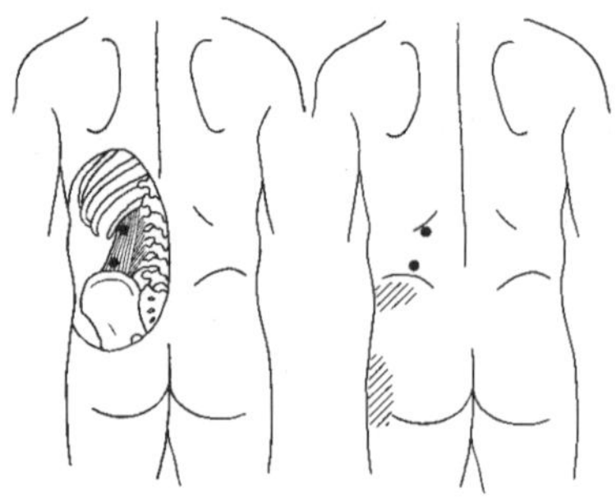

허리네모근 얕은 통증유발점과 연관통 양상 (p.199)

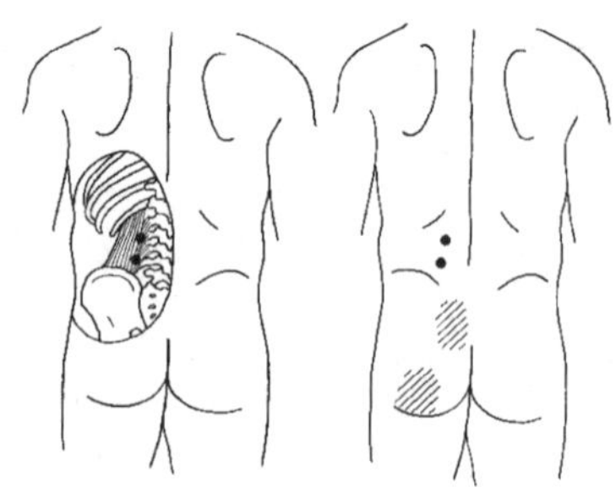

허리네모근 깊은 통증유발점과 연관통 양상:
이 점들은 얕은척추근들 밑에 감춰져 있다.(p.199)

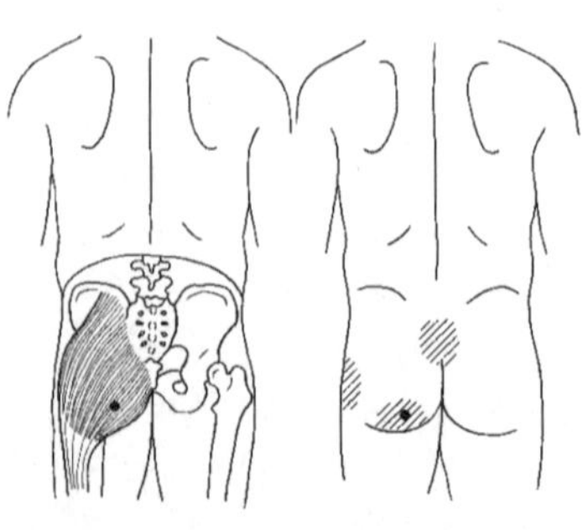

큰볼기근 #1 통증유발점과 연관통 양상 (p.202)

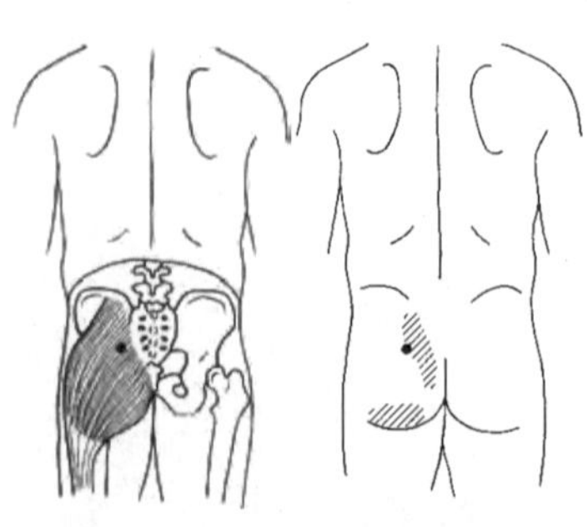

큰볼기근 #2 통증유발점과 연관통 양상 (p.202)

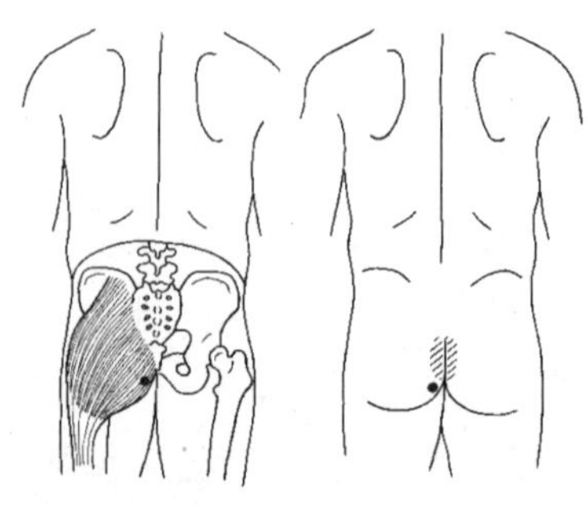

큰볼기근 #3 통증유발점과 연관통 양상 (p.202)

www.newharbinger.com/24946에서 다운로드를 위한 유용한 가이드를 준비했다. 자세한 것은 이 책 뒤에 있다.
주의: *시작하기 전에 각각의 근육에 대한 전체 치료 교습을 읽어보아라.*

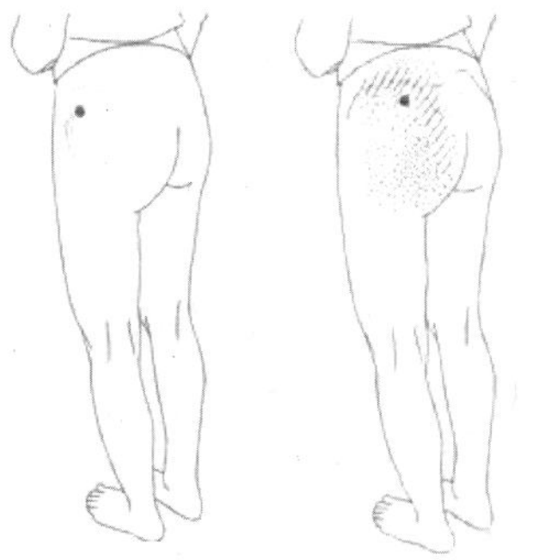

중간볼기근 #1 통증유발점과 연관통 양상 (p.204)

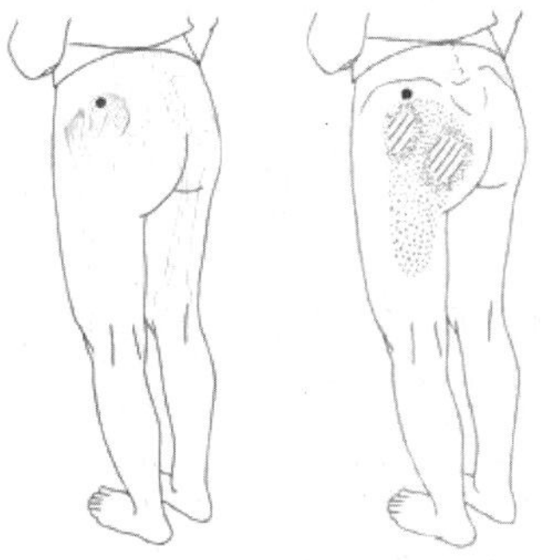

중간볼기근 #2 통증유발점과 연관통 양상 (p.204)

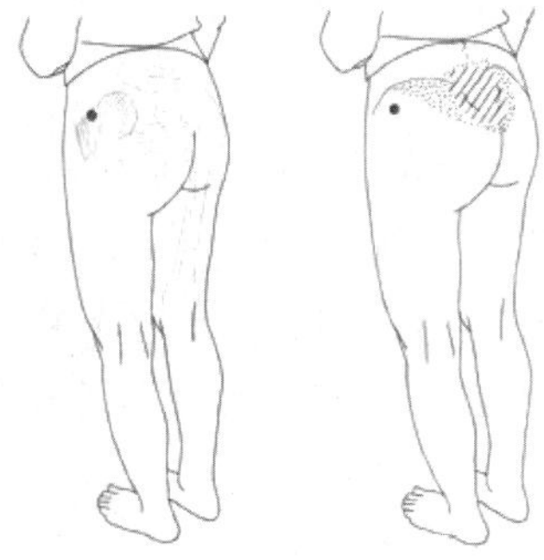

중간볼기근 #3 통증유발점과 연관통 양상 (p.204)

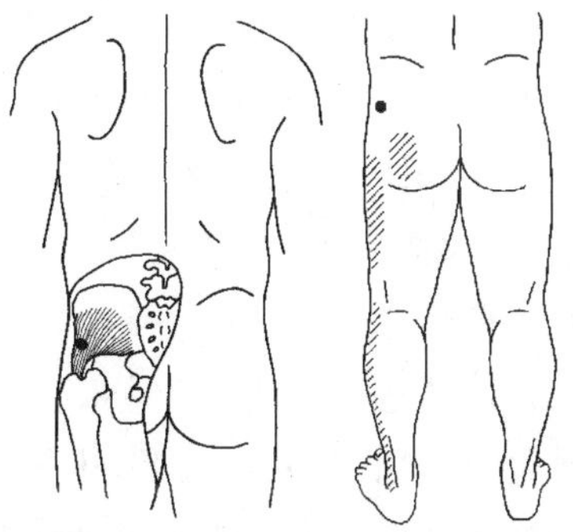

작은볼기근 #1 통증유발점과 연관통 양상 (p.207)

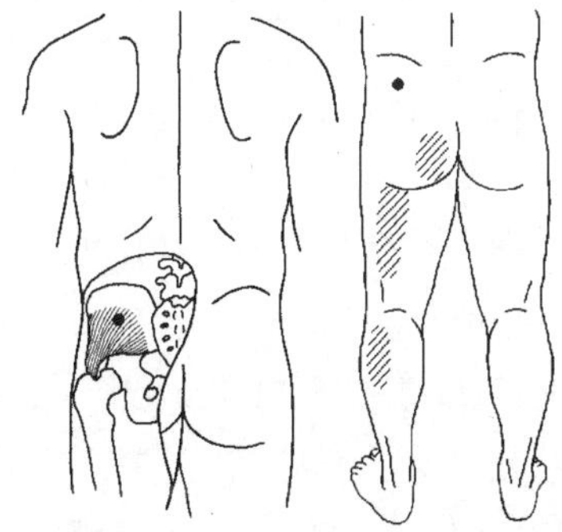

작은볼기근 #2 통증유발점과 연관통 양상 (p.207)

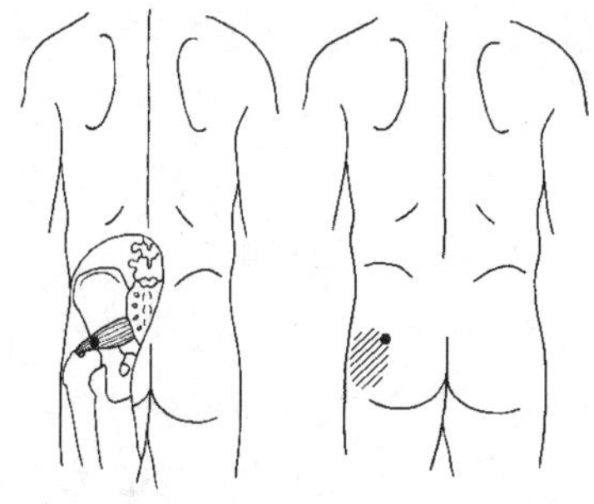

궁둥구멍근 #1 통증유발점과 연관통 양상 (p.209)

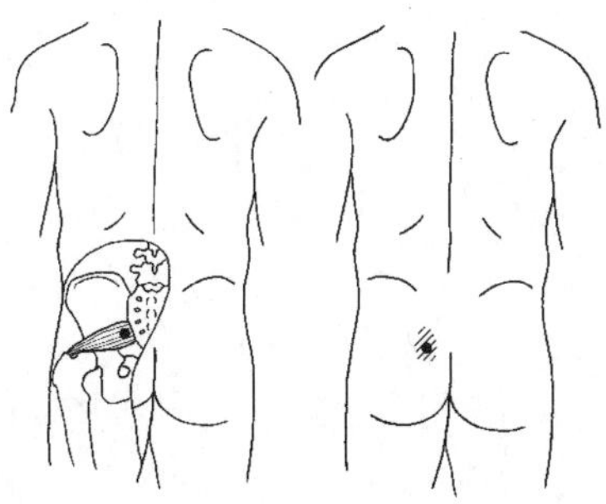

궁둥구멍근 #2 통증유발점과 연관통 양상 (p.209)

# 등 중앙, 허리 및 엉덩이 통증 *Midback, Low Back, and Buttock Pain*

등 통증의 해결책은 당신이 생각하고 있는 것 보다 간단할 수 있다. 많은 사람들이 신경이 죄는 것, 찢어진 디스크, 또는 관절염들 때문에 등이 아프지 않나 하고 두려워하나, 그들의 통증이 근육근막 통증유발점들로부터만 오거나, 최소한 부분적으로 올 수 있는 경우도 많다. 비록 등 통증의 주 원인이 척추이더라도, 근육근막 통증유발점들이 항상 통증의 주된 부분에 관여를 한다. 사실상, 통증유발점들이 유지해야 하는 근육 장력 때문에 그들이 많은 척추 문제의 근본적인 원인이라는 것을 믿어야 하는 이유이다. 단축되고 팽팽한 근육들은 척추를 틀어지게 만들고 신경과 디스크의 압박의 원인이 된다. 등 통증을 조사해 볼 때, 통증유발점들이 조사 목록의 제일 처음에 와야 하는데, 이는 통증유발점 치료가 비침투성이며, 부작용이 거의 없고, 자가 치료가 가능하기 때문이다(Travell and Simon 1992).

등 통증의 원인에 대하여 그렇게 다른 옵션들이 존재하는 이유는 연관통이 종종 관여되기 때문이다. 이것은 특히 허리 통증에 더 들어 맞는다. 허리 통증의 원인을 허리에서만 찾을 경우, 그것의 실제 원인을 절대로 찾을 수 없다. 놀랍게도, 엉덩이 근육들의 통증유발점들은 허리 통증의 원인이 자주 된다. 반대 또한 진실이다: 허리의 통증유발점들이 통증을 자주 아래에 있는 엉덩이와 엉덩관절부로 통증을 전이한다. 이에 더하여, 복부와 허리근들의 통증유발점들이 등으로 통증을 전이 한다. 그런데 통증유발점을 잘 이해하는 사람들 조차도 이것을 쉽게 간과한다. 등과 엉덩이의 통증에는, 이러한 간단한 법칙이 적용된다: 아픈 곳에 문제가 있다고 가정하는 것은 잘못이다.

이러한 이슈를 더욱 혼란스럽게 만드는 것은, 등 통증은 보통 복합적인 것인데, 통증을 느끼는 곳의 위나 아래에서 보내진 통증유발점들의 성분들로 이루어 지기 때문이다. 등과 엉덩이 자가 치료의 성공의 열쇠는 당신의 문제 해결 능력에 달렸다. 이 장의 기타 증상 가이드와 통증 가이드가 여러 가지 통증의 성분들을 추적하는 데에 필수적이다.

> 아픈 곳에 문제가 있다고 가정하는 것은 잘못이다.

엉치엉덩(Sacral iliac; SI)관절 기능장애는 허리근, 엉덩근, 허리네모근, 큰볼기근, 중간볼기근, 작은볼기근, 및 얕은척추근들을 포함하는 여러 근육들에서 올 수 있고, 위성 통증유발점들을 만든다. 엉치뼈가 골반뼈와 만나는 곳 옆에서 통증이 갑작스럽거나 점진적으로 나타난다. 눈 치우기, 낮은 의자에서 일어나기, 또는 구부정하게 있다가 바닥에 있는 어떤 것을 집으려고 옆으로 굽히는 것 같은 몸 굽히기 및 비틀기를 포함하는 동작들의 간단한 조합이 SI관절의 변위를 일으킬 수 있다(Travell과 Simons 1992). 만약 통증이 SI관절에서 깊숙이 쑤실 경우, 그것은 그냥 통증유발점들 일 가능성이 크다. 만약 통증이 심하고 장애를 줄 경우, 위에 나열된 근육들을 마사지 해라. 만약 하루 이틀 안에 좋아지지 않을 경우, 카이로프랙터나 정골의사를 찾아가서 엉치뼈를 조정해서 자리를 잡아라.

등 문제를 예방하려면, 복부와 코어 근육들을 강화시키는 어떤 것을 해서, 굽히고 비트는 움직임을 할 때 등 근육들이 모든 일을 하지 않게 만들어라. 몸통 중앙을 운동하기 전에 복근 통증유발점들을 반드시 조절해야 하는 것을 잊지 말아라. 그렇지 않을 경우, 전에 갖고 있었던 것보다 더 많은 문제를 만들 것이다. 2장에서 "통증유발점의 원인"과 "통증유발점 영속인자들" 항목을 읽고 통증을 일으킬 수 있는 다른 인자들을 줄이는 방법에 관해서 배워라.

## *깊은 척추근육들 Deep Spinal Muscles*

척추와 관련된 많은 종류의 근육들이 복잡한 배열을 이루는데, 그러나 그것들이 두 개의 그룹에 속한다고 생각하는 것이 도움이 된다: 외층과 내층이다. 외층은 얕은척추근육들로서 척추를

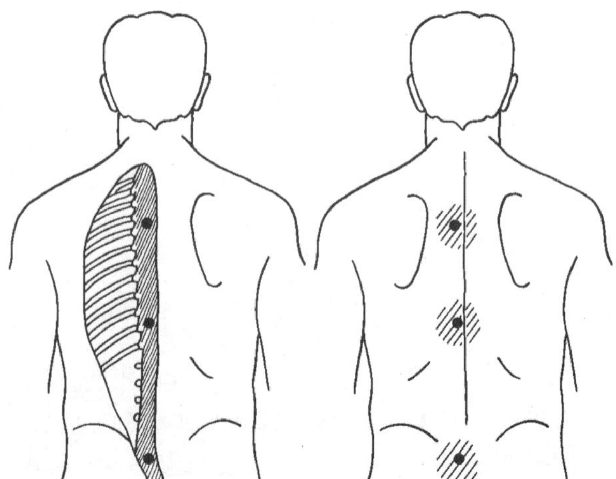

**그림 8.1** 깊은 척추 근육들; 통증유발점들의 예와 연관통 양상들. 통증유발점들은 척추를 따라서 어느 곳에서도 나타날 수 있다.

따라 평행하게 달리는 긴 근육들이다. 내층은 깊은척추근육들로서 각각의 척추가 지렛대 효과를 얻기 위하여 사선으로 배열된 매우 짧은 근육들의 집합체이다(그림 8.1).

여러 종류의 깊은척추근육들의 이름은 반가시근(semispinalis), 뭇갈래근(multifidi), 돌림근(rotators) 및 갈비뼈올림근(levato costae)이다. 마지막 그룹인 갈비뼈올림근은 척추를 갈비에 연결한다. 다른 것들은 모두가 연속해서 더 깊은 층에서 척추를 하나 하나씩 연결해 준다(그림 8.2). 그것들의 각을 이룬 배열은 척추를 비틀거나 옆으로 구부릴 때 좋은 지지를 만든다. 깊은척추근육들이 함께 일을 할 때, 그들은 척추를 펴는 것을 돕는데, 이는 숙였다가 허리를 뒤로 쭉 펴는 동작이다.

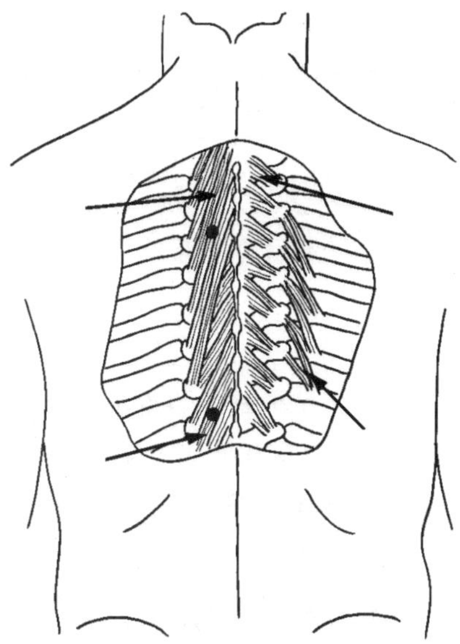

그림 8.2 (A) 반가시근; (B) 뭇갈래근; (C) 돌림근; (D) 갈비뼈올림근

### 증상 *Symptoms*

깊은척추근육들 통증유발점들에서의 통증은 척추 자체에서 깊숙이 쑤시는 통증처럼 느낄 수 있다(그림 8.1). 척추의 뿌리인 엉치뼈를 덮고 있는 얇은 뭇갈래근 통증유발점들은 허리에 날카로운 통증을 만든다. 이것은 통증을 일으키는 통증유발점들이 그것을 멀리 전이시키지 않고 바로 그 자리에서 통증을 일으키는 적은 예들 중의 하나이다. 이것은 이 작은 사선형 근육들의 장력이 하나 또는 그 이상의 척추를 한 쪽으로 선을 벗어나게 당기기 때문이다. 척추뼈들이 서로서로 완벽하게 자리잡고 있지 않다면, 그들은 신경에 압력을 가할 수 있어서, 근육에서 온 통증에 더해진다.

그림은 오직 대표적인 통증유발점들을 표시하고 있는 것을 주목하길 바란다. 그것들은 척추 좌우 쪽에서 위 아래로 쭉 나타날 수 있다. 통증은 항상 같은 곳에 있다. 깊은척추근육들 그리고 그것들과 연관된 척추뼈들의 문제들은 심한 장애를 주어 앞 · 뒤, 좌 · 우의 굽히거나 비트는 모든 동작들을 제한한다. 등은 특징적으로 마치 판때기처럼 뻣뻣하다고 느낀다. 몸을 회전하는 것이 어려워 진다(Travell과 Simons 1992).

허리의 깊은척추근육들 통증유발점들은 앞으로는 복부와, 아래로는 엉덩이에 통증을 보낼 수 있다. 꼬리뼈는 연관통 때문에 만지면 매우 아프게 된다; 이 상태는 종종 꼬리뼈통이라 불린다. 카이로프랙틱 치료가 그 근육들을 전문적으로 손을 보지 않았을 때, 척추뼈는 등이 다시 틀어지게 당겨질 수 있다. 통증유발점들이 깊은 마사지로 직접 비활성화 될 때, 고객은 척추뼈 자체가 제자리로 폭하고 되돌아가는 것을 느낄 수 있다(Travell과 Simons 1992). 카이로프랙틱 관리와 마사지 치료는 종종 함께 잘 들어 맞는다.

깊은척추근육들의 심한 장력이 신경뿌리를 포착할 수 있는데, 그것이 척추를 빠져 나오기 때문이다. 탈출된 척추사이 디스크들 역시 신경들을 조일 수 있으며, 신경들도 또한 눌린 척추에 의하여 짜지게 되어, 신경근증이라 불리는 상태를 만들며, 그것은 마비, 감소된 힘줄반사, 및 위축과 함께한 상당한 허약을 포함하는 신경학적 결손을 만든다. 어떤 경우에서라도, 조여진 운동신경은 그것이 신경 경로를 따라 훨씬 아래에서 근육들 안에 통증유발점들을 만들 것이다. 이 위성 통증유발점들은 특히 만지면 아파서, 거의 댈 수 없을 정도이며, 치료에 잘 반응하지 않는다. 그러므로 문제가 척추에 있는 근육 긴장에서 왔는 지를 어떻게 알겠는가? 만약 깊은척추근육들이 조인 신경을 만들고 있다면, 그 근육은 팽팽해지고 닿는 것에 아프게 될 것이다. 약간의 처치가 증상 모두를 개선할 것이다. 만약 그 문제가 척추 자체에서 왔을 경우, 세심한 통증유발점 마사지로 약간의 경감이 있을 것이다. 만약 의사가 등의 근육근막 원인을 잘 알고 있을 경우, 많은 등 수술을 필요가 없게 만든다(Travell과 Simons 1992).

골관절염은 많은 등 통증이라는 불명예를 짊어지는데, 특히 X-ray에서 보일 때 그러하다. 관절염의 의학적인 진단의 문제점은, 그것은 모든 더 이상의 의문을 잠가버리고 당신에게 단 하나의 해결책으로 진통제를 주는 것인데- 그러나 그것은 통증유발점들이 원인일 때 통증에 해결이 되지 못한다. 만성 등 통증은 통증유발점 치료에 의하여 사라질 가능성이 높으며, 진성 관절염이 있을 때 조차도 그렇다. 골관절염은 항상 통증을 만들지는 않는다는 것이 진실이다. 활동성 통증유발점들은 항상 통증을 만든다(Travell과 Simons 1992; Crow와 Brodgon 1959).

### 원인 *Causes*

*26세의 발레리는 새로 산 컴퓨터에 푹 빠졌으나, 그것은 등 중앙의 척추의 바로 왼쪽에 굉장한 통증을 만들었다. 통증은 계속되었으며 움직이면 더 심해졌다. 잠이 들면 통증은 사라졌으나 오직 일시적인 것이었다.*

*자세히 조사 해 본 결과, 발레리의 등을 아프게 한 것은 컴퓨터가 아니었다. 그녀는 컴퓨터 앞에서 옆으로 돌아앉아서 몸을 틀어 컴퓨터 키보드 작업을 했던 것이다. 그녀는 컴퓨터에 빠져있을 때 무릎에 앉힌 고양이가 그녀를 괴롭히지 않도록 하기 위해서였다. 한 번에 몇 시간씩 이러한 비튼 자세로 있는 것이 깊은척추근육들을 계속적으로 수축하게 만들었고, 근육의 고갈과 통증유발점들로 가는 확실한 길이었다. 발레리는 쎄라케인으로 통증유발점들을 없앴다. 그녀는 또한 컴퓨터에 옆으로 앉는 습관을 버렸다. 그녀의 고양이가 귀찮았으나 그렇다고 집 밖으로 내 몰지는 않았다.*

발레리가 새로 산 컴퓨터에서 했던 것처럼 어떤 틀어지거나 균형 잡히지 않은 자세를 유지하고 있는 것은 문제에 노출되게 만들지만, 많은 덜 명백한 원인이 있다. 약한 복부 근육들은 등 근육들에 불필요한 하중을 주며, 등 근육들은 보상하기 위한 인내를 넘어서 까지 일을 해야만 한다. 익숙하지 않은 마당 일이나 아이를 등에 업고 다니는 일이 당신의 등을 당황케 만드는 이유다. 각각의 매우 작은 깊은척추근육들은 특히 급작스러운 과도하중, 반복된 동작, 및 조화가 안된 움직임에 다치기 쉽다. 만약 춥거나, 피곤하거나, 또는 무엇보다도 좋은 상태가 아닐 때 더 나쁘다.

잘 때를 제외한 깊은척추근육들이 이완되는 때는 오직 당신이 완벽히 똑바로 서있을 때인데 그때는 체중이 척추기둥의 모든 옆으로 균일하게 분배되기 때문이다. 깊은척추근육들은 구부정한 자세에서 심한 과부하를 받는다. 이 작은 근육들은 습관적으로 어깨를 구부리거나, 등을 둥글게 하거나 또 머리를 앞으로 내밀고 걸어 다닐 때 계속 일을 해야만 한다. 당신은 앞쪽 아래로 당기는 몸 앞에 있는 팽팽하고, 단축된 근육들을 마사지 함으로써 자세를 계속 가다듬을 가치가 있다. 복부, 가슴, 및 목 앞에 있는 근육들은 종종 나쁜 자세에 관련이 있다.

### 치료 *Treatment*

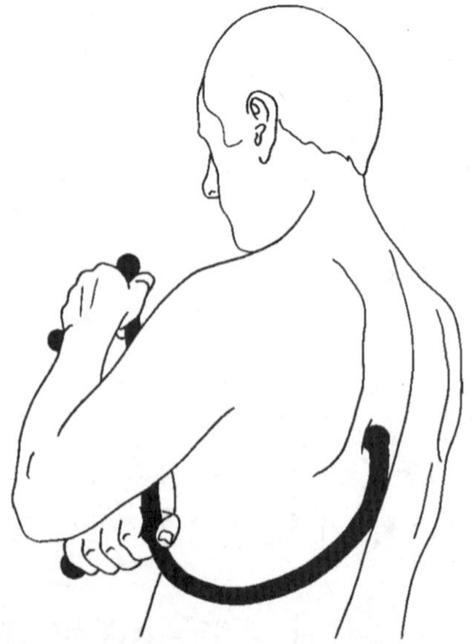

그림 8.3 쎄라케인을 사용한 깊은 척추근육의 마사지 (또는 35mm 고탄성공을 벽에 대고 사용한다.)

깊은척추근육들 통증유발점들은 척추에 매우 가깝게 있다(그림 8.1과 8.2). 그것들은 척추와 그 양쪽에 있는 긴 수직 근육의 제방 사이의 판구(lamina groove)라고 불리는 얕은 홈 안에 있다. 이 긴 제방들은 얕은척추근육들인데, 그것은 다음 항목에서 다룬다. 우선 건너 띄어 그림 8.4와 8.5를 보면 한눈에 그것들을 볼 수가 있을 것이다. 각각의 제방은 근육들이 세 줄의 평행한 구획의 띠로 만들어졌음을 볼 것이다. 가장 안쪽의 얇은 띠가 깊은척추근육들을 덮고 있다. 두 번째 띠 역시 그것들을 덮고 있는데, 그 곳에서 그 띠는 척추의 아래 반 쪽으로 넓어지기 시작한다.

벽에 댄 테니스공, 고탄성공, 또는 라크로스공이 등을 마사지하기에 일반적으로 좋은 도구이나, 당신이 눕지 않는다면 깊은척추근육들에 침투하기에는 너무 크다. 침대에서 마사지를 할 경우, 공 아래 책을 놓아서 공이 침대 안으로 묻히지 않게 하거나, 그냥 바닥에서 하면 된다. 공을 벽에 대고 하는 것은 당신이 공을 보다 잘 다룰 수 있지만, 충분히 깊게 들어가기 위하여 테니스공보다 작고 단단한 공을 사용해야 한다. 척추 바로 옆에 35mm의 고탄성 고무공을 대고 깊은 마사지를 하는 것이 매우 효과적이다. 35mm 공은 골프 공 보다 약간 작고 발바닥을 하기에 선호되는 도구이다. 그것은 인형을 파는 데서 살 수 있다.

벽에 몸을 기대고, 공을 척추 바로 옆에서 위 아래로 굴려라. 때때로 아주 작은 스트로크로 옆으로 하는 것이 느낌이 좋다. 척추에서 멀리 부드럽게 민다고 생각하는데, 두꺼운 얕은척추근육들 위로 가로질러 부딪치지 말아라. 어떤 사람들은 쎄라케인 또는 백노버가 좋다고 한다(그림 8.3). 당신은 그것을 갖고 누워서 할 수도 있는데, 당신이 필요한 침투를 얻기 위해서 침대에서 지레처럼 받혀서 할 수 있다. 쉽고 가장 인체공학적으로 효과적인 것처럼 보이는 어떤 방향으로 스트로크를 해라. 통증유발점들 마사지 방법에 관한 더 많은 정보를 위해서 3장의 치료 가이드라인을 읽어라.

통증유발점 마사지 방법에 관한 더 많은 정보를 위해서 3장의 치료 가이드라인을 읽어라.

## 얕은척추근육들 *Superficial Spinal Muscles*

척추의 양 쪽에 3개의 길고 얕은 근육들이 있다; 가장긴근(최장근; longissimus), 엉덩갈비근(장륵근; iliocostalis)과 가시근(극근; spinalis)(그림 8.4와 8.5). 그것들은 길고 수직인 구획으로 된 근육 그룹으로 구성되어 있으며 어깨 판들과 척추 사이에서 아래로 내려 간다. 그것들은 허리에서는 굵고, 위로 올라가면서 어깨판들을 지나서 점차적으로 가늘어 진다. 또한 그것들은 척추세움근(척추기립근)으로도 불린다.

그것들의 위쪽 끝에서, 가장긴근은 갈비뼈들과 척추뼈의 가로돌기(작게 옆으로 돌출된 뼈)에 붙는다. 커다랗고 불거져 나온 근육 밴드로 1/2- 1인치 척추에서 떨어져 시작하는 근육이다. 엉덩갈비근은 일반적으로 넓고 평평한 근육으로 척추에서 약 2-3인치 떨어져 있다. 엉덩갈비근의 위 끝은 오직 갈비뼈들에 붙는다. 두 근육들 모두의 아래 끝은 엉치뼈에-척추 기저부의 크고 넓은 뼈- 붙는다. 가시근들은 바로 척추를 따라 달리며, 척추뼈를 척추뼈에 부착 시킨다. 그것들은 오직 등 중간에만 있다.

얕은척추근육들은 몸통을 펴고 (뒤로 굽히는 것을 하기 위해서 앞으로 굽혀 있다가 쭉 몸을 위로 펴는 것) 옆으로 굽히는 일을 한다. 그것들은 숨 내쉬기, 장 운동, 기침, 및 재채기를 돕는다. 그것들은 또한 당신이 앞이나 옆으로 구부릴 때 몸을 잡아두는 기능을 한다. 그것들은 몸을 똑바로 그리고 균형 잡게 만드는 것에 관여 한다. 깊은척추근육들처럼, 이 척추의 긴 근육들은 몸의 중심이 잘 잡혀 있으면서 가만이 서있는 동안에 잘 이완된다.

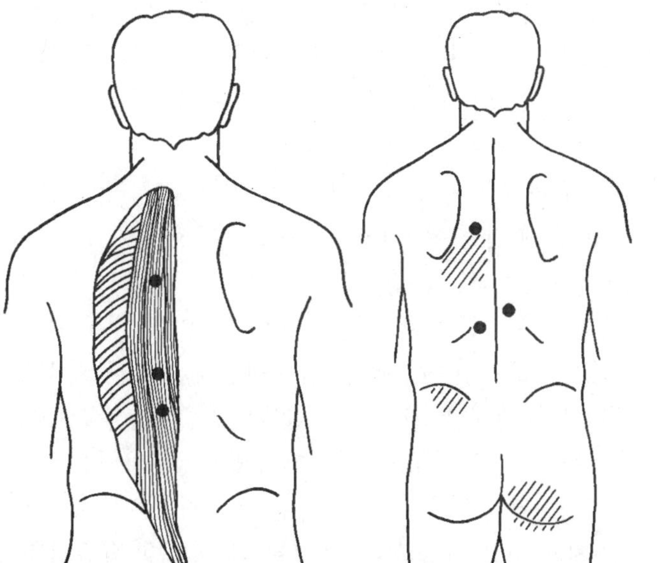

그림 8.4 가장긴근 통증유발점들과 연관통 양상. 모든 세 점들은 양 쪽에서 생긴다.

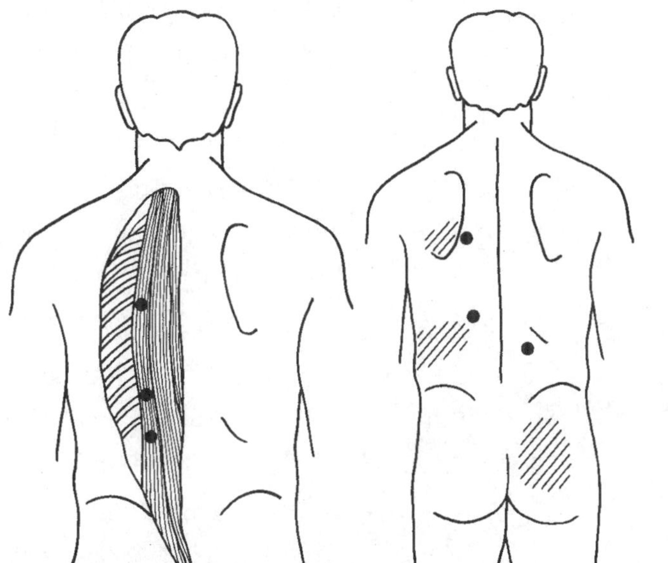

그림 8.5 엉덩갈비근의 통증유발점들과 연관통 양상. 모든 세 점들은 양 쪽에서 생긴다.

### 증상 *Symptoms*

통증과 더불어서, 통증유발점들은 얕은척추근육들을 전체에 걸쳐서 굳게 만든다. 거기에는 6개의 통증 양상을 전이하는 6개의 통증유발점들이 있다. 또한 이 근육의 위 아래로 과민성 혹들을 가질 수 있다. 이러한 다른 점들이 부가적인 통증 양상을 가지는 것은 아직 밝혀지지 않았다. 6개의 밝혀진 통증유발점들은 얕은척추근육들의 문제에 관한 일차적인 원인일 수 있지만, 그러나 통증이 등에 있을 때 전체 근육 그룹을 치료하는 것이 종종 유용하다.

*34세의 근육질의 익은 전력회사의 선로공인데, 꼬리뼈에서 머리 뿌리까지 등 전체에 통증과 뻣뻣함이 왔다. 그는 잠 잘 때 조차도 통증을 느꼈다. CT 스캔, MRI, X-ray, 그리고 다른 두 곳에서 카이로프랙틱 치료도 많이 받았다. 그러나 진전은 없었고 명백한 진단도 없었다. 그 사이에, 운동과 스트레칭을 지시 받았다. 나는 스트레칭을 계속 했으나 아무 도움이 안 되었다. 내 등은 뻣뻣해서 늙은이가 된 느낌이었다. 그래서 움직이는 것 조차 두려웠다."*

*릭의 얕은척추근육들은 나무 막대기 같았고, 그것들을 따라서 양측에서 통증유발점들이 여러 곳에서 발견되었다. 통증유발점의 치료는 그에게 큰 경감을 주었다. 벽에 테니스공을 대고 자가 치료를 한 달 간 하였더니 릭의 통증은 대부분이 없어졌다. 그는 처방 받았었던 스트레칭 운동이 도움이 될 정도의 느슨함을 느꼈다.*

얕은척추근육들의 통증유발점들은 깊은척추근육들 보다 더 퍼지는 통증을 만든다. 깊은척추근육들은 통증유발점 바로 주위에 통증을 보인다. 가장긴근과 가시근의 통증유발점들은 척추의 2인치 내에서 발견되며 일반적으로 통증을 아래로 허리와 엉덩이로 보낸다(그림 8.4). 엉덩갈비근 통증유발점들은 척추에서 3~4인치에서 발견되는데 위 아래와 약간 옆으로 통증을 보낸다(그림 8.5). 낮은 쪽 갈비뼈들 부위의 통증유발점들은, 그것들이 어떤 근육에 있는 것과 상관이 없이, 통증을 아래 엉덩이로 보낸다. 바로 낮은 갈비뼈 쪽에 있는 가장긴근의 어떤 통증유발점은 엉덩뼈능선의 꼭대기를 따라서 자주 깊숙한 통증을 일으킨다. 이것이 허리 통증이라 느껴지며 그것의 주된 원인 중의 하나이다. 이 통증유발점은 좌우 쪽 어디에서나 나타날 수 있지만, 그림 8.4에서는 좌측 낮게 있다(Travell과 Simons 1992).

또한 엉덩갈비근의 통증은 몸 앞이나 내부 장기로 보내질 수 있어서, 협심증, 가로막염, 충수염, 또는 다른 장기 질환으로 오인될 수 있다. 얕은척추근육들의 어떠한 통증유발점들의 통증은 신석증, 종양, 갈비뼈 염증, 인대 손상, 및 디스크 문제로 잘못 해석되기도 한다. 당신이 이러한 중대한 상황의 하나를 갖고 있을 때, 통증유발점 치료만이 잠정적인 경감을 제공할 것이다(Travell과 Simons 1992).

얕은척추근육들의 근육 장력은 복근들에서 기원할 수 있다. 하루 종일 스트레스를 받은 날, 허리가 꺾일 것 같은 통증은 팽팽한 복근이 몸을 앞쪽 아래로 당겨서 등 근육들을 당겨서 올 수 있다. 배곧은근의 통증유발점들은 중간과 하부 등에 연관될 수 있어서, 등을 가로지르는 피로와 통증을 일으킨다(그림 7.23). 등과 배의 마사지로 경감을 만들 수 있다. 복근들에 관한 보다 많은 정보는 7장을 보라.

허리 통증의 일부가 장딴지에 있는 가자미근 통증유발점들 에서 올 수 조차 있다. 가자미근은 실제로 허리에 딱딱하고 경련 같은 수축이 있게 할 수 있다. 또한 발 문제가 등을 아프게 만들 수 있다는 것을 알아야 한다(Travell과 Simons 1992). 가자미근과 모톤의 발에 관한 논의는 10장을 보라.

> 하루 종일 스트레스를 받은 날, 허리가 꺾일 것 같은 통증은 팽팽한 복근이 몸을 앞쪽 아래로 당겨서 등 근육들을 당겨서 올 수 있다.

등의 뻣뻣함과 팽팽함은 등 근육들의 잠복성 통증유발점들의 어떤 징후인데, 비록 지금 아프지 않더라도 그렇다. 잠복성 통증유발점들은 신중하게 다뤄져야 하는데, 문제가 생기려 한다는 것을 표시하기 때문이다. 어떤 작은 부가적인 스트레스가 잠복성 통증유발점을 재빨리 활동적인 것으로 바꿀 수 있다. 등의 한 쪽 편 근육들을 수축시키고 있는 통증유발점들은 척추측만 만곡의 원인이 된다. 통증유발점들에 의하여 유지되고 있는 근육 장력은 엉치엉덩관절을 틀어지게 당겨서, 골반을 틀어지게 하고 위로 젖혀지게 만든다. 팽팽한 얕은척추근육들이 감각 신경들을 누르면, 등의 피부가 과민성이 되고 마비감의 조각들을 만든다(Travell과 Simons 1992).

### 원인 *Causes*

자신이 감당 할 수 없는 너무 무거운 것을 들어올리는 것이 얕은척추근육들의 통증유발점들을 만드는데, 특히 갑자기 또는 몸을 똑바로 하지 않거나 중심을 잡지 않은 상태에서 들어올릴 때 그렇다. 얕은척추근육들은 특히 몸을 한쪽으로 굽혀서 어떤 것을 열심히 할 때에 다치기가 쉽다. 이런 식으로 무엇을 들어올리면 등의 한쪽 반에만 전체 힘이 가해져서 결국 당기는 힘이 두 배가 된다. 일과 운동의 모든 면에서, 하중을 균등하게 배분시키고 잘못되지 않는 면에서 생각해라.

경추염좌(휘프래쉬)는 얕은척추근육들에 부하를 주는 또 하나의 흔한 원인이다. 오랫동안 고정시키거나 당겨진 상태로 너무 오래 있는 것이 이 근육들에 통증유발점들을 만든다. 직업상 반복적인 동작은 확실히 문제를 만든다. 반복적인 과제는 당신의 근육들이 쉬거나 따라잡을 기회를 주지 못한다.

### 공을 벽에 대고 사용하는 방법

공을 벽에 대고 사용하기 위해서, 공을 상부 등의 어깨 위에 놓아라. 등을 벽에 댄 공에 기대고, 발을 벽에서 한 걸음 멀리 띄고 공을 위 아래로 굴려라. 척추를 가로질러 좌우로 가는 것은 좋은 느낌이 아니지만, 척추 바로 옆을 마사지 하는 것은 가장 좋은 느낌이다. 허리가 시원해졌을 경우, 골반을 앞쪽으로 보내고, 등을 뒤쪽으로 보내서 공을 2 인치 굴려라. 그것을 하려고 무릎을 굽히지 말아라. 새로운 점으로 공을 옮기려면, 꼬리를 등에 대고 약간 앞쪽으로 몸을 기울여서, 중력이 공을 1–2인치 등 밑으로 옮겨지게 만들어라. 공을 등 위에서 시작해서 내려가면서 치료해라.

하부 통증유발점들에 도달하기 위해서, 가장 낮은 갈비뼈 바로 아래에서 시작해라. 공을 위치한 다음,

무릎을 굽혀서 공을 제일 낮은 갈비뼈 쪽에 대고 위로 굴려라. 척추의 각각의 쪽에서 4개의 통증유발점들이 있을 수 있다. 엉덩갈비근 통증유발점들은 척추에서 대략 3~4인치에 있다.

### 치료 *Treatment*

얕은척추근육들을 마사지 하기 위한 가장 좋은 접근은 간단히 테니스공을 벽에 대는 것이다. 깊게 들어가기를 원한다면 라크로스공이나 60mm 단단한 고탄성공을 이용한다. 그것은 벽에 잘 붙어있는다(미끄러지는 테니스공과 다르다). 공을 긴 양말에 넣고 한다면 컨트롤을 잘 할 수가 있다(그림 8.6). 이 방법으로 하면 여러 다른 등 근육들을 치료할 수가 있는데, 이것들은 하부 등세모근, 넓은등근, 어깨올림근, 마름근 및 위뒤톱니근들이다.

바닥 또는 침대에 누워서 등을 공에 대고 하는 마사지는 체중을 잘 이용하게 해 준다. 단점은 몸을 잘 가눌 수 없는 것이다. 쎄라케인은 등에 사용하기에 좋다; 많은 사람들이 편하기 때문에 선호한다. 백노버는 더 편리한데, 분해해서 가방 속에 넣을 수 있기 때문이다.

특정 부위의 마사지가 특히 아플 때, 치료하는 동안에 의식적으로 근육들을 이완시킬 때 덜 아프다고 자신에게 되뇌어라. 그리고 숨 쉬는 것을 잊지 말아라. 호흡을 멈출 경우, 또한 근육들을 팽팽하게 유지하고 있기가 쉽다.

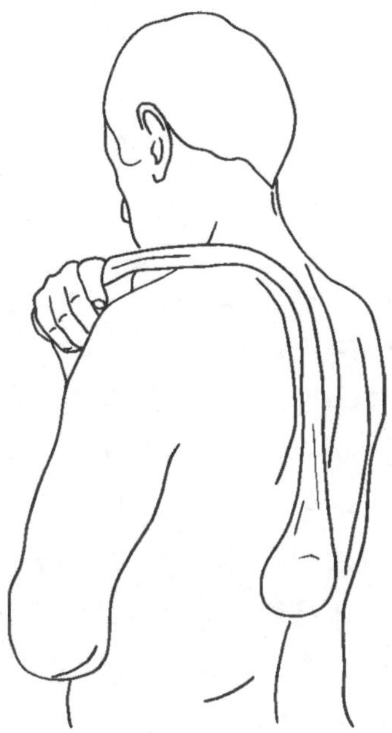

**그림 8.6 양말에 넣은 공을 벽에 대고 얕은척추근육 마사지**

이 치료를 하부에 3번, 4번, 또는 심지어 6번까지 해야만 한다고 생각하지 말아라. 만약 하루 한 번 한다고 해도, 좋은 일이다. 자신을 칭찬해라. 더 잘 할 수 있다.

## 아래뒤톱니근 (하후거근)
*Serratus Posterior Inferior*

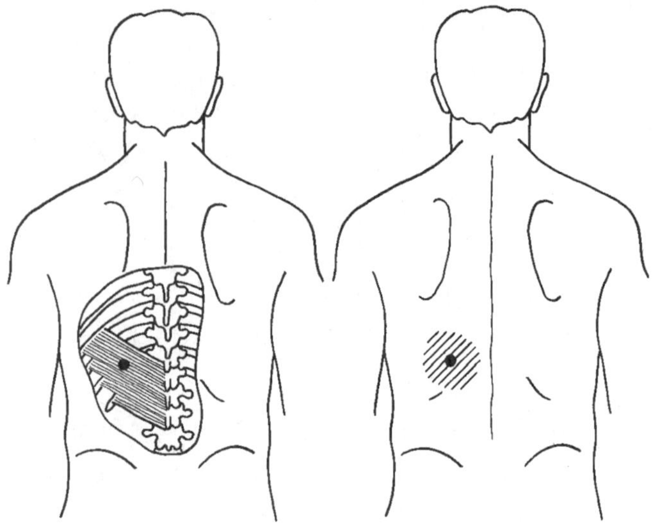

그림 8.7 아래뒤톱니근 통증유발점과 연관통 양상

아래뒤톱니근은 하부 등에 있는 네 개의 척추뼈와 아래쪽 네 개의 갈비뼈에 붙어있다. 이러한 부착은 움직이는 동안에 체중을 지탱하는데 도움을 주고, 힘을 준 날숨(forced exhalation)을 보조하는 역할을 하게한다(Travell과 Simons 1992).

아래뒤톱니근 통증유발점들의 통증은 일반적으로 국한된 통증의 양상을 갖는데, 신장(kidney)의 피로(distress)의 징후로 오해할 수가 있다(그림 8.7). 통증유발점들은 근육들을 팽팽하게 만들어서 운동을 억제하는 경향이 있는데, 특히 굽힘 또는 비트는 동작이다(Travell과 Simons 1992).

모든 아래뒤톱니근을 잘 보살피려면, 과도하게 팔을 뻗는 것은 해롭다, 문자 그대로 그리고 비유적으로 둘 다. 머리 위의 것을 잡으려고 뻗는 것은 아래뒤톱니근을 당길 수 있는데, 특히 그것들이 차갑거나 잠복성 통증유발점들을 갖고 있을 때 심하다. 몸을 너무 많이 비틀거나 한쪽 편으로 굽히는 것 또한 이 근육에 해롭다. 당겨지는 동작이 필요 없도록 작업을 조절해라, 특히 반복적인 동작을.

침대에도 주의를 기울여야 한다. 매트리스는 몸의 커브에 적합하도록 올바른 부위에 손을 보아야 하고, 그러나 푹 꺼지는 매트리스는 아래뒤톱니근 뿐만 아니라 다른 등 근육들에 좋지 않다.

쎄라케인, 백노버, 벽에 댄 공이 아래뒤톱니근의 마사지에 작용한다. 아래쪽 갈비뼈 주위 부분에는 여러 다른 근육들의 통증유발점들이 있는 것을 주지하여야 한다. 특별히 아픈 하나에 모든 것들을 다 찾았다고 오도되지 말고; 여러 방향으로 근처에 있는 다른 것들이 있을 수도 있다. 등 하부의 근육들을 구분하는 것은 어렵다. 예민하게 만져서 아픈 부위를 꼼꼼하게 찾아야 한다. 통증유발점들의 해결책은 단지 호랑이 굴에 들어가는 문제이고, 느낌으로 조금씩 그 부위를 체크하는 것이다.

## 허리네모근 (요방형근) *Quadratus Lumborum*

허리네모근은 네 쪽 근육으로 그것은 양 쪽에서 기저 갈비뼈에 그리고  골반 꼭대기에 연결된다. 엉덩뼈(hip bone)로 알고 있는 골반의 꼭대기 테두리는 엉덩뼈능선(장골정; iliac crest)이라고 불린다. 엉덩뼈능선은 여러 가지 근육을 찾도록 안내하는 뼈의 중요한 지표이다. 엄지를 사용해서 엉덩관절의 앞에서부터 계속 가서 주위로 척추의 기저부까지 찾아보아라.

허리네모근은 허리 척추뼈들의 옆에 붙어서, 그들을 골반과 갈비뼈들에 연결한다. 이러한 모든 부착들은, 당신이 많이 구부리는 바로 그곳이며, 허리네모근이 전체 상체를 지탱하는 지렛대 효과를 갖는다. 그것이 없다면, 가느다란 줄기의 꽃처럼 옆으로 흔들흔들할 것이다. 허리네모근은 걸을 때 발을 지면에서 들어 올릴 때 같은 쪽에 있는 골반을 올린다. 허리부위의 운동을 조절하는 것 외에도, 허리네모근의 양 쪽은 기침 또는 재채기 같은 힘을 준 날숨에 관여한다.

### 증상 *Symptoms*

*에일린, 47세, 20년 전에 차에 받힌 이후로 극심한 등 허리 통증을 겪어왔다. 통증은 왼쪽 엉덩이와 엉덩관절까지 뻗어갔다. 그녀의 문제는 거의 하루 종일 콘크리트 쌓는 도크에서 서있는 직업으로 더 심해졌다. 한 시간 정도를 서있어도 등이 너무 아파서 일에 집중을 할 수가 없었다. 종종, 걷거나, 서거나 심지어는 똑바로 앉아있지도 못하였다. 통증의 경감은 오직 눕는 것뿐이었다.*

*"나는 많은 카이로프랙틱과 물리 치료를 받았었죠, 그러나 소용이 없었어요. 모든 종류의 약도 복용하였죠. 어떻게 일을 할 수 있을까요?"*

*그녀의 가장긴근과 허리네모근에서 통증유발점들이 좌측에서 발견되었는데, 거기가 제일 아픈 부위였다. 세 차례의 마사지가 그녀의 통증의 75%정도를 없앴다. 그녀는 남은 통증을 그녀 자신이 테니스공과 쎄라케인으로 극복하였다.*

허리네모근 통증유발점들의 통증은 엉덩관절과 엉덩이 또는 엉치엉덩관절 부근에 나타난다(그림 8.8, 8.9). 깊숙이 쑤시는 통증이 쉴 때 있을 수 있고 앉아 있거나 서 있을 때 통증이 심해진다. 옆으로 굽히기, 비틀기, 및 앞쪽으로 몸을 기울이는 것뿐만 아니라 계단을 올라가는 것이 아플 수 있다. 침대에서 돌아 눕는 것이 어렵거나 매우 아플 수 있다. 기침 또는 재채기가 날카롭게 찌르는 통증을 만들기 쉽다. 통증은 정신적으로 마비시키고 움직이는 것을 꺼리게 만든다. 침대에서 돌아 눕거나 아픈 쪽으로 누워 있지 못할 수도 있다. 때때로 통증은 사타구니, 고환, 음낭, 그리고 넙다리 앞쪽을 따라, 또는 국소적으로 근육에서 느껴질 수 있다(그림에 없음). 넙다리뼈 꼭대기에 있는 돌기인 큰돌기 위로 강렬한 압통이 허리네모근 통증유발점들로부터 일어날 수 있다. 팽팽한 허리네모근은 골반의 움직임을 제한하여, 작은볼기근에 통증유발점들을 발현시키고, 그것은 다음 차례로 좌골신경통의 증상을 만든다. 허리네모근의 장력은 허리 척추뼈들을 당기거나 엉치엉덩관절을 틀어지게 만든다. 그것은 늑강을 잡아 당겨서 등에 비정상적인 곡선을 만들어서, 척추측만 또는 한쪽이 짧은 다리를 만든다(Travell과 Simons 1992).

허리네모근 통증유발점들의 통증은 척추의 관절염, 디스크 문제, 좌골신경통, 또는 엉덩관절의 낭염 등으로 흔히 오인된다. 이 증상들을 만난 의사들은 신장의 돌, 요도 문제, 및 다른 내장 또는 전신 문제들을 검사하려 할 것이다(Travell과 Simons 1992).

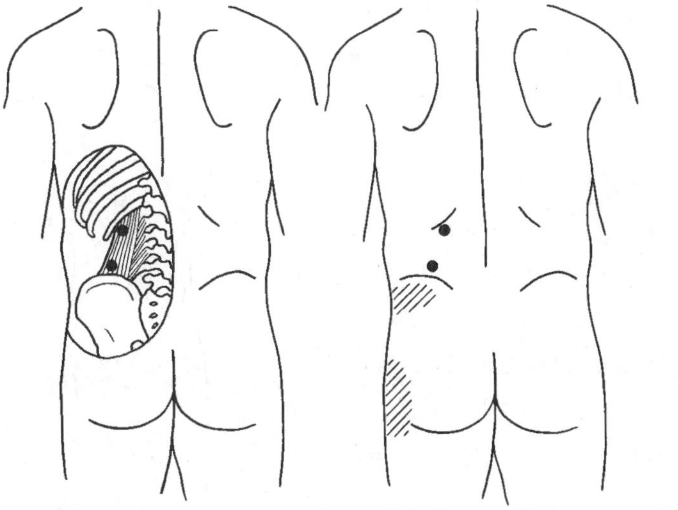

그림 8.8 허리네모근 가쪽 통증유발점들과 연관통 양상

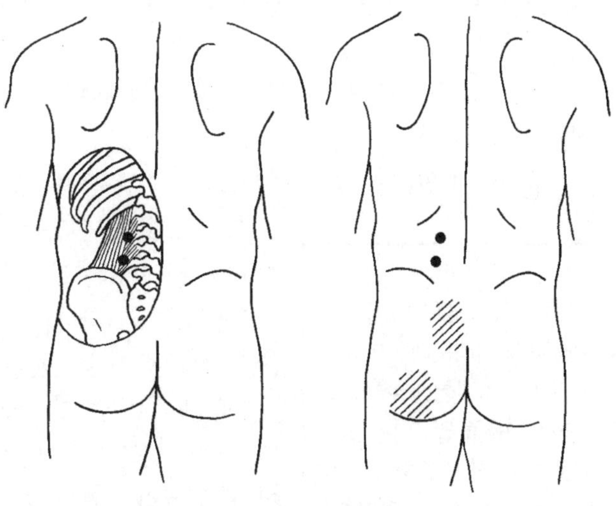

그림 8.9 허리네모근의 안쪽 통증유발점들과 연관통 양상. 이 점들은 얕은척추근육들 밑에 감춰져 있다.

### 원인 *Causes*

짧은 다리, 짧은 위팔 또는 한 쪽 골반이 다른 쪽보다 작은 것 들이 허리네모근의 통증유발점들을 만든다. 한쪽으로 몸을 기울이고 앉아 있어서 팔꿈치가 팔걸이에 닿게 만드는 것이 이 근육을 양 쪽에서 문제에 빠뜨리게 만든다. 이 근육들은 자주 낙상 또는 자동차사고로, 그리고 몸통을 비틀고서 무거운 물건을 들어 올릴 때 손상 받는다. 보행석고붕대는 다리-길이 불일치를 만들어서 몸의 한 쪽 또는 양 쪽에 등과 엉덩관절 통증을 만들 수 있다(다치지 않은 발에 두꺼운 깔창을 까는 것이 도움이 될 것이다). 흔한 정서적 스트레스로 인한 장력이 자주 이 근육들에 집을 짓는다(Travell과 Simons 1992). 습관성 근육 긴장에 대해서는 12장을 보아라.

흥미로운 것은, 볼기근들이 통증유발점들에 의하여 뻣뻣해지고 약해지게 되었을 때, 허리네모근이 스트레스를 받기 쉽고 과사용 되기가 쉬워진다. 볼기근들이 자신의 일을 하지 않을 때, 허리네모근이 부담을 짊어진다. 그리고 그것들은 지쳐서, 얼어버리고, 자신이 처음 해야 할 두 배의 일을 남긴다. 볼기근과 허리네모근들은 함께 일하므로, 그것들은 보통 동시에 통증유발점들에 이환 된다.

### 치료 *Treatment*

엉덩관절을 갈비뼈 쪽으로 위로 올려서 수축되는 것을 만져서 허리네모근의 위치를 정한다. 누워있을 때 분리하기가 쉬운 근육이다(그림 8.10). 엉덩뼈와 제일 낮은 갈비뼈 사이 등의 옆에서 손가락이나 엄지를 밀어 넣으면, 근육의 견고한 벽을 만날 것이다. 이것은 허리네모근과 얕은척추근 모두의 가장자리다. 허리네모근은 이 단단한 근육의 짧은 기둥 앞 면에 있다. 가장긴근과 엉덩갈비근은 그것의 뒤에 있다.

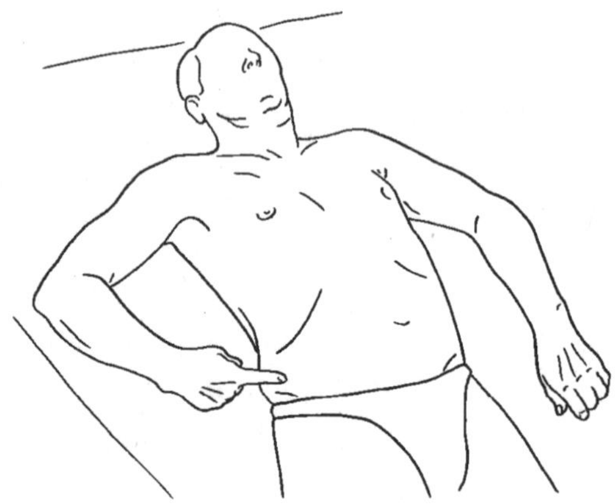

그림 8.10 배빗근과 얕은척추근육들 사이에서 수축하는 허리네모근(손가락을 보라)을 느껴라.

만약 허리네모근이 통증을 일으킨다면, 여러 부위에 통증유발점들이 있기가 쉽다. 특히 엉덩뼈와 제일 아래의 갈비뼈 근처에 있다. 이 근육을 마사지 하는 가장 효율적인 방법은 테니스공, 60mm 고탄성공 또는 라크로스공을 벽에 대고 하는 것이다(그림 8.11). 벽에 90° 각도로 옆으로 똑바로 서라; 팔을 몸 앞에 둬서 걸리적 거리지 않게 해라. 공을 갈비뼈들 바로 아래에 두고 몸 앞면을 벽에서부터 멀어지게 천천히 돌려라. 몸이 벽과 45° 정도가 되었을 때, 가쪽 통증유발점들을 찾을 것이다(그림 8.8). 위쪽 가쪽 통증유발점을 갈비뼈에 대고 누르기 위해, 무릎을 살짝 굽혀서 공을 위쪽으로 굴려라. 아래쪽 가쪽 통증유발점은 다리를 펴면서 공을 아래쪽으로 굴릴 때 엉덩뼈에 대고 눌려질 수 있다. 이러한 바깥 통증유발점들은 상처처럼 느껴진다.

더 깊숙이 있는 문제를 더 일으키는 안쪽 통증유발점들(그림 8.9)을 찾기 위해서, 수직으로 있는 얕은척추근육들 밑으로 옆으로 살짝 들어가는 것이 중요하다. 위에 있는 절에서 서술된 테크닉을 한 다음, 안쪽 통증유발점들을 찾아라. 배에 힘을 빼고, 체중을 바깥쪽 다리에 두고(치료 쪽의 다리가 그것 자체의 체중만을 받게 해라), 그리고 몸 앞면을 벽에서 약 25° 돌려라. 공을 척추 쪽으로 그리고 반대 어깨 쪽으로 위쪽으로 천천히 밀어라. 갈비뼈들과 척추 사이 구석에 공을 두려고 해야 한다. 척추뼈의 뼈로 된 가시돌기들에서 2~3인치 떨어져 있게 하는 것을 염두에 두어라. 등을 벽에 붙이지 말아라; 벽과 25°를 유지해라. 최소한의 힘으로 가장 효율적

> 이러한 2차원적 그림(그림 8.9)을 이해하기가 어려운데 척추와 가깝게 있는 2개의 통증유발점들이 얕은척추근육들 밑 또는 깊이 있기 때문이다. 이 중요하고 자주 놓치는 점들에 접근하기 위해서 지시를 따라라.

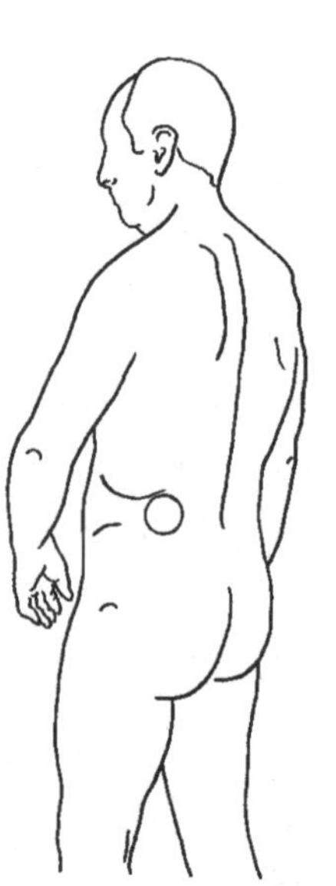

그림 8.11 벽에 공을 댄 허리네모근 마사지

으로 느껴지는 어떤 방향으로 마사지를 해라. 일단 이 위쪽 안쪽 통증유발점을 10-12회 스트로크로 마사지를 했다면, 무릎을 굽혀서 척추를 따라 공을 움직여서 1-2인치 아래쪽으로 공을 재위치 시켜라. 다리를 천천히 펴는 동안, 전체 허리 부위를 탐색하면서 공을 아래쪽으로 굴려라. 척추 기저부에서, 아래쪽 안쪽 통증유발점을 엉덩뼈와 척추 사이의 구석에서 찾을 것이다. 반대쪽 엉덩이를 향해서 공이 각지게 해라. 다시, 척추 근육의 앞면에서 살짝 옆으로 갈 것이다. 만약 등을 벽에 붙일 경우, 오직 척추근육들 안에 있는 통증유발점들을 찾겠지만, 허리네모근 안의 것들은 아니다. 여기에 있는 척추 근육들과 근막은 뚫고 들어가기에 너무 두껍다. 허리네모근을 치료하기 위해서 그것들 앞에서 주위로 돌아 가야만 한다.

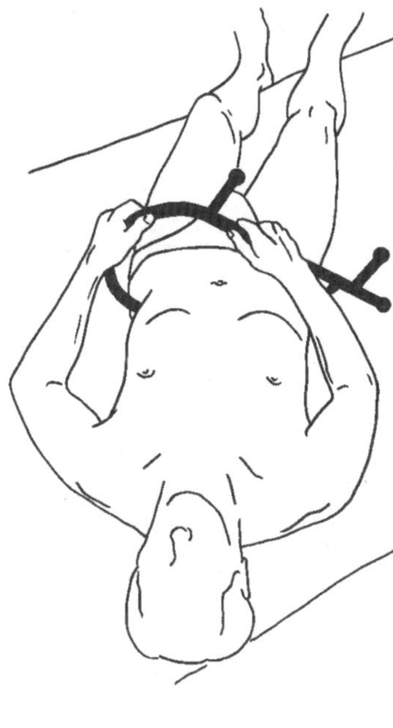

**그림 8.12 쎄라케인으로 허리네모근 가쪽 통증유발점들 마사지**

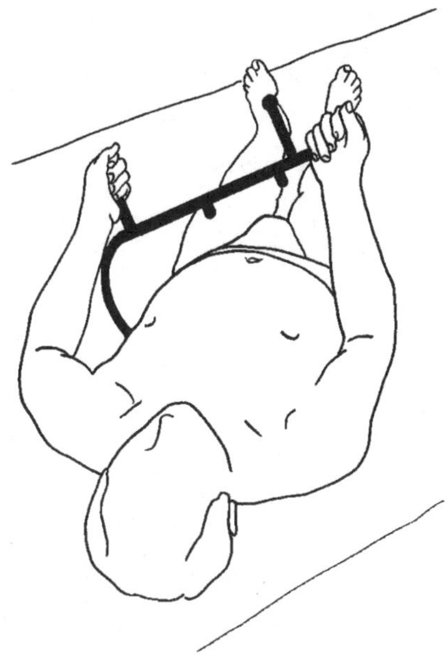

**그림 8.13 쎄라케인으로 허리네모근 안쪽 통증유발점들 마사지**

만약 제일 낮은 갈비뼈들과 골반 사이의 공간이 손가락 두 개 폭보다 적을 경우, 등을 침대에 대고 쎄라케인으로 찾는 것이 허리네모근을 마사지하기 훨씬 좋은 방법이다. 살이 더 찐 경우, 빅 벤드 백노버(Big Bend Backnobber)가 당신을 위한 도구일 것이다. 그림 8.8에서처럼 통증유발점들의 가쪽 짝을 마사지하려면, 쎄라케인의 끝을 근육의 앞면에 대는데, 케인이 몸을 가로질러 반대편 끝이 침대에 닿게 한다(그림 8.12). 양 손으로 밑으로 당겨서 근육을 침대 쪽인 밑으로 민다. 스트로크를 아래쪽으로 그리고 몸의 바깥쪽을 향하여 만든다.

통증유발점들의 안쪽 짝을 하려면(그림 8.9), 쎄라케인의 혹을 등 밑에 놓는데, 그림 8.13처럼 약 반정도 가로지르게 한다. 그림에서, 왼손은 받힘점 또는 피벗처럼 완벽히 가만히 놓아둔다. 오른손은 노 젓는 동작을 만드는데, 천장 쪽으로 밀고 그 다음에 얼굴 쪽으로 당긴다. 우측 허리네모근의 마사지는, 간단히 손과 도구를 바꾼다. 콩팥은 오로지 근육에 의해서 보호되는 가장 낮은 갈비뼈들 아래에 있어서 다치기 쉬우니 조심해야 한다.

허리네모근 통증유발점들에서 통증을 느끼지만, 치료를 멈추고 근육들을 처치할 상황이 아니라면, 허리네모근 위의 피부를 약간 아플 정도로 강하게 꼬집으면 된다. 이것은 신경계를 딴 데로 돌려서 당신이 목적지까지 가기에 충분하게 통증 신호를 잠재울 것이다. 그것은 최소한 가던 길을 어느 정도 계속 가게 할 것이다.

## *큰볼기근 (대둔근) Gluteus Maximus*

사람들은 그들의 큰볼기근을 단지 어떤 앉는 근육이라고 생각하는 경향이 있다. 큰볼기근이 없다면 문자 그대로 앞으로 넘어져 코를 찧는다. 걷거나, 달리고, 점프하며 또한 심지어는 서있을 수도 없게 된다. 아홉 개의 엉덩이 근육들 중에서 큰볼기근이 제일 크다. 큰볼기근 통증유발점들은 허리, 꼬리뼈, 엉치엉덩관절, 및 엉덩이 자체에 통증을 일으킨다.

큰볼기근의 기능은 엉덩관절부를 펴는 것(hip extension)인데, 그것은 계단을 오르는데 다리를 펴는데 쓰이는 동작이다. 점핑, 러닝, 및 빠르게 걷기가 이 근육의 힘을 요구한다; 그것은 편하게 걸을 때는 오직 최소한으로 활동적이다. 큰볼기근은 무릎을 구부리고 몸을 앞으로 기울였을 때, 스쿼트할 때, 또는 무릎을 깊숙이 구부릴 때, 강력하게 수축한다. 그것은 또한 앉아있다가 일어나는 것을 돕는다.

### 증상 *Symptoms*

큰볼기근 통증유발점들은 통증을 매우 멀리 보내지 않는다. 통증유발점들 위치에 따라서, 허리, 바깥 엉덩관절부, 꼬리뼈, 및 엉덩이 주름, 또는 척추 뿌리 쪽에 있는 엉치엉덩관절에서 통증을 느낀다(그림 8.14, 8.15 와 8.16). 앉아 있을 때 엉덩이가 전반적으로 쑤시고 아파서 자세를 계속 바꾸는 자신을 볼 것이다. 엉덩관절부는 뻣뻣하고, 의자에서 일어나는 것이 힘들고, 절룩거리게 될 것이다. 변기 또는 자동차 시트 따위의 낮은 앉은 자세에서 일어나는 동안 통증이 생길 수 있다. 허리를 앞으로 굽혀서 발가락들에 손이 닿지 않는다면, 큰볼기근의 단축이 문제의 일부일 것이다. 앉아 있는 동안 꼬리뼈 통증은 통증유발점 #3에서 온 연관통일 수 있다(Travell과 Simons 1992).

큰볼기근 통증유발점들에서 온 통증은 자주 엉덩관절부의 낭염, 눌려진 디스크, 관절염, 꼬리뼈통, 좌골신경통, 또는 갈라진(sprung) 엉치엉덩관절이라고 비난 받는다. 꼬리뼈의 통증은 손상 또는 질병으로 잘못 인식되는데, 그것이 근처에 있는 통증유발점들의 유일한 연관통일 때 그렇다(Travell과 Simons 1992). 큰볼기근 통증유발점들은 비록 삶을 완전히 비참하게 하지는 않을 지라도, 일상 생활의 편안한 양상들을 훼방할 수 있다. 이것의 생생한 예는 케니이다.

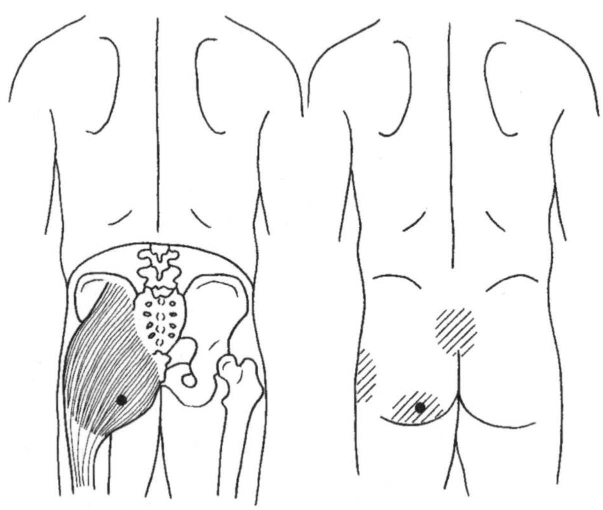

그림 8.14 큰볼기근 #1 통증유발점과 연관통 양상

*케니는 42세로 상당히 긴 트럭의 운전사이다. 케니는 그의 엉덩관절부와 엉덩이에 있는 계속된 아픔 때문에 그의 만성적인 허리 통증은 어느 정도 참을 수 있었다. 편안히 앉은 자세를 잡기가 불가능했다. 길 위의 긴 시간은 참을 수가 없었다. "나는 다른 종류의 일을 찾아야 하지 않나 하고 느낀다. 그러나 문제는, 내가 지금 갖고 있는 직업을 좋아하는데 있다. 이 아픈 문제만 없다면 말이다."*

*케니의 큰볼기근 문제는 날이면 날마다 트럭 바퀴 뒤에서 앉아있어서 생겨났다. 운전 기사의 실질적인 치*

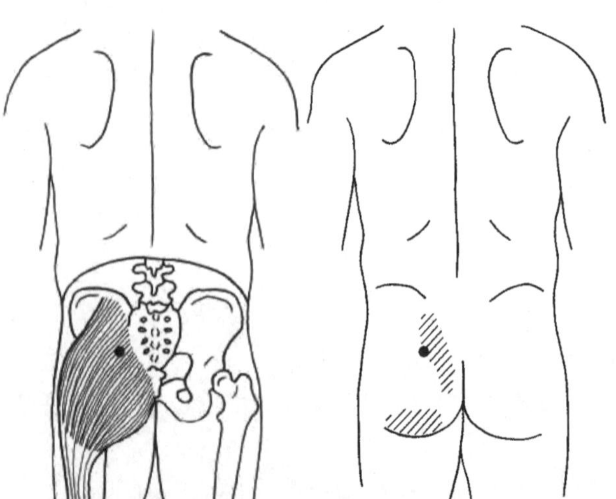

그림 8.15 큰볼기근 #2 통증유발점과 연관통 양상

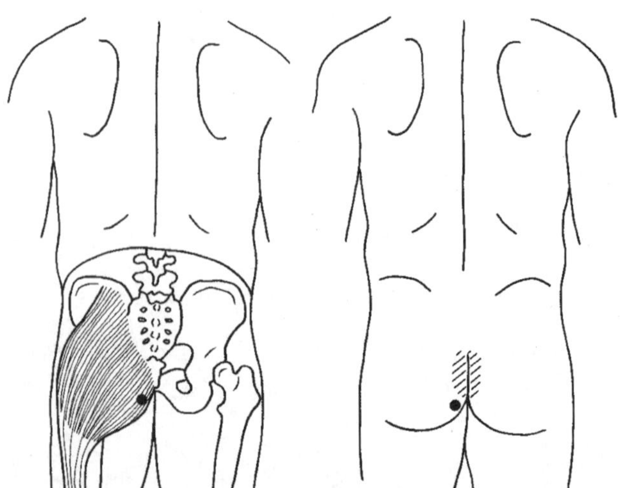

그림 8.16 큰볼기근 #3 통증유발점과 연관통 양상

*료는 트럭 캡 뒤의 자는 곳에서 테니스공으로 그의 통증유발점들을 돌보는 것이었다. 그는 또한 밖으로 나가 주위를 더 자주 걷는 것이 좋은 것을 알았다.*

## 원인 *Causes*

몸 상태가 안 좋을 때 등반 또는 익숙하지 않은 체조가 큰볼기근에 통증유발점들을 시작되게 한다. 통증유발점들은 또한 낙상에서 겪는 연부조직 손상 또는 심지어 넘어지는 것을 막으려고 자신을 잡을 때 생기는 갑작스러운 강한 근육 수축에서 올 수 있다. 수영에서 물장구치는 동작이 종종 이 근육들을 과사용하게 만든다(Travell과 Simons 1992).

딱딱한 바닥에 앉는 것 또는 단지 너무 오래 앉아있는 것이 큰볼기근 통증유발점들을 만든다. 사무용 의자들은 종종 딱딱한 나무합판 또는 플라스틱 위에 오직 한 겹의 매우 푹신푹신한 고무 폼만을 덮고 있어서 특히 큰볼기근에 좋지 않다. 하루 종일 앉아 있어야 하는 사무 근로자들은 볼기근 통증유발점들에서 나온 궁극적인 만성 등 통증의 보증수표이다(Travell과 Simons 1992).

다른 숨겨진 인자들도 문제를 만든다. 통증유발점들은 큰볼기근에 많은 장력을 만들어 엉치엉덩관절을 방해하고 그리고 허리 통증을 더한다. 통증유발점들에 이환된 척추, 복부, 또는 넙다리 근육들의 뻣뻣함이 볼기근들에 추가된 부하를 만든다(Travell과 Simons 1992).

큰볼기근의 문제를 막기 위해서, 라이프 스타일을 살펴보아야 한다. 발로 움직일 기회를 찾고 무엇인가에 활동적이어야 한다. 너무 오래 앉아있는 것으로부터 오는 운동 부족은 근육을 짧아지게 하고 뻣뻣하게 만드는 잠복성 통증유발점들을 생기게 한다. 앉아 있는 것은 또한 큰볼기근의 순환을 제한한다. 매 15~20분 마다 타이머를 맞춰서 자리에서 일어나 방을 돌아 다녀라. 간단히 일어나서 방을 가로지르는 것이 통증유발점들을 생기지 않도록 하는데 충분하다. 계단 오르기, 스쿼트, 체조, 또는 러닝 같은 큰볼기근을 포함한 운동 처방을 시작하기 전에 잠복성 통증유발점들을 확인해 보아라. 과거에 이 근육에 문제가 있었다고 알고 있다면, 그것에 스트레스를 주는 활동들을 하기 전후에 마사지할 시간을 가져라.

## 치료 *Treatment*

큰볼기근이 어디에 있는지는 모르는 사람이 없다. 그것은 엉덩관절에 가까운 중간 및 작은볼기근의 부분을 제외한 모든 다른 볼기근육들을 덮고 있다. 벽에 댄 테니스공, 60mm 고탄성공, 또는 라크로스공이 큰볼기근에 가장 좋은 도구이다(그림 8.17). 아래쪽 2개의 통증유발점들은 궁둥뼈(좌골)의 어느 한 쪽에 있다. 그것들을 마사지 하려면 몸을 앞으로 기울이고 지지를 위해서 손을 무릎에 대라. 우스꽝스럽게 느껴지는가? 좋다, 제대로 찾은 것이다. 통증유발점 #3은 꼬리뼈와 궁둥뼈(궁둥뼈 결절) 사이에 있다. 이 점을 마사지할 때 계란을 깔고 있는 것처럼 느껴야만 한다. 공 위에 앉아서도 해 보아라. 최대 압력을 위해서는, 침대나 바닥에 누워서 한다. 공 위에 누울 때에는 움직임을 좋게 하기 위하여 무릎을 세운다. 약간의 빠른 치료에는 쎄라케인 또한 좋은데, 그러나 깊숙이 들어가려는 충분한 압력을 얻기에 딱딱할 수가 있다(그림 8.18). 하루에 수 회의 몇 분 동안의 마사지가 하루나 이틀 내에 큰볼기근 통증유발점들을 없애며, 개선은 보통 즉각적으로 시작된다.

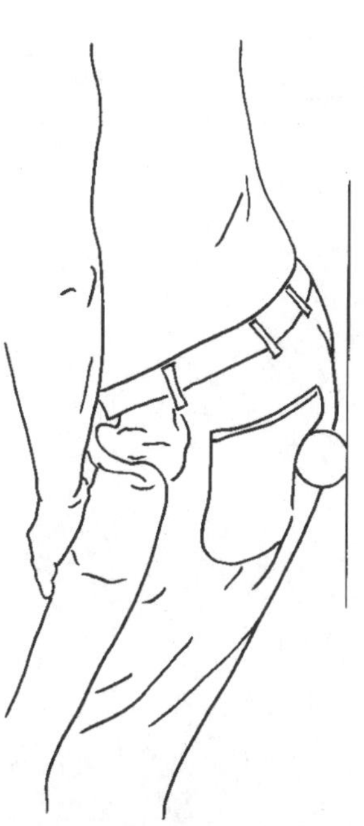

그림 8.17 공을 벽에다 댄 큰볼기근 마사지

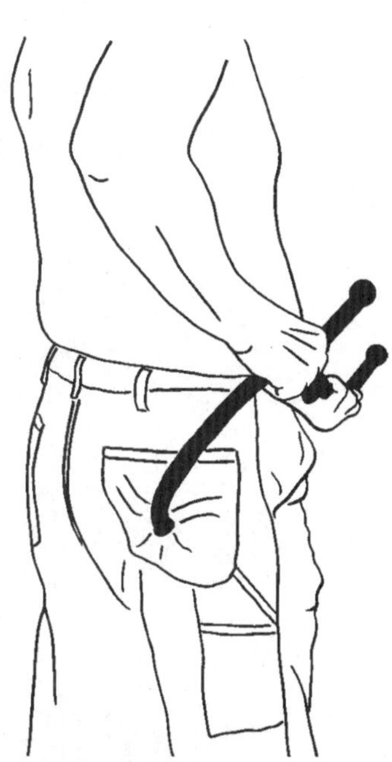

그림 8.18 쎄라케인으로 큰볼기근 마사지

## 중간볼기근 (중둔근) *Gluteus Medius*

중간볼기근은 허리 통증을 일으키는 많은 근육들 중에서 목록의 제일 위에 위치한다. 허리통증의 상당량이 중간볼기근의 적절한 처치로 결말을 보게 된다(Travell과 Simons 1992). 다음 증례가 얼마나 쉽게 등 통증이 치료가 될 수 있는지를 보여 주는데, 일단 당신이 적절한 정보를 가져야 한다.

*39세의 듀안은 무거운 소파를 혼자 움직인 후에 강렬한 등 하부 통증으로 완전히 무능력하게 되었다. "거리에서 일어난 일이었다. 내가 도움을 청하러 간 사이에 누군가가 그것을 가져갈 까봐 걱정이 되었다." 이제 그는 통증 때문에 밤에 잠도 못 자고 이틀 동안은 웃지도 못했다. 그의 등 아래 만곡은 없어졌으며, 골반은 앞으로 나와서 걸려 있었고, 전혀 걷지도 못했다. 그는 척추가 무서운 손상을 입었다고 확신 했었다. 그는 응급실로 가서 근육이완제와 진통제를 투여 받았다; 그는 카이로프랙틱도 두 번 받았다. 아무 것도 도움이 안 됐다.*

*엉덩이와 허리에 깊은 마사지를 받고 난 3일 후에, 듀안은 거의 통증이 없이 일어나 걸을 수 있었다. 엉덩관절은 부드러웠고 만곡은 원상태로 돌아 왔다. 또한 잠도 들었다. "밤에 등이 아프기 시작하면, 바로 테니스공을 꺼내서 침대커버 바로 밑에 놓고 치료를 했다. 왜 의사들이 그것에 관하여 나에게 말을 안 한 이유를 모르겠다."*

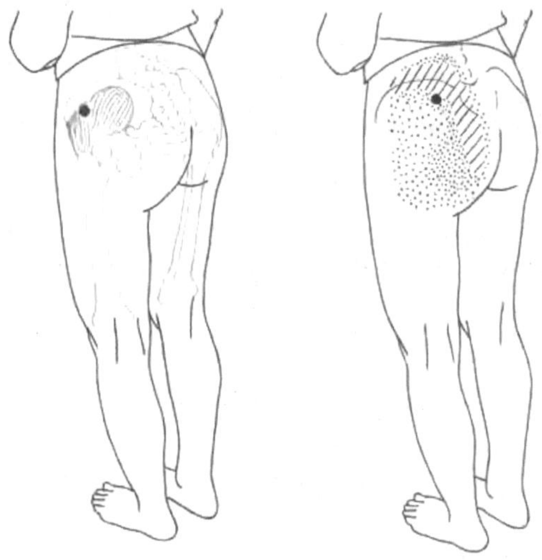

그림 8.19 중간볼기근 #1 통증유발점과 연관통 양상

### 증상 *Symptoms*

중간볼기근 통증유발점의 통증은 허리띠 선 바로 위와 아래 허리에서 느껴지며 종종 엉덩이와 엉덩관절부로 뻗어간다(그림 8.19, 8.20과 8.21). 이 부위의 등 통증은 너무 아프고 꼼짝 못하게 만들어서 참지 못하게 만든다. 엉덩관절부의 통증은 편안하게 잠자는 자세를 잡지 못하게 만든다. 중간볼기근 통증유발점들은 임신 후반기에서 엉덩관절부와 등 허리 통증의 잦은 원인이 된다. 엉덩관절부와 허리 모두의 통증은 걷는 것을 거의 불가능하게 만든다(Travell과 Simons 1992; Sola 1985).

이환된 중간볼기근은 골반의 날개를 뒤에서 아래로 당기며, 허리를 뻣뻣하게, 평평하게 만들어서 무능력에 더해진다. 잠복성 통증유발점들에 의한 만성적인 중간볼기근의 짧아짐은 꼬리를 밑으

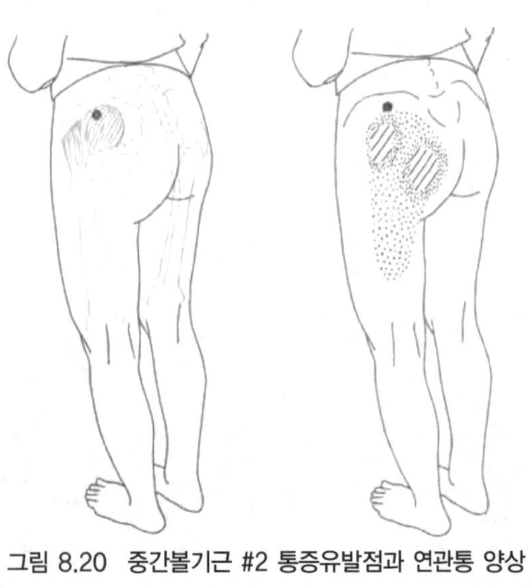

그림 8.20 중간볼기근 #2 통증유발점과 연관통 양상

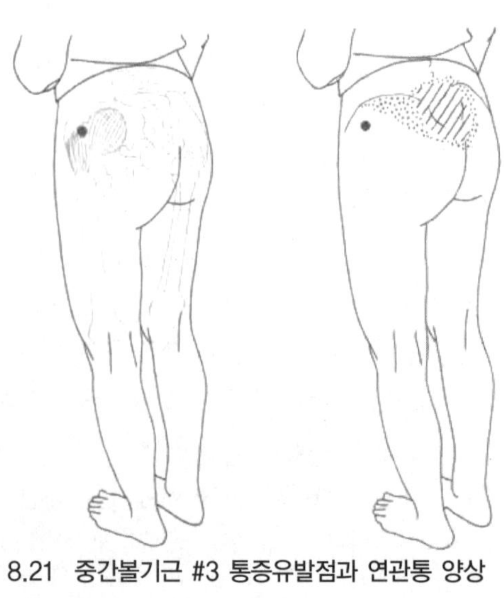

그림 8.21 중간볼기근 #3 통증유발점과 연관통 양상

로 들이 밀고서 걷게 만든다(Travell과 Simons 1992).

요추의 어떤 문제들- 관절염, 빠진 디스크, 틀어진 척추, 눌린 신경 및 엉치엉덩관절 기능이상들 때문에 허리 통증이 생긴다고 일반적으로 추정된다. 비록 그러한 비정상에도 불구하고 한 번도 허리 통증이 없는 많은 사람들이 있으며, 이러한 척추 비정상들의 X-ray와 MRI 증거는 종종 등 하부 통증의 수술을 정당화하곤 하여왔다. 수술 뒤에도 남아있는 근육근막 통증유발점들은 의사나 환자 모두에게 의아심을 만들고 좌절시키는 것일 수 있다. 우선 교정을 필요로 하는 단 하나의 것은 통증유발점들 라고 생각하는 것은 혼란을 준다(Travell과 Simons 1992). 물론, 수술이 필요한 시기가 있다. 그러나, 수술을 받기 전에 통증유발점 마사지 같은 비침습적인 치료를 시도해보아라,

## 원인 *Causes*

비록 중간볼기근의 크기가 큰볼기근의 반 정도지만, 여전히 매우 두껍고, 강한 근육인데, 그것의 우선적인 기능은 당신을 똑바로 서서 걷게 하는 것이다. 매 발걸음을 할 때 마다, 발을 들어올릴 때 골반이 기울어지지 않도록 반대쪽 엉덩관절의 중간볼기근이 수축을 한다. 계속 걸어갈 때, 중간볼기근은 상체의 전 체중을 교대로 지지한다. 엉덩관절의 지레 효과 때문에 중간볼기근은 체중의 두 배 이상에 상당하는 힘을 교대로 발생 시켜야만 한다.

어떤 부가적인 요구 또는 불균형이 이 방식에 서로 섞이게 된다. 예를 들어, 1 Kg의 체중이 증가한다면 2 Kg이 중간볼기근에 가해진다. 종종 뚱뚱한 사람들이 쿵쿵 걷거나 어기적 거리면서 걸으면서 체중을 이쪽 저쪽으로 움직이는 것을 보았을 것이다. 이것은 인체가 자신을 보호하기 위한 자연스러운 노력인데 중간볼기근에게 지레효과를 요구하는 대신에 각 걸음마다 다리 위로 체중을 완전히 옮기는 것이다. 어기적거리며 걷는 것이 보기는 흉하나, 건드리지 말아라; 그것은 그러한 상황 하에서 꽤 좋은 인체 메커니즘이다. 임신했을 때 허리 통증은 잠시 동안 "과체중"의 스트레스로 인한 중간볼기근의 통증유발점들에 원인이 있다.

중간볼기근은 걸으면서 무거운 것을 옮길 때 과로하게 될 수 있다. 제 자리에 서서 무엇을 드는 것은 중간볼기근에 무리를 주지 않는데, 체중이 양 발 사이에 균등하게 분배되었을 경우에 해당한다.

허리네모근 통증유발점들은 중간볼기근 통증유발점들을 도와줄 수 있으며, 반대도 그러하다. 이것은 중간볼기근이 허리네모근의 전이되는 부위에 있기 때문이다. 허리 통증이 있을 때에는 두 근육 모두를 살펴보는 것이 현명하다. 넙다리근막긴장근은 엉덩관절 통증과 기능이상에 있어서 중간볼기근의 또 다른 흔한 동맹군이다.

이 근육들에의 과부하를 주는 다른 가능한 원인은 중량 들기, 러닝, 낙상, 에어로빅, 뒷주머니에 지갑을 넣고 앉아있기, 및 항상 같은 엉덩관절 위에서 아이를 안고 있는 것 같은, 습관적으로 몸의 한 편으로만 체중을 지지하고 있는 것 들이다. 오랜 시간 동안 가만이 서거나 앉아있는 것이 중간볼기근을 뻣뻣해지게 만들기 쉽다. 다리-길이 불일치는 중간볼기근에 통증유발점들을 만들 수 있다. 모톤의 발이라고 불리는 일반적인 컨디션이 불안정한 발 위치를 만들어서, 그것이 중간볼기근에 통증유발점들을 만들게 한다(Travell과 Simons 1992). 모톤의 발은 10장에서 다룬다.

중간볼기근을 보호하는 방법으로는, 한 쪽 다리로 서서 바지를 입지 말아라. 한 다리를 바지에 낄 때 근육이 쉽게 당겨지게 되며 예기치 않은 균형을 잡아야만 한다. 앉아서 양 발을 끼고 그런 다음에 일어나서 바지를 올려라. 처음에는 조금 바보같이 보일 지라도 시간이 지나감에 따라 점점 유용한 것이 될 것이다.

팔이나 어깨 대신에 엉덩이에 주사를 맞는 것을 좋아할 지도 모른다. 그러한 주사들은 어디에서나 통증유발점들을 만들 수 있어서 통증을 남긴다. 이것이 생긴다면, 근육근막 문제를 알고 그것에 관하여 무엇을 해야 하는 지를 아는 것이 유용할 것이다.

다리를 꼬아서 오래 앉아있는 것이 이 근육에 나쁜데, 특히 항상 같은 다리를 넘긴다면 더욱 그렇다. 운동을 할 때에는, 중간 운동 정도로 몸을 자주 푸는 것이 일회성의 강하게 몸을 푸는 것보다 강화를 위해서 훨씬 안전하고 보다 효율적이라는 것을 기억하라.

### 치료 *Treatment*

중간볼기근은 큰볼기근의 밑에 있으며, 엉덩뼈 또는 골반 꼭대기인 엉덩뼈 테두리를 따라 붙어 있다. 다른 끝은 넙다리뼈 꼭대기에 있는 튀어나온 혹인 큰돌기에 붙어 있다. 넙다리를 움직이는 데에 큰돌기가 만드는 보다 큰 지레효과 때문에, 큰돌기에는 많은 근육들이 붙는다. 이 뼈의 경계는 엉덩관절부 옆에 튀어나와 있어서 만질 수 있다. 엉덩뼈와 큰돌기 사이의 관계가 그림 8.22에 나와 있다. 손가락 끝으로 큰돌기가 움직이는 것을 만지기 위해서 트위스트를 추는 것처럼 발을 안으로 돌려라.

중간볼기근을 찾기 위해서는, 체중을 한 발 위로 보내면서 엉덩뼈 꼭대기 바로 아래에서 수축되는 것을 만져 보아라(그림 8.23). 엉덩뼈 꼭대기는 생각하는 것보다 더 약간 등 쪽으로 높게 있다; 그것은 허리띠 선 위로 1-2인치쯤 있다. 또한 큰돌기의 바로 위와 약간 뒤로 중간볼기근의 수축을 만질 수 있다. 양 쪽 엉덩이의 모든 근육들이 동시에 통증유발점들을 갖는다는 것은 드문 일이 아니다.

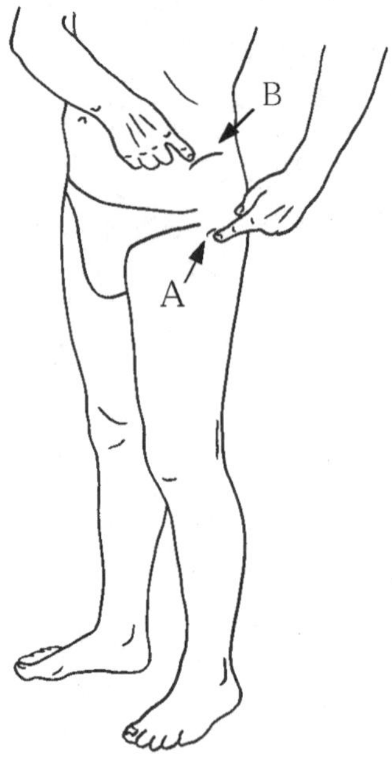


그림 8.22 큰돌기(A)와 엉덩뼈 꼭대기(B)를 찾아라.

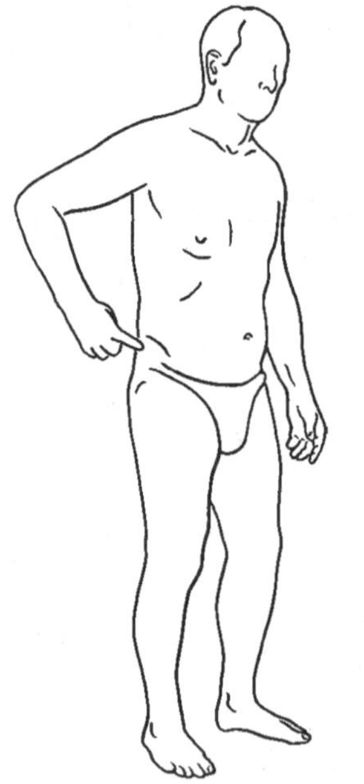

그림 8.23 체중을 우측 발로 보내면서 분리 수축되는 중간볼기근을 찾는다.

큰볼기근에서 사용한 같은 도구로 마사지를 하는데, 즉 테니스공, 60mm 고탄성공, 또는 라크로스공이다(그림 8.24). 똑바로 서서 옆을 벽에 대고 시작한다. 바지 주머니 바로 앞에서 튀어나온 엉덩뼈를 찾아라. 이 경계는 앞위엉덩뼈가시(ASIS)라고 불린다. 중간볼기근 통증유발점 #3는 이 뼈 뒤로 약 2인치, 또는 바지 또는 스커트의 대략 옆 주름에 있다. 공을 이곳에 두고 옆에서 옆 또는 위 아래로 마사지를 해라. 마사지를 하는 동안, 치료하고 있는 쪽의 무릎을 굽히고 체중이 반대쪽 다리에 있게 해라.

다음 번 통증유발점을 찾으려면, 몸 앞면을 벽에서 돌려서 골반이 벽과 약 45°가 되게 만들어라. 이 #2 통증유발점은 몸의 옆이나 뒤에 있지 않다; 그것은 그 사이에 위치하는데, 엉덩관절의 만곡에 있다. 이 점을 여러 번 마사지한 다음, 통증유발점 #1으로 옮겨가고, 그 다음 엉치뼈로 가라. 만약 벽에 등을 댈 경우, 당신은 엉치뼈 위에 있을 것이다. 중간볼기근 통증유발점들 3개 모두 엉덩이 꼭대기를 가로지르는 선상에 있다.

쎄라케인과 백노버 또한 중간볼기근 마사지를 위한 좋은 도구들인데, 특히 근육이 이완되었을 때 옆으로 누워서 할 때이다. 볼기근들 속으로 진짜로 깊숙이 들어가려 할 때는, 누군가의 팔꿈치가 단단해서 좋다. 이 절차를 위해서, 당신은 옆으로 눕고 팔꿈치로 하는 치료사는 옆에 있는다. 친구 또는 친척이 당신을 치료한다면, 이 책에서 개요한 개념들을 이미 이해하고 있거나 배우려는 열성을 갖고 있어야 한다.

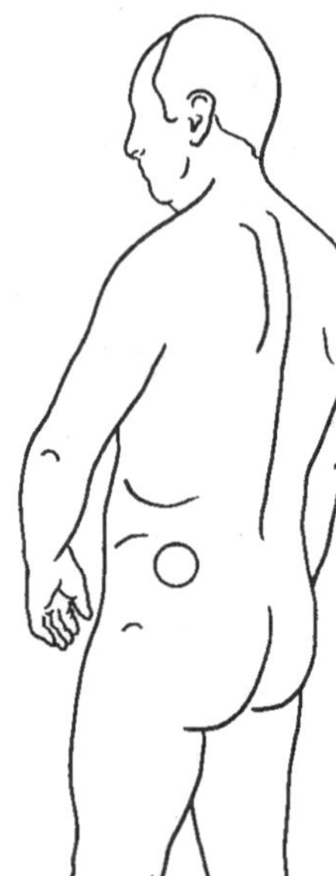

그림 8.24 공을 벽에 대고 중간볼기근 #2 통증유발점을 마사지 한다.

## 작은볼기근 (소둔근) *Gluteus Minimus*

작은볼기근은 엉덩뼈 날개의 아래쪽 반과 큰돌기 꼭대기에 붙어 있다. 그것의 기능은 걸을 때 골반을 지지하며, 다리를 옆으로 움직이며, 다리를 안쪽으로 돌리는 것을 돕는 중간볼기근과 똑 같다. 작은볼기근은 볼기근들 중에서 가장 작은데, 중간볼기근과 큰볼기근은 합해서 작은볼기근의 6배가 되고 그것을 덮고 있다. 크기를 고려할 때, 작은볼기근은 거의 중요하지 않을 것이라고 생각할 수 있으나, 그것은 놀라울 정도로 넓은 부위에 큰 불편함을 만든다.

### 증상 *Symptoms*

작은볼기근의 통증유발점들은 엉덩이에, 등 아래 또는 넙다리 옆, 그리고 발목까지 가는 아래 다리로 깊숙이 아픈 통증을 보낸다(그림 8.25, 8.26). 문제의 추적은 어려워지는데 왜냐하면 허리네모근, 중간볼기근, 궁둥구멍근, 넙다리근막긴장근, 가쪽넓은근, 긴종아리근, 및 뒤근넙다리들의 연관된 통증유발점들에서 통증이 오기 때문이다. 작은볼기근 통증유발점들에서의 통증은 몹시 괴롭고 연속적이다. 연관된 부위 어느 곳에서라도 마비감이 일어날 수 있다. 다리 통증에 더하여, 엉덩이에 퍼져있는 압통이 생긴다(Travell과 Simons 1992; Zohn 1988).

걷기가 고통스럽다. 의자에서 일어나는 것이 고통스럽다. 이환 부위 쪽으로 절룩거리며 걷거나 또는 다리를 꼬기가 어려워 진다. 잘 때 나쁜 쪽으로 몸을 돌리면 아파서 깬다(Travell과 Simons 1992).

엉덩이와 다리 뒤의 통증과 모든 증상들을 원인에 관계없이 집합적으로 좌골(궁둥)신경통(sciatica)이라고 부른다. 좌골신경통이 이 통증을 잘 그리고 있을 수 있지만, 정확한 진단은 아니다. 진짜 좌골신경통은 궁둥신경 압박 또는 척추에서 그것의 신경뿌리의 압박의 결과다. 작은볼기근 통증유발점들은 조여지거나 압박된 신경에서 만들어진 날카로운 전기 충격이라기 보다는 일반적으로 깊숙이 쿡쿡 쑤시는 통증을 연관한다. 좌골신경통 증상은 파열된 디스크, 척추의 관절염, 엉덩관절의 낭염, 및 엉치엉덩관절의 기능이상의 증거로 오인될 수 있다. 의사들이 통증의 원인에 대한 가능성에서 작은볼기근을 탐색하지 못할 경우, 치료가 실패할 가능성이 있다(Travell과 Simons 1992).

### 원인 *Causes*

두꺼운 지갑 위에 앉는 것이 작은볼기근 통증유발점들의 잘 알려진 원인이며, "뒤-주머니 좌골신경통"으로 귀결된다. 지갑의 압력이 혈액의 흐름을 방해한다. 순환이 제한된 부위의 근육에서 통증유발점들이 생길 것이다(Travell과 Simons 1992).

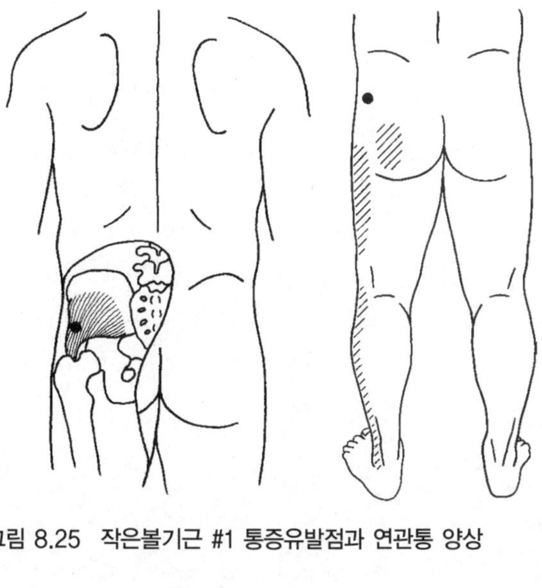

그림 8.25 작은볼기근 #1 통증유발점과 연관통 양상

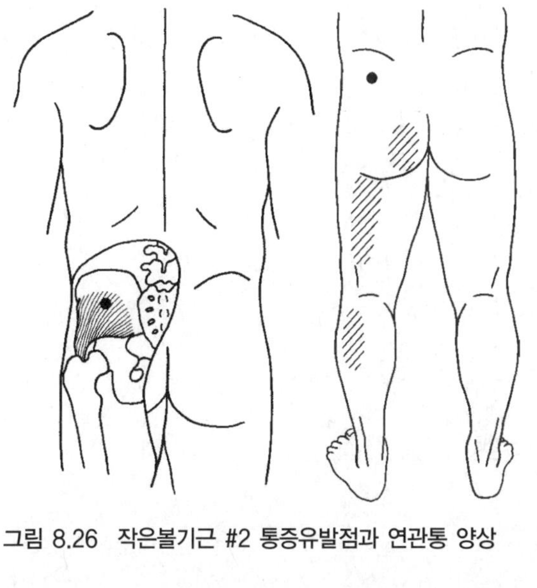

그림 8.26 작은볼기근 #2 통증유발점과 연관통 양상

> 자신에게 주지시켜라: 이것은 오직 일시적이다.
> 급성통증 위기에서, 해야 할 가장 중요한 일은 마음을 진정시키고 긴장을 푸는 것이다. 정서적 긴장은 근육 긴장을 만들고 그것은 통증을 더 심하게 만든다.

낙상, 스포츠 활동, 오래 앉아있기, 오래 서있기, 및 러닝 또는 걷기를 너무 오래 하는 것들이 작은볼기근 통증유발점들을 만들게 한다. 그 근육의 갑작스러운 과도 수축, 연부조직 손상을 만드는 낙상, 과체중으로 인한 만성적인 과부하 또는 무거운 물건 옮기기, 및 주사들 모두가 이 근육 내에 통증유발점들을 만든다. 척추에서의 신경의 압박 또한 위성 통증유발점들을 만들어서 신경 포착이 완전히 치료될 때까지 풀어지지 않는다. 신경 포착으로 온 통증은 약간 더 심하며, 갑작스럽게 쏘는 통증이며 신경을 건드리는 감각이다. 통증유발점 통증은 보다 자주 깊숙이 아프다. 나쁜 무릎 또는 아픈 발로 절뚝거리는 것이 이 근육에 스트레스를 준다. 목발을 집고 한 다리로 체중을 받히며 걷는 것은 그 쪽의 작은볼기근을 두 배로 일을 하게 만든다(Travell과 Simons 1992).

만성 엉치엉덩관절의 변위는 작은볼기근, 얕은척추근, 허리네모근, 중간볼기근, 큰볼기근,궁둥구멍근, 및 넙다리 모음근들의 문제에 기인할 수 있다(Travell과 Simons 1992).

## 치료 *Treatment*

작은볼기근을 찾으려면 체중을 좌우로 움직이면서 큰돌기의 바로 위와 약간 뒤쪽에서 수축되는 것을 만져라(그림 8.27). 마치 트위스트를 추는 것처럼 발을 안밖으로 돌릴 때 엉덩관절 옆에 댄 손가락 밑에서 큰돌기가 움직이는 것을 느낄 것이다. 작은볼기근의 마사지는 테니스공, 60mm 고탄성공, 또는 라크로스공을 벽에 대고 한다(그림 8.28). 서서 옆을 벽에 대고 시작한다. 큰돌기 바로 위에 공을 놓아라. 공을 옆에서 옆 또는 위 아래로 굴리면서 아픈 통증유발점을 찾아라. 체중을 바깥쪽 다리에 놓이게 하고 치료하는 쪽 무릎을 약간 굽혀라. 이것이 그 근육을 이완되게 해 주어 약간 더 깊이 들어갈 수 있다. 이제 공을 엉덩관절의 뒷면 주위와 엉덩이 위로 굴려라. 여기를 탐색하고, 그 다음 손으로 공을 위로 1인치 옮기거나 무릎을 굽혀서 전체 지역을 탐색해라. 큰돌기에서 시작한 곳보다 일 인치 정도 높은 엉덩관절의 옆을 마사지하는 것을 잊지 말아라. 작은볼기근은 중간볼기근 밑에 있는데, 중간볼기근이 그것을 완전히 덮고 있으며, 작은볼기근은 궁둥구멍근 바로 위에 있는데, 궁둥구멍근은 큰돌기 바로 뒤에서 거의 수평인 밴드를 만든다. 옆으로 누워서 쎄라케인 또는 백노버를 사용해라. 일부 사람들은 바닥 또는 침대에 누워 공을 사용한다. 이 테크닉은 간혹 압력이 너무 크기도 한지만, 압력을 잘 주는데, 그러나 공을 주위로 다루는데 어려울 수가 있다.

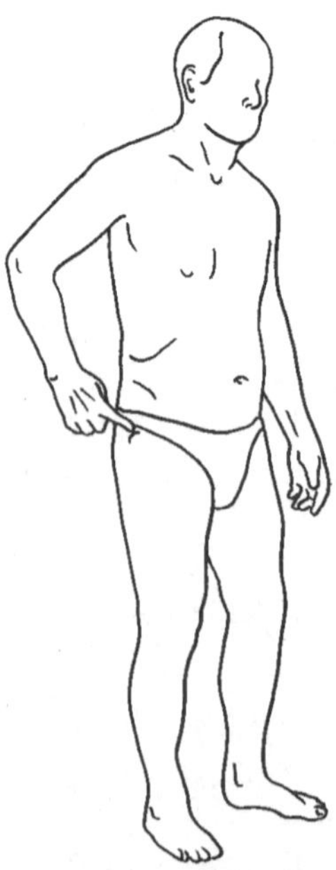

그림 8.27 체중을 우측발로 보내면서 분리 수축되는 작은볼기근을 찾는다.

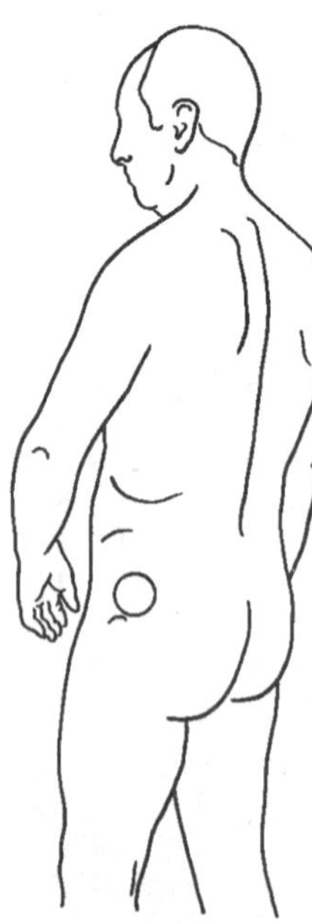

그림 8.28 공을 벽에 대고 작은볼기근 #1 통증유발점 마사지

위성 통증유발점들이 중간볼기근, 허리네모근, 궁둥구멍근, 넙다리근막긴장근, 가쪽넓은근, 넙다리뒤근, 및 긴종아리근에 생길 수 있다. 작은볼기근을 더욱 더 잘 돌보려면, 체중을 좌우로 격렬히 움직이는 어떤 활동을 과도하게 하면 안되며, 또 체중을 한 다리에 주되게 두어서는 안 된다. 통증유발점들이 중간볼기근과 작은볼기근을 약하게 만들었을 때에는 심지어 조깅 또는 산책일지라도 좋지 않다.

## 궁둥구멍근 (이상근) *Piriformis*

궁둥구멍근은 엉덩이 중간에 있는 엉치뼈와 넙다리뼈 큰돌기 사이에 위치한 6개의 짧은 돌림근에서 가장 큰 근육이다. 궁둥구멍근은 엉치뼈 테두리의 바로 안쪽에 붙고, 가로질러서 큰돌기 꼭대기에 붙는다. 이러한 부착으로 인한 지렛대 효과로, 궁둥구멍근은 다리를 바깥쪽으로 강하게 회전시킬 수 있다. 다리가 가만히 있을 때에는, 궁둥구멍근은 몸을 반대방향으로 돌리게 하는데, 골프 클럽을 스윙할 때와 같다. 궁둥구멍근은 무지막지한 많은 재앙의 원인이 되는데, 상당수가 신경과 혈관의 포착(entrapment)때문이나 근육근막 통증의 전이에 의한 것이다. 궁둥구멍근이 당신의 골치거리일 때, 그것 때문인지를 안다면 운이 좋다고 할 수 있으며, 스티브의 이야기를 들어보자.

*45세의 제약회사의 영업사원인 스티브는 수년간 오른 엉덩관절에 깊은 통증을 겪어 왔다. 불편함은 노골적인 통증은 아니나, 꾸준하고, 답답한 것이었다. 때때로 발과 다리의 뒤편에 통증과, 마비, 저림을 보였다. "그것은 자동차를 너무 오래 타서 그런 것이 꽤 명백한데, 그러나 생계를 위해서 운전을 할 수 밖에 없었다. 나는 핸드볼을 매우 좋아하는데, 당신 생각이 그 운동이 불편함을 덜어 주는데 효과가 있을 것이라 생각하지만, 그러나 실제는 불편함이 더해갔다. 나는 물리치료를 받았었고 많은 스트레칭을 했는데도 좋아지는데 결코 도움이 안됐다."*

*엉덩관절 통증의 원인으로 우측 궁둥구멍근의 통증유발점들이 발견되었다. 아마도 핸드볼 게임 중에 빠른 턴이 근육에 예기치 않은 과부하를 주어서 문제를 시작한 것처럼 보인다. 차를 몇 시간 동안 운전하는 것이 문제의 원인은 아니었으나, 움직이지 못하는 것이 근육을 더욱 뻣뻣하게 만들었다. 궁둥구멍근의 자가 마사지가 스티브의 엉덩관절 통증과 다리에 간혹 있는 아픔을 멈추게 하였다. 그는 운전 중에 다리를 번갈아 움직여서 다리의 유연성을 유지하려 했다. 그는 또한 그의 핸드볼 게임의 신체 메커니즘을 보다 알려고 노력했다.*

### 증상 *Symptoms*

엉덩이의 통증과 증상은 여러 근육의 복합적인 영향으로 나타나기 쉽다. 그럼에도 불구하고, 많은 경우에서, 궁둥구멍근이 관련되어있다고 생각할 수 있다. 궁둥구멍근은 많은 문제를 일으키는데, 특히 여자에게서 많다. 궁둥구멍근의 통증유발점들로 기인한 문제가 남자에 비하여 여자가 6배나 많다. 다행하게도, 일단 근육근막 통증의 원인과 영향을 파악한다면, 이 문제들은 다루기가 어렵지는 않다(Travell과 Simons 1992; Pace과 Nagle 1976).

궁둥구멍근에서의 연관통은 엉치뼈(척추의 기저부), 엉덩이, 및 엉덩관절에서 느껴진다(그림 8.29, 8.30). 모두의 통증유발점들은 전체 엉덩이 부위로 전이된다. 간혹, 통증은 넙다리뒤근의 상부로(그림에 표시 안됨) 퍼져간다. 궁둥

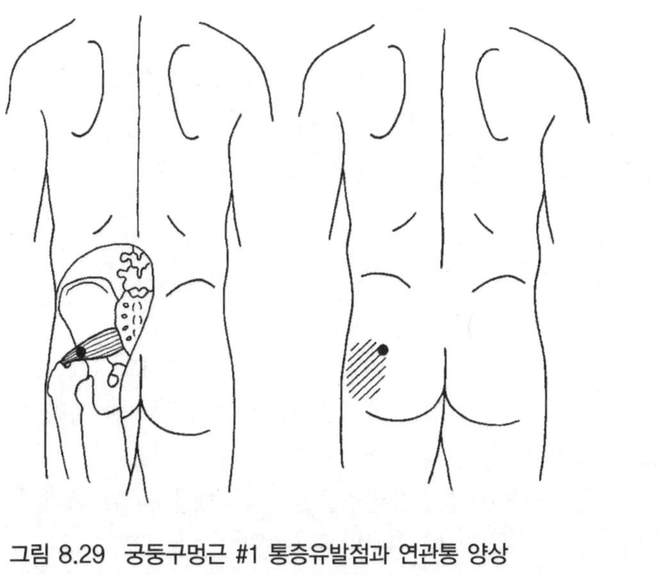

그림 8.29 궁둥구멍근 #1 통증유발점과 연관통 양상

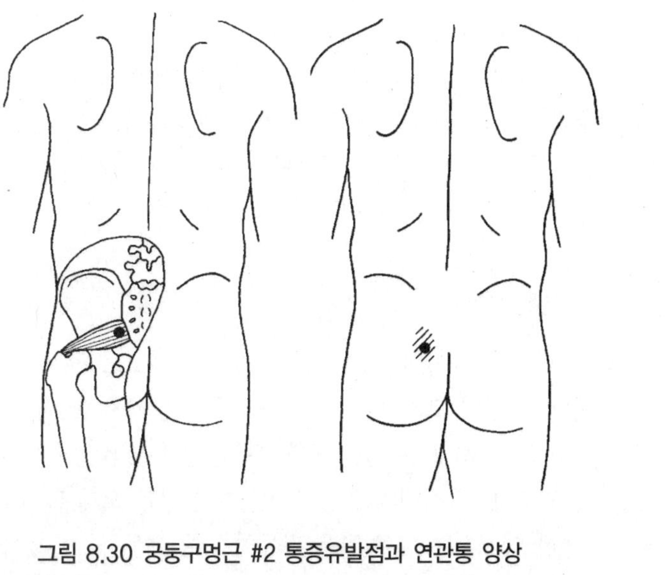

그림 8.30 궁둥구멍근 #2 통증유발점과 연관통 양상

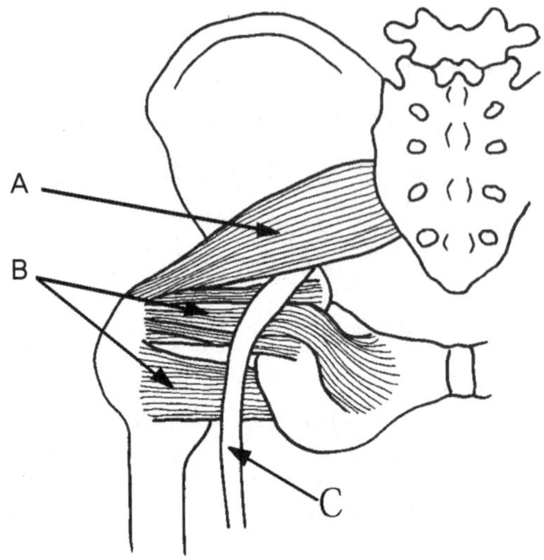


그림 8.31 A: 궁둥구멍근, B: 기타 짧은 엉덩관절 돌림근들, C: 궁둥신경 〈후면〉

구멍근의 바로 아래에 위치한 다른 짧은 돌림근들에서 생긴 통증유발점들은(그림 8.31) 유사한 연관통을 만든다고 여겨진다(Travell과 Simons 1992; Retzlaff 등. 1974).

궁둥구멍근의 당김은 엉치엉덩관절을 틀어지게 하여, 통증을 더하게 한다. 그 결과로 기울어진 엉치뼈가 다리가 짧아진 것처럼 보이게 한다. 통증유발점들이 만든 궁둥구멍근의 단축이 다리를 교차시키거나 또는 다리를 안쪽으로 돌리는 것을 어렵게 만든다. 다리를 벌리는 것 또한 극도의 통증을 유발시킨다. 통증으로 다리를 절게 될 수도 있다. 통증유발점들이 극도로 안 좋으면, 걸을 수도 없게 된다. 편안하게 앉을 자세를 찾지 못하게 된다; 꿈틀거리거나 좌우로 계속 몸을 움직인다. 앉아있는 것이 이환된 궁둥구멍근을 악화시킨다. 눕게 되면 조금 편안함을 느낀다(Travell과 Simons 1992).

짧아진 궁둥구멍근은 직경이 굵어져서, 궁둥신경의 압박을 초래하여, 전체적인 각각의 증상을 보이게 한다. 궁둥신경의 압박으로 인한 통증은 통증유발점들에 의한 통증보다 심하며, 넙다리 뒤쪽, 장딴지, 발바닥에서 느껴진다. 또한 다른 이상한 감각도 있을 수 있는데, 마비, 저림, 작열감, 과민성들이 위의 어느 부위에서라도 나타난다. 통증유발점 연관통과 궁둥신경 포착이 함께 나타날 수 있어서, 많은 증상들을 만든다. 궁둥신경과 궁둥구멍근과의 관계는 그림 8.31에 볼 수 있다(Travell과 Simons 1992; Hallin 1983).

수 십 년간, 의사들은 궁둥구멍근 증대의 원인이 무엇 때문인지 몰랐지만, 궁둥신경 증상 전체를 "궁둥구멍근 증후군"이라고 알고 있었었다. 좌골신경통 치료를 위하여 근육의 외과적 절개(둘로 자르는 것)가 한 때에는 통상적인 치료이었다. 이 수술은 근육근막 통증유발점들의 영향을 알고 있지 못한 외과의들에게 아직도 시행된다(Travell과 Simons 1992; Shordania 1936).

통증유발점들에 의하여 단축된 궁둥구멍근은 골반에서 나오는 많은 다른 신경들과 혈관들을 누르게 되어서 많은 종류의 문제들을 일으킨다. 그 중 하나는 엉덩이, 다리, 장딴지, 발이 부은 느낌이다. 더욱 심해지면, 팽팽한 궁둥구멍근이 음부신경을 포착해서 남성의 임포텐스, 샅고랑과 생식기, 양 성(性)의 직장부의 통증을 일으킨다. 둔부 신경과 혈관들을 누르는 궁둥구멍근은 볼기근의 위축(atrophy)과 관련이 있으며, 하나 또는 양쪽 엉덩이가 줄어든다(Travell과 Simons 1992; Rask 1980).

궁둥구멍근 통증유발점들로 기인한 통증과 다른 모든 증상은 다음의 결과로 쉽게 오인된다; 궁둥신경의 염증, 척추간 디스크 돌출, 관절의 뼈 가시 형성(arthritic spur), 또는 척수 신경 뿌리 압박. 이러한 문제들이 궁둥신경 압박을 만들 수 있지만, "궁둥구멍근 증후군"에 대한 근육근막 원인들의 폭 넓은 이해는 불필요한 척추 수술을 피할 수 있다(Simons, Travell과 Simons 1992)

## 원인 *Causes*

테니스, 핸드볼, 축구, 농구, 배구 같은 스포츠 활동의 빠른 방향 전환이 궁둥구멍근 문제의 특별한 위험에 원인이 된다. 당신이 그러한 활동에 잘 맞춰져 있지 못할 때, 궁둥구멍근 같은 이환되기 쉬운 근육들이 먼저 고통을 겪는다. 들어올리면서 꼬는 일들 또한 근육들에게 부적절한 스트레스를 주게 된다.

반면에, 움직이지 않는 것은, 특히 너무 오래 앉아있는 것, 궁둥구멍근 통증유발점들을 발달 시킬 수 있다. 젊은 사람들에게서는 너무 많은 활동이 궁둥구멍근의 문제가 된다. 나이든 사람들에게는 너무 움직이지 않는 것이 문제가 된다. 엉치엉덩관절 기능이상 또한 궁둥구멍근에 문제를 만든다고 알려져 있다.

### 치료 *Treatment*

궁둥구멍근을 성공적으로 찾으려면, 넙다리뼈 큰돌기의 뼈가 튀어나온 것을 찾는 법을 확실히 알아야 한다. 자신이 없다면 그림 8.22를 다시 한번 보아라. 넙다리뼈 큰돌기의 바로 위에서 약간 위쪽 경사를 만들면서 엉치뼈의 가장자리로 가로질러 가는 근육의 경로를 형상화하여라. 궁둥구멍근을 분리하여 축소시켜 감각으로 찾으려면, 동시에 큰볼기근이 동시에 수축하지 못하게 할 필요가 있다. 그것을 하려면 누워있으면서 다리를 바깥쪽으로 돌려라(그림 8.32). 궁둥구멍근 통증유발점들의 예민한 압통이 그것의 위치를 확인해 준다.

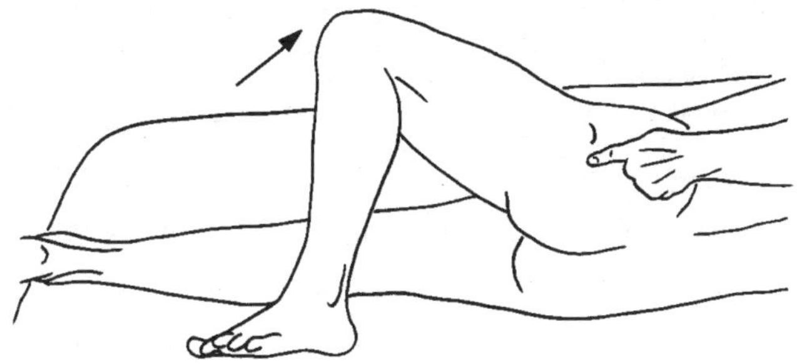

그림 8.32 무릎을 강하게 바깥쪽으로 움직여서 분리수축으로 궁둥구멍근을 찾는다.

궁둥구멍근의 바로 아래에서 발견되는 다른 엉덩관절 돌림근들 안에도 통증유발점들이 있을 수 있다. 큰돌기와 궁둥뼈(좌골) 사이 부위를 찾아 보아라. 궁둥뼈를 찾는 좋은 방법은 간단히 손 위에 앉는 것이다. 당신은 궁둥뼈를 느낄 수 있을 것이다.

그림 8.31에서 보는 것처럼, 궁둥신경은, 골반에서 빠져 나와, 보통 궁둥구멍근 아래를 지나가는데, 그 후 똑바로 아래로 내려가 다리 뒤를 지나간다. 궁둥신경에 계속되고 과도한 압력은 그것에 손상을 준다. 자가-치료에서, 과도한 압력을 주면 즉각적인 피드백을 느낄 수 있으므로 그러한 위험은 최소한이다. 궁둥구멍근 아래의 마사지에서는, 무심코 궁둥신경을 누를 수 있으나, 그 경우 다리에 전기가 오는 매우 불쾌한 느낌을 가질 것이다. 간단히 옆으로 살짝 옮겨가라. 궁둥신경이 조여지거나 포착되어 있지 않는 한, 그것을 전혀 느낄 수 없을 것이다.

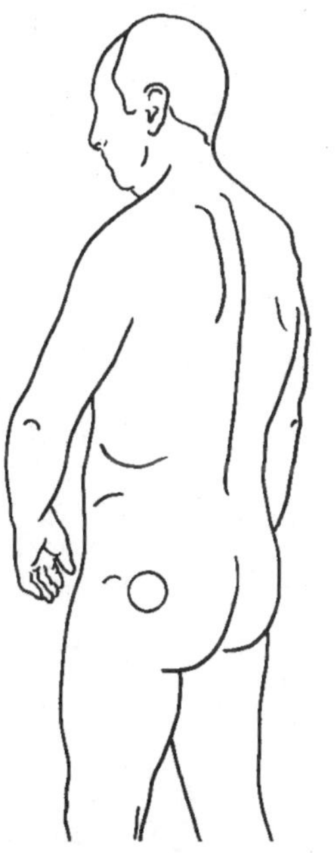

그림 8.33 벽에 공을 댄 궁둥구멍근 마사지

궁둥구멍근의 자가 치료는 테니스공, 60mm 고탄성공, 또는 라크로스공으로 바닥이나 벽에서 한다(그림 8.33). 궁둥구멍근의 통증유발점들은 두꺼운 큰볼기근에 숨겨져 있다; 어떤 사람들은 테라 케인이나 침대에서 백노버를 쓰는 것을 선호한다. 집안 식구나 친구가 팔꿈치로 하는 것도 실제로 권할만하다.

궁둥구멍근의 일부는 골반 안쪽에 있어서, 다른 모든 것들을 손 본 다음에, 골반 부착부(attachment)에 가까운 감춰진 통증유발점은 남아 있게 된다. 이 상황에서는, 근육의 부드러운 스트레칭을 시도하는 것이다(그림 8.34).

그 발을 반대쪽 다리 바깥에 위치함을 주목하라. 반대편 손은 무릎을 당긴다. 도달할 수 있는 통증유발점들의 민감한 경결감을 줄이지 못했다면 이 스트레칭을 시도하지 말아야 한다. 그리고 살살 해라: 과격한 스트레칭은 지금 막 치료한 통증유발점들을 다시 활성화시킬 수 있다.

이 내부의 궁둥구멍근 통증유발점이 스트레칭으로 해결이 안 된다면 마지막 시도로 손가락에 글로브를 끼고 직장 또는 질을 통해서 골반 바닥 마사지를 시도할 수가 있다. 보다 많은 정보를 위해서 7장에 있는 골반내 근육들에 관한 항목을 읽어라. 경험이 많고 지식 있는 의사나 물리 치료사가 골반내 마사지를 치료할 수 있다(Travell과 Simons 1992; Thiele 1937).

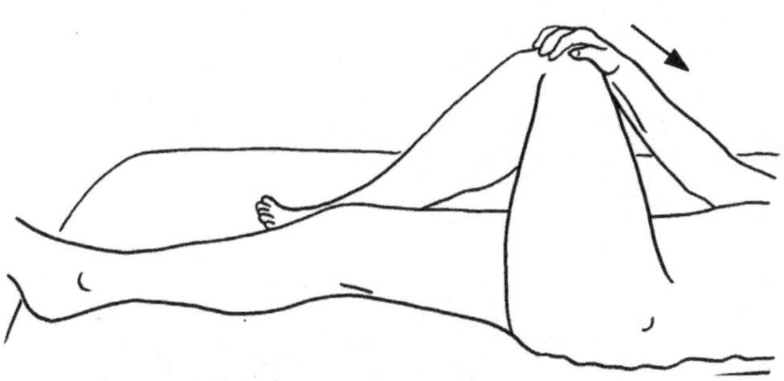

그림 8.34 궁둥구멍근 스트레칭

틀어진 엉치엉덩관절이 궁둥구멍근 통증유발점들을 재발시킬 수 있다. 그러한 경우에는, 카이로프랙터나 정골 요법사들이 도수로 관절을 맞추는 것이 그 문제의 영구적인 해결을 위하여 요구될 수 있다. 그러나, 종종, 불안정한 엉치엉덩관절은 그것에 영향을 주는 모든 근육들의 통증유발점들의 성공적인 처치로 제 자리로 되돌아 갈 수 있으며, 그것들은 이 장과 다음 장에서 다루는 모든 근육들이다(Travell과 Simons 1992; Lewit 1985).

근막 통증유발점들이 궁둥구멍근에 아직 문제를 일으키지 않았다면 적절한 운동이 좋다. 통증유발점들이 근육을 짧아지게 하며 약하게 만든다는 것을 기억하라. 이 경우에서는, 근육의 과도 스트레칭이나 과도 사용이 빠르게 근육의 문제를 악화시킨다. 어떤 운동을 할 때 너무 악화되기 전에 당신의 통증유발점들을 제거하여라.

마지막으로, 휴식이 근육근막 통증의 문제를 해결한다는 말을 믿지 말아라. 활동하지 않는 것은 통증유발점들의 고전적인 영속인자들이다.

때때로 치료가 곧 바로 도움이 되지 않는 듯이 보일 것이다. 인체는 통증유발점에서 화학적 성질을 바꿀 시간이 필요하다. 그 과정을 믿는다면, 문제가 있다고 생각하는 근육들을 마사지하고 난 다음 침대로 가서 자라. 아침에 통증은 더 좋아질 것이다.

# 제9장

# 엉덩관절, 넙다리 및 무릎 통증

Hip, Thigh, and Knee Pain

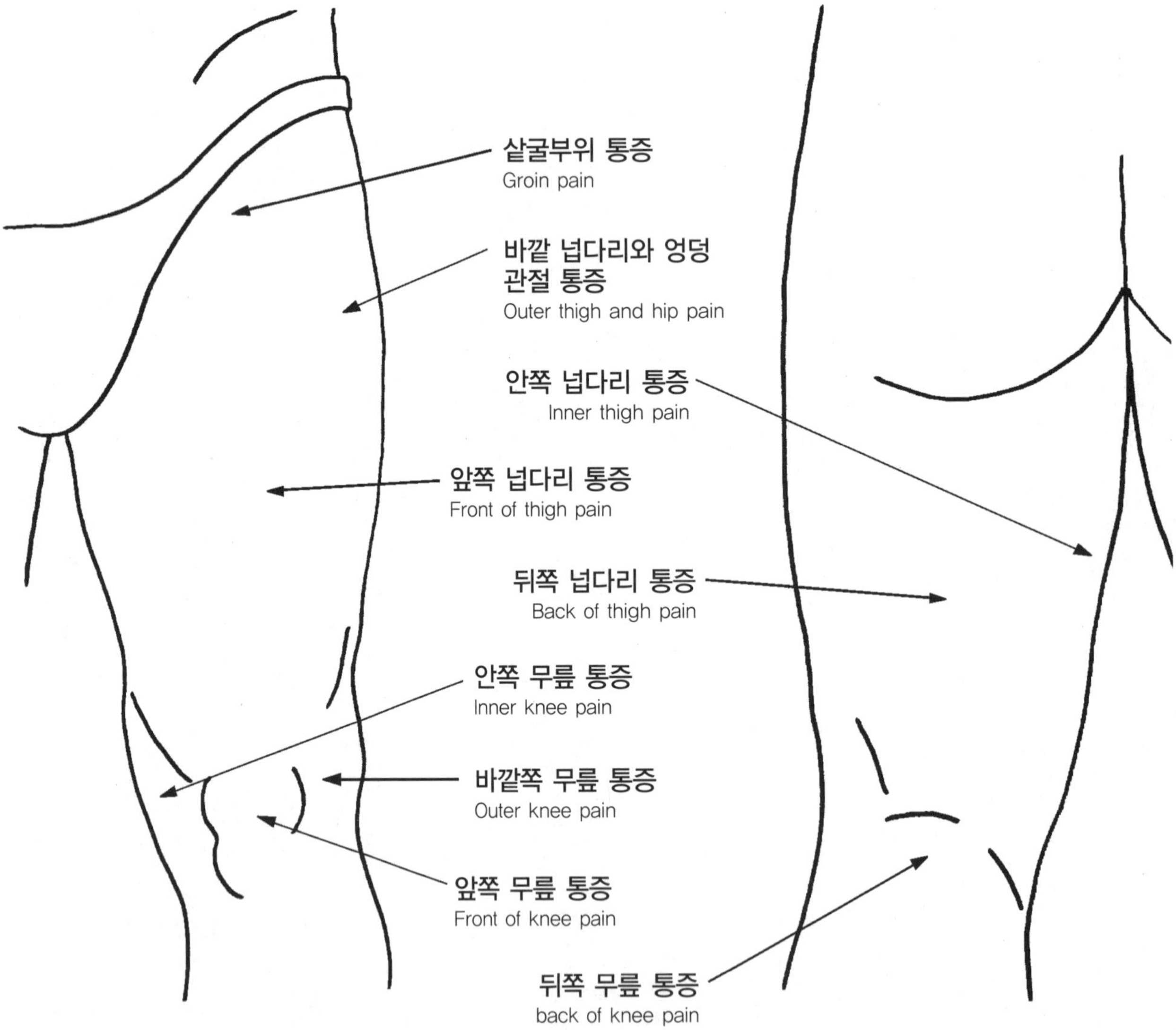
샅굴부위 통증
Groin pain
바깥 넙다리와 엉덩
관절 통증
Outer thigh and hip pain
안쪽 넙다리 통증
Inner thigh pain
앞쪽 넙다리 통증
Front of thigh pain
뒤쪽 넙다리 통증
Back of thigh pain
안쪽 무릎 통증
Inner knee pain
바깥쪽 무릎 통증
Outer knee pain
앞쪽 무릎 통증
Front of knee pain
뒤쪽 무릎 통증
back of knee pain

# 통증 가이드 *Pain Guide*

# 엉덩관절, 넙다리 및 무릎

## Hip, Thigh, and Knee

**굵은 글씨체는 주된 통증 양상을 나타낸다.** 보통 글씨체는 덜 흔하거나 위성 통증유발점 양상을 나타낸다. 문제와 연관된 가능성이 큰 순서로 근육들이 나열된다. 또한 *기타 증상 가이드*를 보아라. www.newharbinger.com/24946에서 다운로드를 위한 유용한 가이드를 준비했다. 이 책 뒤에 더 많은 정보가 있다.

**뒤쪽 무릎** *Back of Knee*
- **장딴지근** (267)
- **넙다리두갈래근** (120)
- **오금근** (242)
- 반힘줄모양근 (241)
- 반막모양근 (241)
- 가자미근 (270)
- **장딴지빗근** (244)

**뒤쪽 넙다리** *Back of Thigh*
- **작은볼기근** (207)
- **반힘줄모양근** (241)
- **반막모양근** (241)
- 넙다리두갈래근 (120)
- 궁둥구멍근 (182)
- 골반바닥근육들 (속폐쇄근) (181)

**앞쪽 무릎** *Front of Knee*
- **넙다리곧은근** (225)
- **안쪽넓은근** (227)
- **긴/짧은모음근** (234)

**앞쪽 넙다리** *Front of Thigh*
- **긴/짧은모음근** (234)
- **허리근/엉덩근** (177)
- **큰모음근** (236)
- **중간넓은근** (227)
- 두덩근 (233)
- **넙다리빗근** (218)
- 허리네모근 (198)
- **넙다리곧은근** (225)

**샅굴 (생식기 참조) 통증** *Gron (also see genital) Pain*
- **두덩근** (233)
- **긴/짧은모음근** (234)
- **배빗근** (172)
- 허리근/엉덩근 (177)
- 넙다리곧은근 (225)
- 넙다리근막긴장근 (220)

**안쪽 무릎** *Inner Knee*
- **안쪽넓은근** (227)
- 두덩정강근 (238)
- 넙다리곧은근 (225)
- **넙다리빗근** (218)
- 긴/짧은모음근 (234)

**안쪽 넙다리** *Inner Thigh*
- **두덩근** (233)
- **안쪽넓은근** (227)
- **두덩정강근** (238)
- 큰모음근 (236)
- 넙다리빗근 (218)

**바깥 무릎** *Outer Knee*
- **가쪽넓은근** (229)

**바깥 넙다리와 엉덩관절** *Outer Thigh and Hip*
- **작은볼기근** (207)
- **가쪽넓은근** (229)
- **궁둥구멍근** (182)
- **허리네모근** (198)
- **넙다리근막긴장근** (220)
- **긴/짧은모음근** (234)
- **안쪽넓은근** (227)
- **큰볼기근** (201)
- 넙다리곧은근 (225)

# 기타 증상 가이드 *Other Symptoms Guide*

# 엉덩관절, 넙다리 및 무릎
## Hip, Thigh, and Knee

### 베이커낭종 (슬와낭종)(거짓)
*Baker's Cyst (false)*
- 넙다리두갈래근 (120)
- 오금근 (242)
- 장딴지빗근 (244)

### 마비 또는 얼얼 *Numbness or Tingling*
- 궁둥구멍근 (182)
- 넙다리빗근 (218)

### 동작 시 통증 또는 곤란
*Pain or trouble with Motion*

**무릎 힘 빠짐** *Buckling (weak) Knee*
- 안쪽넓은근 (227)
- 장딴지근과 중간넓은근 (267)

**엉덩관절 힘 빠짐** *Buckling Hip*
- 넙다리곧은근 (225)
- 중간넓은근 (227)

**웅크림** *Crouching*
- 오금근 (242)

**계단 또는 언덕 내려갈 때**
*Going Down stairs or Hills*
- 안쪽넓은근 (227)
- 넙다리곧은근 (225)
- 오금근 (242)

**계단 또는 언덕 올라갈 때** *Going Up stairs or Hills*
- 중간넓은근 (227)
- 가쪽넓은근 (229)

**무릎을 펴지 못함** *Inability to Straighten Knee*
- 가쪽넓은근 (229)
- 오금근 (242)
- 중간넓은근 (227)

**반대쪽을 향해서 차기(엉덩관절 굽힘과 모음)**
*Kicking toward Opposite Side (hip flexion and adduction)*
- 두덩근 (233)

**절름발이** *Limping*
- 작은볼기근 (207)
- 가쪽넓은근 (229)
- 중간넓은근 (227)
- 반막모양근 (241)
- 반힘줄모양근 (241)
- 넙다리두갈래근 (120)

**무릎 잠김** *Locking Knee*
- 가쪽넓은근 (229)

**옆으로 누울 때: 엉덩관절 위쪽 통증**
*Lying on Your side: Pain in the top Hip*
- 넙다리근막긴장근 (220)

**어느 한 쪽으로 누울 때** *Lying on Either side*
- 작은볼기근 (207)
- 넙다리근막긴장근 (220)
- 가쪽넓은근 (229)
- 큰모음근 (236)

**앉았다가 일어서기** *Rising from a seated Position*
- 두덩근 (233)
- 허리근/엉덩근 (177)
- 작은볼기근 (207)
- 가쪽넓은근 (229)
- 중간넓은근 (227)
- 반막모양근 (241)
- 반힘줄모양근 (241)
- 넙다리두갈래근 (120)

**달리기: 무릎 뒤** *Running: behind the Knee*
- 오금근 (242)

**넙다리의 날카로운 통증 또는 아린감**
*Sharp Pain or tingling in thighs*
- 넙다리빗근 (218)

**통증으로 수면 방해** *Sleeping: Interrupted by Pain*
- 넙다리곧은근 (225)
- 안쪽넓은근 (227)
- 넙다리두갈래근 (120)
- 가쪽넓은근 (229)

**앉아있기: 엉덩관절** *Sitting: Hip*
- 반막모양근 (241)
- 반힘줄모양근 (241)
- 궁둥구멍근 (182)
- 넙다리근막긴장근 (220)
- 넙다리두갈래근 (120)

**앉아있기: 책상다리** *Sitting: Lotus Position*
- 두덩근 (233)

**서있기** *Standing*
- 넙다리빗근 (218)

**똑바로 위로 서있기** *Standing Up Straight*
- 작은볼기근 (207)

**안쪽 넙다리 찌르는 통증**
*Stinging Pain: Inner thigh*
- 두덩정강근 (238)

**엉덩관절에서 비틀기** *Twisting at the Hip*
- 긴모음근 (234)

**걷기: 엉덩관절** *Walking: Hip*
- 허리네모근 (198)
- 넙다리근막긴장근 (220)
- 넙다리빗근 (218)
- 작은볼기근 (207)
- 궁둥구멍근 (182)
- 가쪽넓은근 (229)

**걷기: 엉덩관절 또는 다리** *Walking: Hip or Leg*
- 반막모양근 (241)
- 반힘줄모양근 (241)

**걷기: 무릎 뒤** *Walking: Back or Leg*
- 넙다리두갈래근 (120)

### 유령 사지 통증 또는 의지 통증
*Phantom Limb Pain or Pain with Prosthetic*
- 넙다리곧은근 (225)
- 반막모양근 (241)
- 반힘줄모양근 (241)
- 넙다리두갈래근 (120)

### 두덩뼈 스트레스 결합염
*Pubic Stress Symphysitis*
- 두덩근 (233)

### 감소된 동작 범위
*Reduced range of Motion*

**넙다리 벌림 (다리 열기)**
*Abduction of thigh (opening the legs)*
- 긴모음근 (234)
- 큰모음근 (236)
- 두덩근 (233)

**다리 꼬기** *Crossing Legs*
- 넙다리근막긴장근 (220)
- 궁둥구멍근 (182)

**펴기(긴 발걸음)** *Extension (taking long strides)*
- 넙다리근막긴장근 (220)
- 허리근/엉덩근 (177)
- 두덩근 (233)

**넙다리의 외회전 (발과 무릎을 바깥으로 돌림)** *External rotation of thigh (turning the feet and kness out)*

넙다리근막긴장근 (220)
작은볼기근 (207)
중간볼기근 (204)
긴모음근 (234)

**발가락 닿지 못함** *Inability to Touch toes*

반막모양근 (241)
반힘줄모양근 (241)
넙다리두갈래근 (120)

**무릎 굽힘** *Knee Flexion*

중간넓은근 (227)

**압통** *Tenderness*

**엉덩관절** *Hip*

넙다리근막긴장근 (220)

**넙다리** *Thigh*

넙다리근막긴장근 (220)
중간넓은근 (227)
가쪽넓은근 (229)

**돌기 낭염 (거짓)** *Trochanteric buritis (false)*

넙다리근막긴장근 (220)
작은볼기근 (207)
가쪽넓은근 (229)

# 통증 도해 가이드 *Pain Illustrations Guide*

# 엉덩관절, 넙다리 및 무릎
## Hip, Thigh, and Knee

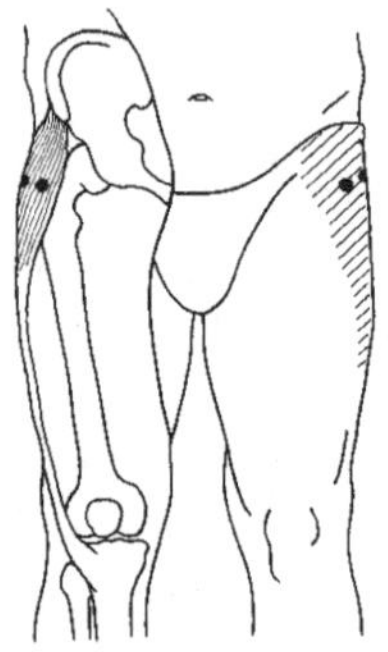

넙다리근막긴장근 통증유발점 (전면과 옆면)와 연관통 양상 (p.220)

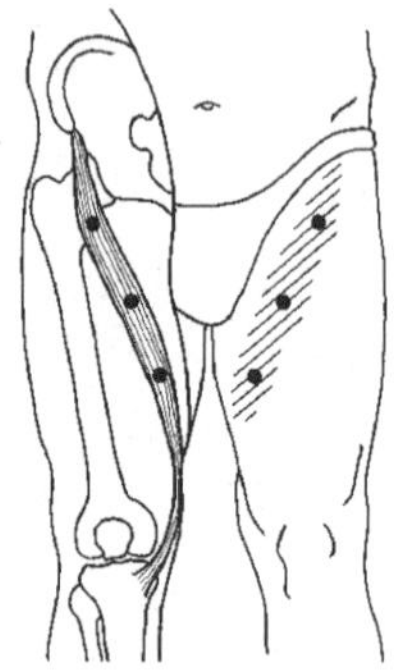

넙다리빗근 통증유발점과 연관통 양상 (p.222)

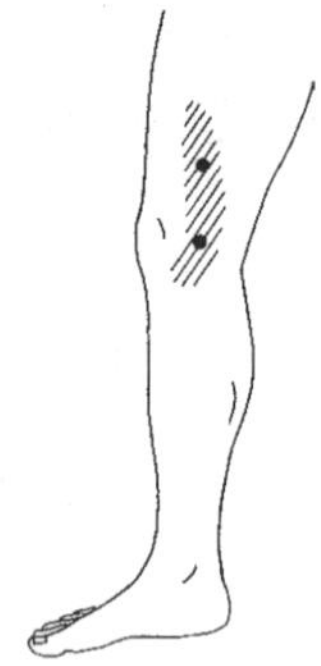

넙다리빗근 무릎 가까운 연관통 양상 (p.222)

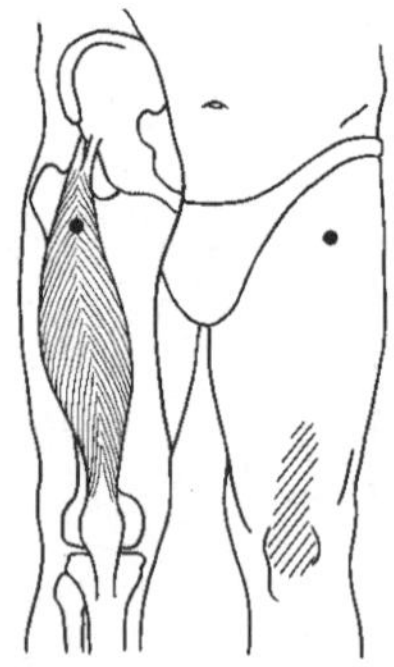

넙다리곧은근 #1 통증 유발점과 연관통 양상 (p.225)

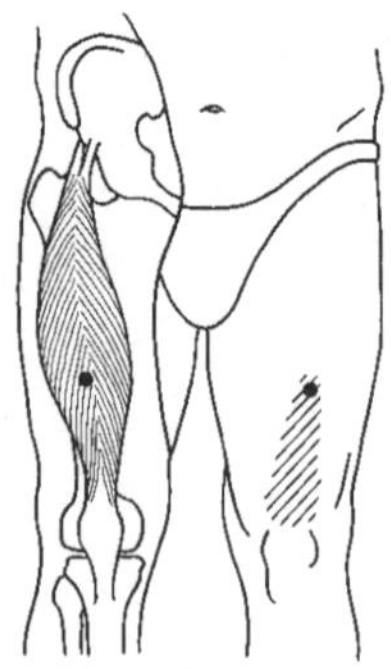

넙다리곧은근 #2 통증유발점과 연관통 양상 (p.225)

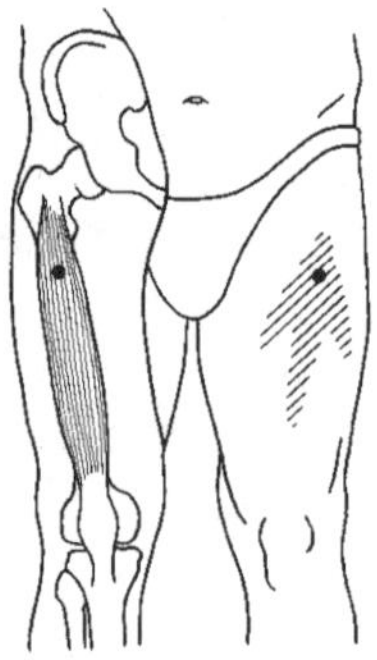

중간넓은근 통증유발점과 연관통 양상 (p.227)

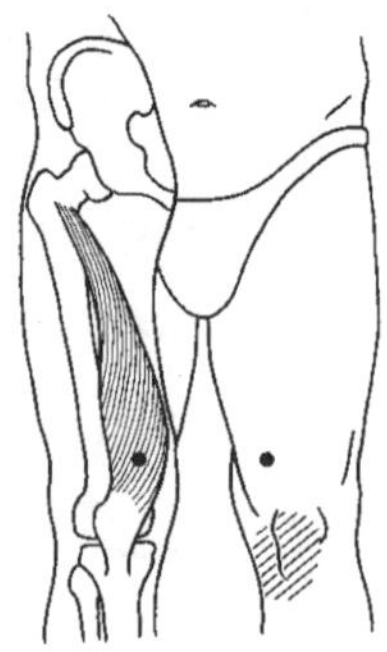

안쪽넓은근 #1 통증유발점과 연관통 양상 (p.229)

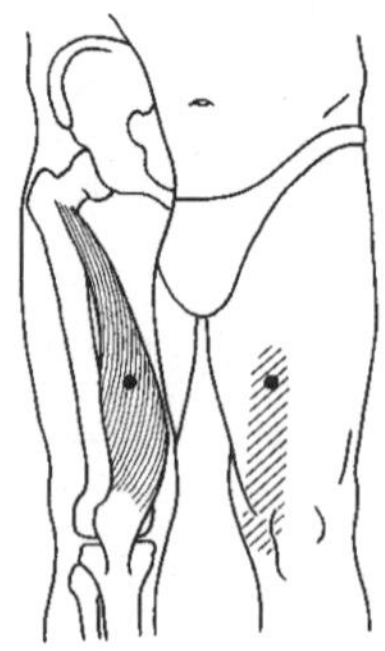

안쪽넓은근 #2 통증 유발점과 연관통 양상 (p.229)

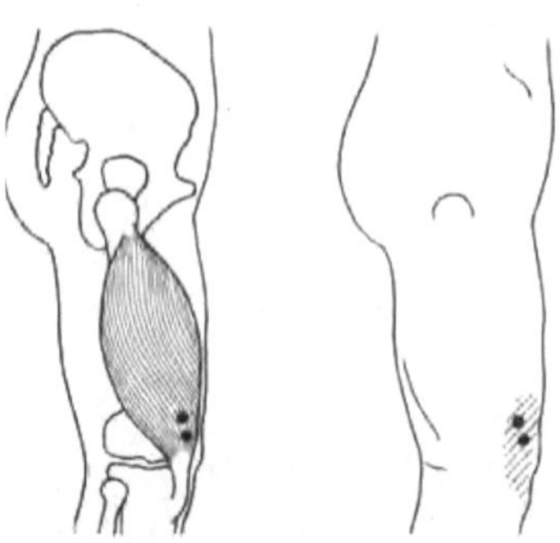

가쪽넓은근 #1 통증유발점과 연관통 양상 (p.230)

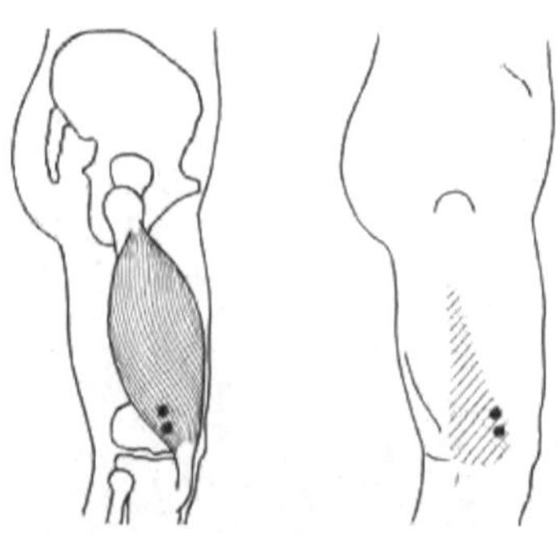

가쪽넓은근 #2 통증유발점과 연관통 양상 (p.230)

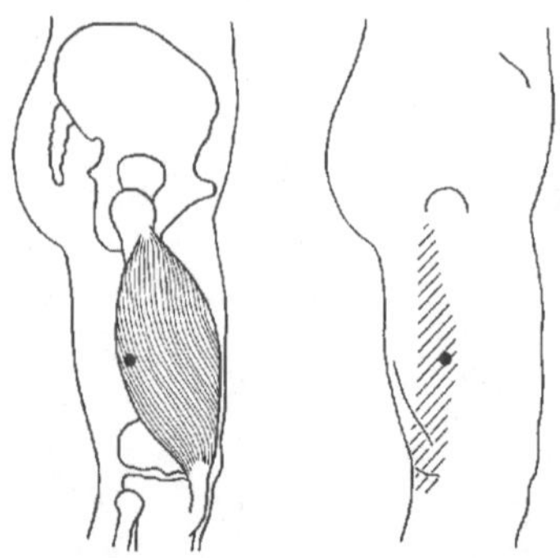

가쪽넓은근 #3 통증유발점과 연관통 양상 (p.230)

www.newharbinger.com/24946에서 다운로드를 위한 유용한 가이드를 준비했다. 자세한 것은 이 책 뒤에 있다.

주의: *시작하기 전에 각각의 근육에 대한 전체 치료 교습을 읽어보아라.*

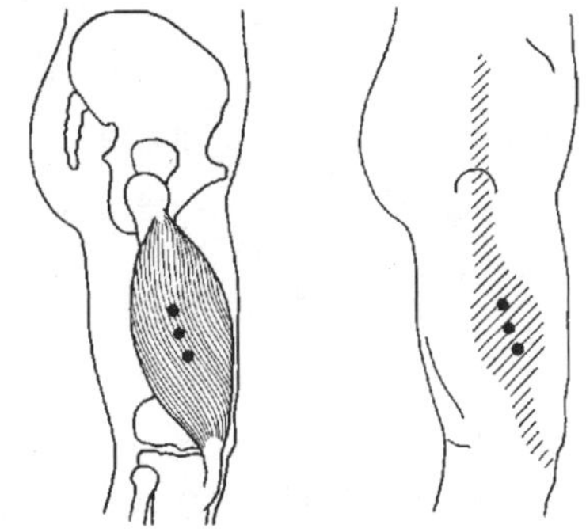

가쪽넓은근 #4 통증유발점과 연관통 양상 (p.230)

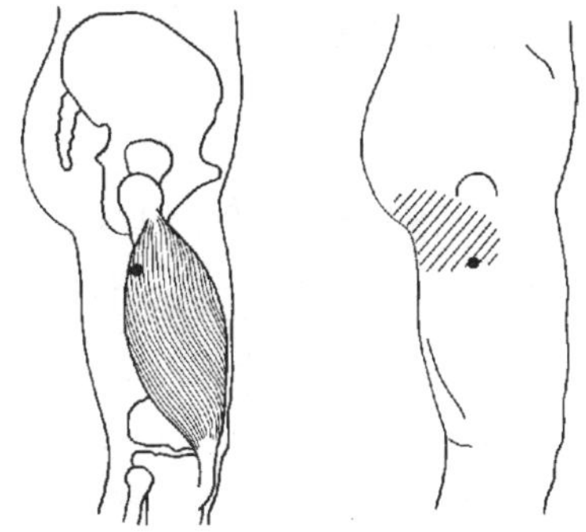

가쪽넓은근 #5 통증유발점과 연관통 양상 (p.230)

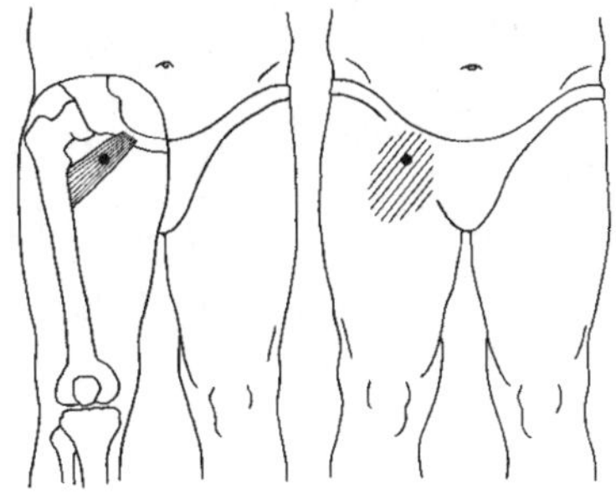

두덩근 통증유발점과 연관통 양상 (p.233)

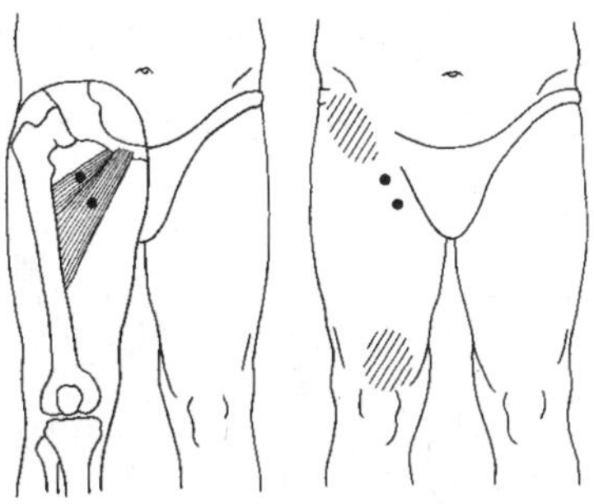

긴모음근 통증유발점과 연관통 양상 (p.235)

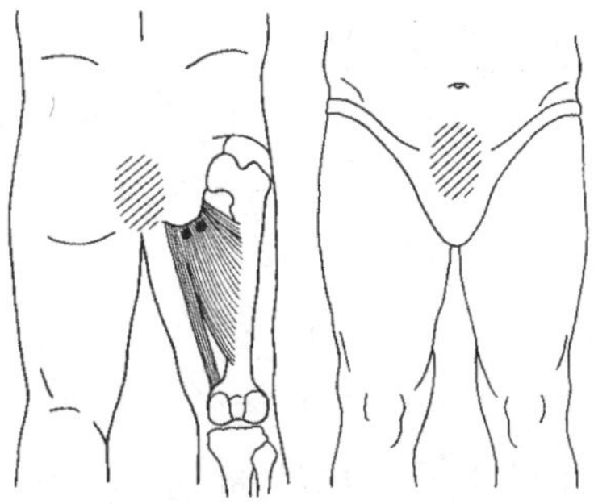

큰모음근 #1 통증유발점들과 연관통 양상 (p.237)

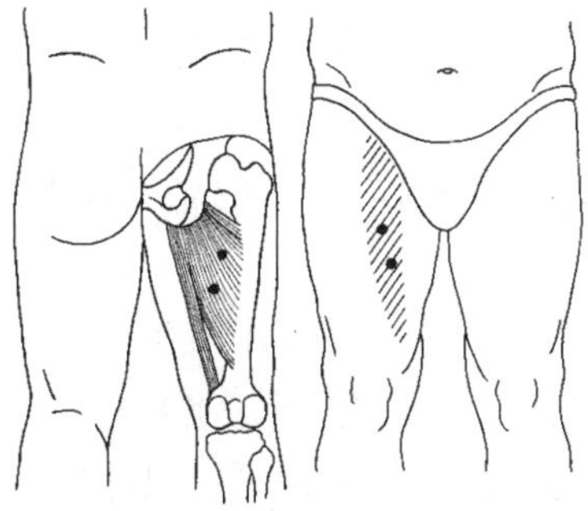

큰모음근 #2 통증유발점들과 연관통 양상 (p.237)

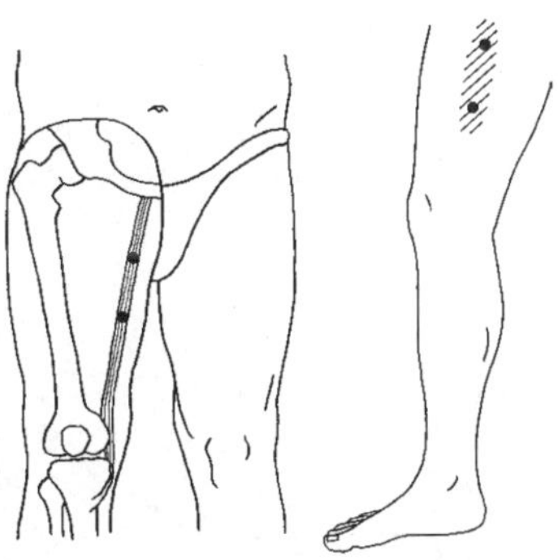

두덩정강근 통증유발점과 연관통 양상 (p.238)

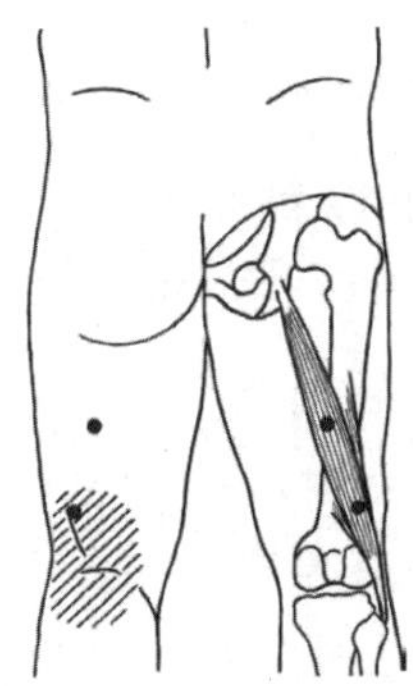

넙다리두갈래근 통증유발점과 연관통 양상 (p.240)

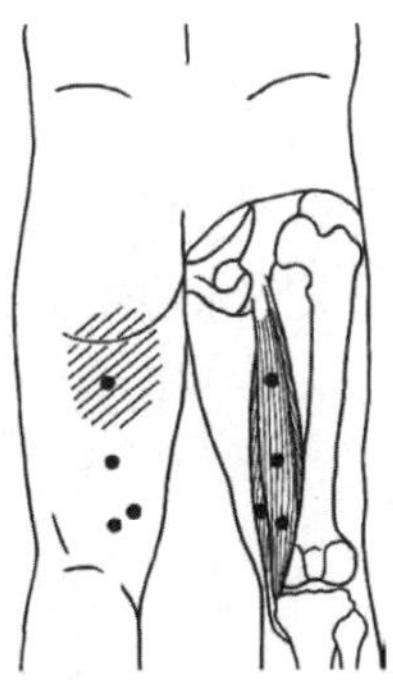

반힘줄모양근과 반막모양근 통증유발점과 연관통 양상 (p.241)

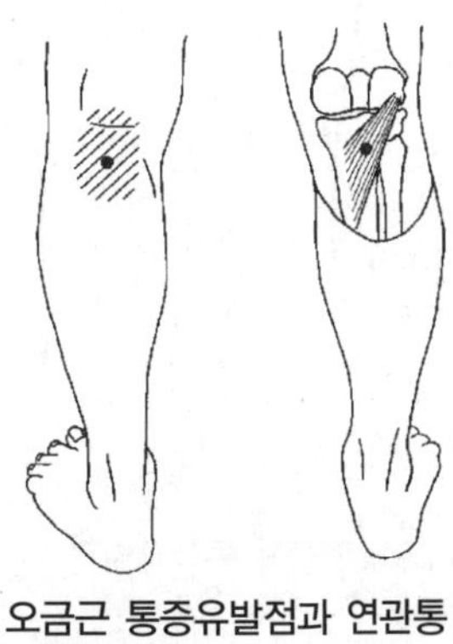

오금근 통증유발점과 연관통 양상 (p.243)

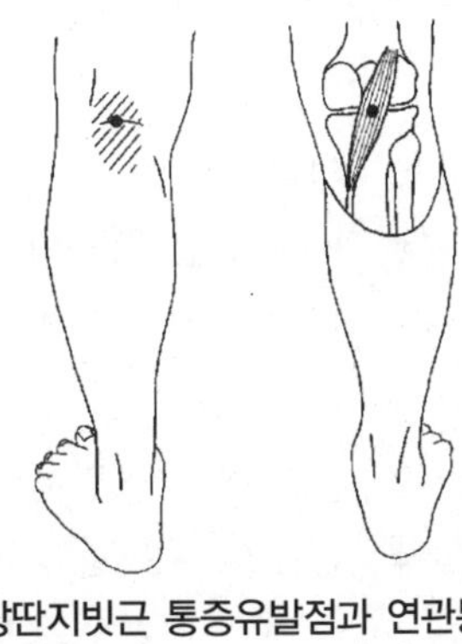

장딴지빗근 통증유발점과 연관통 양상 (p.244)

# 엉덩관절, 넙다리, 및 무릎 통증 *Hip, Thigh, and Knee Pain*

엉덩관절과 무릎 통증은 장애의 주 원인이어서, 아주 많은 사람들의 삶의 질을 떨어뜨린다. 무릎과 엉덩관절을 다치면, 스포츠를 못하고, 운동을 멈추며, 마당 일을 할 때에도 다른 사람을 부르게 된다. 저녁에 즐거운 산책도 못하게 된다. 나쁜 무릎과 엉덩관절 때문에 지팡이나 보조기구를 쓰며 휠체어를 타게 된다.

관절염, 인대 손상, 및 관절 연골의 퇴화들이 엉덩관절과 무릎 통증의 가장 통상적인 의학적 설명이다. X-ray와 다른 검사들이 자주 그러한 진단을 실증한다. 그러나 객관적인 증거가 없는 상태에서 조차, 관절 통증 자체는 관절이 문제가 있다는 증거로 간주된다. 그 결과로, 엉덩관절과 무릎 치환(replacement) 수술이 일반화되어 있으며 강하게 추진된다(Travell과 Simons 1992).

종종, 엉덩관절과 무릎 통증은 넙다리 근육들의 통증유발점들에서 온 연관통 이상의 그 무엇도 아니다; 그러한 통증은 손상된 관절에서 오는 통증처럼 상당히 아프고 쇠약하게 할 수가 있다. 비록 엉덩관절 또는 무릎관절이 진정한 손상을 겪고 있을 때에도 근처에 있는 연관 근육들의 통증유발점들이 항상 통증의 주된 부분으로 기여를 한다. 관절 손상의 치료는 항상 모든 근처의 근육들의 통증유발점들의 치료를 포함하여야 한다. 엉덩관절과 무릎에 통증이 있을 때에는 우선 통증유발점들을 살펴라. 당신 자신이 통증유발점들을 보살필 수 있을 것이다.

이 장의 앞 부분에 있는 가이드가 통증을 일으킨 통증유발점들의 위치를 찾는 열쇠가 될 것이다. 통증 목록의 제일 위에 있는 근육에서 시작하여 순서대로 하나씩 찾아 내려간다. 아마도 하나 이상의 근육들이 관여되어 있다는 것을 알 것이다. 각각의 근육들이 엉덩관절과 무릎 관절의 여러 기능에서 어떻게 작용하는지를 알기 위하여 이 장을 읽고 자신의 몸을 관찰해라. 어떤 작용이 문제를 만드는지를 정확히 알았을 때, 문제의 대부분을 일으키는 그 근육으로 바로 갈 수 있다. 통증유발점들을 가장 안전하고 효율적으로 다루기 위하여 3장, 치료 가이드라인에 있는 테이블 3.1 "자가-마사지 가이드라인"을 복습하는 것도 좋은 생각일 것이다.

## 넙다리근막긴장근 (대퇴근막장근) *Tensor Fasciae Latae*

넙다리근막긴장근이 기능을 하려면, 이 근육은 넙다리 가쪽을 덮고 있는 넓은 시트의 섬유 조직(fascia)을 당긴다(tensor). 가쪽 근막(fascia lata)과 그것의 두꺼운 중심 건(엉덩정강밴드; iliotibial band)은 넙다리근막긴장근과 큰볼기근의 힘을 넙다리와 무릎으로 전달한다.

넙다리근막긴장근의 일은 무릎과 엉덩관절을 구부리는 것을 돕는다. 그것은 넙다리를 앞으로 또는 옆으로 올리게 하고 다리를 안쪽으로 돌리게 하는 것에 관여한다. 넙다리근막긴장근은 걷고 달릴 때 골반과 무릎 모두를 안정되게 돕는다. 달리기 선수나 다른 운동 선수에서, 넙다리근막긴장근은 매우 잘 발달되어 있다. 윗몸 일으키기 역시 이 근육들의 동작을 요구 한다.

### 증상 *Symptoms*

넙다리근막긴장근의 통증유발점들은 넙다리뼈큰돌기 바로 앞 엉덩관절에 통증을 일으킨다(그림 9.1). 때때로, 통증은 바깥쪽 넙다리 아래로 뻗어가서 무릎까지 갈 수도 있다(그림에 없음). 또한 궁둥뼈와 넙다리뼈큰돌기 사이의 엉덩관절 뒤에 깊은 아픔을 느끼기도 한다(그림에 없음). 통증유발점들에 조장된 근육 단축은 엉덩관절을 펴는 것을 어렵게 한다. 엉덩관절 제한

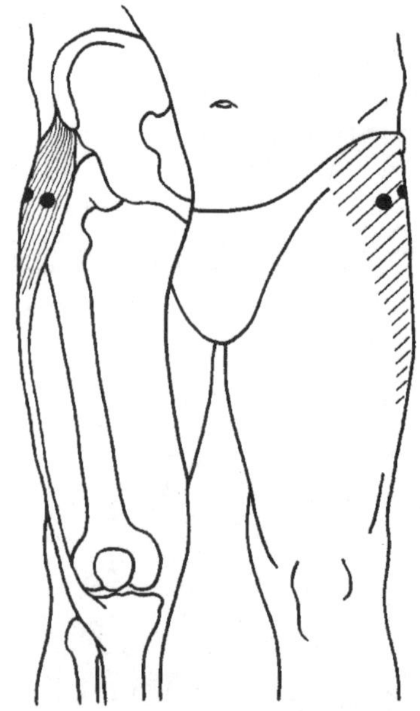

**그림 9.1 넙다리근막긴장근 통증유발점 (전면과 옆면)과 연관통 양상**

때문에 걷는 것을 천천히 할 필요가 있다. 엉덩관절과 무릎 모두를 약간 굽혀서 서있는 경향이 있다. 넙다리근막긴장근의 통증유발점들이 아주 나쁠 때에는 뒤로 몸을 기울이는 것이 거의 불가능하다(Simons, Travell과 Simons 1992).

넙다리 바깥쪽에 있는 엉덩정강밴드(IT band)의 팽팽함은 넙다리근막긴장근과 큰볼기근의 팽팽함에 기인한다는 것을 알아라. IT밴드 부착부에 있는 정강뼈 머리의 통증과 압통 또한 흔하다. 이 점에서의 통증은 계단을 내려갈 때 심해진다. 이것은 엉덩정강밴드마찰증후군이라고 진단 내려진다. 넙다리근막긴장근과 큰볼기근 통증유발점들을 마사지하는 것이 IT밴드를 풀어 줄 것이다. IT밴드 또는 넙다리 옆면의 명백한 압통은 네갈래근의 부분인 밑에 놓인 가쪽넓은근의 통증유발점들에서 온 가능성이 더 크다(Waslaski 2012). 이것은 최고의 치료사 조차도 할 수 있는 흔한 실수이다.

넙다리근막긴장근이 엉덩뼈 앞쪽을 아래쪽으로 당겨서(넙다리근막긴장근이 엉덩뼈의 앞쪽에 부착되어 있으므로 근육이 수축되면 엉덩뼈를 전하방으로 당기게 만든다) 허리에 과도한 커브를 만든다. 오직 한 쪽만이 관여될 때, 한쪽만 긴 다리를 갖고 있는 것처럼 보인다. 압통 때문에 이환된 엉덩관절을 대고 눕는 것이 힘이 들게 된다. 넙다리근막긴장근의 통증유발점들에서의 통증은 엉덩관절의 큰돌기낭염(trochanteric bursitis)이라고 오진될 수 있다. 그것은 또한 엉덩관절 연골이 얇아졌다고 잘못 비난 받는다(Travell과 Simons 1992).

*30세의 라이안은 아침만 되면 뻣뻣한 엉덩관절 때문에 몇 분 정도 돌아다니고 스트레칭을 한 후에야 똑바로 설 수가 있었다. 그는 오전 내내 책상에서 앉아 있었기 때문에 점심 때도 같은 증상을 보였다. 그의 엉덩관절부는 일과를 마칠 때나 차를 타고 어느 정도 거리를 간 후에 다시 뻣뻣함을 보였다. 그는 오직 스트레칭을 미리 한 후에야 만 아침 달리기를 할 수 있었다; 그러나 스트레칭을 너무 많이 하거나 많이 달린 후에는, 그의 엉덩관절과 넙다리에 날카롭게 찌르는 통증을 느꼈다. 라이안의 엉덩관절부 앞의 높은 부분과 옆에 있는 통증유발점들이 엉덩관절부의 뻣뻣함의 원인이라 여겨졌다. 아침 일찍 달리기 전후에 자가-치료 마사지를 해서 엉덩관절부의 제한이 풀어졌다. 또한 엉덩관절부를 먼저 마사지를 했을 때 스트레칭이 더 잘 되는 것을 알았다.*

### 원인 *Causes*

너무 많이 걷거나, 달리거나 등반하는 것들이 넙다리근막긴장근을 과로하게 한다. 그것들이 과다 스트레스를 받고 난 후에는, 앉아있는 것도 근육을 짧게 유지시켜 통증유발점들을 부추기게 한다. 무릎을 높여서 자는 것도 마찬가지다. 넙다리근막긴장근은 울퉁불퉁한 지면을 걷거나 달리면 더욱 스트레스를 받는다. 그것은 또한 닳은 신발을 신거나 모톤의 발(10장에서 자세히 논의 됨)에 의한 불안정한 발목을 보상하느라고 일을 더 하게 만든다.

넙다리근막긴장근은 서있을 때 항상 일을 하고 있다. 무거운 물건을 들고 걷는 것은 이 근육들에게 필요 없는 부하를 준다. 과체중도 그것들이 일을 많이 하게 만든다. 그것들로 문제를 겪고 있는 동안에는, 오래 앉아있는 것을 피하는 것이 좋다. 엉덩관절부가 뻣뻣해지는 경향이 있다면, 무릎을 접고 앉아있지 말고 태아들의 포지션인 무릎을 가슴에 대고 자는 것을 피해야 한다. 뻣뻣함이 잠복성 통증유발점들의 명백한 사인이다. 잠복성 통증유발점들을 지닌 어떤 근육들의 과로는 통증유발점들을 빨리 활성화 시키며 통증으로 이끈다.

### 치료 *Treatment*

넙다리근막긴장근의 근복부를 분리 수축으로 찾으려면, 우선 앞에서 튀어 나온 앞위엉덩뼈가시(ASIS), 또는 엉덩뼈를 찾아라. 바지 앞 주머니 바로 입구에서 이 뼈가 있다. 엉덩뼈 바로 아래에 손가락 하나를 대고 체중을 한 다리에서 다른 다리로 옮겨라. 그 근육은 번갈아서 불거져 올랐다가 부드러워질 것이다. 간단히 무릎 또는 발을 반복적으로 안쪽으로 돌리는 것이, 다리를 옆으로 올리는 것에서 하는 것처럼, 근육을 수축시킨다. 두 개의 부위에서 통증유발점들이

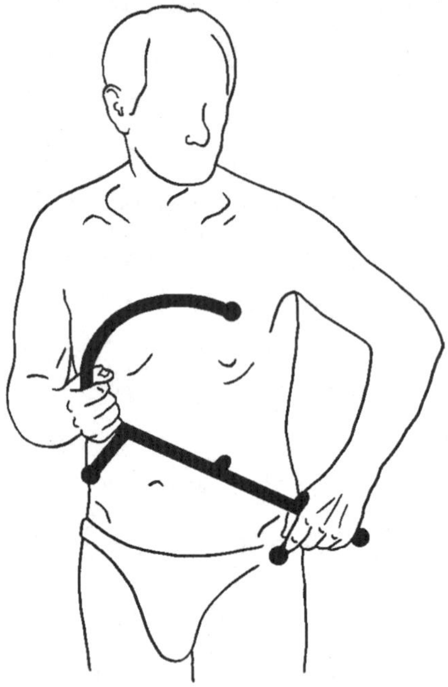

그림 9.2 쎄라케인으로 넙다리근막 긴장근 마사지

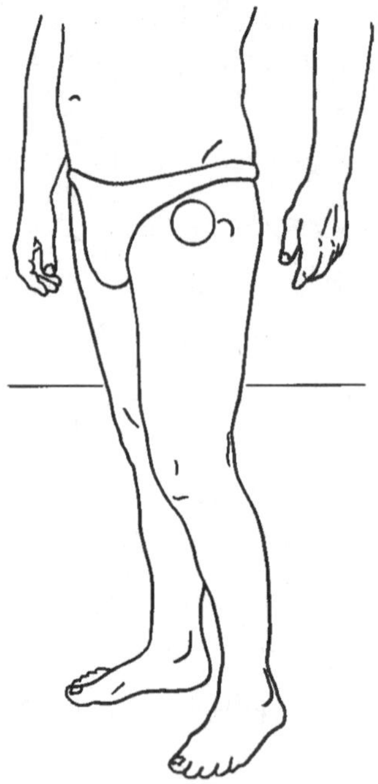

그림 9.3 공을 벽에 대고 넙다리근막긴장근 마사지

있을 수 있다: 첫 번째 것은 엉덩뼈 바깥쪽으로 일 인치, 아래로 일 인치에 있고, 두 번째 것은 더 바깥쪽으로 1/2에서 1인치에 있다.

이 근육을 마사지 하려면, 쎄라케인이 매우 좋고(그림 9.2) 또는 테니스공, 큰 고탄성공, 또는 라크로스공을 벽에 대고 하면 근육 깊이 스트로크를 할 수 있다(그림 9.3). 공을 넙다리근막긴장근에 놓고, 그것에 몸을 기대고, 치료하려는 다리를 살짝 굽혀서 그 다리에 체중이 실리지 않게 해라. 그냥 이 다리가 그것 자신만의 체중만 유지하게 해라. 근 섬유를 가로지르거나 그것을 따라서 공을 굴리는데, 어떤 것이나 당신에게 좋다.

보통 여러 개의 다른 근육들이 넙다리근막긴장근과 함께 문제가 된다. 엉덩관절부에 통증과 뻣뻣함이 있을 때, 통증 가이드의 "바깥 넙다리와 엉덩관절"에 나열된 모든 근육들을 처치해라.

## 넙다리빗근 (봉공근) *Sartorius*

넙다리빗근은 인체에서 가장 긴 근육이다. 단어는 라틴어인 "재봉사(tailor)"에서 왔다. 옛날에는, 재봉사는 종종 다리를 서로 꼬고 앉아서 일을 했다. 다리를 이 자세로 있게 하려면 넙다리빗근의 강한 작용을 필요로 한다. 넙다리빗근은 엉덩뼈에 붙고 난 후 내려가서 넙다리를 안쪽으로 가로질러, 무릎의 안쪽에 있는 정강뼈에 붙는다.(정강뼈는 아래 다리의 두 개의 뼈 중에서 큰 것이다.) 이러한 배열은 넙다리빗근이 다리를 앞으로 올리고 무릎을 바깥쪽으로 돌리게 한다. 축구 킥은 넙다리빗근의 강력한 수축을 요구 한다.

이 긴 근육은 결합조직의 띠들에 의해서 여러 곳에서 가로막히는데, 이 띠들은 긴 근육 섬유들을 짧은 것으로 나뉘게 한다. 근육의 각 부분은 그 자신의 복부를 갖고 있어서, 근육의 전체 길이를 따라서 어느 곳에서라도 통증유발점들의 가능성을 만든다.

### 증상 *Symptoms*

넙다리빗근의 통증유발점들은 오직 국소적인 통증을 만든다. 그것은 앞에서 엉덩뼈에서 안쪽 무릎까지 넙다리를 가로지르는 길을 따라서 어느 곳에서나 나타날 수 있다(그림 9.4, 9.5). 통증은 깊숙이 쑤시는 정도는 아니며 이것은 보통 근육근막 통증의 특징이다. 그 대신 날카로운, 갑작스러운

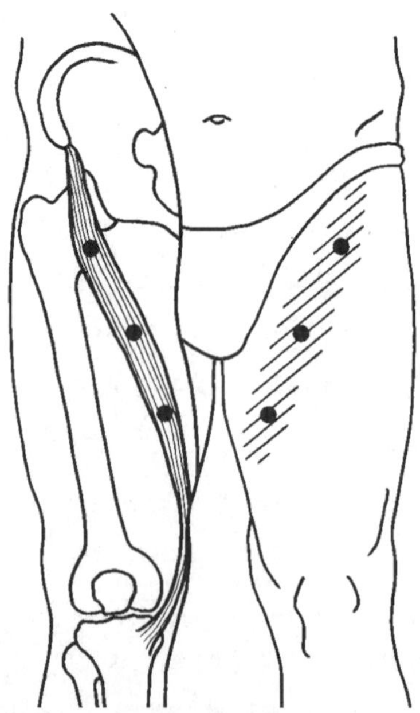

그림 9.4 넙다리빗근 통증유발점과 연관통 양상

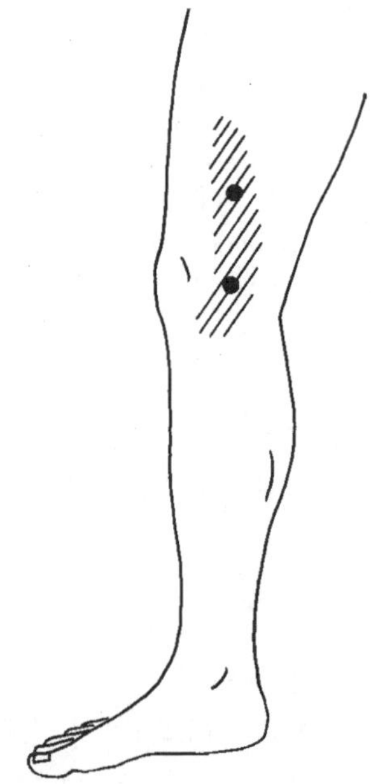

그림 9.5 무릎 가까운 넙다리빗근 연관통

통증 또는 피부 바로 아래에서 화끈거리고 얼얼한 감각으로 느껴진다. 엉덩관절의 빠른 움직임이나 과도한 폄(다리를 뒤로 멀리 놓는 것)이 통증유발점들 바로 주위에서 날카롭게 찌르는 통증을 만든다. 넙다리빗근을 느슨하게 만드는 앉는 것이 증상의 잠정적인 경감을 가져 온다. 서있는 것은 근육을 딱딱하게 만들므로 증상이 악화된다(Travell과 Simons 1992).

넙다리빗근 통증유발점들은 무릎에 보다 얕고 날카롭거나 얼얼한 통증을 일으킨다; 그것들은 안쪽 무릎을 압력에 과민하게 만들어서, 무릎을 붙여서 옆으로 누어 있으면 눌리는 힘에 편안하지 못하게 만든다. 이러한 민감성은 무릎관절에 어떤 잘못이 있지 않는 가를 의심하게 만든다(Travell과 Simons 1992).

팽팽한 넙다리빗근에 의한 감각신경의 압박은 얕고 화끈거리는 통증, 마비감, 가려움, 및 얼얼함을 넙다리 앞과 바깥 피부에 만든다. 이것은 연관통이 아니라 직접적인 신경 영향이다. 이러한 증상은 종종 "넙다리감각이상증; meralgia paresthetica"라고 이름 붙여져서 쉬운 말로 다리에 마비와 통증이 있다고 말한다. 이러한 증상이 있다면 넙다리빗근 통증유발점들을 살펴라 (Travell과 Simons 1992).

## 원인 *Causes*

발을 지면에 붙인 채, 갑작스럽고 격렬하게 몸을 비트는 움직임은 넙다리빗근의 통증유발점들을 시작하게 한다. 그것들은 또한 몸이 비틀어지면서 넘어질 때에도 생긴다. 꼰 요가 자세를 유지하는 것과 앉아있을 때나 잘 때 다리를 위로하고 있는 것은 넙다리빗근의 통증유발점들의 발달을 조장한다. 모톤의 발과 올라간 첫 번째 발허리뼈는 발의 과도한 엎침을 만든다. 이것은 무릎을 안쪽으로 굽혀지게 만들어 안짱다리를 만드는데, 넙다리빗근이 만성적으로 과도하게 당기게 만들어 통증유발점들을 만들기가 쉬워진다.

넙다리빗근의 문제에서 벗어나려면, 근육이 팽팽하거나 추울 때, 엉덩관절을 과도하게 펴지 말아라. 과도하게 펴는 것은 비정상적으로 큰 발걸음을 만들거나 비정상적으로 비트는 움직임을 만들 때 생긴다. 운동 경기에서 과도한 노력들이 넙다리빗근을 포함한 어떤 근육들에게 과도 수축, 과도 스트레칭, 또는 과로를 주게 된다. 몸이 갖춰지지 않았을 때에 격렬한 움직임을 피한다. 여러 엉덩관절 근육들에게 통증유발점들을 만드는 어떠한 당김과 과사용은 넙다리빗근에 2차 영향을 미치게 할 수 있다. 넙다리빗근 혼자서는 좀처럼 문제를 일으키지 않는다. 통상적으로 넙다리빗근의 통증유발점들에 관여되는 다른 근육들은 넙다리곧은근, 안쪽넓은근, 허리근, 넙다리근막긴장근, 중간볼기근 및 작은볼기근, 궁둥구멍근, 안쪽 넙다리의 모음근 들이다.

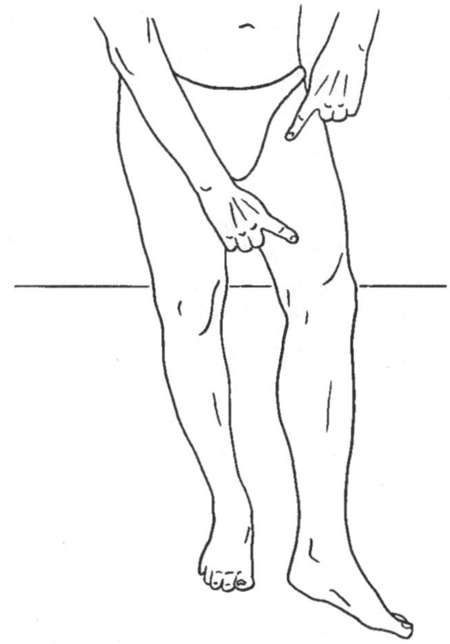

그림 9.6 분리 수축으로넙다리빗근 찾기, 넙다리를 바깥쪽으로 돌리고 다리를 앞으로 올린다

## 치료 *Treatment*

엉덩관절을 굽히고 가쪽으로 돌리는 복합적인 움직임으로 넙다리빗근을 수축시켜서 만져서 찾는다(그림 9.6). 이 동작은 다리를 앞으로 올리고 무릎을 바깥쪽으로 돌린다. 또한 다리 전체를 바깥쪽으로 움직일 때 근육이 더 수축 된다. 엉덩관절 앞에서부터 무릎 안쪽까지 근육 전체를 따라 찾아라. 받힌 손가락들로 천천히 깊은 원을 그리면서 통증유발점들을 마사지 하는데, 그림 9.7에서 보여진 손가락들의 바로 안쪽의 넙다리동맥을 피해야 한다. 맞댄 엄지 또한 효과적이다. 넙다리빗근이 안쪽넓은근을 가로지르는 것을 주목하라. 두 근육들은 종종 함께 관여되며 같은 테크닉으로 같은 시간에 치료될 수 있다.

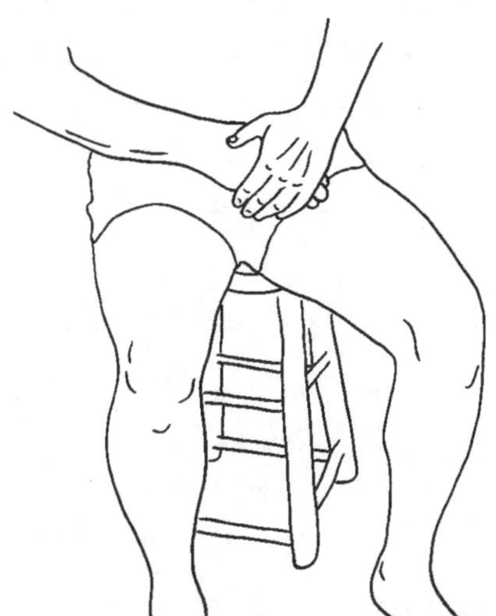

그림 9.7 받힌 손가락으로 넙다리빗근 마사지 (이 근육의 바로 안쪽에 있는 동맥을 피해라)

# 네갈래근 (사두근) *Quadriceps Muscles*

해부학적으로, 네갈래근은 네 개의 머리를 가진 하나의 근육인데, 그림 9.8에서는 오직 세 개만 볼 수 있다. 네갈래근은 넙다리의 앞면과 바깥쪽 및 안쪽의 일부를 덮어서, 위쪽 다리의 거의 3/4을 싸고 있다. 네갈래근 모든 네 개의 머리는 무릎덮개에 하나의 공통된 힘줄로 부착된다. 무릎덮개, 또는 슬개골은 전부가 이 힘줄 안에 싸여있고 그것과 함께 움직인다. 무릎덮개의 자유로운 움직임은 무릎 관절의 자유로운 작동에 기본적이다. 네갈래근 머리들 중의 어느 것의 통증유발점들은 이 자유를 억압하고 무릎덮개를 위 또는 한 쪽으로 당긴다. 통증유발점들은 과도하게 당겨진 맞은편 근육의 반작용으로 형성될 뿐만 아니라 힘줄의 부착부에서 당김을 만든다(Waslaski 2012). 공통 힘줄은 정강뼈 꼭대기에 붙어 있어서, 네갈래근이 무릎을 펴게 만들어 준다. 네갈래근의 제일 앞쪽 부분인 넙다리곧은근의 부가적인 기능은 엉덩관절을 굽히는 것을 돕는 것이다.

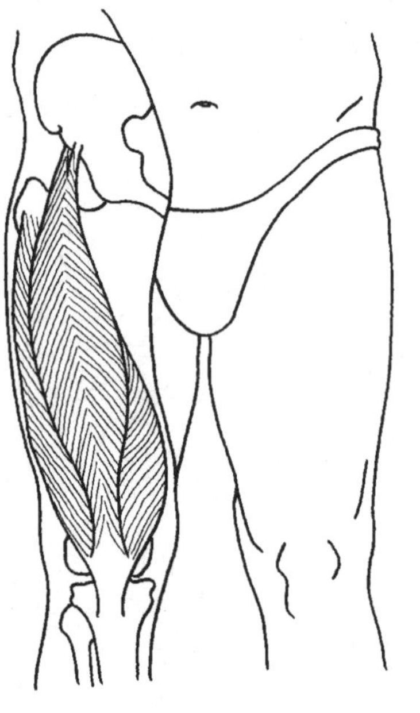

그림 9.8 네갈래근

네갈래근은 인체에서 가장 크고, 두꺼우며, 가장 강한 근육이다. 네갈래근 통증유발점들은 무릎 통증의 우선적인 원인이다. 넓이뛰기선수 또는 달리기 선수들의 무릎 통증은 보통 네갈래근 통증유발점들에서 온 연관통 이상의 아무것도 아니다. 어린아이의 무릎과 다리의 성장통은 보통 네갈래근의 통증유발점들로 추적된다. 또한 네갈래근 통증유발점들은 다리를 잘라서 무릎이 없는 사람에게서 느껴지는 무릎의 유령 통증을 일으킨다. 당사자에게는 놀림이 되고 그들의 의사에게는 이상스러운 하지불안증후군(Restless leg syndrome)은 네갈래근의 통증유발점들로 추적된다. 네갈래근의 매듭은 무릎 잠김, 후들거리는 무릎, 또는 풀린 무릎을 일으킬 수 있다(Travell과 Simons 1992).

네갈래근 통증유발점들에서 온 통증과 취약함은 무릎 관절의 힘줄염, 낭염, 및 관절염, 또는 인대 또는 메니스쿠스 연골의 손상으로 쉽게 잘못 판단된다. 진성 무릎덮개힘줄염은 드물고, 발적 및 부종 같은 염증의 징후를 동반한다. 무릎덮개건 부착부의 통증은 무릎덮개건증이라고 부르는 것이 더 적절할 수 있다. 건증(tendinosis)은 건이 뼈에 부착하는 곳에 자극과 통증이 있다는 것을 말하는 다른 방식이다. 넙다리 앞에 있는 네갈래근과 넙다리 뒤쪽에 있는 넙다리뒤근 사이의 장력의 불균형이 무릎덮개 바로 아래의 일관된 당김과 통증에 책임이 있을 수 있다. 그 근육들 안에 있는 통증유발점들과 장력을 푸는 것이 이 상태를 경감시킬 수 있다. 통증이 무릎에 있기 때문에 문제가 관절에 있다는 잘못된 추정으로 치료를 할 때 치료의 성공 가능성은 없다(Travell과 Simons 1992; Waslaski 2012).

무릎 통증은 극도로 쇠약해지게 하지만, 무엇이 실제로 잘못되고 있나를 알 때에는 그것을 없애는 것은 상상할 수 없을 정도로 쉽다.

*46세의 커트는 최근에 무릎이 너무 아파서 잔디를 자르는 도중 그만둘 수 밖에 없었다. 실내로 들어가서 앉아 쉬었는데, 다시 일어나서 방을 걸어 다닐 수가 없었다. 애디론댁 산을 등반한 이후로 12년 동안 무릎이 주기적으로 아팠었다. 그의 무릎 통증은 내리막 길에 시작해서 오직 친구들의 도움으로만 걸을 수 있었다. 메디칼 센터에서, 그는 궁극적으로 무릎 치환술을 받아야 한다는 말을 들었는데, X-ray 상에서 무릎 연골이 얇아진 것 때문이었다.*

*커트의 잔디 깎을 때의 위기가 통증유발점들을 공부한 친구와 만날 기회를 만들어 주었다. 전화로, 그의 친구는 그의 넙다리 근육들에서 무진장 아픈 점들을 찾는 법을 가르쳐 주었다. 커트는 한 손으로 전화를 받으면서 한 손으로 매듭을 주무를 수 있었다. 전화가 끝났을 때, 매우 덜 아파져서 일어서서 걸을 수 있게 되었다.*
*다음 몇 주간의 네갈래근의 자가-마사지가 12년간의 무릎 문제를 끝나게 하였다.*

네갈래근은 무거운 물건 옮기기, 하이힐을 신고 걷기, 등반, 점핑, 무릎 꿇기, 스쿼트 또는 스포츠 활동에서, 과도 운동 또는 과도 실행에서 일반적으로 다치게 된다. 아침 내내 정원을 걷는 것도 그것들에게 문제를 준다. 하루 종일 계속하여 앉았다가 일어나는 직업이 네갈래근에 빠른 부담을 주게 한다. 통증유발점들로 인해서 엉덩관절과 넙다리의 다른 근육들을 편애하는 것이 네갈래근에 증가된 스트레스를 줄 수 있다는 것을 명심해라.

특정한 통증유발점들에 특정한 통증이 관여되기 때문에, 네갈래근의 네 개의 머리들이 네 개의 분리된 근육(넙다리곧은근, 중간넓은근, 안쪽넓은근 및 가쪽넓은근)으로서 치료될 것이다.

## 넙다리곧은근 (대퇴직근) Rectus Femoris

넙다리곧은근은 넙다리 앞쪽에 있으며 엉덩뼈에서부터 무릎까지 직선으로 내려간다. 라틴어인 rectus의 뜻은 "직선으로 유지된다"의 뜻이다.

넙다리곧은근은, 다른 네갈래근들과 함께, 무릎의 공통 건에 부착되는데, 그것은 무릎을 펴는데 관여하게 한다. 넙다리곧은근의 다른 부착부는 골반인데, 그것이 근육을 엉덩관절의 강력한 굽힘근으로 만든다; 그것은 다리를 올리고 침대에서 일어나게 돕는다. 넙다리곧은근의 두 가지 기능은 다양한 남용에 빠지게 하기 쉽게 만드는데, 그것은 네갈래근의 다른 머리들에게는 영향이 거의 없다. 넙다리곧은근 통증유발점들의 증상은 원인과 너무 멀리 떨어져 있어서 연관이 있다고 생각하는 사람들은 거의 없는데, 이것을 한 젊은 여자의 경험에서 볼 수 있다.

*22세의 르네는 평평한 하이힐을 신고 공예 박람회를 하루 종일 걸어 다닌 후에 그녀의 무릎덮개(슬개골) 밑에 문제를 느꼈다. 무릎덮개 밑을 만질 수 있을 경우, 그것을 고칠 수 있을 것 같다는 생각을 했다. 그녀는 무릎에 항상 문제가 있었는데, 특히 언덕 또는 계단을 올라 갈 때였다. 그러나 왜 그런지 알 수가 없었다. 그녀는 운동신경이 좋지 않았으며 전에 무릎을 다친 기억도 없었다. 르네의 무릎 통증은 넙다리 앞쪽에 있는 넙다리곧은근의 통증유발점들에서 기인한 것이었다. 이 근육들에 깊은 마사지를 했더니 일 분 내에 무릎덮개 밑의 통증이 멈췄다. 마사지 치료사는 너무 운동을 안 하고 너무 오래 앉아 있어서 다리 근육들이 약하고 스태미나가 떨어진다고 이야기 했다. 하이힐을 신고 걷는 것이 그녀 넙다리를 더 당기게 하였다; 이 장력은 근육을 빨리 지치게 하고 통증유발점들의 즉각적인 원인이 되었다.*

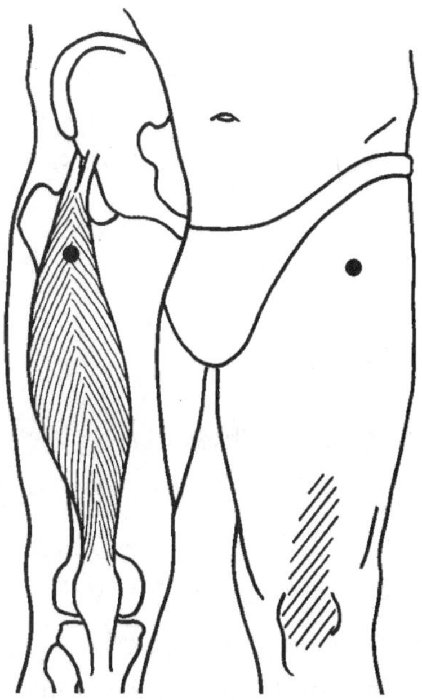

그림 9.9 넙다리곧은근 #1 통증유발점과 연관통 양상

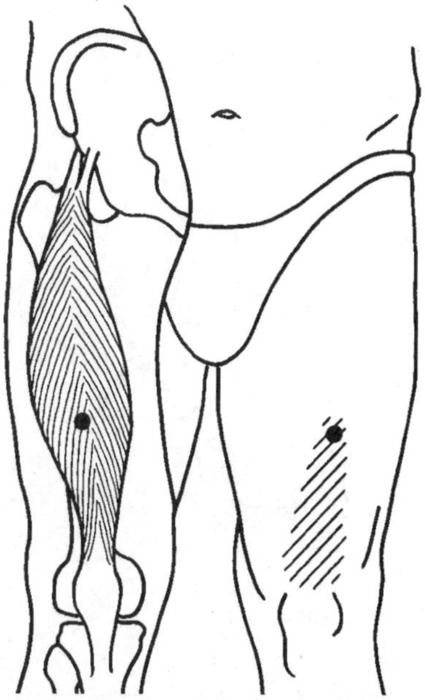

그림 9.10 넙다리곧은근 #2 통증유발점과 연관통 양상

### 증상 Symptoms

넙다리곧은근의 가장 흔한 통증유발점은 무릎 깊숙한 속으로 통증을 전이한다; 이 통증은 보통 무릎덮개 밑에 통증이 있다고 묘사된다(그림 9.9). 계단 또는 언덕을 올라가는 것이 아플 수 있으며 무릎에 탁탁 소리를 만들 수 있다. 이 통증유발점은 풀린 엉덩관절을 일으킬 수 있어서 걷는 도중 예기치 않게 넘어질 수 있다. 두 번째의 통증유발점은 종종 무릎 위쪽에서 발견 된다. 이 통증유발점은 무릎 위쪽에 깊은 통증을 만들며, 통증유발점에 국한한다(그림 9.10). 두 통증유발점들 모두가 무릎을 뻣뻣하고 약하게 만든다. 다리와 무릎

의 통증은 밤에 잠을 깨게 만든다(Travell과 Simons 1992).

### 원인 *Causes*

오래 동안 앉아 있는 것이 넙다리곧은근을 짧아지게 하는데, 통증유발점들을 조장하는 조건이다. 엉덩관절의 강력하고 반복적인 굽힘을 요구하는 어떤 동작들을 무리하게 하면 넙다리곧은근을 위험에 빠지게 한다. 이런 이유로, 등반, 사이클링, 러닝, 및 빨리 걷기들이 해가 되며, 윗몸 일으키기나 다리 들기 또한 마찬가지다. 필라테스 운동을 할 때 이 근육들을 과도 사용하기가 쉽다. 축구공을 차는 것도 넙다리곧은근의 강력한 동작을 요구한다. 수영에서 물을 차는 동작 조차 넙다리곧은근에서 기인한 무릎 통증의 원인이 된다.

하이힐이나 앞이 뾰족한 신발을 신고 걷는 것이 종종 넙다리곧은근의 통증유발점들의 확실한 원인이 된다. 단지 남들이 멋진 신발이 당신에게 나쁘다는 말에 그것을 신는 것을 그만 두지는 않을 것이므로, 최소한 그것들이 무릎 통증을 일으키고 아파 죽겠을 때에 어떤 믿을 수 있는 마사지로 보상하는 선택을 해야 할 것이다.

무릎 통증이 운동들에서 올 경우, 겁을 먹고 그만 둘 필요가 없다. 매 운동 전 후에 약간의 예방적 유지를 넙다리곧은근에 하는 것으로 충분하다. 이 목적으로 스트레칭을 할 때에는, 통증유발점 마사지를 먼저 해라; 그렇지 않으면 근육들은 스트레칭에 대항하며 완전히 풀어지지 않을 것이다.

### 치료 *Treatment*

다리를 올릴 때 수축되는 것을 만져서 넙다리곧은근을 찾는다. 무릎을 굽힐 때보다 펼 때에 넙다리곧은근은 강력하게 수축한다; 이것은 근육의 이중 기능 때문이다. 바지 앞주머니 바로 입구에서 엉덩뼈를 느껴라. 이것은 위앞엉덩뼈가시(ASIS) 라고 부른다. 서 있으면서, 손으로 ASIS에서부터 한 손 폭을 재라. 한 손 폭은 엄지에서 새끼까지 손바닥을 가로지르는 폭이다. 서 있으면서, 제일 위쪽 통증유발점은 손 바로 아래에 있을 것이다. 맞은쪽 통증유발점은 무릎덮개 꼭대기에서 위로 한 손 길이에 있다. 한 손 길이는 중지 끝부터 손목까지의 거리다. 손으로 하는 측정은 키와 상관이 없이 비례적인 것을 알면 재미있다.

서거나 앉아서 덧댄 엄지로 넙다리곧은근을 마사지 한다. 받힌 손가락들은 엉덩관절에 가까운 통증유발점들을 마사지하기가 힘드나 (지레 효과가 작다), 근육의 아래 부분을 하기에는 좋다. 쎄라케인은 어떤 곳에서도 사용하기가 좋은 도구이다(그림 9.11). 테니스공, 고탄성공이나 라크로스공을 벽에 대고 하는 것도 훌륭한데 체중을 압력으로 사용할 수 있기 때문이다(그림 9.12). 서서 마사지를 하는 동안, 체중의 대부분을 맞은편 다리에 두어라.

엉덩관절 근처의 다른 근육들에서도 통증유발점들이 발견될 수 있다는 것을 명심하는데, 넙다리근막긴장근, 넙다리빗근 및 두덩근들이다. 이들 중의 어느 하나라도 엉덩관절을 취약하게 만들어서 체중을 엉덩관절에 가했을 때 무너지게 하기에 충분하다. 그것들을 구분할 수 있는 것이 유용하다. 그것들을 분리 수축하여 근육들을 각각 찾는 것을 배워라. 모든 것들이 정확히 어디에 있는 지를 알 때 당신의 치료는 보다 성공적일 것이다.

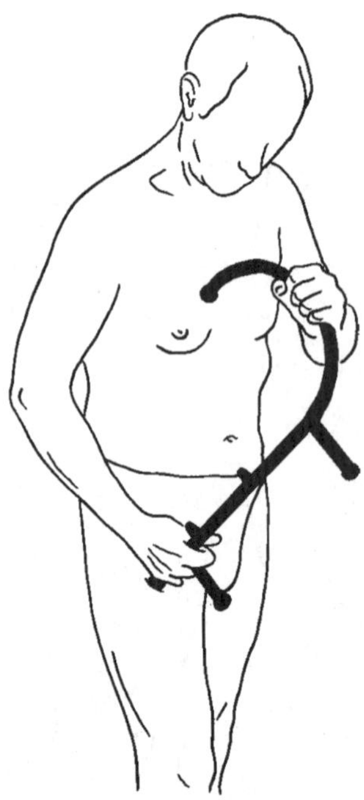

그림 9.11 쎄라케인으로 넙다리곧은근 마사지

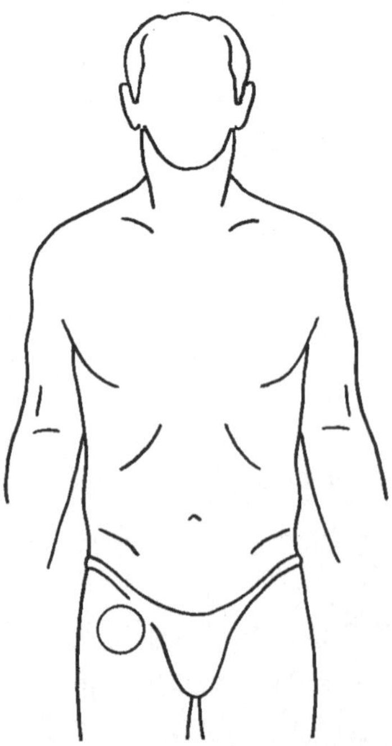

그림 9.12 벽에 공대고 넙다리곧은근 마사지

## 중간넓은근 (중광근) Vastus Intermedius

중간넓은근은 넙다리곧은근 바로 밑에 감춰져 있으며 크기가 똑 같다. 무릎의 과사용이 중간넓은근 통증유발점들의 우선적인 원인이다. 너무 많은 등반이나 체육관에서 네갈래근의 과다 운동이 특히 이 근육을 문제로 빠뜨린다.

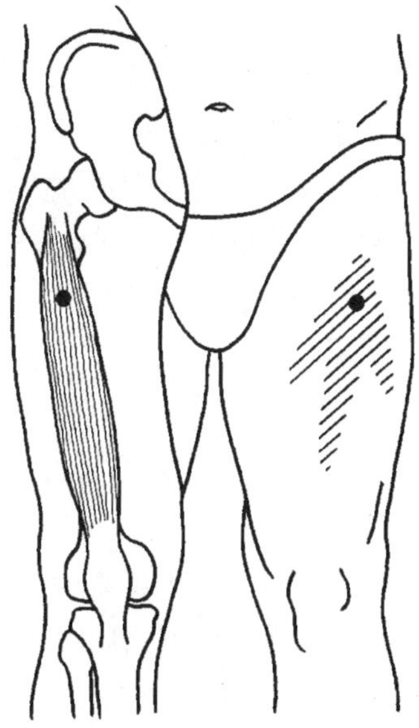

그림 9.13 중간넓은근 통증유발점과 연관통 양상

중간넓은근 통증유발점들에서 온 통증은 특징적으로 넙다리 중간에서 느껴지며, 통증유발점에서 아래로 뻗어 내려가며, 때때로 무릎까지 간다(그림 9.13). 걸을 때 통증이 증가하며, 계단을 올라갈 때 명확하게 증가한다. 오래 앉아있다가 일어설 때 무릎을 펴는 것이 힘들어 진다. 무릎의 뻣뻣함은 다리를 절룩거리게 만들 수도 있다.

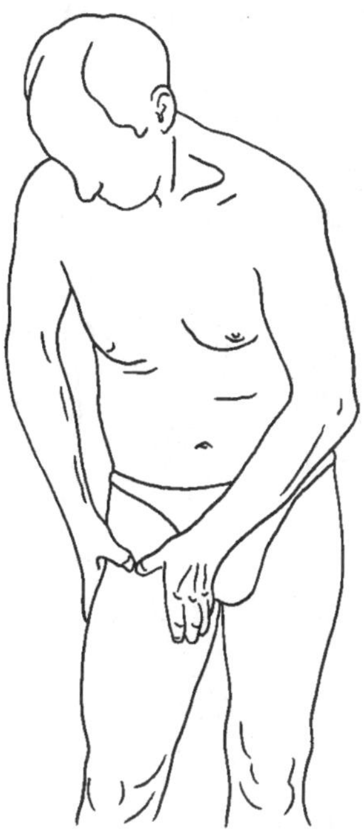

그림 9.14 맞댄 엄지로 중간넓은근 마사지

넙다리곧은근에 의하여 완전히 덮여있기 때문에, 중간넓은근은 분리 수축으로 찾기가 힘들다. 엉덩뼈(ASIS)에서 아래로 한 손 길이쯤의 넙다리 앞에서 찾아라. 한 손 길이는 중지 끝부터 손목까지의 거리라는 것을 잊지 말아라. 근육들이 이완되어 있을 경우, 중간넓은근에 도달하기 위해서 넙다리곧은근을 밀어서 속으로 갈 수 있다. 덧댄 엄지(그림 9.14), 받힌 손가락, 또는 쎄라케인이 마사지에 좋다. 벽에 댄 테니스공, 고탄성공, 또는 라크로스공도 좋다.

## 안쪽넓은근 (내광근) Vastus Medialis

안쪽넓은근은 무릎 바로 위에서 넙다리의 안쪽을 향하여 계란모양으로 불거져있는 형상의 근육이다. 안쪽넓은근은 넙다리뼈에 붙고 또 네갈래근 공통 무릎덮개 건에 의하여 무릎덮개와 정강뼈에 붙는다. 안쪽넓은근은 가쪽넓은근보다 종종 약해서, 가쪽넓은근의 센 힘이 무릎덮개를 바깥쪽으로 당긴다(Waslaski 2012).

안쪽넓은근 통증유발점들에서 기인한 문제들은 통상적으로 달리는 사람들이 걸리기 쉽다.

*53세의 린다는 예기치 않게 오른 무릎이 무너지곤 했었다. 그녀는 종종 걷거나 달릴 때 그랬었고 한 때는 팔목이 부러졌었다. 무릎 통증과 넘어질 두려움이 조깅을 못하게 만들었다.*

*린다의 양 다리 네갈래근에서 만지면 극도로 아픈 통증유발점들이 발견되었다. 그녀의 오른 다리 안쪽넓은근이 특히 안 좋았다. 네갈래근에의 정기적인 마사지가– 그녀의 우측 안쪽넓은근을 특별히 관리– 그녀의 풀린 무릎을 끝내게 하였고 다시 달리기를 할 수 있었다.*

## 증상 *Symptoms*

안쪽넓은근의 통증유발점들은 안쪽 넙다리와 무릎으로 통증을 보낸다(그림 9.15와 9.16). 무릎 통증은 보통 무릎의 아래쪽 반의 약간 안쪽에 집중된다. 안쪽넓은근의 통증유발점들은 특징적으로 무릎을 약하게 만든다; 실상, 무릎 풀림(buckling knee)이 그것의 표식이다. 이 통증유발점들에서 온 통증은 밤에 잠을 못들게 할 수도 있다. 나이가 들거나 과체중인 사람들은 후들거리는 무릎이 무너지면 넘어질 큰 위험에 있다(Travell과 Simons 1992). 많은 수의 계단을 한 번에 내려갈 때나 내리막길을 빨리 내려가야만 하는 곳에서 응급 시에 알아야 할 중요한 통증유발점들이다. 통증과 취약이 예기치 않게 올 수 있다.

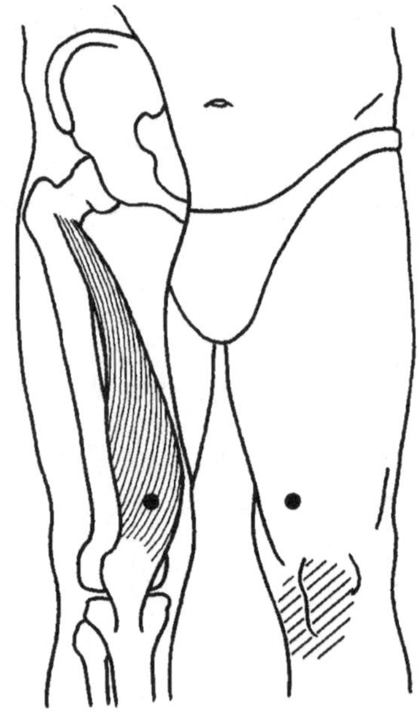

그림 9.15 안쪽넓은근 #1 통증유발점과 연관통 양상

안쪽넓은근의 통증유발점들에 의한 무릎 통증과 취약함은 자주 관절염, 인대 손상, 및 힘줄염의 징후로 잘못 오인된다. 얼음, 휴식, 및 진통제들이 무릎 통증에 처방되는 특징적인 처지이지만, 아무 것도 통증유발점들에 대하여 어떤 직접적인 영향을 주지 못한다. 무릎 통증을 위한 운동과 스트레칭 형태의 물리치료가 지나치다면, 안쪽넓은근의 통증유발점들을 더욱 악화시켜서, 증상들이 증가할 것이다(Travell과 Simons 1992). 일단 네갈래근 모두의 통증유발점들이 비활성화되고 가쪽넓은근과 넙다리근막긴장근의 스트레칭으로 정상 근육 길이가 회복되었다면, 안쪽넓은근의 강화는 그 문제를 풀 것이다. 안쪽넓은근과 가쪽넓은근의 재균형을 맞추고 넙다리곧은근의 장력을 푸는 것이 무릎덮개건증과 무릎연골연화증(무릎덮개 밑의 통증과 갈리는 감각)을 해결하는 열쇠이다(Waslaski 2012).

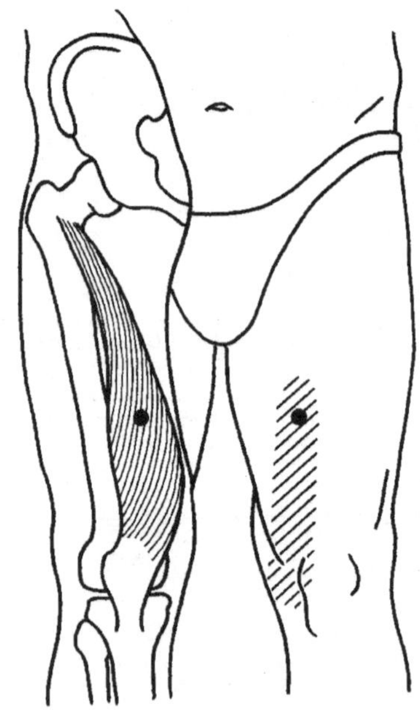

그림 9.16 안쪽넓은근 #2 통증유발점과 연관통 양상

## 원인 *Causes*

다른 네갈래근처럼, 과부하가 안쪽넓은근에 문제를 일으킨다. 무릎을 깊숙이 굽히거나 달리기가 안쪽넓은근을 지나치게 일을 시키는 두 가지 활동이다. 스쿼트를 하거나 언덕이나 계단을 내려갈 때 안쪽넓은근은 동시에 수축과 신장을 해야만 한다. 이런 종류의 동작은 편심성 수축이라고 부른다. 근육들이 이런 종류의 수축으로 과부하가 지워질 때 통증유발점들이 종종 생긴다. 모톤의 발로 인한 불안정한 발목 또한 이 근육들에 부정적인 영향을 끼친다.(10장의 모톤의 발을 보라.) 발목이 안쪽으로 무너지거나(엎침) 발을 바깥쪽으로 돌려서 걷는 것이 이 상태의 징후다(Travell과 Simons 1992).

안쪽넓은근의 통증유발점들을 관리하여 후들거리는 무릎에 의한 우연한 낙상을 막아야 한다. 이러한 예방적 차원의 관리는 많은 이점을 갖고 있다. 통증유발점들은 근육들에 일정하고 낮은 정도의 장력을 유지시켜, 그것은 궁극적으로 근육들의 관절에의 부착들에 손상을 준다고 믿어진다. 당신은 네갈래근의 통증유발점들이 없도록 유지하여 무릎 관절의 악화를 막아야 한다.

> 정상적 근육 길이를 회복시키는 것을 돕기 위해서, 통증유발점 마사지를 한 다음 근육 동작을 3회 실시해라. 무릎 경우, 그것은 완전히 굽혔다 펴는 것을 뜻한다.

### 치료 *Treatment*

무릎덮개에서 한 손 폭 위를 측정해서 아래쪽 통증유발점을 찾아라. 그 통증유발점은 넙다리 안쪽과 넙다리 앞쪽 사이의 반 정도에 있을 것이다. 위쪽 통증유발점은 무릎덮개 꼭대기에서 약 한 손 길이 위와 넙다리 앞쪽에서 바로 약간 안쪽에 있다. 맞댄 엄지가 안쪽넓은근의 마사지에 좋다(그림 9.17). 받힌 손가락들 또는 어떠한 손으로 잡고 하는 마사지 도구도 역시 좋다. 또한 침대나 의자의 가장자리에 앉아서 팔꿈치로 멋진 깊은 마사지를 할 수 있다. 안쪽넓은근에서는, 증상이 처음 생겼을 때 마사지를 바로 하면, 통증은 놀랍게도 빨리 없어진다. 하루에 여러 차례, 한 차례에 10~12회의 깊은 스트로크의 마사지를 해라.

응급 시, 안쪽넓은근 위의 피부를 꼬집으면 무릎의 통증과 취약함을 잠시 동안 막을 수 있다– 성난 황소를 피하기에 충분하다. 탄성 무릎 보호대들이 근육을 짜고 압력을 가하는 위와 동일한 효과를 준다. 그러나 무릎 보호대는 치료효과가 거의 없다. 풀리기 쉬운 무릎(buckling knee)이라면 매일 통증유발점들을 체크해라. 잠복성 통증유발점들은 통증을 일으키지는 않지만 여전히 위험한 무릎 취약함의 원인이 된다.

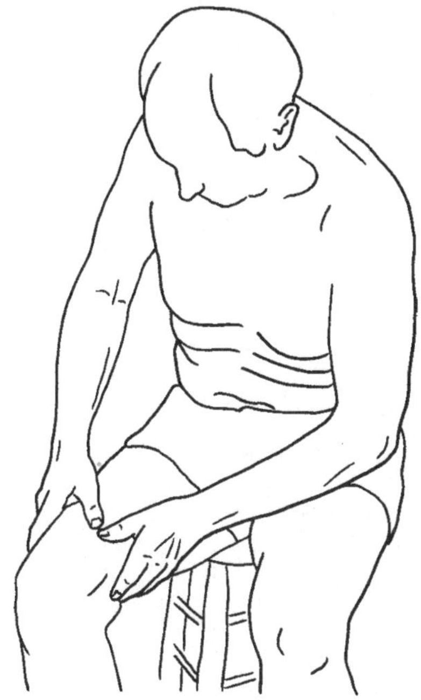

그림 9.17 맞댄 엄지로 안쪽넓은근 마사지

## *가쪽넓은근 (측광근)* Vastus Lateralis

가쪽넓은근은 엉덩관절의 넙다리뼈큰돌기에서부터 무릎까지, 넙다리의 바깥쪽 전체를 덮으며, 네갈래근 공통건에 의하여 무릎덮개와 정강뼈에 붙는다. 그것은 또한 넙다리뼈 주위를 싸서 넙다리의 전면과 후면의 일부를 덮는다. 그것은 네갈래근 중에서 가장 큰 근육인데 상상하는 이상으로 아주 크다. 그것은 또한 놀랄 만큼 많은 문제를 일으키는데, 척의 이야기를 예로 든다.

*31세의 척은 학교에서 줄곧 운동선수였고, 열광적인 스키어이며, 어른이 되서는 암벽 등반을 즐겼다. 이제 그는 만성 무릎 통증을 가졌고 양 무릎은 모두 잠겼다(lock) (운이 좋게도 두 무릎이 한꺼번에 그러지는 않았다). 그의 무릎 문제는 그를 방관자로 지내게 하였으며, 그런 상태를 참을 수 없어 하며 짜증을 내었다. 그는 심지어 친구들과 반코트의 농구 게임도 못하였다.*

*다행스럽게도, 척 친구 중의 한 여자친구가 우연히 통증유발점들에 관해서 약간 알고 있었다. 그녀는 무릎 문제를 일으킬 수 있는 다리의 근육근막 매듭들을 다루는 법을 보여 주었다. 몇 분 내에, 그의 바깥쪽 넙다리를 눌렀을 때 미칠 듯이 아픈 점들을 여러 개 발견하였다. 그가 놀랍게도, 그녀가 가르쳐준 자가-마사지 테크닉이 즉각적으로 그의 통증을 없애주었다. 딱 두 주 동안 매일 이 매듭들을 치료를 하였더니, 그는 스포츠 활동들을 다시 할 수 있었고, 중요한 것은 통증이 없어진 것이다.*

> 통증 문제에 다수의 근육들이 관여되어 있고 통증유발점들을 누르면 매우 아플 때, 그냥 통증유발점 부위의 순환을 증가시키라고 자신에게 주지시켜라. 그것은 점차적으로 좋아질 것이다. 오래 걸리지 않을 것이다.

## 증상 *Symptoms*

가쪽넓은근 통증유발점들은 엉덩관절과 바깥쪽 넙다리를 다치게 만들며, 예외적으로 무릎 통증의 흔한 원인이다(그림 9.18, 9.19, 9.21, 과 9.22). 이 근육의 뒤쪽 가장자리에 있는 통증유발점들은 무릎 뒤와 엉덩관절 뒤에 통증을 만든다(Travell과 Simons 1992).

가쪽넓은근 통증유발점들은 어린아이들에게 아주 흔하며, 아마도 그들의 설명되지 않는 넙다리와 엉덩관절 통증의 대부분을 나타낸다. "성장통"은 진단되지 못하는 근육근막 통증일 수 있는데 그것은 오로지 알기만 한다면 매우 쉬운 치료법을 갖고 있다(Travell과 Simons 1992).

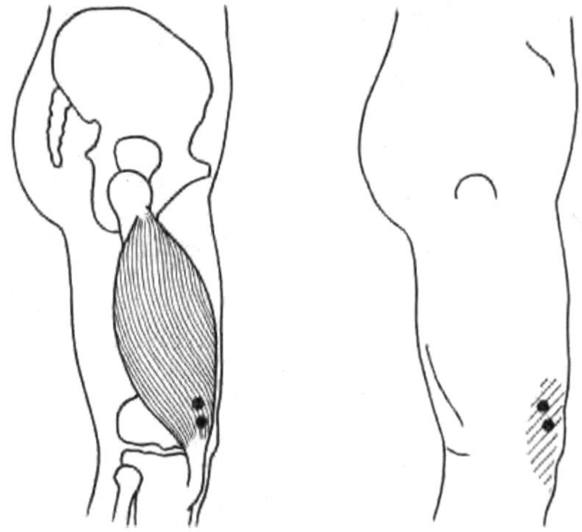

그림 9.18 가쪽넓은근 #1 통증유발점들과 연관통 양상

이환된 가쪽넓은근으로 걷는 것은 매우 고통스러운 일이다. 옆으로 눕는 것도 매우 불편하다. 옆으로 돌리는 것 때문에 수면이 방해를 받을 수 있다. 이 근육의 장력이 무릎덮개를 바깥쪽으로 당겨 걸리게 해서 무릎 움직임을 방해한다. 잠긴 무릎(locked knee)은 보통 무릎덮개의 바로 위, 바깥쪽에 있는 한 통증유발점 때문이다. 무릎덮개의 정상 위치는 안쪽넓은근과 가쪽넓은근의 균형 작용에 의하여 유지된다. 안쪽넓은근의 통증유발점들은 가쪽넓은근의 균형 효과를 약하게 하며 그리고 잠긴 무릎을 치료하는데 중심적 관심을 가져야 한다(Travell과 Simons 1992).

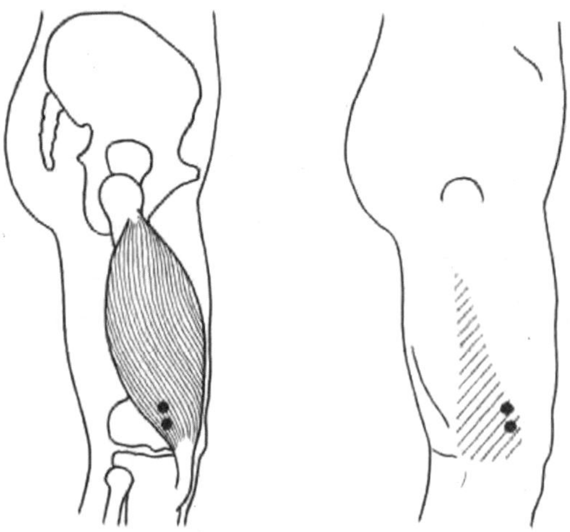

그림 9.19 가쪽넓은근 #2 통증유발점들과 연관통 양상

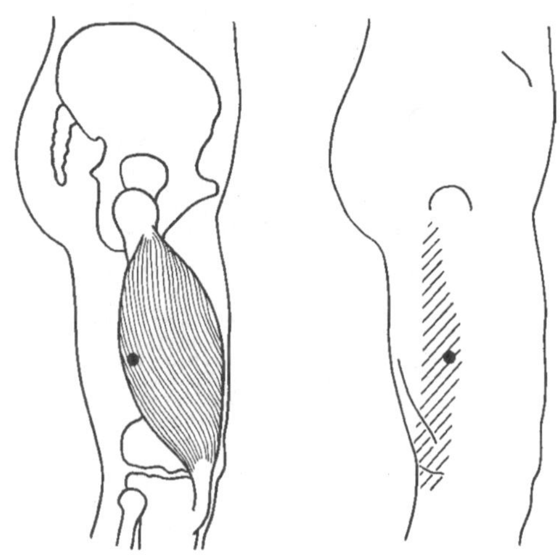

그림 9.20 가쪽넓은근 #3 통증유발점과 연관통 양상

가쪽넓은근은 막대기 같은 도구로 다리 옆을 마사지할 때 느끼는 압통에 관련이 있는데, 그 도구들은 스틱(The Stick) 또는 타이거트레일(Tiger trail), 또는 폼롤러 위에서 다리를 굴리는 것이다. 많은 운동선수들 그리고 물리치료사들조차 과민성이 팽팽한 IT밴드 때문이라고 잘못 비난한다. IT밴드가 문제일 때, 넙다리근막긴장근과

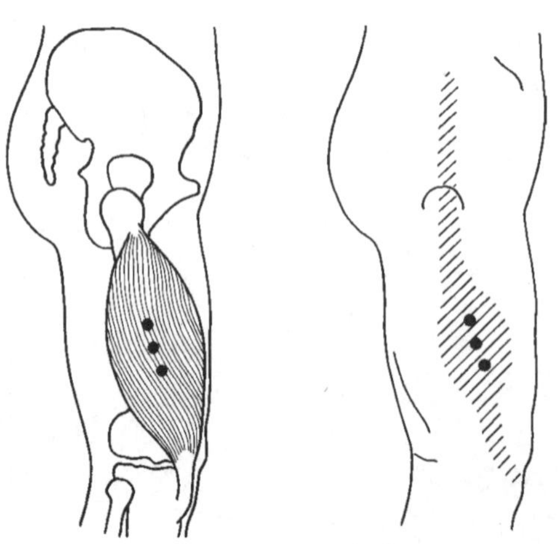

그림 9.21 가쪽넓은근 #4 통증유발점들과 연관통 양상

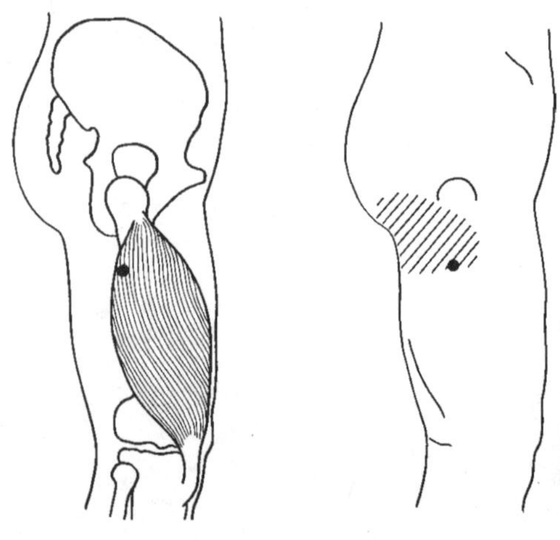

그림 9.22 가쪽넓은근 #5 통증유발점과 연관통 양상

큰볼기근을 마사지하는데 초점을 맞추는 것이 중요하다. 가쪽넓은근 통증유발점들에서 온 통증은 넙다리근막긴장근 또는 작은볼기근에 있는 통증유발점들의 위성통증유발점들 또는 궁둥신경 포착에 의해서 올 수 있다.

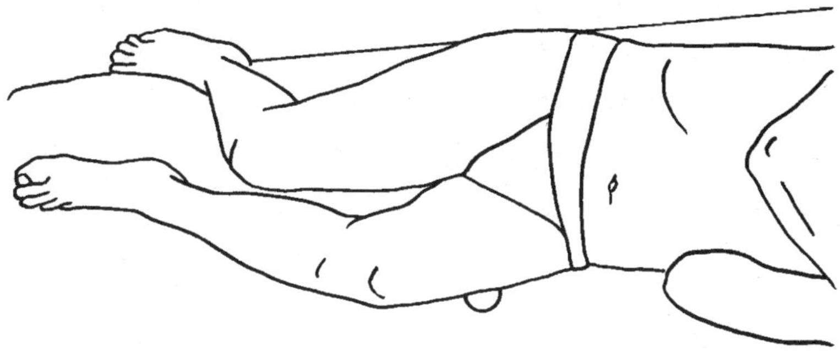

그림 9.23 옆으로 공 위에 누워 가쪽넓은근 마사지. 공 위 다리를 앞 뒤로 움직인다.

## 원인 *Causes*

달리기, 사이클, 인-라인 스케이팅, 또는 스키 같은 다리를 포함한 어떤 움직임을 과도하게 하면 가쪽넓은근의 통증유발점들을 만들 수 있으며, 그 영향은 종종 무릎에서 느껴진다. 아주 많은 종류의 활동들이 네갈래근의 과부하를 생기게 하므로, 가쪽넓은근의 잠복성 통증유발점들은, 비록 매우 드물게 알려져 있더라도, 많은 사람들에게서 존재한다. 근육을 직접 강타해도 통증유발점들을 생기게 한다. 다리를 쭉 펴서 움직이지 않는 것도 마찬가지다. 아이러니하게도, 치료 목적의 무릎 보호대 또는 스프린트도 무릎을 굽히지 못하게 하여 가쪽넓은근의 통증유발점들을 실제로 영속하게 만든다. 다리 또는 무릎 부상에서 회복한 이후, 네갈래근들에 있는 통증유발점들을 찾아서 마사지하는 것이 중요하다는 것을 알 것이다.

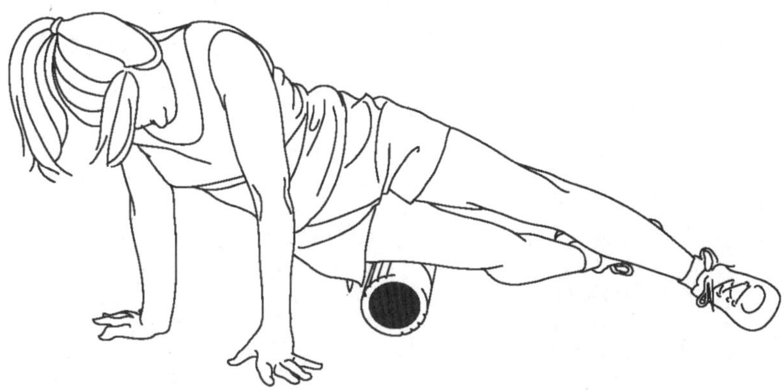

그림 9.24 폼롤러로 가쪽넓은근 마사지.

## 치료 *Treatment*

그림 9.18부터 9.22까지 에서 보듯이, 가쪽넓은근의 연관통 양상은 매우 다양하다. 무릎에 있는 통증유발점을 찾기 위해서, 무릎 바로 위 넙다리 옆에서 케이블선 같은 엉덩정강(IT)밴드를 찾아라. 그림 9.18의 통증유발점들은 IT밴드 앞, 관절 바로 위에 있다. IT밴드의 뒤쪽에서, 그리고 가쪽 넙다리뒤근의 건에 도달하기 전에, 그림 9.19에서 그려진 점들이 있다. 이 점들은 무릎 옆과 뒤로 통증을 연관 한다는 것을 주목해라. 이 낮게 위치한 통증유발점들 네 개 모두 받힌 손가락 또는 노블 같은 어떤 손으로 잡고 하는 마사지 도구로서도 쉽게 마사지 된다. 통증유발점 위를 몸쪽으로 잡아 당겨라. 다리 위쪽으로 갈수록, 손가락으로 적절한 지레 효과를 얻기가 어렵다. 이 근육들의 중심 부분을 마사지하는 멋진 방법은 넙다리 밑에 테니스공을 놓고 옆으로 눕는 것이다(그림 9.23). 다리를 앞 뒤로 움직이면서 스트로크를 한다. 밤에 넙다리가 아파서 잠을 깬다면, 이렇게 하는 것이 잠이 다시 들도록 경감을 만들어 준다. 쎄라케인, 백노버, 노블러, 폼 롤러, 및 벽에 댄 공이 가쪽넓은근에 훌륭한 도구들이다(그림 9.24과 9.25). 넙다리를 주먹결절들로 갈퀴를 긁듯이 마사지를 하는 것도 매우 효과적인데 다른 손을 덧대어 압력을 더하기도 한다. 근육의 뒤쪽 가장자리를 따라있는 통증유발점들을 빠뜨리지 말아야 하는데, 그것은 넙다리 뒤에 있

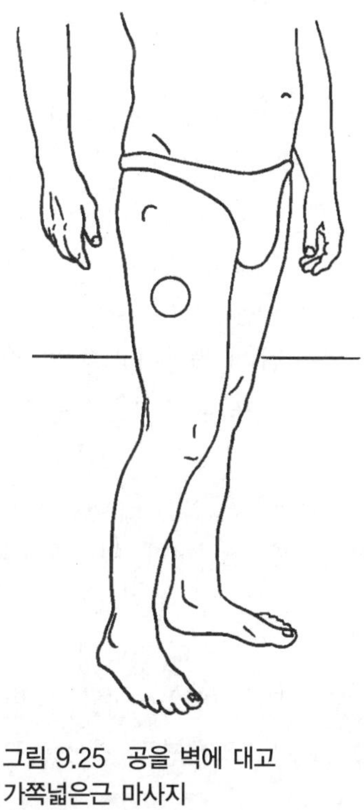

그림 9.25 공을 벽에 대고 가쪽넓은근 마사지

다. 가쪽넓은근의 어떤 통증유발점들은 매우 깊이 있다.

아마추어나 프로 운동선수들 중에, 다리의 통증유발점들을 찾아서 마사지할 수 있는 능력은 필수적인 기술이라 간주된다. 운동 전후에 근육들을 느슨하게 하고 준비하게(warming up)하기 위한 스트레칭에 자가-마사지는 유용한 보완이다. 자가 마사지는 근육들을 짧게 하고 다치기 쉽게 하는 통증유발점들을 직접 겨냥하므로 운동 상해를 막는데 도움이 된다.

## 안쪽 넙다리 근육들 *Inner Thigh Muscles*

안쪽 넙다리는 근육들이 많고 여러 종류의 근육 부하에 취약해서 근육근막 통증유발점들을 만들 수 있다(그림 9.26). 불행하게도, 안쪽 넙다리는 대부분의 사람들이 잘 살피지 않은 지역이라서 통증유발점들은 일반적으로 찾아지지 않고 치료되지 않았다. 전문적인 마사지 치료사들 조차 그 곳의 마사지가 너무 침습성이라고 생각하기 때문에 그 곳의 치료를 소홀히 하였다. 그러나 안쪽 넙다리 근육들의 통증유발점들이 비정상적으로 흔하며 자주 오진되며 많은 걱정을 끼치는 문제들의 원인이 된다. 여성들은 성생활 도중 안쪽 넙다리근육을 과도하게 스트레칭 하거나 과도하게 수축시켜서 근 피로가 쌓일 수 있는 위험을 갖고 있다(Travell과 Simons 1992).

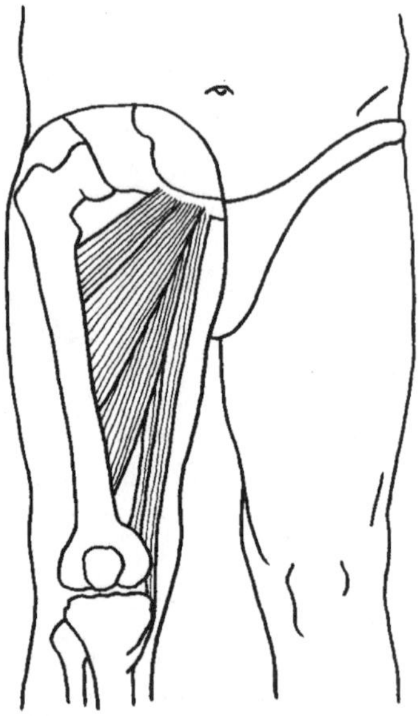

그림 9.26 안쪽 넙다리 근육들

넙다리 안쪽 높이 있는 통증유발점들은 통증이 엉덩관절 또는 골반 안쪽 깊숙이 느껴지기 때문에 특별한 관심사이다. 이들 통증유발점들은 여성에게 성교통을 갖게 하며, 직장, 방광 또는 생식기에 문제가 있지 않나 두려워하게 만든다. 남성이 이와 동일한 통증유발점들을 가졌을 때, 그들은 직장, 방광, 및 전립선 문제 또는 샅고랑 탈장(inguinal hernia) 등을 두려워한다. 안쪽 넙다리 통증유발점들에서 온 통증은 엉덩관절 또는 무릎관절의 관절염을 나타낸다고 자주 오인된다(Travell과 Simons 1992).

운동 선수, 댄서, 및 체조 선수들이 겪는 흔한 샅고랑 당김(groin pull)"은 안쪽 넙다리 근육의 통증유발점들에서 기인한다. 얼음 위에서 미끄러져서 양 다리가 쫙 벌어지게 되면, 넙다리 안쪽 근육들이 당겨지기가 매우 쉽다. 이 근육들의 통증유발점들에서 온 통증은 넙다리 안쪽 자체에서 느껴진다. 종종 무릎과 정강이까지 멀리 뻗어 간다(Travell과 Simons 1992).

안쪽 넙다리 근육들은 한 다리를 다른 쪽 다리로 또는 한 다리를 넘어서 교차하게 하는 주된 기능인데 이 동작을 "모음(내전; adduction)"이라고 부른다.(한 다리를 다른 하나에 더한다(adding)는 것을 기억하라.) 안쪽 넙다리 근육들은 걷거나 달리는 동안에 엉덩관절을 안정시키는 것을 돕는데 중요하다. 이 근육들은 스케이팅, 스키, 또는 말을 탈 때 격렬히 사용된다(Travell과 Simons 1992).

넙다리 안쪽의 통증유발점들은 겉보기에는 해가 되지 않을 듯한 동작들, 예를 들어, 차를 타고 내리거나 보폭을 넓게 하여 걷는 것에 의하여 시작될 수 있다. 자동차 시트에 깊숙이 앉는 것 또는 다리를 꼬고 앉는 것들이 안쪽 넙다리 근육들을 짧게 만들어서, 통증유발점들을 생기게 할 수 있다. 엉덩관절의 관절염은 종종 안쪽 넙다리의 통증유발점들을 조장한다. 엉덩관절 수술 후의 계속되는 통증은 근처 넙다리 근육들의 통증유발점들에 기인한다(Travell과 Simons 1992).

넙다리 안쪽에서 통증유발점들을 찾기가 어렵지 않다; 이 부위는 특히 만지면 아플 수 있다. 안쪽 넙다리의 다섯 개의 근육들을 알아보자: 두덩근, 긴모음근, 짧은모음근, 큰모음근 및 두덩정강근.

> 증상이 걱정되고 무엇을 할 지 모를 경우, 어서 의사와 약속 날을 정해라. 당신의 통증유발점들을 치료하는 것을 시작해라; 약속 날자가 가까워질 때, 아마도 그 문제가 해결되어 약속을 취소할 수도 있다.

## 두덩근 (치골근) Pectineus

두덩근은 안쪽 넙다리 그룹들 중에서 가장 높이 위치하는데, 샅고랑 주름(다리가 몸통과 만나는 곳)의 바로 아래 함몰부에 놓여 있다. 흥미로운 것은, pectineus라는 이름은 pectin(라틴어로 "빗")에서 기인한다. 두덩근은 옛날에 여자들이 머리에 꽂고 다녔던 긴 이를 지닌 빗의 크기와 모양이다. 또한 그 근육은 빗의 이와 같이 가는 줄무늬와 융기를 갖는다.

두덩근은 두덩뼈 바깥쪽과 넙다리뼈의 뒤 꼭대기 근처에 붙어있다. 이러한 부착들은 두덩근이 넙다리를 안쪽 또는 앞쪽으로 움직이며, 또는 그것을 바깥쪽으로 돌게 한다. 이 근육은 다리를 교차 시키는 바로 그 동작을 돕는다.

### 증상 Symptoms

*36세의 다렌은, 마사지 치료사인데, 두덩근 문제의 전형인 오른쪽 샅고랑에 날카로운 통증을 가졌다. 걸을 때 통증이 증가했는데, 특히 발걸음을 크게 뗄 때 그랬다. 그는 근육을 잘 알고 있어서, 통증이 우측 두덩근에서 오는 것이라고 생각했는데, 그것은 엊그제 원반을 던지고 달리는 것을 무리하게 한 이후에 생긴 것이었다. 깊은 자가 마사지가 하루 만에 문제를 해결했다.*

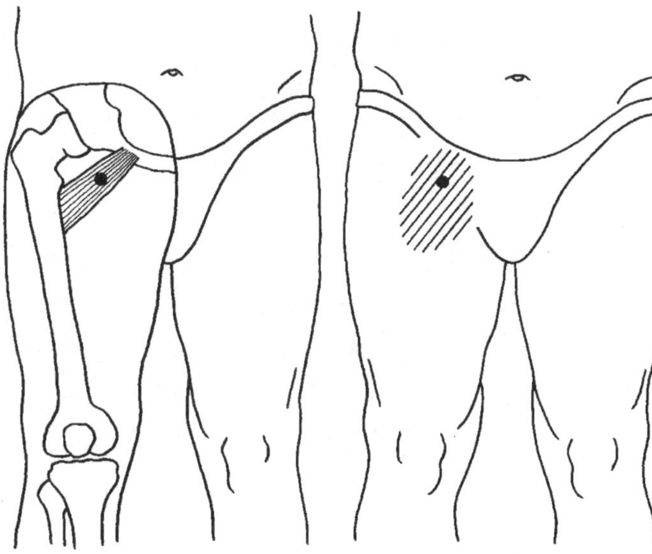

그림 9.27 두덩근 통증유발점과 연관통 양상 (이곳의 혈관, 신경, 및 림프절들에 유의해라)

두덩근 통증유발점에서의 통증은 다리가 몸과 만나는 샅고랑 깊숙이 나타난다(그림 9.27). 그것은 날카로운 통증이거나 깊은 아픔, 종종 엉덩관절 자체에서 오는 것처럼 느껴진다. 의자에서 일어 설 때, 다리를 펴고 똑바로 걷기 위해서 약간의 시간이 걸릴 것이다. 이 통증유발점에서 온 통증은 퇴행성관절 질환 또는 폐쇄신경 포착으로 오진될 수 있다. 샅고랑에 통증을 일으킬 수 있는 다른 근육들을 주목해야 하는데, 이것들은 허리근, 엉덩근, 허리네모근, 두덩정강근 및 3개의 모음근 들이다(Travell과 Simons 1992; Muscolino 2009).

### 원인 Causes

예기치 못한 미끄러짐 또는 넘어짐이 두덩근을 과도 수축시키거나 과도 스트레칭 시킨다. 달리기나 체조에서 강제적인 두덩근 스트레칭 또는 수축은 흔히 통증유발점들을 만든다. 컨디션이 좋지 않을 때 다리 찢기는 특히 좋지 않다. 축구에서 인스텝으로 다리를 교차하여 차는 킥은 이 근육을 과로하게 만든다. 말을 탈 때 당신의 무릎으로 말 등 옆을 꽉 죄는 것은 두덩근을 매우 피로하게 만든다.

마사지 테크닉, 스트레칭 방법, 및 테크닉이 잘 듣지 않을 경우 해야 할 일에 관한 정보를 더 얻으려면 3장, 치료 가이드라인을 보아라.

여성은 성교로 인해서 두덩근과 안쪽 넙다리의 다른 근육들에 통증유발점들을 만든다. 너무 오래 앉아 있는 것이 두덩근에 나쁜데, 특히 다리를 꼬거나 꽉 붙여서 있는 것이다. 다리를 많이 벌려 들어올리는 것이 두덩근에 피로를 준다. 엉덩관절 치환술은 두덩근에 통증유발점들을 남기며 환자에게 지속되는 "불가사의한" 통증을 남긴다(Travell과 Simons 1992).

### 치료 *Treatment*

다리가 몸과 만나는 곳인, 샅고랑 주름 바로 밑에서 두덩근을 찾는다. 넙다리빗근 바로 안쪽 부드러운 삼각형 함몰부의 밑변에서 근육을 찾아라(그림 9.28). 이 넙다리삼각형은 샅고랑인대(inguinal ligament; 샅고랑주름으로 표시됨), 넙다리빗근 및 긴모음근으로 구획되어 있다(넙다리빗근과 긴모음근을 찾으려면 그림 9.6과 9.31을 보아라). 이들 두 근육들은 수축되면 넙다리의 꼭대기, 약간 안쪽에 근육의 V자를 만든다. 통증유발점은 샅고랑주름 바로 아래 다리의 근육 복부에 있다.

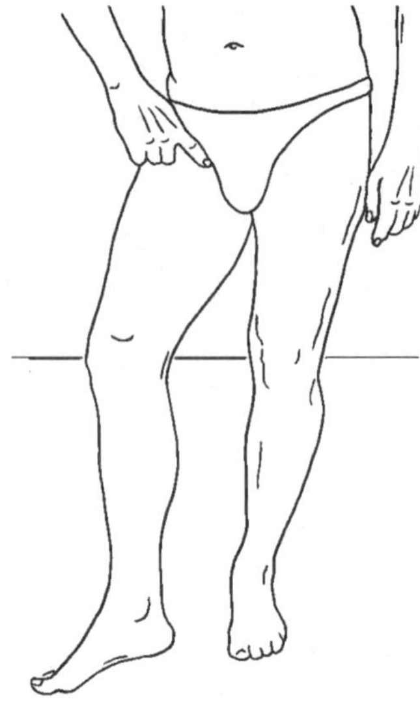

그림 9.28 분리 수축으로 두덩근 찾기, 안쪽 다리를 앞으로 올린다.

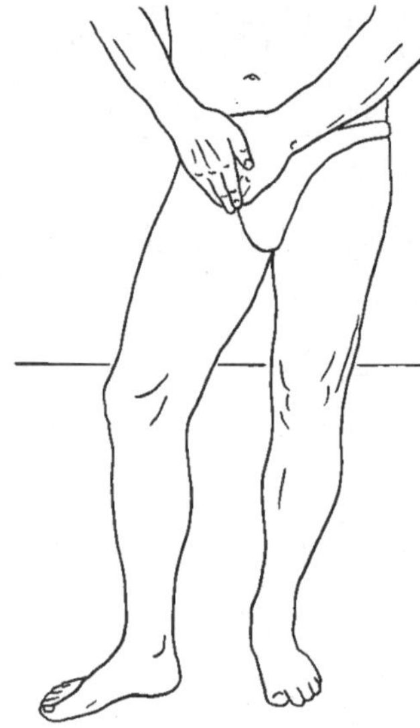

그림 9.29 받힌 손가락들로 두덩근 마사지

서서 두 손의 손가락들을 덧대고 근육 속으로 밀면서 두덩근 마사지를 한다(그림 9.29). 앉아서는, 반대 손의 받힌 엄지로 근육에 도달할 수 있다. 이 지역에 넙다리신경, 동맥 및 정맥이 샅고랑을 지나가므로, 어떤 종류라도 딱딱한 마사지 도구는 쓰지 말아라. 조심스럽게 할 경우, 손가락이나 엄지는 해가 되지 않는다. 손가락 아래에 넙다리동맥 박동을 느낀다면, 조금 안쪽으로 옮기면 된다. 이 부위는 상처를 쉽게 입으므로, 몇 일에 걸친 보수적인 치료를 계획하여라. 이 근육을 마사지하는 또 다른 방법은 누워서 무릎을 굽히고, 치료 발을 맞은편 무릎 높이 침대에 놓아라. 그 다리를 약 45° 벌려라. 이것은 넙다리삼각형을 열어서, 두덩근에 접근하게 해 줄 것이다.

## 긴모음근 (장내전근)과 짧은모음근 (단내전근) *Adductor Longus and Brevis*

장/단 모음근 둘 다 두덩뼈에 부착되며 또 넙다리뼈 위쪽 뒷면에 붙어 있다. 긴모음근과 두덩근은 짧은모음근을 완전히 덮는다. 긴모음근은 비교적 긴 근육인데, 아래로 안쪽 넙다리 반까지 내려 간다. 그것의 하단은 안쪽넓은근에 의하여 덮여 있다. 긴모음근은 안쪽 넙다리에서 가장 두드러지고 쉽게 찾을 수 있다. 비록 긴모음근과 짧은모음근이 분리된 근육이지만, 그것들은 본질적으로 하나의 기능을 한다. 간단히, 우리는 그것들을 함께 "긴모음근"이라고 부를 것이다.

### 증상 *Symptoms*

*52세의 베버린은 아침 일찍 몰을 산책하는 것을 그만두어야 했는데 우측 엉덩관절 깊숙이 강한 통증을 느꼈기 때문이었다. X-ray를 찍어보니, 엉덩관절 연골이 얇아진 것처럼 보였다. 수술을 하지 않으면, 엉덩관절은 나빠질 수 밖에 없어서 휠체어를 타게 될 것 같다는 말을 들었다. 엉덩관절 치환술은 요즈음 대중적이고 그녀의 보험은 그것에 지불을 보증하였다.*

*수술 스케줄을 잡기 전에 마지막 수단으로서, 또한 친구의 강권으로, 베버리는 마사지 치료사를 찾았다. 그녀는 마사지 같은 사소한 것이 어떻게 그러한 심각한 컨디션을 도울 수 있을까 의심했으나, 그녀의 친구는 아무 것도 잃을 것이 없다고 강조했다. 베버리의 안쪽 넙다리에서 무진장 아픈 곳들이 발견되었다. 오른 다리의 통증유발점들에 압력을 가하니까 그녀가 걸을 때 아팠었던 것과 똑 같은 통증을 그녀의 엉덩관절에 만들었다. 치료사는 그녀*

*자신이 넙다리에 어떻게 마사지를 하는가를 가르쳤고 다음 두 번의 치료 시간을 잡아주었다. 3주 안에, 엉덩관절의 깊은 통증은 사라졌고 그녀는 아침에 몰의 산책을 다시 할 수 있었다.*

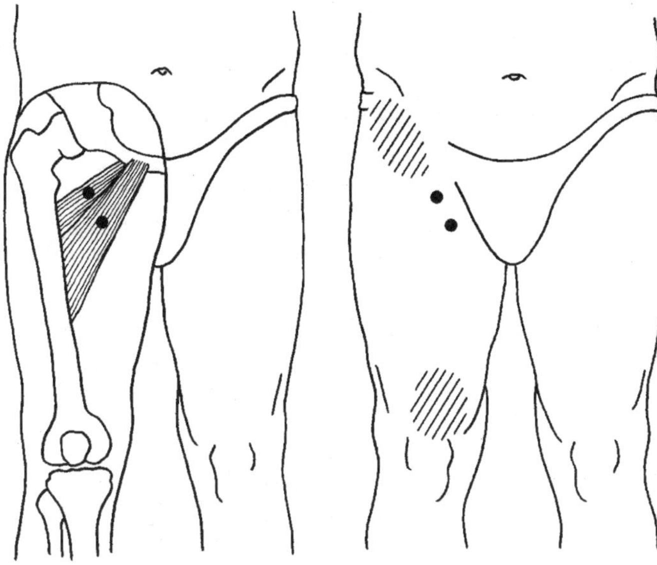

그림 9.30 긴/짧은모음근 통증유발점들과 연관통 양상

긴모음근의 통증유발점들은 샅고랑 통증의 가장 흔한 원인이다. 특징적으로, 엉덩관절 깊숙이 느껴진다(그림 9.30) 때때로, 통증은 넙다리 안쪽을 따라 내려가서 무릎 안쪽까지 가며, 멀리는 정강뼈까지 간다(그림에 없음). 격렬한 운동을 할 때 통증이 생기고 무엇인가를 옮길 때 더 심해진다. 또한 엉덩관절을 갑자기 틀 때 생기는 것 같은 안쪽 넙다리의 어떤 강한 수축에서 통증이 일어난다. 휴식할 때에는, 전혀 통증이 없다(Travell과 Simons 1992).

긴모음근 통증유발점들은 엉덩관절을 뻣뻣하게 만들고, 모든 방향으로의 넙다리 움직임을 제한하며 측방회전을 방해한다(무릎을 바깥쪽으로 돌리는 것). 안쪽 넙다리는 끌어 올려져서 딱딱한 느낌이다. 팽팽함과 아픔이 당신의 스포츠 활동을 제한한다(Travell과 Simons 1992).

어린아이들의 샅고랑과 안쪽 넙다리의 통증은 모음근들의 통증유발점들에서 종종 기인한다. 그것들은 제약 없는 놀이에서 가장 다치기 쉬운 근육들 중의 하나이다. 이러한 "성장통"은 치료 없이 방치되며 어린아이들은 고통을 겪게 된다. 이것은 안타까운 일인데, 통증유발점들이 어른들이 자가-치료 하듯이 어린아이들도 자가-치료를 할 수 있기 때문이다(Travell과 Simons 1992).

엉덩관절의 골관절염은 노인에게서 흔한 문제이며 통증유발점들에서 기인한 것과 유사한 통증을 일으킨다. 그러나 관절염 통증은 넙다리 안쪽이 아니라 보다 바깥쪽 엉덩관절에서 느껴진다는 점에서 다르다. 그럼에도 불구하고, 긴모음근 통증유발점들에서 온 통증은 종종 관절염의 것으로 오인된다. 긴모음근의 마사지가 두 상태를 빨리 구분해 낸다. 마사지가 통증을 없앤다면, 그것은 관절염에 의한 것이 아닐 것이다. 관절염이 있는 경우라도, 통증유발점들은 그 통증의 원인이 될 것이다(Travell과 Simons 1992).

## 원인 *Causes*

비정상적으로 큰 발걸음을 하거나 다리를 너무 많이 벌리는 것이 긴모음근을 과도 스트레칭 시키거나 당기게 한다. 얼음 위에서 미끄러짐은 샅고랑 당김의 고전적인 원인이다. 좋지 않은 컨디션이 불가피하게 근육 당김과 근육근막 통증유발점들을 만든다. 말을 타는 것이 모음근들을 혹사시킨다.

춥거나 뻣뻣할 때 운동을 하거나 일을 한다면 통증유발점들이 어떤 근육에서라도 빠르게 활성화된다. 비록 준비 운동을 하고 컨디션이 좋더라도, 근육들이 조금 쉬운 일을 하기 전에 빠르고 맹렬하게 시작하는 것은 신중 해야 한다.

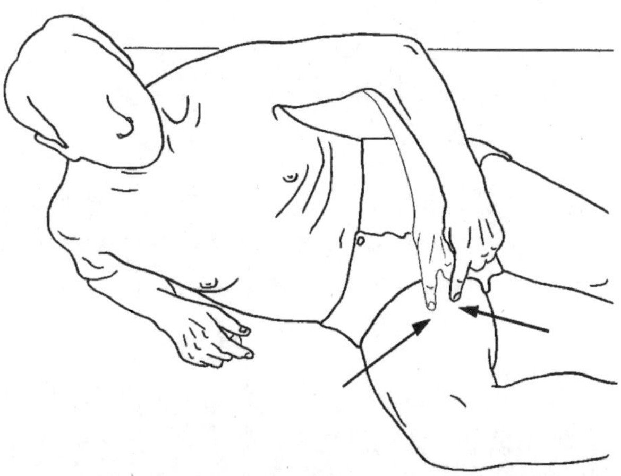

그림 9.31 A; 긴모음근 B: 큰모음근 찾기, 침대에서 오른 다리를 올려서 분리 수축시킴.

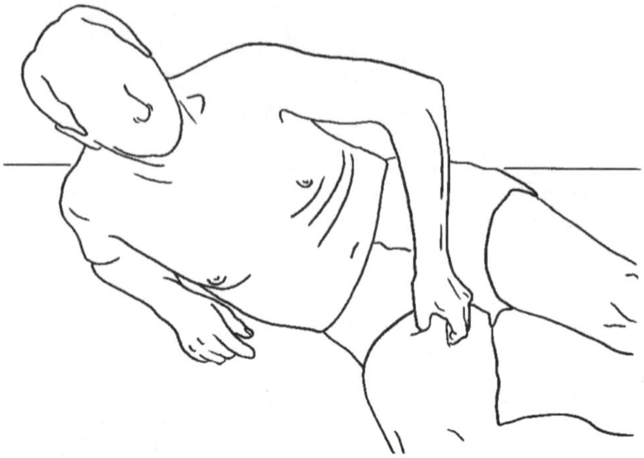

그림 9.32 엄지와 손가락으로 긴모음근을 잡는다.

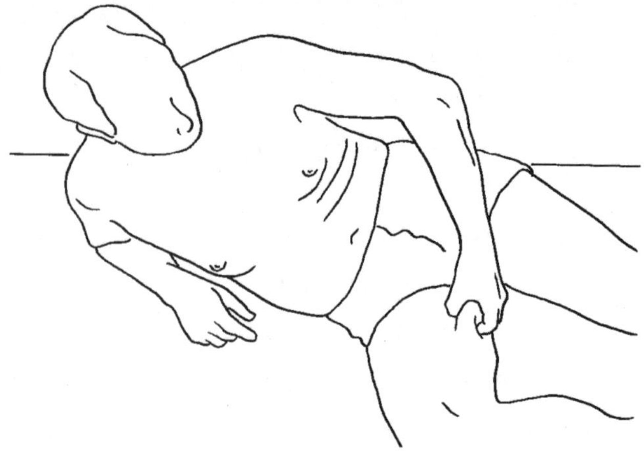

그림 9.33 엄지와 손가락으로 큰모음근을 잡는다.

### 치료 *Treatment*

그림 9.31처럼 옆으로 누워서 다리를 굽혀 바닥에 대고 큰모음근을 찾는다. 그림에서, 흐린 실선은 긴모음근을 가리킨다. 짙은 실선은 큰모음근을 가리키는데, 그 것은 다음 항목에서 다룰 예정이다.

무릎을 바닥에서 약간 올려서 긴모음근을 수축하게 만든다. 그것은 샅고랑 쪽으로 올라갈수록 두드러지고 엄지와 손가락들로 그것을 잡을 수가 있을 것이다(그림 9.32). 이것과 긴모음근의 바로 뒤에 있는 큰모음근을 잡는 것을 비교하라(그림 9.33). 이 분리 수축은 의자에 앉아서도 할 수 있다.

다리를 침대에 옆에 올려놓고 받힌 손가락들로 긴모음근을 마사지 한다(그림 9.34). 그 근육은 이 포지션에서 이완돼야만 한다. 할 수 있다면, 의자에 앉아 있는 동안 안쪽 넙다리 근육들을 마사지해라; 손, 쎄라케인, 또는 타이거트레일 같은 막대기 모양 도구를 사용해라.

통증유발점들은 여러 식품에 의해서 영속될 수 있다. 2장의 "통증유발점 영속인자"를 보아라.

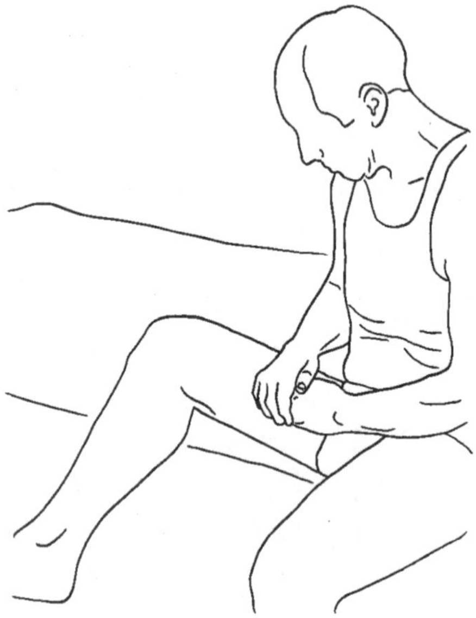

그림 9.34 받친 손가락이나 받친 주먹결절로 모음근 마사지

## 큰모음근 (대내전근) *Adductor Magnus*

큰모음근은 인체에서 세 번째로 큰 근육이다. 두덩뼈와 궁둥뼈가 갈라지는 바로 사타구니에 붙어있으며, 세 부분으로 나뉘며, 아래로 내려가서 넙다리뼈의 뒷면 전체에 붙는다. 가장 긴 부분은 무릎 바로 위에 붙는다.

큰모음근 각 부분의 근 섬유들은 다른 각도로 주행하는데, 이것이 근육들에게 여러 가지 기능에 관여하게 만든다. 큰모음근의 주된 일은 넙다리를 강력하게 모으게(내전; adduct) 시키는데, 즉, 두 다리를 붙이는 것이다. 그것들은 또한 골반을 안정시키는 것을 돕고 걷거나 달릴 때 넙다리를 펴게 만든다.

큰모음근은 복잡한 근육이다. 그러나 이 근육은 배울 가치가 있는데, 그것의 통증유발점들이 캐롤이 겪은 걱정과 슬픔의 종류의 원인이 될 수 있기 때문이다.

*23세의 캐롤은 피아노가 전공인 음대 졸업반인데 손의 통증 때문에 마사지 치료사를 찾아갔다. 세 번째 치료를 받는 도중에, "성교통"에도 마사지가 도움이 되느냐고 머뭇거리며 물었다. 설명에 고무되어, 그녀가 말하기를, 성생활을 몇 년 전부터 해왔었고 항상 그녀의 질에 극심한 통증이 있었다고 했다. 다리를 벌리면 고통은 더 심해 졌다.*

*계속되는 질문에. 그녀는 심지어 어린 아이일 때, 그녀의 안쪽 넙다리가 항상 굳은 것처럼 느꼈고 운동 후에도 스트레칭이 잘 되지 않았었다고 기억했다. 그녀는 걷거나 달릴 때에 발걸음을 너무 크게 하면 종종 당겨지는 것이 아픔으로 변해갔었다고 말했다.*

*대학교 의원에서, 그들은 그녀가 신체적으로 완벽하다고 말했다. 상담에서 권해진 것은 그녀의 남자 친구와 함께할 때에는 약간의 와인을 마시라는 것이었다. 캐롤은 그 "처방"을 따랐으나 나을 것이 없었다.*

*그녀의 양 안쪽 넙다리 높은 곳, 둔부 주름의 앞 바로 거기에서 몹시 고통스러운 통증유발점들이 마사지에서 드러났다. 그녀는 그 부위의 마사지에 당혹스러워 했고, 그녀 자신이 마사지가 가능한지를 물어 보았다. 약간의 실험 후에, 딱딱한 나무 의자에 앉아서 테니스공을 놓고 아픈 점들을 마사지할 수 있었다. 그녀는 나중에 만족할만한 결과를 보였다.*

## 증상 *Symptoms*

큰모음근 위 부분의 통증유발점들은 골반 속에 통증을 일으킨다(그림 9.35). 이러한 깊은 속 안 통증은 매우 퍼져 있고 국소적이지 않거나, 날카롭고, 갑작스러운 통증이 두덩뼈에 또는 질, 직장, 전립선 및 방광에 있다. 근육의 중간 부분의 통증유발점들은 모든 샅고랑에서부터 무릎까지, 안쪽 넙다리에 통증과 뻣뻣함을 만든다(그림 9.36) (Travell과 Simons 1992).

큰모음근의 통증유발점들에서 온 통증은 다리의 과도한 벌림과 엉덩관절 굽힘 (엉덩관절에서 굽히는 것)으로 증가된다. 이 이유로, 골반 속 통증은 여자들의 성교 중에서 일어나서, 내장 또는 부인병의 질환이 아닌가의 큰 걱정을 만든다. 속폐쇄근 (7장 "골반 바닥 근육"을 보라) 또한 이 자세에서 과도하게 스트레칭 되어 활성화 된다. 골반 속 통증의 근육근막 원인을 모르면 수술을 포함한 많은 잘못된 진단과 오도된 치료로 이끌게 된다. 골반 부위의 통증을 진단할 때 항상 근육근막 통증유발점들의 검사가 시행되어야만 한다. 간단한 마사지가 통증을 없앨 경우, 많은 걱정들이 사라질 수 있을 것이다(Travell과 Simons 1992).

## 원인 *Causes*

큰모음근은 계단 오르기, 승마에서 말 등을 무릎으로 꽉 잡는 것, 스키를 탈 때 빠른 턴을 만드는 것 같은 활동에 사용된다. 이러한 활동들이 과했을 때, 통증유발점들이 생기기가 쉽다. 운동 도중에서, 통증유발점들에 의하여 이미 방해된 근육들을 과도 스트레칭 시키지 않도록 주의 해라.

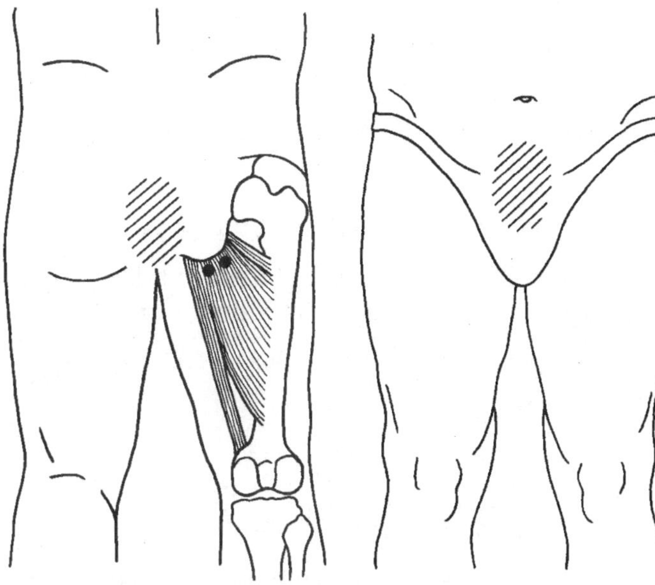

그림 9.35 큰모음근 #1 통증유발점들과 연관통 양상

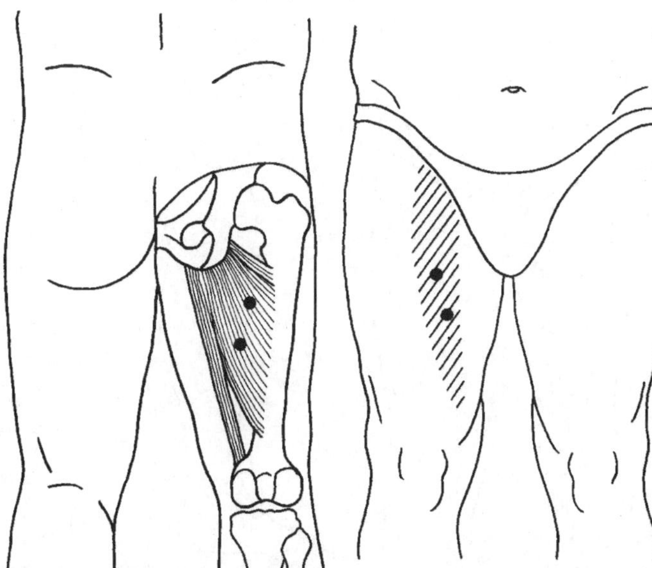

그림 9.36 큰모음근 #2 통증유발점들과 연관통 양상. 이 점들은 안쪽 넙다리를 꼬집거나 근육을 뼈에 대고 안쪽으로 눌러서 치료할 수 있다.

큰모음근 문제들의 다른 일반적인 원인은 층계를 내려가다가 다리가 사고로 벌어지는 것, 또는 얼음 위를 걷다가 미끄러지는 것 또는 단순히 차를 타고 내리는 것들이다. 다리에 갑작스러운 과부하 또는 발이 갑작스럽게 미끄러지는 것이 큰모음근에 부하를 준다.

### 치료 *Treatment*

큰모음근은 긴모음근과 짧은모음근의 뒤에 있다. 그림 9.31-9.33을 다시 살펴라. 안쪽 넙다리에서 그것들 사이에 손가락들을 놓아서 이 근육들을 구분하려고 노력하라.

테니스공, 라크로스공, 또는 45mm 고탄성공이 단단한 의자 또는 벤치에 앉아 있으면서 제일 위쪽 통증유발점들을 마사지하기 위해서 사용될 수 있다. 이것을 그림으로 명백하게 나타내기는 어려워서, 대략적인 공의 위치를 사람이 서 있을 때로 표시 했다(그림 9.37). 또한 손가락으로 이 부위를 치료 할 수도 있는데, 등을 대고 누워서 무릎과 엉덩관절을 굽히고 한다. 이 통증유발점을 마사지할 때 느끼는 통증은 놀라울 정도로 매우 아프므로, 살살해야만 한다: 그것은 풀어야만 하는 매우 중요한 통증유발점이다.

큰모음근 #2 통증유발점은 받힌 손가락들로 마사지한다. 긴모음근 항목의 그림 9.34와 같이 다리를 침대에 걸쳐라. 앉아서 엄지와 손가락들 사이로 이 근육 모두를 잡고 마사지를 할 수도 있다. 통증유발점들은 넙다리 앞도 아니고 그것의 뒤도 아닌 바로 중간에 있을 것이다. 쎄라케인이나 타이거트레일 같은 막대기 모양의 도구로 마사지를 할 수도 있다.

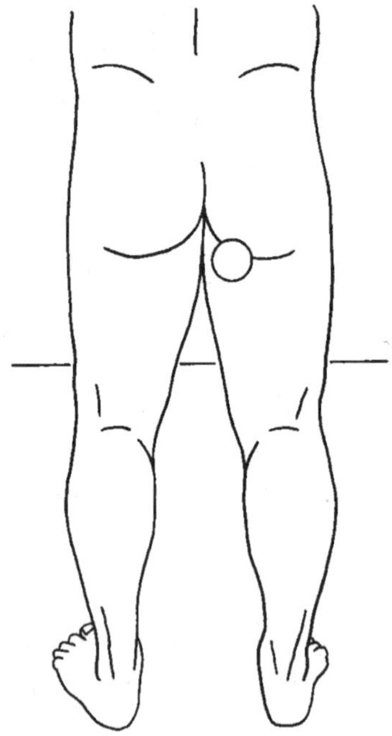

**그림 9.37 딱딱한 의자에서의 큰모음근 통증유발점 #1을 위한 공의 위치**

## *두덩정강근 (박근) Gracilis*

얇고 편평한 *두덩정강근*은 몸에서 두 번째로 긴 근육이다; 넙다리빗근이 제일 길다. 두덩정강근(Gracilis)은 라틴어인 "가는(slender)"에서 기인한다. 두덩정강근은 두덩뼈에 붙고, 안쪽 넙다리 전체 길이를 따라 내려가서 무릎 아래에 붙는다. 이러한 부착은 두덩정강근이 엉덩관절과 무릎에서의 작용을– 두 개의 관절 모두를 굽히는– 돕는다. 근육이 보통 때는 느슨하기 때문에, 쉽게 과부하가 걸리지 않는다. 두덩정강근의 통증유발점들은 보통 넙다리 안쪽의 다른 근육들의 통증유발점들에서 전이된 통증에 의하여 유발된다.

두덩정강근 통증유발점들의 통증은 그 근육에 국한되며 다른 부위로 전이되지 않는다(그림 9.38). 비록 오직 두 개의 통증유발점들이 그림에 표시되어 있지만, 근육의 길이를 따라서 어느 곳에서나 발견된다. 통증은 보통 따갑고 찌르는 듯한 느낌인데, 넙다리 안쪽을 따라서 피부 바로 아래에서 느껴진다. 또한 같은 부위에 퍼진 통증이 있을 수도 있다. 쉴 때에도 통증은 계속되며 자세를 바꾼다고 가라앉지 않는다; 그러나, 걷는 것이 경감을 가져온다(Travell과 Simons 1992).

두덩정강근과 넙다리빗근은 넙다리 안쪽에서 유사한 위치에 통증을 만든다. 넙다리빗근이나 두덩정강근 모두에 스트레칭은 효과가 없다.

두덩정강근은 넙다리 안쪽의 근육들에서 가장 얕게 있는데, 피부의 바로 아래이다. 그럼에도 불구하고, 당신이 매우 마르지 않았다면 다른 모음근육들의 전반적인 덩어리에서 두덩정강근을 구별하기는

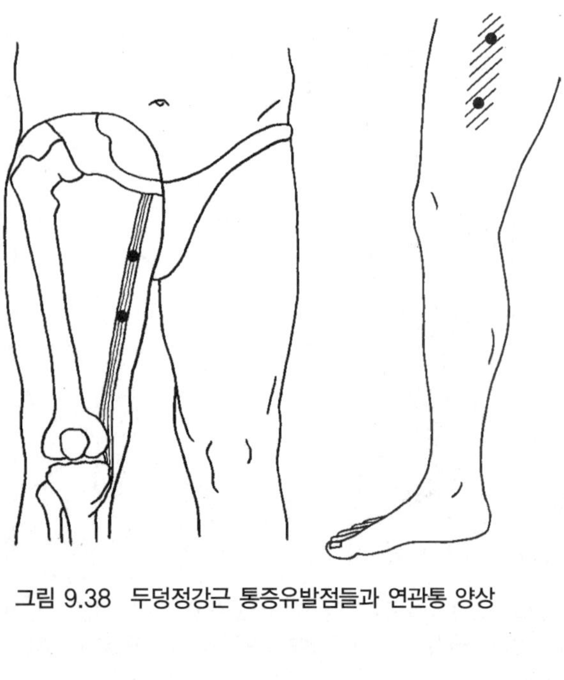

**그림 9.38 두덩정강근 통증유발점들과 연관통 양상**

불가능하다. 그러나, 그것의 통증유발점들은 안쪽 넙다리를 따라 비교적 얕은 아픈 점들로서 찾을 수 있다. 두덩정강근은 받힌 손가락들 또는 조직을 얕게 꼬집어서 마사지 한다.

## 뒤넙다리근 (슬와부근) 햄스트링 *Hamstring Muscles*

당신은 햄스트링이 딱 무엇이고 또는 정확히 그것이 어디에 있는지 명백한 생각을 갖지 않을 것이다. 그것들은 전혀 "줄(string)"이 아니고, 그것들은 예외적으로 강하고, 얇으며 넙다리 뒤를 덮고 있는 근육들이다(그림 9.39). 이 근육들이 팽팽해진 결과인, 햄스트링의 잠복성 통증유발점들은 매우 흔하다. 햄스트링 통증유발점들로 인한 통증과 뻣뻣함은 어른이 그러하듯이 어린아이들에게도 나타난다(Travell과 Simons 1992).

당신은 운동 선수들이 "햄스트링이 당겨졌다," 또는 더 안 좋게 햄스트링이 찢겼다라는 말을 들었을 것이다. 그러한 손상은 종종 통증유발점들이 햄스트링의 정상적인 늘어남을 방해 한데서 기인한다. 이 상태의 근육들은 준비운동 또는 스트레칭 루틴에 완전히 반응을 하지 못해서 당겨지고 물리적 손상을 입기가 매우 쉽다. 만약 운동 선수들이 통증유발점들에 관하여 보다 잘 알고 있고, 그것을 불활성화하는 법을 알고 있다면, 틀림없이 햄스트링 손상은 줄어들 것이다. 다음 증례는 흔히 있는 통증유발점들을 살핌 없이 처치가 이루어졌을 때 햄스트링 부상이 가질 수 있는 오랜 시간의 영향을 나타내 준다(Travell과 Simons 1992).

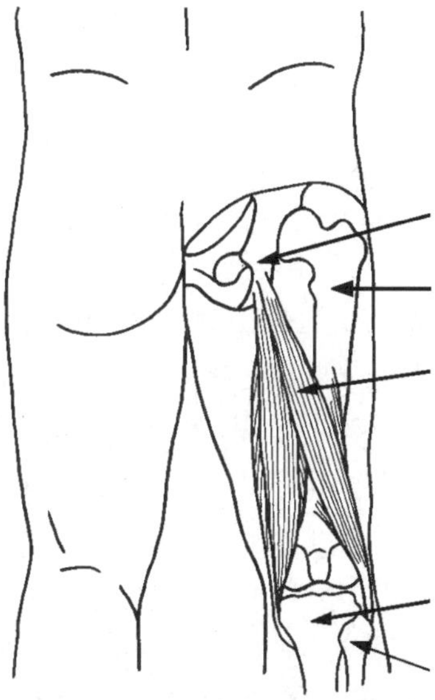


**그림 9.39 (A)넙다리뒤근; (B) 궁둥뼈; (C) 넙다리뼈; (D) 정강뼈; (E) 종아리뼈**

*21세의 나단은 운송회사의 일을 하던 중에 허리가 심하게 삐었다. 하도 아파서 응급실로 갔고 거기서 진통제와 근이완제를 투여 받았다. 그러나 통증은 계속되었고, 일을 다시 할 수가 없었다.*

*등과 엉덩이 근육에 수 회의 마사지를 한 후에 나단의 등 통증은 없어졌으나, 그는 아직도 다리 뒤쪽의 뻣뻣함 때문에 허리를 굽혀서 물건을 들 수가 없었다. 그는 고등학교 때 허들을 하던 중에 햄스트링이 찢긴 이래로 뻣뻣함을 느낀다고 말을 했다. 그 손상은 모든 분야의 운동을 못하게 하였다. 그는 종종 다쳤던 다리 뒤쪽에 통증을 느꼈고 5년 동안 엄지발가락에 손이 닿지 않았다. 그가 굽히는 것을 어렵게 만든 뻣뻣한 햄스트링은 불가피하게 등의 좌상을 만들었다.*

*나무의자 위에 테니스공을 양말 안에 넣고 하는 자가-치료 마사지가 근육을 늘어나게 하기 시작했다. 나단은 새로운 확신으로 일에 복구할 수가 있었다. 옛날에 다친 하나의 햄스트링에 상처가 남아있음에도 불구하고, 그는 드디어 엄지발가락을 다시 만질 수 있었다.*

## 넙다리두갈래근 (대퇴이두근) *Biceps Femoris*

넙다리두갈래근은 두 부분으로 되어있고 위팔의 위팔두갈래근과 비교된다. 그것은 또한 "가쪽 햄스트링"으로 알려져 있고 넙다리 바깥쪽과 가까운 근육이다.

넙다리두갈래근의 주된 부분은 궁둥뼈와 넙다리뼈 뒤에 붙어있다. 그리고 아래로 내려가서 종아리뼈(아래 다리의 얇은 바깥쪽 뼈)의 꼭대기에 붙게 된다. 넙다리두갈래근은 무릎을 굽히는데 강한 힘을 내고 또한 엉덩관절을 펴는데 관여한다. 이 동작은 걷고, 뛰고, 점프하는데 필요하다. 모든 햄스트링의 잡아주는(bracking) 동작은 당신이 움직이거나 또는 가만히 서있을 때 몸이 앞으로 넘어가지 못하게 한다. 또한 햄스트링은 엉덩관절에서부터 앞으로 숙이는 비율을 조절한다.

### 증상 *Symptoms*

넙다리두갈래근의 통증유발점들에 의한 통증은 무릎 뒤에 무지근한 쑤심이다(그림 9.40). 통증의 경향은 무릎 뒤의 가운데가 아니라 바깥쪽이며, 종종 종아리근 머리 주위에 집중되기도 한다. 넙다리두갈래근 통증유발점들에 의한 불편함은 넙다리 뒤의 위까지, 아래로는 장딴지 위쪽까지 간다(그림에 없음)(Travell과 Simons 1992).

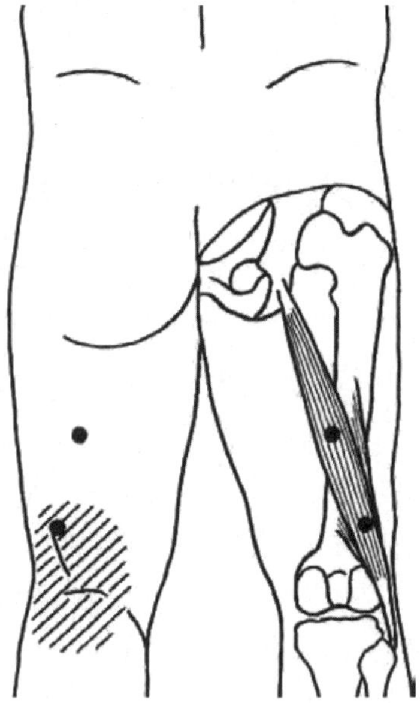

그림 9.40 넙다리두갈래근 통증유발점들과 연관통 양상

### 원인 *Causes*

다리가 오래 동안 엉덩관절 또는 무릎 관절에서 굽혀져 있을 때 햄스트링의 문제가 발생한다. 좌식 생활 습관이 햄스트링에 나쁘며, 그것들을 짧게 그리고 뻣뻣하게 만든다. 넙다리 뒤에 압력을 주는 의자는 햄스트링 통증유발점들을 조장시킨다. 축구, 농구 들이 자주 햄스트링 부상을 만들며, 특히 몸이 잘 갖춰지지 않은 아마추어일 때 더 그렇다. 수영과 사이클링 같은 스포츠 활동들이 잠복성 통증유발점들이 햄스트링을 짧게 약하게 만들었을 때 그것들에 더욱 나쁘다(Travell과 Simons 1992).

모든 넙다리와 엉덩관절 근육들의 동작은 서로 연관이 있다. 한 근육의 문제는 다른 근육들의 문제를 일으킨다. 예를 들어, 네갈래근(대퇴부)의 팽팽함은 햄스트링을 과도하게 스트레칭 되게 만들고 더 고되게 일을 해야만 하는 반작용으로 통증유발점들을 만들기 쉽다. 햄스트링의 통증유발점들은 골반을 뒤쪽으로 기울어지게 만들어서 (꼬리뼈를 앞으로 돌출시키게), 엉덩이근육을 당겨지게 만드는데, 이 근육군들 모두가 엉덩관절에서 굽히려면 늘어나야 하기 때문이다. 또한 햄스트링 통증유발점들의 약하게 하는 영향은 무릎을 굽히는 동안에 넙다리빗근, 두덩정강근, 장딴지근 및 장딴지빗근에 큰 부담을 준다. 당신은 항상 엉덩관절과 넙다리에서 다수의 통증유발점들을 찾게 될 것이다.

### 치료 *Treatment*

넙다리두갈래근과 다른 햄스트링 근육들의 구분은 넙다리 뒤 반쯤 위에서 그들 사이에 파인 곳을 만져서 구분한다. 이것은 앉아있으면서도 할 수 있다. 발바닥을 바닥에 댄 채로 발을 뒤로 당겨서 넙다리 뒤를 수축시켜라. 이것은 근육들을 두드러지게 만들 것이다. 또한, 무릎 뒤 바깥쪽에서 굵은 넙다리두갈래근 힘줄을 만져보아라. 이 힘줄은 종아리뼈 꼭대기에서 끝나는데, 아래 다리의 바깥쪽 꼭대기의 혹(knob)이다. 그림 9.40를 보면 다리 뒤의 종아리뼈 머리에서부터 궁둥뼈까지 위로 사선으로 주행하는 것을 알 수가 있다. 각 다리의 아래쪽 검은 점은 넙다리두갈래근의 짧은 머리(head) 안에서 있을 수 있는 다수의 통증유발점들을 나타내는데, 그것은 긴 머리에 의하여 감춰져 있다.

손과 손가락을 햄스트링 통증유발점들 마사지에 쓰면 빨리 지치게 된다. 그러나 쎄라케인 또는 타이거트레일 따위의 막대기 모양 도구는 서거나 앉아서도 잘 듣는다. 부드러운 의자에 앉아 쎄라케인을 햄스트링에 대고 지렛대 효과를 이용한다. 그러나 더 좋은 것은 나무 의자나 벤치 같은 딱딱한 바닥에 테니스공, 고탄성공, 또는 라크로스공을 놓고 마사지하는 것이다(그림 9.42). 림프절, 혈관,

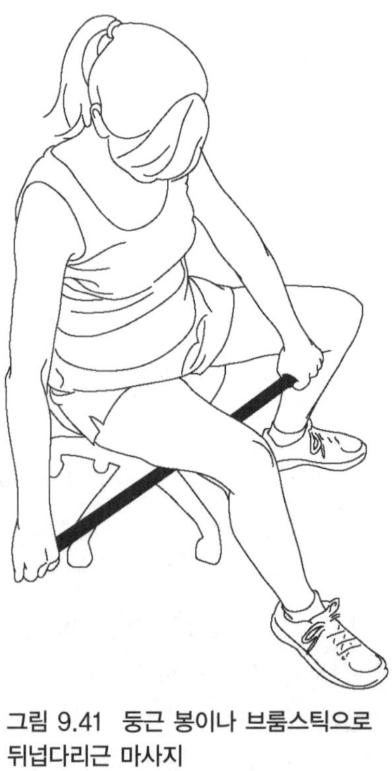

그림 9.41 둥근 봉이나 브룸스틱으로 뒤넙다리근 마사지

및 신경을 피하기 위해서, 무릎 뒤에서 공을 굴리지 말아라. 무릎 뒤는 조심스럽게 치료하는데, 이 장의 나중 항목인 "무릎 뒤 근육들"에 설명한 것을 따라라.

햄스트링을 잘 관리하기 위해서는, 넙다리 뒤쪽에 압력을 줄 수 있는 의자, 소파, 및 자동차 시트의 종류를 유의하며, 가능하다면 조절을 해라. 발이 바닥에 똑바로 닿지 않는다면 발 받힘대로 쓸 것을 찾아본다. 다리가 짧은 사람들의 햄스트링은 그들이 가는 곳마다 위험에 놓이게 한다; 자동차 시트와 깊은 소파는 키가 크더라도 문제를 일으킨다.

잠복된 햄스트링의 통증유발점들은 이상스럽게 몰래 나타난다: 비록 그들이 심각한 문제를 일으킨다 하더라도 당신은 결코 의심조차 못할 것이다. 자주 햄스트링의 컨디션을 체크하며, 당신이 찾은 통증유발점들을 돌보는 시간을 가져라. 가능하다면 심각한 햄스트링 손상이 와서 짧아진 햄스트링이 다른 근육들에게 영향을 주는 것을 피하는 것이 최상의 예방적인 수단이다.

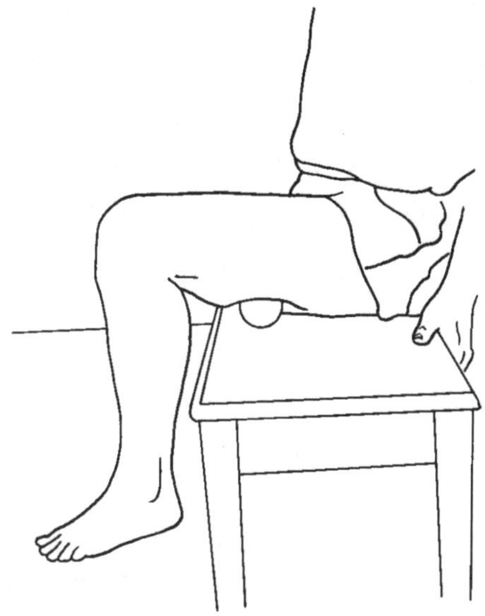

그림 9.42 딱딱한 벤치나 의자 위에 공을 놓고 넙다리뒤근 마사지. 무릎 뒤의 부드러운 살 부위에는 공을 굴리지 말아라.

## 반힘줄모양근 (반건양근) 과 반막모양근 (반막양근)

*Semitendinosus and Semimembranosus*

"반(semi)" 근육들, 반힘줄모양근과 반막모양근은 햄스트링의 다른 반쪽이며, 넙다리두갈래근의 힘을 보완하고 균형을 잡는다. 그것들의 이름은 두 근육의 길이의 반이 매우 강한 힘줄 같은 조직으로 이뤄졌다는 사실을 반영한다. 이 근육들은 하나의 유닛으로 작용하며 그것들이 하나의 근육으로 논의될 것이다; 우리는 그것들을 줄여서 "반 근육들"이라고 부를 것이다.

### 증상 *Symptoms*

반 근육들 통증유발점들에 의한 통증은 주로 넙다리 뒤의 위쪽인 엉덩이 주름에서 느껴진다(그림 9.43). 통증 양상은 때때로 아래로 뻗어가서 넙다리 뒤의 안쪽과 장딴지로 간다(그림에 없음). 이 경우에서, 엉덩이 주름에서부터 장딴지까지의 넙다리 뒤 전체가 만지면 아프게 된다. 반 근육들로부터의 통증이 무릎에 나타날 때, 넙다리두갈래근의 통증 보다 더 날카로운 느낌이며 보다 무릎의 안쪽 편에서 느껴진다(Travell과 Simons 1992).

반 근육들의 통증유발점들에 의한 통증과 뻣뻣함은 자주 "햄스트링 힘줄염"이라고 잘못 이름 지워진다. 햄스트링 통증유발점들 통증의 넓은 분포는 또한 좌골신경통이라는 진단으로 잘못 이끈다. 보다 침습적인 옵션들이 취해지기 전에 통증유발점들 탐색 같은 비침습적인 치료가 시도돼야만 한다(Travell과 Simons 1992).

### 원인 *Causes*

반 근육들은 궁둥뼈 그리고 정강뼈 꼭대기 안쪽에 붙어 있다. 그것들의 작용은 엉덩관절을 펴고 무릎을 굽히는데 도움을 준다. 엉덩관절을 최대로 굽히고 무릎을 최대로 펼 때, 반 근육의 손상이 일어나는데, 그 포지션에서는 두 근육들이 그들의 최대 길이가 된다. 이것은 축구공을 차고 난 바로 그때의 다리의 포지션이다. 당신이 허들을 넘을 때나 체조에서 다리를 찢을 때, 앞에 있는 다리에 햄스트링의 손상이 올 위험이 있다.

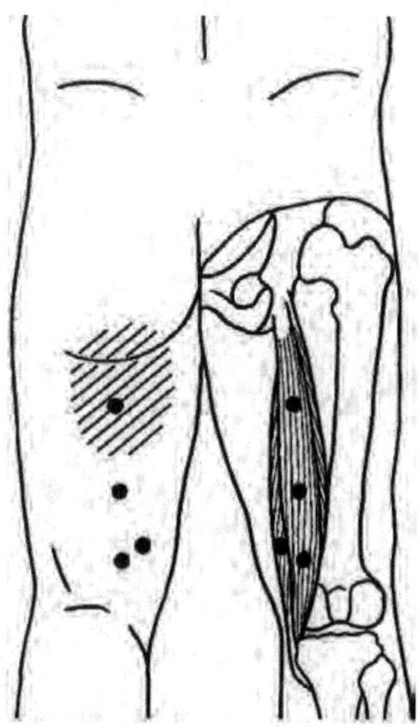

그림 9.43 반힘줄모양근과 반막모양근 통증유발점들과 연관통 양상

과도한 스트레칭이 반 근육들의 통증유발점들을 만들고, 너무 활동을 안 하는 결과에서 오는 거의 스트레칭을 안 하는 것 또한 그렇다. 하루 종일 또는 밤새 앉아있는 것- 일에서, 차에서, 그리고 집에서- 이 반 근육들을 짧게 만드는데 기여를 한다(Travell과 Simons 1992).

햄스트링 중의 하나의 팽팽함은 종종 만성 허리 통증의 근원이다. 팽팽한 햄스트링은 골반을 뒤로 기울어지게 하여(꼬리뼈를 밑에서 내밈), 등 아래의 곡선을 편평하게 만들어서 등과 엉덩이 근육들의 메카닉스를 틀어지게 만든다. 그 결과로의 자세는 머리를 앞으로 내밀게 만들어서, 그 결과로 등 상부와 목에 부가적인 장력이 가해 진다. 이런 식으로, 팽팽한 햄스트링의 도미노 효과가 몸의 아주 먼 부분의- 턱, 얼굴, 및 머리- 통증의 간접적인 원인이 된다. 즉, 당신의 한 가지의 불편함이 만성두통인 경우 조차도 햄스트링이 관여될 수도 있다(Travell과 Simons 1992).

### 치료 *Treatment*

넙다리 뒤의 안쪽에서 반 근육들을 찾아라. 넙다리두갈래근처럼 나무 의자에 앉아서 테니스공, 60mm 고탄성공, 또는 라크로스공으로 전체 부위를 탐색하라(그림 9.42). 다리를 공 위에서 이쪽 저쪽으로 움직여서, 넙다리 뒤의 전체 폭을 찾는다. 림프절, 혈관, 및 신경을 피하기 위해서, 무릎 뒤에서 공을 굴리지 말아라. 무릎 뒤는 조심스럽게 치료하는데, 이 장의 나중 항목인 "무릎 뒤 근육들"에 설명한 것을 따라라. 무릎과 넙다리를 안쪽으로 돌려서 공이 넙다리 뒤의 안쪽에 있도록 해야 한다. 반 근육들의 대부분의 통증유발점들은 넙다리의 중간이나 낮은 곳에서 발견되지만, 그렇더라도 궁둥뼈 바로 아래에서 그들이 발견되기도 한다. 그림 9.43에서, 두 근육들의 아래 반에 있는 각각의 까만 점은 반힘줄모양근에 가려진 반막모양근의 있음직한 다수의 통증유발점들을 나타낸다. 햄스트링을 살펴야 하는 문제가 생기기 전 까지는, 그곳에 통증유발점들이 있다는 것을 의심도 안 할 것이다.

모든 햄스트링 근육들에 관하여 기억해야 할 가장 중요한 것은 그것들의 통증유발점들이 우선 비활성화되기 전 까지는 적절한 스트레칭이 되지 않는다는 것이다: 통증유발점들은 근 섬유들의 늘어남을 능동적으로 막는다. 운동이나 스포츠 활동들 전에 통상적으로 행하는 스트레칭이 햄스트링 근육들을 적절히 보살피는 것이라는 생각이 들겠지만, 그러나 그것들의 통증유발점들이 치료되지 않고 남아있다면 그들은 아직도 손상의 위험에 있는 것이다.

## 무릎 뒤쪽 근육들 *Muscles behind the Knee*

무릎 뒤에는 매우 중요한 두 개의 근육이 있다. 일반적으로 이 부위는 "위태로운" 지역이라고 여겨지는데, 그 뜻은 거기에는 신경, 혈관, 및 림프절 같은 많은 민감한 구조물들이 비보호 상태로 있기 때문이다. 아래에 있는 치료 설명서를 따른다면 그 근육들을 특별히 촉진하고 치료하는 것이 가능하다.

### 오금근 (슬와근) *Popliteus*

오금근은 무릎의 뒤에 있는 작은 근육이다. 슬와(popliteus)라는 단어는 "슬와(ham)"를 뜻하는 라틴어인 poples에서 기인한다. 작고 감춰진 오금근은 통증유발점들이 문제 해결에서 자주 간과된다.

오금근은 위에서 넙다리뼈 하단의 바깥쪽에 붙어있다. 낮은 부착은 정강뼈의 뒤 꼭대기이다. 그것의 기능은 무릎을 굽힐 수 있도록 자물쇠를 푸는 것이다. 또한 오금근은 무릎 관절 안쪽에 있는 후방십자인대가 넙다리뼈를 정강뼈 앞쪽으로 움직이지 못하게 보조한다. 이 인대의 손상은 오금근에 부하를 주어서, 인대의 외과적 처치가 행해진 다음에도, 통증유발점들에 의한 통증이 지속된다.

## 증상 *Symptoms*

오금근의 통증유발점은 다리를 펼 때 무릎 뒤에 통증을 유발한다(그림 9.44). 짧아진 오금근은 무릎의 정상적인 잠김(locking)을 방해 한다. 넙다리두갈래근 통증유발점들이 비활성화되기 전까지는 오금근이 의심받지 않는다.

또한 통증은 웅크리거나, 달리기, 또는 걸을 때 느껴지고 내리막길이나 계단을 내려갈 때 통증이 심해진다. 오금근의 통증유발점들은 종종 등산가나 등짐 지는 사람의 하산 길에 무릎 뒤에 날카로운 통증을 겪게 한다.

오금근 통증유발점들에서 기인한 무릎 통증은 베이커낭종, 힘줄염, 찢긴 인대, 메니스쿠스 또는 다른 무릎 조직들의 손상으로 오인될 수 있다. 특히 사고나 격렬한 팀 스포츠에서처럼 진정한 물리적 손상이 무릎에 올 가능성이 있기는 하더라도, 무릎의 통증이 자동적으로 무릎 수술을 뜻한다고 생각해서는 안 된다. 첫 번째 단계는 그 무릎을 조절하고 있는 근육들의 통증유발점들을 찾는 것이어야만 한다(Travell과 Simons 1992).

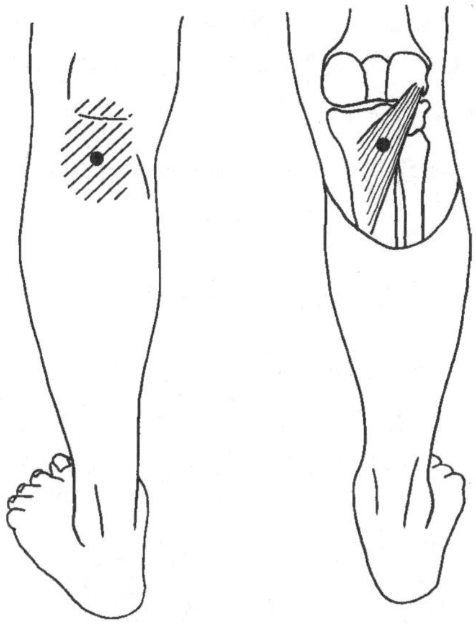

그림 9.44 오금근 통증유발점과 연관통 양상

## 원인 *Causes*

오금근은 달리기, 비틀기, 미끄러짐, 및 축구, 농구 등과 같은 빠른 방향 전환을 요구하는 게임에 의하여 과로된다. 테니스, 배구 및 트랙 경기들도 오금근에 스트레스를 주는 것 들이다. 스키와 하산 또한 오금에 무리를 준다. 통증 완화를 위하여 무릎 보호대를 차는 것은 오금 문제의 의심받지 않은 원인이 될 수 있는데, 근육을 움직이지 못하게 하고 그것의 정상 작동을 방해하기 때문이다(Travell과 Simons 1992).

## 치료 *Treatment*

무릎 뒤에 있는 신경과 혈관을 피하고 림프절들을 유의하는 것이 중요하다. 3장, "금기증: 조심해야 하는 이유" 항목에 있는 주의사항을 자세히 읽어라. 오금근을 찾았는 지 확인하기 위해서, 분리수축으로 그것을 알아 보아라. 앉아서, 발을 안쪽으로 반복해서 돌리는데, 마치 발가락 끝들을 서로 붙이듯이 한다. 무릎에서 2인치 정도 아래, 아래 다리 안쪽에서, 장딴지근 뒤에서 오금근이 수축하는 것을 느껴라. 이 근육을 여기서 마사지하거나 아니면 그림 9.45 또는 9.46에서 보여주는 테크닉들을 사용해서 장딴지근을 통해서 할 수 있다. 여기서 오직 손만을 사용해라- 절대로 단단한 도구를 쓰면 안 된다.

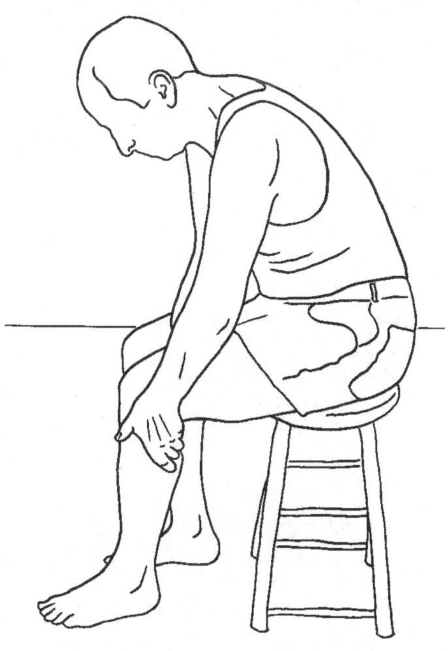

그림 9.45 양손 손가락으로 오금근 마사지 (민감한 혈관과 신경을 피하기 위해서 조심스럽게 촉진해라)

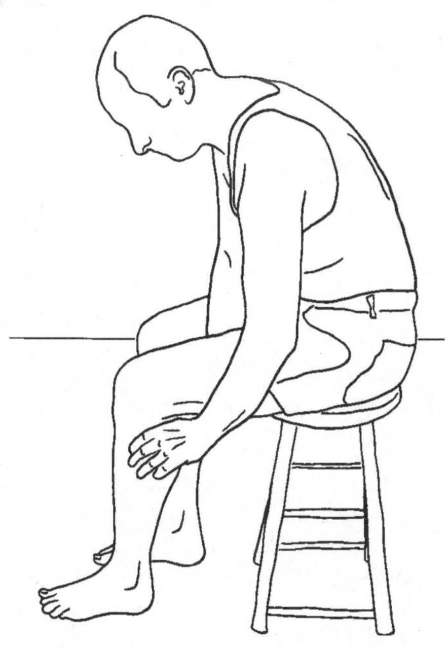

그림 9.46 엄지로 오금근 마사지 (민감한 혈관과 신경을 피하기 위해서 조심스럽게 촉진해라)

길이가 늘어나는 것을 방해할 수 있는 통증유발점들을 우선적으로 마사지를 하고 난 후에 오금근이나 다리 뒤의 다른 근육들의 스트레칭을 하라. 가급적 하이힐을 신지 말아라; 그것은 무릎을 굽히게 해서 오금근을 짧아지게 만들기 쉽다. 좌식 생활습관은 근막 재앙의 완벽한 준비다. 몸매를 갖추려고 갑작스럽게 소동을 벌이지 말고 규칙적이며 합리적인 방식으로 활동적이 되는 방법에 유의를 하라.

좌식 생활습관은 근막의 재앙에 완벽한 준비다.

## *장딴지빗근 (족척근) Plantaris*

장딴지빗근 역시 무릎 뒤에 있는 작은 근육이다. 그것의 이름(plantaris)은 오금근의 그것과 매우 다른 기능을 나타낸다. Plantaris는 발바닥을 뜻하는 planta에서 기인한다. 그것의 굉장히 긴 힘줄의 도움으로, 장딴지빗근은 장딴지근육들이 발목을 펴서 발바닥이 뒤를 가리키게 하는 것(plantar flex)을 도와준다.

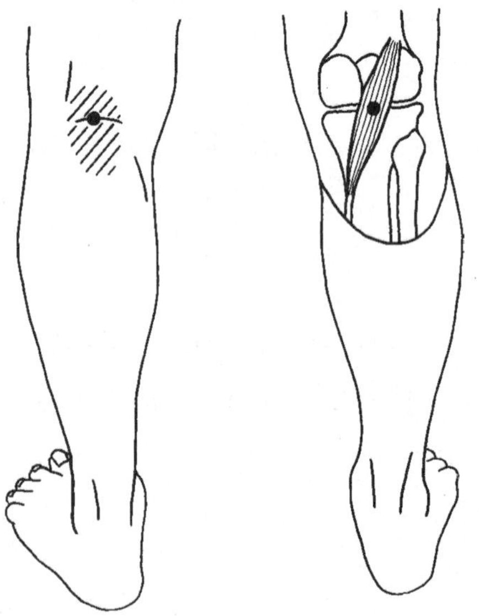

그림 9.47 장딴지빗근 통증유발점과 연관통 양상

장딴지빗근 넙다리뼈의 아랫단에 오금근이 부착된 가까운 곳에 붙어있다. 그것의 긴 건은 아래로 내려가서 발꿈치뼈에 붙어있는데, 아킬레스힘줄에 연결된다. 매우 작은 근육인 장딴지빗근은 무릎과 발목이 동시에 극도로 신장될 때 쉽게 과도하게 스트레치 된다. 무릎은 극심한 신장에선 쭉 펴지고; 발은 발목에서부터 갈 수 있는 대로 위로 무릎 쪽으로 굽혀진다. 옛날에, 장난으로, 양 발꿈치 뒤로 동시에 걸어 다녔을 때, 그것이 장딴지빗근을 스트레칭 시키는 포지션에 있다. 올라가는 도중, 계단에서 발이 뒤로 미끄러지는 것이 이 근육이 다칠 수 있는 상황이다.

장딴지빗근 통증유발점에서 온 통증은 무릎 뒤에 집중되어있으나, 장딴지 위쪽까지 뻗어 내려갈 수 있다(그림 9.47). 무릎 뒤에 있는 신경과 혈관을 피하고 림프절들을 유의하는 것이 중요하다. 3장, "금기증: 조심해야 하는 이유" 항목에 있는 주의사항을 자세히 읽어라. 앉아 있는 동안 무릎을 90° 로 굽히는 것을 확실히 해라. 무릎 뒤 바깥쪽, 주름 바로 아래에서 통증유발점들을 찾아라. 오금근과 동일한 마사지 테크닉을 사용한다(그림 9.45와 9.46을 보라).

제10장

# 아래 다리, 발목, 및 발 통증

Lower Leg, Ankle, and Foot Pain

# 아래 다리와 발목
## Lower Leg and Ankle

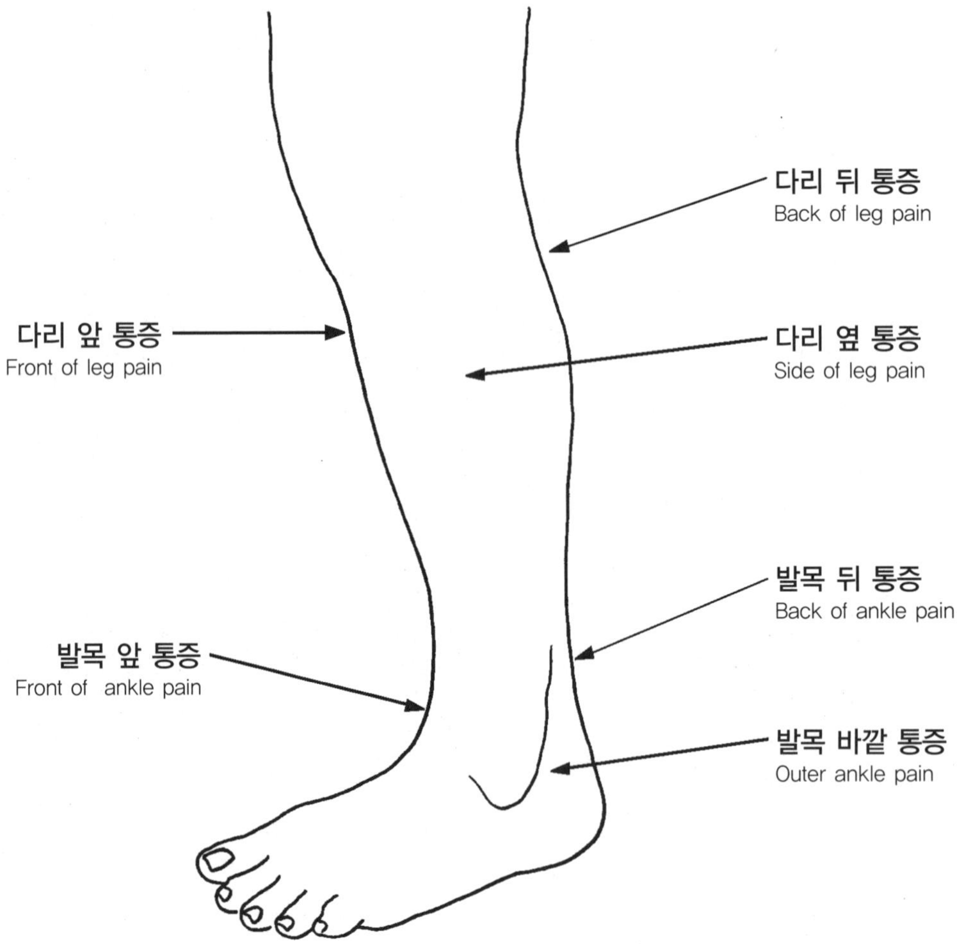


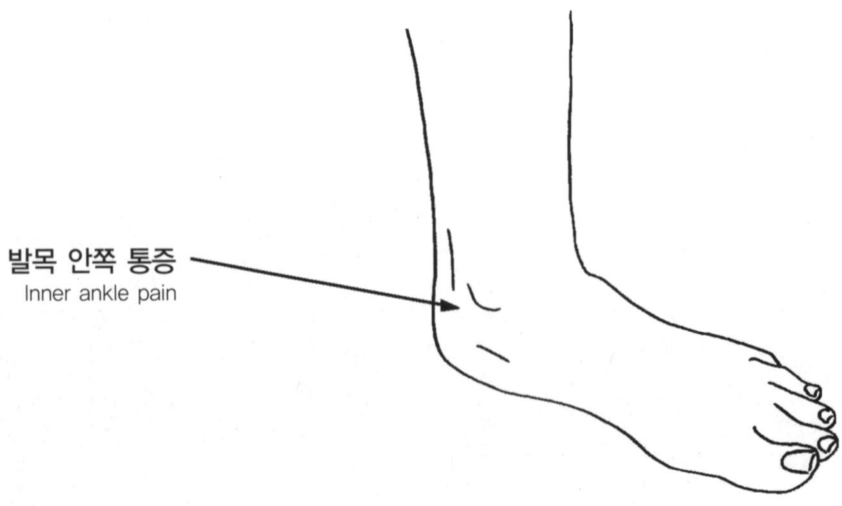

# 통증 가이드 *Pain Guide*

# 아래 다리, 발목, 및 발
## Lower Leg, Ankle, and Foot

**굵은 글씨체는 주된 통증 양상을 나타낸다.** 보통 글씨체는 덜 흔하거나 위성 통증유발점 양상을 나타낸다. 문제와 연관된 가능성이 큰 순서로 근육들이 나열된다. 또한 *기타 증상 가이드*를 보아라. www.newharbinger.com/24946에서 다운로드를 위한 유용한 가이드를 준비했다. 이 책 뒤에 더 많은 정보가 있다.

**발목 뒤** *Back of Ankle*
- **가자미근** (270)
- **뒤정강근** (273)
- 긴발가락굽힘근 (274)

**다리 뒤** *Back of Leg*
- **가자미근** (270)
- **작은볼기근** (207)
- **장딴지근** (267)
- 반힘줄모양근 (241)
- 반막모양근 (241)
- 긴발가락굽힘근 (274)
- 뒤정강근 (273)
- 장딴지빗근 (244)

**발목 앞** *Front of Ankle*
- **앞정강근** (256)
- **셋째종아리근** (266)
- **긴발가락폄근** (259)
- 긴엄지폄근 (259)

**다리 앞** *Front of Leg*
- 앞정강근 (256)
- 긴모음근 (234)

**발목 안쪽** *Inner Ankle*
- **엄지벌림근** (282)
- **긴발가락굽힘근** (274)
- **가자미근** (270)

**발목 바깥** *Outer Ankle*
- **긴종아리근** (262)
- **짧은종아리근** (265)
- **새끼벌림근** (283)
- **셋째종아리근** (266)

**다리 옆** *Side of Leg*
- **장딴지근** (267)
- 작은볼기근 (207)
- 긴종아리근 (262)
- 짧은종아리근 (265)
- 가쪽넓은근 (229)

# 발 통증
## Foot Pain

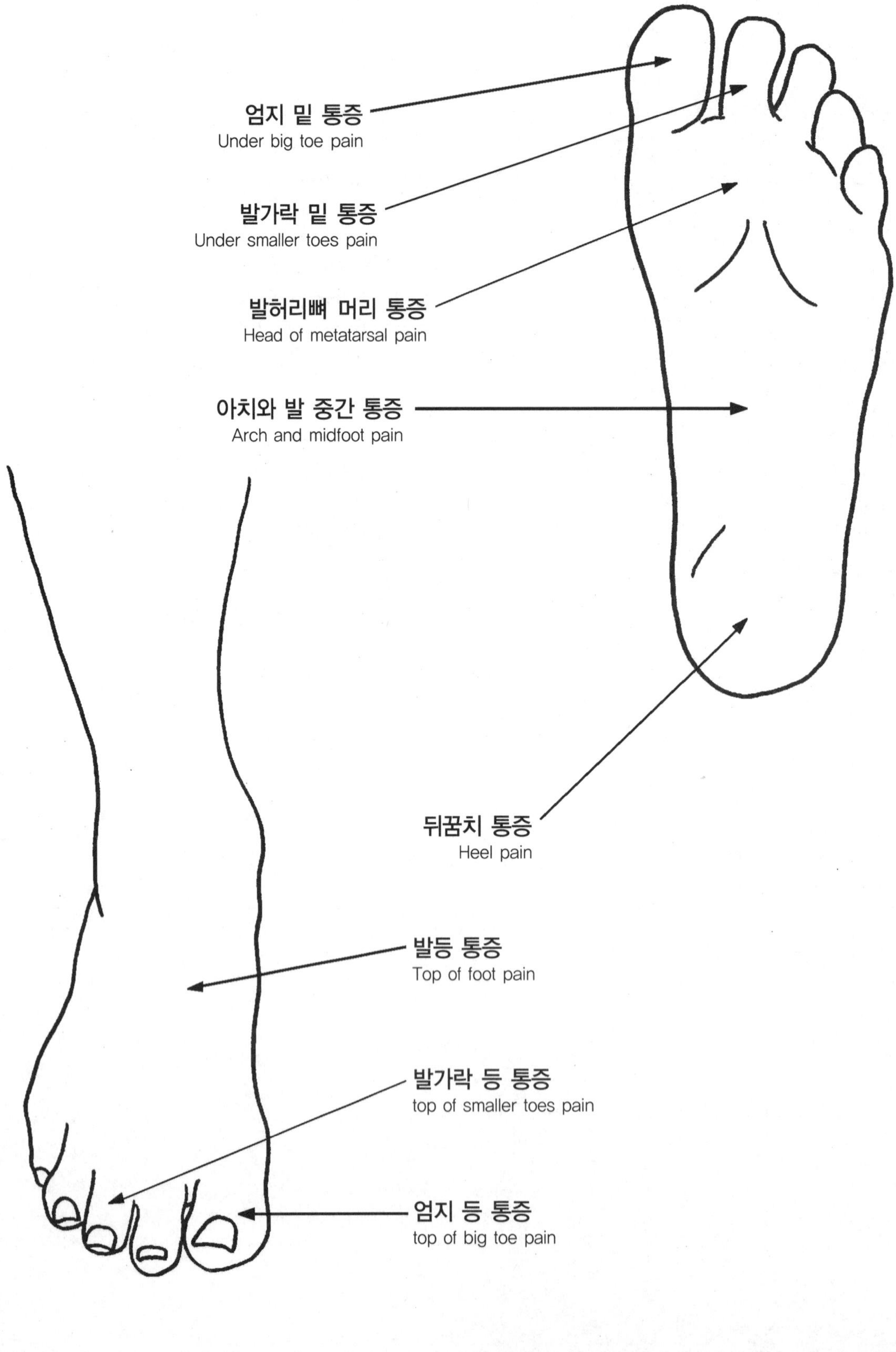

# 통증 가이드 *Pain Guide*

## 발
## Foot

**굵은 글씨체는 주된 통증 양상을 나타낸다.** 보통 글씨체는 덜 흔하거나 위성 통증유발점 양상을 나타낸다. 문제와 연관된 가능성이 큰 순서로 근육들이 나열된다. 또한 *기타 증상 가이드*를 보아라. www.newharbinger.com/24946에서 다운로드를 위한 유용한 가이드를 준비했다. 이 책 뒤에 더 많은 정보가 있다.

# 기타 증상 가이드 *Other Symptoms Guide*

# 아래 다리, 발목, 및 발
Lower Leg, Ankle, and Foot

**아킬레스힘줄염** *Achlles Tendonitis*
뒤정강근 (273)
가자미근 (270)
장딴지근 (267)

**발목 염좌** *Ankle Sprain*
긴종아리근 (262)
짧은종아리근 (265)
셋째종아리근 (266)

**갈퀴발가락** *Claw Toes*
긴발가락굽힘근 (274)

**장딴지 경련** *Calf Cramps*
장딴지근 (267)
긴발가락폄근 (259)

**망치발가락** *Hammertoes*
긴발가락굽힘근 (274)
긴발가락폄근 (259)

**모톤의 발 증후군**
*Morton's Foot syndrome*
긴종아리근 (262)
짧은종아리근 (265)
셋째종아리근 (266)
뒤정강근 (273)
긴발가락굽힘근 (274)
긴엄지굽힘근 (259)

**마비와 아린감** *Numbness and Tingling*

**아래 다리와 발** *Lower Leg and Foot*
궁둥구멍근 (182)

**엄지** *Big Toe*
첫째뼈사이근 (279)

**발가락** *Toes*
짧은새끼굽힘근 (286)
짧은엄지굽힘근 (285)
엄지모음근 (285)
뼈사이근 (279)

**발 등** *Top of the Foot*
긴종아리근 (262)

**발바닥 근막염** *Plantaer Fasciitis*
가자미근 (270)
장딴지근 (267)
발바닥네모근 (284)
짧은발가락굽힘근 (279)
엄지벌림근 (282)
새끼벌림근 (283)

**움직임에 통증 또는 문제**
*Pain or trouble with Movement*

**휴식 시 쑤심** *Aching Pain at Rest*
엄지벌림근 (282)
새끼벌림근 (283)
짧은발가락굽힘근 (279)

**발목** *Ankle*
앞정강근 (256)

**계단 또는 언덕 올라가는 동안 무릎 뒤 통증**
*Back of Knee Pain while Climbing Up stairs or Hills*
장딴지근 (267)
가자미근 (270)

**바닥의 물건 집어 올리기 어려움**
*Difficulty Picking things Up off of the Floor*
가자미근 (270)

**발등굽힘** *Dorsiflexion (flexing foot)*
가자미근 (270)
앞정강근 (256)

**발 처짐(족하수)** *Foot Drop*
앞정강근 (256)
긴종아리근 (262)
긴발가락폄근 (259)

**풋 슬랩(발 털썩내림)** *Foot Slap*
앞정강근 (256)
긴발가락폄근 (259)

**발목과 발의 통증과 부종**
*Pain and swelling of Ankle and Foot*
가자미근 (270)

**달리기** *Running*
가자미근 (270)
뒤정강근 (273)

**서있기** *Standing*
긴발가락굽힘근 (274)
짧은발가락굽힘근 (279)
긴엄지굽힘근 (259)

**서서 앞으로 기울이기** *Standing: Leaning Forward*
장딴지근 (267)

**발 굽혀 무릎 펴기**
*Straightening the Knee with Foot Flexed*
장딴지근 (267)

**걸려 넘어짐** *Tripping*
앞정강근 (256)

**발목 불안정 (모톤의 발도 보라)**
*Unstable Ankle (also see Morton's Foot)*
긴종아리근 (262)
짧은종아리근 (265)
셋째종아리근 (266)

# 통증 도해 가이드 *Pain Illustrations Guide*

# 아래 다리, 발목, 및 발

## Lower Leg, Ankle, and Foot

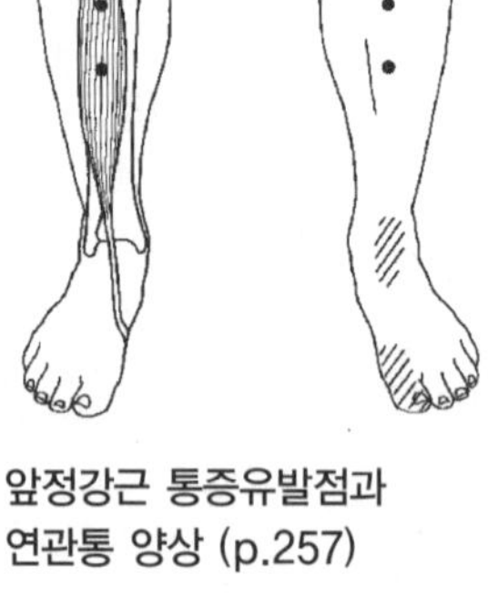

앞정강근 통증유발점과 연관통 양상 (p.257)

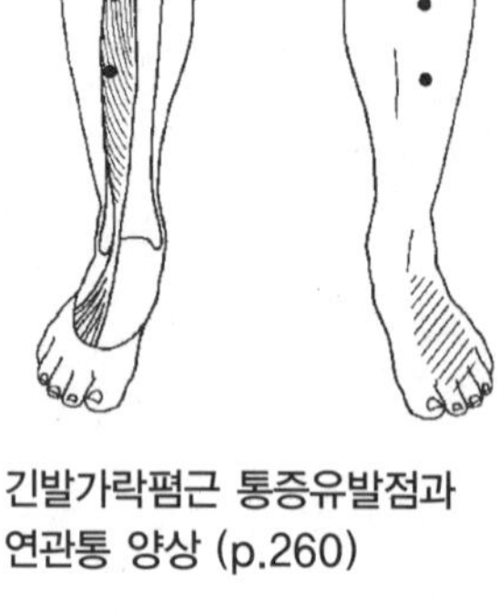

긴발가락폄근 통증유발점과 연관통 양상 (p.260)

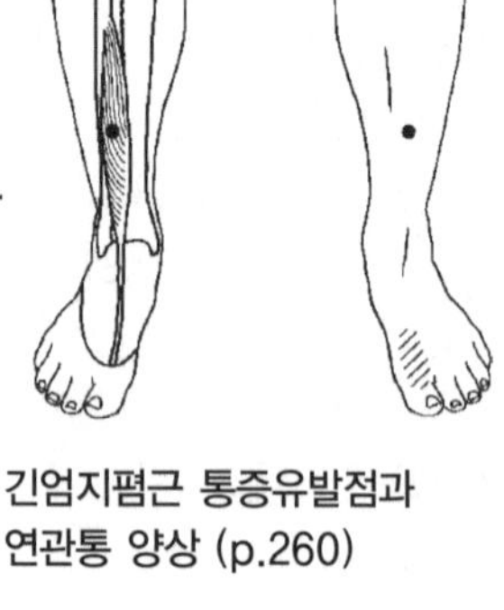

긴엄지폄근 통증유발점과 연관통 양상 (p.260)

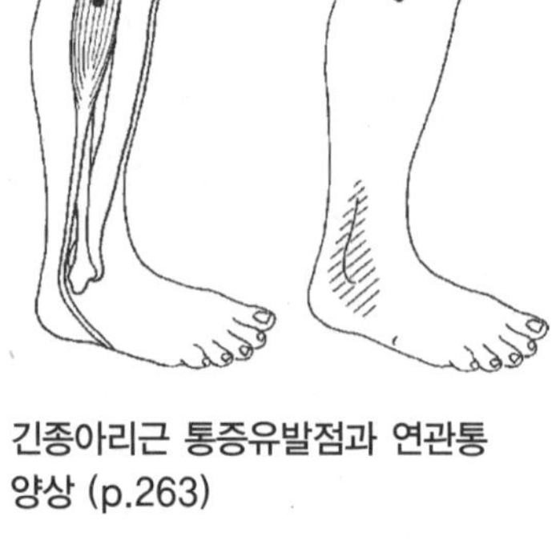

긴종아리근 통증유발점과 연관통 양상 (p.263)

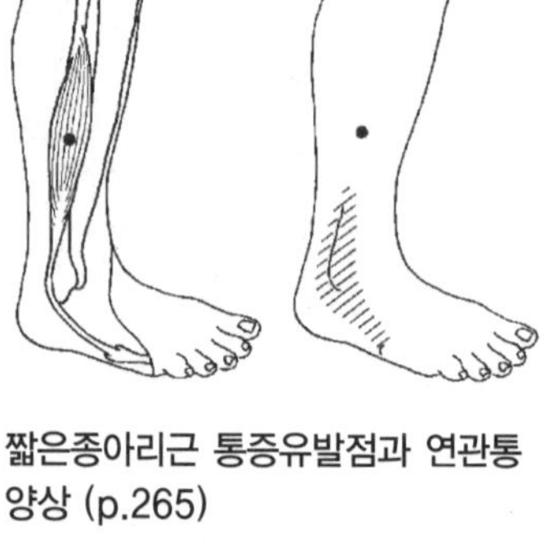

짧은종아리근 통증유발점과 연관통 양상 (p.265)

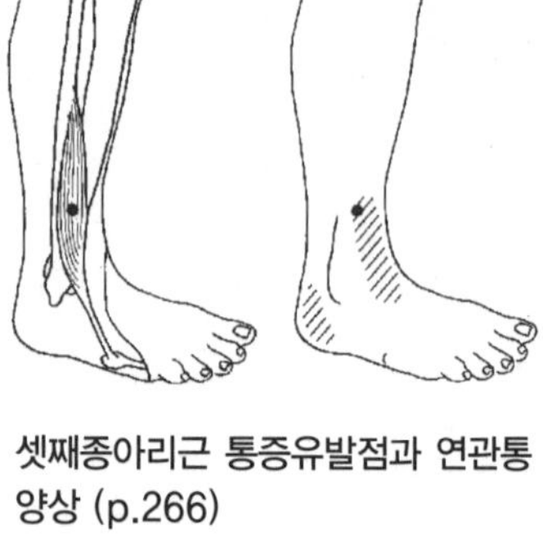

셋째종아리근 통증유발점과 연관통 양상 (p.266)

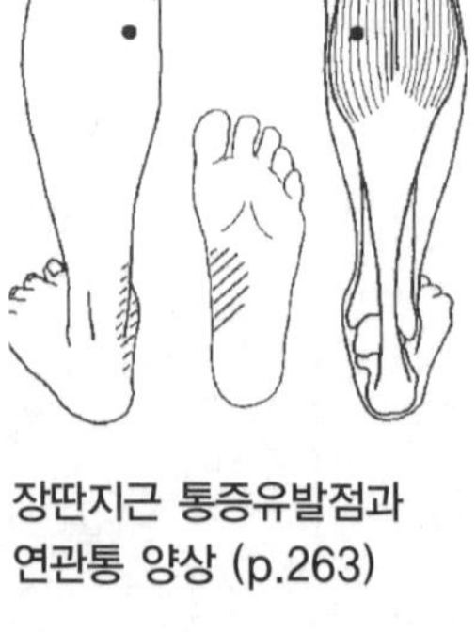

장딴지근 통증유발점과 연관통 양상 (p.263)

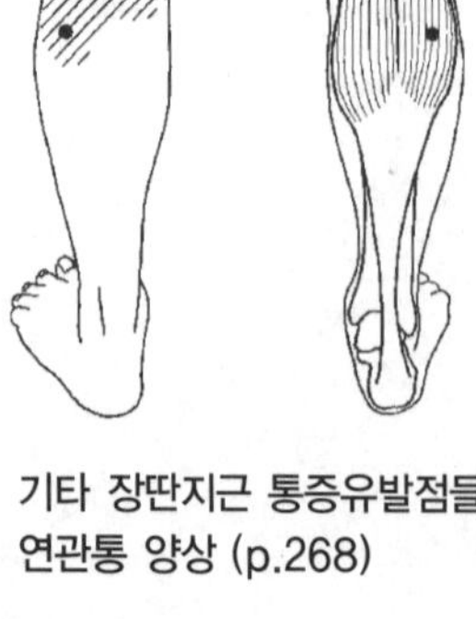

기타 장딴지근 통증유발점들과 연관통 양상 (p.268)

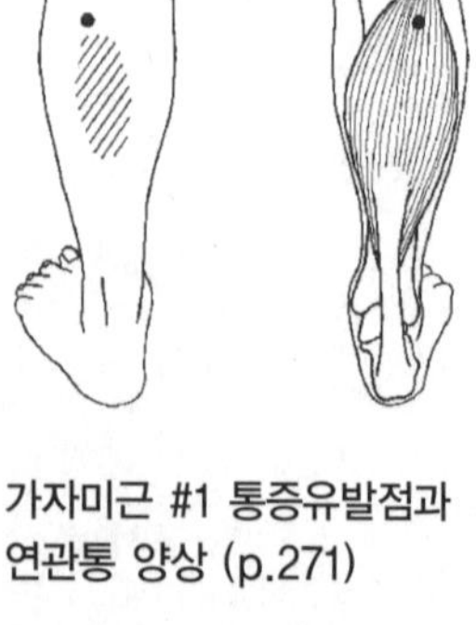

가자미근 #1 통증유발점과 연관통 양상 (p.271)

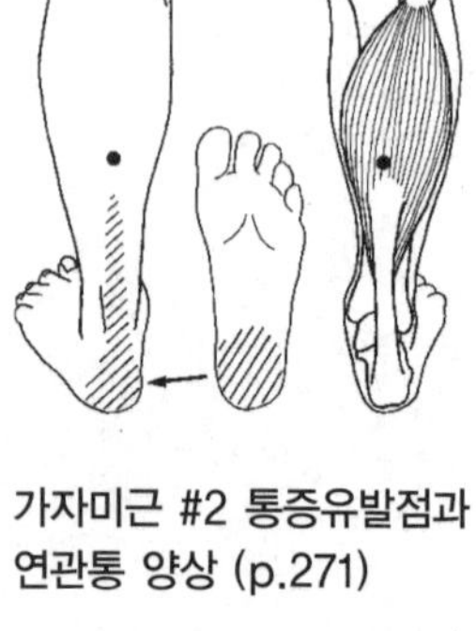

가자미근 #2 통증유발점과 연관통 양상 (p.271)

www.newharbinger.com/24946에서 다운로드를 위한 유용한 가이드를 준비했다. 자세한 것은 이 책 뒤에 있다.
주의: *시작하기 전에 각각의 근육에 대한 전체 치료 교습을 읽어보아라.*

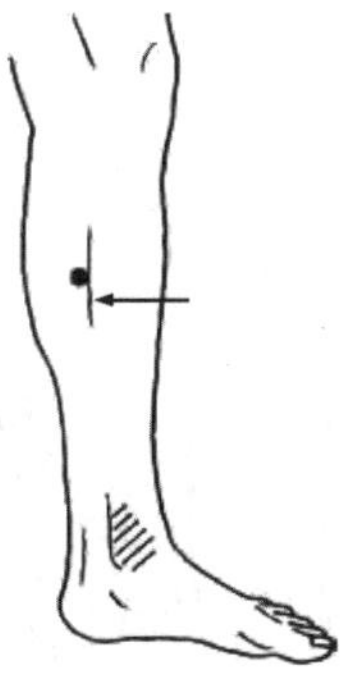

가자미근 #4 통증유발점과 연관통 양상 (p.271)

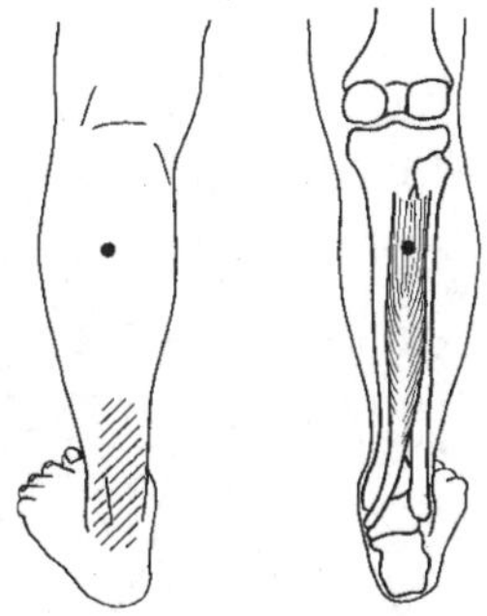

뒤정강근 통증유발점과 연관통 양상 (p.273)

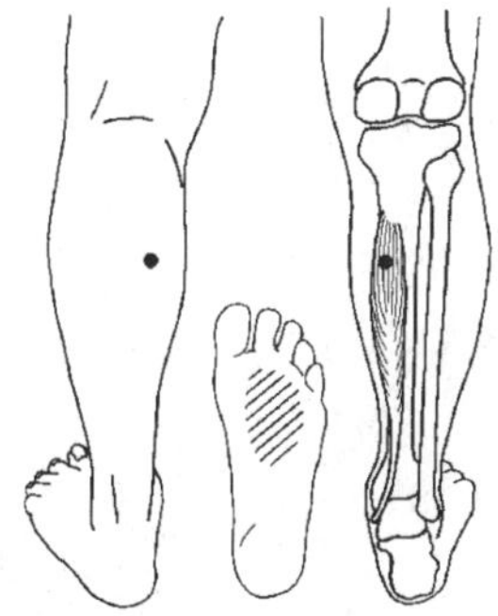

긴발가락굽힘근 통증유발점과 연관통 양상 (p.274)

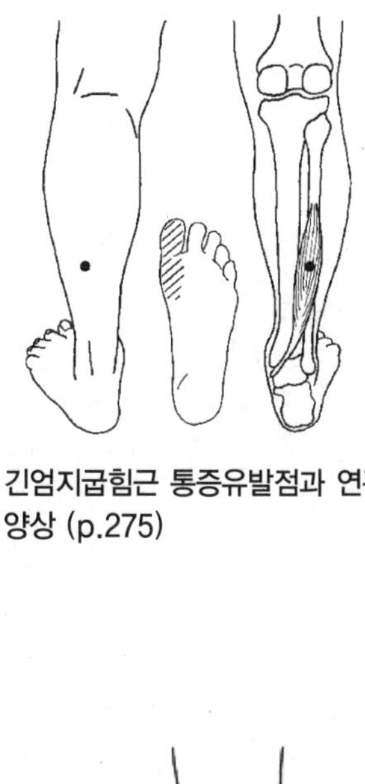

긴엄지굽힘근 통증유발점과 연관통 양상 (p.275)

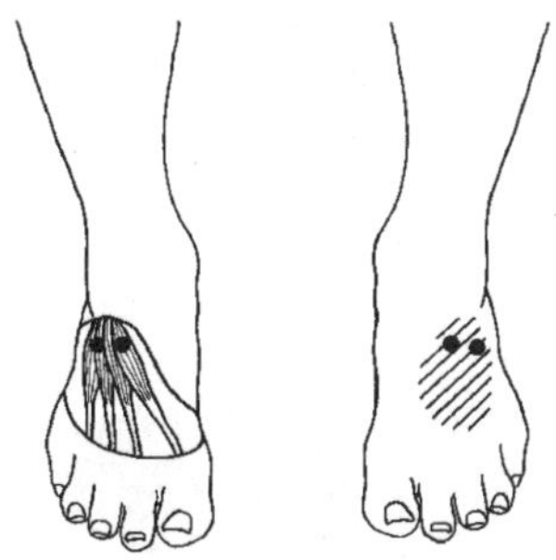

짧은발가락폄근과 짧은엄지폄근 통증유발점과 연관통 양상 (p.279)

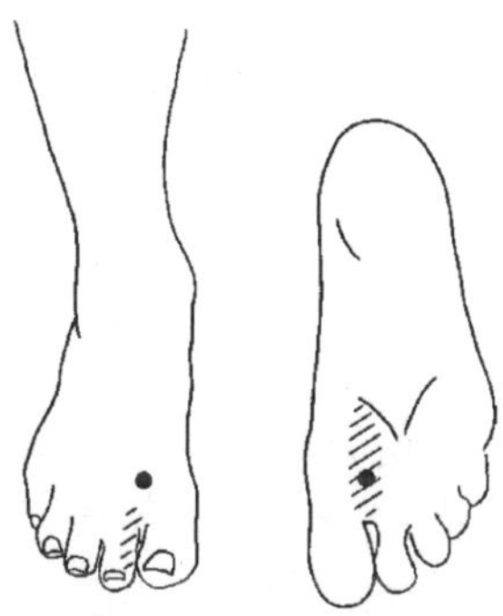

샘플 뼈사이근 통증유발점과 연관통 양상. 이 근육들은 각 발허리뼈 사이에 있다. (p.280)

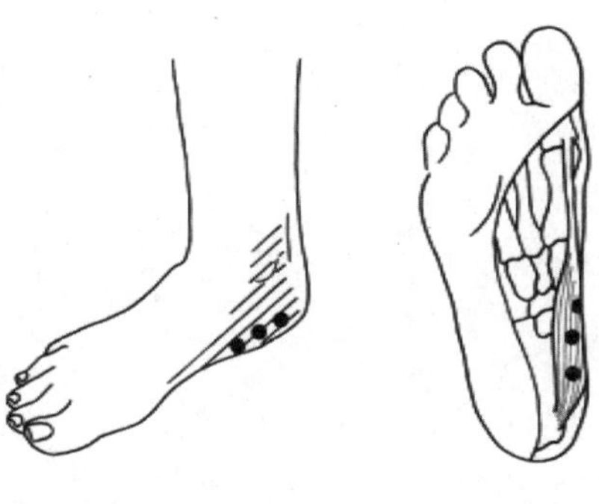

엄지벌림근 통증유발점과 연관통 양상 (p.282)

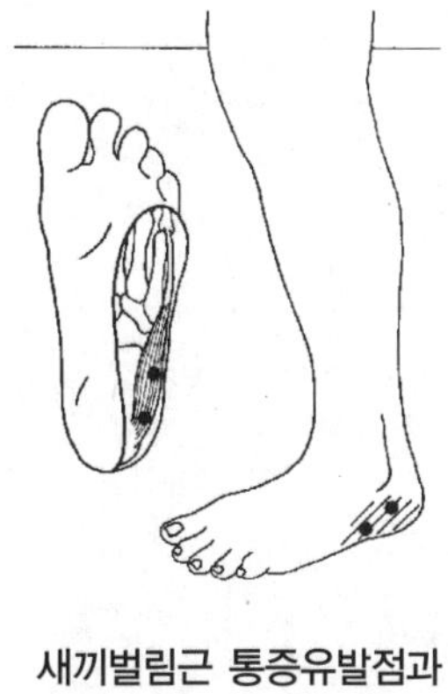

새끼벌림근 통증유발점과 연관통 양상 (p.283)

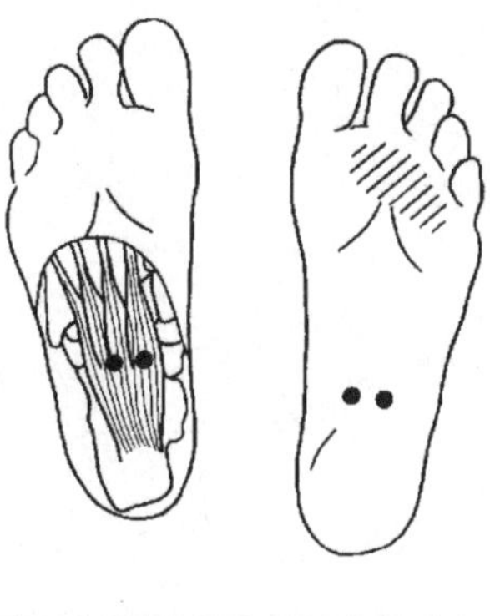

짧은발가락굽힘근 통증유발점과 연관통 양상 (p.284)

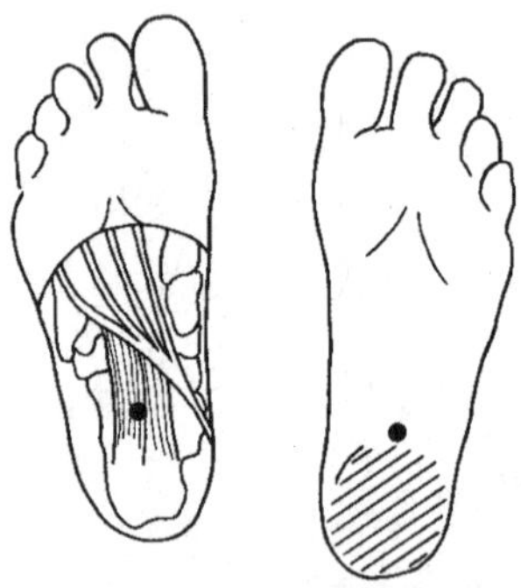

발바닥네모근 통증유발점과
연관통 양상 (p.284)

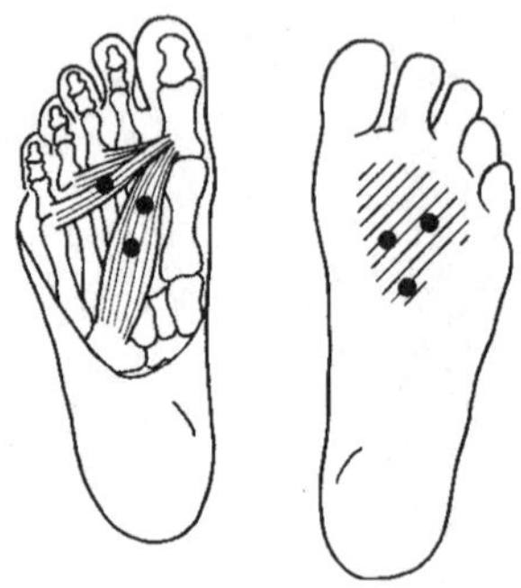

엄지벌림근 통증유발점과
연관통 양상 (p.285)

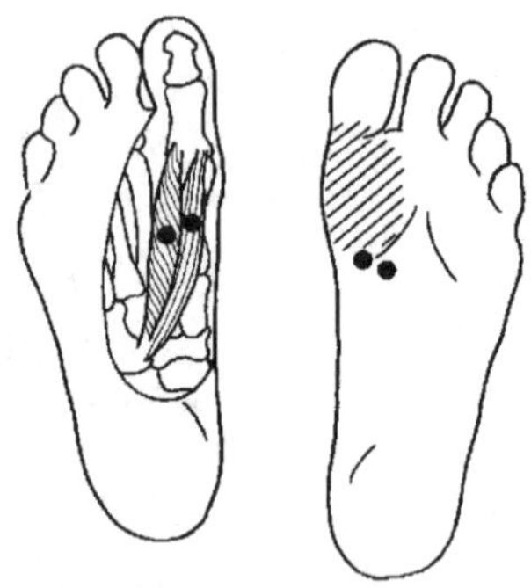

짧은엄지굽힘근 통증유발점과
연관통 양상 (p.285)

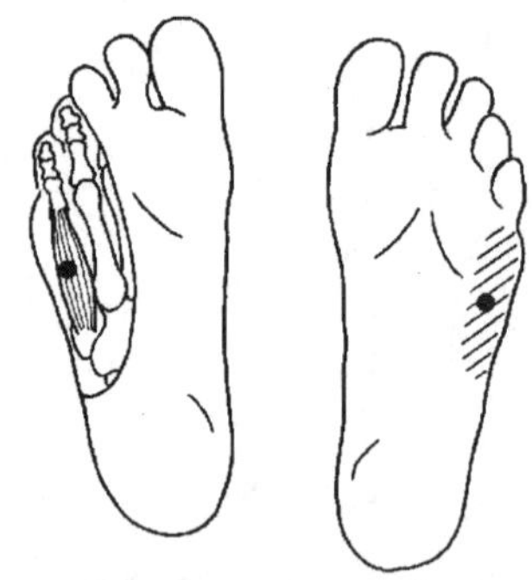

짧은새끼굽힘근 통증유발점과
연관통 양상 (p.286)

# 아래 다리, 발목, 및 발 통증 *Lower Leg, Ankle, and Foot Pain*

*휴가 차 뉴욕에 온 25세의 로라는 관광을 하느라고 하루 종일 콘크리트를 걸어 다녔더니 발이 너무 아팠다. 그녀는 택시를 타고 응급실로 가야만 했고, 거기에서 알리브(Aleve;비스테로이드성 진통소염제)를 복용하고 발을 들어 올리고 쉬었다. 약을 먹고 휴식을 취했음에도 불구하고, 발은 계속 아팠으며 호텔 룸 주위를 발을 절며 다니지도 못했다. 그녀는 하루를 "다리를 들고"있는 것에 짜증이 났으며 휴가를 하루 까먹었다.*

*그녀가 묵은 호텔의 마사지 치료사는 발 통증을 없애기 위한 아래 발의 자가 마사지 방법을 가르쳐 주었다. 그녀는 전에 많은 시간 동안 다리를 마사지했었는데 그다지 큰 도움을 받지 못했었다. 그러나 장딴지와 종아리 근육들의 마사지 후에 거의 통증 없이 걸을 수 있게 되었다. 쉬고 또 그 날 저녁과 다음 날 아침에 마사지를 계속한 후에 약간 축소된 스케줄로 다시 나가는 것을 결정했는데, 택시를 조금 더 타고 걷는 것을 줄이는 것이었다. 그녀는 계속 걸어 다니는 것 때문에 당김이 나타날 것이라고 짐작은 했지만, 이제는 그것을 없애려면 무엇을 해야 하는지를 알았다.*

당신은 전에 그것을 생각하지도 못했을 것이나, 아래 다리에 있는 11개의 근육들은 실제로 발 근육들이다. 해부학자들은 그것들을 외부(extrinsic) 발 근육들이라고 부르는데, 뜻은 그것들이 발 바깥에서 일한다는 것이다. 발 자체의 근육들은 내재(intrinsic) 발 근육들인데, 뜻은 발 안에서 일을 한다는 것이다. 이것은 발 통증이 발 자체에서 오지 않을 수도 있다는 것을 의미한다. 통증의 원인이 장딴지나 정강뼈의 통증유발점들에서 온다면, 발을 담그거나 문질러도 아무 소용이 없다.

아래 다리 근육들의 통증유발점들은 발목의 통증의 대부분을 만든다. 발목 앞의 통증은 항상 정강이 근육들에서 온다. 발목 뒤의 아킬레스힘줄 주위의 통증은 보통 장딴지 근육에서 온다. "삔(sprained)" 발목은 아래 다리의 바깥쪽 종아리근들의 통증유발점들에서 온 연관통 이상의 아무 것도 아니다. 발목과 발의 많은 문제들은 "힘줄염(tendonitis)", "발꿈치 가시(spur)". "족저근막염(plantar fasciitis)," 또는 "인대 염좌(sprained ligament)"라고 이름 붙여지는데, 아래 다리 근육들의 간단한 마사지로 고칠 수 있다(Travell과 Simons 1992).

당신은 전에 그것을 생각하지도 못했을 것이나, 아래 다리에 있는 11개의 근육들은 실제로 발 근육들이다…. 통증의 원인이 장딴지나 정강뼈의 통증유발점들에서 온다면, 발을 담그거나 문질러도 아무 소용이 없다.

명백히, 신체적 손상이나 선천적 기형들의 결과로 생긴 중대한 상태가 많은 사람들의 발과 발목에 영향을 준다. 그럼에도 불구하고, 근막 통증유발점들은 다른 컨디션들이 존재한다 하더라도 항상 그림의 일부분이 되어야 한다. 통증유발점들을 안다는 것이 아래 다리와 발목 및 발의 모든 종류의 통증을 믿을 만하게 성공적으로 다루게 한다.

## *정강이 근육들 Shin Muscles*

아래 다리 앞에는 세 개의 중요한 근육들이 있다(그림 10.1). 이 세 개의 정강근들은 발과 발가락들을 발등 쪽으로 굽히는(배측굴곡; dorsiflex) 역할을 한다. 이것은 걸을 때 발가락들이 끌리지 않게 유지하는 실제적으로 중요한 기능이다. 또한 정강근들은 발을 울퉁불퉁한 지면에 적응하게 하고 발로 서 있을 때 균형 잡는 것을 도와준다. 통증유발점들에 의해서 약해진 정강근들은 걸려 넘어지거나 비틀비틀 걷는 주 원인인데, 그것이 신체적 손상으로 이어질 수 있으며, 특히 노인들에게 중요한 문제인데 그들에게 넘어짐은

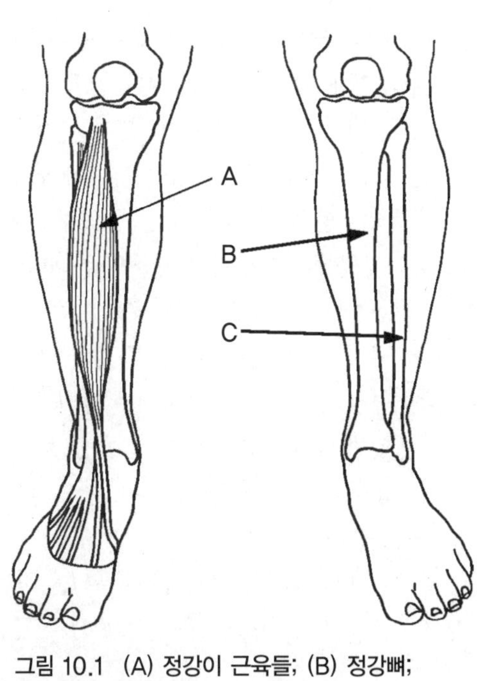


그림 10.1 (A) 정강이 근육들; (B) 정강뼈; (C) 종아리뼈

골절과 병원신세를 지게 할 것이다(Travell과 Simons 1992).

이 세 정강근들 통증유발점들에서 온 통증은 발목의 앞 그리고 발과 엄지의 위로 보내진다. 정강근들에서 온 엄지의 근막 통증은 종종 통풍(gout)으로 오인된다. 통증유발점들 때문이라고 추적할 수 있는 다른 문제들은 발목의 취약함, 밤에 경련(쥐), 망치발가락, 및 갈퀴발가락(claw toe), 및 발등과 아래 앞면의 마비이다(Travell과 Simons 1992).

정강근들 통증유발점들에서 온 만성적인 장력은 근육 부착들로의 스트레스로 인하여, 매우 아픈 상태인, 정강스프린트(splints)로 귀결된다. 비록 정강스프린트의 통증이 통증유발점들에서 전이된 통증과 똑같지는 않지만, 마사지는 올바른 치료인데, 그것이 통증유발점들을 비활성화 시키며 근육의 만성적인 장력을 없애기 때문이다(Travell과 Simons 1992).

통증유발점들에 의한 영향으로 만성적으로 부은 정강근들은 필연적으로 전방구획증후군(anterior compartment syndrome)을 만드는데, 매우 심각한 상태로, 순환이 저해되며 근육 조직이 죽을 수도 있는 것이다. 아래 다리에는 네 개의 근 구획이 있다. 각각은 여러 근육을 포함하고 다른 구획과는 두꺼운 막의 결체조직에 의하여 나뉘는데, 그것이 안쪽 공간을 심각하게 제한할 수 있다. 구획증후군은 전체 구획에 대한 전반적인 팽팽함과 압통으로 특징 지워 진다; 한 구획의 내부 압력은 그것의 근막 덮개를 찢을 정도의 수준으로 올라가서, 수술에 의하여야만 경감되는 응급 상황을 만든다. 근막 통증유발점들이 시기에 맞게 관리될 경우, 구획증후군이 일어날 가능성이 적을 것이다(Travell과 Simons 1992).

## *앞정강근 (전경골근) Tibialis Anterior*

Tibialis라는 단어는 "정강뼈"를 뜻하는 tibia에서 기인한다. 앞정강근은 정강뼈의 바깥 면을 따라서 놓여 있다. 흥미로운 것은, 로마시대의 사람들은 어떤 동물의 정강뼈에서 플루트를 만들었다. 그런 악기는 자연스럽게 "tibia"라고 불렸다. 왜 플루트가 파이프 오르간을 멈추게 하는 것을 "tibia"라고 부르는 지를 의아해 하였다면, 그것은 고대와 연관이 있는 것이다.

앞정강근은 정강뼈의 꼭대기와 그 위쪽 반 모두를 따라서 붙는다. 그것의 긴 힘줄은 정강뼈의 날카로운 가장자리를 따라서 평행하게 아래로 내려 간다. 발 앞을 올리면 발목의 앞에서 이 힘줄이 튀어나오는 것을 볼 수가 있다. 그 힘줄은 발 등을 가로질러 발 안쪽 가장자리로 내려간다. 그 다음에 그것은 발바닥의 뼈들에 붙기 위하여 둘러 싼다.

앞정강근 부착들은 발을 들어 올리고 발바닥을 안쪽으로 돌리는데, 이것을 안쪽번짐(내번; inversion)이라 부른다. 발등굽힘(배측굴곡; 발등을 들어올리는 것; dorsiflex)은 발걸음을 하고 또 다른 발걸음을 위하여 발을 옮길 때 발이 지면에 닿지 않게 만든다. 안쪽번짐과 발등굽힘 동작은 균형 유지와 발이 바닥의 지면에 적합하도록 하는데 필요하다. 발과 발목의 취약함, 뻣뻣함, 마비, 및 통증을 포함한 매우 좌절감을 주고 설명되지 않는 많은 문제들이 앞정강근 통증유발점들의 영향들을 이해함에 의하여 풀 수가 있을 것이다. 앞정강근 통증유발점들이 어린아이들의 발과 발목의 "성장통"의 주 원인 중의 하나라는 것을 고려해라. 그들은 어른들에서는 흔치 않다. 다음의 두 가지 예들이 앞정강근에서 기인한 문제들의 증례다(Travell과 Simons 1992).

*59세의 디안은 오른 발목 앞과 발등에 심한 통증을 갖고 컴퓨터를 배우러 수업에 도착했다. 그녀는 전 날 밤에 아파서 잠을 못 잤고, 지금은 거의 걸을 수가 없었다. 그녀 얼굴의 굳음이 고통을 나타냈다. 그녀와 같은 수업을 듣고 있던 마사지 치료사가 그녀 정강이 옆의 아픈 점들을 어떻게 마사지하는 가를 보여 주었다. 수 분 내에, 발과 발목 통증의 강도가 덜 해졌다. 다시 생기는 것을 막기 위해 그는 반대 발로 그 점을 마사지를 어떻게 하는 가를 보여 주었다.*

*디안의 통증 원인은 컴퓨터를 하면서 발을 의자 밑으로 두는 습관 때문이었다. 이 포지션은, 발가락들이 바닥에 닿아서 그들이 할 수 있는데 까지 구부러져 올라간 것인데, 몇 시간 동안 아래 다리 근육들을 구속하게 만들었다.*

*80세의 앤디는 엄지발가락에 만성 통증이 있었다. 또한 그는 발걸음이나 카펫의 가장자리에 걸리곤 하여 예기치 않게 비틀거렸다. 그는 여러 번 거의 넘어졌다. 넘어지거나 엉덩관절이 부러지는 것이 그의 가장 큰 두려움이었다. 그래서 안전을 위해서 지팡이를 갖고 다니기 시작했다. 의사는 통풍 약을 처방하였으나, 검사결과는 통풍이 문제라는 것을 엄밀히 밝히지는 못했다. 그러나 약은 도움이 안 되었고, 앤디의 엄지는 계속 아팠다.*

*앤디의 아래 다리 앞 근육에서 통증유발점들이 발견되었다. 특정한 한 점을 누르니 정확하게 엄지의 통증이 재현되었다. 마사지 후에, 통증은 놀라울 정도로 감소하였다. 그는 그 자신이 지팡이의 고무 끝으로 그 점을 마사지를 할 수 있었다. 필요 시에 계속된 자가-마사지로, 앤디는 자신의 발이 걸려 비틀거리는 것을 멈추었고 그의 "통풍"일 것 같은 증상은 사라졌다.*

## 증상 *Symptoms*

앞정강근 통증유발점들은 엄지의 위와 안쪽 그리고 발목의 앞으로 통증을 보낸다(그림 10.2). 걷는 것이 통증을 증가시킨다. 때때로, 통증은 정강뼈를 따라서 어느 정도 아래 다리 위로 뻗어 간다(그림에 없음) (Travell과 Simons 1992).

"통풍"과 "잔디 발가락(turf toe)"들이 엄지발가락의 통증에 종종 붙는 이름들이다. 엄지발가락의 통증은 통풍이 있다는 것을 자동적으로 뜻하지는 않는다. 앞정강근과 긴엄지폄근 통증유발점들의 연관통 양상은 엄지 발가락과 첫 번째 발허리뼈 머리(발가락이 발과 결합하는 부위)를 포함 한다. 통증은 마치 관절 내에 실제로 있는 것처럼 느껴진다. 이러한 영향을 모르는 의사들은 이러한 통증에 통풍 약을 처방할 가능성이 있는데, 심지어는 검사가 그 조건을 확증하지 못해도 그렇다.

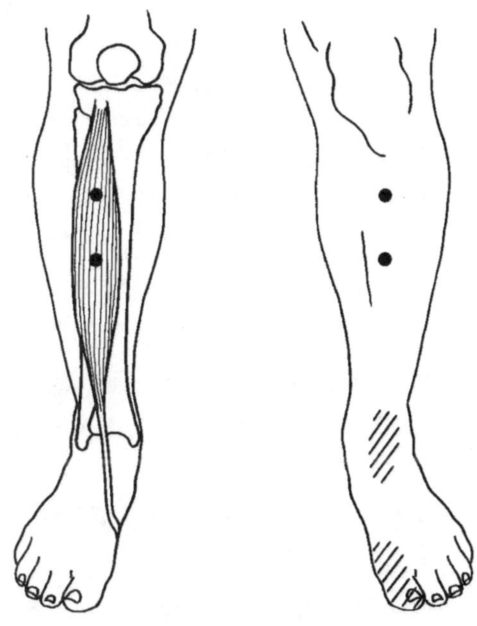

그림 10.2 앞정강근의 통증유발점들과 연관통 양상

진정한 통풍(관절 내에 요산 결정체가 쌓이는 것)은 요산과다(혈액 속에 너무 많은 요산이 있는 것)에 의한다. 너무 많은 곡물과 너무 적은 수분의 식사가 요산과다를 조장할 가능성이 많다. 통풍과 통풍을 닮은 통증유발점들이 종종 공존하며, 요산과다는 통증유발점들을 없애기 힘들게 만들 수 있다. 비타민 C 부족이 두 조건들을 없애기 어렵게 만든다.

넘어짐 그리고 추정되는 균형 문제들은 실제로 앞정강근에서 통증유발점들이 가진 약하게 하는 영향의 결과일 것이다. 약해진 앞정강근은 넘어지지 않아야 할 때에 발을 무너지게 한다. 이것이 편평한 지면에서 발가락들이 걸려 비틀거리거나 부딪히게 하고 계단을 올라갈 때 발이 걸리게 하는 원인이 될 수 있다. 이 영향이 노인들을 심각한 위험에 빠뜨리는데, 골절이 되거나 심한 상해를 입게 된다. 나이에 상관이 없이, "발에 걸려 넘어지는" 경향이 있다면, 아래 다리 앞쪽에서 통증유발점들을 확인해야만 한다. 또한 발 처짐(foot drop)은 척추에서 눌려진 신경에 의해서 기인할 수 있다. 만약 발 처짐이 심각하다면, 척추에서 오는 것일 가능성이 높다. 앞정강근과 긴종아리근의 통증유발점들은 척추에서 압박이 제거된 이후에도 지속할 수 있다. 이 경우, 이러한 근육들에 있는 통증유발점들의 마사지는 반드시 도움이 된다(Travell과 Simons 1992).

다른 많은 근육들의 통증 양상이 앞정강근의 그것과 겹친다. 발목 앞과 발과 발가락들 등쪽의 통증의 원인을 찾으려면, 아래 다리 앞면과 발등에 있는 6개의 모든 근육들을 해결해야 한다. 이것들은 앞정강근 외에, 셋째종아리근, 앞정강근, 긴발가락폄근, 긴엄지폄근, 짧은발가락폄근 및 짧은엄지폄근 들이다(Travell과 Simons 1992).

전방구획증후군은 비슷한 증상들을 갖고 있지만, 통증유발점들에 의해서 기인되지 않는다. 증상은 전체 앞정강근에 걸쳐 있는 퍼진 압통 및 팽팽함을 포함한다. 통증, 마비, 및 아린감은 밑으로 발로 그리고 다리 바깥쪽 주위로 퍼져간다. 마사지는 좋은 느낌이 아니며 도움이 되지 않는다. 만약 이러한 증상들이 있을 경우, 당장 의사를 찾아 가는 것이 중요하다.

### 원인 *Causes*

격렬한 달리기, 걷기, 및 등반에 의하여 앞정강근들이 과부하를 받는다. 달리거나 걷는 스타일을 바꾸는 것 또한 앞정강근들에 스트레스를 준다. 거친 지면을 걷는 것이 앞정강근을 포함하여 아래 다리의 모든 근육들을 긴장시킬 수 있다. 발을 악셀에 오랜 시간 올리고 운전하는 것이 이 근육 안에 통증유발점들을 만들기가 쉽다(Travell과 Simons 1992).

장딴지 근육들의 통증유발점들이 아래 다리 앞의 근육들이 일을 많이 하게 만들고 그들을 매우 빨리 지치게 하는 원인이 된다. 반대로, 다리 앞의 통증유발점들은 다리 뒤에 부담을 많이 준다. 역으로, 다리 앞에 있는 통증유발점들은 다리 뒤에 과부담을 준다. 그러한 근육들의 오랜 시간에 걸친 과부담은 두 부위에 구획증후군(compartment syndrome)을 만들기 쉽게 하는데, 그것은 근육들에게 영구적인 손상을 준다. 앞정강근 자체의 만성적인 통증유발점들은 또한 정강스프린트와 정강뼈의 스트레스성 골절의 근본적인 원인이다(Travell과 Simons 1992).

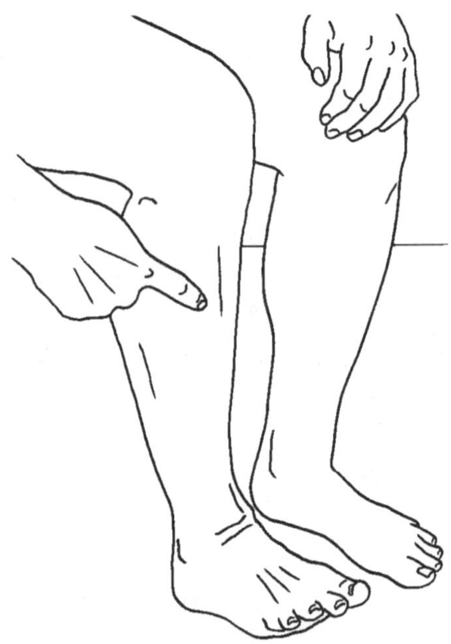

그림 10.3 분리 수축으로 앞정강근 찾기

### 치료 *Treatment*

앞정강근은 정강뼈의 바로 바깥쪽에서 발견된다. 발 앞을 들어올려서 그것이 수축되는 것을 만져서 그 위치를 확인한다(그림 10.3). 앞정강근 통증유발점들은 무릎에서부터 다리 아래로 약 1/3쯤 내려간, 약 무릎덮개에서 한 손 폭 아래에 생긴다. 그것들은 이 두꺼운 근육 안에 깊이 있다. 그것들을 마사지하는 데에 있어서 까다로운 것은 적절한 압력을 가할 수 있는 지레 효과에 달려있다. 받힌 손가락들이 잘 듣는데, 손톱을 손톱 밑의 속살에 딱 맞게 잘라서 바로 손톱 끝에서 힘을 줄 수 있게 한다(그림 10.4). 만약 손톱을 자르기 싫다면, 마사지 도구인 노블, 또는 어떤 손으로 하는 마사지 도구를 양 손으로 잡고 압력을 주어라. 이러한 민감한 부위에 너무 단단한 쎄라케인의 혹 대신 샤프트를 쓴다면 이 일을 훌륭히 할 수 있다(그림 10.5). 스틱 또는 타이거트레일 같은 막대기-모양의 도구나 브룸의 손잡이도 쓰기가 좋다.

충분히 유연하다면, 앞정강근의 마사지에 최상의 묘책은 반대 발의 발

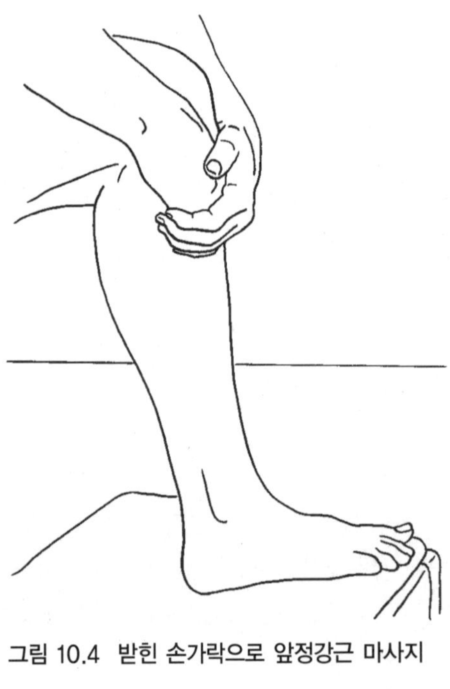

그림 10.4 받힌 손가락으로 앞정강근 마사지

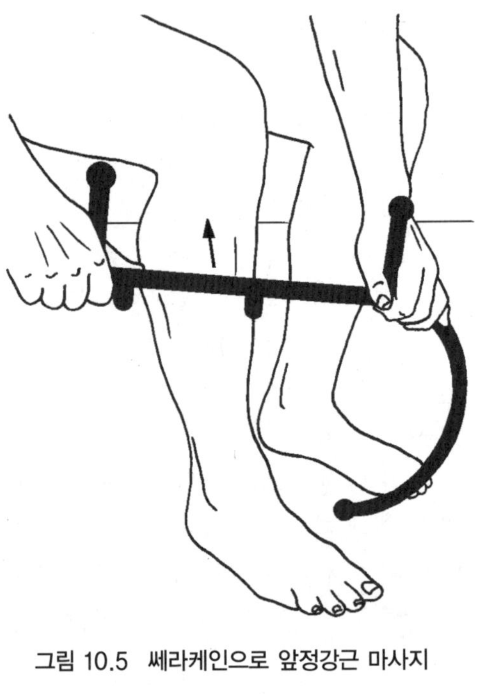

그림 10.5 쎄라케인으로 앞정강근 마사지

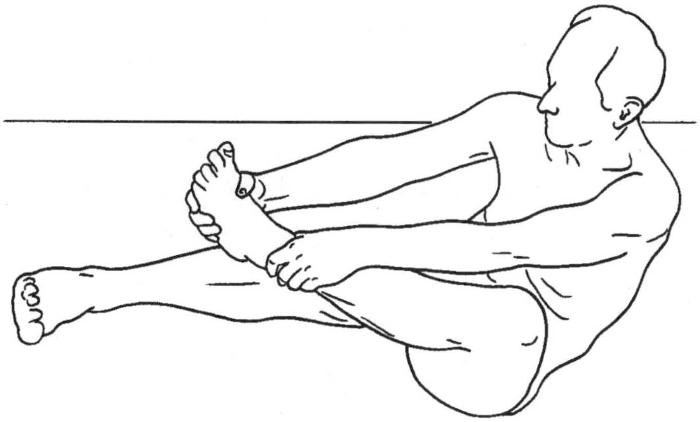

그림 10.6 뒤꿈치를 도구로 앞정강근 마사지

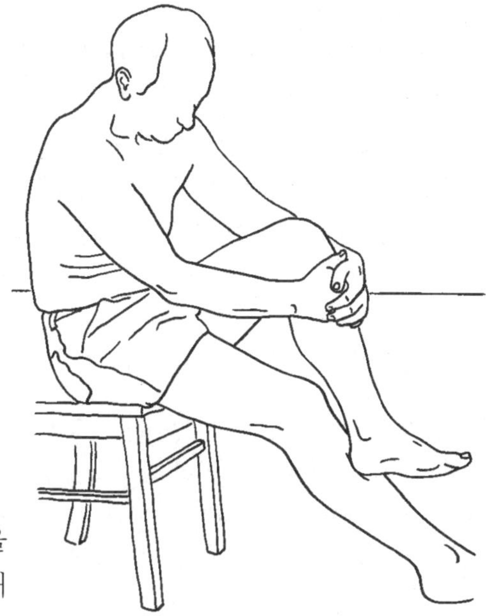

그림 10.7 뒤꿈치로 앞정강근 마사지

꿈치를 도구로 사용하는 것이다. 바닥이나 침대에 앉아서, 양 손으로 발을 잡고, 그것을 근육 위에서 몸 쪽으로 끄는 것이다(그림 10.6). 또한 침대나 의자 가장자리에 앉아서 발꿈치를 쓸 수 있다(그림 10.7). 이 경우에서는, 다리를 따라 밑으로 발을 밀어 낸다.

앞정강근 문제가 있을 때, 다리의 다른 근육들의 통증유발점들을 확인해라. 그들이 만드는 불균형이 정강근들에 과부담을 주게 한다. 어떤 사소한 걸려 넘어지는 일이라도 잠복성 통증유발점들이 정강근들의 동작을 제한해서 생기는 사인이라는 것을 알아야 한다.

## *긴발가락폄근 (장지신근)과 긴엄지폄근 (장무지신근)*

*Extensor Digitorum Longus and Extensor Hallucis Longus*

긴발가락폄근과 긴엄지폄근은 앞정강근과 긴종아리근 사이에 놓여 있다. 긴발가락폄근은 정강뼈 꼭대기에 붙고 종아리뼈의 거의 전체에 붙어 있다. 근육의 다른 끝은 네 개로 분리된 건들로 네 개의 작은 발가락 뼈들에 붙는다. 또한 긴엄지폄근도 종아리뼈에 붙는데, 뼈의 중간 점에서 시작한다. 그리고 그것은 내려가서 엄지발가락뼈들에 붙는다.

발가락 폄근들 둘 다 발 앞을 올리는 것(발등굽힘)을 돕는다. 또한 긴엄지폄근은 발바닥을 안쪽으로 돌리는 것(안쪽번짐; 내번)을 돕는다. 긴발가락폄근은 발을 바깥쪽으로 돌리는 (가쪽번짐; 외번) 힘의 약간을 마련해 준다. 세 개의 모든 동작(발등굽힘, 안쪽번짐, 및 가쪽번짐)은 발을 바닥에 적응하게 하며 다리로 선 균형을 잡는데 도움이 된다.

발가락의 긴 폄근들의 통증유발점들은 어린아이와 어른 모두에게 매우 흔하다. 그것들이 발목과 발에 일으키는 통증은 특징적으로 힘줄염이라고 잘못 불려진다. 운동, 스트레칭 및 휴식 같은 통상적인 치료들은 종종 결과를 만들지를 못한다. 벤과 바바라의 이야기들이 발가락 폄근들의 특징적인 문제들이다(Travell과 Simons 1992).

*46세의 벤은 왼 발등과 정강이 아래에 계속되는 통증을 가졌다. 발목이 아주 약해서 발을 올리는데도 힘이 들었다. 그렇게 하려는 어떤 시도도 통증을 증가 시켰다. 당면한 문제는 오토바이의 기어를 바꾸기 위해 발을 당겨 올리지 못하는 것이었다. 그 결과로, 모터 사이클 클럽에서 오래 전에 계획한 주말 투어를 일찌감치 포기해야만 하였다.*

*통증유발점들이 벤의 왼쪽 아래 다리 앞에서 발견되었고, 근육은 기어를 바꾸는데 많이 사용되는 근육이었다. 근육들의 뭉침이 근육들에게 운동 자극을 주는 신경을 눌러서, 그것들이 강한 수의적인 수축을 못하게 만들었다. 자가 마사지가 곧바로 발등의 통증을 멈추게 하였고, 몇 주 후에는 근육들의 강도를 되돌려 주었다.*

*70세의 바바라는 밤에 자다가 아래 다리의 앞에 경련이 생겨서 종종 깨고는 하였다. 발등은 거의 늘 아팠고 발가락들을 펼 수가 없었는데, 발가락들이 갈고리처럼 말려서 올라가 있었다. 그녀는 발바닥에 아픔이 자주 와서 평발로 걸어 다니는 경향이었다.*

*바바라의 다리 아래의 앞에서 무지하게 아픈 통증유발점들이 발견되었다. 전문적인 치료와 교습 후에, 다리 앞쪽에 자가 마사지에 의하여 밤에 경련이 생기는 것을 멈출 수가 있었다. 3주의 정해진 아침과 저녁 마사지로 발등의 통증이 없어졌다. 결국, 발가락들 역시 이완되기 시작했다. 그녀의 장딴지와 발바닥에 깊은 마사지를 해서 부가적인 경감이 오는 것을 느꼈다.*

## 증상 *Symptoms*

긴발가락폄근 통증유발점들은 통증을 주로 발등으로 보내지만, 때때로 네 개의 작은 발가락들의 끝이나 발목 앞·위로 보내기도 한다(그림 10.8). 이 통증의 분포는 앞정강근, 셋째 종아리근, 짧은발가락폄근, 및 뼈사이근의 것들과 겹쳐진다. 이것이 정확히 어디에서 통증을 느끼는지 매우 정밀하게 구분하는 것을 중요하게 만든다(Travell과 Simons 1992).

긴발가락폄근의 장력은 때때로 다리 앞의 모든 근육들에게 운동 자극을 공급하는 깊은종아리신경에 압력을 가한다. 이러한 포착은 이들 근육에게 심각한 취약함을 주고, 발등을 올리는 것을 어렵게 만든다. 깊은종아리신경의 압박은 첫째와 둘째 발가락의 뿌리 부분, 발등에서 명백한 마비감의 조각을 만든다(Travell과 Simons 1992).

긴엄지폄근의 통증유발점들은 엄지가 발과 만나는 첫 번째 발허리뼈의 머리에 집중된 엄지발가락 통증을 일으킨다(그림 10.9). 때때로, 통증은 발목의 앞으로 뻗어갈 수 있으며 그리고 그것이 뼛속에서 있는 것처럼 느껴진다(그림에 없음)(Travell과 Simons 1992).

만성적으로 팽팽한 발가락 폄근과 굽힘근들은 망치발가락과 갈퀴발가락을 만든다. 발가락들이 꺾여서 위로 말리고 능동적으로나 수동적으로 펴지지 않는 상태를 말한다. 근육들을 치료하지 않으면, 발의 영구적인 기형이 올 수 있다. 발가락 폄근들의 경감되지 않은 팽팽함 역시 밤에 재발성 경련을 일으킨다(Travell과 Simons 1992).

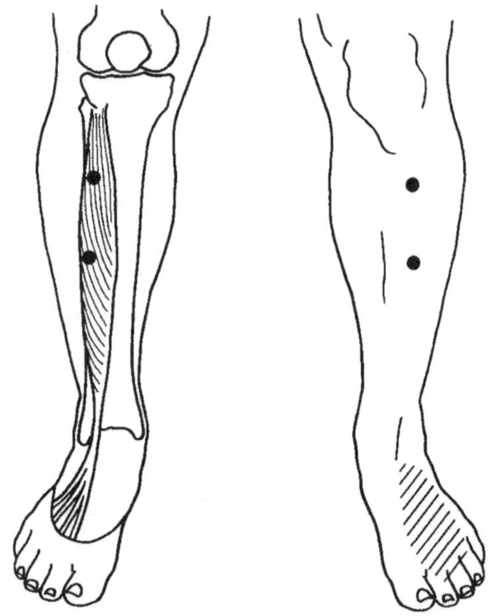

그림 10.8 긴발가락폄근 통증유발점과 연관통 양상

## 원인 *Causes*

폄근들은 발가락이 돌에 걸리거나 공을 찰 때 같은 순간적인 과부하에 의하여 당겨진다. 발가락 폄근들은 시내 운전을 많이 할 때 페달을 많이 사용하여 쉽게 과로하게 된다. 자전거 페달을 돌리는 것도 그것들에게 과도한 피로를 준다. 계단을 많이 올라가는 것도 발걸음마다 발가락이 계단에 걸리지 않게 하기 위해 계속적으로 수축해야 하므로 발가락 폄근들을 기진맥진하게 만든다. 또한 통증유발점들은 골절 후에 깁스로 인해서 근육이 못 움직여져 발생 될 수 있다(Travell과 Simons 1992).

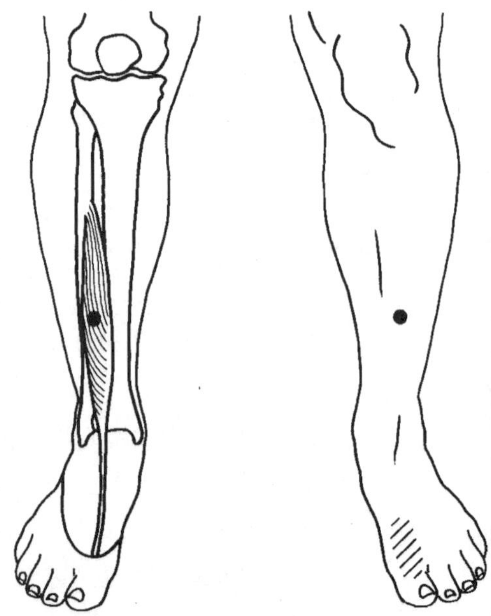

그림 10.9 긴엄지폄근 통증유발점과 연관통 양상

## 치료 *Treatment*

무릎 덮개의 아래 가장자리에서 한 손 폭 정도의 아래에서 긴발가락폄근의 복부를 찾아라. 긴발가락폄근 통증유발점은 앞정강근 통증유발점보다 약간 높이, 바깥쪽으로 약 1인치 정도에 있는데, 다리의 앞면과 옆면의 중간 정도다. 긴발가락폄근 자체만 수축하려면, 발 앞을 올리지 말고 발가락들을 올린다(그림 10.10).

무릎과 발목의 중간쯤, 정강뼈 바깥쪽 1인치 정도에서 긴엄지폄근의 통증유발점들을 찾아라. 엄지발가락을 올릴 때 근육이 수축하는 것을 만져라(그림 10.11). 그렇게 한다면, 그것의 힘줄이 앞정강근과 긴발가락폄근 힘줄들 사이인 발목 앞에서 불거져 나오는 것을 볼 수가 있을 것이다.

> 아래 다리에 진정으로 좋은 것은, 하이힐을 포기하는 것이다.

발가락 폄근들이 그렇게 깊이 있으므로, 뒤꿈치를 마사지도구로 하기에는 덜 효과적일 것이다. 노블, 쎄라케인, 및 받힌 손가락들이 더 좋다. 지레효과를 주기 위해서 발을 의자 위로 올려 놓고 서라.

아래 다리에 진정으로 좋은 것은, 하이힐을 포기하는 것이다. 그것은 여러 아래 다리 근육들을 짧아진 상태로 있게 하며 근육들을 과도 스트레칭이나 과도 수축을 일으켜서, 균형을 잃게 만든다. 요즈음에 판매되는 대부분의 신발은 매우 두껍고, 뒷굽이 높은데, 남성의 것들 조차 그렇다. 이것은 발, 다리, 또 허리에 좋지 않다. 근육들이 차가워 지는 것에 신경을 써라, 추워지면 근육들이 긴장되고 통증유발점들을 영속화 시킨다. 정강이 근육들에 재발성 문제를 가졌다면, 너무 많이 달리거나 걷는 것, 특히 언덕을 오르고 내리는 일을 피하도록 하여라. 그 문제와 함께하고 있다면 계단 말고 엘리베이터를 타라.

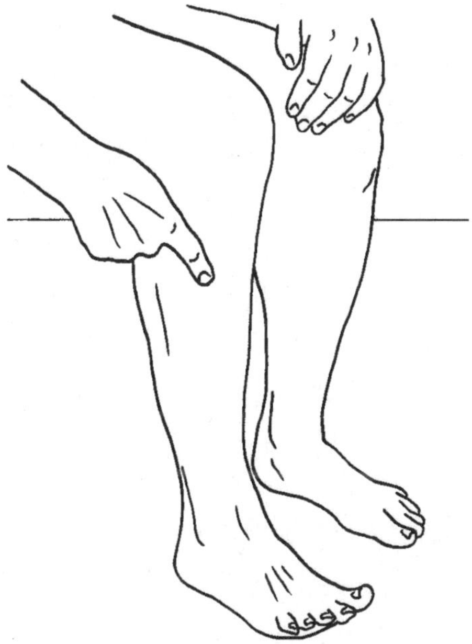

그림 10.10 분리 수축으로 긴발가락폄근 찾기

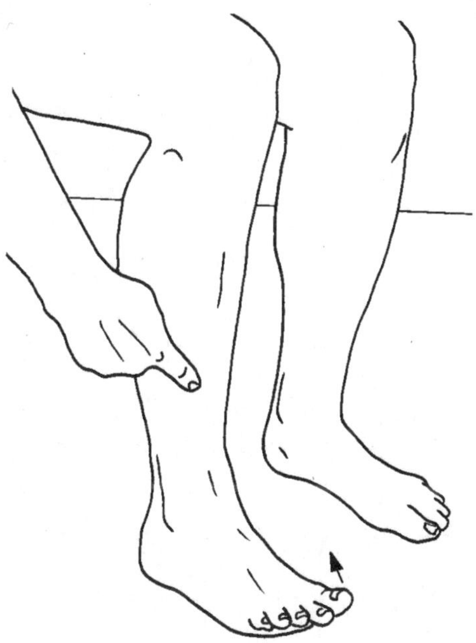

그림 10.11 분리 수축으로 긴엄지폄근 찾기

> 통증유발점 마사지를 할 때, 통증 척도 1-10 중 5를 목표로 해라 (1은 통증이 전혀 없고, 10은 아파요 그만이라고 외친다). 5에서 감각이 이완되며 정상적으로 호흡을 해야만 한다. 약간 아프지만 그것을 좋아한다.

## 종아리근 (비골근) *Peroneus (Fibularis) Muscles*

3개의 종아리근들이 아래 다리의 바깥쪽에서 발견된다(그림 10.12). 종아리뼈(peroneus)은 그리스어인 "핀(pin)"에서 기인한다. 종아리근들은 모두가 아래 다리 바깥 뼈인 가늘고 핀 모양인 종아리뼈에 붙어있다. 라틴어인 fibula는 또한 "pin"을 뜻한다.

종아리 근육들 통증유발점들은 발목 바깥쪽에서 일어나는 통증의 대부분을 만든다. 거의 대부분, "삠"이라고 여겨지는, 특히 약간 또는 거의 안 부었을 때, 것은 종아리근육들의 연관통에 불과하다. 종아리근을 마사지해서 통증이 없어진다면, 그것은 인대 손상으로 인하여 아프지 않은 것이다(Travell과 Simons 1992).

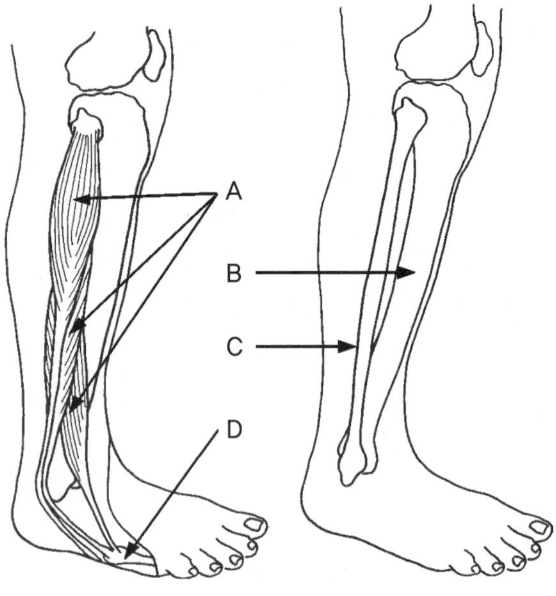

그림 10.12 (A) 종아리 근들; (B) 정강뼈; (C) 종아리뼈; (D) 다섯째 발허리뼈

세 개의 모든 종아리근들의 동작은 가쪽번짐이다– 발바닥을 바깥쪽으로 발목을 안쪽으로 돌리는 것. 외번과 반대의 동작을 극심하게 만드는 것은 –안쪽번짐; 발바닥을 안쪽, 발목을 바깥쪽으로 돌리는 것– 대부분의 바깥 발목 삠의 원인인 것이다. 삐게 되면, 종아리근들은 심각하게 과다 스트레칭이 된다. 그것들의 특정한 반응은 통증유발점들을 만들고 자기 방어에서 뭉쳐진다. 과다 스트레칭이 한도를 넘으면, 인대와 힘줄이 찢기게 된다. 이 경우, 부가된 통증과 종아리근 통증유발점들에서 온 뻣뻣함이 발목을 움직이지 못하게 하며, 보호대를 하게 만들 것이다(Travell과 Simons 1992). 인대 또는 힘줄이 손상을 받았을 경우, 그것들이 치유되는 동안 종아리근을 마사지하는데 초점을 두어라.

역설적으로, 발목 부상의 고정은 종아리근들의 통증유발점들을 영속하게 하는 경향이 있으며, 그것들의 원래 부상의 치유 기간을 넘어서 오래 가게 한다. 지속된 통증유발점들은 종아리근들의 스트레칭을 못하게 하며, 거의 불가피하게 새로운 손상을 만든다. 발목은 약해지고 불안정해지며, 더욱 자주 삐며, 부러지기가 쉽게 된다. 운동선수는 통증유발점들이 종아리근들을 약하게 하고 있을 때 특히 다치게 되기 쉽다(Travell과 Simons 1992).

극심한 경우에서, 종아리근들이 너무 붓고 딱딱해져서 종아리근들을 둘러싼 섬유성 덮개에 참을 수 없는 매우 높은 압력을 주게 된다. 그 결과로 측방구획증후군이 생길 수 있으며, 그것이 지속될 경우, 수술을 통하여 그것을 경감시켜주지 않는 한 종아리뼈 신경들이 영구적인 손상을 입을 수 있다.

## 긴종아리근 (장비골근) *Peroneus (Fibularis) Longus*

세 개의 종아리근육들 중에서 가장 길고, 큰, 긴종아리근은 통증유발점들에 의하여 가장 자주 이환되는 근육이다. 발목이 아플 때, 우선적으로 긴종아리근을 생각해라.

긴종아리근은 종아리뼈 머리 그리고 그 대의 위쪽 2/3에 붙어 있다. 그것의 낮은 쪽 부착은 아주 특이하다: 힘줄은 가쪽복숭아뼈 뒤로 가고, 그 다음에 사선으로 가로질러 발바닥 아래 안쪽으로 간다. 거기서, 그것은 첫 번째 발허리뼈의 뿌리 밑과 발목뼈들 중의 하나와 묶어진다. (발허리뼈는 발의 앞쪽 반에 있는 뼈로, 발가락들을 포함하지는 않는다. 발목뼈는 발목의 뼈이다.) 이러한 부착들은 긴종아리근이 발이 아래쪽을 가리키고 발바닥이 바깥쪽으로 돌게 (가쪽번짐) 만든다. 이것은 걷고, 달리고 등반하는데 필수적인 동작이다. 앞으로 뛰쳐나갈 때 발바닥의 두툼한 곳(볼) 아래에서 긴종아리근의 파워를 느낄 수 있다.

발목이 아플 때, 우선적으로 긴종아리근을 생각해라.

세 종아리근을 포함한 많은 근육들은 그것들이 늘어날 때 자동적으로 수축하는데, 그들의 길항근(반대 방향으로 작용하는 근육)에 의하여 적용되는 힘을 조절하고 균형을 잡기 위한 것이다. 종아리근들은 결과적으로 두 배의 일을 하는데, 짧아질 때 수축하고 그 다음으로 길어질 때 수축한다. 이것은 끊임없이 사용되는 근육들에게는 매우 피곤한 일이다. 발의 모든 활동에 그렇게 중요한 종아리근은 과하중, 피로, 및 오용의 증상을 우선적으로 일으키는 것들 중의 최우선이다.

### 증상 *Symptoms*

*27살의 레이첼은 거실에서 그녀의 어린 아이들과 세사미 스트리트에 맞춰서 춤을 추다가 발목이 틀어져서 넘어졌다. 심한 통증으로 응급실에 갔다. 발목 X-ray에서 얇게 부서진 뼈가 발견되었는데, 당겨진 인대에 의해서 명백하게 잡아 뜯겨져서 느슨하게 되었다. 깁스를 3주간 한 후에 손상된 뼈는 아물었으나 통증과 뻣뻣함이 몇 달간 지속되었다. 오래 서 있을 수가 없었고 산책은 바깥 발목에 통증을 바로 만들었다.*

*레이첼의 아래 다리의 모든 근육들에서 통증유발점들이 발견되었다. 긴종아리근의 통증유발점을 누르니 정확히 발목 통증이 나타났다. 그녀는 아래 다리 바깥쪽을 마사지하는 법을 배웠고, 발목 통증이 생겼을 때 수 분 내에 발목 통증을 없앨 수 있었다. 한 달 안에 통증은 사라졌다.*

긴종아리근 통증유발점들은 발목 바깥쪽에 통증을 만든다(그림 10.13). 통증은 바깥 발목뼈 또는 발목의 옆에서 튀어나온 종아리뼈의 혹 같은 끝인 가쪽복숭아뼈(malleolus)나 밑에 집중된다. Malleolus는 라틴말로 "작은 망치"를 뜻한다. 때때로 통증은 아래 다리 바깥 중간 1/3에서, 그리고 발 바깥쪽을 따라 나타난다(그림에 없음). 발목을 만지면 보통 퍼진 아픔을 느끼는데, 그것은 찢겨진 인대의 날카로운 국소적인 압통 또는 스트레스 골절과는 다르다. 발목의 통증과 압통은 종종 관절염의 징후로 오인된다. 힘줄염은 흔한 오진이다(Travell과 Simons 1992).

약한 발목은 종아리근 통증유발점들의 영향들의 특징이다. 이에 더하여, 팽팽한 종아리근에 의한 신경 조임은 아래 다리, 발목, 및 발등에 마비감을 만든다. 신경 압박으로 온 근육의 허약함은 발 앞을 들어올리는 것을 힘들게 만든다. 신경이 개재되었을 때에는, 통증의 유무와 관계없이 취약이 나타난다. 이러한 증상은 혼란스럽게도 파열된 디스크에 의한 척추의 신경 포착의 그것과 유사하다. 파열된 디스크가 있을 경우, 종아리근들의 통증유발점들을 치료하는 것이 증상들을 멈추지 못할 것이다. 일단 신경 포착이 해결된 경우, 종아리근들의 남아있는 통증유발점들이 풀어질 수 있다. 비슷한 증상들이 있을 때 앞정강근도 살펴보라(Travell과 Simons 1992; Jeyaseelan 1989).

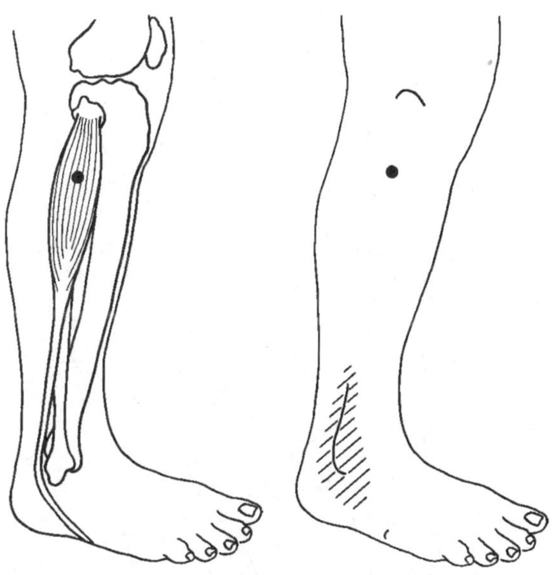

**그림 10.13 긴종아리근의 통증유발점과 연관통 양상**

### 원인 *Causes*

걷기, 달리기, 및 등반들을 과하게 했을 때, 긴종아리근에 통증유발점들을 생기게 할 것이다. 만약 짧은 다리, 평발, 또는 모톤의 발일 경우에, 걷는 것이 이 근육들에게 더욱 더 나쁘다. (모톤의 발에 관한 더 많은 정보는 발 항목을 보아라.) 등을 대고 자거나 엎드려서 잘 때, 발가락들을 뾰족하게 해서(발 끝을 쭉 펴고; pointed) 자는 것이 긴종아리근들에 안 좋은데, 그것이 그것들을 짧아진 상태로 있게 하기 때문이다. 침대는 정돈되어 있어야만 한다는 강박감이 없다면, 발과 발가락에 자유를 주기 위해서 발 아래쪽 침대 매트리스 밑으로 커버를 끼워 넣지 말아야 한다. 하이힐을 신는 것은 정강이 근육들을 짧게 하고 팽팽하게 하여 스트레스를 준다. 하이힐은, 몸무게가 발가락으로 몰리게 하여서, 균형을 유지하게 하려고 종아리근들이 수축된 채로 있어야만 한다(Travell과 Simons 1992).

치료 스타킹 또는 꽉 끼는 발목 양말들이 종아리근들에 압력을 주어서 통증유발점들의 형성을 조장한다. 다리를 꼬고 앉아있는 것은 종아리신경들에 압력을 주어서, 마비와 근육 취약으로 이끌고 간다. 스쿼트는 종아리 군을 포함한 여러 근육들에 비정상적인 부하를 주는 것에 더하여 신경들과 혈관들을 압박한다. 어떤 극한적인 포지션을 오래 유지할 때 통증유발점들이 조장된다(Travell과 Simons 1992).

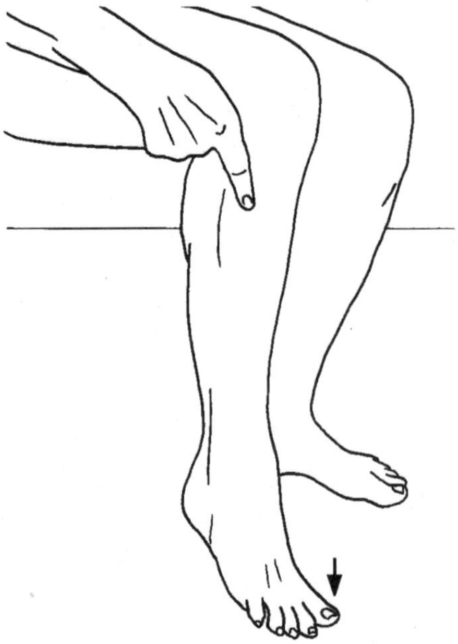

그림 10.14 분리 수축으로 긴종아리근의 찾기

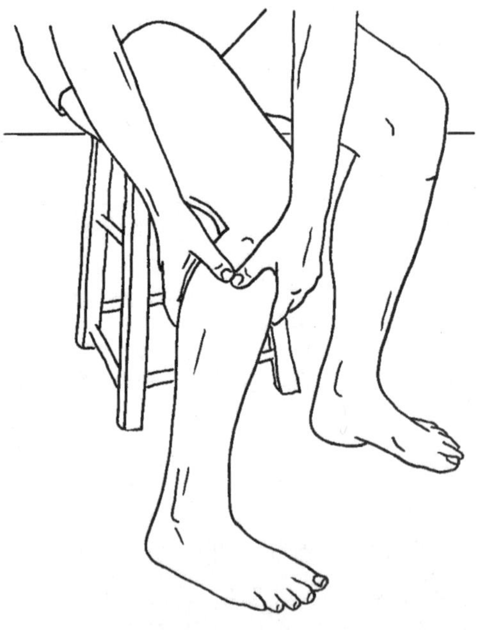

그림 10.15 맞댄 엄지로 종아리근을 마사지 한다.

## 치료 *Treatment*

긴종아리근 통증유발점들은 무릎에서 한 손 폭 아래에서 발견된다. 그것들은 앞정강근 통증유발점들과 대략 선을 이룬다. 발바닥을 바깥쪽으로 돌릴 때 수축되는 것을 만져서 긴종아리근의 위치를 확인한다. 동시에 발가락들을 세워서 더 강하게 수축되게 할 수도 있다(그림 10.14).

모든 종아리근들의 마사지를 쉽게 하려면, 발을 의자 위로 올린다. 다른 좋은 포지션은 침대에 다리를 올리고 앉는 것이다. 맞댄 엄지로 짧고 느린 스트로크로 긴종아리근을 마사지한다(그림 10.15). 또한 받힌 엄지도 사용할 수 있으나, 그것을 눌렀을 때 근육이 종아리뼈에서 말려 벗어나는 경향이 있다. 맞댄 엄지는 그것을 가둬서 가만히 있게 만든다. 쎄라케인은 돌기 대신 기둥을 쓸 때 잘 작용하는데, 앞정강근 경우와 같다(그림 10.5). 옆으로 누워서 공을 근육에 대고 마사지하는 것도 좋다(그림 10.16). 당신은 한 통증유발점이 뼈에 중심잡고 있는 것을 쉽게 발견할 것인데, 그러나 근육이 종아리뼈 주위를 둘러싸고 있다는 것을 명심해라; 종종 어떤 통증유발점이 뼈의 뒤 가장자리인 근육의 뒤 가장자리에 있는 것을 발견할 것이다.

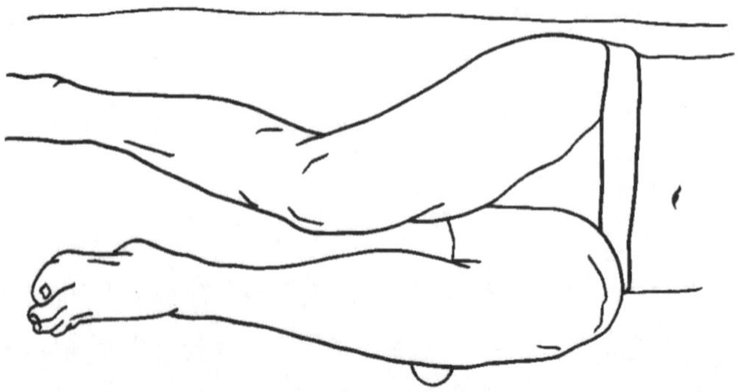

그림 10.16 옆으로 누워서 공으로 종아리근 마사지. 다리를 공 위로 앞 · 뒤로 움직인다.

활동적인 사람이라면 종아리근육들이 통증유발점들을 갖는 것을 막을 수 없을 지는 모르나, 이러한 중요한 근육들에 있는 만성적 통증유발점들을 무시하는 특별한 위험을 알아야만 한다. 통증유발점들에 기인한 종아리근육들의 취약함과 뻣뻣함은 심각한 발목 손상을 입기가 쉬운데, 예를 들어, 찢긴 건들, 골절, 및 찢긴 인대들이다. 이러한 재난을 피하기 위해서는, 발목 바깥쪽에 첫 번째 통증의 사인인 통증유발점들을 잘 다뤄라. 발목이 약하게 보이거나 항상 약간의 삠을 겪었다면, 그것은 종아리근의 잠복성 통증유발점들이 존재하고 관심을 가져야 한다는 사인이다.

모톤의 발이 있다면, 발이 돌아가기가 쉬워서 이 근육들 안에 통증유발점들을 만들 수 있다. 이 장의 나중에서 "모톤의 발 증후군과 올라간 첫 번째 발허리뼈" 항목을 보라.)

## 짧은종아리근 (단비골근) *Peroneus (Fibularis) Brevis*

짧은종아리근에서는 통증유발점들이 긴종아리근보다 덜 발견되는데, 그러나 이 사실에 안도되어 그것들을 간과해서는 안 된다. 짧은종아리근 통증유발점들에서 온 통증은 긴종아리근의 것과 유사한 양상으로 나타나는데, 그러나 근육이 다섯 째 발허리뼈 뿌리에 붙기 때문에 발의 바깥 면을 따라서 더 많이 뻗어가는 경향이 있다(그림 10.17). (발의 바깥쪽 가장자리 중간에서 느낄 수 있는 작은 돌기는 다섯 째 발허리뼈의 끝이다.)

앞발을 들어올리는(발등굽힘) 동시에 발 바깥쪽 가장자리를 들어올릴 때, 긴종아리근 힘줄의 바로 앞에서 짧은종아리근이 수축하는 것을 만져서 그것을 확인한다(그림 10.18). 이것은 발목에서부터 아래 다리로 올라가는 길의 약 1/3이다. 이 점에서 긴종아리근을 마사지하는 같은 도구로 짧은종아리근을 마사지한다.

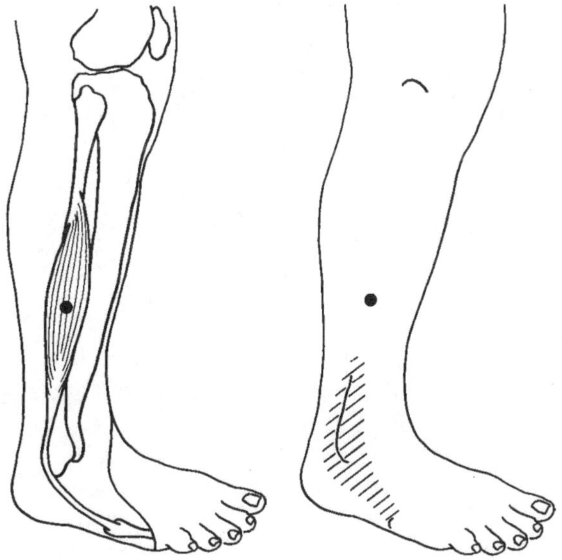

그림 10.17 짧은종아리근 통증유발점과 연관통 양상

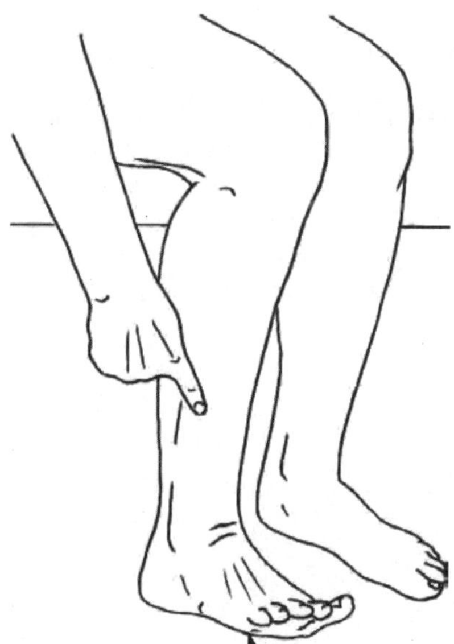

그림 10.18 분리 수축으로 짧은종아리근 찾기

## 셋째종아리근 (제3비골근)
*Peroneus (Fibularis) Tertius*

셋째 종아리근은 단지 잘 감춰져 있다는 이유만으로 매우 특수한 근육이다. 셋째 종아리근 통증유발점은 발목 통증을 만들고, 다른 것들 모두가 고쳐진 후에도 취약함이 지속된다.

셋째 종아리근은 종아리뼈 아래 반쪽 앞에 붙어있다. 그것의 힘줄은 가쪽복숭아뼈(바깥 발목뼈)의 앞을 지나가서, 네 번째와 다섯 번째 발허리뼈들의 뿌리 꼭대기에 붙는다. 이 근육의 작용은 발바닥을 바깥쪽으로 돌리고 앞발을 들어 올린다. 셋째 종아리근은 놀라울 정도로 큰 근육이며, 때때로 긴발가락폄근의 크기에 육박한다. 그러나 인구의 약 8%에서는 그 근육이 없다. 일곱 명중의 한 사람이 네 번째 종아리근을 갖고 있는데 종아리뼈의 낮은 끝 뒤에 위치한다. 그것의 통증유발점들은 종아리뼈와 아킬레스힘줄 사이에서 발견되고 그것의 통증 양상은 긴종아리근과 유사하다.

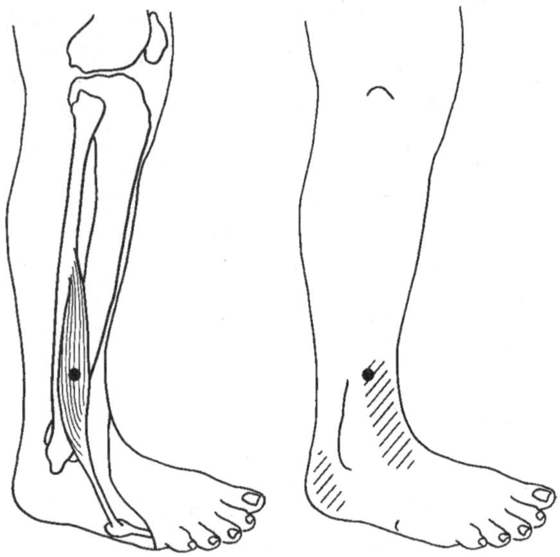

그림 10.19 셋째 종아리근 통증유발점과 연관통 양상

셋째 종아리근 통증유발점들은 가쪽복숭아뼈 앞과 발꿈치 바깥쪽에 통증을 일으킨다(그림 10.19). 특징적으로, 통증의 들끓음이 매 발걸음마다 느껴진다. 발목의 취약함은 보통 통증과 함께 나타난다. 이 증상은 보통 인대 손상, 건염 또는 골관절염의 징후로 오인된다(Travell과 Simons 1992; Reynolds 1981).

셋째종아리근을 가쪽복숭아뼈 바로 앞과 위에서 찾아라. 바깥 발목과 다리 앞을 찾은 다음, 무릎 쪽으로 약 3-4인치 위를 재라. 앞발을 들어올리는 동시에 발바닥을 바깥쪽으로 돌릴 때 수축되는 것을 만져라(그림 10.20). 이것이 셋째종아리근 힘줄이다; 매우 아픈 압통을 느껴라 그러면 통증유발점을 찾은 것이다.

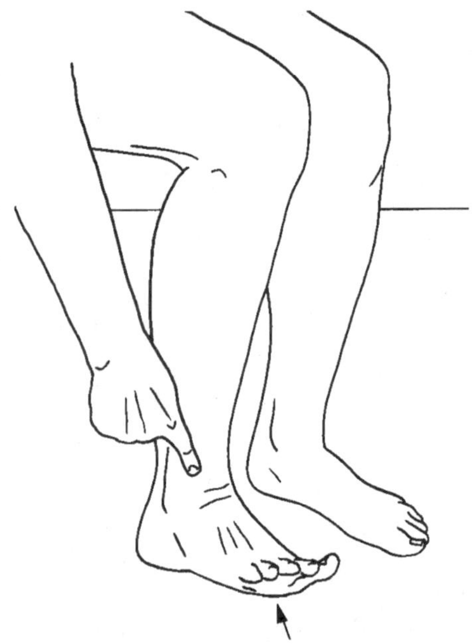

그림 10.20 분리 수축으로 셋째 종아리근 찾기

> 이 치료의 가장 힘든 부분은 자신에게 그것을 하게 하는 것이다. 자가 – 치료를 할 때마다, 잘 했다고 다독이면서 말해라. 하기를 싫어하는 약간 따분한 일로 빠지지 않게 만든다.

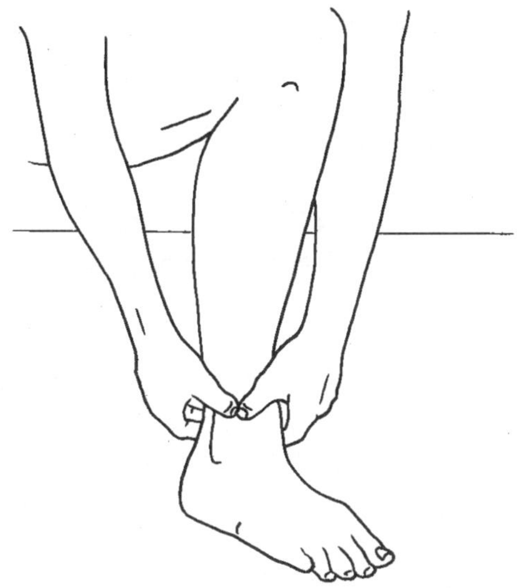

그림 10.21 맞댄 엄지로 셋째종아리근 마사지

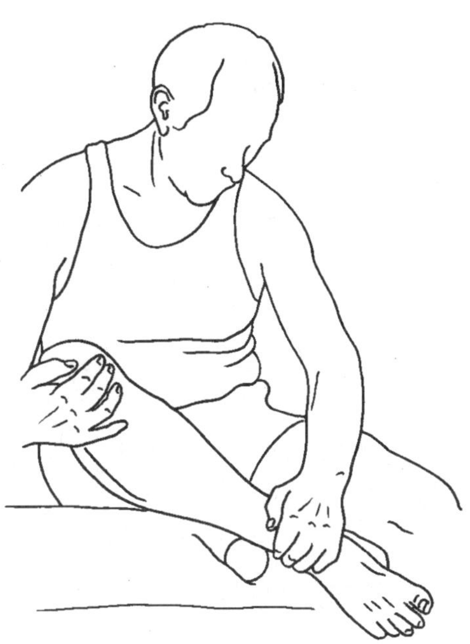

그림 10.22 침대 가장자리에 공을 놓고 셋째 종아리근 마사지

받힌 손가락들 또는 맞댄 엄지로 셋째종아리근을 마사지 한다(그림 10.21). 셋째종아리근과 짧은종아리근을 동시에 마사지할 수 있는 좋은 방법은 침대 가장자리에서 테니스공 또는 고탄성공으로 하는 것이다(그림 10.22). 이 포지션은 다리 무게를 힘을 주는데 사용할 수 있으므로 효과적이다. 이것은 오직 손가락들이 할 수 있는 일에서 손가락들을 쉬게 만든다.

## 장딴지 근육들 *Calf Muscles*

장딴지에는 다섯 개의 근육들이 있는데, 한 단위씩으로 나뉘어져서 섬유성 격벽에 의하여 후방구획(posterior compartment)속에 포함된다. 비록 마른 사람일 지라도 후방 구획의 근육들은 강하고 두꺼우며, 그리고 서기 위하여 몸을 들어 올리고 걷거나 달리기 위하여 몸을 앞으로 돌진하는 주된 힘을 제공한다. 그것들은 또한 균형 유지에 관여한다.

장딴지 근육들 통증유발점들은 당연히 장딴지 경련을 촉진하며 발목과 장딴지 자체의 통증을 일으킨다. 그러나 장딴지 근육들이 발바닥에서 느껴지는 통증의 거의 반에 관여하고 실질적으로 발목 뒤의 아킬레스힘줄 주위에서 느껴지는 모든 통증 (힘줄 자체의 통증이라고 오인되는)에 책임이 있다는 것을 안다면 매우 놀랄 것이다(Travell과 Simons 1992).

> ### *주의의 당부*
>
> 장딴지에 통증에 더해서, 발적, 부종, 국소 가려움, 또는 열이 있을 경우, 즉시 의사를 찾는 것이 현명하다. 이것은 깊은 정맥 혈전증 증상 또는 다리의 혈전일 수 있다. 어떤 마사지는 혈전을 폐로 보낼 수 있다(Werner 2013). 또한 정맥류를 마사지 하지 않는 것이 좋은데, 그것 또한 혈전을 만들 수 있기 때문이다.

### *장딴지근 (비복근) Gastrocnemius*

Gastro는 그리스어인 "배(stomach)"에서 명백히 유래한다. Cnemius는 그리스어 "kneme"에서 유래하는데 뜻은 "줄기(shank)" 또는 "아래 다리"이다. *Gastrocnemius*는 문자 그대로 "아래 다리의 배"를 뜻한다. *장딴지*를 다른 각도에서 보면 왜 그렇게 보이는 지를 알 것이다: 장딴지에 그것의 배 모양을 만드는 것은 바로 장딴지근이다.

장딴지근은 넙다리뼈의 아래 끝에 붙어 있는데, 무릎 뒤의 바로 위이다. 아래 다리 뒤에서 반 정도 내려가서, 근육은 아킬레스힘줄과 결합하고, 그것은 발꿈치뼈에 붙는다. 장딴지근의 두 개의 머리에서 근육 섬유들의 주행방향 때문에, 그것들은 몸 전체의 체중을 드는 힘을 가진다. 이 힘은 점핑, 등반, 및 계단과 언덕을 조심스럽게 내려가는데 필요하다. 섬세한 기능들은 발목과 무릎관절들의 안정과 균형을 위한 발의 조작을 포함한다. 흥미롭게도, 장딴지근은 실제로 몸을 앞으로 내모는 것(스퍼트 동작)에는 매우 적게 관여를 한다.

아이러니한 것은, 장딴지근 문제의 증상은 오직 발에서 느껴진다. 연관통의 법칙은 명백히 가장 관심을 둘 만한 곳을 해치게 하고, 근육의 오용을 일으킬 수 있는 무슨 동작일지라도 멈추게 만든다. 이것은 한 여자가 충분히 누릴 자격이 있는 휴가 중간에 겪은 일이다.

*22세의 에이프릴은 대학 졸업 후에 유럽 등지로 5주간의 여행을 계획했다. 불행하게도, 첫 주의 몇 일이 안되어, 2인치의 높은 힐을 신고 여기저기 걷고 다니다가, 발바닥 아치가 무능력해지는 통증을 만났다. 호텔에서 매일 밤 발을 뜨거운 물에 담그고 발을 잘 문질렀다. 그러나 다음날, 오직 짧은 거리를 걸었지만, 통증은 전보다 더 심해졌다. 하이힐이 발에 안 좋다는 생각이 들어서 낮은 신발로 바꾸었으나 통증이 시작한 후라서 그런지 큰 도움이 되지를 못했다. 통증은 실제로 점점 심해져서 휴가를 망쳤다.*

*어떤 안내서에 발 통증을 없애려면 장딴지를 마사지하라고 나와 있는 것을 보았다. 에이프릴은 설마 했으나 좌절감에서 마사지를 시도해 보았다. 놀랍게도 그것은 들어맞았다. 그녀는 밤과 아침에 다리 뒤를 마사지를 하고 조심스럽게 그것을 스트레칭 했다. 그녀의 발, 다리, 발목은 통증유발점들을 만들면서 방어적으로 반응하는 대신에, 걷고 등반함에 따라서 점점 강해지게 반응했다. 몇 일 내에 통증은 문제가 되지 않았다.*

### 증상 *Symptoms*

발바닥의 긴 아치 통증은 장딴지근 문제의 일차적 증상이다(그림 10.23). 장딴지근 #1 통증유발점에서의 통증은 때때로 넙다리 또는 무릎 뒤로, 그리고 발목 안쪽으로 뻗어 간다(그림에 없음). 장딴지근의 다른 곳에 있는 통증유발점들은 주로 근육 자체의 통증을 만든다(그림 10.24). 그러나, 제일 높은 바깥쪽 통증유발점은 때때로 발꿈치 바깥 면에 통증을 보낸다(그림에 없음). 통증유발점들이 근육을 짧게 만들면, 발꿈치를 바닥에 댄 채로 무릎을 펴기가 어렵게 된다. 어린아이들은 매우 자주 근막 통증유발점들에서 온 이러한 동일한 증상을 갖는다(Travell과 Simons 1992).

근육 중간에 있는 통증유발점들은 위쪽에 있는 것들 보다 더 밤에 경련을 만들기가 쉽다. 밤에 장딴지 경련은 많은 기여 원인을 갖는데, 비타민 부족, 약의 부작용, 및 저하된 순환들이 있다는 것을 기억하는 것이 중요하다. 또한 경련은 걷거나 달릴 때에도 나타나는데, 근육 팽팽함에 의한 순환장애 때문이다. 장딴지 경련을 경감시키려면, 무릎을 펴서 천천히 발을 능동적으로 굽혀라 (또는 발을 잡고 있으면서 수동적으로). 이것은 누워서 하면 제일 좋다(Travell과 Simons 1992).

중대한 의학적 문제들이 장딴지근 통증유발점들에 의해서 나타나는 증상과 같은 것을 보인다. 이들은 척추 디스크의 파열, 힘줄 파열, 후방구획증후군(그것은 순환을 막는다), 정맥염, 및 무릎 뒤 주머니의 낭(cysts)들을 포함 한다. 그러나 의사가 근막 원인들을 알고 있지 못한다면, 장딴지근 통증유발점들의 증상을 위의 증상들 중의 어느 징후라고 오해할 수가 있다(Travell과 Simons 1992).

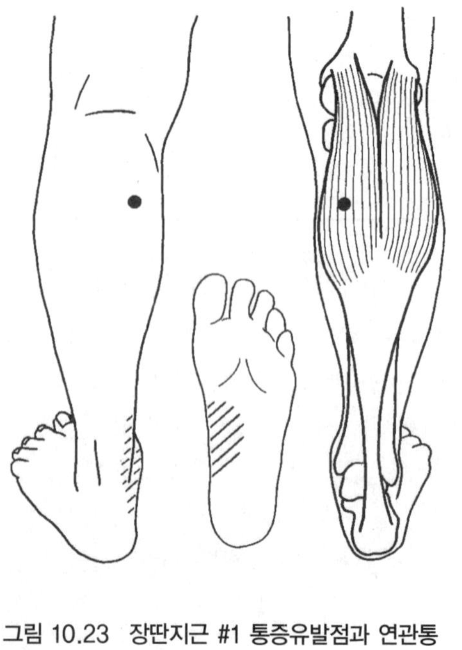

그림 10.23 장딴지근 #1 통증유발점과 연관통 양상

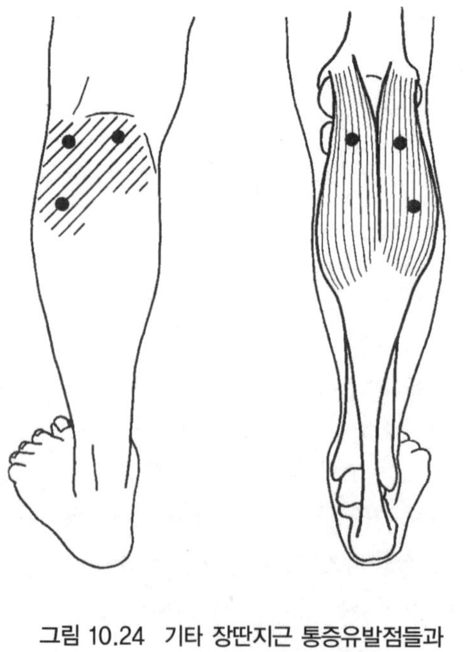

그림 10.24 기타 장딴지근 통증유발점들과 연관통 양상

## 원인 *Causes*

등반, 언덕 걷기 또는 자전거 타기 들이 장딴지근을 과로 시킨다. 일에서는, 서서 오래 동안 몸을 앞으로 기울이는 자세가 장딴지근을 지치게 하고 통증유발점들의 형성을 조장 한다. 다른 원인으로는 수영에서 물장구를 칠 때 발가락을 뾰족하게 하는 것, 크루즈 컨트롤 없이 운전하기, 하이힐 신기 및 의자에 앉아 있을 때 넙다리 뒤가 눌려서 순환에 제약이 있을 때 들이다. 발 받치는 의자 또는 뒤로 눕는 소파의 발 받침이 장딴지에 압력을 주어 문제를 만든다. 다리에 깁스를 하여 생기는 고정과 운동 부족으로 인한 안 좋은 컨디션 또한 통증유발점들을 만들게 된다. 바이러스 질환은 종종 장딴지 근육들을 딱딱하게 하고 과사용 되게 하기가 쉽다. 춥게 하는 것 또한 긴장을 초래 한다. 발가락들을 다리 쪽으로 쭉 펴고 자는 것이 장딴지근을 짧아진 상태로 있게 하여 경련을 조장한다. 침대 발 쪽의 커버를 끼지 않음으로써 이러한 위험을 줄일 수 있다. 하이힐 (또는 두꺼운 힐)을 신는 것이 장딴지 뒤의 모든 근육을 단축된 자세로 둘 것이다(Travell과 Simons 1992).

## 치료 *Treatment*

아래 다리의 위쪽 반에 위치한 장딴지근은 장딴지의 모양에 의하여 보통 잘 특징 지워진다. 또한 발가락을 세울 때 불거져 올라오는 근육 복부를 손으로 만질 수 있다.

장딴지근에 대한 매우 집중적이고 정확한 치료를 위하여 받힌 손가락들, 노블, 또는 쎄라케인을 사용한다; 어떤 막대기-모양 도구의 대는 보다 전반적인 치료에 좋다. 이 도구들 중의 어떤 것을 사용할 때, 의자 또는 침대 위로 다리를 올려서 등을 편안하게 만들어라(그림 10.25).

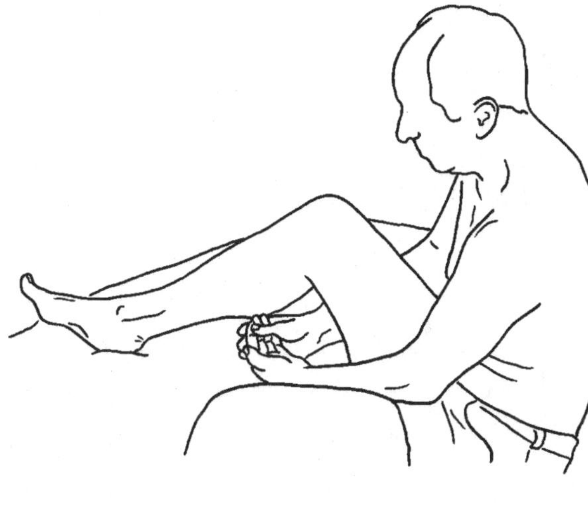

그림 10.25 받힌 손가락으로 장딴지근 마사지

반대 무릎으로 깊게 스트로크 하는 마사지는 특히 전체 아래 다리 뒤에 효과적이며 매우 쉽게 할 수 있다. 이 테크닉은 눕거나 앉아 있을 때 하기가 좋다(그림 10.26과 10.27). 앉아 있을 경우, 양 손을 깍지 껴서 무릎 주위를 잡고 다리와 허리를 지탱해라. 무릎 위에서 다리를 3-4개의 평행 선을 따라 움직이는데, 발목의 뒤에서 시작해서 무릎 뒤까지 쭉 가라. 어떤 통증유발점을 만나면 추가로 이 점을 치료를 하는데, 짧은 스트로크로 반복적으로 그 위를 지나 가라. 근육을 따라서 그리고 가로질러서 마사지를 해라. 집중된 치료를 위해서는, 장딴지의 피부를 무릎으로 움직여라, 그것 위로 미끄러지지는 말아라.

만약 반대 무릎 테크닉이 편안하지 않을 경우, 바닥, 소

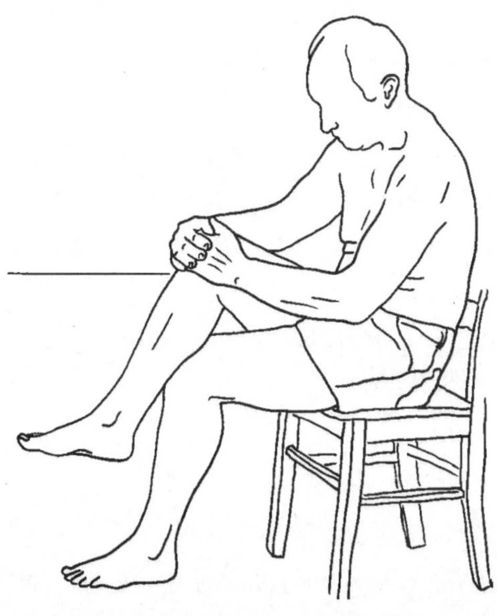

그림 10.26 앉아서 반대 무릎으로 장딴지근 마사지. 양 손으로 무릎을 잡아서 상체를 지탱하게 해라.

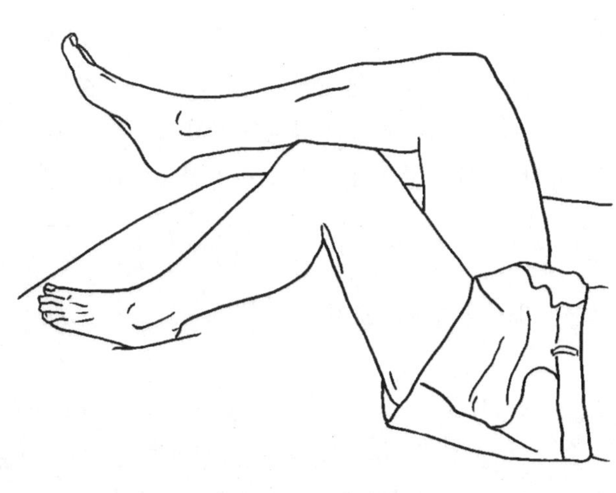

그림 10.27 누워서 반대 무릎으로 장딴지근 마사지

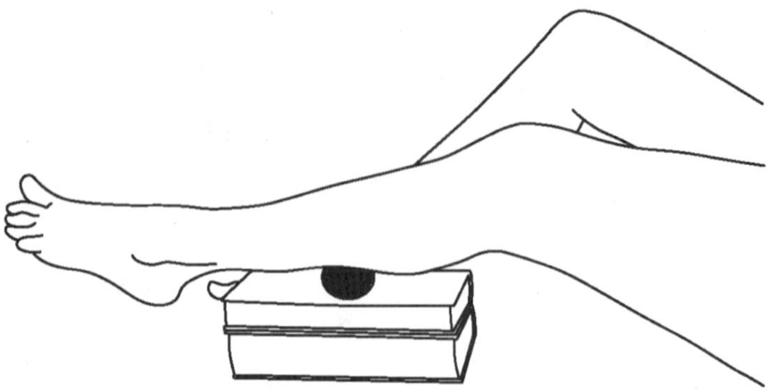

그림 10.28 두꺼운 책들 위에 공을 놓은 장딴지 마사지. 무릎 뒤는 손 이외의 어떤 도구라도 마사지 하지 말아라.

파, 또는 침대에 테니스공, 라크로스공, 또는 60mm 고탄성공과 두꺼운 책 두 권을 준비해서 앉아라(그림 10.28). 책들은 공 위에서 부가적인 지레효과를 위해서 다리를 들어올린다. 팔은 몸 옆에 두고, 골반을 바닥에서 들어 올리고 공이 장딴지 속으로 깊이 마사지 하기 위해서 전체 다리를 움직여라. 다리를 움직이기 위해서 몸을 들어 올릴 수 없을 경우, 간단히 공을 놓고 중력이 일을 하게 해라. 일부 사람들은 공을 벽에 놓고 하는 것을 좋아한다. 장딴지 뒤쪽 깊숙이 주요 신경과 혈관들이 있는 것에 유의해라. 만약 순환 또는 신경계에 문제가 있을 경우, 장딴지 속으로 깊은 압력을 주지 말아라.

컨디션이 나쁜 것도 장딴지 근육들에게 큰 문제를 만드는 이유다. 그것들이 약하고 유연하지 못하면, 그것들은 쉽게 과로하고 과도 스트레칭 된다. 치료 목적의 스트레칭일지라도 통증유발점들이 근육을 딱딱하게 유지하고 있을 때에는 해가 된다는 것을 기억하라.

> **치료 팁**
>
> 치료를 위해서 시간이 날 때마다 맞은편 무릎으로 아래 다리를 마사지 해라. 무릎 주위를 양손으로 잡아서 다리와 허리를 받혀라.
>
> 장딴지 근육을 마사지 하기 위해서 두꺼운 책을 겹쳐 놓고 (테니스공 크기의 )공을 사용해라., 60mm 고무 고탄성공이 미끄러지지 않아서 이상적이다.
>
> 서있는 동안, 막대기 모양 도구로 마사지 하기 위해서 발을 의자 위에 놓아라.

## 가자미근 *Soleus*

가자미근은 아래 다리 뒤 모두를 덮고 있는 크고 넓은 근육이다. 그것의 아래 반은 피부 바로 밑에 있다; 그것의 위쪽 반은 장딴지근에 의해서 감춰져 있다. Soleus라는 단어는 라틴어인 "sandal"에서 왔다. 그것은 "발바닥(sole)"과 같은 어원이다. Sole이라는 단어는 발바닥이며, 대중적으로 가자미(고기)를 뜻한다. 가자미근은 넓고 편평하며 가자미를 닮았다.

가자미근은 정강뼈와 종아리뼈 모두의 위 부분에 붙고, 그것들을 연결 시키는 강한 막에 붙는다. 아래 부착은 아킬레스힘줄에 의하여 발꿈치뼈에 붙는데, 아킬레스힘줄은 장딴지근과 장딴지빗근을 공유 한다. 인구의 일부분은 보통 때에 지방 층으로 차있는 공간에서 아킬레스힘줄 바로 뒤에 가자미근의 부가적인 머리를 갖는다. 이 과외의 근육은 아주 커서 종양이라고 쉽게 오인 된다(Travell과 Simons 1992).

가자미근이 발꿈치뼈에 부착되므로 그것을 발목의 우선적인 발바닥굽힘근(plantar flexor)으로 만든다; 이것의 뜻은 그것으로 인하여 앞발로 강하게 내려 밀을 수 있다는 것이다. 가자미근들은 걷거나, 달리기, 사이클링, 점핑, 및 등반을 하는 동안에 매우 활동적인데, 이러한 활동들이 가자미근 통증유발점들을 가장 쉽게 조장하는 것 들이다. 안 좋은 컨디션의 가자미근 근막 통증유발점들은 주말 운동선수들에게서 가장 흔히 볼 수 있는 발꿈치 통증의 원인이다. 그러나 운동 선수들 이외의 사람들은 가자미근에 매우 잦은 문제를 갖는데, 30년 동안 점프나 달리기를 한 번도 안 한 남자의 이야기를 보자.

*50세의 제프리는 그의 직장 근처에서 이웃들과 즐겁게 살면서 걸어서 출퇴근을 즐겼는데, 발꿈치에 날카로운 통증을 갖기 시작했고 차를 다시 타야만 했다. 발꿈치 뒤를 만지면 무진장 아파서 밤에 잘 때 침대 가장자리에 발을 걸치고 자야 했다. 의원에서, 뼈 가시(bone spur)가 통증의 원인이며 오직 수술만이 해결책이라는 말을 들었다.*

*그러나 장딴지에 있는 가자미근 마사지가 발꿈치 통증을 없앴다. 그 결과, 그가 밖에서 걸어 다니다가 통증이 때때로 올 경우에 자가 마사지로서 수 분 내에 통증을 없앨 수 있었다.*

*여기에 다른 종류의 발꿈치 통증의 예가 있다.*

*쥬아니타는 인기 있는 지방 제과점에서 경리로 일하고 있었다. 그 지역의 스포츠 이벤트에 가까운 시즌 동안, 그녀는 파이를 굽는 생산 라인에서 오랜 시간 일을 했다. 시간이 지나가면서, 발꿈치에 강렬한 통증이 생겼다. 마치 바위에 부딪힌 상처처럼 아팠다. 그것은 특히 아침이나 오랜 시간 동안 움직이지 않고 있은 다음에 나빴다. 그녀의 마사지 치료사는 장딴지에 있는 모든 근육에서 통증유발점들을 찾았는데, 특히 가자미근이 안 좋았다. 치료는 즉시 효과가 있었지만, 그 문제를 완전히 풀기 위해서 그녀 자신의 참여가 중요했다. 짧은 치료 세션에 더해서 일하기 전후의 자가 마사지가 일을 계속할 수 있게 하고 회복을 앞당겨 주었다.*

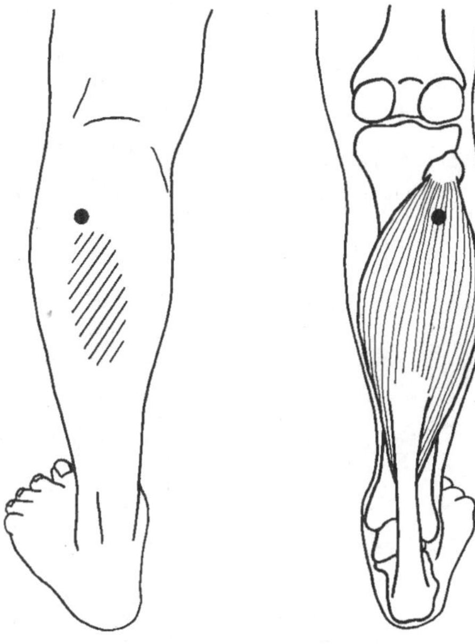

그림 10.29 가자미근 #1 통증유발점과 연관통 양상

## 증상 *Symptoms*

가자미근 통증유발점들에서의 통증은 주로 발꿈치, 장딴지, 및 발목 뒤로 전이 된다(그림 10.29, 10.30). 놀랍게도, 가자미근 통증유발점들은 엉치엉덩 부위에 깊은 통증을 만들며 허리 근육들에 경련을 유지시킨다(그림 10.31). 허리에서 만질 때 과민함은 종종 가자미근에서 유래한다. 턱으로 전이된 통증의 실례도 있다(그림에 없음). 이것이 생기면, 턱 근육들은 위성 통증유발점들을 발달시켜서 재발을 계속한다. 정강뼈 뒤 가장자리에서 가자미근 안쪽 가장자리의 통증유발점은 간혹 안쪽복숭아뼈로 통증을 보낸다(그림10.32) (Travell과 Simons 1992).

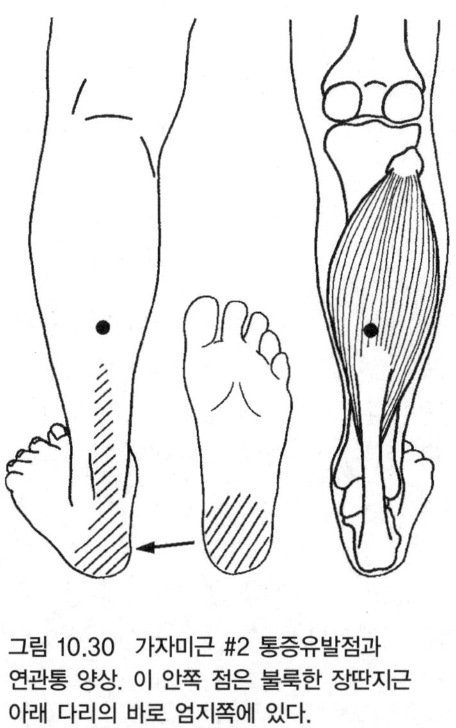

그림 10.30 가자미근 #2 통증유발점과 연관통 양상. 이 안쪽 점은 불룩한 장딴지근 아래 다리의 바로 엄지쪽에 있다.

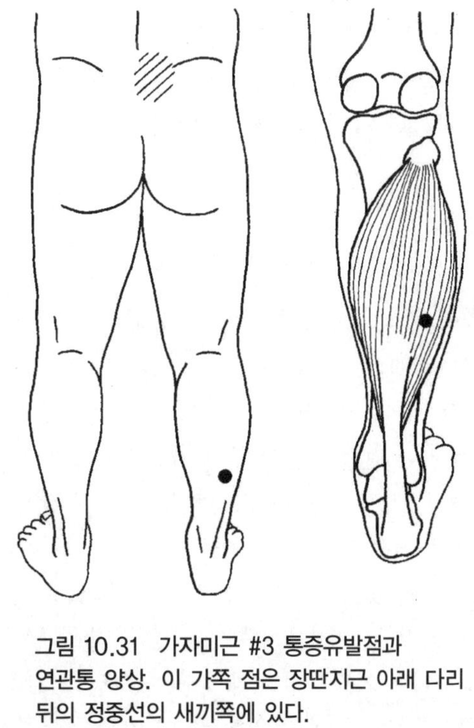

그림 10.31 가자미근 #3 통증유발점과 연관통 양상. 이 가쪽 점은 장딴지근 아래 다리 뒤의 정중선의 새끼쪽에 있다.

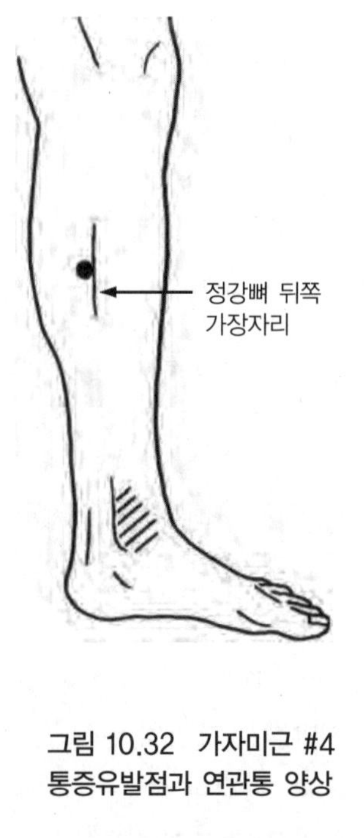


그림 10.32 가자미근 #4 통증유발점과 연관통 양상

여러 심각한 의학적인 문제들이 가자미근 통증유발점들에서 기인한 것들과 유사한 통증과 함께 나타나서 진단에 혼선을 줄 수 있다. 비록 발적, 부종, 및 염증이 없더라도, 가능한 오진의 예들은, 혈전증, 정맥염, 스트레스성 골절, 및 힘줄 또는 인대 찢김 들이다(장딴지 근육 항목의 처음에 있는 "주의의 당부"를 보라). 근막 통증은 또한 정강스프린트(shin splints) 또는 발꿈치 가시(heel spur)로 오인될 수 있다. 발꿈치 가시는 실재로 존재할 수 있으나 아직까지 통증의 원인은 아니다(Travell과 Simons 1992).

아킬레스힘줄염은 발목 뒤 통증의 특징적인 진단이다. "발바닥근막염(plantar fasciitis)" 은 발꿈치 통증 장애에 종종 이름 붙여 진다. 힘줄염과 발바닥근막염의 통상적인 처치는 진통제, 스테로이드 주사, 교정구, 물리 치료 및 휴식들이나 자주 실망스러운 결과를 만든다. 이것은 이 치료법들의 어느 것일지라도 통증유발점들에 중대한 영향을 끼치지 못한다는 것을 고려할 때 이해가 될 수 있다. 대부분의 발꿈치 통증과 아킬레스힘줄 주위의 대부분의 통증은 가자미근, 뒤정강근, 또는 발바닥네모근 들에서 온다(Travell과 Simons 1992).

혈액을 발과 다리에서부터 위로 펌프질 하는 것을 돕기 때문에 가자미근은 종종 인체의 "제2의 심장"이라 불린다. 그것들의 정상적인 기능에서, 가자미근은 짧아지고 길어질 때 모두에서 수축을 하므로, 혈액을 펌핑 하는데 그것들을 매우 효과적으로 만든다. 이것은 그들이 활동적이며 건강하고 탄성이 있는 한 그렇다. 그러나 근막 통증유발점들이 그것들의 효율성을 감소 시킨다. 낮은 혈압과 예기치 않은 기절(fainting)이 가자미근의 허약 또는 좋지 않은 기능 때문일 수 있다(Travell과 Simons 1992).

가자미근들의 통증유발점들은 후방구획증후군을 조장할 수 있는데, 그것은 근육내의 압력을 증가시켜서 다리의 혈류의 순환을 제한 한다. 가자미근 통증유발점들은 또한 정맥류, 정맥염 및 다른 순환 문제들의 현상의 원인이 된다(Travell과 Simons 1992).

### 원인 *Causes*

모래나 자갈을 걷거나 달리다가 미끄러져서 가자미근의 과부하가 올 수 있다. 딱딱한 가죽 바닥에 기인한 불확실한 발걸음이 그것에 부하를 줄 수 있다. 뻣뻣한 깔창 신발에서, 눕는 소파의 발 받침에 의한 다리 뒤로 가는 압력에서, 또는 발목 보강이 잘 안된 스키나 스케이팅 부츠에서 문제가 생길 수가 있다. 에어로빅 댄싱은 가자미근을 녹초로 만드는 매우 흔한 원인이다. 요즈음 대부분의 신발들이 상당한 뒷굽을 갖고 있는 것을 볼 것인데. 심지어 남성 또는 어린아이의 신발조차도 그렇다. 깔창보다 더 높은 뒷굽이 있는 신발을 신는 것은 가자미근을 짧게 유지하고, 통증유발점들을 만들고 영속화 시키는 확실한 방법이다. 깔창과 패딩을 갖고 있는 신발을 고르는 것이 현명한 일이지만 높은 뒷굽은 안 된다. 하이힐에 기인한 불안정한 발목 역시 매 발걸음 마다 가자미근을 피로하게 만든다(Travell과 Simons 1992).

### 치료 *Treatment*

발가락을 세울 때 장딴지근의 낮은 경계 아래에 수축되는 것을 만져서 가자미근을 찾아라. 가자미근의 마사지 테크닉은 장딴지근과 똑같다(그림 10.25-28을 보라). 랜드마크로서 크고 불거져 나온 장딴지근을 사용해서 특정 통증유발점들을 찾아라. 위쪽 가자미근 통증유발점은 두 개의 바깥쪽 장딴지근 통증유발점들 사이에 있어서 찾기가 매우 쉽다. 아래쪽 통증유발점들에 약간 더 집중을 할 필요가 있다. 발가락을 세울 때 장딴지근이 그것의 명백한 기저부 가장자리를 갖는 방식을 주목해라. 가자미근 통증유발점들은 이 가장자리 아래에 있다. 이제 장딴지 뒤를 따라 가상의 정중선을 그려라. 손가락을 사용해서, 이 수직 정중선의 바로 1인치 안쪽에서 발꿈치 통증 통증유발점을 찾아라(그림 10.30). 만약 여기서 통증유발점을 찾을 수 없을 경우, 발목 쪽으로 1-2인치 내려가면서 찾아라. 발꿈치 통증 통증유발점은 다리의 엄지 쪽에 위치하고 있는 것을 주목해라. 허리 통증 통증유발점은 정중선의 다른 쪽 바로 1인치에 있으며, 여전히 장딴지근의 불거져 나온 가장자리 아래에 있다(그림 10.31). 또한 이 통증유발점 부위는 턱에 아픈 통증을 일으킬 수 있다. 끈질긴 아픈 턱 통증을 풀기 위해서, 이 바깥쪽 통증유발점에서 골프공 크기 정도 부위를 마사지해

라. 아래 다리 치료 팁을 위해서 "장딴지근" 제목 아래 치료 항목을 보아라.

앉아있다가 일어났을 때 머리가 어찔어찔한 경향이 있다면, 발로 서자마자 몇 초간 이 발에서 저 발로 체중을 옮겨라, 정상적으로 걷는 리듬의 속도로 한다. 이것은 가자미근 혈액 펌프를 가동시켜서 산소를 빠른 속도로 뇌로 보낸다. 스포츠 활동이나 운동 후에, 호흡과 에너지의 빠른 회복은 이와 같은 수단에 의하여 얻을 수 있다: 정말로, 어떠한 강한 소진 후에, 장딴지 근육들을 번 갈아서 수축하게 하는 것은 혈액을 다리에서부터 위로 강하게 흐르게 하며, 조직들이 추가적인 충전을 필요할 바로 그 시기에 전 시스템을 통과 한다. 차려 자세로 오래 서있는 군인들은 가자미근들이 오랜 시간 동안 움직이지 못하기 때문에 기절할 수 있다고 알려졌다. 그들이 좋은 트레이닝을 받았다면, 그들은 장딴지 근육들을 리듬감 있게 수축하고 이완을 해서 이것을 막는 방법을 안다.

가자미근들은 몸을 앞으로 추진하는 힘을 유지하기 위해서 또 혈액 펌프로서의 그것들의 의무를 위해서 운동을 필요로 한다. 동시에, 그것들은 과사용 또는 불필요한 장력에 의해서 오용되지 않아야만 한다. 새로운 형태의 운동 프로그램, 주말 스포츠 활동의 박차, 또는 익숙하지 않은 마당 일 들 같은 갑작스런 활동의 증가는 가자미근과 장딴지의 다른 근육들을 쑥대밭으로 만든다.

장딴지 근육들에게는 예방적인 관리가 특히 중요하다. 아침에 일어났을 때 잠시 시간을 내어서 침대 모서리에 앉아서 무릎으로 장딴지를 마사지하는 것은 좋은 습관이다.

## *뒤정강근 (후경골근) Tibialis Posterior*

뒤정강근은 정강뼈와 종아리뼈 사이에서 더 얕게 위치한 장딴지근과 가자미근의 깊숙이 놓여 있다. 그것은 뼈들과, 뼈들을 서로 붙잡아 주는 섬유성 뼈사이 막에 붙어 있다. 근육의 긴 힘줄은 발꿈치 안쪽 면 주위를 싸고 있으며, 앞쪽으로 가서 발바닥 아치의 중앙에 있는 여러 뼈들에 붙는다. 뒤정강근의 기능은 발바닥을 안쪽으로 돌리고 발을 아래쪽으로 굽히는 것을 돕는다. 또한 그것의 작용은 발의 긴 아치를 유지하며 체중을 발의 바깥쪽 면으로 적절히 분배하게 한다. 모톤의 발 증후군과 뒤정강근의 취약함은 발목을 안쪽으로 굽게 하고(엎침), 발을 평발로 만들어, 무너진 아치의 형상을 만든다.

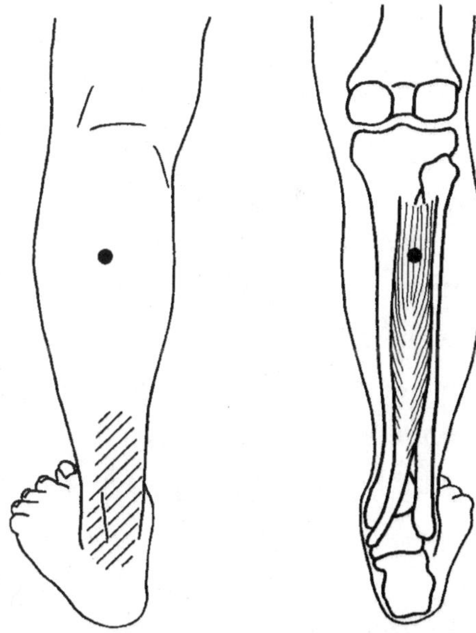

**그림 10.33 뒤정강근 통증유발점과 연관통 양상**

### 증상 *Symptoms*

뒤정강근 통증유발점들에서의 통증은 주로 아킬레스힘줄에 집중되며(그림 10.33), 특히 걷거나 달릴 때에 나타난다. 통증은 때때로 장딴지, 발꿈치, 및 발바닥 전체로 뻗어 간다(그림에 없음). 뒤정강근 통증유발점들에 의한 근막 통증은 정강스프린트, 후방구획증후군, 및 힘줄염의 증거로 오인될 수 있다. 사실상, 아킬레스힘줄염의 책임이라는 증상들은 종종 뒤정강근 통증유발점들에서 온 연관통 이외의 아무 것도 아니다(Travell과 Simons 1992). 아킬레스힘줄에 진정한 문제가 있을 경우, 그것의 세 근육들을 마사지하는 것이 도움이 된다: 장딴지근, 가자미근, 및 장딴지빗근.

### 원인 *Causes*

거칠고 울퉁불퉁한 지면을 걷거나 달리는 것이 뒤정강근에 스트레스를 준다. 심하게 닳은 신발 또는 발을 흔들리게 만드는 어떤 표면들도 마찬가지다. 발의 안쪽 가장자리로 걷게 만드는 모톤의 발이 뒤정강근을 과로하게 하며 발목의 뒤에 통증을 만든다(Travell과 Simons 1992). 이 근육은 달리기에서 흔하게 과도 사용된다. 이 근육을 스트레칭 하는 것이 달리기 선수들에게 권해진다. 그 근육을 먼저 마사지 하는 것은 보다 생산적이며 치료효과가 좋은 스트레칭을 당신에게 줄 것이다.

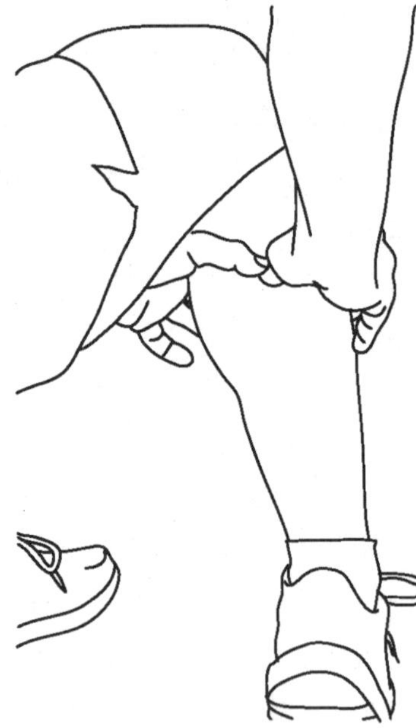

그림 10.34 뒤정강근을 찾아서 손가락으로 치료해라.

### 치료 *Treatment*

모든 장딴지 근육들이 동시에 수축하기 때문에, 발로 어떤 동작을 만들더라도, 분리 수축에 의하여 뒤정강근을 찾을 수가 없을 것이다. 뒤정강근 통증유발점들을 찾기 위해서는, 장딴지근의 두 머리 사이에서 아주 아픈 점을 느껴라. 장딴지에서 커다랗게 불거진 부분 바로 중앙으로 압력 목표로 한다. 가운데를 밀어 넣은 다음, 다리 바깥쪽을 향해서 1인치 위로 밀어라(그림 10.34). 쎄라케인, 노블, 책 위의 공, 받힌 엄지, 또는 맞댄 엄지 같은 깊이 들어갈 수 있는 도구로 마사지를 한다. 생각에 너무 넓은 도구처럼 느끼지는 반대 무릎 또한 잘 듣는다. 다리의 무게가 힘을 내어 두껍게 덮고 있는 근육들을 통과 시킨다. 무릎을 가로질러 다리를 움직이는데, 뒤정강근을 종아리뼈에 대고 반복적으로 짜게 만든다. 종아리뼈는 아래 다리의 바깥쪽에 있는 뼈라는 것을 기억해라. 자세한 치료를 위해서 위에 있는 "치료 팁"을 보아라. 장딴지 뒤 깊숙이 주요 신경과 혈관들이 있는 것에 유의를 해라. 순환 또는 신경계에 문제를 갖고 있을 경우, 장딴지 속으로 마사지를 깊게 하지 말아라.

## *긴발가락굽힘근 (장지굴근)과 긴엄지굽힘근 (장무지굴근)*

*Flexor Digitorum Longus and Flexor Hallucis Longus*

긴발가락굽힘근과 긴엄지굽힘근은 발가락들의 긴 굽힘근들이다. 그것들은 뒤정강근과 이웃이며 장딴지의 큰 근육들인 가자미근과 장딴지근 바로 밑에 놓여 있다. 긴 굽힘근들은 발 밑에 있는 짧은 굽힘근들과 협력하여 작용을 한다.

긴발가락굽힘근은 정강뼈 뒤를 따라서 있고, 긴엄지굽힘근은 종아리뼈 뒤를 따라 약간 낮은 아래에 있다. 이 포지션들은 그들의 힘줄들이 붙어있는 곳을 볼 때 드는 생각과 반대다. 두 근육들의 힘줄들은 발꿈치 안쪽 면 주위를 싸며, 그 다음 서로 교차되는데, 발가락굽힘근은 네 개의 작은 발가락들로 가고 엄지굽힘근은 엄지로 간다. 이러한 교차 배열은 발가락들에게 기계적인 이점을 주어서, 그것들이 지면을 더 강력하게 누르게 만든다. 두 개의 긴발가락굽힘근은, 발바닥의 짧은굽힘근들과 함께, 균형을 유지하는데 중요하다. 그것들은 또한 몸을 앞으로 돌진하는 것을 돕는다.

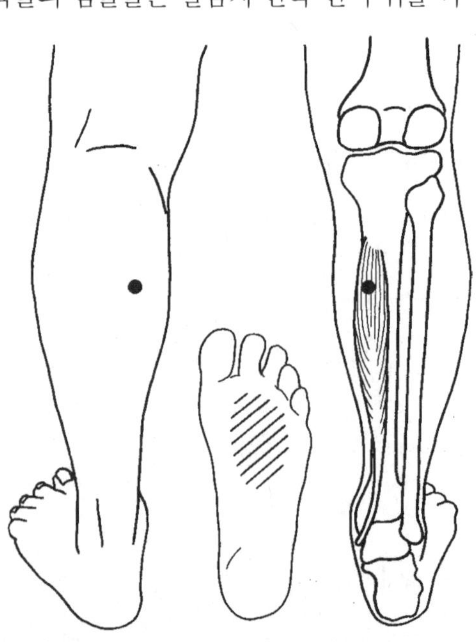

그림 10.35 긴발가락굽힘근 통증유발점과 연관통 양상

### 증상 *Symptoms*

긴발가락굽힘근들 통증유발점들은 걸을 때 발바닥을 아프게 만든다. 긴발가락굽힘근 통증유발점들은 발허리뼈 아치와 발가락들의 밑에 통증을 보낸다(그림 10.35). 발허리뼈 아치는 발 앞의 5개의 긴 뼈인 발허리뼈들의 머리들에 의하여 만들어진 앞발의 패드이다. 긴엄지굽힘근의 통증은 엄지 밑 그리고 인접한 첫 번째 발허리뼈의 머리에서 느껴진다(그림 10.36). 엄지 밑의 마비와 아린감은 긴엄지굽힘근 통증유발점들의 고전적인 증상이다. 운전이 오른발에 증상을 활성화 시킬 수 있다.

앞발 밑의 통증은 안 맞는 신발, 평발, 및 통풍 들로 특징적으로 비난을 받는다. 그것이 장딴지에 있는 근육들에서 온 것이라고 상상하는 사람들은 거의 없다. 긴발가락굽힘근의 통증유발점들은 또한 발바닥의 작은 근육들에 경련을 부추길 수 있고 망치발가락과 갈퀴발가락을 만드는데 기여하는데, 그것은 발가락들이 변형된 상태로 죄어져 있는 것이다(Travell과 Simons 1992).

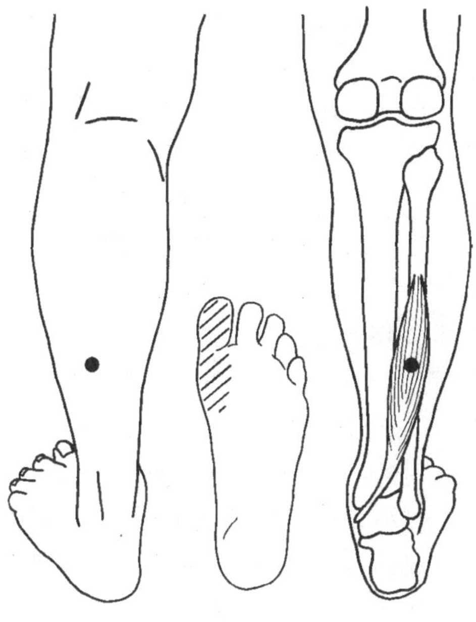

그림 10.36 긴엄지굽힘근 통증유발점과 연관통 양상

### 원인 *Causes*

긴발가락굽힘근들의 통증유발점들은 발과 아래 발의 활동들에 의하여 고갈된 시점까지 발가락들이 일을 했을 때 생긴다. 부드러운 모래사장이나 바위가 많은 언덕에서 맨발로 걷거나 달릴 때가 한 예이다. 잔디 깎는 기계 뒤의 편평하지 않은 지면을 걷는 것이 발가락 굽힘근들을 매우 피로하게 만든다. 가자미근과 장딴지근의 통증유발점들이 그것들을 약하게 만들었기 때문에, 긴발가락굽힘근들이 더 많은 일을 해야 한다. 장딴지의 다섯 개의 모든 근육들이 달리기 또는 걷기를 과도하게 했을 때 통증유발점들을 품을 가능성이 많다(Travell과 Simons 1992).

### 치료 *Treatment*

긴발가락굽힘근 통증유발점들은 가자미근과 장딴지근 밑 깊이 묻혀 있으며, 뒤정강근의 통증유발점들 바로 옆에 있으며, 그것들처럼 반대 무릎으로 마사지 된다. 긴발가락굽힘근에서, 무릎을 다른 방향으로 가게 하며 근육을 정강뼈에 대고 반복적으로 짜 준다. 위치를 확인하기 위해서 손가락을 사용해라. 뒤정강근에서처럼, 불거진 장딴지근의 바로 중앙 속으로 밀면서 시작한다. 1인치 위로 스트로크를 한 다음 안쪽으로 약 1인치 해서 긴발가락굽힘근을 찾아라(그림 10.37). 인체공학적으로 마사지를 하기 위한 방법에 관한 조언을 위해서 위의 "치료 팁"을 읽어라. 장딴지 뒤 깊숙이 주요 신경과 혈관들이 있는 것에 유의를 해라. 순환 또는 신경계에 문제를 갖고 있을 경우, 장딴지 속으로 마사지를 깊게 하지 말아라.

긴엄지굽힘근 통증유발점들은 장딴지근 가장자리 바로 아래, 발목에서부터 위로 1/3 정도 올라간 곳에 있다. 발가락을 뾰족하게 해서 장딴지근의 불거진 기저부 가장자리를 찾아라. 그 다음 장딴지 가운데를 따라 수직으로 그러진 선을 상상해라. 장딴지근 아래 장딴지의 정중선 속으로 밀어 넣은 다음 바깥 쪽으로 밀어라. 엄지를 바닥으로 말아 근육을 수축시켜서 긴엄지굽힘근을 찾는다(그림 10.38). 그럴 때, 위를 덮고 있는 가자미근이 수축을 하지 못하게 하려면, 발로 바닥을 누르지 말아라. 긴엄지굽힘근의 쉬운 마사지 방법은 반대 무릎으로 종아리뼈에 근육을 받히고 누르는 것이다. 이 테크닉은 그림 10.26과 10.27에 있다.

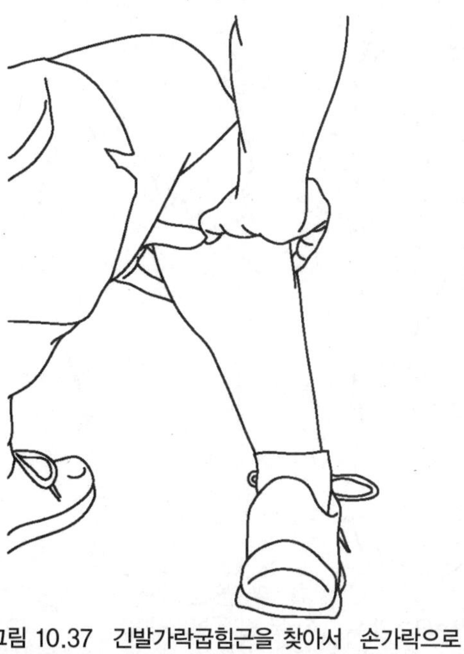

그림 10.37 긴발가락굽힘근을 찾아서 손가락으로 치료해라

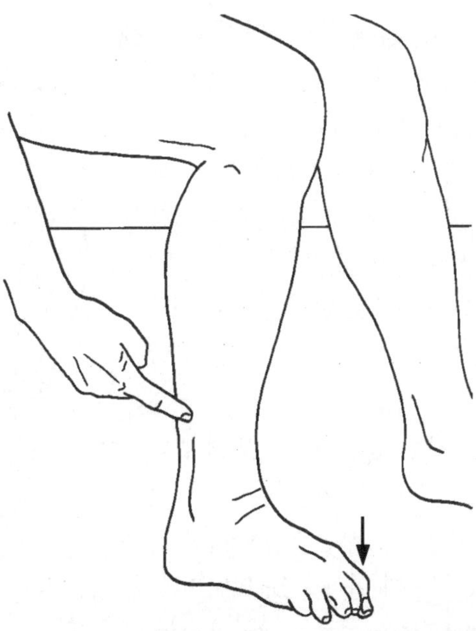

그림 10.38 분리 수축으로 긴엄지굽힘근 찾기

# 발 근육들 *Foot Muscles*

아마도 발들이 아프기 시작할 때까지 그것들에게 많은 생각을 하지 않았을 것이다. 이것은 불행한 일이다. 왜냐하면 발은 문자 그대로 인체의 모든 수직적 활동의 기초이기 때문이다.

> 발은 문자 그대로 인체의 모든 수직적 활동의 기초이다.

발은 비정상적으로 복잡한데, 하나의 발은 각각 이름 붙여진 9개의 근육들이 있다. 이것에 더해서 7개의 뼈사이근들이(발 앞의 긴 발허리뼈들 사이의 작은 근육들) 있다. 그리고 거기에는 4개의 더 작은 벌레근(lumbricals)이- 그것은 우리 조상의 발가락들이 길었어서 무엇을 잡을 때 쓰였던- 있다. 이렇게 각 발에 20개의 근육을 갖고 있는데, 이것은 파악하기에는 너무 많은 것 같이 들린다. 다행스럽게도, 발 통증을 없애는 성공은 그들의 하나 하나와 아주 가까운 사이가 되는 것을 요구하지 않는다. 그러나, 9개의 주된 발 근육 각각을 이해하는 것이 도움이 되는데, 이는 그것들 모두가 다른 양상의 연관통을 만들기 때문이다. 뼈사이근과 벌레근들은 오직 국소적인 통증을 일으켜서 하나의 그룹으로 치료될 수 있다. 흥미롭게도, 발등에는 오직 두 개의 근육이 있다. 다른 일곱 개는 밑에 있다. 발바닥은 발바닥면(plantar surface)이라 불리는데, plantar이라는 단어는 "바닥(sole)"을 뜻하는 라틴어에서 유래 한다. 발바닥 사마귀(plantar warts)를 생각한다면 기억하기 쉬운 단어다.

근막 통증유발점들 이외의 많은 것들이 발 통증을 일으키는데, 엄지건막류, 낭염, 관절염, 발바닥 사마귀, 굳은살, 발톱이 살 속으로 파고든 것, 감염, 통풍, 골절, 인대 찢김, 및 모톤의 발 같은 어떤 구조적 기형문제 들이다. 당신은 이와 같은 의학적 구조적 문제들에 도움이 필요할지도 모르나, 모톤의 발은 도움이 필요 없다. 당신 자신이 모톤의 발을 관리할 수가 있다.

# 모톤의 발 증후군과 올라간 첫 번째 발허리뼈

*Morton's Foot Syndrome and Elevated First Metatarsal*

(이 항목은 www.mortonsfoot.com의 Bjorn Svae와 함께 쓴 글이다.)

발허리뼈들은 중간발의 뼈들을 발가락 기저부에 연결한다. 이상적인 구조의 발에서, 첫 번째 발허리뼈의 길이는 엄지와 두 번째 발가락 관절들이 나란하게 있어야만 한다. 발들을 관찰할 때, 두 번째 발가락 관절이 첫 번째 발가락 관절의 앞쪽에 있는 것처럼 보여서 두 번째 발허리뼈가 너무 긴 듯이 보인다. 모톤의 발이라면, 두 번째 발허리뼈가 첫 번째 발허리뼈에 비교해서 너무 길다.(그림 10.39) (이것은 두 번째 발가락이 첫 번째 발가락보다 반드시 길다는 것은 아니다.) 긴 두 번째 발허리뼈는 불안정과 발과 발목의 작동에서 불안정성과 비효율성을 만들어서, 통증유발점들과 만성 통증의 발생을 자주 이끈다. 모톤의 발의 영향은 상부 등, 목, 및 머리에도 만성적 근육 긴장과 통증으로 종종 나타난다. 그러나 모톤의 발 자체는 통증이 없다(Travell과 Simons 1992).

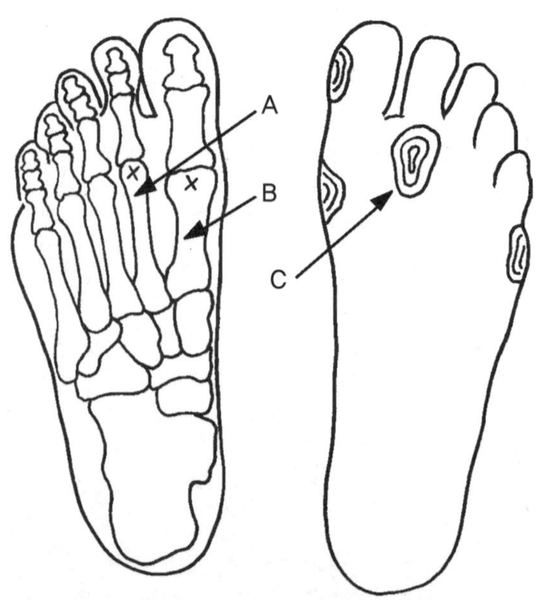

그림 10.39 모톤의 발: (A) 두 번째 발허리뼈; (B) 첫 번째 발허리뼈; (C) 굳은살(Calluses)

네 명중에 한 명은 모톤의 발을 갖고 있다. 긴 두 번째 발허리뼈의 문제는 발 바닥에서 체중의 분배가 나쁘게 된다. 좋은 균형과 안정을 위해서, 발은 세 다리 걸상처럼 지면에 닿아야만 하는데, 체중이 첫 번째의 머리와 다섯 번째의 머리들 및 발꿈치에 균등하게 퍼지는 것이다. 두 번째 발허리뼈가 너무 길 때, 그것의 머

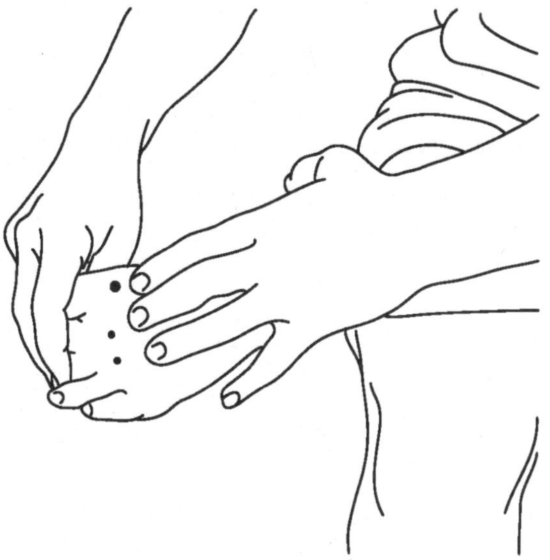

그림 10.40 발허리뼈 머리들 찾기

리가 지면에 먼저 닿고 첫 번째 발허리뼈와 나눠 받아야 할 전체 체중을 혼자서 떠맡는다. 이것이 세 점 지지 대신에 두 점 지지를 만든다. 그것은 마치 스케이트를 타고 얼음 위를 걷는 것과 같다: 발목은 불안정해지고, 너무 쉽게 안 밖으로 구부러진다. 많은 사람들은 자연적으로 발을 바깥쪽으로 돌려서 더 많은 체중이 첫 번째 발허리뼈 위로 보내지게 만든다. 이는 발목을 더 안정되게 만들지만, 또한 발목을 부자연스럽게 안쪽으로 기울어지게 만들어(과도 엎침), 수많은 근육들에게 부적당한 부하를 주는데, 발, 아래 다리, 넓다리, 엉덩이, 등에 있는 근육들을 포함한다.

그림 10.39는 모톤의 발의 내부 구조와 그 상태의 외부 증거들을 보여준다. 골격그림에서, X자는 첫 번째와 두 번째 발허리뼈의 머리들을 표시한다. 두 번째 발가락의 길이가 두 번째 발허리뼈의 길이와 연관이 없는 것을 주목해라. 두 번째 발가락이 길어도 정상 발허리뼈일 수 있고, 또는 두 번째 발허리뼈가 길어도 두 번째 발가락의 길이가 긴 것처럼 보이지 않을 수도 있다. 어떤 경우에서는, 두 개가 모두 상당히 길기도 하다. 간단히 발가락들을 밑으로 구부려서 모톤의 발을 확인할 수 있는데, 그렇게 하면, 처음 두 개의 발허리뼈들을 볼 수가 있는데, 어느 것이 길은 지 재 보아라(그림 10.40). 발가락들을 아래로 당기면, 아래에서 처음 3개의 발허리뼈들의 머리가 위로 올라와서 발들의 피부 아래에서 두드러져 나오게 만든다. 첫째부터 셋째 발허리뼈 머리로 직선을 그려라. 만약 모톤의 발일 경우, 두 번째 발허리뼈가 다른 2개의 발허리뼈들보다 더 길 것이다.

그림 10.39의 다른 발 그림은 비정상적으로 두꺼운 굳은살의 위치를 보여주는데 특징적으로 모톤의 발과 관련이 있다. 가장 두꺼운 것이 두 번째 발허리뼈 머리 바로 밑에 보인다. 나머지 세 개는 엄지 가장자리와 첫 번째와 다섯 번째 발허리뼈 머리들의 가장자리를 따라서 보인다. 간혹, 셋째 발허리뼈 또한 두 번째처럼 길며, 굳은살이 두 개의 발허리뼈 머리들 밑에 형성될 것이다. 만약 당신이 정기적으로 발 관리를 받을 경우, 굳은살이 없을 수도 있다. 또 다른 모톤의 발의 두드러진 징후는 첫째와 둘째 발가락 사이에서 둘째와 셋째와 비교해서 더 깊은 갈퀴막(web)이 있는 것이다. 그러나 첫째와 둘째 발허리뼈들의 비교적인 길이를 직접 재는 것이 모톤의 발을 구별하는 최상의 방법이다.

## *올라간 첫째 발허리뼈 Elevated First Metatarsal*

모톤의 발을 명명한 Dudley Morton박사는 그 상태를 발견하고 기록했다. 또한 그는 비정상적으로 짧은 첫 번째 발허리뼈 또는 너무 긴 두 번째 발허리뼈를 갖고 있는 사람들 또한 과대운동성인 첫 번째 발허리뼈를 갖고 있는 것을 알았다. 그가 관찰했던 것은 첫 번째 발허리뼈는 체중을 지탱하는 대신, 피하는 것처럼 보이며, 그 대신 두 번째 발허리뼈로 체중을 전달한다는 것이다. 그 불균형을 피하기 위해서, 발목과 발은 과도엎침 또는 아치가 떨어지게 적응해서 올라간 엄지발가락 뼈가 지면에 닿을 수 있게, 3점 지지를 만든다(Morton 1935). 올라간 첫 번째 발허리뼈를 갖고 있을 때 어떤 일이 생기는 가를 웹사이트 www.mortonsfoot.com에서 기술하고 있다.

이완된 페이스로 서있거나 걷는 것은 많은 노력을 요구해서는 안 되며, 분명히 통증을 일으키지 않는다. 그러나 몸이 불안정하거나 균형 잡히지 않았을 때, 근육들은 긴장되기 시작한다. 과도엎침이 불안정을 만들고 몸의 균형을 빼앗기 때문에, 발부터 목까지의 근육들은 항상 긴장한 상태로 있다. 언덕 등반을 끝내고 휴식을 위해서 평탄한 지면에 등을 대고 눕거나 앉아 있을 때에 그들은 "이완" 신호를 전혀 갖지 못한다. 과도엎침은 아치를 무너지게 만들고 체중을 앞발로 옮길 때 발목을 안으로 구르게 만든다. 과도엎침으로 인해서 두 가지 일이 눈에 띄게 생긴다. 첫째, 자세 변화– 다리는 안쪽으로 돌아가고, 힙은 앞쪽으로 돌아가고 (하나가 다른 것보다 더 많이) 그리고 전신과 머리는 돌아서 앞쪽으로 이동한다. 둘째, 이 "앞으로 내민 머리" 자세가 근육 긴장과 경련을 만들기 때문에, 몸은 무의식적으로 그것에 보상하려고 노력한다. 의사들은 이것을 "일반적인 보상 양상"이라고 부른다. 불행스럽게도, 시간이 가면서, 이것은 특징적으로 자세를 변형시켜서, 훨씬 더 많은 근육 부하와 통증을 만든다(www.mortons-foot.com).

모톤의 발이 있는 지를 확인하는 것에 더해서, 발의 과도엎침을 만드는 올라간 첫 번째 발허리뼈가 있는 지를 보기 위한 빠른 테스트를 하는 것에서 이득을 얻을 수 있다.

### 올라간 첫 번째 발허리뼈의 자가-테스트

다음 단계를 따라서 자신을 테스트해라. 그것은 걷거나 달릴 때 생기는 것을 재연한다. 이 테스트 비디오를 YouTube에서(Morton's foot = Elevated First Metatarsal = Over Pronation) 볼 수 있다.

1. 단단한 바닥에 서서 발을 편안하게 벌리는데, 발가락은 똑바로 앞을 향하고 발은 평행으로 해라.
2. 앞으로 몸을 약간 기울이면서 무릎을 굽혀, 힙이 8–10인치 정도 똑바로 밑으로 떨어지게 해라. 등을 수직으로 유지해라?쭈그리지 말아라– 그리고 발꿈치를 바닥에 붙이고 있어라.
3. 무릎을 똑바로 앞으로 움직여서 발의 정중선 (셋째 발가락)에 정렬되게 해라.
4. 이 자세에서, 무릎을 서로를 향해서 천천히 움직여서 체중 지지 압력이 첫 번째 발허리뼈 밑으로 (엄지 뒤의 발의 무지구) 가게 해라. 그 압력은 발의 전체 면적 밑에서 균등히 있어야만 한다.
5. 만약 발 안쪽 체중 지지를 만들기 위해서 무릎을 안쪽으로 움직여야만 할 경우, 당신은 올라간 첫 번째 발허리뼈를 갖고 있다.

많은 사람들은 첫 번째 발허리뼈 체중 지지를 만들기 위해서 발을 밖으로 돌리고 무릎을 안으로 기울인다. 사람들이 올라간 첫 번째 발허리뼈를 보상하기 위해서 사용하는 또 다른 흔한 양상이 있다. 그것은 무의식적인 체중 지지 이동을 발 바깥쪽으로 하는 것에서 나타난다. 이것은 발이 보다 앞쪽을 가리키고 무릎과 등 통증을 덜하게 돕지만, 그러나 또한 그것은 장딴지 근육들을 과로하게 만들어서 연속적인 근육 아픔과 정강스프린트를 포함한 경련을 만든다. 종종 이러한 사람들은 높은 아치와 체중을 지지할 때 뒤침을 (발바닥을 안쪽으로 돌림) 만든다.

특별히 모톤의 발 증후군을 위해서 비교적 비싸지 않은 깔창과 발가락 패드를 만드는 회사가 있다. www.mortonsfoot.com에서 온라인으로 찾을 수 있다. 그들은 환불 보증을 하며, 그들의 경험 많은 고객 서비스 대표는 당신이 필요한 교정의 양을 정하게 도울 수 있다.

새로운 세트의 깔창을 위해서 휙 움직일 준비가 되어 있지 않다면, 이 쉬운 DIY 방식으로 해결책을 시도해 보아라. "발의 무지구"라고 불리는 한 점인 첫 번째 발허리뼈 머리 밑에 얇은 패드를 깔아서 첫 번째 발허리뼈를 올려라.

신발 깔창에서–스콜 박사의 몰레스킨(Moleskin) 플러스 패딩(Padding)– 25센트나 50센트짜리 동전 크기의 원을 (발 크기에 따라) 잘라 낸다. 아마도 각 발에 하나의 패드가 필요로 할 것이다. 한 짝의 신발 깔창(plain foam Dr. Scholl 's Insoles 또는 유사한 브랜드의 평탄한 깔창) 위에 패드를 각각 붙인다(그림 10.41). 패드가 두 번째 발허리뼈 밑까지 덮지 않도록 유의한다. 두 겹의 Moleskin Plus Padding이 필요할 수도 있으나, 대부분의 경우에서 1/4인치를 넘지 않는다. 올라간 첫 번째 발허리뼈에 대한 치료법은 종종 모톤의 발에서 사용된 것과 동일한데, 교정의 양이 다르다; 첫 번째 발허리뼈 밑에 까는 패드 두께는 첫 번째 발허리뼈가 올라간 양에 비례한다.

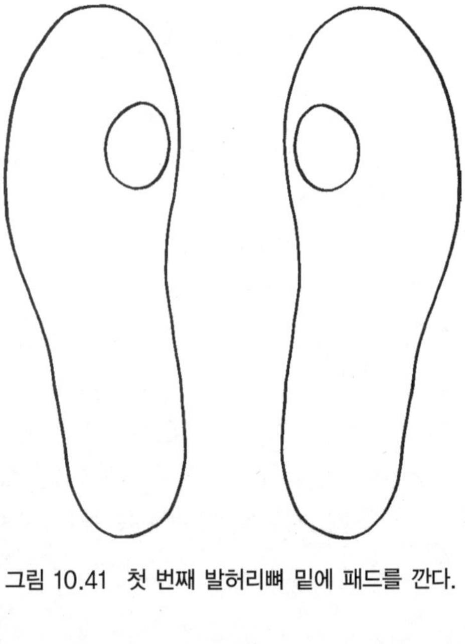
그림 10.41 첫 번째 발허리뼈 밑에 패드를 깐다.

www.mortonsfoot.com은 올라간 첫 번째 발허리뼈가 있을 경우 필요한 깔창 크기를 결정하기 위한 다음의 추천안을 갖고 있다: 다시 한 번 위의 무릎 굽히기 테스트를 해라. 좌에서 우로 그리고 앞에서 뒤로 체중을 균등하게 견디기 위해서 발을 조정하면서 무릎을 관찰해라. 발이 첫 번째 발허리뼈로 체중을 이동하기 위해서 무릎이 서로를 향해서 안쪽으로 움직여야만 하는 방식을 주목해라. 만약 무릎덮개의 정중선이 엄지 위로 움직이지만 그것을 넘어 가지 않을 경우, 3.5mm 각도의 깔창이면 충분하다. 만약 무릎덮개의 정중선이 엄지를 넘어 갈 경우, 그들은 첫 번째 발허리뼈 밑에 6mm 각진 패드를 추천한다. 작은 3.5 또는 6.0mm 웨지는 근육들을 활성화 시켜서 첫 번째 발허리뼈를 지면으로 옮겨서 그것이 체중을 지지하게 만들고 발이 과도 엎침되는 것을 막을 수 있다. 또한 이것은 뒤침 보상 양상과 안정을 얻기 위해서 발을 바깥쪽으로 돌릴 필요성을 제거한다.

모톤의 발과 올라간 첫 번째 발허리뼈는 당신이 무시해야만 할 문제들이 아니다. 교정이 만드는 차이에 놀랄 것이다. 발의 적절한 기능은 곧바로 되돌아 오며, 자세성 기능장애는 개선되며, 몸 전체에 걸쳐 있는 통증은 해결하기가 훨씬 쉬워질 것이다.

모톤의 발과 올라간 첫 번째 발허리뼈는 당신이 무시해야만 할 문제들이 아니다. 교정이 만드는 차이에 놀랄 것이다. 발의 적절한 기능은 곧바로 되돌아 오며, 자세성 기능장애는 개선되며, 몸 전체에 거쳐 있는 통증은 해결하기가 훨씬 쉬워질 것이다.

# 발등 근육들 *Dosal Foot Muscles*

발등 근육들(그림 10.42). 발허리뼈들 사이의 공간을 채우고 있는 뼈사이근들 역시 발등 근육으로 생각되는데, 발들에서 쉽게 접근되기 때문이다(그림에 없음). 발등 근육들과 뼈사이근들의 치료는 아주 직접적이다. 그것들의 통증유발점들에서 오는 통증은 다른 부위에 전이되지 않고 일반적으로 국소적이다. 당뇨병은 발을 둔감하게 만든다. 발의 어떤 부분을 치료할 때 조심해라.

## *짧은발가락폄근 (단지신근), 짧은엄지폄근 (단무지신근) 및 뼈사이근들*

*Extensor Digitorum Brevis, Extensor Hallucis Brevis and Interosseous Muscles*

*짧은발가락폄근*과 *짧은엄지폄근*은 짧은 발가락 폄근들이다. 그것들은 발등에서 길다란 발가락폄근들의 힘줄들 밑에 놓여 있다. 짧고 긴 폄근들은 발가락을 들어올려 발걸음을 내디딜 때마다 지면에 부딪히지 않게 하는 것을 함께 돕는다.

발의 발허리뼈들 사이에는 실제로 두 세트의 뼈사이근들이 있다: 발등 뼈사이근과 발바닥 뼈사이근. 세 번째 세트의 작은 근육은(벌레근; lumbrical) 발의 바닥 쪽에서 발허리뼈들과 평행하게 있으며, 그것들 사이에 있지 않다. 뼈사이근은 발가락들을 좌우로 움직이며 굽히고 펴는 것을 돕는다. 이러한 작은 근육들의 복잡한 덩어리는 사소하고 중요하지 않게 보이지만, 균형에 강력하게 기여하며 발을 지면에 잘 적응하도록 돕는다. 또한 그것들의 동작들은 더 큰 근육들의 동작의 과잉을 저지하는데 필수적이며, 그러나 발에서 덜 민감한 근육들이다.

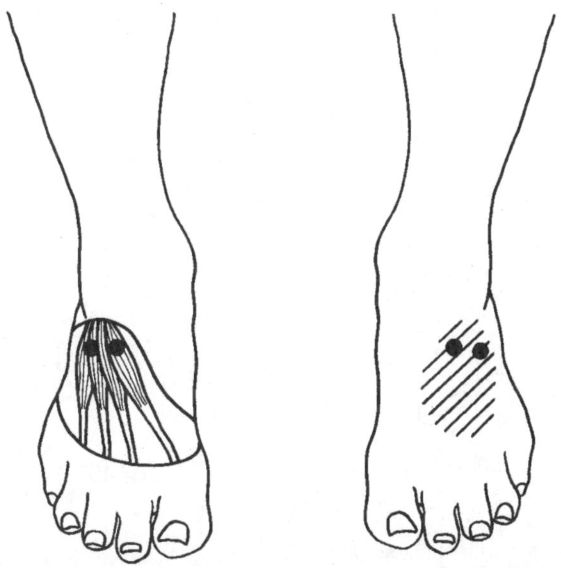

그림 10.42 짧은발가락폄근과 짧은엄지폄근의 통증유발점들과 연관통 양상

### 증상 *Symptoms*

짧은 폄근들의 통증유발점들에서 온 통증은 근육들 바로 주위에서 나타나는데, 발등 바깥쪽에 위치한다(그림 10.42). 그림에서, 짧은발가락폄근은 근육의 3개의 머리가 작은 발가락들에 붙어있다. 짧은엄지폄근은 엄지로 가는 단 하나의 근육이다. 그것들의

합해진 통증 양상은 긴발가락폄근, 앞정강근 및 셋째종아리근과 겹쳐 있다. 통증을 일으키는 통증유발점들을 찾기 위해서 종종 이 모든 근육들을 치료할 필요가 있다.

뼈사이근 통증유발점들에서 온 통증은 발가락 기저부에서 느껴지며, 자주 발가락 끝으로 뻗어간다(그림 10.43). 때때로 통증은 발등 전체 앞쪽을 덮거나 정강이 앞으로도 올라간다(그림에 없음). 뼈사이근 통증유발점들은 자주 발 앞에서 쥐가 나거나 붓게 만든다. 발등의 무지근한 아픔은 발등 근육들 중 어느 하나에서도 올 수 있다. 첫 번째 발등 뼈사이근 통증유발점들은 엄지를 얼얼하게 만든다. 전이된 부위의 어떤 곳에서 통증이라기보다는 마비감이 나타날 수가 있다 (Travell과 Simons 1992).

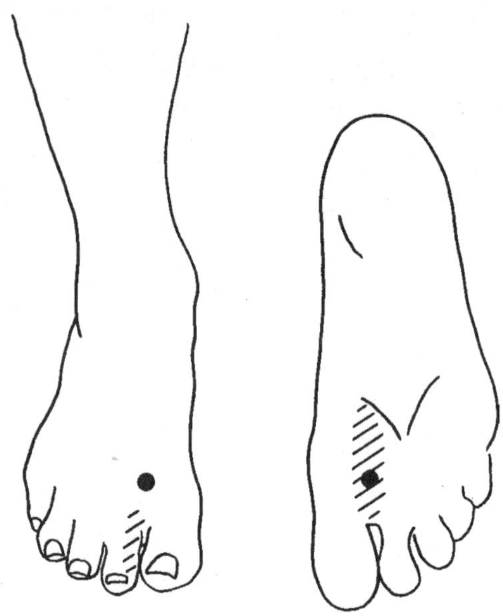

그림 10.43 뼈사이근 통증유발점의 예와 연관통 양상. 이 근육들은 각각의 발허리뼈들 사이에 있다.

### 원인 *Causes*

걷기, 달리기, 또는 등반이 폄근들과 뼈사이근들의 어느 것에 통증유발점들을 유발시킨다. 그들의 모두가 포함되는 것은 이상한 일이 아닌데, 발의 예민한 작동의 균형 시스템 안에서 각각은 적절한 기능을 위해서 다른 것들에 의존하기 때문이다.

발 앞을 가로질러 신발이 너무 꽉 끼는 것을 경계하라. 꽉 끼는 것은 순환과 움직임을 제한하며 뼈사이근과 짧은발가락폄근들에 문제를 만든다. 이러한 부담을 많이 갖는 근육들을 편하게 하려면 하이힐을 벗어라. 그것들은 발을 신발 끝으로 미끄러져 들어가게 하여, 발 앞쪽에서 근육들을 서로 끼게 만든다. 다른 극단적인 경우는, 해보지 않았던 맨발로 돌아다니는 것 또한 발 근육들에게 낯 설은 부하를 주게 된다.

### 치료 *Treatment*

뼈사이근 마사지. 각각의 발허리뼈 사이를 치료해라.

발가락을 올릴 때 수축되는 것을 만져서 짧은발가락폄근과 짧은엄지폄근을 찾는다 (그림 10.44). 발등 근육들의 마사지는 오직 손가락 끝 또는 받힌 엄지를 사용한다. 그것들은 일반적으로 작고 얇아서 큰 힘을 필요로 하지 않는다.

뼈사이근의 마사지는, 손가락 두 개의 끝이나 받힌 엄지로 발의 위나 아래에서 발허리뼈 사이를 파고 들어간다(그림 10.45). 발사이근 마사지를 위한 다른 두 가지 방법은 그

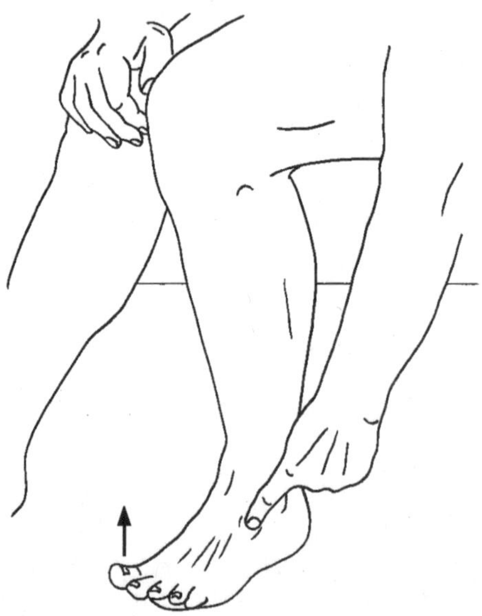

그림 10.44 분리 수축으로 짧은폄근들 찾기

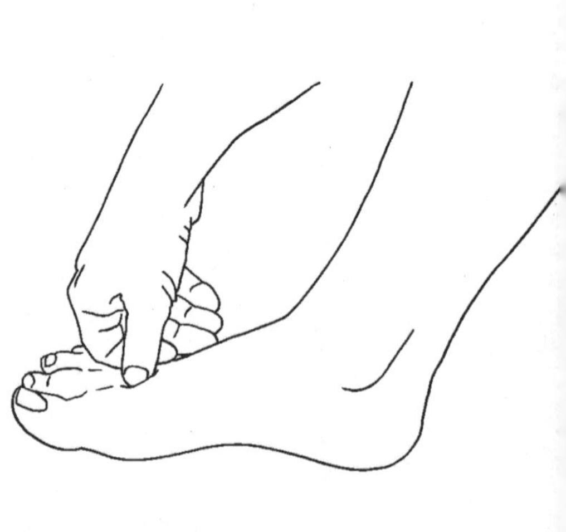

그림 10.45 받힌 엄지로

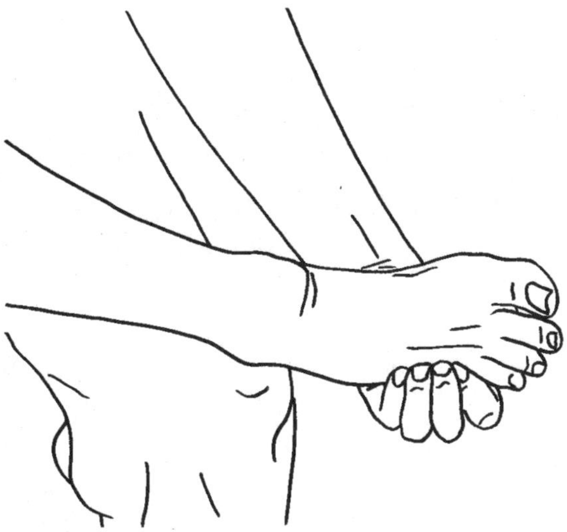

그림 10.46 손가락으로 발 주위를 감싼 뼈사이근 마사지

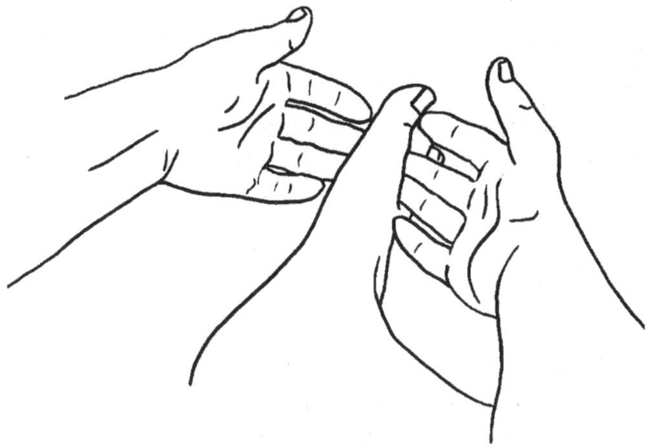

그림 10.47 양 쪽 뼈사이근 마사지(동시에 발등과 발바닥을 할 수 있다.)

림 10.46과 10.47에 있다. 손에서 사용했던 빨래집게와 지우개 도구를(그림 6.49) 사용하는 것 또한 매우 쉽다. 근육들을 발허리뼈에 대고 압박하기 위해서 안으로 누른 다음 좌우로 눌러라. 뼈사이근 통증유발점들이 나쁠 때는, 이렇게 하는 것은 상당히 아프고 마사지를 너무 세게 할 때에는 심지어는 쥐가 나기도 한다. 아치에 쥐가 난 것을 없애려고 발바닥을 스트레칭 하는 것 또한 뼈사이근과 발등의 짧은 폄근들에 쥐를 나게 만든다. 스트레칭을 좋아한다면, 우선 근육들을 마사지 해라.

## 발바닥 근육들 *Plantar Foot Muscles*

발바닥근막염은 요즈음 발과 발꿈치 통증에 대한 흔한 진단이다. 통증유발점들과 근막 통증에 관해서 아무 것도 알지 못할 경우, 그 의학적 설명은 타당하게 들릴 수 있다. 그 진단을 위해 사용되는 확정 테스트는 아치를 눌러보고, 그것이 아픈 가를 보는 것이다. 이것은 아치를 지탱하는 두꺼운 힘줄 조직인 발바닥 근막을 찾는 곳이다. 이러한 견해의 문제점은 짧은발가락굽힘근과 발바닥네모근이 발바닥 근막 바로 밑에 놓여있고, 그것들의 통증유발점들은 눌렀을 때 아주 당연히 아프다. 만지면 예민하게 아픈 점들을 자가 마사지하면 단지 몇 일 내에 심지어 아주 오래 있어왔던 "발바닥 근막염" 조차도 명확하게 개선될 수 있다. 또한, 잊지 말아야 할 것으로, 발바닥 통증을 다룰 때, 장딴지 근육들이 일반적으로 일차적인 원인이라는 것이다. 당뇨병은 발을 덜 민감하게 만든다. 발의 어떤 부분이라도 치료를 할 때 주의를 기울여라.

발을 잘 문지르는 것은 기분이 정말 좋아지나 만성 발 통증을 없애지는 못한다. 발을 효과적으로 마사지하기를 원한다면, 발 안에 무엇이 있는지를 이해하고 형상화 하려고 노력하는 것이 필수적이다. 발바닥에는 7개의 근육들이 있다. 각 근육은 특수한 일을 하며 통증유발점들에 이환되면 자신만의 통증을 일으킨다. 다음의 증례들이 발바닥 근육들에 겪은 문제들을 보여 준다.

> 발바닥 통증이 있을 때 장딴지 근육들이 보통 일차적인 원인이라는 것을 잊지 말아라.

*28세의 클리프는 수퍼의 부매니저인데 하루 종일 서있어야 했다. 조금의 멈춤이나 휴식을 갖지 못했다. 발바닥은 앉아있을 때 조차도 아팠다. 그의 상관인 베티는 작은 고무 공 위에 발바닥을 올리고 굴리는 마사지를 보여 주었다. 처음 해보았을 때 너무 아파서 서있을 수 있을까 하는 의문이 들었다. 그러나 그는 공을 주머니에 갖고 다니면서 기회가 될 때마다 공을 굴렸다. 몇 일 후에 베티는 그에게 발이 어떠냐고 물*

*었고, 그는 더 이상 아프지 않다는 것을 갑자기 깨달았다.*

*77세의 레이먼드는 종종 발바닥에 경련이 있었고, 발가락 마비는 거의 있었다. 의사는 레이가 림프종 치료를 위한 화학요법 때문에 마비가 왔을 것이라고 생각했다. 그녀의 딸은 통증유발점들에 관하여 읽어보았기 때문에 올 때마다 그의 발을 문지르기 시작했는데, 일주일에 두 세 번 했다. 그녀가 문지를 때 발바닥의 어떤 곳은 무지 아팠으나, 그녀는 그가 참을 수 있을 만한 압력을 주려고 노력하였다. 몇 주 후에, 그의 경련은 거의 없었고 발가락의 마비는 거의 사라졌다.*

## 엄지벌림근 (무지외전근) Abductor Hallucis

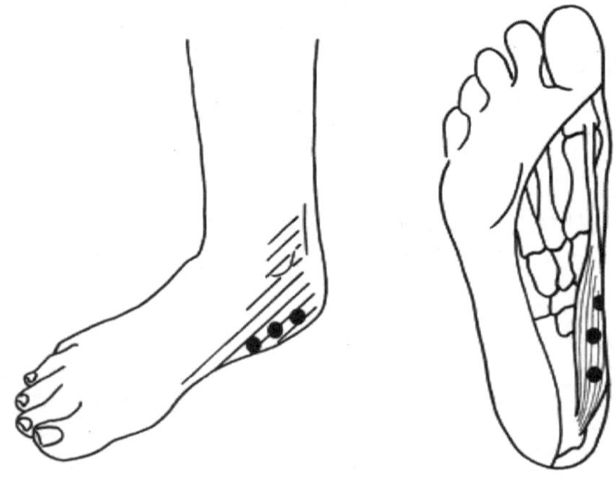

그림 10.48 엄지벌림근 통증유발점들과 연관통 양상

엄지벌림근은 엄지발가락을 움직이는 여러 근육들 중의 하나다. 그것은 발꿈치와 가까운 발바닥 안쪽 가장자리를 따라 있으며, 발꿈치와 엄지의 뼈들 중의 하나에 붙어 있다. 그것의 일은 엄지를 아래로 굽히며 다른 발가락들에서 떨어지게 만든다. 이 동작은 추진력을 만드는데 기여를 하고 발과 발목이 안쪽으로 흔들리는 것을 막는데 도움이 된다. 아래 다리와 발의 다른 근육들의 통증유발점들이 발목을 약하고 불안정하게 만들 때 엄지벌림근의 부하가 가중된다. 모톤의 발에 의한 불안정 역시 엄지벌림근에 추가된 부하를 준다.

엄지벌림근 통증유발점들은 주로 발꿈치의 안쪽 편과 안쪽 발목의 조금 위에 통증을 만든다(그림 10.48). 통증유발점들이 충분히 활성화되면, 통증이 첫 번째 발허리뼈 밑에서 느껴진다(그림에 없음). 엄지벌림근의 통증유발점들은 간혹 신경 포착을 일으켜, 발과 엄지에 마비가 나타난다(Travell과 Simons 1992).

발꿈치의 안쪽 가장자리에 있는 엄지벌림근을 찾는 것은 엄지를 바닥에 대고 밀 때 수축되는 것을 만지는 것이다. 엄지벌림근은 접근이 좋으나, 두꺼운 근육이어서 그것을 통과하려면 약간의 지렛대가 필요할 것이다. 이 근육을 위한 최상의 도구는 바닥에 놓은

> **치료 팁**
>
> 흔한 아기 장난감이 발바닥을 마사지하기에 최고 좋은 도구일 수 있다. 35mm 고무 고탄성공은 문방구에서 파는 곳이 많다.
> 발을 마사지 하려면, 앉아서, 신발을 벗고, 발과 바닥 사이로 공을 굴려라. 천천히 치료하면서, 눌러서 매우 아픈 통증유발점들을 찾아라. 발 가장자리를 따라 마사지 하려면 발을 기울이는데, 짧은엄지굽힘근은 엄지 옆으로 기울이고, 벌림근은 발꿈치를 뒤로 기울여라. 만약 35mm 고무공이 너무 세면, 45mm, 또는 60mm 공을 시도해 보아라. 처음에는 라켓공 조차 유용할 것이다.

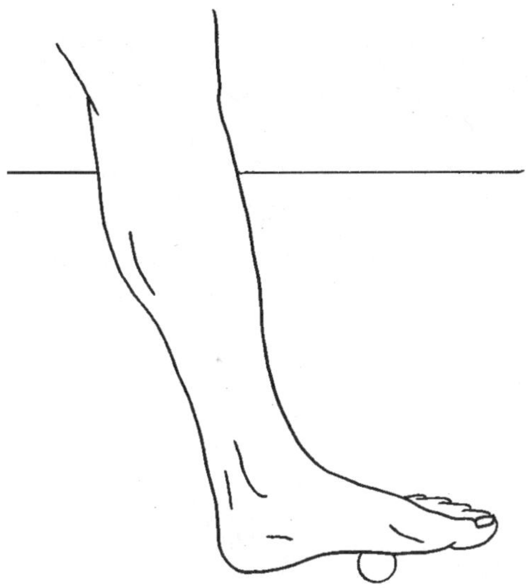

그림 10.49 35mm 고탄성공으로 발바닥 마사지

35mm 고탄성공이다(그림 10.49). 앉아서, 발을 공 위에 올리고, 발꿈치 바로 앞쪽 안쪽에 공을 두기 위해서, 발바닥이 바깥쪽을 보게 돌려라(그림 10.50). 거기에는 세 개의 통증유발점들이 있을 수 있다: 하나는 아주 많이 발 옆에 그리고 다른 둘은 그것의 가장자리에. 더 많은 정보는 바로 위에 있는 "치료 팁"을 보아라.

골프 공은 발바닥 근육을 치료하는 전통적인 도구인데, 그러나 그것은 약간 크기 때문에 약간 덜 효과적이다. 또한 그것은 너무 매끄럽고 너무 딱딱하다. 어떠한 작은 공도 잘 듣겠지만, 고탄성공이 가장 좋다. 문방구에서 살 수 있을 것이다. 통증유발점들이 특히 아플 경우, 더 큰 45mm 고탄성공 또는 테니스공을 바닥에 놓고 시작해라.

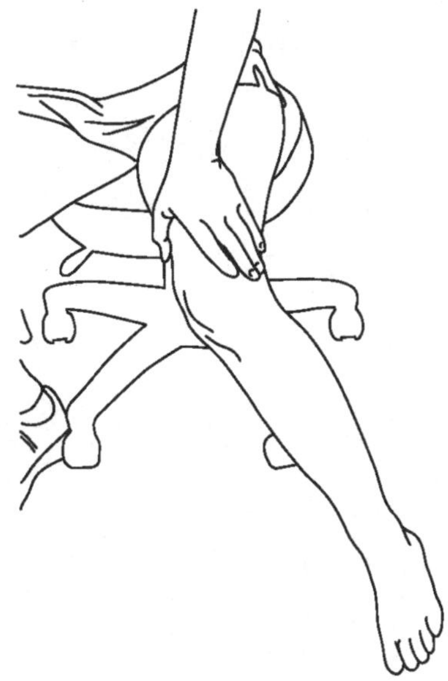

그림 10.50 35mm 고탄성공으로 발의 안쪽 가장자리 마사지를 위한 자세

발바닥의 근육들 중 하나에 문제가 생기게 되면, 그것들 모두가 문제로 빠지게 된다. 기억하라, 근육이 건강하다면 그것들에 의한 압력은 전혀 아프지 않을 것이다. 그것이 낫게 만든다고 느껴지는 점까지 압력을 줄여라. 통증유발점들의 마사지는 "아프지만 시원한" 것이어야 한다. 그것은 즐거운 통증을 만들어 내야만 한다.

## 새끼벌림근 (소지외전근) *Abductor Digiti Minimi*

새끼벌림근의 작용은 새끼를 다른 발가락에서 떨어지게 움직인다. 이 동작(벌림; 외전: abduction)은 몸이 움직일 때 발이 옆으로 흔들리는 것을 조절한다. 그것의 중요함 때문에 새끼벌림근은 비교적으로 큰 근육이다. 거칠고 울퉁불퉁한 지면을 걷거나 달리는 것이 발가락 벌림근들에 부담을 주고 통증유발점들을 조장한다. 하이힐이나 바닥이 딱딱한 신발이나 샌달 또한 그것들에게 좋지 않다.

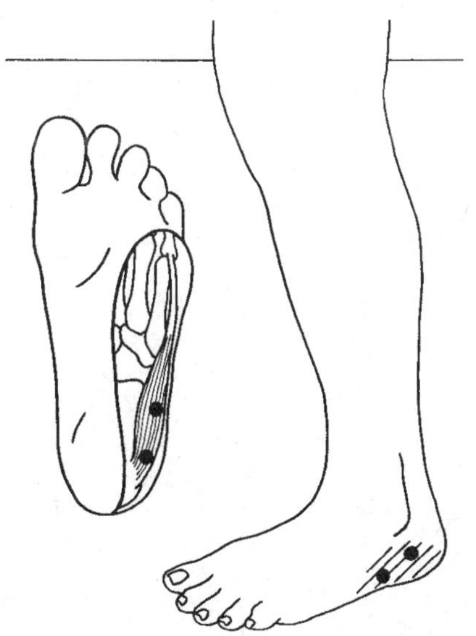

그림 10.51 새끼벌림근 통증유발점들과 연관통 양상

새끼벌림근의 통증유발점들은 발꿈치에 가까운 발 바깥쪽 가장자리를 따라 주로 근육 자체에 통증을 일으키고, 때로는 발목 바깥쪽 조금 위에 일으킨다 (그림 10.51). 이 통증은 때때로 삔 것처럼 느껴진다. 충분하게 활동적일 때, 통증유발점들은 또한 새끼 그리고 새끼 바로 뒤의 다섯째 발허리뼈 머리 밑에 통증을 일으킨다 (그림에 없음) (Travell과 Simons 1992).

새끼벌림근을 찾는 것은 발가락들을 펼칠 때 딱딱해지는 것을 찾는다. 바닥에 35mm 고탄성공을 놓고 근육을 마사지 한다. 발꿈치 바깥쪽 발바닥 가장자리 바로 위에서 가장 나쁜 통증유발점을 찾을 수도 있다. 발바닥을 안쪽을 굴려서 공을 발 바깥 가장자리로 가게 해라(그림 10.52). 공을 발꿈치 쪽으로 움직여라.

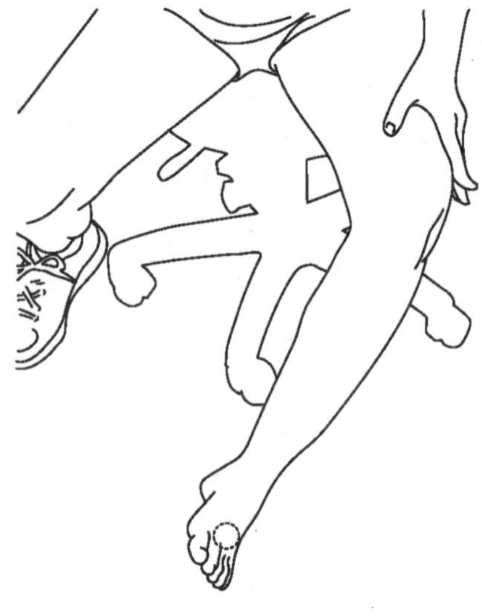

그림 10.52 35mm 고탄성공으로 발 바깥 가장자리 마사지를 위한 자세

## 짧은발가락굽힘근 (단지굴근) *Flexor Digitorum Brevis*

짧은발가락굽힘근은 발꿈치뼈와 발가락뼈들에 붙어있으며 긴 아치의 중앙에 나란히 놓여 있다. 짧은발가락굽힘근은 종아리에 있는 긴발가락굽힘근이 네 개의 작은 발가락들을 발바닥 쪽으로 굽히는 일을 보조한다(그것들을 아래로 말게 하는 것). 두 근육들의 통증유발점들은 발가락들의 바로 뒤 발허리뼈들 머리들의 밑 발 앞으로 통증을 보낸다(그림 10.53). 이 통증은 날카로운 바위 위를 걷는 것과 같고 "아픈 발"의 가장 흔한 양상들 중의 하나이다(Travell과 Simons 1992).

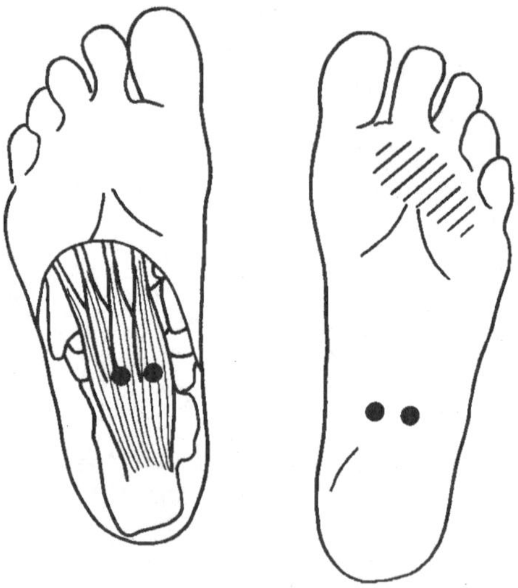

그림 10.53 짧은발가락굽힘근 통증유발점들과 연관통 양상

약하고 무너진 아치 때문이라는 잘못된 가정에서 발바닥 아치 받힘(supports)이나 교정 장구(orthotic devices) 들이 발바닥 통증을 치료하는 데 자주 사용된다. 아치 받힘의 압력이 발 앞쪽 밑의 통증을 증가시킬 때, 짧은발가락굽힘근의 통증유발점들을 살펴 보아라 (Travell과 Simons 1992).

아픈 아치를 고치려고 할 때, 아치 자체를 마사지하는 것은 당연한데, 그러나 긴 아치의 대부분의 통증은 장딴지에 있는 장딴지근 통증유발점들에서 기인한다는 것을 잊지 말아야 한다. 비록 짧은발가락굽힘근이 아치를 차지하지만, 그것은 아치의 통증을 일으키지 않는다.

짧은발가락굽힘근의 찾기는 발가락들을 밑으로 말아서 그것을 수축하게 만든다. 이 근육을 마사지 하기 위해서 바닥에 작은 35mm 고탄성공을 놓고 사용해라 (그림 10.49).

## 발바닥네모근 (족저방형근) *Quadratus Plantae*

발바닥네모근은 짧은발가락굽힘근의 부착부에 가까운 발꿈치뼈에 붙어있다. 다른 끝에서, 그것은 긴발가락굽힘근의 힘줄들에 부착하여, 발가락들의 굽힘을 보조하게 한다. 이 동작 때문에 발바닥네모근은 보조굽힘근으로도 불린다. 이 중요하고 종종 문제가 되는 방형근은 발꿈치 바로 앞에서 매우 깊숙이 놓여있으며, 짧은발가락굽힘근에 의하여 완전히 감춰져 있다.

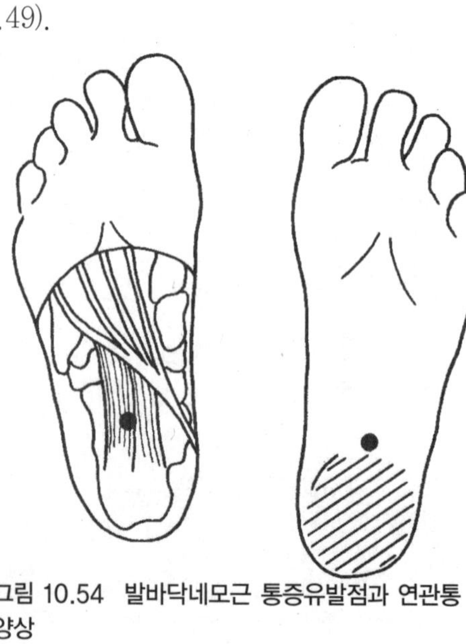

그림 10.54 발바닥네모근 통증유발점과 연관통 양상

발바닥네모근 통증유발점들은 돌을 밟아서 상처가 난 것처럼 느껴지는 발꿈치의 날카로운 통증을 일으킨다(그림 10.54). 발을 아래로 내디딜 때, 못이 박혀 들어오는 것처럼 느낄 수 있다. 종종 체중을 발꿈치에 두는 것이 불가능해져서 발가락들로 걷게 만든다. 이러한 통증은

자주 “발바닥 근막염”이라고 오진되며 또는 발꿈치 뼈가시라고 잘못된 누명을 쓴다. 발꿈치 뼈가시는 있을 수 있으나 실제로는 통증의 원인이 되지 않는다: 발꿈치 뼈가시가 해가 되지 않는 것을 밝히는 명백한 증거는 마사지가 통증을 멈추게 할 때다. 물론, 진정으로 아픈 발꿈치 뼈가시와 근막 통증유발점들은 같이 존재할 수 있다(Travell과 Simons 1992).

발바닥네모근은 그것을 덮고 있는 짧은발가락굽힘근과 함께 수축되기 때문에 발바닥네모근만을 분리 수축시켜 찾을 수는 없다. 두 근육들의 통증유발점들은 거의 같은 부위에 있으나, 네모근의 그것은 발꿈치에 조금 더 가깝고 훨씬 깊이 있다. 사실상, 발바닥네모근의 마사지를 손가락이나 엄지로 충분히 깊숙하게 할 수는 없다. 앉아 있으면서 그것에 접근하기 위해서, 35mm 고탄성공 또는 고무공이 필요할 것이다(이것이 너무 셀 경우, 약간 큰 공으로 시작해라).

## *엄지모음근 (무지내전근)과 짧은엄지굽힘근 (단무지굴근)*

*Adductor Hallucis and Flexor Hallucis Brevis*

라틴어가 뜻하는 모든 것들을 기억하려고 노력하는 것이 좋다. Hallucis는 엄지발가락(무지)이다. 모음근(adductor)은 엄지발가락을 발의 중심선 쪽으로 당긴다. 굽힘근(flexor)은 관절이 그것의 각도를 줄이는 것이다. 단(Brevis)은 “짧은 것”을 뜻한다.

이 두 근육들은 분리 수축에 의하여 서로서로를 구별하기가 까다로운데, 엄지발가락을 아래로 밀면 그것들이 동시에 수축하기 때문이다. 그러나 그것들은 다른 통증 양상을 갖고 있다. 엄지모음근의 통증유발점들은 네 개의 작은 발가락들 바로 뒤 발허리뼈 머리들 밑에 통증을 일으킨다(그림 10.55). 때때로 그것들은 같은 부위에 마비를 일으킨다. 짧은엄지굽힘근 통증유발점들의 통증은 첫 번째 발허리뼈 머리(발의 무지구)와 엄지에 가까운 발의 안쪽 편에 집중된다(그림 10.56).

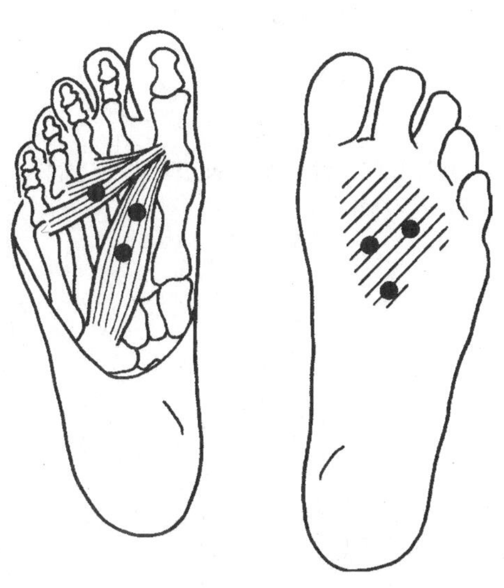

그림 10.55 엄지모음근 통증유발점들과 연관통 양상

엄지모음근과 짧은엄지굽힘근의 통증유발점들은 걸을 때 발 앞에서 느껴지는 통증의 가장 흔한 원인이다. 서있지 않을 때는 통증이 덜하다. 엄지의 이 근육들은 두 번째 발허리뼈가 긴 경우에서 기인한 발의 불균형을 보정하여야만 할 때 과부하가 걸린다. 이 이유로, 발허리뼈 아치의 만성 통증은 종종 모톤의 발 증후군 때문일 수도 있다. (발허리뼈 아치는 발허리뼈들의 머리들에 의한 발의 앞 부분을 가로질러 형성 된다.)

엄지모음근과 짧은엄지굽힘근의 찾기는 엄지발가락을 아래쪽으로 굽힐 때 그들이 수축되는 것을 만져보는 것이다. 발허리뼈 아치와 첫 번째 발허리뼈 머리 뒤의 통증유발점들을 탐색해라. 이 부위의 마사지를 위한 최상의 도구들 중의 하나는 앉아서 바닥에 놓고 하는 35mm 고탄성공이다. 이 근육들의 어떤 통증유발점들은 아주 깊이 있는데, 근육 자체가 다른 것들 아래에 매우 깊이 있기 때문이다. 손으로 발바닥 마사지를 아주 많이 하려고 할 경우 손을 아주 빨리 망가지게 만들 수 있다. 엄지굽힘근 안의 두 번째 통증유발점 에 공을 놓기 위해서 발바닥을 바깥쪽으로 굴려라(그림 10.50). 당신은 그것을 발의 안쪽 가장자리에서 찾을 것이다.

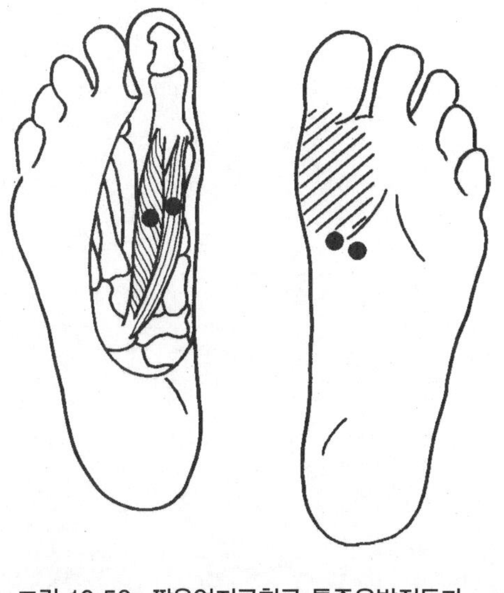

그림 10.56 짧은엄지굽힘근 통증유발점들과 연관통 양상

## 짧은새끼굽힘근 (단소지굴근) Flexor Digiti Minimi Brevis

짧은새끼굽힘근은 "새끼발가락의 짧은 굽힘근"을 뜻한다. 그 근육은 실제로 생각하는 것보다 크고 강한데, 새끼발가락과 연관하여 판단한 것이다. 그러나 그것은 걷거나, 뛰거나 또는 체중 만을 이동할 때 균형을 유지하는 매우 중요한 역할을 한다. 새끼 발가락 만으로 바닥에 대고 밀어보면 다섯째 발허리뼈의 밑면을 따라서 근 수축을 느낄 것이다. 이 작용이 걷거나 달릴 때 발목이 너무 많이 바깥쪽으로 도는 것을 막는다. 그것은 몸이 발 위에 중심 잡게 하는 것을 도와 준다.

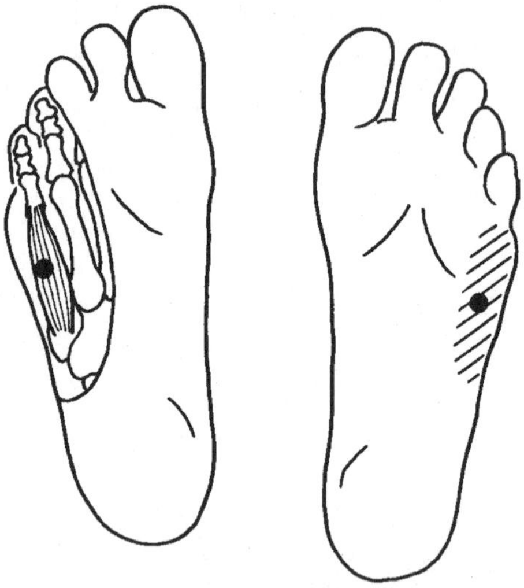

그림 10.57 짧은새끼굽힘근의 통증유발점과 연관통 양상

불안정한 발목이 짧은새끼굽힘근에 부하를 줄 수 있다. 또한 무거운 물건을 옮기거나 체중이 많이 나갈 때 그것들을 잘못되게 한다. 울퉁불퉁한 곳을 걷거나 달리는 것은 짧은새끼굽힘근이 균형을 잡기 위하여 너무 많이 일하므로 그것에 과도 긴장을 초래한다.

짧은새끼굽힘근의 통증유발점들은 새끼발가락의 바로 뒤 발의 바깥쪽 가장자리에 통증을 일으킨다(그림 10.57). 바닥에 35mm 고탄성공을 놓고 마사지를 한다. 세밀한 치료를 위해서 "엄지모음근"에 있는 "치료 팁"을 읽어라.

# 제11장

# 임상 통증유발점 마사지

## Clinical Trigger Point Massage

이 장은 우선적으로 마사지 치료사들을 위한 장이나, 어떤 사람이라도 다른 사람의 통증을 돌보려 하기를 원한다면 유용한 도움이 될 것이다. 의사, 물리치료사, 작업치료사, 개인 및 운동 트레이너, 요가 강사, 간호사 및 건강 관리 분야의 다른 이들에게 도움이 되기를 바란다. 통증유발점 치료의 고급 정식 훈련에 관심이 있다면, 이 책 뒤에 있는 자원 항목을 참조하길 바란다.

## 더 높은 교육 수준 *A Higher Level of Education*

이 책이 2001년 처음 발행한 이후의 시간 동안, 나는 통증유발점 치료 워크숍에서 미국 전체와 세계에서 온 수천 명의 마사지 치료사들과 일해왔다. 처음 2년 반, 나의 아버지인 Clair와 나는 함께 가르쳤다; 나중에 내가 세미나를 맡았다. 워크숍들은 자가 치료와 임상 치료 테크닉을 다룬다. 어디나 마사지 치료사들은 그들의 마사지 학교에서 통증유발점들이 있을 경우, 오직 간략하게 다뤄진다고 말해왔다. 대부분의 치료사들은 그들의 스튜디오나 치료실에서 이미 존재해왔었던 다양한 통증 상황들을 치료하는 그들의 기술을 개선하기 위해서 수업에 온다. 그들은 마사지에서부터 보다 임상적인 접근법으로 옮겨갈 준비가 되어있다. 이 장은 환자 관리에 있어서 다음 수준인 그러한 관심을 돕기 위한 하나의 가이드로 만들어 졌다.

탁월한 마사지 치료를 위한 여러 경로가 있다. 만약 당신이 어느 시간 동안 이 분야에 머물고 있다면, 많은 방식들 중의 하나를 발전시킬 많은 기회가 있거나, 아니면 이것 조금 저것 조금 맛보기도 했을 것이다. 물어 보면, 치료사들은 그들의 고객을 위해서 전체론적인 경험을 만들기 위해서 특유의 형태로 병합시킨 혼합된 방식들을 기술할 것이다. 이 장에서 제시된 테크닉들은 이러한 치료 모자이크 안으로 더해질 수 있다. 궁극적으로, 당신이 현재 사용하고 있는 다른 요소들에 추가해서 근막 통증유발점 치료에서 자격을 갖추는 것이 가능할 것이다.

건강관리의 모든 분야에 거쳐서, 통증유발점 치료는 통증 치료에 있어서 상실된 한 조각이다. 그것은 의료계를 포함한 모든 분야의 학생 치료자들에게 가르쳐야만 하는 것이다. 특히, 학교에서 자가 치료를 가르쳐야만 하는데, 그 이유는 통증유발점들을 성공적으로 치료하고 이해하는 기초가 되기 때문이다. 자신의 몸 안에서 특정한 통증유발점을 찾을 수 있을 때, 그것은 다른 사람들의 몸에서 그것을 찾기 위한 촉진 기술을 개선시킬 것이다. 또한 자가 치료는 통증유발점 치료의 엄청난 효용성을 입증하는 것으로 쓰인다.

## 치료 마사지로의 새로운 접근 *New Approach to Therapeutic Massage*

통증유발점 마사지는 통증 치료로 가는 실용적이고 다재 다능한 접근법이다. 하나의 독립형 치료로서, 그것은 어느 곳에서나 행해질 수 있으며, 마사지 테이블이나 마사지 의자를 반드시 요구하지 않는다. 필요 시, 그것은 옷을 입고서도 할 수 있다. 순수하게 임상적 방식으로서, 통증유발점 마사지는 특정한 문제와 특정한 근육에 국한될 수 있다.

그것은 전신 치료 또는 많은 시간을 요하지 않는다. 이상적으로, 의사들은 활동성 통증유발점들에 기인한 통증을 알기 위해서 더 잘 준비될 것이다. 그 다음 그들은 환자들에게 더 긴 코스의 치료가 요구될 때, 그들을 훈련 받은 치료사에게 의뢰할 수 있다. 의사들과 건강보험은 틀림없이 이것이 비용을 줄여주는 역량을 알 것이다.

통증유발점들을 직접적으로 치료하기 위한 여러 방식들이 있다. 전통적인 접근법은 통증유발점이 부드러워지고 풀릴 때까지 그것을 누르고 잡고 있는 것이다. 일반적으로 허혈 압박이라고 부르는 이 방식은 과도하게 하기가 쉬워서 쑤심과 통증을 더 만들게 될 수 있다. 각각의 고객을 하나의 개성으로 치료하는 것이 중요한데, 어떠한 치료 접근법이라도 가장 적게 거슬리며 가장 효과적인 것을 사용하는 것이다. 임상적 치료 안에서 인체공학에 커다란 관심을 기울일 필요가 있는데, 그 이유는 전문적인 치료사는 상상 이상의 육체적인 노고가 있기 때문이다.

고객과 환자들에게 짧게 움직이는 스트로크를 사용하는 이점은 그들의 통증 문제들은 오직 최소한의 양의 불편함만을 갖고 빨리 경감될 수 있는 것이다. 압력은 맞춰지며 기분 좋게 또는 "치료적으로 아주 기분 좋게" 느껴져야만 한다. 통증유발점 마사지는 "기분-좋은" 마사지 만큼 즐겁고 깊숙한 이완을 줄 수 있다.

어떤 특정한 세션은 물리치료와 마사지치료가 섞여 있는 것처럼 보여질 수 있다. 종종 선 자세 평가와 동작 범위 테스트가 치료 전이나 하는 동안 있다. 주위에는 부드러운 빛과 진정시키는 음악이 있다. 스웨덴식 마사지, 근막이완, 관절 가동술, 스트레칭 및 기타 테크닉들이 특수한 통증유발점 마사지와 섞인다. 그 세션의 마지막에, 고객들에게 자가 통증유발점 마사지를 가르쳐 준다. 해당 나라의 마사지 면허 법률에 따라, 또는 개인 트레이너 또는 물리치료사로서의 자격에 따라, 집에서 하는 스트레칭과 강화 운동을 추천할 수 있다.

## 명확한 의사소통 *Clear Communication*

고객이 특정 통증 문제로 경감을 얻고자 할 때, 하나의 이완 세션을 위해서라기 보다는 약간 긴 받아들임이 요구된다. 전반적인 건강 병력은 언제나 좋은 아이디어로 마사지에 금기가 될 수 있는 어떤 내재된 상태나 투약을 알게 해준다. 앉아서 얼굴을 맞대고 고객의 병력과 통증 문제에 귀를 기울여라. 통증 부위들을 시각적으로 기록하기 위해서 빨간 펜으로 그림으로 된 통증 차트를 채우게 해라. 고객이 마사지 테이블로 올라가기 전에 증상들을 자세히 서술하라고 하는 것이 훨씬 쉬울 것이다.

또한 보다 많은 의사소통이 전반적인 이완 마사지에서보다 통증유발점 마사지 동안 필요 된다. 치료 내내 고객과 확인을 계속하며 대화를 시작하는 것이 중요하다. 일부 고객들은 당신의 감정을 다치는 것을 피하기 위해서 상당한 양의 통증을 견디고 있을 수 있거나, 아니면 "지불한 돈이 아까워서" 참고 있을 수 있다. 그들은 "고통 없이는 얻는 게 없다"는 생각에 신념을 갖고 있을 수 있다. 종종, 덜한 것이 더 좋다.

당신이 문자 그대로 고객의 통증을 느낄 수 없기 때문에, 당신이 압통점에 있을 때를 고객에게 말하게 해서 찾는 것을 의존해야만 한다. 일부 치료사들은 손가락으로 통증유발점 혹을 찾는 능력을 갖고 있다. 그러나 이러한 능력을 가진 그들 조차도 통증유발점들이 근육 층들 깊숙이 있거나 그 근육이 특히 팽팽할 때, 그것들을 느끼기가 어려울 수 있다. 당신이 목표 부위 내에 있을 때, 가장 아픈 점을 당신에게 안내하게 하는 것이 좋다. 치료 세션을 하나의 공동 수고라고 생각해라.

전신에는 많은 수의 멍울과 둔덕이 있다. 단지 매듭을 느꼈다는 이유가 그것이 하나의 통증유발점 다 또는 그것은 마사지해야만 된다는 것을 뜻하지 않는다. 당신이 통증유발점 위치에 있을 때 조차, 1-2mm 그 점에서 벗어나 있을 수 있다. 그 세션 동안 아주 많이 의사소통을 하는 것이 중요하다. 의사소통을 위해서 통증 척도를 사용하는 것이 특히 도움이 된다. 그 느낌은 여전히 이완을 주는 즐거운 종류의 불편함이어야만 한다. 이것은 1-10 척도에서 5라고 규정된다(1은 통증이 없다; 10은 "아구"라고 말하며 피하려고 한다). 5는 고객의 "완벽" 수준이어야만 한다 -이것은 그가 더 이상의 압력을 원하지 않지만, 그러나 그는 어떤 덜함도 원하지 않는다. 그것은 아주 약간 편안하지 않지만, 그러나 그는 그것을 좋아한다. 그것이 "치료적으로 아주 기분 좋음"이다. 종종 당신은 그를 거의 터치하지 않는다고 느낀다. 약간의 압력이 매우 아픔과 매우 기분 좋음 사이의 차이일 수 있다. 종종 이 수준은 손가락으로 느낄 수 있는데, 그것이 당신의 압력이 저항을 만나는 곳이기 때문이지만, 항상 그렇지는 않다. 고객이 방어를 위해서 근육을 긴장 시킬 경우 그것은 비생산적이다. 그가 오직 깃털 같은 가벼운 압력을 견딜 수 없더라도 그가 있는 곳에서 그를 만나라.

새 고객을 치료할 때 등세모근부터 시작하는 것이 좋은 생각이다. 등세모근은 거의 항상 긴장되어 있어서, 압력과 통증에 대한 고객의 전반적인 반응의 좋은 척도가 된다. 통증 숫자를 계속 묻고 그의 바디 랭귀지를 관찰해서 그가 느끼고 있는 것을 항상 살피는 것이 유용하다. 간혹 "이것은 어떤 느낌인가요?" 또는 "이 세기는 좋나요"라고 묻는 것은 충분하지 않다. 이러한 질문에 답하는 것은 모호하고 때때로 오해의 소지가 있다. 통증 척도의 숫자를 요구하는 것이 보다 정확한 답을 얻게 된다. 한 두 번의 세션 이후, 고객은 당신이 필요한 피드백이 무엇인지를 배울 것이어서 보다 곧바로 중요한 피드백을 제공할 것이다. 새로운 고객에게는 보수적으로 하는 것이 좋다. 많은 섬유근육통 환자들은 개인에 맞게 적절한 수준으로 행해질 경우 통증유발점 마사지에 매우 잘 반응하지만, 그러나 그것을 과도하게 하기가 매우 쉽다. 섬유근육통 증후군에서, 덜 치료하는 것이 더 좋다. 처음 두 세션 동안은 통증유발점을 치료하는 시간을 30분 이내로 제한해라.

### 임상 마사지 가이드라인

여기에 통증유발점 마사지를 위한 약간의 가이드라인이 있다:

1. 우선 자신의 몸에서 통증유발점 치료를 배워라.
2. 평가와 동작 범위 테스트를 사용해라.
3. 영속 인자들을 알아라.
4. 조직을 따듯하게 하고 통증유발점들을 찾아라.
5. 짧고 반복된 스트로크로 통증유발점을 특별히 치료해라.
6. 자가 통증유발점 마사지를 고객에게 가르쳐라.
7. 근육을 부드럽게 늘려라.
8. 길게 과도신장된 근육들을 강화시켜라. (보다 많은 정보를 위해서 2장에 있는 길항적 통증유발점들에 관한 "희생자들은 외친다, 영속인자들은 안 된다"를 복습해라.)

## 우선 자신의 몸에서 통증유발점 치료를 배워라

*Learn Trigger Point Therapy on Your Own Body First*

각각의 통증유발점 에 대한 위치와 감각을 배우는 최선책은 자신의 몸에서 그것을 찾는 것이다. 통증유발점들에 대한 자가 치료에 숙달됐을 때, 다른 어떤 방식으로 얻을 수 없는 그들에 관한 기본원칙적인 이해를 하게 될 것이다. 대부분의 사람들은 잠재 통증유발점들을 갖고 있다. 해결책을 찾는 것을 포기해 온 오래된 부상이나 만성 통증을 갖고 살고 있을 수도 있다. 그 문제에 한 원인이 될 수 있는 모든 통증유발점들을 찾으려고 노력을 해라. 잃을 것이 없다. 그러한 오래된 통증이 사라질 때 놀라워할 것이다. 그것은 워크숍들에서 수백 번이나 일어난 일들이다. 부가적으로, 자가 치료는 전문 치료사들에게 매우 중요하다. 과도사용 부상이 우리 분야에서 흔하다. 이 워크북에서 아무 것도 배우지 않을 경우, 앞팔과 손의 자가 치료를 통달해라. 그렇게 하는 것이 진정한 보물을 얻는 것이다.

## 평가 *Assessment*

건강 병력 양식에 더해서, 고객에게 그림으로 된 통증 차트를 채우게 하는 것이 현명한 일이다. 새로운 통증 차트는 매 세션마다 채워진다. 전신을 선으로 간단하게 그린 양식을 사용해라. 고객은 통증이 있다고 느끼는 곳에 빨간 펜으로 표시를 한다. 이 차트들은 치료사가 얻은 메모와 진전 유무를 알기 위해서 사용된다.

> 자신의 앞팔과 손의 자가 치료를 통달해라. 그렇게 하는 것이 진정한 보물을 얻는 것이다.

고객은 첫 번째 인터뷰에서 당신에게 절대로 모든 것을 말하지 않는다. 예상컨대, 그들은 통증이 덜한 문제들의 약간에 대해서 말하는 것을 잊고 있다. 그들은 증상들의 일부가 너무 사소하거나 말하기가 중요하지 않다고 생각할 수 있다. 그러나 모든 것은 서로 얽매여 있으므로, 작은 단서라도 주된 증상들을 추적해 나가는데 중요할 수 있다. 계속 질문을 해라. 다른 부위의 통증에 관해서 조사를 해라. 문제의 한 원인이 될 수 있는 낙상, 자동차 사고, 및 습관적인 행동에 관한 기억을 더듬게 해라.

고객의 자세와 움직임 양상들을 살펴라. 선 자세 평가를 하고 걷는 것을 관찰해라. 만약 학교에서 이러한 복잡한 토픽을 숙달할 기회를 갖지 못했다면, 많은 지속적 교육 원천들을 이용할 수 있다. Thomas Myers는 근막 경선 해부학(Anatomy Trains Myofascial Meridian series)에서 "인체 리딩 101"이라 불리는 자세 평가에 관한 좋은 DVD를 갖고 있다. 이 DVD는 www.anatomytrains.com에서 온라인으로 구입할 수 있다. 해당 관절의 동작 범위를 확인해라. James Waslaski의 책인 〈임상 마사지 치료: 통증 관리로 가는 구조적 접근법〉는 동작 범위 가이드라인, 멋진 골반 안정 프로토콜, 및 유착성 관절낭의 통증-없는 이완을 위한 테크닉들을 포함하고 있다. C.M. Shifflett와 Richard Finn은 동작 범위 벽 차트에 관한 유용한 세트를 만들었는데 www.roundearth.stores.yahoo.net에서 구할 수 있다.

## 영속인자들을 찾아라 *Identify Perpetuating Factors*

문제를 푸는 다음 단계는 어떤 내재된 영속 인자들을 찾는 것이다. 이것은 진짜 재미가 있다. 아마도 고객은 다리-길이 불일치, 작은 반-골반, 또는 짧은 위팔을 갖고 있다. 당신의 테크닉이 아무리 뛰어나다고 하더라도, 고객이 짧은 다리로 걷는 경우, 그의 문제는 항상 재발할 것이다. 그가 팔꿈치를 팔걸이에 대기 위해서 습관적으로 우측으로 몸을 기울일 경우 똑같은 일이 생긴다. 모톤의 발 증후군과 올라간 첫 번째 발허리뼈는 둘 다 문제를 만들어서 발에서 시작해서 전신으로 퍼져 나간다. 그러한 상태들을 10장에서 읽을 수 있다. 고객의 전반적인 긴장 상태를 관찰해라. 그가 가슴으로 호흡을 하고 있는 가를 관찰해라, 그것은 앞톱니근, 목빗근, 및 목갈비근 같은 보조 호흡 근육들의 어떤 것에 통증유발점들을 만들고 영속화 시키는 중요한 인자다. 어쩌면 그의 영양 상태는 그래야만 하는 것이 아닐 수 있거나 많은 양의 카페인이 든 음료를 마실 수도 있다. 컴퓨터 에서 쉬기 위한 더 많은 기회가 필요할 수도 있다. 이 요인들의 일부는 우리의 실습 영역 밖에 있지만, 그러나 우리는 읽을 것들을 추천하고 고객에게 의사, 영양서, 또는 기타 치료사들을 제안함으로써 고객을 교육시킬 수 있다. 당신 자신의 지식을 위해서, 나는 Travell과 Simons의 〈근육근막 통증과 기능이상〉을 읽어볼 것을 추천한다. 그것은 영속인자들, 동작 범위 테스트, 및 스트레칭 프로토콜에 관한 많은 정보를 갖고 있다. 그림들 만으로도 커다란 가치가 있다. 2장의 통증유발점들에 관한 모든 것들은 소개를 잘 하고 있다.

당신은 다음과 같은 신경근육 마사지 트레이닝 코스를 통해서 구조 평가 프로토콜을 배울 수 있다; www.nmt-midwest.com에 있는 〈Precision Neuromuscular〉, www.nmtcenter.com에 있는 Judith Walker DeLany's Neuromuscular Therapy Training Center, 또는 www.neurosomaticeducators.com에 있는 Paul St. John's seminars. 또는 다음을 통해 공인 근막 통증유발점 치료사가 되어서 Travell의 전체 프로토콜을 마스터 해라; www.myopain.com에 있는 Sharon Sauer와 Mary Biancalana의 코스 또는 www.360nmt.com에 있는 Stew Wild 와 Katie Adam의 360 neuro Muscular Therapy.

## 워밍 스트로크와 탐색 스트로크를 사용해라 *Use Warming and Searching Strokes*

어디서나 마사지 치료사들은 "에플루라지(effleurage; 불어로 피부를 문지르는 것)", 또는 "흐르는(flowing)" 스트로크를 알고 있다. 이것들은 고객과 접촉하고 차분 하게 하기 위한 좋은 시작 스트로크들이다. 또한 에플루라지는 뼈 경계를 예술적으로 살짝 촉진하기 위해서 사용될 수도 있다. 근막이완 테크닉들이 통증유발점 치료로 옮겨 가기 전에 사용될 수 있다. 통증유발점들을 찾기 위해서, 근육 섬유 내의 목표 지역, 또는 예상 지점에 한정해서 약 3인치 길이 정도의 스트로크를 사용해라. 해당 근육의 섬유 배열에 유의해라. 섬유들은 항상 부착부에서 부착부로 근육 길이를 따라 달리지는 않는다. 단날개와 쌍날개

> **치료 팁**
>
> 통증유발점을 치료하기 위해서, 근육을 중립 또는 약간 짧아진 자세로 두어라. 조직을 데우고 근막을 부드럽게 한 다음, 근육의 결을 따라 통증유발점의 한 쪽에서 다른 쪽으로 10-12회의 짧은 스트로크를 해라.
> 그 다음 전반적인 에플루라지를 반복해라. 그 통증유발점을 부드럽게 할 필요가 있을 경우, 또 다른 시리즈의 스트로크를 위해서 깊은 스트로크 마사지로 되돌아 가라. 그런 후 다음 통증유발점 또는 근육으로 옮겨가라.

근육들은 여러 복부들을 갖고 있는데, 여러 구획들로 나뉘어져 있는 배곧은근이 그렇다. 통증유발점들은 한 근육의 어느 곳에서만 발견되지 않기에 모든 곳을 찾을 필요가 있다. 도해들이 당신을 예상 부위로 데리고 갈 것인데, 대부분 경우에서 근육 섬유들의 중앙 가까이 있다. 야구공 크기의 지역을 찾는데, 조직 안의 증가된 저항을 느껴라. 때때로 통증유발점 결절을 만질 수 있을 것이다. 보통, 통증유발점과 연관된 근육 섬유들의 긴장된 띠는 기타줄처럼 느껴질 것이고 아주 명백하다. 압통 부위에서 긴장된 띠를 찾고, 항상 고객의 피드백을 물어라.

## 짧고 반복된 스트로크로 통증유발점을 치료해라 Treat the Trigger Point with a Short, Repeated Stroke

통증유발점을 도수로 치료하기 위한 방식에 관한 많은 아이디어들이 있다. 한 점이 부드럽다고 느낄 때까지, 그 팽팽한 띠가 실룩거리면서 풀릴 때까지, 또는 고객이 연관된 통증이 줄어드는 것을 느낄 때까지, 그것을 눌러 잡고 있을 수 있다. 일부 치료사들은 그 점을 포함하고 있는 근육 섬유들에 직접 짧고, 빠른 진동 스트로크를 만든다. 또 다른 테크닉은 치료사가 통증유발점을 잡고 있는 동안 근육을 약간 수축시키라고 시키거나, 역으로, 그 점을 잡고 있는 동안 치료사가 그 근육을 수동적 스트레칭을 가하는 것이다.

위에서 서술한 모든 테크닉들은 그것들의 이용법을 갖고 있고, 모두 효과가 있다. 손을 아끼고 통증유발점을 이완시킬 한 가지는 3장의 치료 가이드라인에서 서술된 것과 매우 유사한 움직이는 스트로크이다. 이것은 매우 짧은 스트로크로 통증유발점의 한 쪽에서부터 다른 쪽으로 간다. 종종 스트로크는 1인치 미만이며 때때로 오직 1/4인치 정도이다. 이 반복된 스트로크는 통증유발점을 유지시키는 화학물질을 씻어내는 펌프로 작동한다. 구르는 핀 동작으로 통증유발점을 가로질러 마사지하는 것은 단축된 근육 섬유를 미세 스트레칭 시키게 할 수 있다. 눌러서 잡고 있는 대신 스트로크 중간에 압력을 푸는 것은 그 부위를 신선한 혈액과 산소로 공급해 준다.

특정 부위에 워밍시키는 부드러운 스트로크를 시작한 다음, 통증유발점들에 초점을 맞춰라. 통증유발점을 치료하기 위해서, 근육을 중립 또는 약간 짧아진 자세로 두어라. 조직을 데우고 근막을 부드럽게 한 다음, 근육의 결을 따라 통증유발점의 한 쪽에서 다른 쪽으로 10-12회의 짧은 스트로크를 해라. 스트로크 사이에 손을 이완시켜라. 그 다음 전반적인 에플루라지를 반복해라. 통증유발점을 부드럽게 할 필요가 있을 경우 또 다른 스트로크를 위해서 깊은 스트로크 마사지로 되돌아 가라. 그 후 다음 통증유발점 또는 근육으로 옮겨가라.

> 항상 인체공학을 염두에 두어라, 가급적 압력을 주기 위해서 근육 대신 체중을 사용해라.

많은 치료사들은 움직이는 스트로크를 좋아 하는데, 그것이 그들의 손이 편하기 때문이다. 배우고, 경험을 쌓으며, 장비, 사무실 공간 들을 포함하는 손으로 투자하는 시간 모두를 생각해라. 가능한 모든 방식에서 손을 아끼는 것이 중요하다. 하나의 법칙으로, 손가락을 가능한 끝을 대게 해서, 뾰족한 도구를 만들기 위해서 손가락 끝들을 사용하는 것이다(그림 3.3, 3.5 및 3.6). 손가락의 바닥 쪽은 무딘 도구를 만들어서, 손을 매우 빨리 지치게 만든다. 도구가 쉽게 침투해 들어갈 때, 힘이 덜 들게 된다. 항상 인체공학을 생각해야만 하는데, 가능한 한 근육으로 압력을 주는 대신에 몸무게를 사용해야 한다.

움직이는 스트로크는 누르고 잡고 있는 것과 똑같이 효과적이며, 조직을 멍들게 할 가능성이 적다. 이것을 잠깐 생각해라. 끈질긴 통증유발점을 풀기 위해서 너무 열정적으로 할 경우, 그 부위를 두드려 부수어서 인체에 이차적인 문제를 만들 것이다. 순환을 개선시켜서 그 과정에 시동을 거는 것이 더 좋으며, 그런 다음 거기서 빠져 나와 인체가 치유를 하게 해라. 우리는 오직 과정을 시작할 뿐이다; 인체가 진정한 치유를 하고 있다. 누르고 잡고 있는 방식에 더 잘 반응하거나 그것을 더 좋아하는 일부 고객들이 있다. 일부 사람들은 적당한 양의 압력으로 통증유발점이 빨리 녹아 없어지는 복을 갖고 태어났다. 고객과 당신 모두를 위해서 최선인 것 사이에서 균형을 찾아 보아라.

일반적으로, 그 근육이 가기를 원하는 방향으로 근육의 결과 함께 가는 것이 아이디어인데, 햄스트링이 단축되고 팽팽할 경우, 근막이완과 통증유발점 마사지 스트로크 둘 다로 엉덩이 쪽으로 마사지를 해라. 역으로, 햄스트링이 길고 과도 스트레칭 되어 있을 경우, 고객이 전방 골반 기울기(경사)를 갖고 있을 때 보게 되는 것처럼, 그런 경우, 스트로크들은 무릎을 향할 것이다. 고객이 순환 문제 또는 부종을 갖고 있을 경우, 그러한 상태는 분명히 근육과 근막의 필요성보다 우선적이다. 일반적으로는 통증유발점에서 국소적으로 순환을 개선하고 그 근육이 가기를 원하는 방향으로 움직이게 조장하는 것이다.

## 고객에게 자가 통증유발점 마사지를 가르쳐라 Teach Your Clients Self-Applied Trigger Point Massage

대부분의 사람들은 그들이 필요한 만큼 자주 치료를 받으러 가기에는 시간 또는 돈이 부족하다. 컴퓨터 앞에 하루 종일 앉아 있는 것의 영향은 매주 한 시간 마사지를 받더라도 없앨 수 없을 것이다. 만성적 재발성 통증유발점들을 매일 자가 치료할 수 있는 것은 유용한 일이다. 나는 당신의 고객들에게 자가 통증유발점 마사지를 가르치고 그들에게 자가 치료 도구들을 제공하거나 팔 것을 강력하게 추천한다. 자가 치료는 더 빨리 좋아지고, 당신의 치료를 입증하며, 단골 고객을 확보하게 도울 것이다. 고객에게 당신 최고의 테크닉들을 가르치는 것이 모순처럼 들릴 수도 있지만, 그러나 실제는 당신의 사업은 의뢰와 재진 고객들로 성장하는 것을 볼 것이다. 사람들은 당신을 돈만 아는 사람이라고 보지 않고, 다른 이들을 돕기 위한 사업을 한다고 볼 것이다. 당신 나라의 법적인 면허 사항을 면밀히 확인해서 허가사항 내에서 고객을 보아야 할 것이다.

## 부드럽게 근육을 늘려라 Gently Lengthen the Muscle

통증유발점에 접근하기 위한 전통적인 접근법은 통증유발점을 비활성화시킨 다음 스트레칭을 해야 한다는 것을 가르친다. 이 주장이 얼마나 설득력이 있는 가에 상관이 없이, 스트레칭에 준비가 되어 있지 않은 일부 고객들이 항상 있다. 새로운 고객은 조심스럽게 다뤄야 하는 것이 중요하다. 치료 후 고객에게 근육 또는 관절의 전체 동작 범위를 세 번 반복하게 한다. 때때로 두 세 차례의 세션 다음에 근육을 부드럽게 늘리는 것을 시작하는 것이 최선이다. 만약 고객이 요가에 능숙하고 스트레칭을 많이 하고 있다면, 그는 치료로서 스트레칭에 더 잘 반응하기가 쉽다. 만약 고객이 대체적으로 좌식생활을 할 경우, 전반적으로 과격한 스트레칭은 문제를 악화시킬 수 있다. 그것은 춤과 같이, 모든 사람에게 적용되는 하나의 해답은 없다

고유수용성 신경근 촉진법(proprioceptive neuromuscular facilitation; PNF), 또는 수축-이완 스트레칭은 통증유발점들을 비활성화 시킨 이후 매우 유용하다. PNF가 능동적 분리 스트레칭(active isolated stretching; AIS)과 함께 사용될 때, 그 결과는 테크닉들의 강력한 조합이 된다. 3장의 "스트레칭" 항목을 읽어 보아라. 스트레칭은 느낌이 좋고, 편안하며, 통증이 없어야만 한다는 것을 잊지 말아라.

> "근육은 버림받은 기관이다. 그것을 다루는 전문 의학분야는 없다. 그 결과로, 어떤 의료 전문분야도 통증에 대한 근육 원인 연구에 기금을 마련하는 것에 관심이 없으며, 의학도와 물리치료사들은 근육근막 통증유발점에 관하여 어떻게 알고 치료하는 가의 적절한 교육을 거의 받지 못했다."

또한 어떤 근육들이 습관성 자세, 움직임, 부상, 및 스트레스로 인해서 단축되고 팽팽한 지를 아는 것이 중요하다. 모든 근육들을 스트레칭으로 늘리고 마사지로 이완시킬 필요는 없다. 머리를 내민 자세와 앞으로 내민 어깨를 갖고 있는 누군가는 그의 마름근과 하부 등세모근을 스트레칭 시킬 필요가 없다. 균형을 회복시키기 위해서, 앞과 뒤 모두를 또는 옆에서 옆 조차도 치료를 동등하게 적용할 수 없다. 모든 것들을 동등하게 치료할 경우, 불균형을 효율적으로 지원한다.

## 길게 과도 스트레칭된 근육들의 강화 Strengthen the Long Overstretched Muscles

우리 대부분은 머리를 내민 자세, 둥근 어깨, 및 좌식 생활 습관으로 인한 전방 골반 기울기를 갖고서 주위를 걸어다닌다. 몸의 전방에 있는 단축된 근육들을 마사지해서 늘리는 것이 중요하지만, 그러나 그만큼 중요한 것은 만성적으로 과도 스트레칭된 자세로 있어 온 몸의 후방에 있는 근육들을 강화 시키는 것이다. 이것은 몸을 굽히고 사는 삶에서 벗어나서 우리를 똑바로 서있게 하는 것을 도울 것이다. 대부분의 마사지 치료사들에게, 운동을 추천하는 것은 그

들의 수련과 나라 면허 규정에 따르는 치료의 범주를 벗어날 수도 있다. 그러나, 개인 트레이너와의 협업은 많은 고객들에게 커다란 도움이 될 것이다. 더 좋은 아이디어는 당신 자신이 공인 개인 트레이너의 자격을 취득하는 것이다.

# 합리적인 예상 *Reasonable Expectations*

75분의 전신 마사지로 이 책에서 그림으로 표시한 대부분의 통증유발점들을 치료하는 것이 가능할 수도 있다. 각각의 점은 오직 몇 번의 스트로크를 받을 것이지만, 그 결과는 깊은 이완과 효과적인 치료를 만들 것이다. 이것은 전반적인 스웨덴식 마사지에도 멋지게 들어 맞는다. 그러나, 매번 전신 마사지를 해야만 한다는 생각에서 벗어나라. 고객들이 하나 또는 두 가지의 특정 통증 문제들의 경감을 요구할 때, 시간을 갖고서 그러한 문제들을 푸는데 초점을 맞춰라. 시작하기 전에 고객이 원하는 것을 알아라. 계획을 세워 그것을 고객과 교류해라.

잘 시행된 통증유발점 마사지 이후, 훨씬 좋아져서 테이블을 내려오는 고객을 머리에 그릴 것이다. 때때로 한 번의 치료로 놀라운 진전을 보여서 주된 문제가 거의 완전히 없어지기도 한다. 물론, 대부분에서, 문제를 완전히 풀기 위해서는 다수의 치료를 요구한다. 또한, 마사지를 받은 부위가 때때로 몇 일 동안 만지면 약간 아플 수도 있다. 그러나, 움직일 때 아픈 것은 좋지 않다. 치료가 성공적일 때, 증상은 수 일, 또는 수주일 동안 다시 나타나지 않을 수 있다. 그것들이 전혀 재발하지 않기도 한다. 가능하다면, 다음 날 고객들에게 전화를 해서, 어떠한지 물어보아라.

## *마사지가 효과를 보지 못하였을 때* When Massage Is Unsuccessful

부정적인 결과는 증가된 통증, 몸 전체가 쑤시고 피로해지는 것, 새로운 증상, 멍, 또는 뻣뻣함이 커지고 운동 범위가 줄어든 것들이다. 때때로 고객들은 치료 도중 통증의 수준에 호의적으로 반응하기도 하지만, 다음 24시간에 걸쳐서 나빠지는 느낌을 갖기 시작한다. 이것은 당신이 너무 세게 마사지를 했다는 것을 의미하는데, 어떤 통증유발점을 너무 오래하거나, 전신을 너무 오래한 경우다. 치료 전에 진통제를 먹는 것은 치료를 완전하게 느끼는 고객의 능력을 떨어뜨릴 것이다. 진통제를 먹은 고객들을 치료를 덜하도록 해라.

진통제를 먹은 고객들을 치료를 덜해야 한다.

통증유발점 마사지가 실패한 주된 이유가 간단히 틀린 점들을 치료했거나 아니면 어느 곳에 있는 일차성 통증유발점을 놓쳤기 때문이라는 것을 염두에 두는 것이 매우 중요하다. 위성 통증유발점의 치료에만 전념하여 처음 손 본 부위에 위성 통증유발점을 만든 일차성(primary) 통증유발점을 간과하기가 쉽다. 이런 경우에서는, 일차성 통증유발점이 위성 통증유발점을 다시 활성화시킬 것이어서, 종종 매우 빨리, 진전이 없는 것처럼 보일 수 있다. 몇 분 또는 몇 시간 내에 증상들은 전의 모습으로 다시 돌아 온다.

마사지가 실패했다고 여겨질 때, 그것은 당신의 잘못이 아닐 수 있다. 고객은 여느 때와 다르게 부담이 크게 주고 반복적인 동작을 요구하는 진행되고 있는 행동에 연루되었을 수가 있다. 그 문제를 푸는데 있어서 영속 인자들을 찾아서 해결하기 위한 고객과 함께한 노력이 매우 중요하다. 가슴으로 숨쉬는 것, 신경성 긴장, 및 나쁜 자세들이 통증유발점들을 영속시키는데 중요한 인자들이라는 것을 기억해라. 한 예로는 모톤의 발(2장과 10장을 보라) 또는 구조적인 기형이 그러하다.

만약 마사지가 도움이 안 되고 통증을 악화 시켰다고 고객이 불평하면, 스트레칭을 너무 빨리 또는 너무 과격하게 했다는 것을 나타낸다. 안전한 접근법은 모든 통증유발점들을 비활성화 시킨 후로 스트레칭을 남겨 두는 것이다. 그렇다고 하더라도, 전반적으로 야심만만한 스트레칭은 통증유발점들을 다시 활성화 시킬 수 있다. 때때로 결과를 보기까지 여러 번의 치료가 필요할 것이다. 이 때가 고객들에게 자가 - 치료가 진정 도움이 된다는 것을 가르칠 시기다. 여러 번의 치료 = 증가된 진전. 매일의 자가 - 치료는 진정 커다란 차이를 만든다.

### 언제 통증유발점이 악화되는가? When You Make a Trigger Point Worse

너무 많은 마사지가 통증유발점을 자극하고 그것을 악화시킬 수 있다. 과도치료는 근육을 강직된 상태로 가게 만들 수 있다. 진정시키는 에플루라지로 몇 번 실행한 후 그 근육을 잠시 동안 놓아두고 다른 곳을 치료한다. 그 세션의 나중에 문제 부위를 다시 손 보려 한다면, 부드럽고 조심스럽게 시작하는데, 마치 어린 아기를 마사지하듯이 한다. 치료 끝 무렵에 과도 자극된 근육을 얼음으로 차갑게 하는 것이 통증을 상당히 진정시킬 것이다. 가장 극단적인 시나리오로, 개재 없이, 공격을 받은 통증유발점은 오직 하루 이틀 안에 나빠질 것이라는 것을 아는 것이 중요하다. 그 다음 그것은 상당히 좋아지거나 아니면 그것의 이전 불편한 수준으로 되돌아 갈 것이다. 일부 고객들은 통증유발점 치료를 견딜 수 있거나 효과를 보기 전에 근막을 대상으로 하는 보다 표면적인 치료가 필요할 수 있다. 또한 자세 이완 테크닉은 극단적으로 민감한 조직에 유용할 수 있다. 과하지 않은 것이 종종 더 좋다. Leon Chaitow의 책인 〈Positional Release Techniques〉은 어떠한 도수치료사에게라도 아주 멋진 자원이 된다. Leon Chaitow와 Judith Walker DeLany가 쓴 2권으로된 세트인 〈신경근 테크닉의 임상적 적용〉은 통증 치료를 위한 임상적 접근법에 흥미가 있는 치료사들에게 아주 좋은 교재가 된다.

중추신경계의 탈감작성(desensitizing)은 모든 형태의 통증을 접근하는데 있어서 극도로 유용하다고 밝혀지고 있다. 에너지를 가진 가벼운 터치 치료로 신경계를 진정시키는 것은 많은 고객에게 중요한 첫 단계이다. 이 주제에 관한 자세한 정보와 논의를 위해서 www.triggerpointbook.com을 보아라.

과하지 않은 것이 종종 더 좋다

## 고객의 치료 (등 대고 누운 자세) Treating the Client Supine

일부 마사지 치료사들은 아직도 고객의 얼굴을 밑을 보게 해서 주된 치료를 하는데, 몸 뒤쪽에 초점을 잡고 있다. 그러므로 종종 우리 치료사들은 고객의 전방 목, 가슴, 복부, 및 힙 굽힘근으로 가기 위한 좋은 의도를 갖고 고객의 얼굴을 밑을 보게 한 채로 시작하지만, 그러나 어쨌든 시간은 지나간다. 증상 부위들에 집중된 이러한 치료가 계속될 때, 몸 전면은 절대로 적절한 치료를 받지 못한다. 몸의 전면은 많은 습관적인 자세 양상들이 시작하는 곳이다. 나는 가급적 등을 대고 누운 자세로 시작할 것을 제안하고 싶다.

### 의사소통의 확립 Establishing communication

어떤 자세에서라도, 등세모근은 시작하기 좋은 곳인데, 그 이유는 거의 모든 사람들이 이 근육에 약간의 긴장과 통증유발점들을 갖고 있기 때문이다. 각 고객에 대한 적절한 압력 수준을 측정하는 척도로 등세모근을 사용해라. 잠시 통증 척도에 대해서 설명을 해 준다. 통증은 주관적이며 이전 통증 경험에 기반을 두고 있기 때문에, 그 척도에 제한을 두어라. 그들이 "아이고"라고 말하면서 도망갈 때, 10이라고 불러라. 그들이 느끼고 있는 감각을 측정하기 위해서 사용할 말을 설명해라. 예를 들어, 한 고객에게 5가 "완벽"일 때, 6에서 눈을 찡그리고, 7은 얼굴을 찡그릴 것이다. 그리고 8은 "아이쿠 아파요"라고 말하게 만들 것이고, 9는 욕이 나오게 만들고, 10에서 도망가려고 할 것이다. 10은 고객이 이전에 느꼈었던 가장 강한 통증은 아닌데, 그 이유는 우리는 그것을 겪어 본 적이 없기 때문이다. 각 통증유발점마다 5이하에서 치료하려고 노력을 해라. 새로운 부위를 찾을 때 압력을 낮추고 그 다음 서서히 압력을 늘려라.

### 표면전방선 Superficial Front Line

2001년 Thomas Myers는 그가 "해부경선(anatomy train)"이라고 이름을 붙인 근막의 연결된 선들에 관한 개념을 소개했다. 나는 여기서 그의 개념을 복사하려고 시도하지 않을 것이지만, 그의 책을 연구하거나 그의 코스를 밟을 것을 강력히 추천한다. 보다 많은 정보는 www.anatomytrains.com을 참조해라. 좌식 생활 스타일은 종종 몸 전면 근육들과 근막을 단축되고 팽팽하게 만든다는 것에 유의를 함으로써 심오한 결과를 얻을 수 있다. 표면전방선은 발등에서부터, 위로 다리, 복부, 및 복장뼈, 그리고 목빗근을 돌아서 머리 뒤로 달리는 거의 연속적인 근막 선이다. 이 선에 통증유발점 마사지와 함께 간단히 근막이완 테크닉을 적용하는 것이 길고, 과도 스트레칭된 몸 후방 연부조직에 있는 장력을 상당히 줄여줄 수 있다. 종종 길고, 과도 스트레칭된 근육들은 하나의 방어 기전으로 통증유발점들을 발달시킬 것이다. 당신은 이것을 마름근, 가시아래근, 척추세움근, 햄스트링, 및 장딴지 근육들에서 흔히 볼 수 있다. 표면전방선을 느슨하게 하기 위해서, 발들에서 시작해서 몸 위로 올라가면서 치료한 다음, 뒤를 따라 내려 가라. 명백히, 이것은 당신이 치료하는 모든 사람들을 위한 올바른 답은 아닐 수도 있다. 치료에 관한 잘 아는 선택을 하기 위해서, 고객 각자에 대한 자세와 동작 범위를 분석하는 것을 잊지 말아라 (Myers 2001). 만약 자세한 자세 평가에 관해서 불확실할 경우, 이용 가능한 여러 연속 교육 과정 중 하나 또는 여럿을 밟거나, Myers의 "인체 리딩 101" DVD 세트를 구입해라.

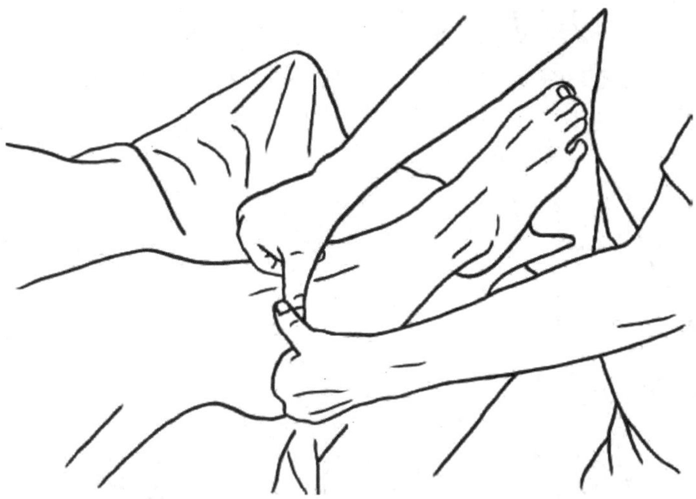

그림 11.1 맞댄 받힌 엄지로 앞정강근을 마사지, 무릎에서 한 손 폭만큼 내려간 정강뼈의 바로 옆.

## 발등과 정강이 근육들 Dorsal Foot and Shin Muscles

발등 근육들부터 시작한다. 여기에 통증유발점들은 흔하지 않지만, 어쨌든 근막을 느슨하게 해라. 다리로 올라가서, 앞정강근은 정강뼈 바로 옆에 있다. 긴발가락폄근은 다리 바깥면 쪽으로 오직 한 손가락 폭만큼 있다. 앞정강근과 긴발가락폄근의 통증유발점들을 무릎 아래 한 손 폭 쯤에서 받힌 엄지로 마사지해라 (그림 11.1). 잊지 말아라, 당신이 측정하는데 사용하는 것은 고객의 대략적 손 크기다. 3-4인치 정도인 각각의 근육의 복부를 따라서 하나 이상의 통증유발점이 있을 수 있다. 긴엄지폄근 통증유발점들은 발목에서 위로 1/3쯤 되는 곳에서 발견되는데, 대략 긴발가락폄근에서 똑바로 밑에 있다.

## 종아리근 Peroneus (Fibularis) Muscles

종아리뼈를 덮고 있는 긴종아리근의 통증유발점들을 치료하는데, 무릎 아래로 한 손 폭만큼 내려간 곳을 받힌 엄지 또는 주먹을 느슨하게 펴고 큰 주먹결절로 한다 (그림 11.2). 반대 손으로 다리를 움직이지 않게 잡는다. 발목에서 위로 1/3쯤 올라가서, 종아리뼈를 덮고 있는 짧은종아리근의 통증유발점들도 같은 방법을 사용한다. 바깥 복숭아뼈에서 2-4인치 위의 종아리뼈 바로 앞에 있는 셋째종아리근의 통증유발점들 의 탐색은 받힌 엄지를 사용한다(그림에 없음).

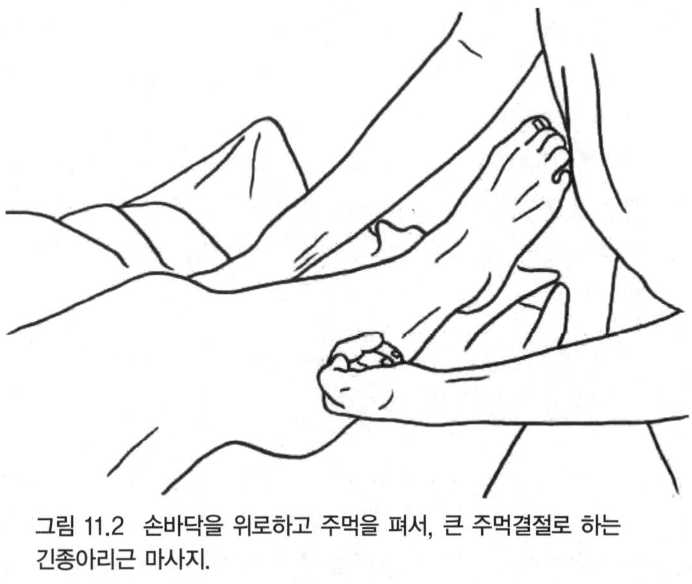

그림 11.2 손바닥을 위로하고 주먹을 펴서, 큰 주먹결절로 하는 긴종아리근 마사지.

## 네갈래근(사두근), 봉공근(넙다리빗근), 및 넙다리근막긴장근(대퇴근막장근)

*Quadriceps, Sartorius, and Tensor Fasciae Latae*

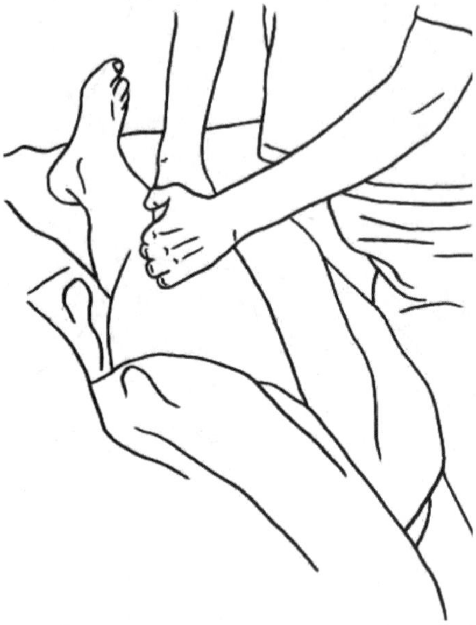

**그림 11.3 안쪽넓은근: 왼손의 가장자리를 피부에 대고 오른손가락들을 움직인다. 도구와 함께 피부를 움직인다.**

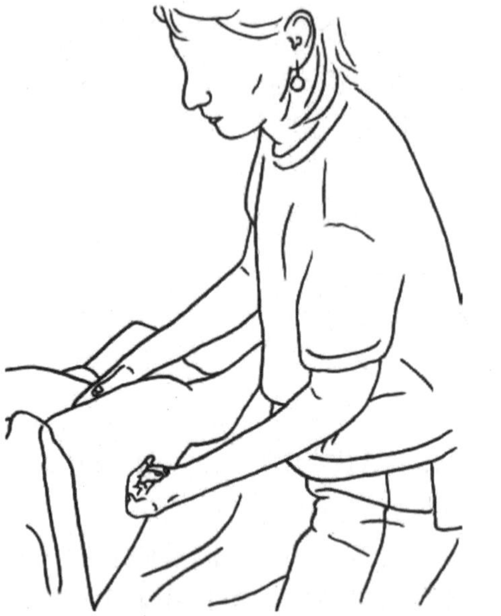

**그림 11.4 가쪽넓은근 마사지: 주먹을 편 주먹결절로, 손바닥을 위로하여 엉덩관절을 향하여 스트로크 한다. 무릎을 잡고 넙다리를 지탱한다.**

네갈래근을 워밍한 다음, 앞위엉덩뼈가시(ASIS, 또는 엉덩뼈 앞) 바로 아래, 1인치 바깥에서 넙다리근막긴장근 통증유발점들을 찾아라. 근육의 위치를 확실히 하려면, 고객의 무릎을 안쪽으로 여러 번 돌려서 분리 수축시킨다. 치료는, 덧대고 받힌 엄지 또는 받힌 손가락을 사용한다(그림에 없음). 두 번째 통증유발점은 1/2인치 더 바깥쪽에 있을 수 있다. 넙다리곧은근의 위쪽 통증유발점에도 같은 도구가 사용될 수 있는데, 샅고랑 주름 바로 아래 또는 ASIS에서 밑으로 한 손 폭보다 약간 작게 있다. 넙다리곧은근의 위치를 확증하는 것은, 무릎을 똑바로 펴서 다리를 반복해서 올리라고 시킨다. 중간넓은근, 안쪽넓은근 및 넙다리빗근의 통증유발점들 마사지는 받힌 손가락, 받힌 주먹결절 및 덧대고 받힌 엄지 중에서 쉬운 방법을 찾아라 (그림 11.3). 중간넓은근 통증유발점은 넙다리곧은근 깊숙이 있다. ASIS에서 밑으로 한 손 폭을 잰 다음, 넙다리곧은근을 약간 안쪽으로 밀고 중간넓은근을 뼈에 대고 눌러라. 안쪽넓은근은 넙다리 안쪽에서 찾기가 상당히 쉽다. 무릎덮개에서 한 손 폭 위로 아래쪽 통증유발점을 찾고, 한 손 길이 위에서 위쪽 점을 찾아라. 넙다리빗근의 통증유발점들은 근육을 따라 전체에서 생길 수 있다. 넙다리빗근을  찾으려면, 고객에게 다리를 펴면서 바깥쪽으로 돌리라고 시킨다. 만약 고객이 밖굽이무릎(X각)일 경우, 넙다리빗근이 과도 스트레칭될 것이어서, 통증유발점들이 자주 되돌아오게 만든다.

무릎에서 대퇴돌기까지, 가쪽넓은근에 있는 여러 개의 통증유발점들을 찾아라, 손바닥을 위로한 느슨하게 편 주먹으로 한다(그림 11.4). 다리가 굴러가는 것을 막기 위해서, 반대 손으로 무릎을 받힌다. 무릎 2인치 위에서 아래쪽 4개의 통증유발점들을 찾아라. 그것들은 엉덩정강밴드(ITB)의 바로 앞 그리고 바로 뒤에 있을 것이다. 만약 옆으로 누운 자세를 사용하고 있지 않을 경우, 등을 대고 눕거나 엎드린 자세 둘 다에서 마사지를 할 필요가 있는데, 그 이유는 매우 넓은 가쪽넓은근이 넙다리 옆의 전체를 둘러 싸고 있기 때문이다. 통증유발점들에 의한 가쪽넓은근의 팽팽함과 통증은 엉덩정강밴드 때문이라고 오인될 수 있다. 엉덩정강밴드의 장력은 큰볼기근과 넙다리근막긴장근이 짧아져서 생기게 된다.

## 안쪽 넙다리 근육들 *Inner Thigh Muscles*

다리 밑을 확실하게 싼 천으로 넙다리를 덮어라. 긴모음근을 찾으려면, 한 손을 고객의 무릎 안쪽에 대고, 다른 한 손은 안쪽 넙다리 높이 댄다(그림에 없음). 긴모음근은 고객에게 다리를 모으라고 시키면 당신의 손에서 두드러지게 수축할 것이다. 긴모음근과 보다 뒤쪽에 있는 큰모음근을 구분하는 것은 그것들 사이에 있는 좁은 홈으로 구분한다.

큰모음근을 제4의 뒤넙다리근(hamstring)이라고 생각하는 것이 좋다. 그것은 넙다리 뒤에 매우 가까이 있기 때문이다.

긴모음근 통증유발점들은 안쪽 넙다리에서 매우 높이 있다. 모음근들의 통증유발점들 마사지는 받힌 손가락으로 옆에서 옆으로 한다(그림 11.5). 이 옆 스트로크는 안쪽 넙다리를 위 아래로 하는 것보다 덜 공격적이다. 두덩정강근과 큰모음근 통증유발점들은 손가락과 엄지로 쥐거나 주무르는 마사지로 할 수 있다. 궁둥뼈돌기(Ischial tuberosity) 바로 아래의 큰모음근 위쪽 통증유발점은 엎드린 자세나 자가치료에 의하여 덜 공격적으로 치료될 수 있다. 고객이 옆으로 누워 위쪽에 있는 무릎을 굽히고 치료를 받는 넙다리를 앞에 두고서 자신이 마사지하는 것이 더욱 편안할 것이다(그림에 없음).

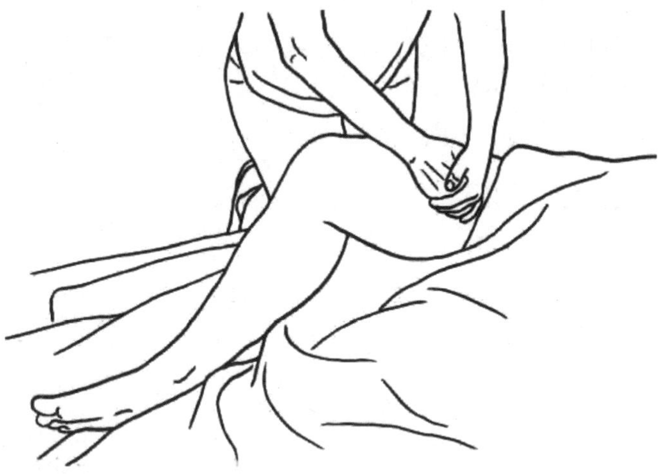

**그림 11.5 안쪽 넙다리 마사지: 받힌 손가락으로 옆에서 옆으로 스트로크 하는데, 샅고랑 쪽으로 하지 말아라.**

두덩근은 넙다리곧은근 안쪽에 위치한다. 여기서 넙다리동맥에 조심해라. 박동을 느낄 경우 옆으로 비켜라. 이것은 샅고랑 주름 바로 아래에서 밑으로 눌려질 수 있는 아주 특수한 통증유발점이다. 이 부위의 마사지가 당신이나 고객에게 너무 불편하다면, 자가 치료가 더 좋을 것이다.

## 복부 근육들 *Abdominal Muscles*

복부 통증유발점들 위치의 이해를 더 하기 위하여, 근육들을 네 그룹으로 나눈다.

**상부 복부.** 아래쪽 3개 갈비뼈들에 있는 배곧은근과 배빗근의 부착들을 따라서 첫 번째 스트로크를 한다. 시계 방향으로 치료하기 위해서 고객의 좌측에 서서 시작한다. (그림 11.6을 주목해라. 치료사는 고객의 우측에 서 있다.) 고객의 몸을 가로질러 덧댄 손을 뻗어서 탐색 스트로크로서 천천히 당신 쪽으로 당긴다. 다음 스트로크는 제일 아래쪽 갈비뼈 바로 아래일 것이다(그림 11.6). 갈비뼈의 밑에 대고 조직을 밀어 올려가면서 중앙까지 줄곧 가로지른다. 통증유발점을 만나면, 받힌 손가락으로 하는 매우 짧은 치료 스트로크로 전환하며 10-12회 반복을 한다(그림 11.7). 칼돌기를 피하는 것을 유념하며, 그러나 그 양 쪽 바로 일 인치에 있는 배곧은근 통증유발점을 찾아라.

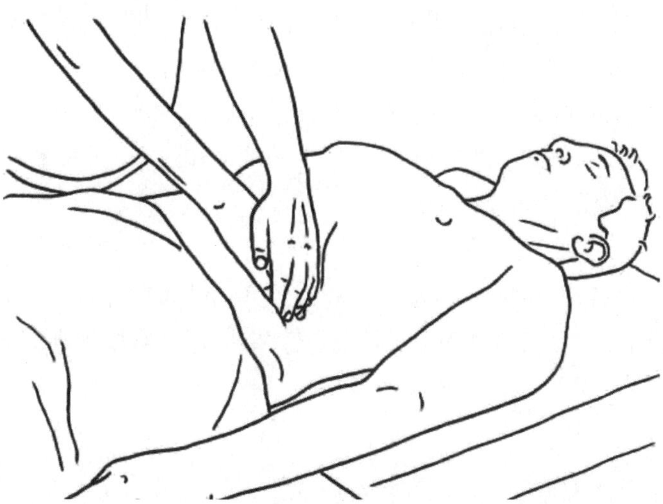

**그림 11.6 덧댄 손으로 몸을 가로지른 배빗근 마사지.**

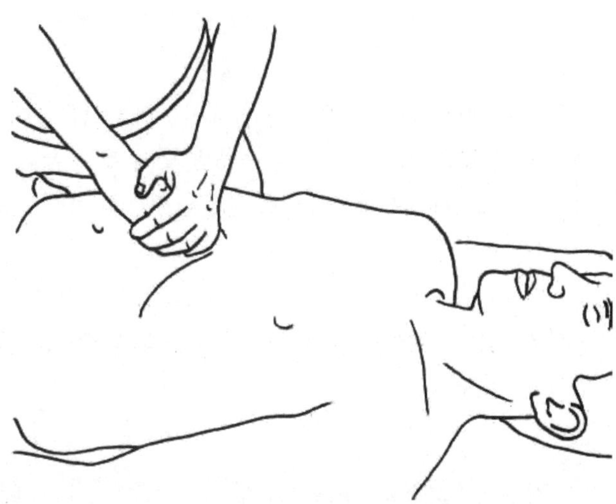

**그림 11.7 배곧은근 마사지: 받힌 손으로 작업손가락 끝을 움직인다. 칼돌기를 피한다**

**중간 복부.** 중앙부에도 상부와 같은 몸을 가로지른 스트로크가 사용된다. 옆구리 주위 전부를 배빗근이 덮고 있다는 것을 기억하라. 갈비뼈들과 골반 사이 옆구리에 있는 근육들을 잡고 주물러라. 통증유발점들은 중간 복부의 어느 곳에서던지 나타날 수 있다. 배곧은근은 8-10개로 구획되어 있고, 각각은 자신의 "근육 복부(muscle belly)"를 갖고 있음을 염두에 두어라.

**하부 복부.** 동일한 탐색 스트로크를 사용하는데, 허리네모근의 가장자리를 가로질러 시작한다. 몸 중앙 쪽으로 당기며, 엉덩뼈의 꼭대기를 따라서 샅고랑 인대 주위로 그리고 중앙을 가로질러, 근육을 두덩뼈 꼭대기에 대고 누른다. 이 경로를 따라서 여러 개의 통증유발점들이 있을 수 있다. 각각을 여러 번의 짧은 치료 스트로크를 한다. 두덩뼈 부위는 천으로 덮여 있기 때문에, 두덩뼈의 위치를 확인하기 위하여 고객에게 만져보라고 시킨다. 당혹감을 피하기 위해서, 이 지역의 실제의 치료는 고객의 손을 마사지 도구로 사용하거나 고객에게 자가치료법을 가르쳐 준다. 또한 중심선의 양옆의 두덩뼈 앞면에서 통증유발점들이 발견될 수 있다. 이 통증유발점들은 뼈에 대고 누르면 작은 상처처럼 느낄 수 있으니, 살살하는 것이 좋다.

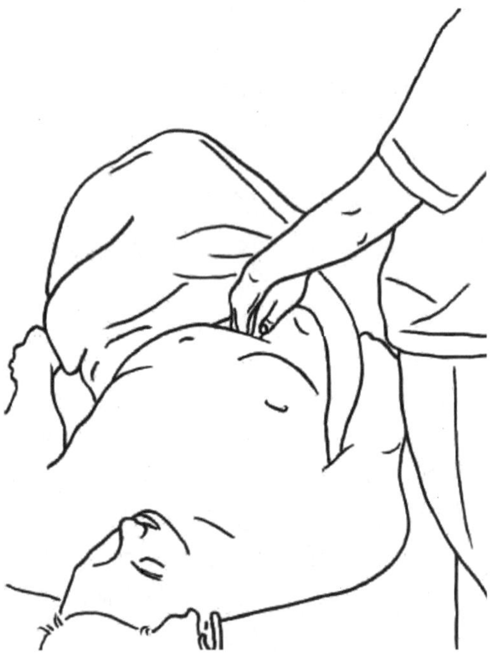

그림 11.8 덧댄손으로 허리근 마사지. 좌측의 하행 대동맥을 피하고 척추를 목표로 해라. 고객의 무릎은 반대쪽으로 떨군다.

**허리근 (psoas)과 엉덩근 (iliacus).** 고객을 그림 7.31의 자가-치료 그림과 같은 포지션으로 있게 한다. 고객의 구부린 무릎을 당신 반대편에 있는 베개로 떨어뜨리게 한다(그림 11.8). 이것이 골반을 기울어지게 해서 가까운 엉덩관절이 테이블에서 약간 떨어져서 올라가게 만든다. 이것은 창자들을 반대편으로 비켜나게 만든다. 만약 이것이 고객을 불편하게 만들 경우, 치료를 위해서 그를 중립 자세로 되돌려라. 일단 자세를 잡았다면, 정신을 집중하는 시간을 갖는다. 고객에게 천천히 깊은 숨을 쉬게 하며, 당신도 마찬가지를 한다.

엉덩뼈(ASIS)와 배꼽 사이의 중간 점을 찾는다. 손가락들을 거의 수직으로 겹쳐서 매우 천천히 복부 속으로 밀어 넣는데, 척추를 목표로 한다(그림 11.8). 허리근은 거의 척추와 평행하게 있으며, 이 포지션에서 마치 피부 바로 밑에 있는 것처럼 느낄 수 있다. 치료를 하면서, 너무 큰 압력을 주고 있는지를 알려면 고객의 얼굴을 살펴라. 허리근과 실제로 닿기 전에 통증 반응을 일으킬 수 있다는 사실을 알고 있어라. 딱딱하고 소시지 같은 둥근 근육을 찾기 위하여 짧고 매우 부드럽게 섬유를 가로지르는 스트로크를 해야 한다. 만약 이러한 둥근 딱딱함을 찾지 못한다면, 근육을 팽팽하고 딱딱하게 할 만큼의 활동성 있는 통증유발점들이 그 쪽 편의 허리근에 생기지 않은 것이다. 심히 아픈 점들을 찾는데, 근육의 위 아래로 움직이면서, 배꼽의 약간 위쪽부터 계속 밑으로 가서 샅고랑인대까지 찾아라. 엉덩근은 근육을 ASIS 안쪽, 골반 앞 움푹한 곳에 대고 눌러라. 그것은 허리근보다 더 민감할 수 있다. 여러 번의 길게 회전하는 스트로크로, 시계방향으로 결장을 따라서 복부 치료를 끝내라.

좌측 허리근을 치료할 때, 손가락 밑에서 하행 대동맥의 무거운 박동을 경계해라. 박동을 느낄 경우, 그것에서 충분히 떨어지도록 손가락이 비켜나게 움직여라. 허리근에 도달하기 위해서 대동맥 뒤로 각을 지어야만 한다. 만약 정중선의 모든 곳에서 박동이 있는 것처럼 보일 경우, 손을 빼내고 의사에게 우선적인 처치를 맡겨라. 대동맥 동맥류가 있을 수 있다.

## 가슴근들 *Pectoral Muscles*

가슴 지역에서 통증유발점 치료를 하기 전에, 근막이완술은 특히 이득이 될 수 있다. 큰가슴근, 복장근, 빗장밑근

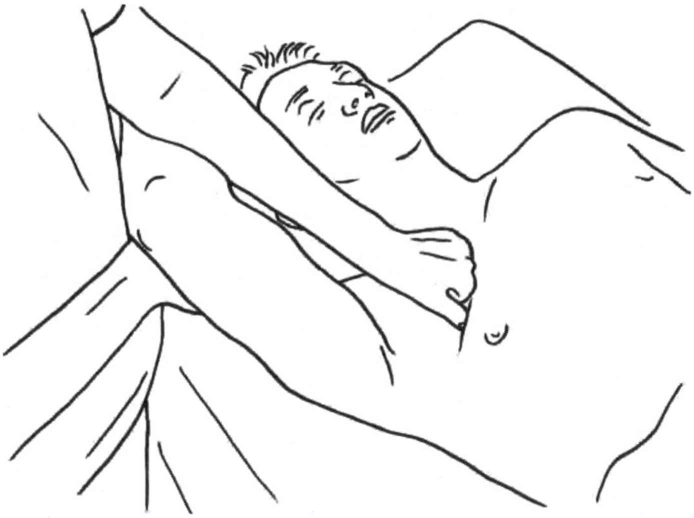

그림 11.9 작은가슴근 마사지: 받힌 엄지로 큰가슴근의 가쪽 경계부 밑을 마사지한다.

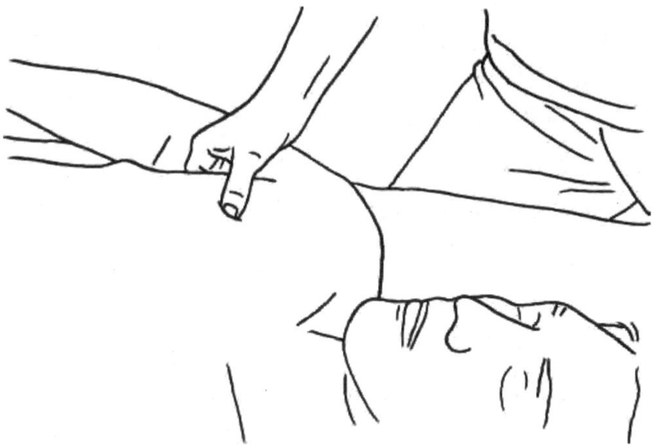

그림 11.10 손가락과 엄지 사이로 주무르는 큰가슴근(가쪽 경계부) 마사지

및 작은가슴근의 통증유발점들을 찾아서 치료하기 위해서 받힌 손가락을 사용한다(그림에 없음). 가슴근들은 필요 시 얇은 천을 통해서 처치할 수도 있다. 작은가슴근 통증유발점들은 큰가슴근을 직접 통하여 치료할 수 있다. 다른 접근법은 큰가슴근의 바깥 가장자리 밑에서 작은가슴근을 갈비뼈들에 대고 받힌 엄지로 비스듬히 누르는 것이다(그림 11.9). 팔을 올려서 길을 만들어 줄 수 있다. 큰가슴근 바깥쪽 경계부에 있는 통증유발점들은 엄지와 손가락 사이로 주물러 질 수 있다(그림 11.10). 자신의 몸에서 여러 통증유발점들의 위치를 찾아 보아라.

## *어깨밑근 (견갑하근)과 위뒤톱니근 (상후거근) Subscapularis and Serratus Posterior Superior*

고객 피부에 상처를 내지 않기 위해서, 겨드랑이에 충분한 로션을 바르고 손톱을 짧게 깎는다. 어깨판을 등의 가쪽으로 움직이게 하기 위해서, 고객의 손으로 반대 어깨를 잡게 한다. 고객은 다른 팔로 팔꿈치를 가슴 쪽으로 부드럽게 눌러야 한다(그림 11.11). 이렇게 만들면 치료하는 손이 들어갈 큰 공간을 만들어 준다. 만약 이 자세가 아플 경우, 고객이 편안해지게 자세를 바꿔라.

고객 팔꿈치 쪽에서, 테이블 머리를 마주보고 선다. 테이블 머리와 가까운 당신의 손을 고객의 어깨 밑으로 뻗어 넣고, 어깨뼈의 안쪽 모서리 주위로 손가락을 말아서 당신 쪽으로 부드럽게 잡아당긴다. 술자의 손 또는 양 손을 이 자세로 두고, 어깨뼈 위각의 바로 안쪽에 있는 위뒤톱니근의 마사지를 할 수 있다. 의사소통 문제를 피하기 위해서 우선 이 근육을 마사지 해라. 그의 머리와 가까운 손을 어깨판 밑에 두고, 당신의 다른 손을 손바닥이 당신을 가리키게 해서 겨드랑이 속으로 넣는다. 올바른 포지션에서, 당신의 손가락은 어깨뼈와 가슴 벽 사이의 틈에 있을 것이고, 당신의 손가락의 끝은 어깨밑근에 닿고 있을 것이다. 손톱 등은 고객의 갈비뼈들에 대고 있어야만 한다. 어깨뼈 밑에 놓인 손을 향해서 압력을 밑으로 가한다(그림 11.12). 천천히 조심스럽게 진행한다. 비록 활동성 어깨밑근 통증유발점들에 약

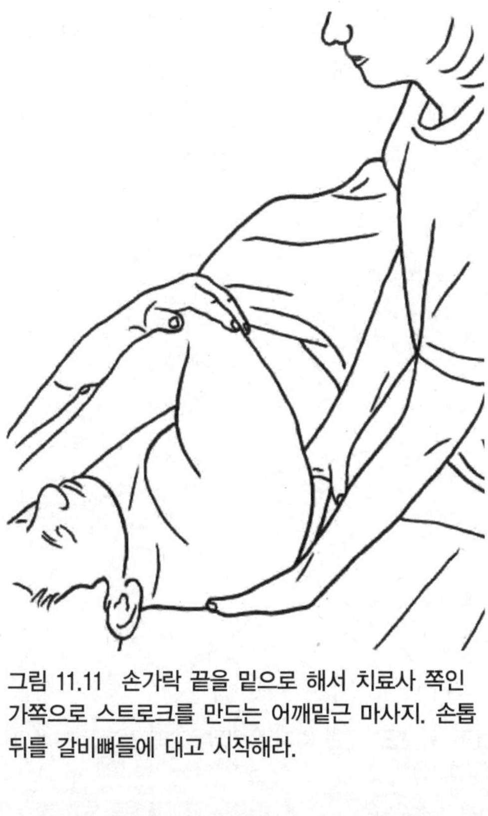

그림 11.11 손가락 끝을 밑으로 해서 치료사 쪽인 가쪽으로 스트로크를 만드는 어깨밑근 마사지. 손톱 뒤를 갈비뼈들에 대고 시작해라.

한 압력을 가해도 매우 참을 수가 없게 된다. 통증의 척도 수치를 계속 물어 보아라.

치료 스트로크에 두 가지 방향이 가능하다. 근육 섬유들과 함께 아래각 쪽으로 스트로크를 할 수 있고, 아니면 매우 짧고, 섬유를 가로지르는 퍼내는 스트로크를 당신 자신을 향하여 만드는 것도 있다. 섬유를 가로지르는 스트로크를 할 때에는, 힘줄 모양의 근육의 뭉친 것을 즉시 느낄 수 있다. 어깨밑근이 붙어있는 위팔뼈머리를 향하여 올라가면서 치료하고, 그 후에 어깨뼈의 아래각 쪽으로 내려 간다. 각각의 통증유발점 마다 통상적으로 10-12번의 스트로크를 하지만, 어깨밑근은 적은 스트로크를 하는 것이 현명하다. 첫 치료에서는 치료를 약하게 하는 것이 좋다. 처음 한두 차례 세션 동안은 덜 치료하는 것이 좋다. 아픈 겨드랑이는 견딜 수가 없다. 이 포지션에서 부주의로 앞톱니근에 손톱으로 압력을 가할 수 있으니, 주의해야 한다.

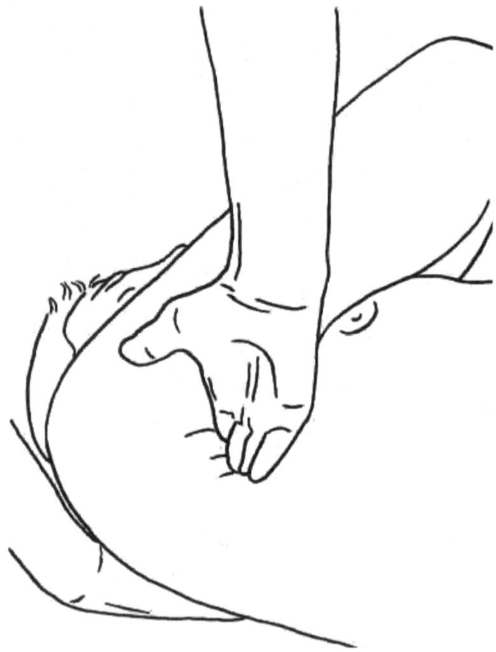

그림 11.12 어깨판과 갈비뼈들 사이의 홈으로 손가락을 넣어서 하는 어깨밑근의 마사지. 테이블 머리와 가까운 손으로 어깨뼈를 치료사 쪽으로 당긴다.

## *위팔두갈래근 (상완이두근), 위팔근 (상완근), 및 앞팔 폄근들*

*Biceps, Brachialis, and Forearm Extensor Muscles*

받힌 엄지 또는 편 주먹의 주먹결절들로 위팔두갈래근 통증유발점들을 찾아 치료하는데, 근육 각각의 머리를 분리해라. 가쪽 위관절융기의 바로 위와 위팔두갈래근의 바깥 가장자리의 밑에 있는 위팔근 통증유발점들을 찾고 치료하는 데에도 받힌 엄지가 쓰일 수 있다(그림 11.13). 팔꿈치에서 시작하는 3-4인치 부위를 찾아라. 이상적으로, 조직이 가기를 원하는 방향으로 그것을 움직이는 것이 최선인데, 이 경우에서 팔꿈치를 향한다. 대부분의 사람들은 단축되고, 팽팽한 두갈래근과 위팔근을 갖고 있다.

당신의 같은 쪽 앞팔로 폄근들을 마사지한다(그림 11.14). 겹쳐서 받힌 엄지 또한 각각의 통증유발점들 치료에 훌륭한 도구가 된다. 같은 방법을 굽힘근에서도 사용한다(그림 11.38). 팔꿈치 주름의 대략 1인치 아래에서 노뼈 머리 주

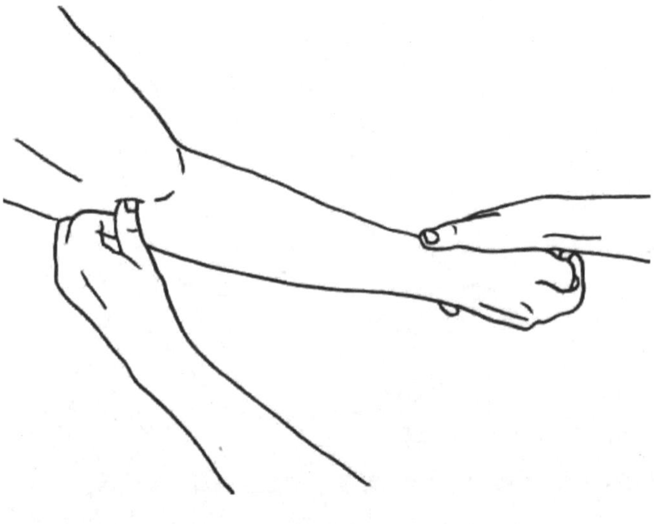

그림 11.13 위팔근: 받힌 엄지로 위팔두갈래근 가장자리 밑, 팔꿈치 주름 바로 위를 마사지

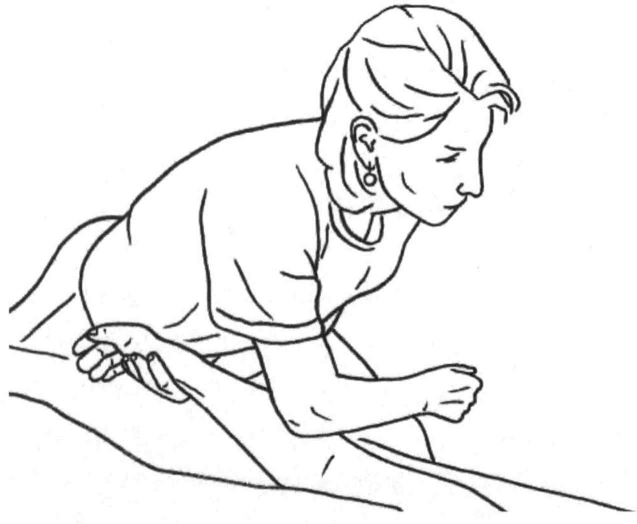

그림 11.14 자뼈의 날로 팔꿈치를 향하는 스트로크를 만드는 폄근 마사지. 맞댄 받힌 엄지도 좋다.

위의 모든 곳에 특별한 탐색을 하는데, 긴노쪽손목폄근, 뒤침근 및 위팔노근들의 통증유발점들을 찾아라. 치료할 때, 탐색을 용이하게 하기 위해서, 다른 손으로 앞팔을 위 아래로 뒤집으면서 한다. 짧은노쪽손목폄근은 팔꿈치에서 약 3인치 아래 노뼈에 있다. 손가락폄근은 팔의 뒷면에서 찾기가 가장 쉽다. 앞팔의 해부학을 공부해라. 당신은 이 근육들 각각을 발견하고 치료할 수 있는 능력에 목표를 두어야 한다. 고객에게 각 근육을 차례로 수축시키라고 요청해서 그것을 분리 수축으로 찾아라.

손목 바로 몸쪽 뒷면과 옆면에 잇는 긴엄지근육들 안의 아픈 통증유발점들을 손가락을 사용해서 찾아라. 엄지 뿌리쪽 근육들은 받힌 엄지로 치료할 수 있다(그림에 없음). 첫 번째 손등 뼈사이근 역시 받힌 엄지로 치료해라 (그림 11.15). 다른 뼈사이근들은 종종 탐색될 수 있지만, 그러나 환자 자신이 받힌 엄지 끝 또는 빨래집게-고무 도구로 자가치료를 하게 남겨두는 것이 최선이다(그림 6.48)

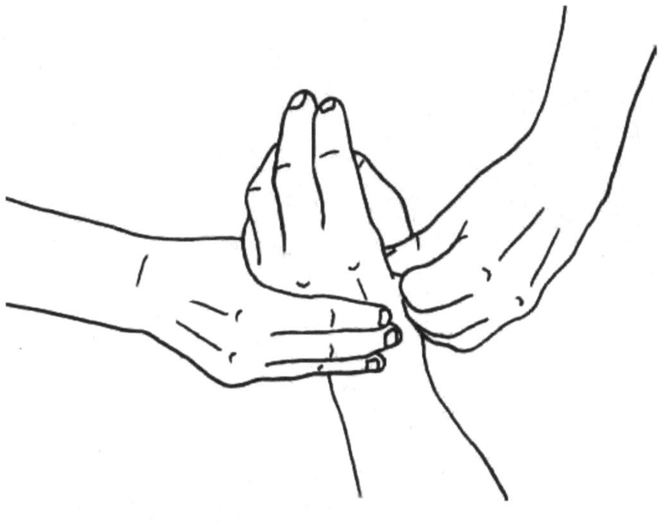

그림 11.15 받힌 엄지로 손허리뼈에 대고 스트로크를 하는 손등 쪽 첫 번째 뼈사이근 마사지

## *목빗근 (흉쇄유돌근)* *Sternocleidomastoid (SCM)*

테이블 머리쪽에서 약간 옆으로 앉아서, 손으로 고객의 두개골과 목 뒤를 당신 손으로 부드럽게 잡아라. 가급적 머리를 중립으로 유지하고, 엄지와 손가락으로 주무르면서 목빗근 통증유발점들을 치료한다(그림 11.16). 이 근육의 복장가지와 빗장가지는 그것들 사이에 있는 작은 홈을 만져서 구분한다. 빗장가지가 복장가지보다 더 뒤라기 보다는 더 깊이 있다고 생각하는 것이 도움이 된다. 각 가지는 고객의 손가락 지름 정도가 된다. 빗장가지를 찾으려면, 목 옆의 연부조직 모두를 손으로 잡아 당겨 쥐어야만 한다. 고객에게 머리를 반대쪽으로 돌려 근육을 수축시키라고 시킨다. 귀 바로 아래에서부터 시작해서, 근육의 전장을 따라 천천히 찾는데, 양 가지에 있는 통증유발점들을 치료한다. 손가락이나 엄지의 끝보다 편평한 패드를 이용한다. 치료 스트로크는 짧고, 반복된, 젖을 짜는 스트로크야만 된다. 그 근육을 잡기가 힘들 경우, 그것이 손가락에서 미끄러져 나가게 약간 놓아라. 목빗근의 컨트롤을 보다 좋게 하기 위하여는 로션을 바르지 않고 치료 한다.

근육이 긴장되어 뻣뻣하다면, 빗장가지를 쥐기가 매우 어려운데, 특이 두 개의 가지가 갈라지는 목의 아래쪽에서다. 팽팽한 목빗근의 치료를 쉽게 만들려면, 목을 같은쪽으로 약간 기울어지게 해서 느슨하게 만든다. 근육들에 외상이 없었다면, 어떠한 통증은 통증유발점들의 적응증으로 간주될 수 있다. 건강한 목빗근은 쥐어짜도 아프지 않다.

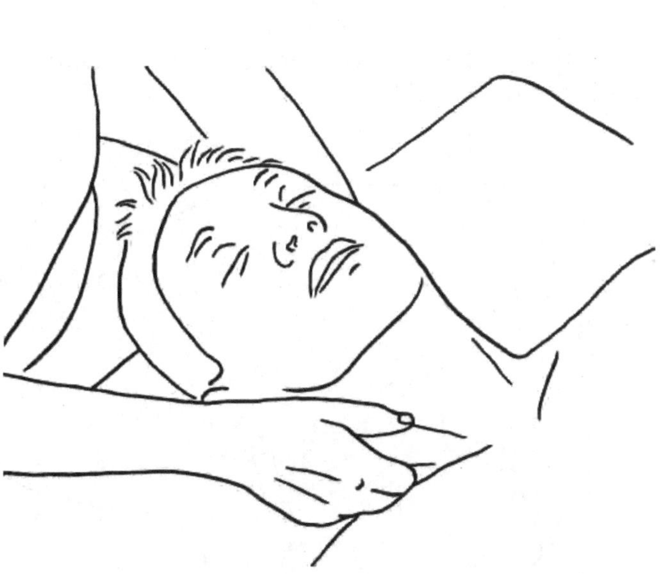

그림 11.16 엄지와 집게로 주무르는 목빗근 마사지. 섬유들을 따라서 스트로크를 한다.

목빗근과 목갈비근을 서술한 대로 치료한다면, 부주의로 목동맥들을 다치게 할 위험이 거의 없다. 그러나, 목동맥이 정확히 어디에 있는지를 알아야 한다. 턱 선 바로 아래에서 박동을 느껴보아라. 목 옆을 아무리 넓게 잡더라도, 목동맥을 꼬집을 수 없다. 그러나 그 법칙을 믿지 말아라; 당신의 손가락을 믿어라. 박동을 느낄 경우, 그것을 피해서 옮겨라. 불행하게도 아주 많은 치료사들이 겁을 먹고서 목 앞을 피해왔었다. 그것은 치료하기 매우 중요한 부위다. 당신의 신뢰와 이해는 자가-치료를 숙달함으로써 크게 개선될 것이다. 당신의 실험실을 사용해라: 당신 자신의 몸.

당신의 신뢰와 이해는 자가-치료를 숙달함으로써 크게 개선될 것이다. 당신의 실험실을 사용해라: 당신 자신의 몸.

## 목갈비근 (사각근) *Scalenes*

목갈비근들을 효과적으로 치료하기 위해서, 목빗근에 대비한 그것들의 위치를 명백하게 머릿속에 그려야만 한다. 전방목갈비근은 치료하기가 가장 어려운데, 그것의 전체가 목빗근에 의하여 감춰져 있기 때문이다. 테이블 꼭대기 구석에 앉아서, 손바닥을 위로 해서 목빗근을 주물러라. 목빗근 뒤에 있는 당신의 손가락 끝들은 중간목갈비근에 있을 것이다. 목빗근을 놓고 손바닥이 밑을 보게 손을 뒤집어라. 손가락 두 개로, 섬유를 따라 목 옆을 죽 내려가서 빗장뼈 중간까지 가라. 스트로크를 반복하면서, 압통 부위들을 찾아라. 전방목갈비근을 치료하려면, 집는 그립으로 다시 목빗근을 잡은 다음, 그것을 놓고 손바닥이 밑을 보게 손을 돌린다. 집게와 중지의 손가락 등쪽으로 목빗근을 기도 쪽으로 꽉 밀어라 (그림 11.17). 올바른 포지션에서, 손가락들의 일부가 목빗근에 의하여 가리워진다.

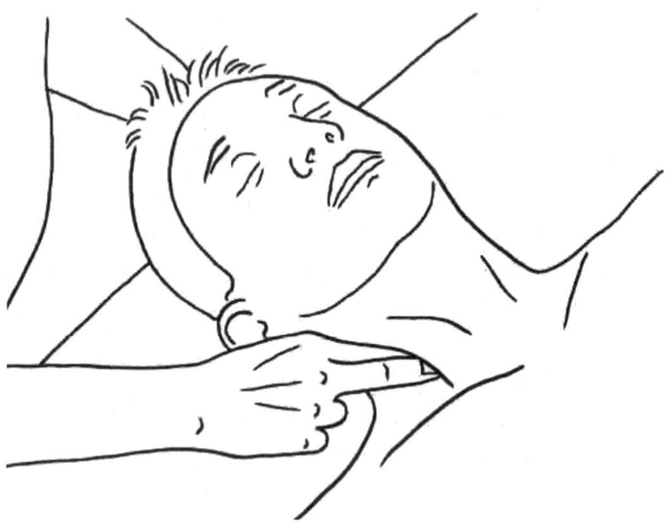

그림 11.17 전방목갈비근 마사지. 목빗근 밑에서 그것을 기도 쪽으로 밀고 두 손가락으로 한다.

전방목갈비근을 테이블 쪽인 밑으로 밀어, 목척추뼈에 대고, 그것의 전체 길이를 따라 빗장뼈까지 죽 내려가면서 찾아라. 손가락 밑에 있는 단단한 구조가 척추 기둥이라는 것을 생각하면 재미있다. 우리는 뼈들이 오로지 목 뒤에 있다고 생각하는 경향이 있다. 전방목갈비근을 첫 번째 갈비뼈에 있는 그것의 부착까지 죽 내려가면서 치료해라. 빗장뼈에 있는 목빗근 부착은 당신 손가락 바로 안쪽에 있을 것이다.

목갈비근 마사지는 종종 고객에게 특수한 연관통 또는 마비 양상을 다시 만들게 한다. 또한 목갈비근 통증유발점들을 누르면 신경을 누르는 듯한 기분 나쁜 전기가 오는 느낌을 만들 수 있다. 이것은 통증유발점들이 없어지면 나타나지 않는다. 더 나아가, 만약 불행하게 조여진 신경을 누르고 있을 경우, 그 감각은 통증 척도에서 0에서 10으로 치솟을 것이다. 명백히, 이것은 신경에 대한 압박이 풀어질 때까지 피해야 할 부위일 것이다.

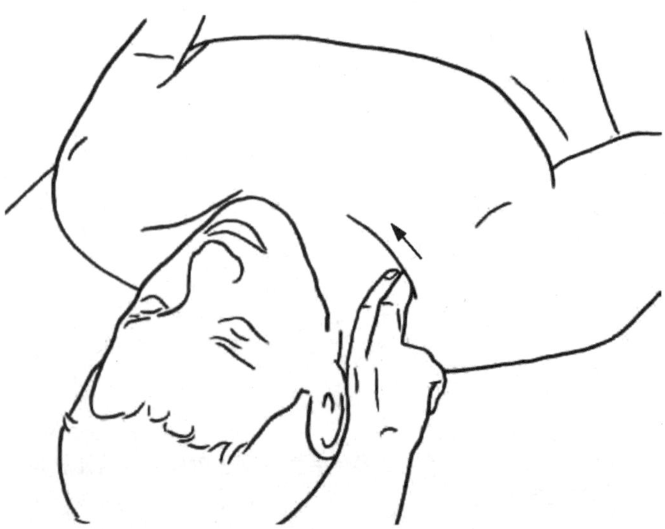

그림 11.18 후방목갈비근 마사지. 중지로 고객의 발 쪽으로 밀면서 빗장뼈 꼭대기를 따라서 스트로크

후방목갈비근은 어깨 꼭대기 부위에서 빗장뼈가 등세모근의 두꺼운 롤과 만나 이루는 각의 빗장뼈 바로 위에서 발견된다. 치료 스트로크를 위한 압력은 고객의 발을 향해야 한다. 빗장뼈 꼭대기를 따라 목 쪽으로 중지로 짧

은 스트로크를 한다(그림 11.18). 가슴으로 숨을 깊게 들이마시면, 후방목갈비근이 수축되고 첫 번째 갈비가 손가락에 올라와 닿는 것을 느낄 수가 있다.

전방 또는 안쪽 목갈비근의 위치가 불확실하다면, 코를 통해서 반복적으로 콧바람을 짧고 시차를 두고 내게 하면서 그것들을 촉진해라. 이것이 목갈비근들을 보다 강하게 수축을 시켜서 보다 명백히 그것들을 느낄 수 있다.

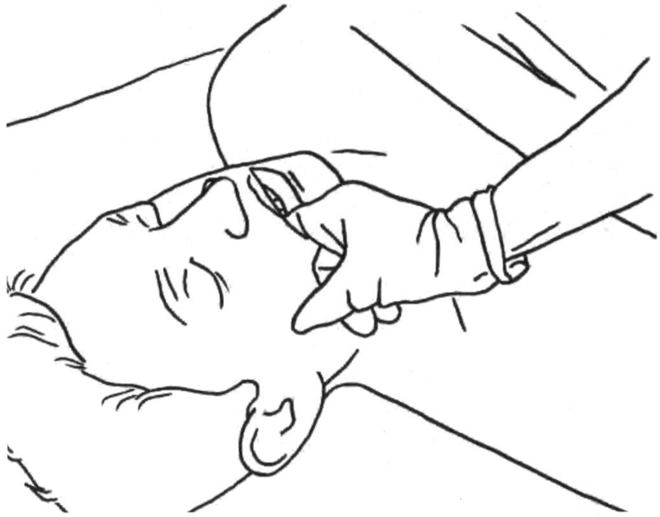

그림 11.19 엄지와 집게 사이로 깨물근 마사지

### *깨물근 (교근)과 날개근 (익상근)*
*Masseter and Pterygoid Muscles*

테이블 머리에 앉아서, 안쪽날개근 통증유발점들을 손가락 또는 엄지를 턱의 각 바로 앞인, 아래턱 안쪽에 대고 마사지 해라. 이것은 자가치료 방법과 매우 유사하다(그림 4.44).

팔꿈치 쪽에 서서, 테이블 머리를 마주 보고, 깨물근 통증유발점들의 치료는 간단하다. 글로브를 낀 집게를 고객의 뺨 안에 넣는다. 엄지와 집게 사이로 근육을 주무르면서 통증유발점들을 찾는다(그림 11.19). 근육 수축을 느끼기 위해서 고객에게 꽉 물라고 시킨다.

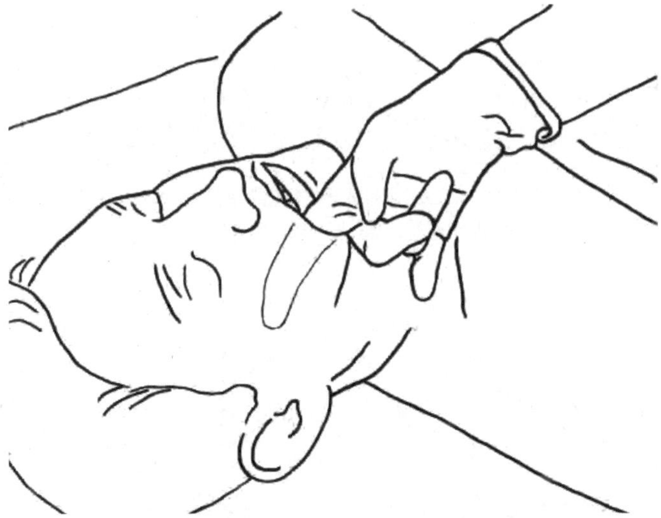

그림 11.20 집게로 가쪽날개근 마사지. 위 잇몸의 바깥쪽을 따라 쭉 뒤로 들어간 다음, 위쪽으로 눌러 작게 파내듯이 앞쪽으로 스트로크를 한다.

입안에 머문 채로, 위 잇몸 위쪽 뒤의 작은 포켓 안에 있는 가쪽날개근 아래쪽 경계를 치료한다(그림 11.20). 나는 이곳을 땅콩버터 주머니라고 생각한다. 그것의 크기는 집게 끝 정도이다. 머리 꼭대기를 향해서 위쪽으로 누르고, 얼굴의 앞을 향해서 앞쪽으로 스트로크를 한다. 이 스트로크의 길이는 오직 약 1/4 인치이다. 가쪽날개근이 문제가 있을 때에는, 손가락을 아주 살짝 눌러도 참을 수 없을 정도로 아프다. 고객의 표정을 살피고 매우 조심스럽게 치료한다. 고객에게 손가락으로 통증 척도를 표시하라고 한다. 또한 이 근육을 바깥쪽에서 치료하는 것도 좋다. 그림 4.47에서처럼 작은 종이컵을 입으로 물게 한다. 귓구멍 약 일 인치 앞에 있는 얕게 움푹 파인 곳을 찾아라. 이 파인 곳에서, 다른 손으로 머리를 받히고 있으면서, 위와 앞쪽으로 스트로크를 한다. 당신의 나라의 법규가 구강 내의 마사지를 금한다면, 간단히 고객에게 자가치료법을 가르쳐 준다.

## 엎드려 누운 고객의 치료 *Treating the Client Prone*

몸 앞면을 먼저 치료하는 것이 자주 추천되는데, 엎드려 누워서 시작하는 것이 선호되는 때가 있다. 고객의 편암함 또는 선호도, 이전 몸 전면 치료의 성공, 또는 시간 제한들이 이유가 될 수 있다. 어떤 방법이든지-엎드리거나, 등을 댄- 상부 등세모근으로 치료를 시작하는 것이 유용하다. 그 이유는 이 근육에 있는 통증유발점들은 아주 흔해서, 통증 척도를 소개하고 전반적 민감성을 확인하기 위한 좋은 부위이기 때문이다.

## 등세모근 (승모근) Trapezius

**상부 등세모근.** 엄지와 집게로 목의 꺾인 부위에 있는 등세모근의 롤(roll) 안에 있는 #1 통증유발점을 마사지한다(그림 11.21). 4장에서 서술한 바와 같이, 이 통증유발점은 피부 바로 밑에서 종종 뜨게 바늘보다 굵지 않은 근육의 띠 안에 있다. 이 작은 근육은 잡기가 어려우므로, 손가락들을 반복적으로 미끄러뜨리게 해라.

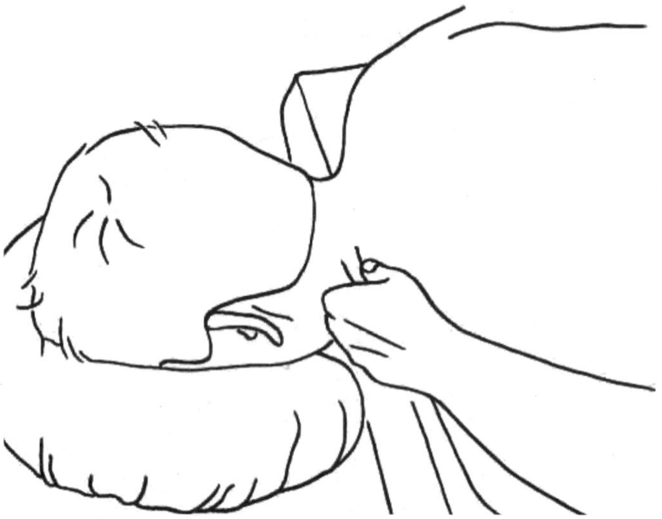

그림 11.21 엄지와 손가락으로 등세모근 #1을 주무른다. 목이 몸과 만나는 곳인 바로 구석에서 근육 띠를 느껴라.

등세모근 #2 통증유발점의 치료는, 테이블 머리를 마주보고 고객의 팔꿈치 부위에 선다(그림 11.22). 두 손을 함께 써서 가까운 쪽의 근육을 마사지 하는데, 그림처럼 손가락으로는 아래를, 엄지로는 위를 잡고 한다. 이 자세가 불편하다면 테이블의 머리 쪽으로 자리를 옮겨서, 손바닥이 위를 향하게 다시 잡는다. 두 자세 모두에서, 목의 각진 부위에서 어깨 바깥쪽으로 양 중지로 근섬유를 따라서 스트로크 한다. 근섬유를 가로질러 마사지하는 것도 좋다. 이 두꺼운 근육 롤에 두 개의 통증유발점들이 있다는 것을 염두에 두어라; 하나는 중앙부에 다른 것은 1-2인치 바깥 어깨 쪽으로 떨어져 있다. 가쪽 통증유발점은 어깨뼈가시와 빗장뼈가 만나는 곳인 구석 바로 안쪽에서 발견된다. 등세모근의 커다란 롤의 앞을 잡는 것이 이 두 점들을 찾는데 매우 중요하다. 앞에서 등세모근의 커다란 롤 바로 아래를 중지로 누르고 있으면서, 뒤에서 엄지와 만나게 해서 이 가쪽 점을 눌러라. 중지로 가쪽으로 스트로크를 해라.

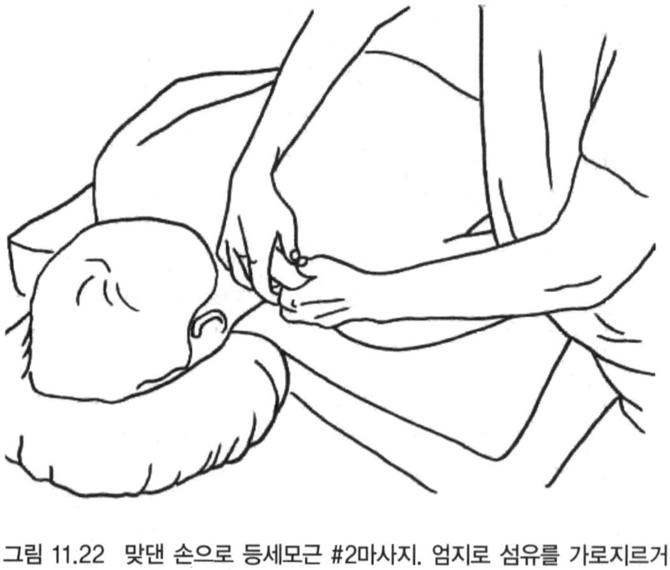

그림 11.22 맞댄 손으로 등세모근 #2마사지. 엄지로 섬유를 가로지르거나 길이대로 가쪽으로 스트로크를 한다.

**하부 등세모근.** 테이블의 위쪽 구석에 자리를 잡은 다음, 어깨뼈의 아래각과 위각을 찾아라. 등세모근 #3 통증유발점은 이 두 뼈 경계 중간쯤에 있는데, 거기서 등세모근의 아래쪽 가장자리가 어깨뼈의 안쪽 가장자리를 넘어간다. 이 근육의 아래 가장자리는 안쪽 경계를 따라 손가락으로 문지를 때 과속 방지 턱처럼 느껴진다. 한 엄지를 그것의 아래 가장자리의 바로 아래, 어깨뼈에서 바로 옆

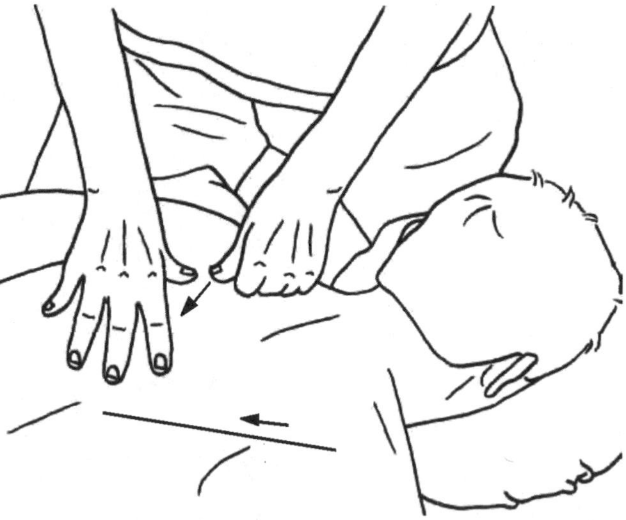

그림 11.23 다른 엄지로 근육의 아래 경계를 움직이지 않게 하고 받힌 엄지로 등세모근 #3 마사지

에 대서, 그 근육을 움직이지 않게 한다(그림 11.23). 다른 엄지를 사용해서, 근육의 가장자리를 따라서 스트로크를 하는데, 12번 흉추 쪽으로 사선 방향으로 향한다. 그림에서는, 치료사가 왼쪽 받힌 엄지로 마사지하고, 오른 엄지는 근육을 잡고 있다. 고객 등 우측에 그려진 긴 사선은 그 쪽의 아래쪽 등세모근의 아래 가장자리를 뜻한다. 하부 등세모근 통증유발점들은 일차 통증유발점인 것을 기억해라. 그것들은 상부 등세모근과 뒷목을 계속 활성화 시켜서, 목 통증과 두통을 없애기 어렵게 만든다.

## 어깨올림근 (견갑거근)과 목널판근 (경판상근) Levator Scapulae and Splenius Cervicis

목의 기저부에서부터 어깨뼈 위각까지 어깨올림근을 추적해 보아라. 이것은 고객의 체격에 따라 거의 2~3인치 길이다. 어깨올림근이 등세모근의 밑으로 갈 때, 상부 등세모근의 두꺼운 롤과 "X"자를 만드는 것을 주목해라. 어깨올림근의 아래 통증유발점의 치료는, 맞대서 받힌 엄지를 사용한다(그림 11.24). 등세모근의 앞면 밑을 엄지로 파서, 어깨뼈의 위각을 느끼고, 그 외형 주위를 모두를 스트로크 한다. 손을 편안히 하게 하려면, 팔꿈치를 당신 엉덩관절 옆에 대고 앞으로 스트로크 안으로 몸을 기울여서 체중으로 압력을 준다. 더욱 민감한 고객을 위해서, 엄지 또는 받힌 손가락으로 등세모근의 밑이 아닌 그것을 통과하여 치료한다. 받힌 손가락을 쓰려면, 고객의 발꿈치 쪽에 서서 스트로크를 당신 쪽으로 한다(이것의 손 포지션은 그림 11.33에 있다). 아래쪽 목널판근 통증유발점을 찾으려면, 등세모근 밑을, T2를 목표로, 위로 파면서, 밑에 있는 뼈로 눌러라.

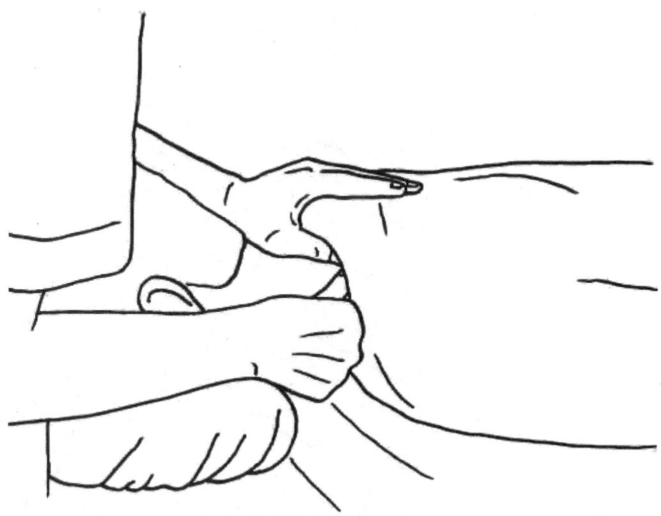

그림 11.24 어깨올림근 #1 통증유발점 마사지; 상부 등세모근의 앞쪽 가장자리 밑에서 접근한다.

테이블의 머리를 마주 보고, 고객의 팔꿈치 쪽에 선다. 어깨올림근 중간 통증유발점은, 받힌 엄지 하나로 목 옆에서 제일 아래에 있는 6번 경추의 가로돌기 끝에 대고 근육을 스트로크 한다(그림 11.25). 위쪽 목널판근 통증유발점은 목 옆 위로 중간쯤에 있는데, 목빗근의 바로 뒤, T3 가로돌기에 있다.

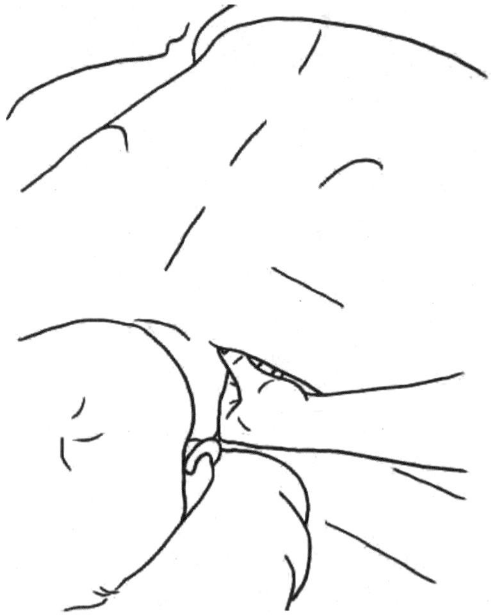

그림 11.25 어깨올림근 #2 통증유발점 마사지; 6,7번 경추의 가로돌기에 대고 받힌 엄지로 한다.

## 뒷목 *Posterior Neck*

두 손으로 목을 주물러서 따듯하게 이완을 시킨다. 그런 후, 가시돌기 바로 옆에서 시작하는데, 목 뿌리부터 뒤통수까지, 그리고 머리를 받힌 손가락이나 맞댄 엄지로 스트로크를 한다(그림 11.26과 11.27). 받힌 손가락으로는 당신 쪽으로 잡아 당기며, 맞댄 엄지는 밀어 낸다. 목의 전체 뒤와 옆을 찾으면서, 머리뼈 쪽으로 여러 번 느리고, 평행인 스트로크를 한다. 몸을 단지 앞 뒤가 아닌 3차원적으로 생각해라. 4장에서 제공된 자세한 설명을 따라서, 모든 목 뒤 근육들을 찾아서 위치를 집어 낼 수 있도록 하여라; 머리널판근, 목널판근, 반가시근, 깊은척추근, 및 뒤통수밑근 들이다. 뒷목은 복잡하다. 느리고 세밀한 탐색 스트로크를 해라. 당신 자신의 목을 치료하는 기술들이 더해질수록, 고객 목의 해부학을 더 잘 이해할 수 있다는 것을 기억하라. 뒤통수밑삼각형으로 깊은 압력을 피해라. 자세한 설명은 4장에 있는 "뒤통수밑근들"을 읽어라.

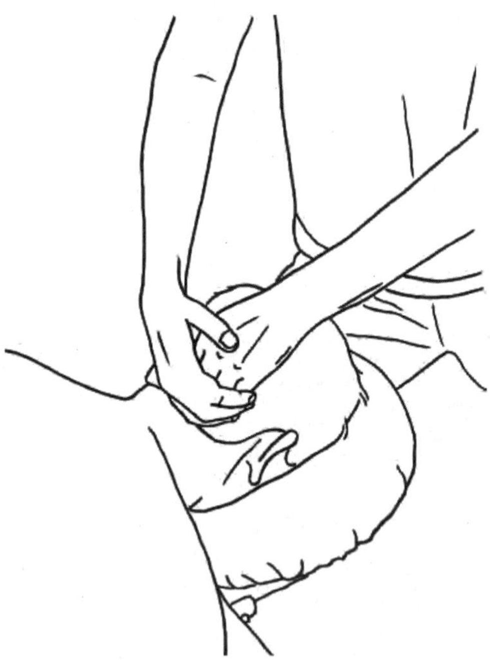

그림 11.26 받힌 손가락으로 목의 뿌리부터 뒤통수까지 목 뒤를 마사지 한다.

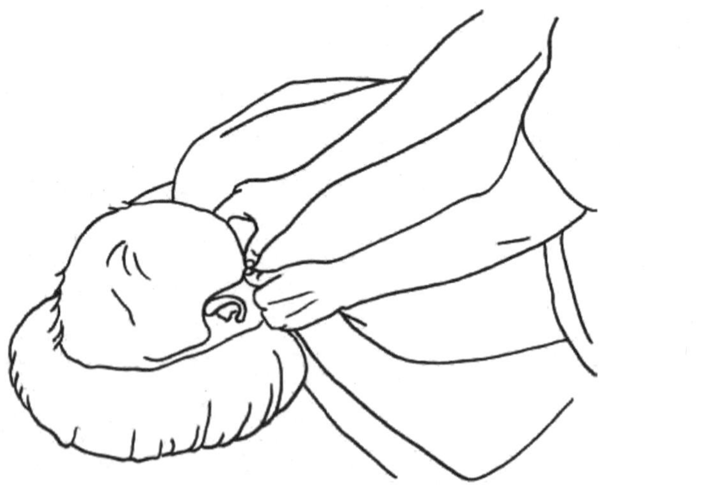

그림 11.27 맞댄 엄지로 뒤통수를 향하는 목 뒤 마사지 (뒤통수밑삼각형으로 깊은 압력을 피해라)

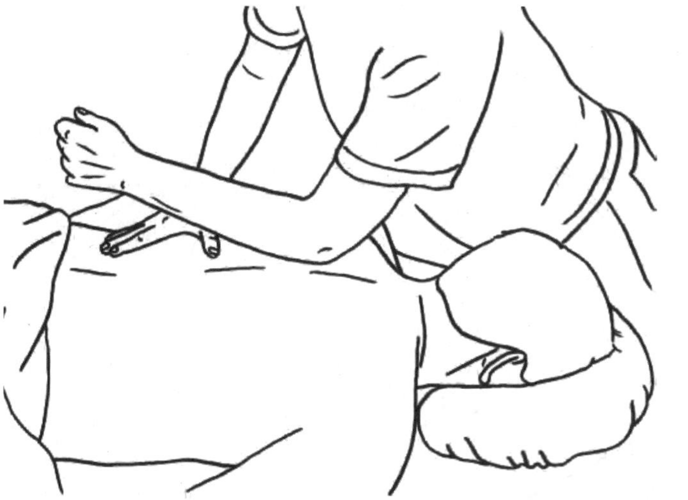

그림 11.28 팔꿈치 또는 자뼈의 날로 얕은척추근을 마사지. 반대 손의 엄지가 팔꿈치가 가시돌기들을 벗어나지 않게 안내자의 역할을 한다.

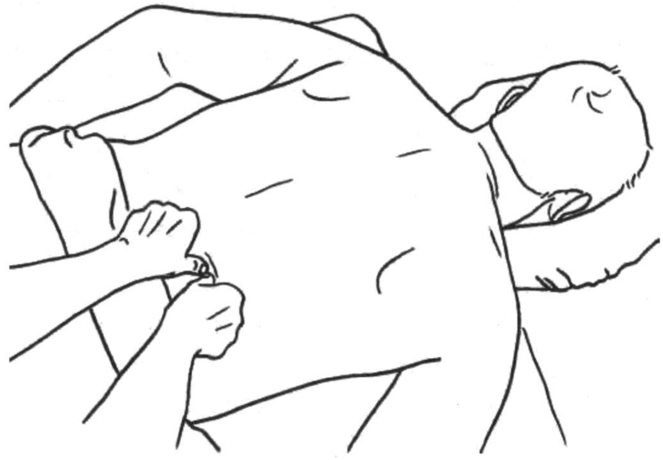

그림 11.29 맞대서 받힌 엄지로 아래 갈비뼈에 대고 위로 스트로크를 하는 엉덩갈비근 마사지

## 얕은 척추 근육들 *Superficial Spinal Muscles*

받힌 손가락, 손의 꿈치(heel), 주먹결절들 및 앞팔이 얕은 척추근들 통증유발점들을 치료하는데 서로 바꿔가면서 사용될 수 있다. 중간 등세모근과 마름근 통증유발점들 또한 이들 도구로 치료된다. 앞팔과 팔꿈치를 사용할 때는, 척추뼈의 가시돌기를 누르지 말아라. 그림에서 치료사의 오른 엄지가 척추 기둥을 따라 잡고 있고 앞팔을 안내 한다(그림 11.28). 등을 따라서, 목의 뿌리에서 골반까지, 길고 평행인 일련의 스트로크로 예비 치료를 하며, 그 후에 엉덩뼈의 꼭대기를 따라 가쪽 스트로크를 한다. 같은 선을 따라 보다 천천히 깊은 압력을 가하면서 통증유발점들을 찾기 시작한다.

가장긴근과 엉덩갈비근의 아래 부분에 있는 통증유발점들의 치료는, 받힌 손가락 또는 받힌 엄지를 맞대고 제일 아래쪽 갈비뼈에 대고 위쪽으로 스트로크를 한다(그림 11.29). 가장긴근은 두껍고, 로프 같은 근육으로 가시돌기 옆에 있으며, 엉덩갈비근은 그것들에서 약 2~4인치 쯤에 있다. 위로 2 또는 3인치 스트로크를 계속하면서 모든 4개의 통증유발점들을 찾아라.

## 깊은 척추 근육들 *Deep Spinal Muscles*

척추를 따라있는 깊은 뭇갈래근과 돌림근들의 통증유발점들의 치료에는 받힌 엄지를 맞대고 치료하는 것이 상당히 좋다(그림 11.30). 얕은 척추근육들에서 찾은 통증유발점들이 있는 곳과 같은 척추 레벨에서 깊은 척추 근육들의 팽팽하고 아픈 사선 섬유들을 찾기가 쉽다.

등을 따라 찾아 내려가는데, 7번 경추의 바로 아래에서부터 시작한다. 몸 건너로 팔을 뻗어 양 엄지를 가시돌기와 가로돌기 사이에 있는 좁은 홈인, 판구(lamina groove) 안으로 밀어 넣는다. 양 엄지를 몸에서 멀어지게 작게 파내는 스트로크를 한다(엄지들을 함께 또는 번갈아서 치료할 수 있다). 이

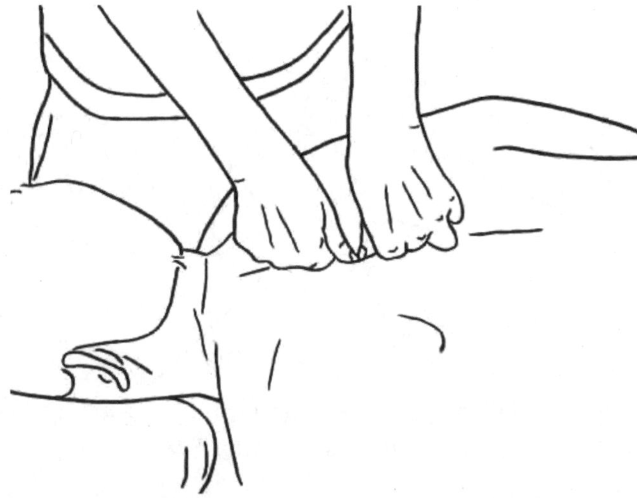

그림 11.30 받힌 엄지를 맞대어 몸을 가로질러 치료하는 깊은척추근의 마사지; 척추뼈의 가시돌기와 가로돌기 사이의 좁은 홈 안을 치료한다.

스트로크는 극도로 짧으며, 등가시근(흉극근)의 섬유들을 넘지 않아야 하는데, 왜냐하면 치료가 고객에게 너무 자극을 주어서 심지어는 경련을 일으킬 수도 있기 때문이다. 가시근(spinalis)의 느낌은 흉곽부에서 강한 수직 밴드와 같은데, 가시돌기에 의하여 1/2인치를 넘지 않게 갈라진다. 가시근 통증유발점들을 섬유를 따르는 스트로크로 치료한다.

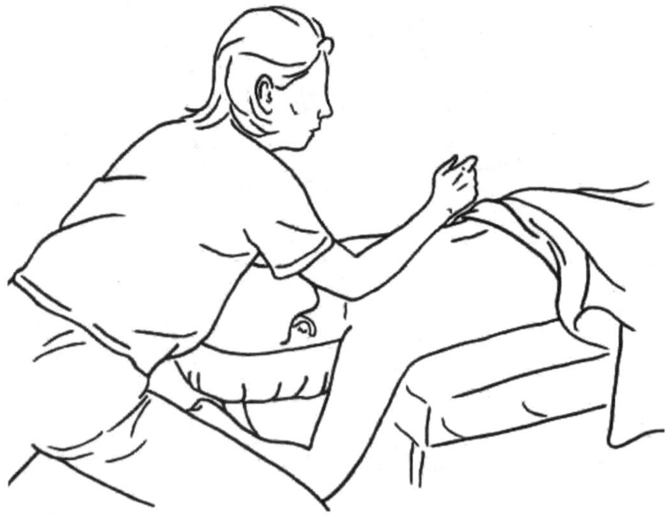

그림 11.31 자뼈의 날로 하는 위뒤톱니근의 마사지. 치료사는 고객의 왼손을 잡고 몸을 가로질러 팔을 잡아당겨서 어깨판이 길을 비켜주게 만든다.

## *위뒤톱니근 (상후거근)*

*Serratus Posterior Superior*

위뒤톱니근의 통증유발점들에 접근하려면 어깨뼈를 한쪽으로 비키게 하여야 한다. 고객의 왼팔이 마사지 테이블 위에 매달린 것을 보아라 (그림 11.31). 머리 받침대 밑으로, 치료사는 고객의 손목을 반대편으로 잡아 당기는데, 그것이 어깨뼈를 척추에서 보다 멀어지게 만든다. 그 팔을 얼굴 받침대로 밀지 말아라. 어깨뼈 안쪽의 경계부 바로 옆에서 통증유발점들을 찾아라. 여기서 부드러운 앞팔 또는 받힌 엄지가 사용하기 좋은 도구이다. 다른 방법으로는, 위를 보고 누운 자세에서 위뒤톱니근을 치료할 수 있는데, 고객의 손을 그의 반대 어깨에 대고 있게 해라, "어깨밑근" 항목에서 서술한 것과 같다.

## *가시위근 (극상근)* *Supraspinatus*

가시위근의 통증유발점들은 테이블의 머리 쪽에서 받힌 엄지를 맞대고 치료한다(그림 11.32) 손목을 펴서, 앞으로 기대며, 체중으로 압력을 가한다. 어깨뼈의 위각과 가시 사이의 작은 삼각형 공간을 목표로 한다.

이 깊숙한 중앙 통증유발점을 치료하려면 어깨 바깥쪽으로 짧은 스트로크를 사용하며, 다시 조금 바깥쪽으로 움직여서 어깨봉우리 밑으로 들어가는 근육으로 옮겨가라. 만약 이 바깥쪽 통증유발점이 있다면, 그것의 느낌은 매우 민감해서, 상처와 같은 느낌일 것이다. 이 근육의 부분을 조금 더 부드럽게 치료해라.

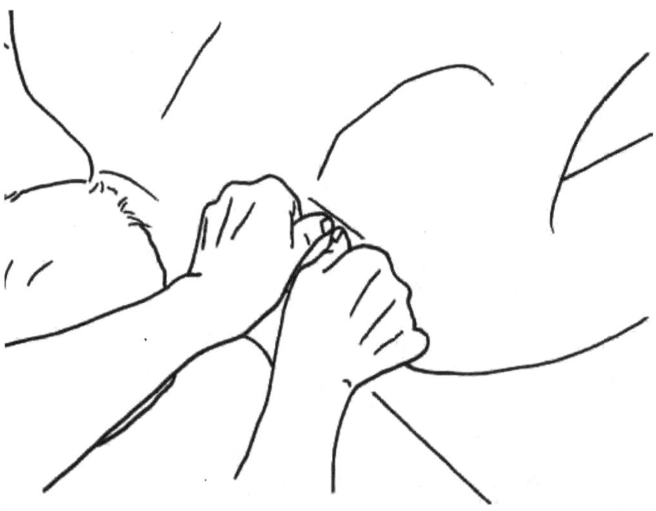

그림 11.32 받힌 엄지를 맞대서 가시위근 마사지. 양 손톱을 마주보게 하여 어깨판 가시를 따라 가쪽으로 스트로크를 한다.

## 가시아래근 (극하근)과 작은원근 (소원근)

*Infraspinatus and Teres Minor*

가시아래근의 치료는 받힌 손가락이나 받힌 엄지를 맞대고 한다(그림 11.33). 가시아래근 통증유발점들은 어깨뼈가시 아래, 안쪽과 가쪽 모서리 사이의 여러 곳에서 있을 수 있다. 제일 가쪽에 있는 통증유발점은 그 근육의 바깥 가장자리에 있다. 이 근육 밴드는 어깨뼈 가쪽 가장자리와 대략 일 인치 안쪽에서 평행하게 달린다. 가시아래근은 통증유발점들이 "깨어나서" 매우 아프다는 익숙한 감각을 만들어내기 까지 수 차례의 깊은 스트로크를 필요로 한다. 그림에서 치료사는 힘을 주기 위하여 몸무게를 사용하며, 목과 척추를 똑바로 한 좋은 인체역학을 보여 주는 것에 주목하라.

작은원근에서도 받힌 손가락을 쓰는데, 어깨뼈의 가쪽 경계를 따라 찾으며, 겨드랑이 주름의 약 1인치 위다. 이 근육은 대략 집게의 크기와 굵기다. 그것이 팽팽해지면, 위팔뼈의 머리 쪽으로 가쪽 경계에서 그것이 높게 가로지르는 것을 느낄 수 있다.

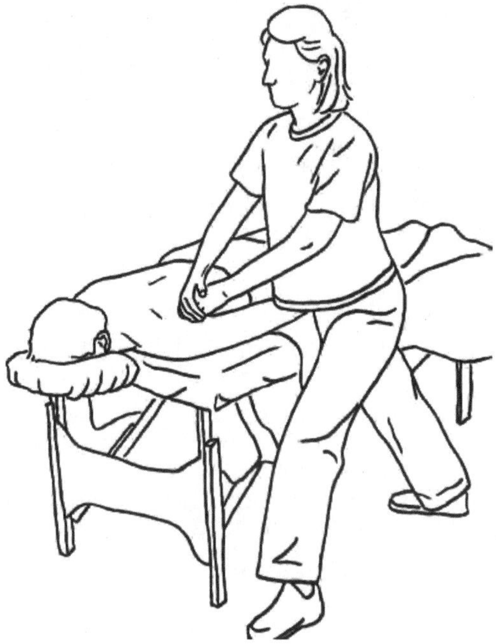

그림 11.33 가시아래근과 작은원근: 오른손의 가장자리를 몸 위에 대고 왼손의 손가락 끝을 움직이는데 주로 오른손을 쓰도록 한다. 왼손의 긴장을 풀고 그 도구와 함께 피부를 움직인다.

## 넓은등근 (광배근)과 큰원근 (대원근) *Latissimus Dorsi and Teres Major*

넓은등근과 큰원근은 몸의 반대쪽에서 팔을 뻗어서, 손가락과 엄지로 주물러서 치료를 한다(그림 11.34). 두 근육의 구분은 그들 사이에 좁은 홈으로 한다. 큰원근은 더 두껍고 깊숙이 있다. 각 점을 독립적으로 치료해라. 큰원근은 또한 뼈에 대고 받힌 손가락으로 눌러질 수 있는데, 어깨뼈 가쪽 경계의 반 정도 밑에 있다(그림에 없음). 넓은등근 하단부의 바깥쪽 가장자리는 양 손으로 잡고 주물러서 치료할 수 있다(그림 11.35). 또한 당신과 가까운 쪽의 근육들을 받힌 손가락으로 할 수도 있다.

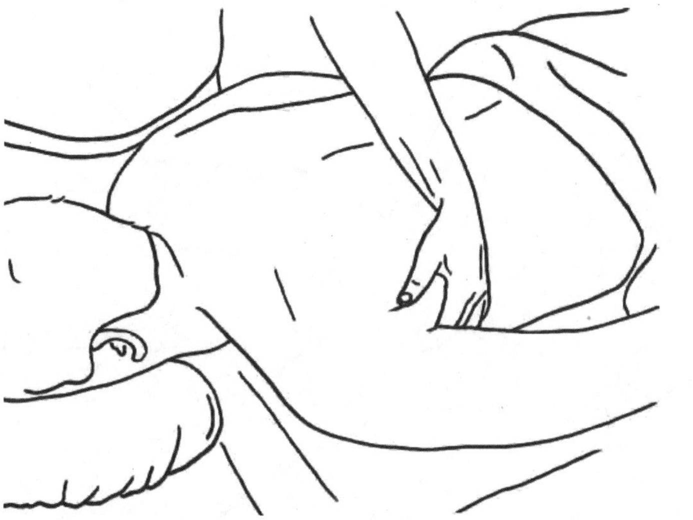

그림 11.34 몸의 반대쪽에서 손가락과 엄지 사이로 넓은등근과 큰원근을 주무른다. 이것을 테이블의 머리 쪽에서도 할 수 있다.

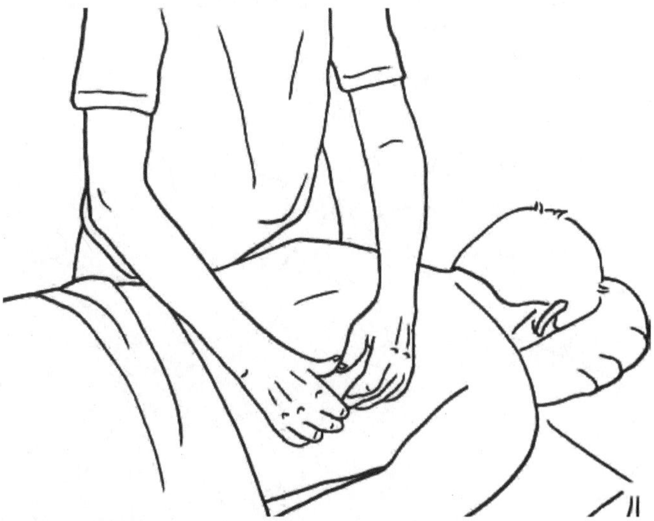

그림 11.35 몸의 반대쪽에서 양 손으로 넓은등근을 주물러서 넓은등근을 마사지 한다; 매우 특수한 짧은 스트로크를 한다.

## 앞톱니근 (전거근) Serratus Anterior

앞톱니근 통증유발점들의 치료는 받힌 손가락으로 몸을 가로질러 한다(그림 11.36). 다른 방법으로, 당신과 가까운 쪽에서 할 수도 있는데, 손바닥을 위로한 받힌 손가락을 사용한다. 앞톱니근의 주된 통증유발점은 겨드랑이에서 밑으로 한 손 폭 정도인 가장 두드러진 갈비뼈에 있다. 이 주된 통증유발점을 찾을 경우, 근육의 다른 복부들에 있는 통증유발점들을 찾기 위하여 갈비뼈들 전체 면을 살핀다.

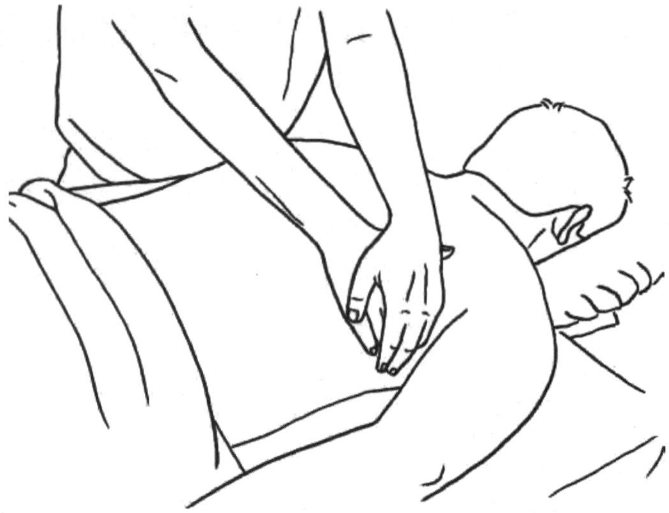

그림 11.36 덧댄 손으로 몸을 가로질러 앞톱니근마사지, 겨드랑이에서 대략 한 손 폭 아래쪽

## 어깨세모근, 위팔세갈래근 (상완삼두근) 및 앞팔 굽힘근들
*Deltoids, Triceps, and Forearm flexors*

우선 손바닥 꿈치로 어깨세모근을 마사지하여 따듯하게 한다. 그런 후 주먹을 핀 주먹결절 또는 받힌 엄지로 특정 통증유발점들에 사용한다(그림에 없음). 누르면 아픈 통증유발점들을 위해서 어떤 팽팽한 밴드를 찾아라. 어깨세모근 통증유발점들은 고객이 눕거나 엎드려서 치료할 수 있다. 위팔세갈래근의 치료는, 고객의 팔을 테이블 옆으로 떨어뜨리게 한다(그림 11.37). 받힌 엄지들을 서로를 겹치게 만든다. 이것은 당신의 손들을 조금 더 가깝게 만들어주며, 손가락 주먹결절들이 그 팔을 제 위치에 붙잡아 주게 한다. 이 도구로 다섯 개 모두의 통증유발점들을 치료할 수가 있다. 그림에는 없지만, 팔꿈치에 가까운 안쪽 통증유발점은 엄지와 손가락 사이로 주물러서 치료할 수도 있다.

앞팔 굽힘근(굴근)들의 마사지는, 고객의 팔이 손바닥이 위를 보도록 테이블에 위치 시킨다. 특정 통증유발점들의 치료를 두 개의 받힌 엄지로 한다(그림 11.38). 받힌 손가락 또는 앞팔을 부드럽게 쓰는 것도 유용한 방법이다. 안쪽 앞팔의 통증유발점들의 대부분은 팔꿈치 주름 바로 아래의 3-4인치 정도 뻗어간 달걀 모양 부위 안에 있을 것이다.

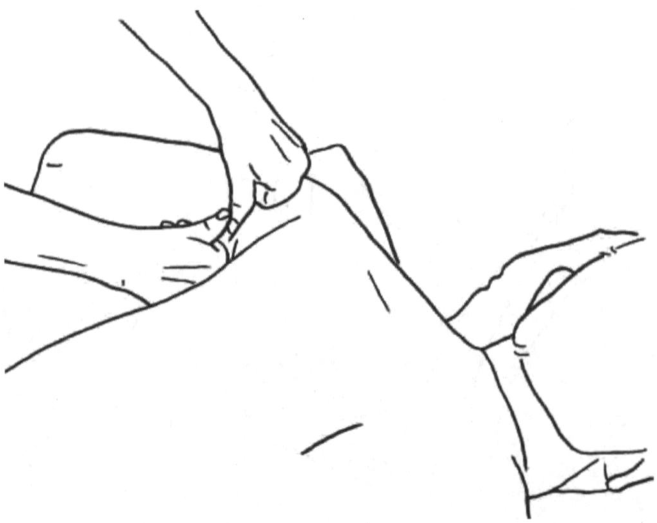

그림 11.37 겹쳐 맞대고 받힌 엄지들로 치료사로부터 멀리 스트로크 하는 위팔세갈래근(긴 머리) 마사지

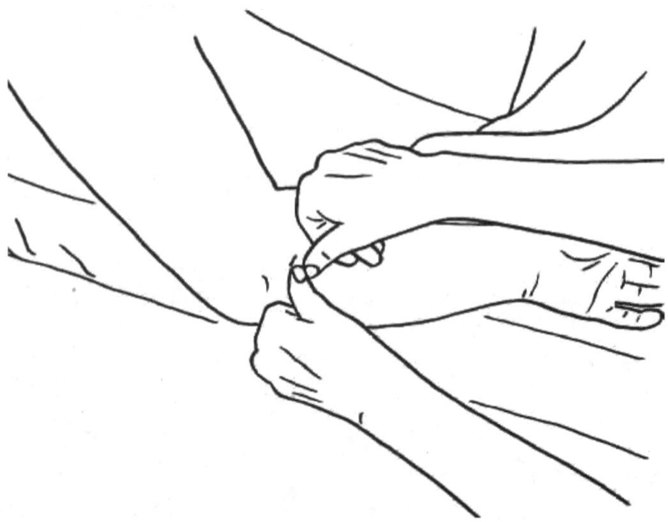

그림 11.38 겹쳐 맞대고 받힌 엄지들로 팔꿈치의 안쪽 위관절융기로 향하는 굽힘근 마사지 스트로크. 이것은 주먹을 펴고 주먹결절로 하거나 자뼈의 날로 할 수 있다.

분리수축을 사용해서 특정 근육들과 통증유발점들을 찾아라. 커다란 긴엄지굽힘근은 안쪽 앞팔의 중간 1/3을 차지한다는 것을 기억하라. 그것의 통증유발점들은 엄지 통증을 일으킬 뿐만 아니라, 마지막 엄지 관절의 걸림 또는 들러붙음(catching)의 원인이 된다. 당신이 예전에 배운 것과 모순이 되겠지만, 굽힘근들을 손 쪽으로 마사지하는 것이 최선책이다(Waslaski 2012). 대부분의 사람들은 단축되고, 팽팽한 굽힘근들을 갖고 있어서 늘려질 필요가 있다. 순환 문제 또는 부종이 없을 경우, 이것은 어떠한 문제를 만들지 않는다. 더 깊은 스트로크를 한 다음, 림프를 팔로 되돌리게 하기 위한 얕은 스트로크를 사용해라.

## *허리네모근 (요방형근) Quadratus Lumborum*

허리네모근 통증유발점들의 치료는 엄지를 맞대거나 손을 맞대고 한다(그림 11.39와 11.40). 이 근육과 척추 근육들을 구별하기 위해서, 고객에게 허리네모근만이 수축되도록 엉덩이를 여러 번 들어올리게 한다. 허리네모근은 두껍고, 얕은 척추세움근들 깊숙이 있다. 그것을 마사지 하기 위해서, 가시돌기들에서 3-4인치 떨어진 척추근육들 밑을 위로 파내야만 한다.

받힌 엄지로 같은 쪽에서 허리네모근을 치료할 때, 테이블 머리를 보고 선다(그림 11.39). 제일 아래 갈비뼈에 붙은 근육의 바깥 가장자리에 있는 점을 찾아서 위쪽 가쪽 통증유발점을 치료해라. 이 바깥 통증유발점은 상처처럼 느껴질 수 있다. 그런 다음 제일 아래 갈비뼈가 가로돌기들과 만나는 구석 안으로 압력을 향해라. 두꺼운 척추 세움근 밑을 위로 파내는데, 위쪽 안쪽 통증유발점을 찾기 위해서 반대 어깨를 목표로 해라.

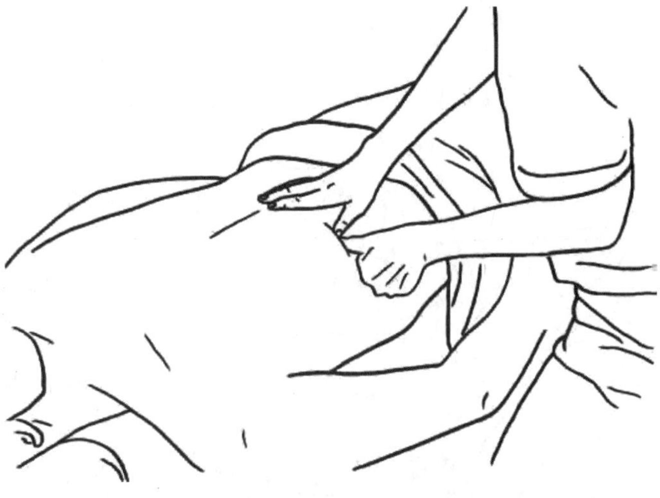

그림 11.39 허리네모근의 마사지는 맞댄 엄지로 제일 낮은 갈비뼈와 척추뼈의 가로돌기에 한다. 반대편 어깨로 압력을 주어라.

허리네모근을 따라 밑으로 찾는데, 세움근들 밑을 깊게 파내고 그 근육을 밑에 있는 가로돌기에 대고 눌러라. 멈추고 당신이 찾은 아픈 부위를 치료해라. 얼굴이 엉덩이 근육을 향하게 몸을 돌려 자세를 바꿔라. 골반이 제일 낮은 가로돌기들과 만드는 구석을 향해라. 척추에서 3~4인치 떨어진 곳에서, 세움근 밑으로, 아래쪽 안쪽 통증유발점을 찾기 위해서 맞은 편 넓다리뼈큰돌기 쪽을 향해라. 아래쪽 가쪽 통증유발점을 위해서, 발을 보게 몸을 재위치시켜라. 그 근육이 골반과 부착하는 바깥 가장자리인 점에서 가쪽 통증유발점들을 찾아라.

엄지의 대체물로는, 몸을 건너서 팔을 뻗어 손을 맞대고 이 같은 네 곳을 치료한다(그림 11.40). 몸을 가로질러 배빗근에서 시작한 후, 몸을 뒤로 기대는데, 몸무게를 이용하여 손가락 끝을 당신 쪽으로 잡아 당긴다. 척추근육들에 도달하면 멈춰라. 특정한 통증유발점들을 치료하기 위하여 이러한 스트로크를 짧게 해라.

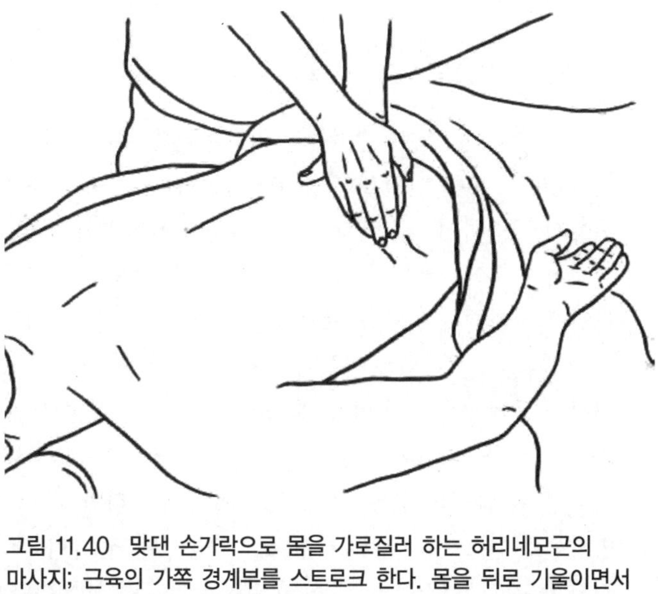

그림 11.40 맞댄 손가락으로 몸을 가로질러 하는 허리네모근의 마사지; 근육의 가쪽 경계부를 스트로크 한다. 몸을 뒤로 기울이면서 당긴다.

## 궁둥구멍근 (이상근)과 볼기근들 Piriformis and Gluteus Muscles

엉덩이 부위의 마사지는 맨 살 위, 시트를 덮고, 또는 얇은 셔츠나 슬랙 위에서 할 수 있다. 도구는 당신의 선택에 따라서 부드러운 팔꿈치, 받힌 손가락, 받힌 주먹결절, 또는 받힌 엄지로 한다. 팔꿈치는 체중을 압력에 적용할 수 있기 때문에 아마도 가장 인체공학적인 도구일 것이다(그림 11.41). 엉덩뼈 꼭대기와, 엉치뼈, 큰돌기, 및 궁둥뼈(좌골)의 위치를 찾는 것으로 시작한다. 이러한 골격 경계들은 이 분명하지 않은 지역의 특정한 통증유발점들로 당신을 안내하는 데에 필수적이다.

엉치뼈의 가쪽 가장자리 옆에서 중간볼기근의 첫 번째 통증유발점들을 찾아라. 이 점은 골반 테두리 바로 아래에 있는 얕게 파인 곳에 있다. 중간볼기근을 가로질러 옆을 향해서 가쪽으로 치료해라. 엉덩이의 옆쪽으로 휘기 시작하는, 엉덩이를 가로지르는 중간 정도에 두 번째 중간볼기근 통증유발점을 찾아라. 세 번째 통증유발점은 ASIS에서 뒤쪽으로 3인치 쯤, 몸 옆에 있을 것이다. 세 점 모두, 골반 테두리를 향해서 근육을 위쪽으로 눌러라.

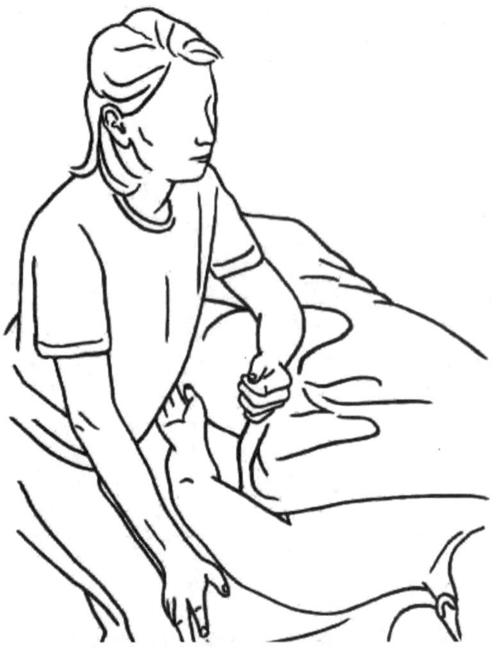
그림 11.41 팔꿈치를 사용하는 엉덩이 근육 마사지. 받힌 손가락으로도 할 수 있다.

몸 옆에서 계속해서, 1인치 아래로 움직여서, 뒤로 가로질러 엉치뼈 쪽으로 찾아라. 아마도 이 선을 따라서, 그리고 또 1인치 밑인, 넙다리뼈큰돌기 바로 위의 세 번째 선에서 작은볼기근 통증유발점들을 찾을 것이다. 이 부위는 많은 압통점을 갖고 있을 수 있다. 궁둥구멍근 통증유발점들은 큰돌기 바로 뒤의 선 상에 그리고 엉치뼈 가장자리의 중앙쯤에 있다. 두 번째 궁둥구멍근 통증유발점은 궁둥신경을 덮고 있으므로, 조심스럽게 접근한다.

큰볼기근의 위쪽 통증유발점은 엉치뼈의 가장자리에서 발견될 수 있는데, 두 번째 궁둥구멍근 통증유발점의 표면에 있다. 큰볼기근 낮은 쪽 통증유발점의 마사지는 궁둥뼈 위쪽 가쪽 면으로 그 근육을 똑바로 밑으로 눌러라. 이것은 햄스트링 부착과 다른 점인데, 그 부착은 궁둥뼈의 아래면에 대고 밑에서 위로 눌러진다. 궁둥뼈결절의 안쪽에서 다른 큰볼기근의 통증유발점들을 발견할는지 모른다. 꼬리뼈 옆에 있는 이 점을 확인하기 전에, 고객의 동의를 얻어라. 여기를 위해서는 고객에게 자가치료를 가르쳐 주는 것도 좋을 것이다.

## 뒤넙다리근 (슬와부근) Hamstrings

뒤넙다리근 통증유발점들의 치료는 받힌 주먹결절, 받힌 손가락, 또는 앞팔을 사용한다(그림 11.42). 무릎 바로 위에서 시작하여, 긴 탐색 스트로크를 사용하면서 궁둥뼈 결절까지 올라 간다. 한 스트로크는 반막모양근과 반힘줄모양근을 따른다. 다른 스트로크는 넙다리두갈래근을 따른다. 이들 두 선은 무릎 양쪽에서 시작해서, 역 "V"를 만들면서 궁둥뼈에서 끝이 난다. 통증유발점들은 반힘줄모양근과 반막모양근을 따라 어느 곳에서도 나타날 수 있으나, 넙다리두갈래근의 경우, 오직 중간 1/3에서 나타난다. 반대 방향으로 햄스트링을 치료하는 것도 가능한데, 골반이 전방경사 또는 기울기일 때 그렇게 한다(Waslaski 2012).

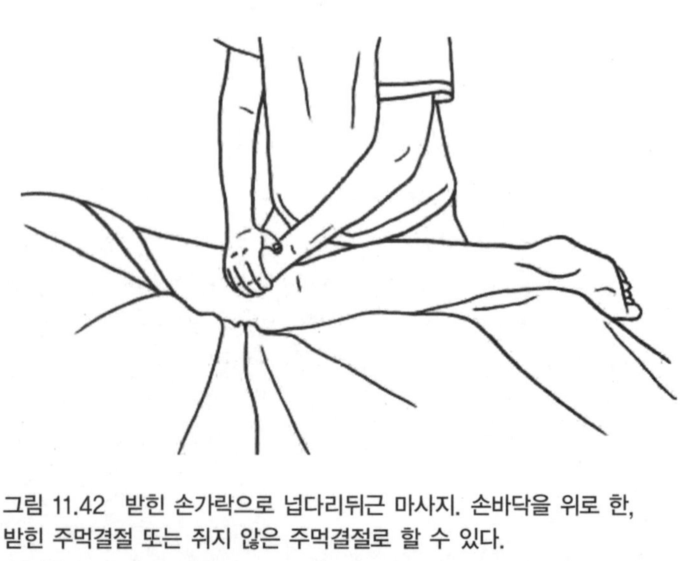
그림 11.42 받힌 손가락으로 넙다리뒤근 마사지. 손바닥을 위로 한, 받힌 주먹결절 또는 쥐지 않은 주먹결절로 할 수 있다.

## 장딴지 (Calf) 근육들 *Calf Muscles*

장딴지를 위한 가장 안전하고 가장 인체공학적인 도구는 받힌 손가락과 받힌 엄지인데, 그것은 최소한의 노력으로 침투할 수 있다(그림 11.43). 손을 아끼기 위해서, 장딴지 근육 마사지를 위해서 주무르는 스트로크의 마사지를 하지 말아라. 매우 자주, 장딴지 근육들의 통증유발점들은 특별히 치료되지 않아 왔는데, 특히 세 개의 깊숙이 위치한 근육들이다. 대부분의 사람들에게 장딴지는 만지면 매우 아프다. 연속적인 깊은 스트로크로 천천히 진행하는 것이 현명하다.

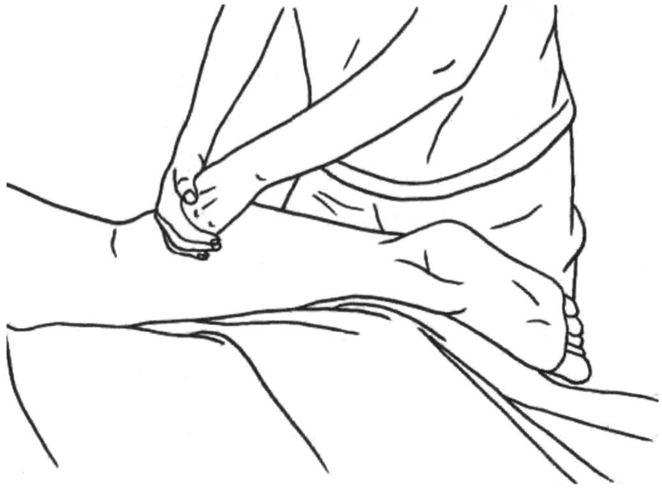

**그림 11.43 장딴지 마사지: 오른손의 가장자리를 피부에 대고 왼손의 손가락 끝을 움직여라.**

장딴지근의 아래 가장자리를 확인하면서 시작하는데, 마음 속으로 아래 다리 뒤를 반으로 가로지르는 선을 그린다. 근육이 잘 형성되었다면, 그것의 아랫단은 약간 불규칙적이며, 안쪽 머리가 가쪽 머리보다 약간 낮다. 다음으로, 장딴지의 반을 가르는 선을 긋는데, 장딴지근의 머리들뿐만 아니라 아래 다리의 두 뼈, 정강뼈와 종아리뼈를 가른다. 피부 아래에 감춰진 것을 형상화할 수 있는 것이 매우 중요하다.

장딴지근의 각각의 머리에서, 근복부의 중앙에 있는 하나의 통증유발점을 찾고, 또한 무릎 접힌 곳 가까이서 하나를 찾아라. 두 개의 가쪽 장딴지근 통증유발점들 사이에서 깊숙한 가자미근 통증유발점을 찾을지도 모른다. 아래 두 개의 가자미근 통증유발점들은 장딴지근의 아래쪽 가장자리 바로 아래에 있는데, 양측에서 거의 중앙선 위에 있다. 안쪽/엄지쪽 통증유발점은 발꿈치 통증을 일으킨다. 가쪽/새끼쪽 통증유발점은 허리 통증을 일으킨다. 턱 통증을 일으키는 드물지만 중요한 통증유발점은 안쪽 통증유발점에서 시작하는 지름이 약 2인치되는 유발 지역 안에 있다. 장딴지근 바로 밑에서 위로 1-2인치를 찾아 보아라.

장딴지근의 두 머리들 사이에서, 뒤정강근과 긴발가락굽힘근 에 접근할 수 있다. 뒤정강근의 치료는, 장딴지근의 바로 중앙을 찾은 다음, 두 머리들 사이를 밑으로 밀고, 그런 후에 뒤정강근을 종아리뼈에 대고 마사지 하기 위해서 약 1인치 위로 그리고 가쪽으로 1인치 스트로크를 한다. 손가락들이 장딴지근의 두꺼운 복부 위를 미끄러지게 하지 말아라. 장딴지근의 머리들 사이에 머물러 있어라. 처음에 살살해라; 종종 매우 아프다.

긴발가락굽힘근은 동일한 방법으로 마사지를 할 수 있는데, 이번에는 오로지 장딴지근을 정강뼈 쪽으로 미는 것이다(다리의 안쪽으로). 장딴지근 바로 중앙을 찾고, 안으로 밀고, 1 인치 위와 1인치 안쪽을 스트로크 해라. 그 근육을 정강뼈에 대고 짧고 반복적인 스트로크로 마사지를 해라. 긴엄지굽힘근 통증유발점들은 장딴지 중심선에서 장딴지근 바로 아래에 있는데 가쪽 가자미근 통증유발점의 깊숙이 있다. 그 점 속으로 누른 다음 종아리뼈 쪽으로 가쪽으로 눌러라.

## 모톤의 발 증후군 *Morton's Foot Syndrome*

모톤의 발의 확인은, 첫 번째와 두 번째 발허리뼈를 비교해서 두 번째 발허리뼈가 긴 것을 찾는 것이다(그림 11.44). 엄지로 발가락들을 잡고, 손가락으로 첫 번째와 두 번째 발허리뼈 머리들을 밀어 올려라. 이것이 두 개의 발허리뼈 머리들을 튀어 나오게 만들어 보거나 만질 수 있다. 두 번째 발허리뼈 머리 밑에서 두꺼운 굳은살(callus)을 찾아라.이것은 그 뼈가 너무 길다는 것을 강력히 나타낸다(그림 10.39). 두 번째와 세 번째 발가락 사이의 많이 긴 갈퀴막(web)은 모톤의 발의 다른 표식이다.

만약 발가락들이 구부러지지 않아서 발허리뼈의 머리들을 보여주지 못한다면, 긴발가락폄근과 뼈사이근들이 통증유발점들에 의하여 짧아진 것을 발견할 가능성이 있다. 다음 단계는 올라간 첫 번째 발허리뼈를 위해 선 평가를 하는 것인데, 10장, "모톤의 발 증후군과 올라간 첫 번째 발허리뼈" 항목에서 기술되어 있다. 모톤의 발과 올라간 첫 번째 발허리뼈의 간단한 치료는 첫 번째 발허리뼈 머리 밑의 신발에 패드를 대거나, www.mortonsfoot.com에서 깔창을 구입해라. 이것은 10장에 자세히 서술되어 있다.

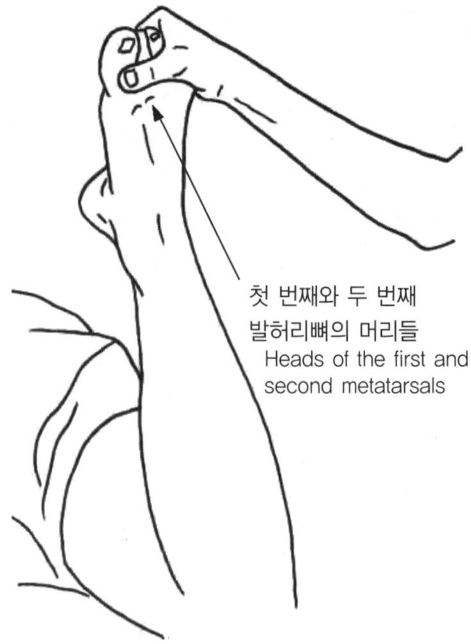


**그림 11.44** 모톤의 발의 확인. 엄지로 뒤로 당기고 손가락들로 위로 민다.

## 발바닥 근육 *Plantar Foot Muscles*

발바닥에 있는 7개의 근육들의 마사지는 맞댄 손으로 해야 손가락들이 하중을 나눠 갖는다(그림 11.45). 엄지에서 바로 밑, 발 옆을 찾은 다음 양 쪽 발꿈치 옆을 찾아라. 짧은엄지굽힘근과 엄지벌림근은 발의 바깥 가장자리에 통증유발점들을 갖고 있다. 받힌 엄지는 깊은 발바닥네모근에 잘 듣는다(그림 11.46). 발허리뼈들 사이에 있는 뼈사이근 통증유발점들을 찾는 것은 받힌 엄지 또는 손가락 끝들을 사용해라 (그림에 없음).

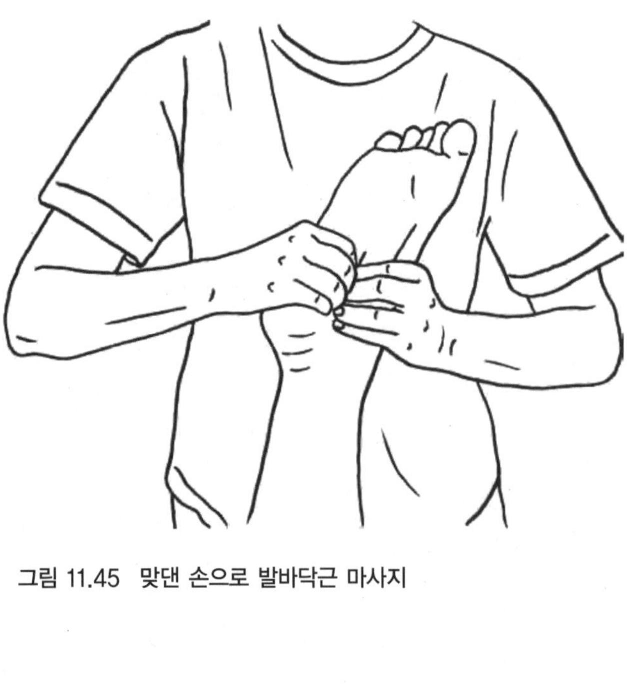

**그림 11.45** 맞댄 손으로 발바닥근 마사지

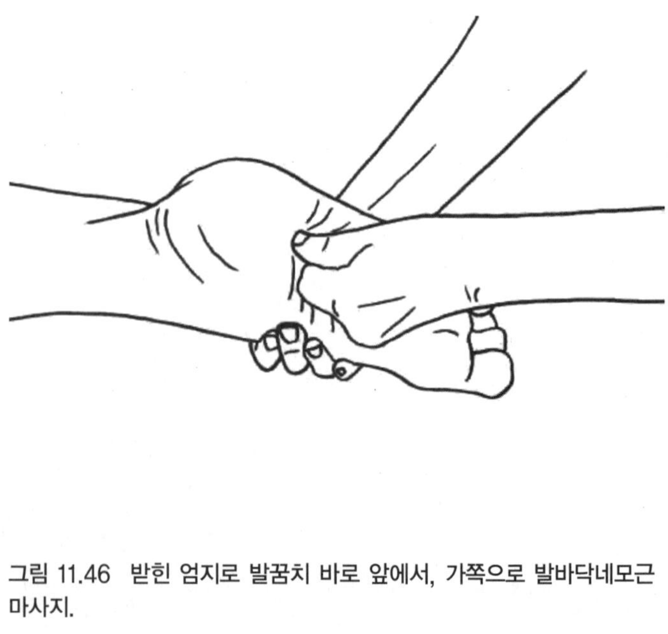

**그림 11.46** 받힌 엄지로 발꿈치 바로 앞에서, 가쪽으로 발바닥네모근 마사지.

발바닥의 깊은 통증유발점 마사지는 치료사가 매우 힘들어 한다. 찾는 것으로 만족하고, 통증유발점들 치료는 오직 간단하게 하라. 고객에게 35mm 고탄성공 사용법을 자가 치료로 쓰게 가르쳐 준다.

## 통증유발점 치료와 당신의 실습 *Trigger Point Therapy and Your Practice*

이 책은 상당히 많은 정보를 제시하고 있어서, 하루 밤 사이에 배울 수는 없을 것이다. 정기적으로 실습을 하기 위해서 통증유발점 마사지에 관심이 있는 친구를 찾아라. 정밀 신경근 치료 (Precision Neuromuscular Therapy)와 함께 Doug Nelson은 또 하나의 아주 좋은 생각을 갖고 있다: 새로운 테크닉을 실습하기 위해서 세션의 끝에 과외의 5-10분을 가지 않고 머무를 수 있냐고 고객에게 물어 보아라. 그들은 추가된 무료 치료에 감사할 것이며 당신은 기술을 갈고 닦을 경험과 기회를 갖게 될 것이다.

이 책을 갖고 제본하는 곳에 가서 스프링으로 책을 제본하는 것이 도움이 된다. 또, 고객을 위해서 통증유발점과 자가-치료 도해를 복사해 주어라. 당신이 한 사람을 위해 많은 복사본을 만든다면, 그 책을 그들에게 왜 팔지 않느냐? www.triggerpointbook.com에 가서 소매를 하거나, 또는 도매를 위해서, www.newharbinger.com/24946에서 온라인 발행인을 방문해라. 만약 당신이 다음 단계를 위해서 교육과 실습을 받기 원할 경우, 이 책 뒤에 있는 자원 항목에 나열된 계속 교육 제공자들의 하나 이상에서 자격을 딸 것을 권장한다.

# 제12장
# 근육 긴장과 만성 통증
## Muscle Tension and Chronic Pain

Clair Davies 씀
(Amber Davies 편집)

만성적, 과도한 근육 긴장은 통증유발점들을 조장하며 영속화 시켜서, 통증유발점 치료의 효율성을 떨어뜨린다. 습관적인 근육 긴장의 이완은 만성 통증 치료의 중요한 부분이 된다(Simons, Travell과 Simons 1999).

수 많은 사람들이 스트레스를 극복하기 위해서 여러 형태의 시스템화된 이완을 사용한다. 나 역시 그러한 사람들 중의 하나다. 나는 35년 전에 신경성 긴장의 치료의 한 부분으로 Edmund Jacobson 박사의 점진적인 이완(progressive relaxation)을 배웠고, 그 이후로 매일 그것을 실제로 사용해 왔다. 나는 지난 기간 동안 그 방법을 두 가지의 뚜렷한 부분으로 많이 가다듬었는데, 나는 수동적 긴장 홍수법 (passive tension flooding)과 능동적 긴장 이완법(active tension release)이라고 이름 붙였다.(cf. flooding; 정동(情動) 홍수법-공포증 환자를 계획적으로 공포의 원인에 직면시켜 치유하는) 나는 이 테크닉을 점진적인 이완의 개선책이라고 믿는다. 특히 당신이 다른 방법들로 긴장을 조절하는 데에 문제가 있다면 이것을 시도해 보기를 바란다.

나의 능동적 긴장 이완법의 절차는 Jacobson의 점진적 이완을 모태로 하고 있다. 점진적 이완에서는, 몸의 긴장을 시스템화된 방법으로 한 부분씩 이완을 시킨다. 그의 경력 초기에서, Jacobson은 의식적으로 근육을 이완시키기 전에, 근육 긴장을 알기 위해서 근육 그룹들을 연속해서 수축시키는 것을 옹호했었다. 비록 그가 나중에 먼저 근육을 수축시킨다는 아이디어에서 벗어났지만, 그 아이디어는 남아 있으며 점진적 이완에 관한 현대적 기술의 중심 부분이다. 나는 근육 긴장을 알기 위해서 근육을 수축시킬 필요가 없으며, 때때로 그것은 비생산적이라는 나 자신의 것을 발견했다. 나중에 나는 Jacobson이 비슷한 발견을 했다는 그의 저서를 읽었다. 다음에 있는 능동적 긴장 이완법에서는 근육들을 더 팽팽하게 함이 없이 근육 긴장을 조율하고 찾는 법을 배울 것이다. 당신이 충분한 기술을 습득하면, 긴장의 첫 단계를 감지했을 때 즉각적으로 몸 전체를 이완시킬 수 있다.

수동적 긴장 홍수법은 능동적 긴장 이완법에 정 반대적인 접근법이다. 스트레스의 한복판에 있을 때 쓰기에 매우 어려울 수 있는 시스템화된 이완을 시도하는 대신에, 당신 자신을 수동적으로 긴장 속에 빠뜨려서, 그것이 최고조로 가게하고 그리고 그 자체가 사라지게 하는 것이다. 수동적 긴장 홍수법은 당신에게 두려움 그리고 연관된 감정들의 경험 전체에 직면하라고 요구하는 무감각화(desensitization)하는 여러 방법들과 관련이 있다. 그러나 수동적 긴장 홍수법에서는 오로지 근육들의 긴장에만 의식을 집중한다. 그것은 감정(emotion)의 인식에 의한 측면을 건너뛰고 감정의 주된 신체 증상인 근육 긴장을 매우 직접적이고 실질적으로 다룬다.

수동적 긴장 홍수법은 능동적 긴장 이완법의 어려운 단계를 쉽게 하게하는데, 그 방법의 가장 강력한 부분일 것이다. 내 자신의 오랜 경험에서 볼 때, 수동적 긴장 홍수법은 울화와 정서적 비탄의 가장 강력한 상태를 빨리 잘라버리는데, 그렇지 않으면 다룰 수 없을 정도인 근육 긴장의 최대 단계를 흩뜨려 버린다. 과도하고 습관적인 근육 긴장의 자극이 없으면, 근육은 통증유발점들을 덜 만들기 쉬우며 대부분의 통증 문제들은 아주 많이 쉽게 해결될 수 있다.

# 나의 일화적인 경험 *Anecdotal Evidence*

나는 이완을 치료로 이용하는 것에 관해서 말할 자격을 주는 학문적인 증명서가 없으나, 내 경험을 바탕으로 한 임시적인 권위를 주장할 권리를 가졌다고 생각한다. 일화적인 증거는 과학에서 하나의 중요한 자리를 잡고 있다고 믿는다. 과학자들에게 객관적인 연구로 이끄는 의문을 요청하게 인도하는 것은 보통 개인적인 경험이다. 그러한 포괄적인 연구가 없이, 체계화된 이완에 관한 내 자신의 경험에 관해서 당신에게 말할 필요가 있다고 믿고 있다.

## *배우였던 때로 돌아가서* Back When I Was and Actor

먼저, 나는 처음에 내가 점진적 이완을 배우게 했던 위기에 관해서 말해야만 한다. 그 이야기는 내가 어렸었던 35년 전에 시작한다. 3년 동안, 나는 극장의 문을 기웃거렸었고, 마침내 뉴욕에서의 성공적인 피아노 비즈니스를 버리고 배우로서의 경력을 추구했다. 1968년도 가을에, 나는 켄터키, 해로드버그에서 여름 극장의 내 두 번째 시즌을 막 마쳤는데, 그 곳은 렉싱턴에서 약 30마일 떨어진 곳이었다. 첫 번째 시즌 이후, 나는 고전적인 존재 위기의 한 복판에서 사이에 있는 기간을 이리저리 온 나라를 기웃거리며 시간을 보냈다. 나는 배우가 되기를 원하는 피아노 조율사였다. 또 극작가였다. 또 프로 기타연주자였다. 또 다른 어떤 것. 나는 피아노를 다루는 것을 사랑했지만, 그러나 세상에서 더 중요한 어떤 것이 되기를 원했다. 중요한 것은 32살이란 나이에 내가 원하는 것을 알지 못한다는 것이다.
나는 정서장애를 가진 녀석이었다.

해로드버그에서 뉴욕으로 차를 타고 돌아오는 길에, 발작적인 혼란에서, 그 도시로 되돌아가는 것은 내가 할 올바른 일이 아니라는 것을 깨달았다. 안개가 끼고 눅눅한 날 버지니아의 고속도로 옆에 앉아서, 이 모든 것들로 머리가 빠개질 것 같아서, 나를 이끌어줄 만한 어떤 곳을 찾으려고 노력했다. 여하튼, 부드러운 비와 반짝이는 길가의 녹색 나뭇잎이 마침내 내 머리를 밝게 해 주기 시작했었다. 나는 실제로 시골의 초록색을 도시의 벽돌과 아스팔트로 바꾸기를 원하지 않는다고 깨달았다. 왜 차를 돌려 잠시 동안 렉싱턴으로 돌아갈 수 없는가? 켄터키는 잎들이 바뀔 때 머물기가 아름다운 곳이었다. 렉싱턴은 아주 커서 어딘가에 있는 훌륭한 심리학자들을 만나기가 좋은 곳이었다. 나는 그가 누구일지라도 그를 발견할 것이고, 그리고, 내 자신이 하기 원하는 것을 알 때까지 켄터키에 머물 것이다. 렉싱턴에서 머물면서 배우로서의 내 삶을 살아갈 수 있다면 얼마나 좋을까? 나는 일상적인 삶으로 다시 되돌아 가기를 원치 않았다. 다시 피아노를 조율해야 한다는 생각 조차도 나를 다시 화가 나게 만들었다.

나는 내 계획대로 진행했다. 나는 좋은 심리학자인 Hugh Storrow 박사를 찾았는데, 그는 켄터키 의과 대학의 교수이며, 시내에 개인 의원을 갖고 있었다. 나는 첫 대면에 Storrow 박사에게 신뢰감을 느꼈고, 그에 대한 믿음은 이야기를 나누면서 커져갔다. 그는 조용하고 절제된 사람이었다. 나는 그에게 나의 불안정하고, 정해지지 않은 방향성 없는 삶과, 이리저리 돌아다니고, 어떤 것에 내 자신을 지긋이 놓아두지 못하며, 남보다 좋은 것을 거부하는 것들을 말했다. 또한 나는 사람들과의 불확실한 관계들, 화를 벌컥 내는 경향, 일이 꼬일 때에는 친한 친구에게 조차 관계를 끊는 것도 말했다. 나는 잡음에 관해서 도움이 필요하다고 Storrow박사에게 말했다. 나는 항상 음식 먹는 소리에 무섭게도 흥분했었다– 치아에 포크 부딪히는 소리, 씹는 소리, 입맛을 다시는 소리들이다. 나는 아내와 아기를 원하며, 나의 소음에 대한 문제가 장애가 될 것 같다고 말했었다. 어떤 의미로는, 소음 문제는 나의 다른 곤란함의 모두 중에서 최우선이었다.

Storrow 박사는 그 자신의 방식에 관하여 최근에 책을 출판했다고 말했고 아마도 도서관에서 그 책을 구할 수 있을 것이라고 했다. 나는 그 사람에 대한 열망으로 흥분하여 그와의 다음 약속 전에 그의 전체 책을 읽었다 –과학적 정신의학의 소개 (Introduction to Scientific Psychiatry; 1967).

## *소리와 소음* Sounds and Noises

Storrow박사와의 두 번째 만남에서, 그는 내 병력에 관하여 조금 더 자세히 말하라고 했었다. 나는 매우 긴장하고 신경질적인 소년으로 자랐었고, 소리에 대한 과민성으로 고통 받았다고 말했다. 다른 사람들의 소음 중 아주 작은 속삭임조차도 나를 극도의 고통 속으로 내몰았다. 나의 어머니도 똑 같았다. 언젠가 그녀가 말하기를 내가 그녀를 닮았다는 것을 알았을 때 거의 죽을 뻔 했다고 했다.

어머니는 식사 동안에 먹는 것의 소음으로 인하여 속이 상해서 목욕탕으로 달려가서 토해버리는 것은 다반사였다고 그에게 말했다. 그녀는 아버지에게 자의식을 느끼게 하고 그가 먹는 것에 대하여 어색하게 만들어서 오히려 더 소음을 내게 만들었다. 그런 후 그는 콧물이 나오기 시작했고, 식사 내내 코를 훌쩍거렸다. 나는 때때로 생각하기를 그가 일부러 그렇게 한다고 느꼈다. 그렇게 하는 모든 사람들은 일부러 하는 것처럼 생각되었다.

어머니는 계속적으로 마음을 가라앉히려고 노력하였으나, 몸을 꼼짝 않고 동상처럼 가만히 있을 때만 마음이 가라앉았다. 나는 그녀가 방안에 있을 때 그녀의 긴장을 느낄 수 있었는데, 그것이 나를 긴장하게 만들었다. 그녀가 숨쉴 때 그녀의 가슴이 움직이는 것을 보는 것이 나를 신경질적으로 만들었다. 그것이 내 자신의 가슴을 움직이지 않으려고 노력하게 만들었다. 나는 숨쉬는 소리를 내지 않으려고 신경을 썼다. 나는 전혀 숨을 쉴 수 없었다. 그것이 나의 가족 생활이었다.

자연스럽게, 학교에서도 다른 학생들의 검 씹는 소리와 코 푸는 소리에도 넌더리가 났다. 나는 다른 반에서 나는 코 푸는 소리도 들을 수가 있었다. 슬쩍 귀를 막고 있는 것이 나의 해결책이었다. 내가 대학에 갔을 때 룸메이트의 코 고는 소리가 나를 미치게 만들어서 그와 말을 하지 않게 만들었다. 나중에, 해안 경비대에 들어가려고 대학을 그만 둔 뒤에, 귀에 클리넥스를 틀어 막고 베개로 귀를 덮고 잤다. 해안 경비대를 그만둔 뒤에 우연한 일로 피아노 조율로 들어섰는데, 그것은 소리에 대한 나의 과민반응에 딱 들어 맞는 것이었으나, 그것은 소음에 관한 나의 문제를 더하게 만들었다. 그것은 피아노를 조율할 때 당신이 들을 수 있는 아주 작은 배음이고, 그러나 그것은 소음을 없애기에 충분한 것이 아니었다. 개 짖는 소리, 세탁기 소리, 잔디 깎기, 텔레비전 소리, 떠드는 아이들과의 끝없는 전쟁이었다.

내가 최근에 식당에서 씹는 소리를 듣고, 너무 뒤집히고 화가 나서 식사 도중에 나와버렸다는 말을 Storrow박사에게 하면서 나의 짧은 자서전을 끝냈다. 그는 듣고 나서 질문 몇 개를 하였다. 그리고 이완 요법(relaxation exercises)으로 나의 화를 가라앉히는 것을 시작해야 할 것 같다고 말했다. 또한 나를 최면 상태로 만들기 위한 준비를 했는데, 그것으로 필요 없는 신경성 긴장을 가라앉히고, 상황들과 사람들에 관한 억압된 감정들을 가볍게 하기를 원했다. 그의 테크닉은 주로 시스템화된 무감각화(systematic desensitization)에 기초를 두고 있으며, 이는 남아프리카의 심리학자인 Joseph Wolpe가 개발한 치료라고 Storrow는 말했다.

사회적 조건 내에서 내 감정을 관찰하기 시작하고 또 작은 파란 팜플렛 안에 있는 이완 요법으로 작업을 시작하겠다고 말했다. 나는 이완 절차를 열심히 하기 시작했고 그것이 즉시 잘 맞아떨어진다는 것을 알고 매우 기뻐했다.
일부 세션들은 너무 좋아서 요법 중간에 바로 잠에 떨어졌다.

## 무감각화(탈감작; 脫感作) Desensitization

나는 Storrow박사를 만나러 가는 동안에 줄 곳 한 저널을 갖고 다녔다. 나는 아직도 그것을 갖고 있다- 일곱 개의 용수철 노트북 뭉치다. 1968년 9월 26일에, 그와의 세 번째 면담 후에, 나는 어떤 놀랄만한 사건에 관해서 기록했는데 세밀한 것들이 아직도 기억에 명료하게 남아 있다:

> 바로 그 날이다. 내가 너무 놀랍게도 Storrow는 나에게 최면을 걸었다. 진짜 환상적인 경험이었다. 최면이 묘사하는 대로 잠든 것도 아니고 몽환의 경지도 아닌 의식이 완전히 남아 있는 것처럼 느꼈다. 내가 원하는 어느 때라도 시간을 멈출 수 있다고 말할 수 있는데, 특히 유도(induction)를 통해서 만들어 냈다. 내가 얼마나 집중하느냐에 따라서 최면이 잘 걸린다고 그가 말했다. 그것은 실제로 감응과 협동의 문제처럼 보였다. 내가 최면되어지기를 원하므로 최면에 잘 들었다.
>
> 먼저, 그는 한 카드 위의 나선형 그림에 내 주의를 집중하라고 말했다. 내가 카드를 보고 있는 동안에, 긴장을 풀기 시작하라고 그는 말했다. 우리는 내 오른 손가락 끝에서 시작했고, 그 다음에 조금씩 어깨 위로 올라갔다. 그

리고 왼팔로 갔으며 다시 오른 다리로 가고, 각 부분을 차례로 이완 시켰다. 그러는 동안에, 졸음 때문에 내 눈이 곧 감겨질 것이라고 그가 말했다. 바로 곧 내 눈꺼풀은 아래로 내려와서 눈을 감게 되었다. 그는 곧바로 내 몸 전체를 하나로 다루기 시작했다- 매번 숨 쉴 때마다 내 몸은 깊게, 더 많이 이완될 것이라고 말했다. 나는 상당히 이완됐는데, 줄잡아 말하더라도, 내 자신이 만들 수 있는 것보다 훨씬 더 이완됐다.

그리고 그는 먹는 소리로 문제가 됐던 식당을 머리에 떠올리라고 시켰다. 가능한 생생하게 장면을 재구성하는 것이 목적이라고 그는 말했다. 식당의 스탠드에 앉아서 모든 것들이 어떻게 보이는지 상상하도록 노력해보라고 했다. 내가 메뉴를 보고 있는 동안, 어떤 사람이 커피를 소리를 내며 마신다고 그는 말했다. 나는 즉각적으로 몸의 여러 군데에서 긴장감을 느꼈다. 그는 나의 주의를 소리에 집중하는데 가급적 세밀히 하라고 말했다. 우리가 그 "꿈"을 계속하는 동안에, 내 손목, 앞팔, 손가락에 긴장이 명확하게 증가되었다. 내 넙다리 앞쪽은 딱딱하게 굳어서 마비가 되었고 저리기 시작했다. 상상할 수 있는 가장 큰 긴장이 가슴 아래와 복부, 얼굴, 팔, 및 다리 위쪽에 형성되었다. 이 모든 것들이 이렇게 빨리 올 수가 있는가?

그리고 내게서 한 자리 떨어진 곳에 있는 사람이 씹을 때 입술을 비비는 소리를 내는 것을 듣고 있는 것을 상상하라고 말했다. 그리고 내 뒤의 어떤 사람이 깨물 때 마다 숟가락을 치아에 부딪히는 것을 들었다. 나는 즉시 긴장이 커져서 그것은 내 왼손목과 왼다리의 통증으로 변했다. 나는 외쳤다 "안돼, 안돼" 나는 더 이상의 긴장과 통증을 원하지 않았으나 그는 나를 꿈 속에 있게 했다. 그 긴장은 무지막지했으나 어느 시점에 나는 웃기 시작했다. 그는 웃는 이유를 물었다. 나는 이것이 나에게 일어난다는 것을 믿을 수가 없기 때문이라고 말했다. 나는 내가 최면에 걸릴 수 있다는 것을 심각하게 의심했었다. 그림에 집중하라고 그가 말했고 신체적 감각을 매우 면밀하게 관찰하는 것을 계속했다.

몇 분 후에, 가장 놀라운 일이 생겼다. 긴장이 갑자기 반으로 가라앉았다 -모두가 저절로 됐다. 그 후로 몇 분 동안 반 정도의 긴장 상태로 앉아 있은 후에, 그 나머지가 내게서 모두 없어져 버린 것을 알았다. 내가 해냈다. 남아있는 긴장이 모두 없어진 때를 알리라고 그는 말했다. 식당 안의 광경이 이제 사라지고 소리는 없어질 것이라고 그가 말했다. 나는 다시 납덩이처럼 몸이 무거워졌다. 나는 다시 이완됐다는 신호를 보냈다. 내가 몇 달 동안 보다 훨씬 좋아진 것을 느낄 것이라고 말했고 다섯을 세면서 나를 깨웠다.

그날 내가 Storrow 박사의 사무실을 떠났을 때, 내 발이 붕 떠서 다니는 것을 느꼈다. 나는 그 날의 나머지를 그렇게 이완되어서 마치 아직도 꿈 속에 있는 것처럼 느꼈다. 놀랍게도 교회도 가고 피아노 일도 하고 내가 하기를 원한다는 생각을 갖지 않았던 것들을 실제로 하는 생산적인 날이었다. 물론, 깊은 이완은 차츰 소멸되어 갔고, 그날밤에 매우 긴장되어 침대에 들었다. 나는 긴장을 조절하려고 노력했으나 잘 듣지 않았다. 그런 후에 밤새 설사와 구토를 했었다. 나는 마치 전에 일어났던 인생의 모든 것들을 정화하고 있다는 생각이 들었다.

## 현실로 돌아와서 *Back to Reality*

내가 Storrow박사와 함께한 18개월 동안, 우리는 여러 번의 유사한 최면 요법과 시스템화된 무감각화를 시행했고, 신경성 긴장이 큰 문제가 아니라는 것을 배웠다. 내가 그것을 다룰 수 있다는 마음이 들었고, 나대로의 방식을 발견하기 시작했다. 그러는 시간 동안에, 스튜디오 플레이어에서 여러 연극에 배역을 맡았다. 그리고 극중의 하나에서 어떤 여자를 만났다. 시실리아와 스칸디나비아의 피가 반씩 섞인 내가 본 중에서 가장 아름다운 여자였다. 그녀는 내 주위의 모든 일을 실제로 바꾸었고, 얼마 안되어 우리는 결혼했다. 나는 여전히 내가 무엇이 되기를 원하는지 정확히 알지 못했었는데, 그래서 단지 시간만 잘 사용하기 위해서 학교로 다시 돌아 갔다. 나는 마침내 학위를 받았는데 이 때는 두 가지 전공을 했다- 심리학과 극장 예술.

내 치료가 끝난 지 얼마 되지 않아서, 우리 첫 딸이 태어났고, 그것이 내게 보다 신중하고 돈이 벌리는 일을 해야 한다는 생각이 들기 시작했다. 나는 피아노 기술자로서의 나의 전문직을 다시 시작했는데, 전처럼 많은 고민은 없었다. 내가 극장 학위를 받은 후에 배우로서의 망상은 없어졌으나, 남편, 아버지 및 부양자로서 보다 어울리는 배역을 하고 있었다.

나는 예전에는 피아노 일에 너무 몰두했었다고 생각하기 시작했다. 필요한 나보다 더 좋고 더 나아지려고 노력을 했었다. 이것 때문에 극도의 긴장이 나를 감싸던 것이었다. 근육 긴장을 보다 잘 이해함에 따라, 피아노 조율 또는 어떤 피아노 작업이 많은 버팀을 요구하는 긴장된 자세를 유지해야 한다는 사실을 똑바로 보게 되었다. 필요로 하는 것보다 더 꽉 버터야 하고, 그것이 나의 과도한 긴장에 더해지는 것들을 무리하게 해왔다. 아마도 조율 비즈니스에서 벗어나려는 이유에서 그렇게 해 온 것 같다. 내 생각에 배우라는 직업은 그러한 긴장을 불어서 날려버릴 기회를 주기 때문에, 배우가 나에게 매력적이었다고 느꼈다. 그러나 이제는, 시스템화된 이완에서의 내 기술이 늘어나서 피아노 일이 덜 부담을 주었다. 조금도 많은 돈을 벌어다 주지는 못했지만, 나는 그것의 만족을 즐기기 시작했다.

점진적인 이완의 첫 성공 이후에, 나는 소음에 대한 과민반응을 신경성 긴장의 전반적인 상태의 척도로 사용하기 시작했다. 내가 소음이 나를 괴롭힌다고 눈치 챘을 때, 나는 즉각적으로 내 근육의 긴장도를 확인하곤 했다. 나는 항상 내가 알아채지도 못한 채로 내 몸이 많이 굳어 있을 수도 있구나 하고 놀랬었다. 소음에 대한 성가심은 내 테크닉을 쓰라는 신호가 되었다.

시스템화된 이완은 효과적으로 내 소음 문제를 해결해 주었고, 어떤 일을 전반적으로 잘 극복하게 만들어 주었다. 나는 전 보다 더 모든 것에 훨씬 차분하게 되었고, 보다 훨씬 의미 있는 방식에 보다 생산적이 되었다. 그러나, 명백히 밝히고자 원하는 것은 시스템화된 이완이 일관되게 효과적인 습관이 되기 위해서는 몇 주 또는 몇 달이 아닌 몇 년이 걸렸다는 것이다. 지금 조차도, 스트레스나 과로로 지치게 되었을 때, 소음은 내게 찾아 올 수 있다. 여태까지, 내가 알고 있는 것을 사용하기 위한 마음의 차분함을 갖고 있다면, 빠른 긴장 이완법을 하기에 걸린 시간보다 문제는 결코 오래 지속되지 않을 것이다.

## 습관적인 근육 긴장 *Habitual Muscle Tension*

신경성 긴장 또는 불안이 자율신경계에 과도한 활동을 만들어서 심장 박동수, 혈압, 호흡, 근육 긴장, 및 대사를 적절한 필요를 넘어선 단계까지 증가시킨다. 근육 긴장은 신경성 긴장의 우선적인 표현이지만, 그러나 이러한 모든 다른 반응들과 달리, 실제로는 완전히 직접적인 조절이 가능한 것이다. 근육 긴장의 감소가 불안해소에 놀라울 정도로 즉각적인 효과를 갖고 있기 때문에, 이러한 사실이 시사하는 바가 크다. 실제로, 긴장 이완은 불안을 조절하는데 가장 힘있고 직접적인 수단이다. 신경성 긴장 또는 불안이 한계에서 빠져 나오면, 근육들을 이완하는 능력은 당신을 매우 빠르게 진정된 상태로 되돌려 놓을 수 있다. 만약 이 능력을 갖고 있지 않으면, 감정에 희생양이 되기가 쉬워져서, 그것은 정서적 또는 신체적 통증 모두를 만성 상태로 이끌 수 있다(Jacobson 1964).

신경성 긴장 때문에 습관적으로 긴장한 근육들은 동작을 버티려고 계속된 신경성 준비 상태에 있다. 그들은 결코 휴식을 갖지 못하며, 쉴 틈 조차 없다. 그렇게 시간이 가게 되면, 이러한 근육들의 불필요한 과도 사용은 통증유발점들 지속의 중요한 요인이 될 수 있다. 과도한 근육 긴장의 해소가 통증유발점들의 치료를 잘 되게 만들며, 다시 나타날 가능성을 적게 만든다. 불행하게도, 근육 이완이 통증유발점들을 직접적으로 없애지 못한다. 통증유발점들은 보다 직접적인 접근법을 요한다.

많은 사람들은 그들의 근육 긴장을 잘 알아채지 못하고 있으며 약물, 담배, 알코올 또는 TV 같은 극히 지루하고 시시한 오락이 없이는 마음의 평정 상태를 어떻게 얻는지 모른다. 정원 가꾸기, 스포츠, 또는 취미 같은 이완 행동들은 매우 자주 이완을 만들지 못하며, 실제로는 과사용, 당김, 또는 과도한 관심으로 사람들의 근육을 더욱 긴장되게 만든다.

명백히, 어떤 근육 긴장은 기능을 하기 위해서 필수적이다. 실제 삶 자체인 움직임은 근육 수축이 없다면 불가능하다. 그러나 스트레스와 염좌 및 신경을 쓰게 하는 사건은 근육 긴장을 남기는 경향이 있다. 이 긴장이 과도하고 습관성이 되기 시작하면, 신경성 긴장과 불안의 해악한 순환을 타게 될 뿐만 아니라 신체 건강을 갉아 먹는다. 다른 것들 중에서, 골격근(외부)의 습관적인 과도한 긴장은 혈압을 올리고, 내부 장기에 질병을 유발하는 긴장을 고조 시키며, 면역 계통을 약하게 만든다(Jacobson 1967).

## 능동적 긴장 이완법 *Active Tension Release*

나의 시스템화된 이완법은 Hugh Storrow가 30년 전에 내게 가르쳐 준 절차에 기초한다. 그러나, 매일 실제로 쓰면서 계속적으로 그것을 가다듬었다. 능동적 긴장 이완법은 당신이 수동적 긴장 홍수법을 시도하기 전에 반드시 배워야만 하는데, 홍수법은 근육들의 긴장을 찾는데 상당한 기술을 요구한다. 당신은 그 기술을 능동적 긴장 이완법을 연습함으로써 얻게 될 것이다. 근육 긴장을 알아채지 못하는 것이 깊은 이완에 장애가 된다. 당신은 이완되었다고 생각할지 모르나, 실제로는 기껏해야 부분적으로 또는 겉보기만 이완된 것이다.

능동적 긴장 이완법은 Jacobson이 창안한 점진적 이완 시스템에서 유래하는데, 그러나 많이 간소화되었고 보다 많은 옵션을 요구 한다. 능동적 긴장 이완법은 길고 자세한 이완의 향연이 될 수 있으며, 또는 다양한 필요성에 맞춰서 다양한 수준으로 줄일 수도 있다. 높은 수준의 이완 기술을 갖기 위해서는, 아주 오랫동안 끊기 있게 긴 루틴을 연습할 필요가 있다. 많은 사람들은 Jacobson의 방법을 간략화 하려고 노력해왔는데, 그것은 불행하게도 수축/이완(contract/relax)이라는 테크닉을 체계화한 것으로 끝났는데, 이것은 과도하게 단순화되어서 Jacobson이 의도한 것과는 매우 다르게 되었다.

### *점진적 이완 Progressive Relaxation*

Edmund Jacobson(1885-1976)은 점진적 이완의 창시자로 오늘날 널리 알려져 있는데, 주요 근육군들에 있는 필요 없는 긴장을 하나씩 차례로 해소하는 매우 탄탄한 방법이다. 그가 하버드에서 세 번째 박사학위를 마칠 때인, 1908년에 학위 논문에 발표했다.(그는 의학, 생리학, 법학 박사 학위를 가졌다.) 불행하게도, 그는 매우 흔한 문제로 괴로워하였다. 그는 일과를 마친 저녁마다 마음의 긴장감 때문에 잠이 들 수가 없었다.

어느 날 저녁, 그가 어둠 속에서 잠을 못 이루고 누워 있을 때, 그의 몸에서 느끼는 과도한 긴장이 어떻게 불면과 연관이 있을까 의아해하기 시작했다. 아마도 그가 몸을 이완시킬 수 있다면, 마음도 이완시킬 수가 있고 끝에는 잠에 들것이다. 그는 몸을 한 부분씩 이완시키려고 노력을 했는데, 팔에서 시작해서, 그 다음 다리, 복부, 등 그리고 계속해서 점진적으로 턱, 입, 눈 까지 갔다. 그가 근육들을 생각하고 있는 동안에는 다른 어떤 것에 관해서 생각하지 않는다는 것을 알았고, 확실하게 걱정은 마음에 두지도 않았다. 그리고 마침내 그의 눈, 입, 턱을 이완시켰을 때, 그는 생각을 멈추게 되었고 잠이 들었다.

어떤 시스템화된 방식으로 인체의 근육들을 이완시키는 것은 너무 간단하고, 너무 직관적이며, 너무 명백한 개인적인 발견들 중의 하나인데도, 전에 그것을 쓴 사람이 아무도 없다는 사실에 놀랄 것이다. 그것은 과학의 바로 정수에 있는 개인의 주관적인 경험의 완벽한 그림이다. Jacobson은 그 후로 몇 년을 여러 조건하에서 긴장의 조절된 측정법을 사용하여 그의 직관적인 발견을 과학적으로 증명하는데 보냈다. 그는 특히 그의 방법론적 이완 시스템이 진짜로 자율신경계를 잠재우고 신경성 긴장을 감소시키는데 성공적이라는 것을 증명하는데 흥미를 가졌다. 최대한의 객관성을 얻기 위해서, Jacobson은 근육이 긴장할 때와 근육이 이완될 때 그들이 내는 미세한 전류를 측정하는 방법을 고안해 냈다. 그의 혁신적인 발명품은 오늘 날 많은 치료와 연구 분야에서 폭 넓게 사용되는 바이오피드백과 근전도기록(electromyography; EMG)의 모태가 되었다.

1929년에 첫 발행된 그의 책인 〈점진적 이완; Progressive Relaxation〉에서, Jacobson은 골격근의 시스템화된 이완 절차를 의료계에 선보였다. 그는 그의 방법을 "과학적 이완"으로 진전시켰는데, 이는 그것이 불안과 다른 심리적 문제를 경감시킬 뿐만 아니라 심장마비, 궤양, 만성 피로, 과민성 대장, 및 고혈압 같은 심각한 의학적 문제들을 예방하는데 도움이 된다는 것을 증명했기 때문이었다. 내부 장기의 평활근은 골격근을 따라서 전반적으로 긴장하게 된다는 것을 그의 생리학적인 측정이 보여 준다. 신경근육계의 이러한 "재교육(reeducation)"은 의사들에 의해서 안정제(sedative drugs)의 대용으로 처방될 수 있다고 그는 말한다(Jacobson 1938).

의사로서, Jacobson은 일반적으로는 진정제를 쓰지 않는 것을 선호했지만, 때때로 진정제를 처방했었다. 그가 오늘 날의 정신활성 약물의 남용을 보았다면 매우 실망했을 것이다.

Jacobson의 치료 시스템은, 그의 첫 번째 책에서 말했듯이, 긴 일련의 교육을 필요로 하는데, 이는 "과학적" 이완이 전문가의 도움 없이 배울 수 있다고 그는 믿지 않았었기 때문이다. 후에, 그는 그것에 관한 그의 마음을 바꿨고 여러 권의 책을 썼는데 그것들은 초보자에게 점진적인 이완을 혼자 배울 수 있도록 소개했다. 그의 바람은 점진적인 이완이 궁극적으로 학교에서 어린아이들에게도 가르쳐야 한다는 것이었다.

## *그것은 수축/이완이 아니다 It' s Not Contract/Relax*

〈점진적 이완; Progressive Relaxation〉(1938)의 두 번째 판에서, Jacobson은 환자들은 근육이 긴장했다는 것을 명백히 알 수 있는 법을 터득하자마자, 그들은 이완 전에 더 이상 수축을 해서는 안 된다고 말한다. 또, 다른 의사를 위한 책인 〈불안과 긴장 조절; Anxiety and Tension Control〉의 별책으로 환자를 위한 작은 매뉴얼인 '자기-작동 조절(Self-Operation Control; 1964)' 에서 Jacobson은 이완 전에 수축하는 습관을 경계해야 한다고 특별히 충고한다. 〈당신은 이완해야만 한다; You Must Relax; 1970〉에서는, "긴장 감소(diminishing tensions)" 법칙을 사용해야만 하는데, 그것은 전혀 수축할 필요가 없을 때까지 수축을 덜하고 또 덜해야 하는 것이 그의 마지막 언급이었다. 불행스럽게도, 모든 경우에서 이러한 가르침은 책 속에 묻혔고 단지 지나가면서 던져지는 어떤 것으로 간주되었다. 그의 다른 책들에서는, Jacobson은 전혀 그것을 언급하지 않아서, 오늘 날에 수축은 방법상 필수적인 요소이며 항상 요구된다는 광범위한 오해를 만들었다. 그 결과로, 이완에 관한 최근의 책들의 저자들은 Jacobson의 점진적인 이완을 "수축/이완"으로 일관되게 제시하고 있는데, 이는 그가 의도한 것과 실제로 정반대의 것이다.

수축/이완이 갖고 있는 문제는 몸의 다른 부분들의 근육들을 어느 정도 동시에 수축시키지 않고는, 심지어 그 근육들을 이미 이완시켜 놓았더라도, 한 근육을 수축할 수 없다는 것이다. 이것은 깊은 이완의 상태로 가는 과정을 더디게 하거나 이룰 수 없게 만들기도 한다. 내 견해는, 대부분의 사람들은 이완의 본능을 갖고 있으며, 만약 그것이 그들에게 시도를 하라고 할 경우, 스트레스 하에서 조차 그것을 할 수가 있다. 마사지 치료사로서, 나는 자주 고객들에게 내가 치료하고자 하는 근육을 의식적으로 이완하게 시키는 것이 도움이 되는 것을 안다.

위에서 말해왔듯이, 만약 당신이 때때로 어떤 근육이 긴장을 하는지 아닌지가 불확실하다면, 한 번 시도해 보며, 그리고 평가 기준을 알기 위해서 그것을 약간 조여보아라. 그러나 그것은 극히 살짝 조이며 오직 짧게 유지해야만 한다. Jacobson 박사가 말하는 것처럼, 그런 습관을 만들어서는 안 된다.

## *긴장 이완 절차 Tension Release Procedures*

능동적 긴장 이완법을 처음 배울 때, 시작에서, 당신의 모든 주의를 거기에 두어야만 한다. 당신의 근육들의 감각을 빼앗는 어떤 동작도 안 되며, 한 번에 하나씩만 수행되어야 한다. 가장 깊은 이완의 상태를 얻기 위해서는, 30분에서 한 시간을 내고 아주 조용한 장소에서 홀로 있어서 진정으로 집중할 수 있는 계획을 세워야만 한다. 그 과정을 잘 실행하려면 달력에 표시를 하고 정기적인 날짜를 정해라. 루틴이 모든 것이다.

Jacobson은 이완을 "내재된 신경안정제"라고 불렀다(1970). 그것은 알약보다 잘 듣고 부작용이 전적으로 없다. 앉거나 누워서 하거나에 상관이 없이 능동적 긴장 이완법을 시행하는 중간에 잠에 들 수도 있다. 그것은 당신이 긴장 이완을 잘 하고 있다는 표시다. 능동적 긴장 이완을 하는 동안에 마음이 산란하다면, 간단히 당신의 주의를 근육에 유지하고 있어라 그리고 멈추었던 곳에서 다시 출발해라. 당신은 이것을 반복적으로 해야 할 수도 있다.

당신은 인간이며 고상한 외계인이 아니라면, 당신은 근육들에 불필요한 긴장을 갖고 있다고 장담한다. 그러나, 많은 사람들은 이 상태를 거의 인지하지 못한다. 당신이 특히 긴장하고 있다는 것을 믿지 않을 수 도 있다. 어떤 특정한 곳의 뭉침을 찾지 못할 수도 있다. 인지와 기술은 연습함에 따라서 늘 것이라는 신념을 가져라. 각 단계 마다, 특정한 곳이 전보다 부드러워지고 느슨해지는 것이 초점을 맞춰라. 당신은 여러 부위에서의 모든 것들에서 국소적인 긴장이 어떻게 느껴지는지를 매우 빨리 알아챌 것이다. 경험이 당신의 선생님이 될 것이다.

### 16-단계 이완 *Sixteen-Step Release*

이 전체 절차의 각 단계는 보다 작은 것들로 나뉠 수 있다. 예를 들어, 첫 단계에서는 한 번에 한 쪽 앞팔을 하는 것이 제일 좋다. 또 당신은 한 단계가 아닌 두 단계로 각 앞팔을 이완할 수도 있는데, 우선 앞팔의 등쪽 그리고 다음은 앞팔의 앞쪽이다. 당신은 각각의 근육들을 이완하는데 까지 갈 수도 있다. 자가치료 통증유발점 처치를 잘 해와서, 그들의 근육들을 배운 사람들은 이것을 잘 할 수 있다. 마음의 눈으로 이완시키려고 하는 부분을 형상화 시켜라. 시간을 충분히 갖고, 각 단계마다 적어도 몇 분씩, 경험을 즐겨라. 당신이 원하는 대로 순서를 바꿔도 좋은데, 그러나 눈은 제일 마지막에 이완시켜야 한다. 왜냐하면 그것은 전 과정을 통해서 모니터로 작용하기 때문이다. 눈의 긴장을 풀었을 때 그것이 약간 교차되며 초점을 잃는다는 것을 느낄 수도 있다.

| | |
|---|---|
| 1. 앞팔 *Forearms* | 9. 허리 *Lower back* |
| 2. 손 *Hands* | 10. 등 중간 및 상부 *Mid and upper back* |
| 3. 위팔 및 어깨 *Upper arms and shoulders* | 11. 어깨 꼭대기 *Top of shoulders* |
| 4. 아래 다리 *Lower legs* | 12. 목 뒤 *Back of neck* |
| 5. 발 *Feet* | 13. 두피 및 옆머리 *scalp and temples* |
| 6. 넙다리 *Thighs* | 14. 턱 및 목 앞 *Jaws and front of neck* |
| 7. 엉덩이와 엉덩관절 *Buttocks and hips* | 15. 입과 혀 *Mouth and tongue* |
| 8 복부와 가슴 *abdomen and chest* | 16. 앞이마와 눈 *Forehead and eyes* |

### 8-단계 이완 *Eight-Step Release*

이 작은 절차는 30에서 40 초 이상 걸려서는 안되나, 앞의 전 단계(16 단계)를 아주 잘 할 때까지는 많은 기대를 못할 것이다. 여덟 단계의 각각에서, 숨을 내쉴 때 긴장을 푼다. 전체 절차를 여덟 번 숨을 내쉬면서 끝 마칠 수 있다. 만약 시간을 좀 더 갖기를 원한다면, 긴장을 푸는 숨을 내쉬는 사이에 숨을 몇 차례 더 쉬도록 한다.

| | |
|---|---|
| 1. 어깨, 팔, 및 손 *Shoulders, arms, and hands* | 5. 등 *Back* |
| 2. 다리와 발 *Legs and feet* | 6. 목 뒤 *Back of the neck* |
| 3. 엉덩이와 엉덩관절 *Buttocks and hips* | 7. 턱, 옆머리, 및 입 *Jaw, temples, and mouth* |
| 4. 복부와 가슴 *abdomen and chest* | 8. 눈 *eyes* |

### 4-단계 빠른 이완 *Four-Step Rapid Release*

앞의 두 단계를 완전히 경험한 후에 이 네 단계 루틴을 하는 것이 좋다. 그러나 아무 때라도 해 볼 수 있다. 단 한번의 숨을 내 쉬면서 당신 몸의 모두의 긴장을 풀 수가 있다. 이 루틴은 오직 15초에서 20초가 걸린다. 하루 동안에 자주 어떤 상황에서도 그것을 실제로 쓸 수가 있다. 너무 자주 그것을 할 수는 없다.

1. 머리를 움직이지 않고서 눈을 위쪽으로 돌린다.

2. 몇 초 동안 전체적인 긴장을 가다듬는다.

3. 천천히 다섯을 세는 동안에 깊게 숨을 들이마신다.

4. 다섯에, 눈을 내리며 감으면서, 숨을 내쉬며 자신 전체를 나긋나긋하게 만들어라. 그것이 끝이다.

두 세 차례 차분하게 숨을 더 쉬면, 각각의 계속되는 숨의 내쉼에 따라 더 몸이 무겁고 쳐지게 되며, 그건 다음 무엇이라도 하던 것을 계속해라. 최면은 빠른 유도를 위하여 이러한 짧은 루틴을 사용한다. 당신의 주의를 차분히 과업에 돌리는 것이 좋다.

### 1-단계 순간 이완 *One-Step Instant Release*

머지않아, 당신은 과도한 근육 긴장을 다루는 것에 정통하게 되어서, 단지 긴장을 인지하기만 하면 그것을 없애는 반응에 시동을 걸 것이다. 이것이 진정한 "이완 반응"인 한 단계 순간 이완으로, 말로 확인이 필요치 않는 순수한 신체 반응, 명상, 반복된 진언(mantra), 또는 어떤 종류의 인식이다. 나는 이 긴장 이완의 간단한 형태를 하루에 열댓 번 겪는다. 그것은 나의 비결이다. 아무도 내가 그것을 하는지 모르나, 그것은 내가 존재하게 하는 필수 요소가 됐다. 당신은 벌써 의지로 긴장을 없애는 이러한 타고난 능력의 어떤 단계를 갖고 있다. 시스템화된 이완의 연습이 이러한 자연적인 능력을 연마시키고, 당신이 갈수 있다고 결코 생각하지 못한 곳으로 당신을 데려다 준다.

## 수동적 긴장 홍수법 *Passive Tension Flooding*

Edmund Jacobson은 긴장을 찾는 법을 일단 배운다면, 어떤 근육을 이완하기 전에 그것을 수축시킬 필요가 절대로 없다고 믿었다. 당신은 수동적 긴장 홍수법이라는 과정에 의해서 근육 긴장을 조장해야만 한다고 제안하는 것이 지금은 모순처럼 보일 수도 있다. 나는 Jacobson이 긴장 홍수법이라는 개념을 좋아했었을 것이라고 믿는데, 그러나 그의 저술에서 그것이 전에 그에게 일어났다는 것을 암시하는 것은 아무 것도 없다.

신경성 긴장이 너무 심할 때, 능동적 긴장 이완법을 쓰려는 시도는 매우 실패하기가 쉬운데, 실제로 긴장을 더하게 만든다. 근육들은 때때로 그들 자신이 정신이 있는 것처럼 보인다. 그들을 강제로 이완시키려고 하는 것은 끓는 물의 주전자 뚜껑을 손으로 잡고 있는 것과 같다. 당신은 어느 단계까지는 이완할 수 있을지 모르나, 그 다음은 당신이 뚫고 갈 수가 없는 긴장 장벽에 도달하게 된다. 당신이 없앴던 긴장은 곧 바로 되돌아오는 것처럼 보인다. 뚜껑을 붙잡고 있는 것은 계속된 전쟁이 될 것이다. 많은 사람들은 간단히 노력을 그만둔다.

수동적 긴장 홍수법은 능동적 긴장 이완법이 실패했을 때 사용되는 절차다. 수동적 긴장 홍수법에서는, 이완하려고 노력하는 대신, 긴장에 저항하는 것 또는 그것을 억누르려고 하는 것을 멈춘다. 불안 상태에 있을 때, 그것은 실제로 과도한 근육 긴장이며, 그것은 극도로 불편한 느낌을 만들어서, 당신은 매우 강하게 도망가도록 동기화 된다. 이러한 불편함을 마주보고 받아들이는 것은 심도 있는 치료다. 만약 당신이 근육들에게 실제로 "좋다, 당신의 시스템에서 썩 나가라"라고 말한다면, 긴장은 자체로 매우 빨리 소멸되며 불안의 느낌은 매우 상당한 정도로 감소될 것이다. 근육 긴장과 신경성 긴장은 매우 긴밀하게 연관되어 있어서, 근육 긴장 하나만의 경감도 마음을 자유롭게 할 수 있으며, 불안을 만든 문제가 무엇일지라도 그것을 푸는 동작을 편하게 취하게 해준다(Wolpe 1958).

수동적 긴장 홍수법을 시도하기 전에, 긴장에 대한 인지를 갈고 닦고 그것을 주관적으로 조절하는 약간의 기술을 얻기 위하여 능동적 긴장해소법으로 상당한 기술을 개발시켜야만 한다. 당신이 수동적 긴장 홍수법을 배운 후에는, 스트레스를 극복해야 할 때 능동적 긴장 이완법 전에 그것을 사용할 것이다. 수동적 긴장 홍수법은, 능동적 긴장 이완법이 뚫지 못했던 긴장 장벽을 깨 부술 수 있을 것이다. 수동적 긴장 홍수법을 해보고 그 후에 능동적 긴장 이완법을 하는 것은 당신을 훨씬 더 이완된 상태로 데려다 준다. 그 절차들은 서로서로를 보충해 준다. 둘을 함께 쓰면, 그것들은 하나만 사용할 때 보다 훨씬 잘 작용한다.

## 홍수의 경험 The Flooding Experience

우선, 간단히 긴장 일람표를 만들자. 마음의 눈으로, 16 단계 긴장 이완 절차에서 정상적으로 이완시킨 모든 근육군들을 훑어 내려간다. 당신이 어느 곳에서 발견한 근육 긴장의 느낌에 맞춰 본다. 당신이 생각했던 것보다 나쁘더라도 놀라지 말아라. 그것은 거의 항상 그렇다. 긴장이 제일 심했던 곳에 주의를 둔다- 복부, 턱, 및 목 뒤가 아마도 가장 나쁜 긴장이 있는 곳일 것이다.

이완시키려고 노력하지 말아라. 긴장을 그대로 두어라. 있으라고 허락을 해라. 그것과 싸우지 말아라. 저항하지도 말아라. 만약 내가 Storrow 박사와의 최면에서 했던 것과 같이 긴장이 명확하게 증가하기를 원한다면, 그렇게 하도록 내버려 두어라. 그것은 전혀 증가하지 않을 수도 있으나, 만약 커진다면, 최대한의 표현을 하게 놓아둬라. 그것을 모험이라고 생각해라. 그것이 어디까지 갈 것인지 보는 것을 기다려 보아라.

입, 혀, 얼굴, 및 눈에 특별한 주의를 가지는데, 생각과 걱정에 의해서 그 곳의 긴장이 증폭된다. 숨을 매우 얕게 쉬고, 숨을 멈추는 경향을 아마도 알아챌 것이다. 긴장이 최고조로 향하여 올라가면서, 당신이 폭발하려고 한다고 느낄 수도 있는데, 특히 이것을 처음 할 때 그러기 쉽다. 얼마나 많이 이것을 견딜 수가 있을까 의아해하기 시작할 수도 있으나, 함께 해라. 당신이 느낄 수 있을 만큼의 가득 긴장을 경험해라. 그 속으로 당신을 빠뜨려라.

이 때 매듭 진 근육들이 아프기 시작할 수도 있으나, 모니터를 계속 해라. 보고 관찰하는 것을 멈추지 말아라. 이제는 당신은 거기에 거의 매달릴 수 없어서 긴장이 사라지기를 원하는 것을 느낄 수 있을 것이나, 조금 더 매달려 있어라. 당신이 더 이상 긴장을 견딜 수가 없는 어떤 시점이 오고, 일순간에 그것은 갑자기 씻겨(flood) 내려갈 것이다. 긴장이 가버리면서, 멈추고 있었던 숨을 내 보낼 것이며, 가슴은 거대한 안도의 느낌으로 꺼질 것이다. 그러나 그 다음, 환기시키는 큰 숨을 들어 마시면서, 긴장은 다시 몰려올 것이며, 모든 것들이 전과 같이 긴장하는데, 모든 것이 한 결절(knot) 속으로 간다. 두려워하지 말아라 또는 낙담하지 말아라. 이것은 좋은 일이다.

아직까지 이완하려고 노력하지 말아라. 긴장이 되돌아오게 놔 두어라. 생기게 놔두어라. 그것과 싸우지 말아라. 이번에는 훨씬 더 빨리, 긴장이 최고점으로 올라갈 것이다. 그러나 긴장의 이 레벨은 전처럼 높지 않을 것인데 반 이상은 아니다. 그것을 조절하려고 노력하지 말아라. 단지 관찰만 해라. 곧 다시 그것은 빠져나갈(flood) 것인데, 꼭 전처럼, 한 순간에. 이제 끝났냐고? 아니다, 또 다시 찾아온다. 그러나 작은 고점을 보인다. 바로 최대치로 갔다가 곧바로 빠르게 사라진다, 전과 똑 같이.

세 번 또는 네 번의 긴장 최고점이 예상되는데, 각각은 바로 전의 그것보다 낮다. 당신은 마지막의 작은 긴장이 몰려옴을 느낄 것이나 이름만큼 크지 않다. 이 시점에서, 정신차려서 능동적 긴장 이완법의 하나를 시작한다. 당신은 곧바로 장벽을 뚫었다는 것을 볼 것이며, 이제는 이완하기가 이렇게 쉬운 것을 보고 놀랄 것이다. 당신은 커다란 매듭, 큰 봉쇄를 부숴다. 능동적 긴장 이완법은 전보다 이제는 훨씬 더 잘 들을 것이고, 홍수법 전에 얻지 못했던 깊은 이완의 상태로 가게 될 것이다. 수동적 긴장 홍수법의 전체 단계는 특징적으로 시작에서부터 10~15분 걸린다. 충분한 기술을 습득한 후에는, 홍수법의 경험은 30초 내에 할 수 있다.

수동적 긴장 홍수법이 수축/이완 방법의 정반대라는 것을 이해하는 것이 매우 중요한데, 홍수법에서는 근육들을 의도적으로 수축시키지 않는다. 의도적으로 근육들을 딱딱하게 만들고 그들에게 실제적인 격무를 주므로 해서 효과를 배가시킬 수 있는 것처럼 보이겠지만, 그러나 그것은 그런 방식으로 작용하지 않는다. 의도적인 수축은 근육들을 자기가 굳게 하고, 최고점으로 갔다가, 풀어지고를 스스로 하게 만든 것 보다 더 많은 잔재 긴장을 남기는 경향이 있다. 근육들을 긴장에 빠지게 하여 경련이 생기는 것을 두려워할 지도 모른다. 이것은 몇몇 사람들에게 가끔 일어난다. 그러나 나는 수동적 홍수법을 30년 동안 해 오면서 한 번의 경련도 겪지 않았다. 아이러니하게도, 비록 그 경험은 아주 명확하게 느낄 수 있지만, 근육들이 겪는 긴장의 양은 사실상 평상 시 일을 하거나 놀 때보다 훨씬 적다.

근육 긴장에만 초점을 맞힐 때, 수동적 긴장 홍수법은 신경성 긴장을 주관적으로 다루게 만들어서, 정서적인 문제를 경감된 긴장의 자연스런 결과로서 스스로 돌보게 만들어 준다. 인식적으로 정서적인 문제를 다루는 것은 필요할 수도 필요하지 않을 수도 있다. 수동적 긴장 홍수법은 당신의 정서적인 반응 또는 그들의 병력의 명백한 이해 없이도 잘 듣는 것처럼 보인다. 이러한 간단한 개념의 효율성은 역설적인 의도(paradoxical intension)에 의하여 설명되는데, 이것은 빈의 심리학자로 이러한 명백한 순향의(proactive) 마음자세를 이용해서 죽음의 나치 수용소에서 살아남은 것으로 유명한 Viktor Frankl에 의하여 소개된 치료 모델이다.

## 역설적인 의도 *Paradoxical Intension*

Frankl 박사는 당신이 평범하게 하기를 원했던 세상에서, 가장 마지막 일을 함으로써 당신의 두려움에 대한 승리를 얻는 예로부터의 윤리를 기술하기 위해서 "역설적 의도(paradoxical intension)"라는 용어를 사용했다. 당신이 두려워하는 어떤 것에 의도적으로 직면하는 것이 목적이다. 당신은 자신을 두려움에 일부러 노출시킬 뿐만 아니라 그러한 노출을 원하기 시작한다(1984).

두려움에 직면하지 못하면, 그것을 영속화하는 경향이 있다. 싫어하는 물체의 회피는 그것의 두려움을 증가시키는데, 당신이 자신에게 그것을 극복하는 것을 배울 기회를 결코 주지 않았기 때문이다. 예를 들어, 소음에 거슬릴 때 귀마개를 하는 것은 잘못이다. 이런 식으로 소음을 피하는 것은 걱정을 아주 빨리 없애주며, 회피가 올바른 대응이라는 것을 가르쳐 준다. 게다가, 괴롭히는 소음은 당신이 "그것을 참을 수 없기" 때문에 피해야만 한다는 확신을 가중시킨다. 진짜로 당신은 그것을 견딜 수가 없다는 것이 더욱 더 진실이 된다. 역설적으로, 소음에 대처하는 법을 배우는 나의 일은 그것을 듣는 것의 갈망을 배양하며 그것이 일으키는 근육 긴장을 두려워하지 않는다는 것을 배우는 것이다.

기본적으로, 걱정을 만드는 상황에서의 어떤 도피는 대처하는 습관을 갉아 먹는다. 도망에서 얻어지는 위안은 도피 반응을 가중시킨다. 반대되는 것에 직면해서, 자신을 강화시키는 기회를 결코 갖지 못 한다. 진정으로 대처에 성공하기 위해서는, 자신에게 결코 도망가는 선택을 하게 해서는 안 된다(Frankl 1988).

위협에 맞닥뜨렸을 때, 아마도 우리는 두 가지 선택을 한다: 싸우거나 도망가는 것. 그러나 세 번째의 대응이 최소한 변화를 편하게 하는 그것의 잠재력에서 기본적으로 커다란 영향력을 갖는다. 위협 또는 두려움에 대한 세 번째의 대응은 싸움이나 도망이 아니고, 단지 간단히 받아들임(acceptance)이다. 이것이 역설적 의도의 핵심이다. 그것은 또한 수동적 긴장 홍수법의 핵심이다.

## 긴장 조절을 넘어서 *Beyond Tension Control*

근육 긴장은 걱정, 화, 싫어함, 우울, 공포, 및 신체적 통증의 공통된 테마다. 습관적인 근육 긴장은 어떤 자극 일지라도 당신을 더욱 더 긴장하게 하고 부적절하게 감정적으로 만들어서 이 문제들을 더욱 심하게 만든다. 그런 후 근육 긴장은 서로를 먹고 살며, 눈덩이처럼 불어나고, 불안감을 증폭시키며, 신체적인 통증뿐만 아니라 정서적인 통증을 영속화 시킨다. Edmund Jacobson에 따르면, 신경성 긴장 또는 불안감은 근육과 내부 장기에 존재하는 조절되지 않은 긴장에 의하여 생긴 신체적 감각(physical sensations)으로 주로 구성된다. 요점은, 신경성 긴장은 근육 긴장의 이러한 급성의 편안하지 않은 느낌과 비교하여 큰 차이가 없다는 것이다(Jacobson 1938).

정서적 장애와 근육 긴장 사이의 상호 작용은 서로간의 강화와 영속의 피드백 고리를 구성할 수 있다. 수동적 긴장 홍수법과 능동적 긴장 이완법은 이러한 해악한 순환을 파괴하고 문제에 대해서 전반적으로 정서적인 대응을 극복하기 위해서 사용될 수 있다. 그것은 내가 알고 있는 것을 사용하는 마음 가짐을 갖고 있다면 그런 식으로 잘 들을 것이다.

시스템화된 무감각화, 노출 치료, 혐오 치료, 내파 요법(implosion therapy), 집중 실습(massed practice), 및 인지 훈련 같은 심리 요법에서 긴장 홍수법은 효과적인 요소처럼 보인다. 그러나, 독단적으로 근육 긴장을 의식적으로 수용한 것은 아무 것도 없으나, 그 대신 객관적인 감정들의 전 범위로서 흐릿하게 채워진다. 수동적 긴장 홍수법은 영국의 의사인 Nicholas Malleson이 제안한 방법과 개념이 유사하다. 그는 당신의 두려움뿐만 아니라 그것과 함께 나타나는 신체 감각들을 전부 경험하는 것이 필요하다고 주장했다(Malleson 1959).

정신과의사인 Joseph Wolpe는 홍수법(flooding)을 비교적 강한 불안에 의도적인 긴 시간 동안의 노출이라고 정의한다. 그는 그것이 인간사에서 긴 역사를 가진 정화작용(abreaction)과 유사하다고 믿었다. 정화작용에서는, 당신은 불안 또는 두려움과 연관된 혼란스러운 기억에 관하여 말한다. 그 사건을 묘사하면서, 당신은 넘치는 감정을 경험하고 그것을 통하여 다시 살고 있는 것처럼 보인다. 특징적으로 사람들은 정화작용을 통해서 큰 위안을 느낀다(Wolpe 1958).

수동적 긴장 홍수법은, 독단적으로 근육 긴장에 관련된 것을 제외하고, 정화작용과 유사하다. 이러한 기계적이며, 비심리학적인 초점 때문에, 그것은 신경성 긴장, 불안, 울화, 및 두려움의 자가 치료를 위한 일반적인 무감각화(탈감작) 절차로 쓰일 수 있다고 믿는다. 그것은 조절의 반정립(antithesis)이며, 부정적인 감정 상태의 궁극적인 조절을 보다 확실하게 만든다. 그것은 당신 혼자서 안전하고 조용한 곳에 있을 때, 가상적인 사건에 먼저 사용되어야만 한다. 어떤 가상적인 사건, 어떤 백일몽에서, 당신은 혐오, 두려움, 공포증, 불안, 분개 및 당신을 방어적이고 긴장하게 만드는 어떤 것을 안전하게 경험할 수가 있다.

이러한 수동적 긴장 홍수법을 쓴 가상 경험의 반복된 연습은 부정적인 대응의 강도를 감소 시키며 습관적인 긴장을 경감시킨다. 차후에, 당신은 점차적으로 수동적 긴장 홍수법을 실제 상황에 도입할 수가 있다. 나는 몇 십 년 동안 이 테크닉을 사용했었고 지금도 계속하고 있는데, 전부가 부정적인 결과는 없었다.

어떤 특정한 문제들에 당신의 긴장을 가라앉히려고 수동적 긴장 홍수법을 쓸 때에는, 당신의 주의를 상상적인 사건과 근육 긴장으로 나누어라. 우선 가장 덜 괴롭히는 문제들부터 시작해라. 예를 들어, 그것이 소음이라면, 당신을 제일 적게 괴롭히는 소음을 선택해서 단계별로 진행하며 시간을 두고 보다 괴롭히는 소음으로 가라. 당신이 이길 수 있는 전투를 선택했을 때 점점 강해진다. 좋은 분위기에서 그 날을 시작하기를 원한다면, 수동적 긴장 홍수법과 능동적 긴장 이완법 모두를 아침에 해야 할 일로 하는데, 가상적인 광경에서 약간의 현재 문제를 다뤄라. 상상에서 문제를 차분하게 직면하는 능력은 하루를 지내면서 닥치게 될 실제 상황에서의 당신의 대응을 증진시킬 것이다.

## 기대 *Expectations*

이러한 시스템화된 이완의 두 부분의 방법은 당신이 한 두 번 해보고 신경성 긴장 모두를 치료하는 성질의 것이 아니다. 긴장 반응은 당신의 대부분이어서 그들 전부가 완전하게 사라지는 것을 바란다는 것은 합리적이지 못하다. 예를 들어, 문제 상황에서 배가 뭉치는 것이 너무 빨리 일어나서 무슨 일이 일어난 것인가를 깨닫기도 전에 당신을 놀라게 만들 것이다. 목과 어깨의 긴장인 스트레스에 대응하는 삶의 습관은 너무 은밀해서 대부분의 순간에서 그것을 알아채지 못할 수도 있다. 수면은 오래된 무의식적인 긴장 습관에 의하여 불가피하게 당신이 희생되는 또 다른 곳이다.

어떤 주어진 상황에서 당신이 그 방법을 잘 할 수 있을 때 조차, 어떤 전반적인 개선을 느끼는 데는 시간이 걸린다. 그러나, 끈기 있게 한다면 언젠가는 긴장의 전반적인 감소와 인식된 위협과 괴로움에 대한 낮은 강도의 반응을 알아챌 수 있을 것이다.

만약 당신의 동기가 아주 강력하고 그리고 끈덕지게 좋은 정보를 적용할 수 있다면, 나는 시스템화된 이완을 배울 수 있으며, 전문가의 도움 없이 이행될 수 있다고 믿는다. 그러나, 심리학적인 문제가 심각하거나, 수동적 긴장 홍수법의 바로 그 개념에 의심을 한다면, 당신의 직관을 믿고 그것을 홀로 놓아 두어라. 또는 전문가를 찾아서 도움을 받아라. 실제로, 어떤 전문가는 이 장의 내용들에 아주 흥미를 느낄 지도 모른다. 인터넷의 철저한 검색과 수 십 권의 심리학 책을 정독했으나, 나는 근육 긴장에 독특하고 유일하게 초점을 둔 수동적 긴장 홍수법과 유사한 치료법을 찾지 못했다.

시스템화된 이완에 대한 성공은 얼마나 많이 그것을 해 보는 가에 긴밀히 연관되어 있다. 새로운 것들을 배우는 것을 분명히 하지 않는다면, 다시 오래된 습관의 반응 속으로 떨어질 것은 자명하다. 시스템화된 이완은 삶의 일부분이 되어야만 하며, 생각하지 않고 할 수 있는 어떤 것이 되어야 한다. 자가 치료 통증유발점 마사지처럼 이 시스템은 당신이 그것을 이해하기만 한다면 너무나 쉬우므로, 그것으로 약간의 기술을 만들며, 그것을 당신 삶 속으로 집어 넣어라.

당신이 항상 이완되어 있어야만 한다는 뜻으로 이것을 받아들여서는 안 된다. 그것은 불가능하며 실제로 바람직하지도 않다. 긴장, 비록 격렬한 행동의 형태에서 상당한 양의 신경성 긴장은 의미 있는 삶에 필요한 것이다. 긴장이 과도하게 되어서 당신을 문제로 빠뜨릴 때만 해당 된다. 여기에서의 목적은 당신이 신체적 정서적 통증을 덜 갖고, 보다 작은 수의 다룰 수 있는 통증유발점들을 갖기를 원한다면, 불필요한 습관성 긴장을 다루는 법을 배우는 것에 전념하라는 것이다.

# 12장의 맺는 말

## Epilogue to Chapter 12

Amber Davies 씀

내 아버지가 이 장을 쓴 이유는, 통증유발점 마사지에 관한 그의 경험만큼 능동적 긴장 이완법과 수동적 긴장 홍수법에 관한 그의 경험이 심오했기 때문이다. 그는 보물을 발견했다고 느껴서 그것을 세상과 나누기를 원했었다. 그의 아이디어는 Edmund Jacobson에 의해서 개발된 필수 개념들을 한 두 단계 진전시켰다고 느꼈다. 훌륭한 심리학자들이 이러한 혁신들을 포용해서, 임상에서 그들을 연구하고, 그런 다음 이러한 아이디어들을 주류로 갖고 가기 위해서 그들의 작업에 관해서 쓰는 것을 마음 깊숙이 바랬었다. David Wise와 Rodney Anderson 박사는 그들의 책인, 〈골반 안의 두통: 전립선염과 만성 골반통 증후군에 대한 이해와 치료 (2003)〉에서, 그들이 "역설적 이완"이라고 부른 점진적 이완의 변형에 관해서 자세히 다뤘다. 이 방식은 수동적 긴장 홍수법에 관한 내 아버지의 아이디어와 다음에서 비슷하다; 이용자는 몸 안의 긴장에 초점을 맞추고 그것의 존재를 인정한다. 그것은 만성 골반 통을 다루기 위해서 그들의 클리닉에서 특별히 사용된 방식이다. 또한 Wise 박사는 이 개념에 바친 또 다른 책을 썼다; 〈역설적 이완: 그것의 인정으로 불안 해소에 대한 이론과 임상 (2010)〉. 만약 당신이 수동적 긴장 홍수법이 유용하다는 것을 알았다면, 이 두 책 또한 유용할 것이다.

# 정의와 용어
Definitions and Terms

**가로돌기(transverse process)**: 척추 아치의 양 쪽으로 튀어나온 뼈 돌출부. 척추뼈 마다 두 개가 있다. 목 양쪽에서 촉진 가능하다.

**가슴의(thoracic)**: 몸통의. 12개의 흉추가 있으며, 각각에 갈비뼈가 연결된다.

**가시돌기(spinous processes)**: 척추뼈 아치의 중심에서 등쪽으로 튀어나온 것. 목과 등 피부를 통해서 보거나 만질 수 있다. 대부분의 사람들이 척추라고 부른다.

**가쪽(lateral)**: 몸의 정중선에서 멀리, 안쪽과 반대.

**가쪽굽힘(lateral flexion)**: 옆으로 굽힘 또는 기울임. 보통 목 기울기를 서술하는데, 그래서 귀가 어깨와 가까워짐. 또한 몸통이 해부학적 중립에서 멀리 움직이는 것.

**가쪽회전(lateral rotation)**: 팔 또는 다리의 전면을 몸의 정중선에서 멀리 돌림. 내회전과 반대. 또한 외회전을 보라.

**감각신경(sensory nerve)**: 근육에서 신경센터로 정보를 전달하는 축색돌기.

**경련(spasm)**: 한 근육 또는 근육 그룹의 불수의적, 갑작스런 수축.

**과잉 통증 부위(spillover pain zone)**: 통증유발점에 대한 과잉 자극 감수성으로 인한 필수 통증 부위를 넘어서 겪는 연관통 부위.

**관절(joint)**: 두 개 이상의 뼈들이 만나는 곳.

**건막(aponeurosis)**: 콜라겐 섬유들로 구성된 하얀 섬유성 시트로 근육을 뼈에 연결시킨다.

**건병증(Tendinosis)**: 힘줄 부착부 또는 근육-힘줄 연결부의 염증.

**결절(tuberosity)**: 비교적 커다란 뼈의 돌기

**고유수용성 신경근 촉진(proprioceptive neuromuscular facilitation)**: 수동적 근육 스트레칭과 저항하는 근육 수축의 조합. 회선과 사선 움직임 패턴을 포함하는 신경학적 재활을 증진시킨다(스트레칭은 오직 이 시스템의 한 부분이다)

**공력근(synergist)**: 다른 근육과 같은 작용을 하는 근육.

**구멍(foramen)**: 뼈에 있는 구멍, 또는 통로로 혈관과 신경이 지나간다.

**구축(contracture)**: 근육 섬유들의 수축성 요소들의 지속적인 내재적 활성화. 구축에서, 운동성 단위 동작 잠재력 (또는 전류적 활동) 없이 근육 수축이 일어난다.

**국소적 연축 반응(local twitch response)**: 긴장한 근육의 작은 그룹이 일시적으로 수축하는 것으로 통증유발점과 관련이 있다. 일반적으로 통증유발점에 대한 압박 또는 자입에 의해서 생긴다. 그 근육 섬유들에 통증유발점이 있는 것을 나타낸다.

**굽힘**(flexion): 한 관절에서 그것의 각도를 줄게 해서 뼈들을 서로를 향해서 움직이게 하는 것. 폄의 반대.

**궁둥뼈결절**(ischial tuberosity): 안쪽 골반의 양 쪽으로, 앉은 자세에서 체중을 지탱하는데, 궁둥뼈의 뼈 융기로 형성됨.

**근막**(fascia): 근육을 덮고, 지원하며, 연결시키고, 분리시키는 섬유성 막.

**근육근막**(myofascial): 근막으로 불리는 섬유성 결합조직으로 쌓인 골격근과 관련된 것.

**근육근막 통증유발점**(myofascial trigger point): 팽팽한 밴드 안에 있는 과민성, 촉진 가능한 혹과 연관된 골격근 안에 있는 과도하게 반응하는 점.

**근육원섬유마디**(sarcomere): 근육 수축의 가장 작은 단위

**급성**(acute): 최근에 시작한 (몇 시간, 몇 일, 또는 2주).

**길항근**(antagonist): 반대 방향으로 움직이는 근육.

**깊은**(deep): 표면에서 멀리. 얕은의 반대.

**꼬리뼈**(coccyx): 미골. 척추의 마지막 3-5개 척추뼈들.

**꼬리쪽**(caudal): 몸의 낮은쪽 부분과 가까운.

**내회전**(internal rotation): 몸의 정중선을 향한 뼈의 장축 주위로 회전하는 움직임. 안쪽 회전. 예: 손바닥을 배꼽에 대기 위해서, 위팔뼈는 어깨관절에서 내회전 해야만 한다.

**넙다리뼈**(femur): 인체에서 가장 길고 큰 뼈. 대퇴골.

**넙다리뼈큰돌기**(greater trochanter of the femur): 가쪽 넙다리뼈 꼭대기에 있는 넓고, 평탄한 돌기.

**능동적 분리 스트레칭**(active isolated stretching): 한 근육을 스트레칭 시키기 위해서 상대편 근육을(길항근) 능동적으로 수축시키는 것을 포함한다. 추가적 수동적 스트레칭이 오직 2초간 적용된다. 상호억제의 원칙을 사용한다.

**대측**(contralateral): 몸 반대쪽에 위치한 또는 영향을 주는.

**동심수축**(concentric contraction): 근육 수축으로 섬유들을 단축시켜서 그 근육의 부착들을 뼈들과 서로 가깝게 옮긴다.

**돌기**(process): 해부학적 구조에서 튀어나온 두드러진 돌출부, 일반적으로 근육의 부착부와 인대를 위해 있다.

**동측**(ipsilateral): 몸의 같은쪽에 위치.

**뒤쪽**(posterior): 앞쪽과 반대.

**뒤침**(supination): 손바닥을 위로 돌리는 동작, 수프를 떠 먹는 동작.

**등쪽**(dorsal): 몸의 뒤와 연관된 쪽

**마찰**(friction): 인접한 조직을 다른 것과 관계해서 앞 뒤 또는 회전 움직임을 만드는 것.

**만성**(chronic): 3-6개월 이상 계속되는 상황.

**만성 근막통 증후군**(chronic myofascial pain syndrome): 다수의 근육근막 통증유발점들과 근막 수축에 기인한 감각성, 운동성, 및 자율신경성 증상들.

**머리의**(cranial): 머리와 연관된 (뇌를 포함한다).

**머리-내민 자세**(forward-head posture): 머리를 중력선 앞에 두고 다니는 것으로 위쪽 경추의 폄과 아래 경추의 굽힘에 기인한다.

**모음**(adduction): 몸의 정중선을 향한 움직임. 벌림(abduction)과 반대.

**모음근**(adductor): 뼈를 몸의 정중선을 향해서 움직이는 근육

**목의**(cervical): 목과 관련된, 또는 척추의 처음 7개 뼈들.

**몸쪽(proximal)**: 몸의 중앙을 향한다. 먼쪽(distal)과 반대.

**먼쪽(distal)**: 기원 점에서 먼, 몸쪽(proximal)과 반대. 일반적으로 몸의 정중선에서 먼 아래와 먼을 나타낸다.

**바깥번짐(eversion)**: 발바닥을 바깥쪽 또는 가쪽으로 돌림.

**반듯이 누운(supine)**: 치료대 위에서 얼굴을 위로 하고 누워있는 자세.

**발등굽힘(dorsiflexion)**: 발의 굽힘 또는 발가락을 무릎 쪽으로 위로 굽힘.

**발바닥굽힘(plantar flexion)**: 발가락을 아래쪽으로 뾰족하게 만든다.

**발바닥의(plantar)**: 발바닥에는 무사마귀가 발생할 수 있다.

**벌림(abduction)**: 몸의 정중선에서 먼 움직임. 모음(adduction)과 반대.

**벌림근(abductor)**: 뼈를 몸의 정중선에서 멀리 움직이는 근육.

**부리돌기(coracoid process)**: 어깨뼈 위쪽 바깥쪽 경계에 있는 휘어진 두꺼운 뼈 돌기. 위팔뼈 옆에서, 몸의 앞 우측으로 돌출되어 있다.

**분리 수축(isolated contraction)**: 특정 근육을 찾는 목적으로서 근육의 동심 수축.

**빗장뼈(clavicle)**: 쇄골, 첫째 갈비뼈와 거의 수평인 길게, 휜 뼈.

**상호 억제(reciprocal inhibition)**: 신경근육 시스템의 신경학적인 원칙; 한 근육이 수축할 때 그것의 상대방 근육은(길항근) 줄어든 신경학적 활동에 의해서 이완된다.

**손바닥(palmar)**: 손의 바닥.

**손허리뼈(metacarpal)**: 손목뼈와 손가락 사이, 손바닥에 있는 다섯 개의 뼈.

**수축(contraction)**: 서로 당겨서, 크기를 줄이거나 서로 당겨서 장력을 늘린다.

**수축/이완(contract/relax)**: 근육 신장을 조장하는 이완에 이어진 근육의 부드러운 수축.

**스트레칭(stretch)**: 근육을 늘림.

**신경근 결합부(neuromuscular junction)**: 운동신경과 근육이 상호작용하는 위치.

**아래쪽(inferior)**: 다른 구조와 대비해서 낮은 위치에 있음.

**안쪽(medial)**: 몸의 정중선을 향함. 가쪽과 반대.

**안쪽번짐(inversion)**: 발바닥을 안쪽으로 돌림.

**앞위엉덩뼈가시(anterior superior iliac crest)**: 골반 앞에 있는 가장 두드러진 뼈 돌출부.

**얕은(superficial)**: 표면을 향함, 깊은의 반대.

**어깨봉우리(acromion)**; 어깨판에서 두드러진 바깥점. 그것은 어깨뼈가시에서 가쪽으로 뻗어가서 빗장뼈와 만난다.

**어깨뼈(scapular)**: 어깨 뒤를 형성하는 크고, 평탄한 삼각형 뼈. 일반적으로 어깨판으로 불린다.

**어깨뼈가시(spine of the scapula)**: 어깨뼈 뒤에 있는 거의 수평인 뼈 구조로 만져질 수 있다.

**엉덩뼈능선(iliac crest)**: 엉덩뼈 날개의 위쪽 경계부. 옆구리와 뒤에서 만질 수 있는 엉덩뼈의 꼭대기.

**염좌, 삠(sprain)**: 인대의 과도한 스트레칭 또는 부분적인 찢김.

**염좌, 좌상(strain)**: 근육 또는 힘줄의 부분적인 찢김.

**영속인자(perpetuating factors)**: 기능이상 상태 또는 양상을 계속하게 하는 인자들. 예: 기계적 스트레스 인자, 영양 부족, 심리학적 인자, 만성 감염, 및 신경 조임.

**엎드려 있는(prone)**: 치료대 위에서 얼굴을 밑으로 하고 누워있는 자세.

**엎침(pronation)**: 손바닥을 밑으로 돌림, 뒤침의 반대.

**연관통(referred pain)**: 원래 부위와 다른 부위에서 느껴지는 통증.

**와**(fossa): 얕은 함몰부.

**외회전**(external rotation): 몸의 정중선에서 멀리 한 뼈의 장축 주위로 돌아가는 움직임. 가쪽회전이라고도 함. 예: (발레 댄서의 첫 동작처럼) 발을 계속 바깥쪽으로 돌리기 위해서 넙다리뼈는 힙 소켓 안에서 바깥쪽으로 돌아가야만 한다.

**운동신경**(motor nerve): 움직임을 만드는, 신경에서 근육으로 자극을 전달하는 신경.

**위성 통증유발점**(satellite trigger point): 일차 통증유발점의 활동에 의해서 신경학적으로 기계적으로 유발된 근육근막 통증유발점.

**위팔뼈**(humerus): 위팔에 있는 긴 뼈, 어깨에서 팔꿈치로 뻗어 나간다.

**위쪽**(superior): 꼭대기를 향한, 아래쪽과 반대.

**유착**(adhesion): 찢김으로 인한 섬유아세포의 형성, 외상, 부동, 또는 외과적 치료 결과에서 온 콜라겐 섬유들의 붕괴.

**일차 통증 양상**(primary pain pattern): 일차 통증유발점에 의한 연관통 지역.

**일차 통증유발점**(primary trigger point): 근육에 대한 급성 또는 만성 과부하, 또는 반복적인 과사용에 의해서 직접적으로 활성화된 근육근막 통증유발점. 다른 근육에 있는 통증유발점 활동의 결과로 활성화되지 않는다.

**인대**(ligament): 뼈와 뼈를 연결하는 치밀한 연부조직; 관절에 안정성을 부여한다.

**잠복성 통증유발점**(latent trigger point): 근막 통증유발점으로 임상적으로 통증과 관련해서 죽은 듯이 존재함. 근육의 뻣뻣함, 단축, 및 기타 자율 현상들을 일으킬 수 있음. 활동성 통증유발점과 구별 됨.

**전방**(anterior): 몸의 전방을 향함. 후방의 반대.

**전방 기울기**(anterior tilt): 구조 전면이 앞쪽으로 기울어짐. 힙 기울기가 요추전만을 과장시킬 때 골반이 전방으로 기울어진다. 오직 골반의 한쪽만이 기울어지는 것도 가능하다.

**정중선**(midline): 몸을 좌 · 우측으로 똑같이 나누는 보이지 않는 선.

**주동근**(agonist): 어떤 동작을 수행할 때 주동적으로 쓰이는 근육.

**중립 자세**(neutral position): 해부학적 자세.

**척추뼈**(vertebra): 척추를 구성하는 뼈.

**촉진**(palpate): 손가락이나 손으로 만짐, 터치 또는 느낌으로 검사하기 위함.

**총**(plexus): 신경, 혈관, 또는 림프관들의 네트워크.

**통증유발점**(trigger point): 근육 조직의 국소적 팽팽한 밴드 안에 격렬한 압통 보이는 과잉자극 감수성의 국소적인 점. 이 점은 압박을 가하면 아프며 특징적인 연관통, 연관된 압통, 및 자율신경 현상들을 일으킬 수 있다. 외상, 과사용, 정서적 긴장, 또는 기타 자극의 결과로 항상 수축되어 있는 근육 안의 한 부위이다. 그것은 만지면 아프며 예상 가능한 양상으로 통증을 연관한다.

**팽팽한 밴드**(taut band): 한 통증유발점에서 밖으로 뻗어나간 긴장된 근육 섬유들의 그룹.

**편심 수축**(eccentric contraction): 저항의 하강을 조절하기 위해서 근육 장력이 줄어들 때 장력 하에서 근육 늘어남이 생기는 것. 근육이 늘려지는 동안 수축.

**폄**(extension): 늘리는 움직임으로 관절의 각도가 증가되며, 굽힘 다음 몸을 그것의 해부학적 자세로 되돌려준다.

**피절**(dermatome): 하나의 척수신경에 의해 지배되는 피부 지역.

**필수 통증 지역**(essential pain zone): 일차적 연관통 양상 (덜 흔한 양상인 과잉과 대조적인 것)

**하악**(mandible): 아래턱.

**해부학적 자세**(anatomical position): 앞을 바라보고 서서, 팔을 똑바로 펴고 손바닥이 앞을 보고 있는 사람.

"해부학적 중립"이라고도 불린다.

**허리**(lumbar): 갈비뼈와 골반 사이에 있는 아래쪽 척추들에 속한 부위. 다섯 개의 척추뼈가 있다.

**허혈압박**(ischemic compression; static pressure): 잠시 동안 또는 반응이 느껴질 때까지 아픈 통증유발점을 누르는 것. "통증유발점 압력 이완"으로 불리는 Travell과 Simons의 새로운 테크닉으로 대체됨.

**활동성 통증유발점**(active trigger point): 임상적 통증 불편함을 일으키는 통증유발점. 그것은 항상 누르면 아프고, 근육이 그것의 전체 길이로 늘어나는 것을 막으며, 근육을 약하게 만들어서, 직접적인 압박으로(10–15초 이상) 환자가 인지하는 통증을 연관시킬 수 있다.

**회선건개**(rotator cuff): 어깨관절을 싸고 있으면서 강도를 주는 근육힘줄성 구조. 가시위근, 가시아래근, 어깨밑근, 및 작은원근으로 구성된다.

**회전**(rotation): 한 고정된 축 주위의 움직임. 예: 머리를 돌림.

**힘줄**(tendon): 근육을 뼈에 연결시키는 연부조직.

**힘줄염**(tendinitis): 힘줄 부착부 또는 근육–힘줄 연결부의 염증

# 자원

Resources

## Books

*Atlas of Human Anatomy* by Frank Netter (Lippincott Williams & Wilkins, 1989).

*Clinical Application of Neuromuscular Techniques: The Lower Body* by Leon Chaitow and Judith Walker DeLany (Churchill Livingstone, 2011).

*Clinical Application of Neuromuscular Techniques: The Upper Body* by Leon Chaitow and Judith Walker DeLany (Churchill Livingstone, 2008).

*Clinical Massage Therapy: A Structural Approach to Pain Management* by James Waslaski (Pearson, 2012).

*The Frozen Shoulder Workbook: Trigger Point Therapy for Overcoming Pain and Regaining Range of Motion* by Clair Davies (New Harbinger Publications, 2006).

*Headache in the Pelvis: A New Understanding and Treatment for Prostatitis and Chronic Pelvic Pain Syndromes* by David Wise, PhD, and Rodney Anderson, MD (National Center for Pelvic Pain, 2003).

*A Massage Therapist's Guide to Pathology* (5th edition) by Ruth Werner (Lippincott Williams & Wilkins, 2013).

*Migraine Brains and Bodies: A Comprehensive Guide to Solving the Mystery of Your Migraines* by C. M. Shifflett (Round Earth Publishing, 2011), www.roundearth.stores.yahoo.net.

*The Muscle and Bone Palpation Manual with Trigger Points, Referred Pain Patterns, and Stretching* by Joseph E. Muscolino (Mosby, 2009), www.learnmuscles.com.

*Muscle Pain: Diagnosis and Treatment* edited by Siegfried Mense and Robert D. Gerwin (Springer, 2010).

*Muscle Pain: Understanding the Mechanism* edited by Siegfried Mense and Robert D. Gerwin (Springer, 2010).

*Myofascial Pain and Dysfunction: The Trigger Point Manual, Vol. 1, Upper Body* (2nd edition) by David Simons, Janet G. Travell, and Lois S. Simons (Williams & Wilkins, 1999).

*Myofascial Pain and Dysfunction: The Trigger Point Manual, Vol. 2, Lower Body* by Janet G. Travell and David Simons (Williams & Wilkins, 1992).

*Myofascial Trigger Points: Pathophysiology and Evidence-Informed Diagnosis and Management* edited by Jan Dommerholt and Peter Huijbrecht (Jones and Bartlett, 2011).

*Orthopedic Massage: Theory and Technique* by Whitney Lowe (Elsevier Publications, 2009).

*Pain Relief with Trigger Point Self-Help* by Valerie DeLaune (North Atlantic Books, 2011).

*Paradoxical Relaxation: The Theory and Practice of Dissolving Anxiety by Accepting It* by David Wise, PhD (National Center for Pelvic Pain, 2010).

*Quick Reference Evidence-Based Muscle Manual* by Nikita Vizniak (Professional Health Systems, 2011), www.prohealthsys.com.

*Trigger Point Therapy for Low Back Pain: A Self-Treatment Workbook* by Sharon Sauer and Mary Biancalana (New Harbinger Publications, 2010), www.myopain.com.

# DVDs

*Anatomy Trains: Myofascial Meridians.* "Bodyreading 101." DVD set. Available from www.anatomytrains.com.

*Acland's DVD Atlas of Human Anatomy* (2003) and *Video Atlas of Human Anatomy* (1995) by Robert Acland. Available from www.amazon.com.

# Ergonomic Aids

## *Standing/Sitting Ergonomic Workstations (retail)*

www.ergotron.com

www.ergodirect.com

# Insoles

## *Morton's Foot Syndrome Insole (wholesale or retail)*

www.mortonsfoot.com

# Massage Tools

## *Backnobber (wholesale or retail)*

The Pressure Positive Company

128 Oberholtzer Road

Gilbertsville, PA 19525

800-603-5107

www.pressurepositive.com

www.triggerpointproducts.com

## *Body Back Buddy (wholesale or retail)*

www.bodytools.com

## *High Bounce Balls (bulk orders)*

2½-inch (60 mm) and other sizes found here
www.rinovelty.com

## *High Bounce Balls (small orders)*

www.triggerpointproducts.com

www.ssww.com

## *Large Inflatable Balls*

Fitball Body Therapy Ball, 5 inch and 7 inch

www.balldynamics.com

## *Knobble (wholesale or retail)*

EDCAT Enterprise
733 North Beach Street
Daytona Beach, FL 32114
800-274-3566

The Pressure Positive Company (see Backnobber above)
www.pressurepositive.com

www.triggerpointproducts.com

## *Shemala Fingers*

www.bodytools.com

## *The Myofree Solution: The Missing Piece in the TMJ Puzzle*

www.pressurepositive.com
www.tmjpainsolutions.com

### *The Stick (wholesale or retail)*

www.thestick.com

### *Thera Cane (wholesale or retail)*

www.massagewarehouse.com
EDCAT Enterprise (see Knobble above)

### *Thera Cane (wholesale)*

Thera Cane Company
P.O. Box 9220
Denver, CO 80209-0220
www.theracane.com

### *Tiger Tail (wholesale or retail)*

The Pressure Positive Company (see Backnobber above)

### *Various Tools*

Denis Behm Supply, Inc.
800-733-3106
www.dbsupply.net

www.triggerpointproducts.com

## Seminars, Therapist Directories, and Research Websites

www.360NMT.com
Neuromuscular and myofascial trigger point therapy continuing education seminars taught by Stew Wild and Katie Adams.

www.aims-llc.org
American Institue for Myofascial Studies website featuring seminars for therapists interested in becoming a certified manual trigger point therapist. Provider list for those looking for a certified therapist.

www.amtamassage.org

American Massage Therapy Association website. Listing of health conditions clinically proven to be treatable with massage therapy. Good resource for current massage therapy research and finding a massage therapist.

www.anatomytrains.com

Fascia system information, research, and seminars for professional therapists. Good site to find an advanced massage or manual therapist.

www.apta.org

American Association of Physical Therapists. To find a specialist in pelvic pain syndromes click on "Public," then "find a PT," then select specialty in women's health.

www.conceptsborn.com/eirg.htm

Drug and disease reference information.

www.dgs.eu.com

David G. Simons Academy in Switzerland. Myofascial pain treatment seminar provider for physicians, physical therapists, and chiropractors in Europe. Good resource for the latest research in myofascial pain and trigger points.

www.imc.edu

Training program in massage therapy with an emphasis on myofascial trigger point therapy. Advanced training for experienced therapists also available. Located in Pittsburgh, PA.

www.learnmuscles.com

Joseph Muscolino's website with excellent anatomy and trigger point books, articles, DVDs, and seminars for massage therapists and chiropractors.

www.myopain.com

Sharon Saurer's website featuring seminars for therapists interested in becoming certified in myofascial trigger point therapy.

www.myopainseminars.com

Seminar provider for physical therapists, massage therapists, physicians, and others. Good site to find current research in myofascial pain.

www.myofascialtherapy.org

National Association of Myofascial Trigger Point Therapists website. Good resource information and find-a-therapist directory. Links to various myofascial pain seminar providers for physical therapists, massage therapists, physicians, and others.

www.nmtcenter.com

Neuromuscular massage therapy taught by Judith DeLany. Good site to find advanced massage therapists or neuromuscular workshops for professionals. Includes a therapist database for finding a trained practitioner.

www.nmtmidwest.com

Neuromuscular massage therapy taught by Doug Nelson. Good site to find neuromuscular massage workshops for professionals. Includes a therapist database for finding a certified neuromuscular therapist. Good site to find current research on the treatment of pain.

www.omeri.com

Orthopedic massage therapy taught by Whitney Lowe. Good site to find advanced massage therapists or orthopedic massage workshops for professionals. Includes a certified practitioners directory.

www.orthomassage.net

Orthopedic massage therapy taught by James Waslaski. Good site to find advanced massage therapists or orthopedic massage workshops for professionals. Includes a find-a-therapist directory.

www.pelvicpainhelp.com

National Center for Pelvic Pain Research run by David Wise, author of *Headache in the Pelvis* and *Paradoxical Relaxation*. Good site for all people suffering from chronic pelvic pain.

www.roundearth.stores.yahoo.net

Round Earth Publishing website by C. M. Shifflett, author of *Migraine Brains and Bodies: A Comprehensive Guide to Solving the Mystery of Your Migraines*. This book and wall charts detailing range of motion tests limited by trigger points are also available on this website.

www.tmjpainsolutions.com

TMJ dysfunction website featuring Gail Falzon's Myofree Solution TMJ and Headache Self-Care Tool and DVD set. Excellent resource for pain sufferers and professionals who treat jaw, face, and head pain.

www.TriggerPointBook.com

Amber Davies's website with treatment information and links to good resources, including massage tools. Class schedule for trigger point workshops for pain sufferers and for massage and manual therapists.

# 참고문헌
## References


Baker, B. A. 1986. "The Muscle Trigger: Evidence of Overload Injury." *Journal of Neurological and Orthopedic Medicine and Surgery* 7: 35–44.

Bell, W. E. 1969. "Clinical Diagnosis of the Pain-Dysfunction Syndrome." *Journal of the American Dental Association* 79: 154–60.

Birch, S. 2003. "Trigger Point: Acupuncture Point Correlations Revisited." *Journal of Alternative and Complementary Medicine* 9, no. 1: 91–103.

———. 2008. "On the Impossibility of Trigger Point–Acupoint Equivalence: A Commentary on Peter Dorsher's Analysis. *Journal of Alternative and Complementary Medicine* 14, no. 4: 343–45.

Bochetta, A., F. Bernardi, M. Pedditzi, A. Loviselli, F. Velluzzi, E. Martino, and M. Del Zompo. 1991. "Thyroid Abnormalities during Lithium Treatment." *Acta Psychiatrica Scandinavica* 83: 193–98.

Bonica, J. J., and A. E. Sola. 1990. "Other Painful Disorders of the Upper Limb." In *The Management of Pain*, 2nd ed., edited by J. J. Bonica, J. D. Loeser, C. R. Chapman, et al. 947–58, 1114–133. Philadelphia: Lea & Febiger.

Cailliet, R. 1966. *Shoulder Pain.* Philadelphia: F. A. Davis.

Cantu, R. I., and A. J. Grodin. 1992. *Myofascial Manipulation: Theory and Clinical Application.* Gaithersburg, MD: Aspen.

Chaitow, L. 2006. "The Pelvic Floor Paradox." *Massage Today* 6, no. 12. www.massagetoday.com/mpacms/mt/article.php?id=13515.

Chaitow, L., and S. Fritz. 2006. *A Massage Therapist's Guide to Understanding, Locating, and Treating Myofascial Trigger Points*. Edinburgh, Scotland: Churchill Livingstone Elsevier.

Chaitow, L., and R. L. Jones. 2012. *Chronic Pelvic Pain and Dysfunction: Practical Physical Medicine.* Edinburgh, Scotland: Churchill Livingston.

Crow, N. E., and B. G. Brodgon. 1959. "The 'Normal' Lumbosacral Spine." *Radiology* 72: 97.

Curl, D. D. 1989. "Discovery of a Myofascial Trigger Point in the Buccinator Muscle: A Case Report." *Journal of Craniomandibular Practice* 7, no. 4: 339–45.

Danneskiold-Samoe, B., E. Christiansen, and R. B. Andersen. 1983. "Regional Muscle Tension and Pain ('Fibrositis')." *Scandinavian Journal of Rehabilitation Medicine* 15: 17–20.

Davies, C. 2006. *The Frozen Shoulder Workbook: Trigger Point Therapy for Overcoming Pain and Regaining Range of Motion.* Oakland, CA: New Harbinger Publications.

Dobrik, I. 1989. "Disorders of the Iliopsoas Muscle and Its Role in Gynecological Diseases." *Journal of Manual Medicine* 4: 130–33.

Dommerholt, J. 2011. "Dry Needling: Peripheral and Central Considerations." *Journal of Manual and Manipulative Therapy* 19, no. 4: 223–27.

Dommerholt, J., C. Bron, and J. Franssen. 2011. "Myofascial Trigger Points: An Evidence-Informed Review." In *Myofascial Trigger Points: Pathophysiology and Evidence-Informed Diagnosis and Management,* edited by Jan Dommerholt and Peter Huijbregts. Sudbury, MA: Jones and Bartlett.

Dommerholt, J., and C. Fernández de las Peñas. 2013. *Trigger Point Dry Needling: An Evidence-Based Approach.* Edinburgh, Scotland: Elsevier

Dorsher, P. 2006. "Trigger Points and Acupuncture Points: Anatomic and Clinical Correlations." *Medical Acupuncture* 17, no. 3. http://www.medicalacupuncture.org/aama_marf/journal/vol17_3/volume_17__number_3.html.

Edeiken, J., and C. C. Wolferth. 1936. "Persistent Pain in the Shoulder Region Following Myocardial Infarction." *American Journal of Medical Science* 191: 201–10.

Epstein, S. E., L. H. Gerber, and J. S. Borer. 1979. "Chest Wall Syndrome: A Common Cause of Unexplained Cardiac Pain." *Journal of the American Medical Association* 241: 2793–97.

Fishbain, D. S., M. Goldberg, B. R. Meagher, R. Steele, and H. Rosomoff. 1986. "Male and Female Chronic Pain Patients Categorized by DSM-III Psychiatric Diagnostic Criteria." *Pain* 26: 181–97.

FitzGerald M. P., R. U. Anderson, J. Potts, C. K. Payne, K. M. Peters, J. Q. Clemens, et al. 2009. "Randomized Multicenter Feasibility Trial of Myofascial Physical Therapy for the Treatment of Urological Chronic Pelvic Pain Syndromes." *Journal of Urology* 182: 570–80.

Foster, D. W., and A. H. Rubenstein. 1980. "Hypoglycemia, Insulinoma, and Other Hormone-Secreting Tumors of the Pancreas." In *Harrison's Principles of Internal Medicine*, 9th ed., edited by K. J. Isselbacher, R. D. Adams, E. Braunwald, et al., 1758–762. New York: McGraw-Hill.

Frankl, V. E. 1984. *Man's Search for Meaning: An Introduction to Logotherapy.* New York: Simon & Schuster.

———. 1988. *The Will to Meaning: Foundations and Applications of Logotherapy.* New York: Meridian.

Fulton, J. F. 1947. *Howell's Textbook of Physiology.* 15th edition. Philadelphia: W. B. Saunders.

Ge, H. Y, Y. Wang, B. Danneskiold-Samsoe, T. Graven-Nielsen, and L. Arendt-Nielsen. 2010. "The Predetermined Sites of Examination for Tender Points in Fibromyalgia Syndrome Are Frequently Associated with Myofascial Trigger Points." *Journal of Pain* 11, no. 7: 644–51.

Gerwin, R. D. 1995. "A Study of 96 Subjects Examined Both for Fibromyalgia and Myofascial Pain [abstract]." *Journal of Musculoskeletal Pain* 3 (Suppl. 1): 121.

Good, M. G. 1950. "The Role of Skeletal Muscles in the Pathogenesis of Diseases." *Acta Medica Scandinavica* 138: 285–92, 348–53.

Graff-Radford, S., B. Jaeger, and J. L. Reeves. 1986. "Myofascial Pain May Present Clinically as Occipital Neuralgia." *Neurosurgery* 19, no. 4: 610–13.

Gray, J. C. 2004. "Visceral Referred Pain to the Shoulder." Chapter 13 *Physical Therapy of the Shoulder*, 4th edition, edited by R. A. Donatelli, 361. St. Louis: Churchill Livingstone.

Hagberg, M. 1981. "Electromyographic Signs of Shoulder Muscular Fatigue in Two Elevated Arm Positions." *American Journal of Physical Medicine* 60, no. 3: 111–21.

Hallin, R. P. 1983. "Sciatic Pain and the Piriformis Muscle." *Postgraduate Medicine* 74: 69–72.

Harden, R. N., S. P. Bruehl, S. Gass, C. Niemiec, and B. Barbick. 2000. "Signs and Symptoms of the Myofascial Pain Syndrome: A National Survey of Pain Management Providers." *Clinical Journal of Pain* 16, no. 1: 64–72.

Hong, C. Z. 1994. "Considerations and Recommendations regarding Myofascial Trigger Point Injection." *Journal of Musculoskeletal Pain* 2, no. 1: 29–59.

Hwang, M., Y. K. Kang, and D. H. Kim. 2005. "Referred Pain Pattern of the Pronator Quadratus Muscle." *Pain* 116, no. 3 (August): 238–42.

Hwang, M., Y. K. Kang, J. Y. Shin, and D. Hwee. 2005. "Referred Pain Pattern of the Abductor Pollicis Longus Muscle." *American Journal of Physical Medicine & Rehabilitation* 84, no. 8: 593–97.

Jacobson, E. 1938. *Progressive Relaxation.* 2nd ed. Chicago: University of Chicago.

———. 1964. *Anxiety and Tension Control: A Physiological Approach.* Philadelphia: J. B. Lippincott.

———. 1967. *Biology of Emotions.* Springfield, Illinois: Charles C. Thomas.

———. 1970. *You Must Relax.* New York: McGraw-Hill.

Jaeger, B. 1989. "Are 'Cervicogenic' Headaches Due to Myofascial Pain and Cervical Spine Dysfunction?" *Cephalalgia* 9, no. 3: 157–64.

Jeyaseelan, N. 1989. "Anatomical Basis of Compression of Common Peroneal Nerve." *Anatomischer Anzeiger* 169:49–51.

Jones, R. L. 2012. "An Introduction to the Anatomy of Pelvic Pain." In *Chronic Pelvic Pain and Dysfunction: Practical Physical Medicine*, edited by Leon Chaitow and Ruth Lovegrove Jones. NP: Elsevier Churchill Livingstone.

Jonsson, B., and M. Hagberg. 1974. "The Effect of Different Working Heights on the Deltoid Muscle: A Preliminary Methodological Study." *Scandinavian Journal of Rehabilitation Medicine*, Suppl. 3: 26–32.

Kelley, W. N. 1980. "Gout and Other Disorders of Purine Metabolism." In *Harrison's Principles of Internal Medicine*, 9th ed., edited by K. J. Isselbacher, R. D. Adams, E. Braunwald, et al., 479–86. New York: McGraw-Hill

Kendall, F. P., E. K. McCreary, and P. G. Provance. 1993. *Muscles: Testing and Function.* 4th ed. Baltimore: Williams & Wilkins.

Khan, K. M., J. L. Cook, J. E. Taunton, and F. Bonar. 2000. "Overuse Tendinosis—Tendinitis, Part 1: A New Paradigm for a Difficult Clinical Problem." *The Physician and Sportsmedicine* 28, no. 5: 38–48.

Kidd. R. 1988. "Pain Localization with the Innominate Upslip Dysfunction." *Manual Medicine* 3: 103–5.

Kim, I. J., Y. K. Kang, D. H. Kim, M. Hwang. 2009. "Referred Pain Pattern of the Abductor Pollicis Brevis Muscle and Its Possible Mechanism. *Journal of Musculoskeletal Pain* 17: 350–57.

Lewit, K. 1985. "The Muscular and Articular Factor in Movement Restriction." *Manual Medicine* 1: 83–85.

———. 1991. *Manipulative Therapy in Rehabilitation of the Locomotor System.* 2nd ed. Oxford, England: Butterworth Heinemann.

Lilius, H. G., and E. J. Valtonen. 1973. "The Levator Ani Spasm Syndrome: A Clinical Analysis of 31 Cases." *Annales of Chirurgiae et Gynaecologiae Fenniae* 62: 93–97.

Lindgren, K. A., H. Manninen, and H. Rytkonen. 1996. "Thoracic Outlet Syndrome [letter]." *Muscle Nerve* 19: 254–56.

Lippitt, S., and F. Matsen. 1993. "Mechanisms of Glenohumeral Joint Stability." *Clinical Orthopedics and Related Research* 291: 20–28.

Long, C. 1956. "Myofascial Pain Syndromes, Part III: Some Syndromes of the Trunk and Thigh." *Henry Ford Hospital Medical Bulletin* 4: 22–28, 102–6.

Lowe, W. W. 2009. *Orthopedic Massage: Theory and Technique.* 2nd ed. Edinburgh, Scotland: Mosby Elsevier.

Malleson, N. 1959. "Panic and Phobia: A Possible Method of Treatment." *Lancet* 1: 225–27.

Marbach, J. J. 1972. "Therapy for Mandibular Dysfunction in Adolescents and Adults." *American Journal of Orthodontics* 62: 601–5.

McParland, J.M., and D. G. Simons. 2011. "Myofascial Trigger Points: Translating Molecular Theory into Manual Therapy." In *Myofascial Trigger Points: Pathophysiology and Evidence-Informed Diagnosis and Management*, edited by J. Dommerholt and P. Huijbregts. Sudbury, MA: Jones and Bartlett.

Mense, S., and R. Gerwin, eds. 2010. *Muscle Pain: Diagnosis and Treatment*. Heidelberg, Germany: Springer.

Mense, S., and R. Gerwin, eds. 2010. *Muscle Pain: Understanding the Mechanism*. Heidelberg, Germany: Springer.

Mense, S., and D. G. Simons. 2001. *Muscle Pain: Understanding Its Nature, Diagnosis, and Treatment*. Baltimore: Lippincott Williams & Wilkins.

Morton, Dudley J. 1935. *The Human Foot: Its Evolution, Physiology, and Functional Disorders*. New York: Columbia University Press.

Muscolino, J. E. 2009. *The Muscle and Bone Palpation Manual with Trigger Points, Referral Patterns, and Stretching*. St. Louis: Mosby Elsevier.

Myers, T. W. 2001. *Anatomy Trains: Myofascial Meridians for Manual and Movement Therapists*. Edinburgh, Scotland: Churchill Livingstone.

Pace, J. B. 1975. "Commonly Overlooked Pain Syndromes Responsive to Simple Therapy." *Postgraduate Medicine* 58: 107–13.

Pace, J. B., and D. Nagle. 1976. "Piriformis Syndrome." *Western Journal of Medicine* 124: 435–39.

Porterfield, J. A. 1985. "The Sacroiliac Joint." In *Orthopaedic and Sports Physical Therapy*, vol. 2, edited by J. A. Gould III and G. J. Davies. St. Louis: Mosby.

Rask, M. R. 1980. "Superior Gluteal Nerve Entrapment Syndrome." *Muscle Nerve* 3: 304–7.

Retzlaff, E. W., A. H. Berry, A. S. Haight, P. A. Parente, H. A. Lichty, D. M. Turner, A. A. Yezbick, J. S. Lapcevic, and D. J. Nowland. 1974. "The Piriformis Muscle Syndrome." *Journal of the American Osteopathic Association* 73: 799–807.

Reynolds, M. D. 1981. "Myofascial Trigger Point Syndromes in the Practice of Rheumatology." *Archives of Physical Medicine Rehabilitation* 62: 111–14.

Roy, S.H., S.L. Wolf, and D.A. Scalzitti. 2013. *The Rehabilitation Specialist's Handbook*, 4th ed. Philadelphia: F.A. Davis Company.

Rubin, D. 1981. "An Approach to the Management of Myofascial Trigger Point Syndromes." *Archives of Physical Medicine Rehabilitation* 62: 107–10.

Sauer, S., and M. Biancalana. 2010. *Trigger Point Therapy for Low Back Pain: A Self-Treatment Workbook*. Oakland, CA: New Harbinger Publications.

Shah, J., and E. Gilliams. 2008. "Uncovering the Biochemical Milieu of Myofascial Trigger Points Using in Vivo Microdialysis: An Application of Muscle Pain Concepts to Myofascial Pain Syndrome." *Journal of Bodywork and Movement Therapies* 12: 371–84.

Sherman, R. A. 1980. "Published Treatments of Phantom Limb Pain." *American Journal of Physical Medicine Rehabilitation* 59: 232–44.

Shordania, J. F. 1936. "Die chronischer Entzundung Musculus piriformis—die Piriformitis—eine der Ursachen von Kreuzschmerzen Frauen." *Die Medizinische Welt* 10: 999–1001.

Sikdar, S., J. P. Shah, T. Gebreab, R. H. Yen, E. Gilliams, J. Danoff, and L. H. Gerber. 2009. "Novel Applications of Ultrasound Technology to Visualize and Characterize Myofascial Trigger Points and Surrounding Soft Tissue." *Archives of Physical Medicine and Rehabilitation* 90, no. 11: 1829–38.

Simons, D. G. 1960. *Man High: A Space Scientist's Account of His Record-Breaking Balloon Flight to 102,000 Feet.* New York: Doubleday.

Simons, D. G., J. G. Travell, and L. S. Simons. 1999. *Myofascial Pain and Dysfunction: The Trigger Point Manual.* Vol. 1, *Upper Body.* 2nd ed. Baltimore: Lippincott Williams & Wilkins.

Sirvent, P., J. Mercier, and A. Lacampagne. 2008. "New Insights into Mechanisms of Statin-Associated Myotoxicity." *Current Opinion in Pharmacology* 8, no. 3: 333–38.

Smith, W. D., and L. S. Lal, S. Lincy. 2009. "Massage Therapy: Implications for Pharmaceutical Care." *U.S. Pharmacist* 34, no. 5."

Sola, A. E. 1985. "Trigger Point Therapy." In *Clinical Procedures in Emergency Medicine,* edited by J. R. Roberts and J. R. Hedges. Philadelphia: W. B. Saunders.

Sola, A. E., and R. L. Williams. 1956. "Myofascial Pain Syndromes." *Journal of Neurology* 6: 91–95.

Sonkin, L. S. 1994. "Myofascial Pain Due to Metabolic Disorders: Diagnosis and Treatment." In *Myofascial Pain and Fibromyalgia*, edited by E. S. Rachlin. St. Louis: Mosby-Yearbook, Inc.

Thiele, G. H. 1937. "Coccygodynia and Pain in the Superior Gluteal Region." *Journal of the American Medical Association* 109: 1271–75.

Travell, J. G., and D. G. Simons. 1983. *Myofascial Pain and Dysfunction: The Trigger Point Manual.* Vol. 1, *Upper Body.* Baltimore: Lippincott Williams & Wilkins.

Travell, J. G., and D. G. Simons. 1992. *Myofascial Pain and Dysfunction: The Trigger Point Manual.* Vol 2, *Lower Body.* Baltimore: Lippincott Williams & Wilkins.

Voss, D. E., M. K. Ionta, and B. J. Myers. 1985. *Proprioceptive Neuromuscular Facilitation.* 3rd ed. Philadelphia: Harper & Row.

Waslaski, J. 2011. Notes from lectures. Orthopedic Massage and Pain Management Seminars. Lexington, KY.

———. 2012. *Clinical Massage Therapy: A Structural Approach to Pain Management.* Boston: Pearson.

Werner, R. 2013. *A Massage Therapist's Guide to Pathology. 5th ed.* Philadelphia: Wolters Kluwer Health/ Lippincott Williams & Wilkins.

Wise, D. 2010. *Paradoxical Relaxation: The Theory and Practice of Dissolving Anxiety by Accepting It.* Occidental, CA: National Center for Pelvic Pain Research.

Wise, D., and R. Anderson. 2003. *Headache in the Pelvic: A New Understanding for Prostatitis and Chronic Pelvic Pain Syndromes.* Occidental, CA: National Center for Pelvic Pain Research.

Wolfe, F., D. J. Clauw, M. A. Fitzcharles, D. L. Goldenberg, R. S. Katz, P. Mease, A. S. Russell, I. J. Russell, J. B. Winfield, and M. B. Yunus. 2010. "The American College of Rheumatology Preliminary Diagnostic Criteria for Fibromyalgia and Measurement of Symptom Severity." *Arthritis Care and Research* 62, no. 5: 600–610.

Wolfe, S. M., L. D. Sasich, P. Lurie, R. E. Hope, E. Barbehenn, D. E. Knapp, A. Ardati, S. Shubin, D. B. Ku, and Public Citizen Health Research Group. 2005. *Worst Pills, Best Pills: A Consumer's Guide to Avoiding Drug-Induced Death or Illness.* New York: Pocket Books.

Wolpe, J. 1958. *Psychotherapy by Reciprocal Inhibition.* Stanford, CA: Stanford University Press.

Yaksh, T. L., and S. E. Abram. 1993. "Preemptive Analgesia: A Popular Misnomer, but a Clinically Relevant Truth?" *American Pain Society Journal* 2: 116–21.

Zohn, D. A. 1988. *Musculoskeletal Pain: Diagnosis and Physical Treatment.* 2nd ed. Boston: Little Brown and Company.

**Clair Davies는, NCTMB (치료 마사지와 도수의 국가 공인),** 통증 치료를 위한 통증유발점 마사지를 전공했다. 마사지에 대한 Davies의 관심은 그가 통증유발점 마사지로서 동결견을 성공적으로 자가치료 했을 때 시작했다. 그 경험에 고무되어, 통증유발점과 연관통에 관하여 집중적으로 혼자 연구하기 시작했다. 나중에 번창하는 피아노 서비스 영업을 그만두고 유타 대학 마사지 치료과에 들어가서 전문적 마사지 치료사로서 훈련을 받았다. 켄터키 주 렉싱턴에 있는 집을 근거로 해서, Davies는 그의 딸인 Amber와 함께 널리 여행하면서, 통증유발점 마사지에 관한 전문가를 위한 계속 교육 워크숍을 이끌었다. Clair Davies는 2006년 대장암으로 집에서 평화롭게 운명했다.

**Amber Davies는, CMTPT, LMT,** 공인 근막 통증유발점 치료사이자 공인 마사지 치료사로, 켄터키 루이스빌에서 살고 있다. 통증유발점 치료에 관한 그녀의 관심은 1990년 중반, 그녀와 그녀의 아버지인 Clair가 그녀의 만성 허리 통증과 오랜 전쟁을 성공적으로 끝냈을 때 시작했다. 임상가, 교육자이자 저자인 Davies는 근육근막 통증을 건강 관리의 주류로 갖고 가는 것을 돕기 위해서 헌신했다. Davies는 전문 치료사들을 위한 연속 교육을 가르치며 통증을 가진 사람들에게 자가-치료를 가르치고 있다. 코스 스케줄, 논문, 토론 그룹, 및 다른 자원을 위해서 www.triggerpointbook.com을 방문해라.

지금은 고인이 된, 서문을 쓰신 David G. Simons, MD는 〈Travell과 Simons의 근육근막 통증과 기능이상: 통증유발점 매뉴얼〉의 공저자이다.

# 색인
Index

ㄱ

## ㄴ



## ㄷ



## ㅁ

## ㅊ



## ㅋ



## ㅌ

## ㅍ



## ㅎ



## A



## B



## C



## D



## E



## F



## J



## K



## L



## M



## P

## R



## S



## T



## V



## W



## Z

# 빠른 근육 목차
Quick Muscle Index

이 120개 근육들은 모두가 정상적인 색인에서 볼 수 있다. 그러나 한 페이지로 보는 색인이 그것들을 찾는데 더 빠를 것이다. 책을 훨씬 더 유용하게 만들기 위해서, 제본 하는 곳에 가서 스프링으로 제본해서, 어떤 페이지라도 펼쳐 놓을 수 있게 해서, 치료를 하는 손을 자유롭게 둘 수 있다